ICD-10-GM 2023
Systematisches Verzeichnis

ICD-10-GM 2023
Systematisches Verzeichnis

Internationale statistische Klassifikation der Krankheiten und verwandter Gesundheitsprobleme
10. Revision – German Modification

Version 2023 – Stand: 16. September 2022

Herausgegeben vom Bundesinstitut für Arzneimittel und Medizinprodukte (BfArM) im Auftrag des Bundesministeriums für Gesundheit (BMG) unter Beteiligung der Arbeitsgruppe ICD des Kuratoriums für Fragen der Klassifikation im Gesundheitswesen (KKG)

Bearbeitet von Prof. Dr. med. Thomas Auhuber

Deutscher Ärzteverlag

Die Bearbeitung unserer Klassifikationsbücher wurde 1995 von Dr. med. Bernd Graubner begründet und bis 2020 verantwortet.

Bearbeitet von:
Prof. Dr. med. Thomas Auhuber
Hofheim am Taunus
thomas@auhuber.com

ISBN 978-3-7691-3790-3

Weitere Informationen einschließlich eventueller Ergänzungen, Änderungen und Erratumlisten im Internet unter: aerzteverlag.de

Bestellungen bitte an
Ihre Buchhandlung oder
Deutscher Ärzteverlag:
Telefon: 02234 7011-314,
kundenservice@aerzteverlag.de

Bibliografische Information der Deutschen Nationalbibliothek
Die Deutsche Nationalbibliothek verzeichnet diese Publi kation in der Deutschen Nationalbibliografie; detaillierte bibliografische Daten sind im Internet über http://dnb.dnb.de abrufbar.

Die vorliegende Ausgabe beruht
1.) auf der vollständigen amtlichen Fassung der Internationalen statistischen Klassifikation der Krankheiten und verwandter Gesundheitsprobleme, 10. Revision. Deren englischsprachige Originalausgabe wurde 1992 von der Weltgesundheitsorganisation veröffentlicht als International Statistical Classification of Diseases and Related Health Problems, Tenth Revision, Geneva, WHO, Vol. 1, 1992.

2.) auf der australischen ICD-10-AM, First Edition. Deren englischsprachige Originalausgabe wurde 1998 vom australischen National Centre for Classification in Health veröffentlicht als Volume 1 of The International Statistical Classification of Diseases and Related Health Problems, 10th Revision, Australian Modification (ICD-10-AM), First Edition.

Rechtsnachfolger des DIMDI ist das Bundesinstitut für Arzneimittel und Medizinprodukte (BfArM), Kurt-Georg-Kiesinger-Allee 3, 53175 Bonn.

Herausgegeben vom Bundesinstitut für Arzneimittel und Medizinprodukte (BfArM) im Auftrag des Bundesministeriums für Gesundheit (BMG).

Der Druck erfolgt unter Verwendung der maschinenlesbaren Fassung des Bundesinstituts für Arzneimittel und Medizinprodukte (BfArM).

Deutscher Ärzteverlag GmbH
Dieselstraße 2, 50859 Köln

Satz: (BfArM und) Deutscher Ärzteverlag GmbH, 50859 Köln
Druck/Bindung: CPI Ebner & Spiegel GmbH, 89075 Ulm

5 4 3 2 1 0

Geleitwort zu dieser Buchausgabe

Struktur und Organisation des Gesundheitswesens wie auch die medizinische Wissenschaft unterliegen einer ständigen Veränderung und Entwicklung. Medizinische Klassifikationen müssen dem Rechnung tragen und immer wieder den realen Verhältnissen angepasst werden. Das gilt vor allem für die gesetzlich vorgeschriebenen Klassifikationen für Diagnosen und andere Behandlungsanlässe (ICD-10-GM) sowie für Operationen und andere medizinische Prozeduren (OPS). Die zu dokumentierenden Schlüsselnummern werden für Abrechnungszwecke benötigt, dienen jedoch auch der Gesundheitsberichterstattung und damit der sachgerechten Analyse und Steuerung des Gesundheitswesens sowie der Information der Ärztinnen und Ärzte und der Gesundheitseinrichtungen selbst.

Die Anforderungen an die medizinische Dokumentation und die ihr zugrundeliegenden Klassifikationen ändern sich von Jahr zu Jahr. Wesentliche Einflussfaktoren sind die Entwicklung der medizinischen Diagnostik und Therapie sowie die notwendige regelmäßige Anpassung der Dokumentations- und Abrechnungssysteme in der ambulanten und stationären Gesundheitsversorgung. Diese ist erforderlich wegen der Weiterentwicklung des EBM, des Leistungskatalogs für ambulante Operationen und stationsersetzende Eingriffe, der morbiditätsbedingten Gesamtvergütungen im Rahmen der vertragsärztlichen Vergütung und des morbiditätsbezogenen Risikostrukturausgleiches sowie insbesondere des G-DRG-Entgeltsystems (German Diagnosis Related Groups) und der Vergütung für psychiatrische und psychosomatische Leistungen. Gemäß einer Entscheidung des Bundesinstituts für Arzneimittel und Medizinprodukte (BfArM) als Herausgeber werden ICD-10-GM und OPS jeweils zum 1. Januar revidiert, um diesen Änderungen gerecht zu werden. Damit die Klassifikationen hinsichtlich neuer Erkrankungsformen, innovativer Verfahren etc. möglichst aktuell gehalten, andererseits aber auch von unnötigem Ballast befreit werden können, folgen insbesondere die medizinischen Fachgesellschaften und Berufsverbände regelmäßig den Aufrufen, sich am jährlichen Antragsverfahren des BfArM zur Revision der ICD-10-GM sowie des OPS zu beteiligen.

Wegen der inzwischen bestehenden Relevanz der Klassifikationen für die ambulante und stationäre Leistungsabrechnung sowie der damit zusammenhängenden Fallprüfungen wird es unerlässlich, die mit den aktuellen Fortschreibungen festgelegten Änderungen unmittelbar ab deren Inkrafttreten in die Diagnosen- und Prozedurendokumentation zu übernehmen. Um hier die Übersicht zu erleichtern, legt der Deutsche Ärzteverlag die vom BfArM in Dateiform herausgegebenen systematischen und alphabetischen Klassifikationsinhalten in nutzerfreundlich bearbeiteten Ausgaben vor (u.a. mit besonderer Kennzeichnung der Änderungen im Vergleich zur jeweiligen Vorversion), wofür ihm und den Bearbeitern herzlich gedankt sei.

Jeder Benutzer dieser Werke ist gebeten, Hinweise auf Unzulänglichkeiten, Fehler und Verbesserungsmöglichkeiten mitzuteilen, damit diese bei der Erarbeitung der nächsten Version berücksichtigt werden können.

Dr. med. (I)
Klaus Reinhardt
Präsident
der Bundesärztekammer

Dr. med.
Andreas Gassen
Vorstandsvorsitzender
der Kassenärztlichen
Bundesvereinigung

Dr. rer. pol.
Doris Pfeiffer
Vorstandsvorsitzende
des GKV-Spitzenverbandes

Prof. Josef Hecken
unparteiischer Vorsitzender
des Gemeinsamen
Bundesausschusses

Prof. Dr. med.
Rolf-Detlef Treede
Vorsitzender
des Kuratoriums für Fragen
der Klassifikation im
Gesundheitswesen

Frank Plate
Präsident
des Bundesamtes
für Soziale Sicherung

Inhaltsverzeichnis

Informationen zur ICD-10-GM 2023 und zu dieser Buchausgabe

25 Jahre lang hat Dr. Bernd Graubner die ICD-10-Ausgaben des Deutschen Ärzteverlages bearbeitet. Mit der ICD-10-GM 2020 begann seine Zusammenarbeit mit Prof. Dr. Thomas Auhuber. Ab der Version 2021 hat dieser die Bearbeitung als sein Nachfolger übernommen. Dabei werden die bewährten Prinzipien der anwenderfreundlichen Gestaltung unserer Buchausgaben auf der Grundlage der jahrzehntelangen Arbeiten von Bernd Graubner in seinem Sinne fortgeführt.

Von der ICD-10 über die ICD-10-SGBV und ICD-10-SGB-V zur ICD-10-GM

Die ICD-10 ist 1992/94 von der Weltgesundheitsorganisation (WHO) in der englischsprachigen Fassung als International Statistical Classification of Diseases and Related Health Problems, Tenth Revision, herausgegeben worden. Das Deutsche Institut für Medizinische Dokumentation und Information (DIMDI) veröffentlichte 1994/95 die Version 1.0 der gemeinsamen deutschsprachigen Fassung für Deutschland, Österreich und die Schweiz. 1996/97 erfolgte eine Überarbeitung durch eine Expertenarbeitsgruppe unter Beteiligung der Spitzenverbände der Krankenkassen, der Kassenärztlichen Bundesvereinigung und der Deutschen Krankenhausgesellschaft. Ziel war die Beachtung der Anforderungen der Diagnosenverschlüsselung, die in den §§ 295 und 301 des Fünften Buches Sozialgesetzbuch (SGB V) für die ambulante und stationäre Gesundheitsversorgung vorgeschrieben sind. Das Ergebnis wurde im Juli 1999 vom DIMDI als **ICD-10-SGBV**, ebenso wie die vollständige ICD-10, in der **Version 1.3** veröffentlicht. Gemäß der Bekanntmachung des Bundesministeriums für Gesundheit vom 24.6.1999 wurde die ICD-10-SGBV am 1.1.2000 für die Diagnosenverschlüsselung in der ambulanten und stationären Gesundheitsversorgung verbindlich eingeführt.

Nach der Entscheidung der Selbstverwaltung, die australischen AR-DRGs (Australian Refined Diagnosis Related Groups), Version 4.1 (1998), zur Grundlage eines pauschalierten Entgeltsystems für die deutschen Krankenhäuser zu machen und mit der dafür erforderlichen Diagnosen- und Prozedurendokumentation im Jahre 2001 zu beginnen, musste die ICD-10-SGBV überarbeitet werden, damit in den Kapiteln I–XIX und XXI die dafür erforderlichen Schlüsselnummern zur Verfügung stehen. Zur Unterscheidung von der Version 1.3 erhielt die neue **Version 2.0** (Stand November 2000) die formal leicht geänderte Kurzbezeichnung **ICD-10-SGB-V**. Mit der Bekanntmachung des Bundesministeriums für Gesundheit vom 8.11.2000 wurde diese neue Fassung für den stationären Bereich ab 1.1.2001 vorgeschrieben, während im ambulanten Bereich die Version 1.3 gültig blieb. Hier konnten die zum 1.1.2000 eingeführten Zusatzkennzeichen für die Diagnosensicherheit (V, Z und A) und für die Seitenlokalisation (R, L und B) weiterhin verwendet werden, während im stationären Bereich seit 2001 nur noch die Zusatzkennzeichen für die Seitenlokalisation erlaubt sind.

Die gleichzeitige Verwendung zweier im Prinzip gleicher, im Detail jedoch unterschiedlicher ICD-10-Versionen erwies sich immer mehr als Hemmnis für die gewünschte Integration der ambulanten und stationären Gesundheitsversorgung und war eine Last für alle in beiden Bereichen tätigen Mitarbeiter und Mitarbeiterinnen. Mit der vom DIMDI am 15.8.2003 veröffentlichten **ICD-10-GM 2004** (GM = German Modification) wurde wieder eine ICD-10-Version zur Verfügung gestellt, die **seit 1.1.2004 in beiden Bereichen gemeinsam genutzt** werden muss und den zwischenzeitlich geänderten Erfordernissen des Gesundheitssystems (obligatorische Einführung der G-DRGs [German DRGs] ab 1.1.2004) und den Veränderungen in der medizinischen Wissenschaft Rechnung trägt. Wegen der unterschiedlichen Abrechnungsbestimmungen in den beiden Bereichen der Gesundheitsversorgung wurden in der ICD-10-Bekanntmachung des Bundesministeriums für Gesundheit und Soziale Sicherung (BMGS) vom 29.9.2003 leicht differierende Anwendungsbestimmungen festgelegt, die sich vor allem auf die Ergänzung der bisherigen drei Zusatzkennzeichen für die Diagnosensicherheit durch „G“ und deren Gebrauch sowie die Stelligkeit der anzugebenden Schlüsselnummern beziehen. Diese Anwendungsbestimmungen wurden nachfolgend jährlich per Bekanntmachung bestätigt (seit 2006 durch das Bundesministerium für Gesundheit [BMG]).

Seitdem wird die ICD-10-GM jährlich im Rahmen eines Vorschlagsverfahrens und durch Anpassungen aus der WHO-Version überarbeitet. Sie liegt nun in der Version **ICD-10-GM 2023** vor.

Seit der Version 2015 wird die sogenannte EDV-Fassung des Systematischen Verzeichnisses nicht mehr im ASCII-Format, sondern nur noch im modernen und auch von der WHO empfohlenen XML/ClaML-Format bereitgestellt (Extensible Generalized Markup Language / Classification Markup Language). Insgesamt wurde gleichzeitig die für einige andere Dateien verwendete Formatbezeichnung „ASCII“ durch die Bezeichnung „TXT (CSV)“ ersetzt.

ICD-10-WHO

Die ICD-10-GM beinhaltet den größten Teil der „Vierstelligen ausführlichen Systematik“ aus Band 1 der vollständigen **WHO-Fassung der ICD-10** und ist dabei im Kapitel XXI und vor allem im Kapitel XXII deutlich reduziert. (Das DIMDI hat aus Gründen der Vollständigkeit und der späteren Erweiterbarkeit des Kapitels XX die mehr als 110 Hinweise auf detaillierte Schlüsselnummern des Kapitels XX belassen, obwohl sie jetzt fast keine Auswirkung haben.) Kein Bestandteil der ICD-10-GM sind die Einführung zur WHO-Fassung der ICD-10, der Bericht über die Internationale Konferenz zur 10. Revision, die Sonderverzeichnisse zur Tabellierung der Mortalität und Morbidität, die Definitionen und die Nomenklaturvorschriften. Ebenfalls fehlt die „Dreistellige allgemeine Systematik“, an deren Stelle in unserer Ausgabe jedoch das ausführliche Inhaltsverzeichnis benutzt werden kann, in dem zur raschen Orientierung außer den Kapiteln auch alle Gruppen mit den zugehörigen Schlüsselnummernbereichen aufgelistet sind (nicht jedoch die „Übergruppen“ wie z.B. C00–C97 und C00–C75). Alle diese **im Band 1 der WHO-Version der ICD-10 zusätzlich enthaltenen Teile,** die für die Diagnosenverschlüsselung außerhalb des Anwendungsbereichs der §§ 295 und 301 SGB V benutzt werden können (also auch für eine eventuell gewünschte genauere Verschlüsselung innerhalb der Gesundheitseinrichtungen), sind in der noch vom DIMDI (jetzt BfArM) herausgegebenen **Version 2019 der deutschsprachigen vollständigen WHO-Version der ICD-10** verfügbar, die alle offiziellen Änderungen der WHO enthält, die ab 1.1.2019 gültig sind. Eine Buchausgabe der deutschsprachigen ICD-10-WHO 2019 existiert nicht.

Informationen zu dieser Buchausgabe

Die hier **vorgelegte Ausgabe** basiert auf den vom BfArM veröffentlichten ODT-Dateien. Dabei wurden auch die zugehörige und als Referenzdatei gültige PDF-Datei sowie die Aktualisierungsliste berücksichtigt. Die Daten wurden für den Druck **redaktionell aufbereitet**, um sie **nutzerfreundlicher** zu gestalten (siehe auch Abschnitt „Hinweise zum Druckbild in dieser Ausgabe und zur Benutzung der Schlüsselnummern“, Seite XXXIV). Das betrifft beispielsweise das Seitenlayout, die Kopfzeilen, die Griffleiste mit den angedruckten Randtabs für die Kapitel bzw. die Buchstaben der Schlüsselnummern, die Textgliederung und -gestaltung, die typographische Hervorhebung der Gruppen und Kategorien, die spezielle kursive Formatierung der optionalen Schlüsselnummern (mit Stern oder Ausrufezeichen) und deren Auflistungen. Offensichtliche Dateifehler wurden korrigiert. **Eine Besonderheit dieser Ausgabe stellt die Auflösung und Ausformulierung von Listen vierter und vor allem fünfter Stellen dar** (siehe z.B. E10–E14, aber auch D18.0- und D18.1-), die in den BfArM-Originaldateien der Buchversion und allen darauf basierenden Nachdrucken nur als Listen enthalten sind und für die Benutzer unseres Erachtens die Auswahl der korrekten Kodes unnötig erschweren. Dabei mussten wir aus prinzipiellen Gründen alle Kombinationsschlüsselnummern angeben, auch wenn sie im Einzelfall nicht korrekt sein mögen (vgl. z.B. N00–N07). Lediglich im Kapitel XVIII „Krankheiten des Muskel-Skelett-Systems und des Bindegewebes“ (M-Kodes) wurden wegen ihres großen Umfanges die meisten Listen beibehalten, wobei jedoch die jeweils zutreffenden Fünfsteller-Listen unter ihren jeweiligen Dreistellern abgedruckt sind, sodass ein umständliches Hin- und Herblättern entfällt. Im Gegensatz zu den BfArM-Dateien sind in unseren Buchausgaben seit der Version 2009 die in Klammern unter den jeweiligen Vierstellern stehenden **Angaben zur Gültigkeit der Fünfsteller durch das Zeichen „#" ersetzt, das vor der jeweiligen vierstelligen Schlüsselnummer steht**, wenn alle Fünfsteller der jeweiligen Liste für diesen Viersteller gelten. (Das geschieht in Analogie zur Darstellung im OPS; das dort benutzte Zeichen „*" haben wir wegen der Verwechslungsgefahr mit Sternkodes hier allerdings nicht verwendet.) Gelten nicht alle Fünfsteller einer Liste für einen Viersteller, so werden die jeweils gültigen Fünfsteller direkt aufgelistet (siehe z.B. M13.1-).

Damit die Benutzer dieser Ausgabe Veränderungen gegenüber der vorherigen Version leicht erkennen können, wurden **alle für die Verschlüsselung relevanten Änderungen, geänderte Verweise auf andere Schlüsselnummern, Löschungen und Textänderungen (Korrekturen) am äußeren Seitenrand mit einem vertikalen Einfachstrich markiert** (siehe auch Abschnitt „Hinweise zum Druckbild in dieser Ausgabe und zur Benutzung der Schlüsselnummern" auf Seite XXXIV). Keine Randstrichmarkierung haben wir bei den zahlreichen Ergänzungen durch das Ausrufezeichen in den Verweisen auf Ausrufezeichenkodes in den Kapiteln XIX, XX und XXI gesetzt, weil wir diese als weniger relevant für die Kodierer ansehen.

Zusätzlich enthält unsere Ausgabe die aktuelle **ICD-10-Bekanntmachung des BMG** des Jahres 2022 (Seite XXV).

Die Benutzer dieser Buchausgabe möchten wir zusätzlich darauf hinweisen, dass **ergänzende Kommentare und Anwendungshinweise für die ICD-10-GM auf der Homepage des BfArM veröffentlicht** werden die vor allem für spezielle Problemstellungen hilfreich sind (FAQ = Frequently asked questions).

https://www.bfarm.de/DE/Kodiersysteme/Services/FAQ-Ansprechpersonen/_node.html

https://www.bfarm.de/DE/Kodiersysteme/Services/Kodierfragen/_node.html

Sollten Interpretationsprobleme der ICD-10-GM auftreten, so ziehe man in Zweifelsfällen die **amtliche BfArM-PDF-Datei als Referenzfassung** dieser Klassifikation zu Rate.

Alphabetisches Verzeichnis (Diagnosenthesaurus) und Regelwerk

Als Ergänzung zum vorliegenden Systematischen Verzeichnis der ICD-10-GM 2023 hat das BfArM am 04.10.2022 mit Stand vom 30.09.2022 das **Alphabetische Verzeichnis (Diagnosenthesaurus)** veröffentlicht, das für die Vorgängerversionen von 1999 bis 2004 unter dem Namen ICD-10-Diagnosenthesaurus erschienen war. Die Bezeichnung entspricht damit seit der Version 2005 praktisch wieder der des Bandes 3 der WHO-Version der ICD-10.

Der **Band 2 (Regelwerk) der WHO-Version der ICD-10** (siehe oben) enthält ausführliche Informationen zur Geschichte und Anwendung der ICD-10 und die Regeln und Richtlinien der WHO für Mortalitäts- und Morbiditätsverschlüsselungen. Für den stationären Bereich der somatisch orientierten Krankenhäuser sind diese weitgehend durch die **„Deutschen Kodierrichtlinien (DKR)"** in der jeweils aktuellen Fassung ersetzt worden. Speziell für die stationäre Behandlung im Bereich der Psychiatrie und Psychosomatik wurden die davon abgeleiteten, ebenfalls regelmäßig aktualisierten **„Deutschen Kodierrichtlinien für die Psychiatrie/Psychosomatik (DKR-Psych)"** entwickelt.

Bitte an die Benutzer / Ergänzungen und Errata / Danksagung / Widmung

Trotz großer Sorgfalt können Druck- und Bearbeitungsfehler nicht ausgeschlossen werden. Alle Benutzer bitten wir deshalb, **Hinweise auf Verbesserungsmöglichkeiten und Druckfehler sowie sonstige Anregungen** dem Verlag oder den Unterzeichnenden mitzuteilen (siehe hierzu auch das „Geleitwort zu dieser Buchausgabe"). Sollten vom BfArM kodierrelevante Änderungen und Ergänzungen des vorliegenden Werkes veröffentlicht werden, so werden diese im Internet auch auf der

Homepage des Deutschen Ärzteverlages bereitgestellt (http://www.shop.aerzteverlag.de). Falls sich in unserer Ausgabe kodierrelevante Irrtümer finden sollten, werden diese ebenfalls auf der Homepage in einer Erratumliste publiziert.

Für ihre Unterstützung bei der Erarbeitung dieser Buchausgabe danken wir herzlich Gabriele Graf und Christian Ruhmann (Deutscher Ärzteverlag).

Hofheim am Taunus, 25. November 2022 Thomas Auhuber

ICD-10-Bekanntmachung des BMG

Bekanntmachung des Bundesministeriums für Gesundheit nach den §§ 295 und 301 des Fünften Buches Sozialgesetzbuch (SGB V) zur Anwendung des Diagnosenschlüssels

Vom 17. November 2022

Am 1. Januar 2023 tritt der Diagnosenschlüssel (ICD-10-GM) in den vom Bundesinstitut für Arzneimittel und Medizinprodukte im Auftrag des Bundesministeriums für Gesundheit herausgegebenen Fassungen als Schlüssel zur Angabe von Diagnosen nach den §§ 295 und 301 SGB V in der Version 2023 in Kraft. Verbindliche Referenzfassung ist das Systematische Verzeichnis des Diagnosenschlüssels Version 2023 als PDF. Die Bekanntmachung zur Anwendung des Diagnosenschlüssels vom 16. November 2021 (BAnz AT 09.12.2021 B4) tritt mit Ablauf des 31. Dezember 2022 außer Kraft.

Für die Anwendung der ICD-10-GM wird Folgendes bestimmt:

- Zur Spezifizierung der Diagnosenangaben in Bezug auf die Seitenlokalisation darf eines der nachgenannten Zusatzkennzeichen angegeben werden:
  R für rechts
  L für links
  B für beidseitig
- Schlüsselnummern, die mit „*" oder „!" gekennzeichnet sind, dürfen ausschließlich als Sekundärkodes, d.h. zusätzlich zu einer Schlüsselnummer, verwendet werden. Sie sind nur anzugeben, soweit dies als notwendige Ergänzung oder Spezifizierung der Diagnose sowie für Zwecke der Abrechnung erforderlich ist.

Für die Anwendung der ICD-10-GM in der vertragsärztlichen Versorgung nach § 295 SGB V wird zusätzlich Folgendes bestimmt:

- Zur Angabe der Diagnosensicherheit ist eines der nachgenannten Zusatzkennzeichen anzugeben (obligatorische Anwendung):
  A für eine ausgeschlossene Diagnose
  V für eine Verdachtsdiagnose
  Z für einen (symptomlosen) Zustand nach der betreffenden Diagnose
  G für eine gesicherte Diagnose
- Für die hausärztliche Versorgung, im organisierten Notfalldienst und in der fachärztlichen Versorgung für Diagnosen außerhalb des Fachgebiets ist die Angabe der vierstelligen Schlüsselnummer ausreichend.

Für die Anwendung der ICD-10-GM bei Krankenhausbehandlung nach § 301 SGB V wird ab dem 1. April 2023 zusätzlich Folgendes bestimmt:

- Zur Spezifizierung der Diagnoseangaben in Bezug auf das Vorliegen einer seltenen Erkrankung sind zusätzlich zu den Schlüsselnummern der ICD-10-GM Orphanet-Kennnummern anhand der Datei Alpha-ID-SE anzugeben, sofern sie für die zu kodierende Erkrankung vorliegen.

Bonn, den 17. November 2022

215-20542-01

Bundesministerium für Gesundheit
Im Auftrag
W e l l e r

Quelle: Bundesanzeiger, hrsg. vom Bundesministerium der Justiz und für Verbraucherschutz: BAnz AT

Kommentar zur ICD-10-GM Version 2023

(BfArM, redaktionell bearbeitet)

Vorbemerkungen und Danksagungen

Die ICD-10-GM wird gemäß der Verfahrensordnung für die Festlegung der Internationalen Statistischen Klassifikation der Krankheiten, German Modification (ICD-10-GM) und des Operationen- und Prozedurenschlüssels (OPS) auf der Grundlage des § 295 Absatz 1 Satz 9 und § 301 Absatz 2 Satz 7 des Fünften Buches Sozialgesetzbuch (SGB V) jährlich überarbeitet.

Die vorliegende Version der Systematik der ICD-10-GM 2023 erscheint zusammen mit einem Alphabetischen Verzeichnis. Wie immer wurde das Alphabetische Verzeichnis an die neue Version der ICD-10-GM angepasst.

Wie in den Vorjahren wurden auch in diesem Jahr zahlreiche Vorschläge der Anwender zur Weiterentwicklung der Klassifikation berücksichtigt und integriert.

Seit Version 2019 gibt die WHO keine regelmäßigen Aktualisierungen mehr für die ICD-10 heraus. Jedoch werden von der WHO nicht belegte Schlüsselnummern bei Bedarf mit Inhalt belegt und in ggf. modifizierter Form in die ICD-10-GM übernommen. Zudem werden bei Bedarf neue nicht belegte Schlüsselnummern als Platzhalter für zukünftige Anforderungen eingeführt. Für die ICD-10-GM 2023 kommt zum Stand der Herausgabe der amtlichen Fassung beides nicht zum Tragen.

Wir möchten uns bei den Mitgliedern der Arbeitsgruppe ICD des Kuratoriums für Fragen der Klassifikationen im Gesundheitswesen (KKG) beim Bundesministerium für Gesundheit (BMG) und bei den Vertreterinnen und Vertretern der verschiedenen Mitgliedsgesellschaften der Arbeitsgemeinschaft der Wissenschaftlichen Medizinischen Fachgesellschaften (AWMF) und des InEK für ihre Zuarbeit, Beratung und fachliche Unterstützung bei der Bearbeitung dieser Version ausdrücklich bedanken.

Grundsätzliches

Zusatzkennzeichen

Die Regelung der Zusatzkennzeichen stellt sich, analog der Vorversion, wie folgt dar:

- **V** Verdachtsdiagnose bzw. auszuschließende Diagnose
- **Z** (symptomloser) Zustand nach der betreffenden Diagnose
- **A** ausgeschlossene Diagnose
- **G** gesicherte Diagnose (auch anzugeben, wenn A, V oder Z nicht zutreffen)

Die **drei Zusatzkennzeichen für die Seitenlokalisation** können nach wir vor **in der ambulanten und in der stationären Versorgung** benutzt werden:

- **R** rechts,
- **L** links,
- **B** beidseitig.

Einzelne wichtige Änderungen

Kapitel I: Bestimmte infektiöse und parasitäre Krankheiten

Virussepsis

Bei den Schlüsselnummern *B00.7 Disseminierte Herpesvirus-Krankheit* und *B34.8 Sonstige Virusinfektionen nicht näher bezeichneter Lokalisation* wurden neue 5-Steller eingeführt, um das Auftreten einer *Sepsis durch Herpesviren* bzw. *Sepsis durch Viren, anderenorts nicht klassifiziert* spezifisch kodieren zu können.

Pilzsepsis

Im Kodebereich B38.- bis B46.- wurden bei den Schlüsselnummern zur Kodierung von spezifischen disseminierten Pilzinfektionen und bei *B48.8 Sonstige näher bezeichnete Mykosen* neue 5-Steller eingeführt, um das Auftreten einer Sepsis durch Pilzinfektion spezifisch kodieren zu können.

Protozoensepsis

Bei den Schlüsselnummern *B58.9 Toxoplasmose, nicht näher bezeichnet* und *B60.8 Sonstige näher bezeichnete Protozoenkrankheiten* wurden neue 5-Steller eingeführt, um das Auftreten einer *Sepsis durch Toxoplasmen* bzw. einer *Sepsis durch Protozoen, anderenorts nicht klassifiziert* spezifisch kodieren zu können.

Nosokomiale Sepsis

Bei den Schlüsselnummern zur Kodierung einer Sepsis bei nachgewiesenen Erregern wurde jeweils ein Kodierhinweis zu den neu eingeführten Schlüsselnummern U69.80! bis U69.82! ergänzt, um den zeitlichen Bezug der Sepsis zur stationären Krankenhausaufnahme spezifisch kodieren zu können.

Dies betrifft für Sepsis durch Bakterien den Kodebereich A02.- bis A42.- und für Sepsis durch Pilze den Kodebereich B37.- bis B48.-. Der Kodierhinweis wurde ebenfalls für die virenspezifischen Sepsis-Kodes *B00.70 Sepsis durch Herpesviren* und *B34.80 Sepsis durch Viren, anderenorts nicht klassifiziert* ergänzt. Gleiches gilt für die protozoenspezifischen Sepsis-Kodes *B58.90 Sepsis durch Toxoplasmen* und *B60.80 Sepsis durch Protozoen, anderenorts nicht klassifiziert.*

Kapitel II: Neubildungen

Bösartige Neubildung der Perianalhaut

Bei der Schlüsselnummer *C44.5 Haut des Rumpfes* (unter der Kategorie *C44.- Sonstige bösartige Neubildungen der Haut*) wurden neue 5-Steller eingeführt, um eine bösartige Neubildung der Perianalhaut von sonstigen bösartigen Neubildungen der Haut des Rumpfes abzugrenzen und spezifisch kodieren zu können.

Zytogenetische und molekulargenetische Differenzierung

Bei der Schlüsselnummer *D47.7 Sonstige näher bezeichnete Neubildungen unsicheren oder unbekannten Verhaltens des lymphatischen, blutbildenden und verwandten Gewebes* wurde ein Kodierhinweis eingeführt, um das Vorliegen einer zytogenetischen oder molekulargenetischen Differenzierung durch die Verwendung neuer sekundärer Schlüsselnummern (U62.0-!) spezifisch kodieren zu können (siehe auch Kap. XXII).

Kapitel IV: Endokrine, Ernährungs- und Stoffwechselkrankheiten

Schweregrad einer Hypoglykämie bei Diabetes mellitus und einer Hypoglykämie bei anderen Zuständen, Hypoglykämiewahrnehmungsstörung

Im Kodebereich E10.- bis E14.- wurde für die Schlüsselnummern zur Angabe einer Hypoglykämie bei Diabetes mellitus jeweils ein Kodierhinweis im Hinblick auf die Verwendung der neu eingeführten sekundären Schlüsselnummern unter U69.7-! zur Angabe des Schweregrades einer Hypoglykämie oder des Vorliegens einer Hypoglykämiewahrnehmungsstörung ergänzt.

Bei den Schlüsselnummern zur Kodierung einer Hypoglykämie unter *E16.- Sonstige Störungen der inneren Sekretion des Pankreas* wurden ebenfalls Kodierhinweise auf die neuen sekundären Schlüsselnummern U69.70! bis U69.72! zur Angabe des Schweregrades der Hypoglykämie ergänzt.

Hyperlipoproteinämie (a)
Bei der Schlüsselnummer *E78.8 Sonstige Störungen des Lipoproteinstoffwechsels* wurden neue 5-Steller eingeführt, um eine Hyperlipoproteinämie (a) spezifisch kodieren zu können.

Kapitel V: Psychische und Verhaltensstörungen

Psychische und Verhaltensstörungen bei Demenz
Für die Schlüsselnummern zur Kodierung einer Demenz (F00-F03) wurde jeweils ein Kodierhinweis zu den neu eingeführten sekundären Schlüsselnummern *U63.-! Psychische und Verhaltensstörungen bei Demenz* ergänzt.

Kapitel VI: Krankheiten des Nervensystems

Fatigue-Syndrom
Auf Antrag des Fachbereichs wurden bei der Schlüsselnummer *G93.3 Chronisches Müdigkeitssyndrom [Chronic fatigue syndrome]* der Klassentitel und die Inklusiva an die neue Terminologie angepasst.

Kapitel X: Krankheiten des Atmungssystems

Kontrollstatus und Schweregrad des Asthmas bronchiale
Bei der Schlüsselnummer J45.- wurde eine neue Subklassifikation auf 5. Stelle eingeführt, um den Kontrollstatus und Schweregrad des Asthmas bronchiale spezifisch kodieren zu können.

Akute Exazerbation
Bei der Schlüsselnummer *J61 Pneumokoniose durch Asbest und sonstige anorganische Fasern* wurden neue 4-Steller und bei den Schlüsselnummern unter *J67.- Allergische Alveolitis durch organischen Staub* und *J84.- Sonstige interstitielle Lungenkrankheiten* wurden neue 5-Steller (mittels einer Subklassifikation) eingeführt, um das Auftreten einer akuten Exazerbation spezifisch kodieren zu können.

Kapitel XI: Krankheiten des Verdauungssystems

Ösophagitis
Bei der Schlüsselnummer *K20 Ösophagitis* wurden neue 4-Steller eingeführt, um die Art der Ösophagitis spezifischer kodieren zu können. Die vormals bei K20 als Inklusivum aufgeführte peptische Ösophagitis wird nun der Schlüsselnummer *K21.0 Gastroösophageale Refluxkrankheit mit Ösophagitis* als Inklusivum zugeordnet, da der Begriff hier fachlich zu verorten ist.

Autoimmune und hereditäre Pankreatitis
Bei der Schlüsselnummer *K86.1 Sonstige chronische Pankreatitis* wurden neue 5-Steller eingeführt, um eine *Autoimmunpankreatitis [AIP]* und *Hereditäre Pankreatitis* spezifisch kodieren zu können.

Strikturen nach medizinischen Maßnahmen am Verdauungstrakt
Unter der Schlüsselnummer *K91.8- Sonstige Krankheiten des Verdauungssystems nach medizinischen Maßnahmen, anderenorts nicht klassifiziert* wurde ein neuer 5-Steller eingeführt, um Strikturen am Verdauungstrakt nach endoskopischen Eingriffen und Operationen spezifisch kodieren zu können. Zusätzlich wurde unter K91.82 ein Inklusivum *Insuffizienzen von Anastomosen und Nähten am Pankreas mit Beteiligung des Dünndarms* ergänzt.

Kapitel XVI: Bestimmte Zustände, die ihren Ursprung in der Perinatalperiode haben

Intrakranielle nichttraumatische Blutung beim Fetus und Neugeborenen

Der Klassentitel der Schlüsselnummer *P52.0 Intraventrikuläre (nichttraumatische) Blutung 1. Grades beim Fetus und Neugeborenen* wurde unter Berücksichtigung der DEGUM-Klassifikation für Hirnblutungen des Frühgeborenen umbenannt in *Intrakranielle (nichttraumatische) Blutung 1. Grades beim Fetus und Neugeborenen*.

Die Inklusiva unter *P52.1 Intraventrikuläre (nichttraumatische) Blutung 2. Grades beim Fetus und Neugeborenen* und *P52.2 Intraventrikuläre (nichttraumatische) Blutung 3. Grades beim Fetus und Neugeborenen* wurden ebenfalls entsprechend der DEGUM-Klassifikation angepasst bzw. ergänzt.

Kapitel XVIII: Symptome und abnorme klinische und Laborbefunde, die anderenorts nicht klassifiziert sind

Nosokomialer septischer Schock

Bei der Schlüsselnummer *R57.2 Septischer Schock* wurde ein Kodierhinweis ergänzt im Hinblick auf die Verwendung der neu eingeführten Schlüsselnummern U69.83! bis U69.85! zur Angabe des zeitlichen Bezugs des septischen Schocks zur stationären Krankenhausaufnahme.

Kapitel XXII: Schlüsselnummern für besondere Zwecke

Sekundäre Schlüsselnummern zur Spezifizierung von zytogenetischen und molekulargenetischen Differenzierungen bei Neubildungen

Es wurden sekundäre Schlüsselnummern unter *U62.-! Zytogenetische und molekulargenetische Differenzierungen bei Neubildungen* eingeführt, um durch Ausdifferenzierung auf 5. Stelle eine *Klonale Hämatopoese von unbestimmtem Potential [CHIP]* und eine *Klonale Zytopenie von unklarer Signifikanz [CCUS]* bei *D47.7 Sonstige näher bezeichnete Neubildungen unsicheren oder unbekannten Verhaltens des lymphatischen, blutbildenden und verwandten Gewebes* spezifisch kodieren zu können.

Psychische und Verhaltensstörungen bei Demenz

Um das Vorliegen begleitender psychischer und Verhaltensstörungen bei Demenz (F00-F03) kodieren zu können, wurden Symptomspezifikatoren als sekundäre Schlüsselnummern unter U63.-! eingeführt. Diese entsprechen denen der ICD-11 für die sogenannte Postkoordination zur Spezifizierung der Symptomatik bei Demenz.

Nosokomiale Pneumonie

Die Schlüsselnummern *U69.0-! Anderenorts klassifizierte, im Krankenhaus erworbene Pneumonie* wurden entsprechend der AWMF S3-Leitlinie „Behandlung von erwachsenen Patienten mit ambulant erworbener Pneumonie - Update 2021“ angepasst. Zwei 5-Steller wurden entfernt und in einen neuen 5-Steller (U69.04!) überführt, der die Kodierung einer nosokomialen Pneumonie unabhängig von einer zurückliegenden Hospitalisierung ermöglicht.

Schweregrad der Hypoglykämie und Hypoglykämiewahrnehmungsstörung

Die sekundären Schlüsselnummern U69.7-! wurden eingeführt, um Hypoglykämien im Hinblick auf den Schweregrad oder das Vorliegen einer Hypoglykämiewahrnehmungsstörung spezifisch kodieren zu können.

Nosokomiale Sepsis und septischer Schock

Die unter U69.8-! eingeführten sekundären Schlüsselnummern ermöglichen die spezifische Kodierung des zeitlichen Bezugs einer Sepsis und eines septischen Schocks zur stationären Krankenhausaufnahme. Die Unterscheidung von nicht-nosokomial und nosokomial erfolgt gemäß den KISS-Definitionen des Robert-Koch-Instituts (2017). Im Falle einer Verlegung der zu behandelnden Person bezieht sich die Differenzierung nicht-nosokomial bzw. nosokomial auf das zeitliche Auftreten der

Sepsis oder des septischen Schocks in Bezug auf die Krankenhausaufnahme durch den kodierenden Leistungserbringer.

Resistenzen gegen Antimykotika
Der Klassentitel der sekundären Schlüsselnummer *U83! Candida mit Resistenz gegen Fluconazol oder Voriconazol* wurde geändert in *Humanpathogene Pilze mit Resistenz gegen Antimykotika*. Die Schlüsselnummer U83! wurde zusätzlich auf der 5. Stelle ausdifferenziert, um relevante Resistenzen gegen Antimykotika bei humanpathogenen Pilzen spezifisch angeben zu können.

Anleitung zur Verschlüsselung

(BfArM, redaktionell bearbeitet)

In dieser Anleitung werden kurz die Besonderheiten der vorliegenden Version der ICD-10-GM erläutert. Weiterhin finden Sie Hinweise zur Verschlüsselung mit der ICD-10-GM.

1. Was ist zu verschlüsseln?

Das Gesetz verlangt die **Verschlüsselung von Diagnosen** auf **Abrechnungsunterlagen** und **Arbeitsunfähigkeitsbescheinigungen** (§ 295 SGB V) sowie bei der **Krankenhausbehandlung** (§ 301 SGB V), keinesfalls jedoch die Verschlüsselung auf Überweisungen, Krankenhauseinweisungen, Arztbriefen oder gar in der eigenen Patientendokumentation. Da bei der Verschlüsselung immer Informationen verdichtet werden und Einzelheiten verloren gehen, muss bei solchen Unterlagen stets der Klartext verwendet werden; aus Kollegialität kann natürlich zusätzlich zur Klartextangabe die ICD-Schlüsselnummer angegeben werden.

Auf den Abrechnungsunterlagen nach § 295 SGB V müssen Sie sich auf die Diagnosen beschränken, derentwegen der Patient im entsprechenden Quartal behandelt wurde und für die Sie Leistungen abrechnen. Dauerdiagnosen und chronische Zustände, die nicht im aktuellen Behandlungskontext stehen, dürfen zum Zwecke der Abrechnung nicht übermittelt werden: bei einem Patienten mit symptomatischer Gonarthrose dürfen Sie nicht zusätzlich die seit Jahren bekannte Penicillinallergie kodieren, wenn Sie nur Leistungen für die Gonarthrose abrechnen.

Bei Kodierung in der ambulanten Versorgung sind die „Kodiervorgaben nach § 295 Abs. 4 SGB V“ anzuwenden. Bei Kodierung der stationären Krankenhausbehandlung sind die Deutschen Kodierrichtlinien (DKR) in der jeweils gültigen Fassung zu berücksichtigen; in psychiatrischen und psychosomatischen Einrichtungen sind die Deutschen Kodierrichtlinien für die Psychiatrie/ Psychosomatik (DKR-Psych) heranzuziehen.

Ebenso zu beachten sind die als Kodierregeln geltenden Entscheidungen des Schlichtungsausschusses auf Bundesebene nach § 19 KHG zur Klärung strittiger Kodier- und Abrechnungsfragen.

2. Wie wird verschlüsselt?

Es ist so spezifisch wie möglich zu verschlüsseln, also derjenige Kode zu wählen, der für die dokumentierte Diagnose als der spezifischste Kode angesehen wird. Die Resteklassen „Sonstige …“ oder „Sonstige näher bezeichnete …“ sollen nur dann verwendet werden, wenn eine spezifische Diagnose dokumentiert ist, aber keiner der spezifischen Kodes der übergeordneten Kategorie passt. Die Resteklasse „ …, nicht näher bezeichnet“ soll nur dann verwendet werden, wenn die dokumentierte Diagnose keine hinreichende Spezifität für eine Zuordnung zu einer der spezifischeren Schlüsselnummern der übergeordneten Kategorie aufweist.

Grundsätzlich gilt: Zur Verschlüsselung sind die endständigen (terminalen) Schlüsselnummern der ICD-10-GM zu verwenden, also Kodes, die keine weiteren Unterteilungen mehr enthalten (Subkodes). Endständige Schlüsselnummern können dreistellig, vierstellig oder fünfstellig sein. Von dieser Grundregel der endständigen Verschlüsselung gibt es die folgenden Ausnahmen:

- In der ambulanten Versorgung (§ 295 SGB V) kann auf die fünfte Stelle verzichtet werden
  - in der hausärztlichen Versorgung,
  - im organisierten Notfalldienst und
  - in der fachärztlichen Versorgung für Diagnosen außerhalb des Fachgebiets.

Bestimmte Berufsgruppen können anstelle des jeweils spezifischen Diagnosenschlüssels nach ICD-10-GM ersatzweise die Schlüsselnummer *Z01.7 Laboruntersuchung* angeben. Zu diesen Berufsgruppen gehören Fachärzte für Pathologie, für Neuropathologie, für Laboratoriumsmedizin sowie für Mikrobiologie und Infektionsepidemiologie. Näheres regelt der Bundesmantelvertrag Ärzte (BMV-Ä). Natürlich steht es allen Vertragsärzten frei, spezifischer zu verschlüsseln, d.h. auch dann die fünfstelligen Schlüsselnummern zu verwenden, wenn eine der o.g. Ausnahmen von der fünfstelligen Verschlüsselung besteht. Sicherlich werden dies viele Ärzte tun, sei es, um ihre Leistung so gut wie möglich zu dokumentieren, um Praxisbesonderheiten darzustellen oder um intern die Vorteile einer guten Dokumentation zu nutzen. Außerdem kann eine fünfstellige Dokumentation zweckmäßig sein, wenn der Patient etwa die differenzierte Diagnose eines konsultierten Facharztes oder aus einer stationären Behandlung mitbringt.

Am einfachsten ist die Verschlüsselung mit dem Alphabetischen Verzeichnis zur ICD-10-GM (Diagnosenthesaurus). Es enthält mehr als 84.300 verschlüsselte Diagnosen und bietet damit einen guten Einstieg in die Verschlüsselung. Schlagen Sie z.B. die Koronararteriensklerose nach unter „Koronararterie, Sklerose". Sie finden die Schlüsselnummer I25.19. Wenn Sie unter dieser Schlüsselnummer in der Systematik nachschlagen, sehen Sie, dass I25.19 die Resteklasse „Nicht näher bezeichnet" ist. Sie finden unter I25.1- auf fünfter Stelle aber eine Differenzierung nach Ein-, Zwei- oder Drei-Gefäß-Erkrankung etc. und dort möglicherweise einen Kode, der für Ihre dokumentierte Diagnose spezifischer ist. Handelt es sich beispielsweise um eine Drei-Gefäß-Erkrankung, ist grundsätzlich mit der fünfstelligen Schlüsselnummer I25.13 zu kodieren, da diese endständige Schlüsselnummer die koronare Drei-Gefäß-Erkrankung so spezifisch wie möglich abbildet. In der **ambulanten hausärztlichen Versorgung** ist die Angabe von I25.1 ausreichend, da hier (wie oben angeführt) eine Ausnahme von der fünfstelligen Verschlüsselung vorliegt. Die Angabe von I25.13 (Drei-Gefäß-Erkrankung) ist jedoch erlaubt. Die alleinige Angabe von I25 (d.h. nur des dreistelligen Kodes) ist hier nicht zulässig. In der **stationären Versorgung** ist grundsätzlich die endständige Schlüsselnummer anzugeben, im Beispiel also I25.13.

3. Wie werden die Zusatzkennzeichen verwendet?

Die Zuarbeit der ärztlichen Berufsverbände und der Spitzenverbände der Gesetzlichen Krankenversicherung (GKV) sowie die Erfahrungen aus der Pilotphase mit der ICD-10-SGBV zeigen, dass Zusatzangaben zur Aussagefähigkeit einer Diagnose für die Zwecke des Fünften Buches Sozialgesetzbuch (SGB V) vor allem dann erforderlich sind, wenn die Diagnosenangabe nicht eine erfolgte oder geplante Behandlung begründen soll, sondern Leistungen vor Stellung einer gesicherten Diagnose, zum Ausschluss einer Erkrankung oder zur Verhütung eines Rezidivs.

Zur Qualifizierung einer Diagnose im beschriebenen Sinne dient jeweils eines der folgenden vier **Zusatzkennzeichen für die Diagnosensicherheit**:

- **V** Verdachtsdiagnose bzw. auszuschließende Diagnose,
- **Z** (symptomloser) Zustand nach der betreffenden Diagnose,
- **A** ausgeschlossene Diagnose,
- **G** gesicherte Diagnose (auch anzugeben, wenn A, V oder Z nicht zutreffen, also auch bei den häufig auf keine Diagnose bezogenen Schlüsselnummern des Kapitels XXI).

In der ambulanten Versorgung (§ 295 SGB V) sind die Zusatzkennzeichen für die Diagnosensicherheit **obligatorisch**. **In der stationären Versorgung** (§ 301 SGB V) sind die Zusatzkennzeichen für die Diagnosensicherheit **verboten**, d.h., sie dürfen nicht verwendet werden. In der stationären Versorgung sind stattdessen die hierfür vorgesehenen Schlüsselnummern im Kapitel XXI „Faktoren, die den Gesundheitszustand beeinflussen und zur Inanspruchnahme des Gesundheitswesens führen" zu verwenden. Außerdem sei auf die Kodierrichtlinien DKR und DKR-Psych verwiesen.

Zur Feststellung der Leistungspflicht benötigen die Krankenkassen die Qualifizierung einer Diagnose hinsichtlich der Seitenlokalisation, um z.B. zu prüfen, ob eine erneute Arbeitsunfähigkeit, die mit derselben für paarige Organe (z.B. Augen) vorgesehenen ICD-10-GM-Schlüsselnummer begründet ist, auf einer bereits bestehenden Erkrankung oder auf einer neuen, davon unabhängigen Erkrankung beruht, die jetzt die andere Körperseite betrifft. Dafür gibt es die folgenden drei **Zusatzkennzeichen für die Seitenlokalisation**:

R rechts,
L links,
B beidseitig.

Die Zusatzkennzeichen für die Seitenlokalisation dürfen sowohl in der ambulanten als auch in der stationären Versorgung verwendet werden.

Seitenlokalisation und ggf. Diagnosensicherheit sollen angegeben werden, wenn sie zur Erfüllung des Zweckes der Datenübermittlung erforderlich sind. Sie sind bewusst so gewählt, dass sie sich leicht einprägen.

Im Folgenden finden Sie einige Verschlüsselungsbeispiele:

Diagnose	**§ 295 SGB V** (ambulante Versorgung)	**§ 301 SGB V** (stationäre Versorgung)
Schnittwunde am linken Unterarm	S51.9 GL	S51.9 L
Beidseitige Schrumpfnieren	N26 GB	N26 B
Symptomloser Zustand nach Apoplex	I64 Z	Z86.7
Zustand nach Apoplex mit linksseitiger schlaffer Hemiparese	I69.4 G G81.0 GL	I69.4 G81.0 L
Ausgeschlossener Herzinfarkt	I21.9 A	Z03.4
Verdacht auf Herzinfarkt	I21.9 V	Z03.4

In der stationären Versorgung sind die Regelungen in den Deutschen Kodierrichtlinien (DKR) für den Umgang mit Symptomen, Verdachtsdiagnosen und ausgeschlossenen Diagnosen zu beachten. In psychiatrischen und psychosomatischen Einrichtungen sind entsprechend die DKR-Psych anzuwenden.

4. Welche Besonderheiten sind bei den Kapiteln XVIII, XX und XXI zu beachten?

Das Kapitel XVIII „Symptome und abnorme klinische und Laborbefunde, die anderenorts nicht klassifiziert sind" enthält Symptome und Befunde. Diese Schlüsselnummern dürfen in der Regel nur verwendet werden, wenn auch nach entsprechender Diagnostik oder ggf. in Verbindung mit einem Zusatzkennzeichen keine spezifischere Diagnose gestellt werden kann. Außerdem dürfen diese Schlüsselnummern verwendet werden, wenn am Quartalsende, z.B. beim Erstkontakt, die Diagnostik noch nicht abgeschlossen ist. In der stationären Versorgung sind hierzu auch die Deutschen Kodierrichtlinien (DKR) zu beachten, in psychiatrischen und psychosomatischen Einrichtungen entsprechend die DKR-Psych.

Das Kapitel XX „Äußere Ursachen von Morbidität und Mortalität" enthält die äußeren Ursachen von Verletzungen und Vergiftungen. Diese Angaben sind nur erlaubt als Zusatz zu einer die Art des Zustandes bezeichnenden Schlüsselnummer aus einem anderen Kapitel der Klassifikation. In der ambulanten und stationären Versorgung werden nur wenige Schlüsselnummern dieses Kapitels benötigt, um ursächlich die Leistungspflicht der gesetzlichen Krankenkassen gegen die Leistungspflicht Dritter abzugrenzen.

Das Kapitel XXI „Faktoren, die den Gesundheitszustand beeinflussen und zur Inanspruchnahme des Gesundheitswesens führen" darf zur alleinigen Verschlüsselung des Behandlungsanlasses in der Regel nur verwendet werden, wenn Leistungen abgerechnet werden, die nicht in einer Erkrankung begründet sind. Dies betrifft beispielsweise Leistungen zur Vorsorge (z.B. Impfungen), zur Herstellung der Zeugungs- und Empfängnisfähigkeit, zur Empfängnisverhütung und zu Schwangerschaftsabbruch und Sterilisation. Für die Kodierung im Krankenhaus sei auf die Deutschen Kodierrichtlinien (DKR) verwiesen, für die Kodierung in psychiatrischen und psychosomatischen Einrichtungen gelten entsprechend die DKR-Psych.

5. Was sind sekundäre („optionale") Schlüsselnummern?

Sekundäre Schlüsselnummern sind Kodes, die nicht allein, sondern nur in Kombination mit einem anderen – primären – Kode benutzt werden können. In der ICD-10-GM gibt es zwei Arten von sekundären Kodes: Ausrufezeichen- und Sternschlüsselnummern.

Ausrufezeichenschlüsselnummern sind mit einem Ausrufezeichen (S41.87!), **Sternschlüsselnummern** mit einem Stern (H36.0*) gekennzeichnet.

Die Anwendung sekundärer Schlüsselnummern wird in den folgenden Absätzen erläutert. Bitte beachten Sie bei der Kodierung im stationären Bereich in jedem Fall auch die Deutschen Kodierrichtlinien (DKR, DKR-Psych).

Die Schlüsselnummer S41.87! „Weichteilschaden I. Grades bei offener Fraktur oder Luxation des Oberarmes" ist mit einem Ausrufezeichen gekennzeichnet. Sie dürfen diese Schlüsselnummer nicht allein benutzen; Sie können sie jedoch zusätzlich zu einem Primärkode (Kode ohne Ausrufezeichen oder Stern) verwenden, um eine Diagnose zu spezifizieren. Sie können z.B. bei „Humerusschaftfraktur" durch die zusätzliche Angabe „Weichteilschaden I. Grades bei offener Fraktur oder Luxation des Oberarmes" die Frakturverletzung näher spezifizieren: S42.3 S41.87!.

In diesem Zusammenhang sei auch das **Kreuz-Stern-System der ICD-10** erwähnt. Die Kennzeichnung von Schlüsselnummern durch Kreuz und Stern ist aus der WHO-Ausgabe der ICD-10 übernommen worden. Die ICD-10 klassifiziert Diagnosen primär nach der Ätiologie. Eine Retinopathie bei nicht-entgleistem Typ-1-Diabetes ist primär als Typ-1-Diabetes zu verschlüsseln, also mit E10.30 „Diabetes mellitus, Typ 1, mit Augenkomplikationen, nicht als entgleist bezeichnet". Dabei geht die Manifestation der Krankheit als Retinopathie verloren. Das Kreuz-Stern-System erlaubt es nun, mit einer zweiten zusätzlichen Schlüsselnummer diese Manifestation anzugeben: H36.0* „Diabetische Retinopathie". Diese Schlüsselnummer gibt aber nicht den Diabetes-Typ und die Stoffwechsellage wieder. Nur beide Schlüsselnummern zusammen übermitteln die vollständige Information.

Sternschlüsselnummern dürfen nicht als alleinige Schlüsselnummern verwendet werden, sondern immer nur zusammen mit einer anderen primären Schlüsselnummer; die primäre Schlüsselnummer wird in diesem Fall durch ein angehängtes Kreuz gekennzeichnet. Die diabetische Retinopathie wird nach dem Kreuz-Stern-System mit E10.30† H36.0* verschlüsselt. Die Angabe E10.30 genügt den gesetzlichen Anforderungen, die alleinige Angabe von H36.0 oder auch H36.0* ist unzulässig. Als Kreuzschlüsselnummer kann in der ICD-10 jede primäre Schlüsselnummer verwendet werden, wenn die Kombination medizinisch sinnvoll ist; Sie sind also nicht an die mit einem Kreuz gekennzeichneten Schlüsselnummern gebunden. Auf den Abrechnungsunterlagen und Arbeitsunfähigkeitsbescheinigungen nach § 295 SGB V können Sie das Kreuz und den Stern weglassen, da diese Eigenschaft für jede Schlüsselnummer eindeutig vorgegeben ist: E10.30 H36.0.

Mit der Einführung der neuen Entgeltsysteme im stationären Bereich hat die Kreuz-Stern-Verschlüsselung im Krankenhaus an Bedeutung gewonnen, da ein Behandlungsfall durch die Angabe einer Sternschlüsselnummer unter Umständen einer höheren Komplexitätsstufe zugeordnet wird.

Hinweise zum Druckbild in dieser Ausgabe und zur Benutzung der Schlüsselnummern

Dreistellige Schlüsselnummern (Kategorien) mit untergeordneten vierstelligen Schlüsselnummern sind zur Unterscheidung von solchen ohne Subkategorien durch „.–" ergänzt (siehe z.B. A01.– [= nicht zur Verschlüsselung benutzbare „nicht-terminale" Schlüsselnummer] und A33 [= zur Verschlüsselung benutzbare „terminale" Schlüsselnummer]). Die Texte aller dreistelligen Schlüsselnummern sind, wie auch die Gruppenbezeichnungen, zur besseren Hervorhebung grau unterlegt.

Vierstellige Schlüsselnummern (Subkategorien) mit untergeordneten fünfstelligen Schlüsselnummern sind durch „-" ergänzt (siehe z.B. A41.5-). Die in den BfArM-Dateien vielfach vorhandenen „Listen" für Vier- und vor allem Fünfsteller sind aufgelöst, d.h. vollständig ausgedruckt (siehe z.B. C88.0-, D18.0- oder E10.0-). Ausnahmen davon gibt es nur bei den beiden vielfach verwendeten Lokalisationslisten des Kapitel XIII „Krankheiten des Muskel-Skelett-Systems und des Bindegewebes", die jedoch bei jeder zutreffenden dreistelligen Kategorie komplett abgedruckt sind, sodass jegliches Blättern auf andere Seiten unnötig ist (siehe z.B. M21.– und M54.–). Außerdem sind analog zu unserer Buchausgabe des OPS alle vierstelligen Subkategorien, für die sämtliche Fünfsteller der betreffenden Liste gelten, durch ein vor die zutreffende Schlüsselnummer gesetztes Nummernzeichen (#) gekennzeichnet. Sind jedoch bei einem Viersteller nicht alle Fünfsteller der betreffenden Liste zu verwenden, so sind die gültigen Fünfsteller jeweils ausgedruckt. Dank dieser Verbesserungen kann auf die in den BfArM-Dateien enthaltenen und etwas unübersichtlichen Angaben der jeweils gültigen Fünfsteller unter den Vierstellern verzichtet werden.

Schlüsselnummern mit einem nachgestellten Kreuz (†) kennzeichnen Grundkrankheiten (Ätiologie), die durch eine zusätzliche Sternschlüsselnummer (für die Manifestation) spezifiziert werden können (vgl. A18.0†). Sie werden ebenso wie die nicht-gekennzeichneten Schlüsselnummern zur gesetzlich vorgeschriebenen primären Verschlüsselung verwendet.

Schlüsselnummern mit einem nachgestellten Stern (*) oder Ausrufezeichen (!) dürfen nur zur Ergänzung einer primären Schlüsselnummer verwendet werden (siehe z.B. D63.0* und B95.0!). Für jedes Kapitel sind diese sogenannten sekundären Schlüsselnummern am Anfang aufgelistet. Ihre Einträge sind *kursiv gedruckt*, um deutlich darauf hinzuweisen, dass sie nicht zur alleinigen Diagnosenverschlüsselung zu benutzen sind. Gruppen- und Kapitelbezeichnungen sind ebenfalls kursiv gedruckt, wenn zu ihnen nur sekundäre Schlüsselnummern gehören. In Analogie zu den Deutschen Kodierrichtlinien werden die Ausrufezeichen auch für die Schlüsselnummernbereiche der Gruppen und Kapitel angegeben, z.B. B95!–B98! und V01!–Y84!. Während die Kennzeichnung von Schlüsselnummern durch Kreuz oder Stern unverändert aus der vollständigen WHO-Fassung der ICD-10 übernommen worden ist, sind die Ausrufezeichenschlüsselnummern eine Besonderheit der spezifischen deutschen ICD-10-GM-Ausgaben.

Alle wesentlichen Änderungen gegenüber der vorherigen Version sind an den äußeren Seitenrändern eines jeden betroffenen Absatzes mit einem vertikalen Einfachstrich markiert:

Änderungen, die für die Verschlüsselung wichtig sind (neue Kodes oder Inhaltsänderungen bestehender Kodes [Textänderungen und/oder geänderte bzw. neue Inklusiva, Exklusiva, Hinweise etc.]).

Einfache Textänderungen (Korrekturen, Schreibweisen etc.), Änderungen der Kodiereigenschaft (z.B. von endständigem Viersteller auf nichtendständigen Viersteller) und geänderte Verweise auf andere Kodes. Auf diese Kennzeichnung wurde teilweise verzichtet, wenn die Änderung nicht kodierrelevant ist (z.B. ergänzte Kommata, gestrichene Leerzeichen oder unbedeutende Formulierungsänderungen) oder bereits in unserer Ausgabe der ICD-10-GM 2021 (oder noch früher) vorgenommen worden war.

Hinweise auf gelöschte Absätze mit Schlüsselnummern oder Texten sind beim vorherigen Absatz gekennzeichnet (das betrifft keine Löschungen von Textteilen innerhalb eines Absatzes!).

Für die Verschlüsselung sind die sogenannten **endständigen (terminalen) drei-, vier- oder fünfstelligen Schlüsselnummern** zu verwenden. Das sind alle Schlüsselnummern, die nicht weiter unterteilt sind, z.B. A33, A41.4 oder A41.51.

Im ambulanten Bereich ist es teilweise zulässig, anstelle vorhandener fünfstelliger Schlüsselnummern nur die übergeordneten vierstelligen Schlüsselnummern anzugeben, z.B. A41.5- bzw. A41.5 anstelle von A41.51, A41.52 oder A41.58. Das ist jedoch mit einem Informationsverlust verbunden und kann bei einer Änderung der Dokumentationsvorschriften bzw. der Klassifikationsversion zu einem erhöhten Änderungsaufwand in der Praxisdokumentation führen. Das Zentralinstitut für die kassenärztliche Versorgung in Deutschland hatte deshalb den Entwicklern und Anwendern von EDV-Diagnosenverschlüsselungsprogrammen schon vor Jahren empfohlen, generell die Möglichkeiten der fünfstelligen Verschlüsselung zu nutzen.

Vierstellige Allgemeine Systematik

Zusammenfassende Hinweise zur Angabe der Zusatzkennzeichen

Stationärer Bereich (§ 301 SGB V):

Zur **Spezifizierung der Seitenlokalisation** der Diagnose ***kann*** eines der folgenden Zusatzkennzeichen der Schlüsselnummer angefügt werden (z.B. M16.5 R bei einer rechtsseitigen posttraumatischen Koxarthrose):

R rechts
L links
B beidseitig

Ambulanter Bereich (§ 295 SGB V):

Zur **Angabe der Diagnosensicherheit** ***muss*** eines der folgenden Zusatzkennzeichen jeder Schlüsselnummer angefügt werden (z.B. I21.9 A bei einem ausgeschlossenen Myokardinfarkt):

A ausgeschlossene Diagnose
V Verdachtsdiagnose bzw. auszuschließende Diagnose
Z (symptomloser) Zustand nach der betreffenden Diagnose
G gesicherte Diagnose (auch anzuwenden, wenn A, V oder Z nicht zutreffen, also auch bei den häufig auf keine Diagnose bezogenen Schlüsselnummern des Kapitels XXI)

Zur **Spezifizierung der Seitenlokalisation** der Diagnose ***kann*** eines der für den stationären Bereich genannten Zusatzkennzeichen benutzt werden (z.B. M16.5 VR bei Verdacht auf eine rechtsseitige posttraumatische Koxarthrose):

R rechts
L links
B beidseitig

Es wird bei der Dokumentation von Schlüsselnummern dringend empfohlen, die beiden Zusatzkennzeichen in der hier benutzten **Reihenfolge** anzugeben: **Diagnosensicherheit vor Seitenlokalisation**.

Spezielle Abkürzungen

a.n.k. anderenorts nicht klassifiziert [diese Abkürzung wird nur im Alphabetischen Verzeichnis verwendet!]

n.n.bez. nicht näher bezeichnet

o.n.A. ohne nähere Angabe

Kapitel I

Bestimmte infektiöse und parasitäre Krankheiten (A00–B99)

Inkl.: Krankheiten, die allgemein als ansteckend oder übertragbar anerkannt sind

Exkl.: Keimträger oder -ausscheider, einschließlich Verdachtsfällen (Z22.–)
Bestimmte lokalisierte Infektionen - siehe im entsprechenden Kapitel des jeweiligen Körpersystems
Infektiöse und parasitäre Krankheiten, die Schwangerschaft, Geburt und Wochenbett komplizieren [ausgenommen Tetanus in diesem Zeitabschnitt] (O98.–)
Infektiöse und parasitäre Krankheiten, die spezifisch für die Perinatalperiode sind [ausgenommen Tetanus neonatorum, Keuchhusten, Syphilis connata, perinatale Gonokokkeninfektion und perinatale HIV-Krankheit] (P35–P39)
Grippe und sonstige akute Infektionen der Atemwege (J00–J22)

Dieses Kapitel gliedert sich in folgende Gruppen:

A00–A09	Infektiöse Darmkrankheiten
A15–A19	Tuberkulose
A20–A28	Bestimmte bakterielle Zoonosen
A30–A49	Sonstige bakterielle Krankheiten
A50–A64	Infektionen, die vorwiegend durch Geschlechtsverkehr übertragen werden
A65–A69	Sonstige Spirochätenkrankheiten
A70–A74	Sonstige Krankheiten durch Chlamydien
A75–A79	Rickettsiosen
A80–A89	Virusinfektionen des Zentralnervensystems
A92–A99	Durch Arthropoden übertragene Viruskrankheiten und virale hämorrhagische Fieber
B00–B09	Virusinfektionen, die durch Haut- und Schleimhautläsionen gekennzeichnet sind
B15–B19	Virushepatitis
B20–B24	HIV-Krankheit [Humane Immundefizienz-Viruskrankheit]
B25–B34	Sonstige Viruskrankheiten
B35–B49	Mykosen
B50–B64	Protozoenkrankheiten
B65–B83	Helminthosen
B85–B89	Pedikulose [Läusebefall], Akarinose [Milbenbefall] und sonstiger Parasitenbefall der Haut
B90–B94	Folgezustände von infektiösen und parasitären Krankheiten
B95!–B98!	*Bakterien, Viren und sonstige Infektionserreger als Ursache von Krankheiten, die in anderen Kapiteln klassifiziert sind*
B99–B99	Sonstige Infektionskrankheiten

Dieses Kapitel enthält die folgenden Ausrufezeichenschlüsselnummern:

B95.–!	*Streptokokken und Staphylokokken als Ursache von Krankheiten, die in anderen Kapiteln klassifiziert sind*
B96.–!	*Sonstige näher bezeichnete Bakterien als Ursache von Krankheiten, die in anderen Kapiteln klassifiziert sind*
B97.–!	*Viren als Ursache von Krankheiten, die in anderen Kapiteln klassifiziert sind*
B98.–!	*Sonstige näher bezeichnete infektiöse Erreger als Ursache von Krankheiten, die in anderen Kapiteln klassifiziert sind*

Infektiöse Darmkrankheiten (A00–A09)

A00.– Cholera

A00.0 Cholera durch Vibrio cholerae O:1, Biovar cholerae

Klassische Cholera

A00.1 Cholera durch Vibrio cholerae O:1, Biovar eltor

El-Tor-Cholera

A00.9 Cholera, nicht näher bezeichnet

A01.– Typhus abdominalis und Paratyphus

A01.0 Typhus abdominalis

Infektion durch Salmonella typhi
Typhoides Fieber

A01.1 Paratyphus A

A01.2 Paratyphus B

A01.3 Paratyphus C

A01.4 Paratyphus, nicht näher bezeichnet

Infektion durch Salmonella paratyphi o.n.A.

A02.– Sonstige Salmonelleninfektionen

Inkl.: Infektion oder Lebensmittelvergiftung durch Salmonellen außer durch Salmonella typhi und Salmonella paratyphi

A02.0 Salmonellenenteritis

Enteritis infectiosa durch Salmonellen

A02.1 Salmonellensepsis

Benutze für vollstationär im Krankenhaus behandelte, erwachsene Personen (18 Jahre und älter) eine zusätzliche Schlüsselnummer (U69.80!-U69.82!), um den zeitlichen Bezug der Sepsis zur stationären Krankenhausaufnahme anzugeben.

A02.2 Lokalisierte Salmonelleninfektionen

Arthritis† (M01.3-*) durch Salmonellen
Meningitis† (G01*) durch Salmonellen
Osteomyelitis† (M90.2-*) durch Salmonellen
Pneumonie† (J17.0*) durch Salmonellen
Tubulointerstitielle Nierenkrankheit† (N16.0*) durch Salmonellen

A02.8 Sonstige näher bezeichnete Salmonelleninfektionen

A02.9 Salmonelleninfektion, nicht näher bezeichnet

A03.– Shigellose [Bakterielle Ruhr]

A03.0 Shigellose durch Shigella dysenteriae

Shigellose durch Shigellen der Gruppe A [Shiga-Kruse-Ruhr]

A03.1 Shigellose durch Shigella flexneri

Shigellose durch Shigellen der Gruppe B

A03.2 Shigellose durch Shigella boydii

Shigellose durch Shigellen der Gruppe C

A03.3 Shigellose durch Shigella sonnei

Shigellose durch Shigellen der Gruppe D

A03.8 Sonstige Shigellosen

A03.9 Shigellose, nicht näher bezeichnet

Bakterielle Ruhr [Bakterielle Dysenterie] o.n.A.

A04.– Sonstige bakterielle Darminfektionen

Exkl.: Lebensmittelvergiftungen, anderenorts klassifiziert
Tuberkulöse Enteritis (A18.3)

A04.0 Darminfektion durch enteropathogene Escherichia coli

A04.1 Darminfektion durch enterotoxinbildende Escherichia coli

A04.2 Darminfektion durch enteroinvasive Escherichia coli

A04.3 Darminfektion durch enterohämorrhagische Escherichia coli

A04.4 Sonstige Darminfektionen durch Escherichia coli

Enteritis durch Escherichia coli o.n.A.

A04.5 Enteritis durch Campylobacter

A04.6 Enteritis durch Yersinia enterocolitica

Exkl.: Extraintestinale Yersiniose (A28.2)

A04.7- Enterokolitis durch Clostridium difficile

Lebensmittelvergiftung durch Clostridium difficile
Pseudomembranöse Kolitis

Soll eine rekurrente Infektion mit Clostridium difficile angegeben werden, ist eine zusätzliche Schlüsselnummer (U69.40!) zu benutzen.

A04.70 Enterokolitis durch Clostridium difficile ohne Megakolon, ohne sonstige Organkomplikationen

A04.71 Enterokolitis durch Clostridium difficile ohne Megakolon, mit sonstigen Organkomplikationen

Benutze (eine) zusätzliche Schlüsselnummer(n), um (eine) infektionsbedingte Organkomplikation(en) anzugeben.

A04.72 Enterokolitis durch Clostridium difficile mit Megakolon, ohne sonstige Organkomplikationen

A04.73 Enterokolitis durch Clostridium difficile mit Megakolon, mit sonstigen Organkomplikationen

Benutze (eine) zusätzliche Schlüsselnummer(n), um (eine) infektionsbedingte Organkomplikation(en) anzugeben.

A04.79 Enterokolitis durch Clostridium difficile, nicht näher bezeichnet

A04.8 Sonstige näher bezeichnete bakterielle Darminfektionen

A04.9 Bakterielle Darminfektion, nicht näher bezeichnet

Bakterielle Enteritis o.n.A.

A05.– Sonstige bakteriell bedingte Lebensmittelvergiftungen, anderenorts nicht klassifiziert

Exkl.: Infektion durch Escherichia coli (A04.0–A04.4)
Infektion oder Lebensmittelvergiftung durch Clostridium difficile (A04.7-)
Infektion oder Lebensmittelvergiftung durch Salmonellen (A02.–)
Listeriose (A32.–)
Toxische Wirkung schädlicher (verdorbener) Lebensmittel (T61–T62)

A05.0 Lebensmittelvergiftung durch Staphylokokken

A05.1 Botulismus

Klassische Lebensmittelvergiftung durch Clostridium botulinum

A05.2 Lebensmittelvergiftung durch Clostridium perfringens [Clostridium welchii]

Enteritis necroticans

A05.3 Lebensmittelvergiftung durch Vibrio parahaemolyticus

A05.4 Lebensmittelvergiftung durch Bacillus cereus

A05.8 Sonstige näher bezeichnete bakteriell bedingte Lebensmittelvergiftungen

A05.9 Bakteriell bedingte Lebensmittelvergiftung, nicht näher bezeichnet

A06.– Amöbiasis

Inkl.: Infektion durch Entamoeba histolytica

Exkl.: Sonstige Darmkrankheiten durch Protozoen (A07.–)

A06.0 Akute Amöbenruhr

Akute Amöbiasis
Amöbenkolitis o.n.A.

A06.1 Chronische intestinale Amöbiasis

A06.2 Nichtdysenterische Kolitis durch Amöben

A06.3 Amöbom des Darmes

Amöbom o.n.A.

A06.4† Leberabszess durch Amöben (K77.0*)

Amöbenhepatitis

A06.5† **Lungenabszess durch Amöben**

Abszess der Lunge (und der Leber) durch Amöben (J99.8*)
Abszess der Lunge (und der Leber) durch Amöben mit Pneumonie (J17.3*)

A06.6† **Hirnabszess durch Amöben (G07*)**

Abszess des Gehirns (und der Leber) (und der Lunge) durch Amöben

A06.7 **Amöbiasis der Haut**

A06.8 **Amöbeninfektion an sonstigen Lokalisationen**

Appendizitis Balanitis† (N51.2*)	durch Amöben

A06.9 **Amöbiasis, nicht näher bezeichnet**

A07.– Sonstige Darmkrankheiten durch Protozoen

A07.0 **Balantidiose**

Balantidienruhr

A07.1 **Giardiasis [Lambliasis]**

A07.2 **Kryptosporidiose**

A07.3 **Isosporose**

Infektion durch Isospora belli und Isospora hominis
Intestinale Kokzidiose
Isosporiasis

A07.8 **Sonstige näher bezeichnete Darmkrankheiten durch Protozoen**

Intestinale Trichomoniasis
Sarkosporidiose
Sarkozystose

A07.9 **Darmkrankheit durch Protozoen, nicht näher bezeichnet**

Diarrhoe Dysenterie Kolitis	durch Protozoen

Flagellatendiarrhoe

A08.– Virusbedingte und sonstige näher bezeichnete Darminfektionen

Exkl.: Grippe mit Beteiligung des Gastrointestinaltraktes (J09, J10.8, J11.8)

A08.0 **Enteritis durch Rotaviren**

A08.1 **Akute Gastroenteritis durch Norovirus**

Norovirus-Enteritis

A08.2 **Enteritis durch Adenoviren**

A08.3 **Enteritis durch sonstige Viren**

A08.4 **Virusbedingte Darminfektion, nicht näher bezeichnet**

Enteritis o.n.A. Gastroenteritis o.n.A.	durch Viren

A08.5 **Sonstige näher bezeichnete Darminfektionen**

A09.– Sonstige und nicht näher bezeichnete Gastroenteritis und Kolitis infektiösen und nicht näher bezeichneten Ursprungs

Exkl.: Durch Bakterien, Protozoen, Viren und sonstige näher bezeichnete Infektionserreger (A00–A08)
Nichtinfektiöse Diarrhoe (K52.9)
Nichtinfektiöse Diarrhoe beim Neugeborenen (P78.3)

A09.0 **Sonstige und nicht näher bezeichnete Gastroenteritis und Kolitis infektiösen Ursprungs**

Hinw.: Diese Kategorie ist auch bei sonstiger und nicht näher bezeichneter Gastroenteritis und Kolitis vermutlich infektiösen Ursprungs zu verwenden.

Darmkatarrh
Diarrhoe [Durchfall]:
- akut blutig
- akut hämorrhagisch
- akut wässrig
- dysenterisch
- epidemisch

Infektiös oder septisch:
- Enteritis
- Gastroenteritis
- Kolitis

} hämorrhagisch o.n.A.

Infektiöse (neonatale) Diarrhoe o.n.A.

A09.9 **Sonstige und nicht näher bezeichnete Gastroenteritis und Kolitis nicht näher bezeichneten Ursprungs**

Neonatale Diarrhoe o.n.A.
Exkl.: Colitis indeterminata (K52.3-)

Tuberkulose
(A15–A19)

Inkl.: Infektionen durch Mycobacterium tuberculosis und Mycobacterium bovis

Exkl.: Angeborene Tuberkulose (P37.0)
Folgezustände der Tuberkulose (B90.–)
Pneumokoniose in Verbindung mit Tuberkulose (J65)
Silikotuberkulose (J65)

A15.– Tuberkulose der Atmungsorgane, bakteriologisch, molekularbiologisch oder histologisch gesichert

A15.0 **Lungentuberkulose, durch mikroskopische Untersuchung des Sputums gesichert, mit oder ohne Nachweis durch Kultur oder molekularbiologische Verfahren**

Tuberkulös:
- Bronchiektasie
- Fibrose der Lunge
- Pneumonie
- Pneumothorax

} durch mikroskopische Untersuchung des Sputums gesichert, mit oder ohne Nachweis durch Kultur oder molekularbiologische Verfahren

A15.1 **Lungentuberkulose, nur durch Kultur gesichert**

Unter A15.0 aufgeführte Zustände, nur durch Kultur gesichert

A15.2 **Lungentuberkulose, histologisch gesichert**

Unter A15.0 aufgeführte Zustände, histologisch gesichert

A15.3 **Lungentuberkulose, durch sonstige und nicht näher bezeichnete Untersuchungsverfahren gesichert**

Unter A15.0 aufgeführte Zustände, die gesichert sind, bei denen jedoch keine Angabe darüber vorliegt, mit welchem Verfahren sie gesichert wurden
Unter A15.0 aufgeführte Zustände, molekularbiologisch gesichert

A15.4 **Tuberkulose der intrathorakalen Lymphknoten, bakteriologisch, molekularbiologisch oder histologisch gesichert**

Lymphknotentuberkulose:
- hilär
- mediastinal
- tracheobronchial

} bakteriologisch, molekularbiologisch oder histologisch gesichert

Exkl.: Als primär bezeichnet (A15.7)

A15.5 Tuberkulose des Larynx, der Trachea und der Bronchien, bakteriologisch, molekularbiologisch oder histologisch gesichert

Tuberkulose:
- Bronchien
- Glottis
- Larynx
- Trachea

bakteriologisch, molekularbiologisch oder histologisch gesichert

A15.6 Tuberkulöse Pleuritis, bakteriologisch, molekularbiologisch oder histologisch gesichert

Tuberkulöses Empyem
Tuberkulose der Pleura

bakteriologisch, molekularbiologisch oder histologisch gesichert

Exkl.: Bei primärer Tuberkulose der Atmungsorgane, bakteriologisch, molekularbiologisch oder histologisch gesichert (A15.7)

A15.7 Primäre Tuberkulose der Atmungsorgane, bakteriologisch, molekularbiologisch oder histologisch gesichert

A15.8 Sonstige Tuberkulose der Atmungsorgane, bakteriologisch, molekularbiologisch oder histologisch gesichert

Tuberkulose:
- Mediastinum
- Nase
- Nasennebenhöhle [jede]
- Nasopharynx

bakteriologisch, molekularbiologisch oder histologisch gesichert

A15.9 Nicht näher bezeichnete Tuberkulose der Atmungsorgane, bakteriologisch, molekularbiologisch oder histologisch gesichert

A16.– Tuberkulose der Atmungsorgane, weder bakteriologisch, molekularbiologisch noch histologisch gesichert

A16.0 Lungentuberkulose, weder bakteriologisch, molekularbiologisch noch histologisch gesichert

Tuberkulös:
- Bronchiektasie
- Fibrose der Lunge
- Pneumonie
- Pneumothorax

weder bakteriologisch, molekularbiologisch noch histologisch gesichert

A16.1 Lungentuberkulose, bakteriologische, molekularbiologische und histologische Untersuchung nicht durchgeführt

Unter A16.0 aufgeführte Zustände, bakteriologische, molekularbiologische und histologische Untersuchung nicht durchgeführt

A16.2 Lungentuberkulose ohne Angabe einer bakteriologischen, molekularbiologischen oder histologischen Sicherung

Lungentuberkulose
Tuberkulös:
- Bronchiektasie
- Fibrose der Lunge
- Pneumonie
- Pneumothorax

o.n.A. (ohne Angabe einer bakteriologischen, molekularbiologischen oder histologischen Sicherung)

A16.3 Tuberkulose der intrathorakalen Lymphknoten ohne Angabe einer bakteriologischen, molekularbiologischen oder histologischen Sicherung

Lymphknotentuberkulose:
- hilär
- intrathorakal
- mediastinal
- tracheobronchial

o.n.A. (ohne Angabe einer bakteriologischen, molekularbiologischen oder histologischen Sicherung)

Exkl.: Als primär bezeichnet (A16.7)

A16.4 Tuberkulose des Larynx, der Trachea und der Bronchien ohne Angabe einer bakteriologischen, molekularbiologischen oder histologischen Sicherung

Tuberkulose:
- Bronchien
- Glottis
- Larynx
- Trachea

} o.n.A. (ohne Angabe einer bakteriologischen, molekularbiologischen oder histologischen Sicherung)

A16.5 Tuberkulöse Pleuritis ohne Angabe einer bakteriologischen, molekularbiologischen oder histologischen Sicherung

Tuberkulös:
- Empyem
- Pleuritis

Tuberkulose der Pleura

} o.n.A. (ohne Angabe einer bakteriologischen, molekularbiologischen oder histologischen Sicherung)

Exkl.: Bei primärer Tuberkulose der Atmungsorgane (A16.7)

A16.7 Primäre Tuberkulose der Atmungsorgane ohne Angabe einer bakteriologischen, molekularbiologischen oder histologischen Sicherung

Primäre(r):
- Tuberkulose der Atmungsorgane o.n.A.
- tuberkulöser Komplex

A16.8 Sonstige Tuberkulose der Atmungsorgane ohne Angabe einer bakteriologischen, molekularbiologischen oder histologischen Sicherung

Tuberkulose:
- Mediastinum
- Nase
- Nasennebenhöhle [jede]
- Nasopharynx

} o.n.A. (ohne Angabe einer bakteriologischen, molekularbiologischen oder histologischen Sicherung)

A16.9 Nicht näher bezeichnete Tuberkulose der Atmungsorgane ohne Angabe einer bakteriologischen, molekularbiologischen oder histologischen Sicherung

Tuberkulose o.n.A.
Tuberkulose der Atmungsorgane o.n.A.

A17.–† Tuberkulose des Nervensystems

A17.0† Tuberkulöse Meningitis (G01*)

Tuberkulöse Leptomeningitis
Tuberkulose der Meningen (zerebral) (spinal)

A17.1† Meningeales Tuberkulom (G07*)

Tuberkulom der Meningen

A17.8† Sonstige Tuberkulose des Nervensystems

Tuberkulös:
- Hirnabszess (G07*)
- Meningoenzephalitis (G05.0*)
- Myelitis (G05.0*)
- Polyneuropathie (G63.0*)

Tuberkulom / Tuberkulose | im | Gehirn (G07*) / Rückenmark (G07*)

A17.9† Tuberkulose des Nervensystems, nicht näher bezeichnet (G99.8*)

A18.– Tuberkulose sonstiger Organe

A18.0† Tuberkulose der Knochen und Gelenke

Tuberkulös:
- Arthritis (M01.1-*)
- Knochennekrose (M90.0-*)
- Mastoiditis (H75.0*)
- Osteomyelitis (M90.0-*)

- Ostitis (M90.0-*)
- Synovitis (M68.0-*)
- Tenosynovitis (M68.0-*)

Tuberkulose:
- Hüfte (M01.15*)
- Knie (M01.16*)
- Wirbelsäule (M49.0-*)

A18.1 Tuberkulose des Urogenitalsystems

Tuberkulose:
- Cervix uteri† (N74.0*)
- Harnblase† (N33.0*)
- männliche Genitalorgane† (N51.–*)
- Niere† (N29.1*)
- Ureter† (N29.1*)

Tuberkulose im weiblichen Becken† (N74.1*)

A18.2 Tuberkulose peripherer Lymphknoten

Tuberkulöse Lymphadenitis

Exkl.: Tuberkulöse tracheobronchiale Adenopathie (A15.4, A16.3)
Tuberkulose der Lymphknoten:
- intrathorakal (A15.4, A16.3)
- mesenterial und retroperitoneal (A18.3)

A18.3 Tuberkulose des Darmes, des Peritoneums und der Mesenteriallymphknoten

Tuberkulös:
- Aszites
- Enteritis† (K93.0*)
- Peritonitis† (K67.3*)

Tuberkulose:
- Anus und Rektum† (K93.0*)
- Darm (Dickdarm) (Dünndarm)† (K93.0*)
- retroperitoneal (Lymphknoten)

A18.4 Tuberkulose der Haut und des Unterhautgewebes

Lupus:
- exedens
- vulgaris:
  – des Augenlides† (H03.1*)
  – o.n.A.

Skrofuloderm

Tuberculosis cutis indurativa [Erythema induratum, tuberkulös]

Exkl.: Lupus erythematodes (L93.–)
Systemischer Lupus erythematodes (M32.–)

A18.5 Tuberkulose des Auges

Tuberkulöse:
- Chorioretinitis† (H32.0*)
- Episkleritis† (H19.0*)
- interstitielle Keratitis† (H19.2*)
- Iridozyklitis† (H22.0*)
- Keratokonjunktivitis (interstitiell) (phlyktänulär)† (H19.2*)

Exkl.: Lupus vulgaris des Augenlides (A18.4)

A18.6 Tuberkulose des Ohres

Tuberkulöse Otitis media† (H67.0*)

Exkl.: Tuberkulöse Mastoiditis (A18.0†)

A18.7† Tuberkulose der Nebennieren (E35.1*)

Addison-Krankheit, tuberkulös

A18.8 Tuberkulose sonstiger näher bezeichneter Organe

Tuberkulöse zerebrale Arteriitis† (I68.1*)
Tuberkulose:
- Endokard† (I39.8*)
- Myokard† (I41.0*)
- Ösophagus† (K23.0*)
- Perikard† (I32.0*)
- Schilddrüse† (E35.0*)

A19.– Miliartuberkulose

Inkl.: Tuberkulöse Polyserositis
Tuberkulose:
- disseminiert
- generalisiert

A19.0 Akute Miliartuberkulose einer einzelnen näher bezeichneten Lokalisation

A19.1 Akute Miliartuberkulose mehrerer Lokalisationen

A19.2 Akute Miliartuberkulose, nicht näher bezeichnet

A19.8 Sonstige Miliartuberkulose

A19.9 Miliartuberkulose, nicht näher bezeichnet

Bestimmte bakterielle Zoonosen (A20–A28)

A20.– Pest

Inkl.: Infektion durch Yersinia pestis

A20.0 Bubonenpest

A20.1 Hautpest

A20.2 Lungenpest

A20.3 Pestmeningitis

A20.7 Pestsepsis

A20.8 Sonstige Formen der Pest

Abortive Pest
Asymptomatische Pest
Pestis minor

A20.9 Pest, nicht näher bezeichnet

A21.– Tularämie

Inkl.: Hasenpest
Hirschfliegenfieber
Infektion durch Francisella tularensis

A21.0 Ulzeroglanduläre Tularämie

A21.1 Okuloglanduläre Tularämie

A21.2 Pulmonale Tularämie

A21.3 Gastrointestinale Tularämie

Abdominale Tularämie

A21.7 Generalisierte Tularämie

A21.8 Sonstige Formen der Tularämie

A21.9 Tularämie, nicht näher bezeichnet

A22.– Anthrax [Milzbrand]

Inkl.: Infektion durch Bacillus anthracis

A22.0 Hautmilzbrand

Milzbrandkarbunkel
Pustula maligna

A22.1 Lungenmilzbrand

Hadernkrankheit
Milzbrand, durch Inhalation erworben

A22.2 Darmmilzbrand

A22.7 Milzbrandsepsis

A22.8 Sonstige Formen des Milzbrandes

Milzbrandmeningitis† (G01*)

A22.9 Milzbrand, nicht näher bezeichnet

A23.– Brucellose

Inkl.: Maltafieber
Mittelmeerfieber
Undulierendes Fieber

A23.0 Brucellose durch Brucella melitensis

Maltafieber

A23.1 Brucellose durch Brucella abortus

Bang-Krankheit
Morbus Bang

A23.2 Brucellose durch Brucella suis

Schweinebrucellose

A23.3 Brucellose durch Brucella canis

A23.8 Sonstige Brucellose

A23.9 Brucellose, nicht näher bezeichnet

A24.– Rotz [Malleus] und Melioidose [Pseudorotz]

A24.0 Rotz

Infektion durch Burkholderia mallei
Infektion durch Pseudomonas mallei
Malleus

A24.1 Akute oder fulminante Melioidose

Melioidose:
- Pneumonie
- Sepsis

A24.2 Subakute oder chronische Melioidose

A24.3 Sonstige Melioidose

A24.4 Melloldose, nicht näher bezeichnet

Infektion durch Burkholderia pseudomallei o.n.A.
Infektion durch Pseudomonas pseudomallei o.n.A.
Whitmore-Krankheit

A25.– Rattenbisskrankheiten

A25.0 Spirillen-Rattenbisskrankheit

Sodoku

A25.1 Streptobazillen-Rattenbisskrankheit

Erythema arthriticum epidemicum
Haverhill-Fieber
Rattenbissfieber durch Streptobazillen

A25.9 Rattenbisskrankheit, nicht näher bezeichnet

A26.– Erysipeloid

A26.0 Haut-Erysipeloid

Erythema migrans
Schweinerotlauf

A26.7 Erysipelothrix-Sepsis

A26.8 Sonstige Formen des Erysipeloids

A26.9 Erysipeloid, nicht näher bezeichnet

A27.– Leptospirose

A27.0 Leptospirosis icterohaemorrhagica [Weil-Krankheit]

Leptospirose durch Leptospira interrogans serovar icterohaemorrhagiae

A27.8 Sonstige Formen der Leptospirose

A27.9 Leptospirose, nicht näher bezeichnet

A28.– Sonstige bakterielle Zoonosen, anderenorts nicht klassifiziert

A28.0 Pasteurellose

A28.1 Katzenkratzkrankheit

Katzenkratzfieber

A28.2 Extraintestinale Yersiniose

Exkl.: Enteritis durch Yersinia enterocolitica (A04.6)
Pest (A20.–)

A28.8 Sonstige näher bezeichnete bakterielle Zoonosen, anderenorts nicht klassifiziert

A28.9 Bakterielle Zoonose, nicht näher bezeichnet

Sonstige bakterielle Krankheiten (A30–A49)

A30.– Lepra [Aussatz]

Inkl.: Infektion durch Mycobacterium leprae

Exkl.: Folgezustände der Lepra (B92)

A30.0 Indeterminierte Lepra

I-Lepra

A30.1 Tuberkuloide Lepra

TT-Lepra

A30.2 Borderline-tuberkuloide Lepra

BT-Lepra

A30.3 Borderline-Lepra

BB-Lepra

A30.4 Borderline-lepromatöse Lepra

BL-Lepra

A30.5 Lepromatöse Lepra

LL-Lepra

A30.8 Sonstige Formen der Lepra

A30.9 Lepra, nicht näher bezeichnet

A31.– Infektion durch sonstige Mykobakterien

Exkl.: Lepra (A30.–)
Tuberkulose (A15-A19)

A31.0 Infektion der Lunge durch sonstige Mykobakterien

Infektion durch Mycobacterium:
- avium
- intracellulare [Battey]
- kansasii

A31.1 Infektion der Haut durch sonstige Mykobakterien

Infektion durch Mycobacterium:
- marinum [Schwimmbadgranulom]
- ulcerans [Buruli-Ulkus]

A31.8- Sonstige Infektionen durch Mykobakterien

A31.80 Disseminierte atypische Mykobakteriose

Hinw.: Der Erreger ist in mindestens einem sterilen Kompartiment nachweisbar.

A31.88 Sonstige Infektionen durch Mykobakterien

A31.9 Infektion durch Mykobakterien, nicht näher bezeichnet

Atypische mykobakterielle Infektion o.n.A.
Mykobakteriose o.n.A.

A32.– Listeriose

Inkl.: Nahrungsmittelbedingte Infektion durch Listerien

Exkl.: Neugeborenenlisteriose (disseminiert) (P37.2)

A32.0 Kutane Listeriose

A32.1† Meningitis und Meningoenzephalitis durch Listerien

Meningitis (G01*) | durch Listerien
Meningoenzephalitis (G05.0*) | durch Listerien

A32.7 Listeriensepsis

Benutze für vollstationär im Krankenhaus behandelte, erwachsene Personen (18 Jahre und älter) eine zusätzliche Schlüsselnummer (U69.80!-U69.82!), um den zeitlichen Bezug der Sepsis zur stationären Krankenhausaufnahme anzugeben.

A32.8 Sonstige Formen der Listeriose

Endokarditis durch Listerien† (I39.8*)
Okuloglanduläre Listeriose
Zerebrale Arteriitis durch Listerien† (I68.1*)

A32.9 Listeriose, nicht näher bezeichnet

A33 Tetanus neonatorum

A34 Tetanus während der Schwangerschaft, der Geburt und des Wochenbettes

A35 Sonstiger Tetanus

Inkl.: Tetanus o.n.A.

Exkl.: Tetanus:
- neonatorum (A33)
- während der Schwangerschaft, der Geburt und des Wochenbettes (A34)

A36.– Diphtherie

A36.0 Rachendiphtherie

Angina pseudomembranacea diphtherica
Tonsillendiphtherie

A36.1 Nasenrachendiphtherie

A36.2 Kehlkopfdiphtherie
Diphtherische Laryngotracheitis

A36.3 Hautdiphtherie
Exkl.: Erythrasma (L08.1)

A36.8 Sonstige Diphtherie
Diphtherisch:
- Konjunktivitis† (H13.1*)
- Myokarditis† (I41.0*)
- Polyneuritis† (G63.0*)

A36.9 Diphtherie, nicht näher bezeichnet

A37.– Keuchhusten

A37.0 Keuchhusten durch Bordetella pertussis

A37.1 Keuchhusten durch Bordetella parapertussis

A37.8 Keuchhusten durch sonstige Bordetella-Spezies

A37.9 Keuchhusten, nicht näher bezeichnet

A38 Scharlach

Inkl.: Scarlatina
Exkl.: Streptokokken-Pharyngitis (J02.0)

A39.– Meningokokkeninfektion

A39.0† Meningokokkenmeningitis (G01*)

A39.1† Waterhouse-Friderichsen-Syndrom (E35.1*)
Hämorrhagische Entzündung der Nebenniere durch Meningokokken
Meningokokkensepsis mit Nebennierenblutung

A39.2 Akute Meningokokkensepsis

Benutze für vollstationär im Krankenhaus behandelte, erwachsene Personen (18 Jahre und älter) eine zusätzliche Schlüsselnummer (U69.80!-U69.82!), um den zeitlichen Bezug der Sepsis zur stationären Krankenhausaufnahme anzugeben.

A39.3 Chronische Meningokokkensepsis

Benutze für vollstationär im Krankenhaus behandelte, erwachsene Personen (18 Jahre und älter) eine zusätzliche Schlüsselnummer (U69.80!-U69.82!), um den zeitlichen Bezug der Sepsis zur stationären Krankenhausaufnahme anzugeben.

A39.4 Meningokokkensepsis, nicht näher bezeichnet
Meningokokken-Bakteriämie o.n.A.

Benutze für vollstationär im Krankenhaus behandelte, erwachsene Personen (18 Jahre und älter) eine zusätzliche Schlüsselnummer (U69.80!-U69.82!), um den zeitlichen Bezug der Sepsis zur stationären Krankenhausaufnahme anzugeben.

A39.5† Herzkrankheit durch Meningokokken

Endokarditis (I39.8*) Karditis o.n.A. (I52.0*) Myokarditis (I41.0*) Perikarditis (I32.0*)	durch Meningokokken

A39.8 Sonstige Meningokokkeninfektionen
Arthritis nach Meningokokkeninfektion† (M03.0-*)

Arthritis† (M01.0-*) Enzephalitis† (G05.0*) Konjunktivitis† (H13.1*) Retrobulbäre Neuritis† (H48.1*)	durch Meningokokken

A39.9 Meningokokkeninfektion, nicht näher bezeichnet
Krankheit durch Meningokokken o.n.A.

A40.– Streptokokkensepsis

Soll das Vorliegen einer Sepsis als Komplikation nach Infusion, Transfusion, Injektion, Eingriff oder Impfung angegeben werden, sind die Schlüsselnummern T80.2, T81.4 und T88.0 zu beachten.
Soll das Vorliegen eines septischen Schocks angegeben werden, ist eine zusätzliche Schlüsselnummer (R57.2) zu benutzen.
Für den Gebrauch dieser Kategorie in der stationären Versorgung sind die Deutschen Kodierrichtlinien heranzuziehen.
Benutze für vollstationär im Krankenhaus behandelte, erwachsene Personen (18 Jahre und älter) eine zusätzliche Schlüsselnummer (U69.80!-U69.82!), um den zeitlichen Bezug der Sepsis zur stationären Krankenhausaufnahme anzugeben.

Exkl.: Beim Neugeborenen (P36.0–P36.1)
Nach Abort, Extrauteringravidität oder Molenschwangerschaft (O03–O07, O08.0)
Puerperal (O85)
Unter der Geburt (O75.3)

A40.0 Sepsis durch Streptokokken, Gruppe A

A40.1 Sepsis durch Streptokokken, Gruppe B

A40.2 Sepsis durch Streptokokken, Gruppe D, und Enterokokken

A40.3 Sepsis durch Streptococcus pneumoniae

Sepsis durch Pneumokokken

A40.8 Sonstige Sepsis durch Streptokokken

A40.9 Sepsis durch Streptokokken, nicht näher bezeichnet

A41.– Sonstige Sepsis

Soll das Vorliegen einer Sepsis als Komplikation nach Infusion, Transfusion, Injektion, Eingriff oder Impfung angegeben werden, sind die Schlüsselnummern T80.2, T81.4 und T88.0 zu beachten.
Soll das Vorliegen eines septischen Schocks angegeben werden, ist eine zusätzliche Schlüsselnummer (R57.2) zu benutzen.
Für den Gebrauch dieser Kategorie in der stationären Versorgung sind die Deutschen Kodierrichtlinien heranzuziehen.
Benutze für vollstationär im Krankenhaus behandelte, erwachsene Personen (18 Jahre und älter) eine zusätzliche Schlüsselnummer (U69.80!-U69.82!), um den zeitlichen Bezug der Sepsis zur stationären Krankenhausaufnahme anzugeben.

Exkl.: Bakteriämie o.n.A. (A49.9)
Nach Abort, Extrauteringravidität oder Molenschwangerschaft (O03–O07, O08.0)
Sepsis (durch) (bei):
- aktinomykotisch (A42.7)
- Aspergillus (B44.70)
- beim Neugeborenen (P36.–)
- Blastomyces (B40.70)
- Candida (B37.7)
- Coccidioides (B38.70)
- Cryptococcus (B45.70)
- Erysipelothrix (A26.7)
- extraintestinale Yersiniose (A28.2)
- Gonokokken (A54.8)
- Herpesviren (B00.70)
- Histoplasma capsulatum (B39.30)
- Listerien (A32.7)
- Melioidose (A24.1)
- Meningokokken (A39.2–A39.4)
- Milzbrand (A22.7)
- Mucorales (B46.40)
- Paracoccidioides (B41.70)
- Pest (A20.7)
- Pilze o.n.A. (B48.80)
- Protozoen o.n.A. (B60.80)
- puerperal (O85)

- Sporothrix (B42.70)
- Streptokokken (A40.–)
- Tularämie (A21.7)
- Viren o.n.A. (B34.80)

Syndrom des toxischen Schocks (A48.3)
Unter der Geburt (O75.3)

A41.0 Sepsis durch Staphylococcus aureus

A41.1 Sepsis durch sonstige näher bezeichnete Staphylokokken

Sepsis durch koagulasenegative Staphylokokken

A41.2 Sepsis durch nicht näher bezeichnete Staphylokokken

A41.3 Sepsis durch Haemophilus influenzae

A41.4 Sepsis durch Anaerobier

Exkl.: Gasbrand (A48.0)

A41.5- Sepsis durch sonstige gramnegative Erreger

Sepsis durch gramnegative Erreger o.n.A.

A41.51 Escherichia coli [E. coli]

A41.52 Pseudomonas

A41.58 Sonstige gramnegative Erreger

A41.8 Sonstige näher bezeichnete Sepsis

A41.9 Sepsis, nicht näher bezeichnet

A42.– Aktinomykose

Exkl.: Aktinomyzetom (B47.1)

A42.0 Aktinomykose der Lunge

A42.1 Abdominale Aktinomykose

A42.2 Zervikofaziale Aktinomykose

A42.7 Aktinomykotische Sepsis

Benutze für vollstationär im Krankenhaus behandelte, erwachsene Personen (18 Jahre und älter) eine zusätzliche Schlüsselnummer (U69.80!-U69.82!), um den zeitlichen Bezug der Sepsis zur stationären Krankenhausaufnahme anzugeben.

A42.8 Sonstige Formen der Aktinomykose

A42.9 Aktinomykose, nicht näher bezeichnet

A43.– Nokardiose

A43.0 Pulmonale Nokardiose

A43.1 Nokardiose der Haut

A43.8 Sonstige Formen der Nokardiose

A43.9 Nokardiose, nicht näher bezeichnet

A44.– Bartonellose

A44.0 Systemische Bartonellose

Oroya-Fieber

A44.1 Kutane und mukokutane Bartonellose

Verruga peruana [Verruga peruviana]

A44.8 Sonstige Formen der Bartonellose

A44.9 Bartonellose, nicht näher bezeichnet

A46 Erysipel [Wundrose]

Exkl.: Postpartales oder puerperales Erysipel (O86.8)

A48.– Sonstige bakterielle Krankheiten, anderenorts nicht klassifiziert

Exkl.: Aktinomyzetom (B47.1)

A48.0 Gasbrand [Gasödem]

Muskelnekrose | durch Clostridien
Phlegmone | durch Clostridien

A48.1 Legionellose mit Pneumonie

Legionärskrankheit

Benutze für Zwecke der externen Qualitätssicherung nach § 137 SGB V eine zusätzliche Schlüsselnummer (U69.01!, U69.04!), um das Vorliegen einer im Krankenhaus erworbenen und vollstationär behandelten Pneumonie bei erwachsenen Personen (18 Jahre und älter) anzugeben.

A48.2 Legionellose ohne Pneumonie [Pontiac-Fieber]

A48.3 Syndrom des toxischen Schocks

Exkl.: Endotoxinschock o.n.A. (R57.8)
Sepsis o.n.A. (A41.9)

A48.4 Brazilian purpuric fever

Systemische Infektion durch Haemophilus aegyptius

A48.8 Sonstige näher bezeichnete bakterielle Krankheiten

A49.– Bakterielle Infektion nicht näher bezeichneter Lokalisation

Exkl.: Bakterien als Ursache von Krankheiten, die in anderen Kapiteln aufgeführt sind (B95!–B96!)
Chlamydieninfektion o.n.A. (A74.9)
Meningokokkeninfektion o.n.A. (A39.9)
Rickettsieninfektion o.n.A. (A79.9)
Spirochäteninfektion o.n.A. (A69.9)

A49.0 Staphylokokkeninfektion nicht näher bezeichneter Lokalisation

A49.1 Streptokokken- und Enterokokkeninfektion nicht näher bezeichneter Lokalisation

A49.2 Infektion durch Haemophilus influenzae nicht näher bezeichneter Lokalisation

A49.3 Mykoplasmeninfektion nicht näher bezeichneter Lokalisation

A49.8 Sonstige bakterielle Infektionen nicht näher bezeichneter Lokalisation

A49.9 Bakterielle Infektion, nicht näher bezeichnet

Bakteriämie o.n.A.

Infektionen, die vorwiegend durch Geschlechtsverkehr übertragen werden (A50–A64)

Exkl.: HIV-Krankheit (B20–B24)
Reiter-Krankheit (M02.3-)
Unspezifische und nicht durch Gonokokken hervorgerufene Urethritis (N34.1)

A50.– Syphilis connata

A50.0 Floride konnatale Frühsyphilis

Jeder konnatale syphilitische Zustand, als früh oder manifest bezeichnet, bis zu zwei Jahren nach der Geburt.
Konnatale Frühsyphilis:
- kutan
- mukokutan
- viszeral

Konnatale frühsyphilitische:
- Augenbeteiligung
- Laryngitis
- Osteochondropathie
- Pharyngitis
- Pneumonie
- Rhinitis

A50.1 Latente konnatale Frühsyphilis

Konnatale Syphilis ohne klinische Manifestationen, mit positiver Serumreaktion und negativem Liquorbefund, bis zu zwei Jahren nach der Geburt.

A50.2 Konnatale Frühsyphilis, nicht näher bezeichnet

Konnatale Syphilis o.n.A., bis unter zwei Jahre nach der Geburt.

A50.3 Konnatale spätsyphilitische Augenkrankheit

Konnatale spätsyphilitische:
- Augenkrankheit, anderenorts nicht klassifiziert† (H58.8*)
- interstitielle Keratitis† (H19.2*)

Exkl.: Hutchinson-Trias (A50.5)

A50.4 Konnatale spätauftretende Neurosyphilis [Juvenile Neurosyphilis]

Dementia paralytica juvenilis
Juvenile:
- progressive Paralyse
- Tabes dorsalis
- taboparalytische Neurosyphilis

Konnatale spätsyphilitische:
- Enzephalitis† (G05.0*)
- Meningitis† (G01*)
- Polyneuropathie† (G63.0*)

Soll eine damit verbundene psychische Krankheit angegeben werden, ist eine zusätzliche Schlüsselnummer zu benutzen.

Exkl.: Hutchinson-Trias (A50.5)

A50.5 Sonstige Formen der floriden konnatalen Spätsyphilis

Jeder konnatale syphilitische Zustand, als spät oder manifest bezeichnet, zwei Jahre oder später nach der Geburt.
Clutton-Hydrarthrose† (M03.1-*)
Hutchinson-:
- Trias
- Zähne

Konnatale kardiovaskuläre Spätsyphilis† (I98.0*)
Konnatale spätsyphilitische:
- Arthropathie† (M03.1-*)
- Osteochondropathie† (M90.2-*)

Syphilitische Sattelnase

A50.6 Latente konnatale Spätsyphilis

Konnatale Syphilis ohne klinische Manifestationen, mit positiver Serumreaktion und negativem Liquorbefund, zwei Jahre oder später nach der Geburt.

A50.7 Konnatale Spätsyphilis, nicht näher bezeichnet

Konnatale Syphilis o.n.A., zwei Jahre oder später nach der Geburt.
Syphilis connata tarda o.n.A.

A50.9 Syphilis connata, nicht näher bezeichnet

A51.– Frühsyphilis

A51.0 Primärer syphilitischer Genitalaffekt

Syphilitischer Schanker o.n.A.

A51.1 Analer Primäraffekt bei Syphilis

A51.2 Primäraffekt bei Syphilis, sonstige Lokalisationen

A51.3 Sekundäre Syphilis der Haut und der Schleimhäute

Condyloma latum
Syphilitisch:
- Alopezie† (L99.8*)
- Leukoderm† (L99.8*)
- Schleimhautpapeln [Plaques muqueuses]

A51.4 Sonstige sekundäre Syphilis

Sekundäre syphilitische:
- Augenkrankheit, anderenorts nicht klassifiziert† (H58.8*)
- Entzündung im weiblichen Becken† (N74.2*)
- Iridozyklitis† (H22.0*)
- Lymphadenopathie
- Meningitis† (G01*)
- Myositis† (M63.0-*)
- Periostitis† (M90.1-*)

A51.5 Latente Frühsyphilis

Syphilis (erworben) ohne klinische Manifestationen, mit positiver Serumreaktion und negativem Liquorbefund, bis zu zwei Jahren nach Infektion.

A51.9 Frühsyphilis, nicht näher bezeichnet

A52.– Spätsyphilis

A52.0† Kardiovaskuläre Syphilis

Kardiovaskuläre Syphilis o.n.A. (I98.0*)
Syphilitisch:
- Aortenaneurysma (I79.0*)
- Aorteninsuffizienz (I39.1*)
- Aortitis (I79.1*)
- Endokarditis o.n.A. (I39.8*)
- Myokarditis (I41.0*)
- Perikarditis (I32.0*)
- Pulmonalklappeninsuffizienz (I39.3*)
- Zerebrale Arteriitis (I68.1*)

A52.1 Floride Neurosyphilis

Spätsyphilitisch:
- Enzephalitis† (G05.0*)
- Meningitis† (G01*)
- Neuritis des N. vestibulocochlearis† (H94.0*)
- Optikusatrophie† (H48.0*)
- Polyneuropathie† (G63.0*)
- Retrobulbäre Neuritis† (H48.1*)

Syphilitische (tabische) Arthropathie† (M14.6-*)
Syphilitisches Parkinson-Syndrom† (G22*)
Tabes dorsalis

Exkl.: Charcot-Arthropathie (G98†, M14.6-*)

A52.2 Asymptomatische Neurosyphilis

A52.3 Neurosyphilis, nicht näher bezeichnet

Gumma (syphilitisch) Syphilis (Spät-) Syphilom	Zentralnervensystem, o.n.A.

A52.7 Sonstige floride Spätsyphilis

Glomeruläre Krankheit bei Syphilis† (N08.0*)

Gumma (syphilitisch) Syphilis, Spät- oder tertiäre	jede Lokalisation, mit Ausnahme der unter A52.0–A52.3 klassifizierten Lokalisationen

Spätsyphilitisch:
- Augenkrankheit, anderenorts nicht klassifiziert† (H58.8*)
- Bursitis† (M73.1-*)
- Chorioretinitis† (H32.0*)
- Entzündung im weiblichen Becken† (N74.2*)
- Episkleritis† (H19.0*)
- Leukoderm† (L99.8*)
- Peritonitis† (K67.2*)

Syphilis [nicht näher bezeichnetes Stadium]:
- Knochen† (M90.2-*)
- Leber† (K77.0*)
- Lunge† (J99.8*)
- Muskel† (M63.0-*)
- Synovialmembran† (M68.0-*)

A52.8 Latente Spätsyphilis

Syphilis (erworben) ohne klinische Manifestationen, mit positiver Serumreaktion und negativem Liquorbefund, zwei Jahre oder später nach Infektion.

A52.9 Spätsyphilis, nicht näher bezeichnet

A53.– Sonstige und nicht näher bezeichnete Syphilis

A53.0 Latente Syphilis, nicht als früh oder spät bezeichnet

Latente Syphilis o.n.A.
Positive Serumreaktion auf Syphilis

A53.9 Syphilis, nicht näher bezeichnet

Infektion durch Treponema pallidum o.n.A.
Syphilis (erworben) o.n.A.

Exkl.: Syphilis o.n.A. als Todesursache vor Vollendung des zweiten Lebensjahres (A50.2)

A54.– Gonokokkeninfektion

A54.0 Gonokokkeninfektion des unteren Urogenitaltraktes ohne periurethralen Abszess oder Abszess der Glandulae urethrales

Urethritis Vulvovaginitis Zervizitis Zystitis	o.n.A.	durch Gonokokken

Exkl.: Mit Abszess:
- Glandulae urethrales (A54.1)
- periurethral (A54.1)

A54.1 Gonokokkeninfektion des unteren Urogenitaltraktes mit periurethralem Abszess oder Abszess der Glandulae urethrales

Abszess der Bartholin-Drüse durch Gonokokken

A54.2 Pelviperitonitis durch Gonokokken und Gonokokkeninfektionen sonstiger Urogenitalorgane

Entzündung im weiblichen Becken† (N74.3*) Epididymitis† (N51.1*) Orchitis† (N51.1*) Prostatitis† (N51.0*)	durch Gonokokken

Exkl.: Gonokokkenperitonitis (A54.8)

A54.3 Gonokokkeninfektion des Auges

Iridozyklitis† (H22.0*) Konjunktivitis† (H13.1*) Ophthalmia neonatorum	durch Gonokokken

A54.4† Gonokokkeninfektion des Muskel-Skelett-Systems

Arthritis (M01.3-*) Bursitis (M73.0-*) Osteomyelitis (M90.2-*) Synovitis (M68.0-*) Tenosynovitis (M68.0-*)	durch Gonokokken

A54.5 Gonokokkenpharyngitis

A54.6 Gonokokkeninfektion des Anus und des Rektums

A54.8 **Sonstige Gonokokkeninfektionen**

Endokarditis† (I39.8*) Hautläsionen Hirnabszess† (G07*) Meningitis† (G01*) Myokarditis† (I41.0*) Perikarditis† (I32.0*) Peritonitis† (K67.1*) Pneumonie† (J17.0*) Sepsis	durch Gonokokken

Exkl.: Gonokokkenpelviperitonitis (A54.2)

A54.9 **Gonokokkeninfektion, nicht näher bezeichnet**

A55 Lymphogranuloma inguinale (venereum) durch Chlamydien

Inkl.: Durand-Nicolas-Favre-Krankheit
Esthiomène
Klimatischer oder tropischer Bubo

A56.– Sonstige durch Geschlechtsverkehr übertragene Chlamydienkrankheiten

Inkl.: Durch Geschlechtsverkehr übertragene Krankheiten durch Chlamydia trachomatis

Exkl.:

Konjunktivitis beim Neugeborenen (P39.1) Lymphogranulom (A55) Pneumonie beim Neugeborenen (P23.1)	durch Chlamydien

Zustände, die unter A74.- klassifiziert sind

A56.0 **Chlamydieninfektion des unteren Urogenitaltraktes**

Urethritis Vulvovaginitis Zervizitis Zystitis	durch Chlamydien

A56.1 **Chlamydieninfektion des Pelviperitoneums und sonstiger Urogenitalorgane**

Entzündung im weiblichen Becken† (N74.4*) Epididymitis† (N51.1*) Orchitis† (N51.1*)	durch Chlamydien

A56.2 **Chlamydieninfektion des Urogenitaltraktes, nicht näher bezeichnet**

A56.3 **Chlamydieninfektion des Anus und des Rektums**

A56.4 **Chlamydieninfektion des Pharynx**

A56.8 **Durch Geschlechtsverkehr übertragene Chlamydieninfektion an sonstigen Lokalisationen**

A57 Ulcus molle (venereum)

Inkl.: Weicher Schanker

A58 Granuloma venereum (inguinale)

Inkl.: Donovanosis

A59.– Trichomoniasis

Exkl.: Intestinale Trichomoniasis (A07.8)

A59.0 **Trichomoniasis urogenitalis**

Leukorrhoe (vaginal) Prostatitis† (N51.0*)	durch Trichomonas (vaginalis)

A59.8 **Sonstige Lokalisationen der Trichomoniasis**

A59.9 **Trichomoniasis, nicht näher bezeichnet**

A60.– Infektionen des Anogenitalbereiches durch Herpesviren [Herpes simplex]

A60.0 Infektion der Genitalorgane und des Urogenitaltraktes durch Herpesviren

Infektion des Genitaltraktes:
- männlich† (N51.–*)
- weiblich† (N77.0–N77.1*)

| durch Herpesviren

A60.1 Infektion der Perianalhaut und des Rektums durch Herpesviren

A60.9 Infektion des Anogenitalbereiches durch Herpesviren, nicht näher bezeichnet

A63.– Sonstige vorwiegend durch Geschlechtsverkehr übertragene Krankheiten, anderenorts nicht klassifiziert

Exkl.: Molluscum contagiosum (B08.1)
Papillom der Cervix uteri (D26.0)

A63.0 Anogenitale (venerische) Warzen

A63.8 Sonstige näher bezeichnete, vorwiegend durch Geschlechtsverkehr übertragene Krankheiten

A64 Durch Geschlechtsverkehr übertragene Krankheiten, nicht näher bezeichnet

Inkl.: Geschlechtskrankheiten o.n.A.

Sonstige Spirochätenkrankheiten (A65–A69)

Exkl.: Leptospirose (A27.–)
Syphilis (A50–A53)

A65 Nichtvenerische Syphilis

Inkl.: Bejel
Endemische Syphilis
Njovera

A66.– Frambösie

Inkl.: Framboesia (tropica)
Pian
Yaws

A66.0 Primärläsion bei Frambösie

Frambösie:
- initial oder primär
- initiales Ulkus

Frambösieschanker
Muttereffloreszenz

A66.1 Multiple Papillome und Krabbenframbösie

Frambösiepapillome der Handfläche oder Fußsohle
Frambösiom
Pianom

A66.2 Sonstige Hautläsionen im Frühstadium der Frambösie

Framböside im Frühstadium der Frambösie
Frühe Frambösie (Haut) (makulär) (makulopapulös) (mikropapulös) (papulös)
Hautframbösie, bis zu fünf Jahren nach Infektion

A66.3 Hyperkeratose bei Frambösie

Ghoul hand
Hyperkeratose der Handfläche oder Fußsohle (früh) (spät) durch Frambösie
Worm-eaten soles

A66.4 Gummata und Ulzera bei Frambösie

Gummöses Frambösid
Noduläre (ulzeröse) Frambösie im Spätstadium

A66.5 Gangosa

Rhinopharyngitis mutilans

A66.6 Knochen- und Gelenkveränderungen bei Frambösie

Ganglion Hydrarthrose Ostitis Periostitis (hypertrophisch)	bei Frambösie (früh) (spät)
Gumma, Knochen Gummöse Ostitis oder Periostitis	bei Frambösie (spät)

A66.7 Sonstige Manifestationen bei Frambösie

Gelenknahe Frambösieknoten
Schleimhautframbösie

A66.8 Latente Frambösie

Frambösie ohne klinische Manifestationen, mit positiver serologischer Reaktion

A66.9 Frambösie, nicht näher bezeichnet

A67.– Pinta [Carate]

A67.0 Primärläsion bei Pinta

Papel (primär) Schanker (primär)	Pinta [Carate]

A67.1 Zwischenstadium der Pinta

Erythematöse Plaques Hyperkeratose Hyperpigmentierte Veränderungen Pintide	Pinta [Carate]

A67.2 Spätstadium der Pinta

Hautveränderungen: • depigmentiert • narbig • Pigmentstörung Kardiovaskuläre Veränderungen† (I98.1*)	Pinta [Carate]

A67.3 Mischformen der Pinta

Depigmentierte und hyperpigmentierte Hautveränderungen gleichzeitig, bei Pinta [Carate]

A67.9 Pinta, nicht näher bezeichnet

A68.– Rückfallfieber

Inkl.: Rekurrensfieber

Exkl.: Lyme-Krankheit (A69.2)

A68.0 Durch Läuse übertragenes Rückfallfieber

Rückfallfieber durch Borrelia recurrentis

A68.1 Durch Zecken übertragenes Rückfallfieber

Rückfallfieber durch jede Borrelienart, ausgenommen durch Borrelia recurrentis

A68.9 Rückfallfieber, nicht näher bezeichnet

A69.– Sonstige Spirochäteninfektionen

A69.0 Nekrotisierend-ulzeröse Stomatitis

Cancrum oris
Gangrän durch Fusospirochäten
Noma
Stomatitis gangraenosa

A69.1 Sonstige Fusospirochätosen

Nekrotisierend-ulzerös (akut):
- Gingivitis
- Gingivostomatitis

Pharyngitis durch Fusospirochäten
Plaut-Vincent-:
- Angina
- Gingivitis

Spirochäten-Stomatitis

A69.2 Lyme-Krankheit

Erythema chronicum migrans durch Borrelia burgdorferi

A69.8 Sonstige näher bezeichnete Spirochäteninfektionen

A69.9 Spirochäteninfektion, nicht näher bezeichnet

Sonstige Krankheiten durch Chlamydien (A70–A74)

A70 Infektionen durch Chlamydia psittaci

Inkl.: Ornithose
Papageienkrankheit
Psittakose

A71.– Trachom

Exkl.: Folgezustände des Trachoms (B94.0)

A71.0 Initialstadium des Trachoms

Trachoma dubium

A71.1 Aktives Stadium des Trachoms

Conjunctivitis granulosa (trachomatosa)
Trachomatös:
- follikuläre Konjunktivitis
- Pannus

A71.9 Trachom, nicht näher bezeichnet

A74.– Sonstige Krankheiten durch Chlamydien

Exkl.: Durch Geschlechtsverkehr übertragene Chlamydienkrankheiten (A55–A56)
Konjunktivitis beim Neugeborenen durch Chlamydien (P39.1)
Pneumonie beim Neugeborenen durch Chlamydien (P23.1)
Pneumonie durch Chlamydien (J16.0)

A74.0† Chlamydienkonjunktivitis (H13.1*)

Paratrachom

A74.8 Sonstige Chlamydienkrankheiten

Chlamydienperitonitis† (K67.0*)

A74.9 Chlamydieninfektion, nicht näher bezeichnet

Chlamydiose o.n.A.

Rickettsiosen (A75–A79)

A75.– Fleckfieber

Exkl.: Rickettsiose durch Neorickettsia sennetsu [Ehrlichia sennetsu] (A79.8)

A75.0 Epidemisches Fleckfieber durch Rickettsia prowazeki

Epidemisches Läusefleckfieber
Klassisches Fleckfieber

A75.1 Fleckfieber-Spätrezidiv [Brill-Krankheit]

Brill-Zinsser-Krankheit

A75.2 Fleckfieber durch Rickettsia typhi [Rickettsia mooseri]

Murines Fleckfieber (durch Flöhe übertragen)

A75.3 Fleckfieber durch Rickettsia tsutsugamushi [Rickettsia orientalis]

Milbenfleckfieber
Tsutsugamushi-Fieber

A75.9 Fleckfieber, nicht näher bezeichnet

Fleckfieber o.n.A.

A77.– Zeckenbissfieber [Rickettsiosen, durch Zecken übertragen]

A77.0 Zeckenbissfieber durch Rickettsia rickettsii

Rocky-Mountain-Fieber
São-Paulo-Fieber

A77.1 Zeckenbissfieber durch Rickettsia conori

Afrikanisches Zeckenbissfieber
Boutonneuse-Fieber
Indisches Zeckenbissfieber
Kenya-Fieber
Marseille-Fieber
Mittelmeer-Zeckenbissfieber

A77.2 Zeckenbissfieber durch Rickettsia sibirica

Nordasiatisches Zeckenbissfieber
Sibirisches Zeckenbissfieber

A77.3 Zeckenbissfieber durch Rickettsia australis

Queensland-Zeckenbissfieber

A77.8 Sonstige Zeckenbissfieber

A77.9 Zeckenbissfieber, nicht näher bezeichnet

Durch Zecken übertragene Rickettsiose o.n.A.

A78 Q-Fieber

Inkl.: Balkangrippe
Infektion durch Rickettsia burnetii [Coxiella burnetii]
Query-Fieber

A79.– Sonstige Rickettsiosen

A79.0 Wolhynisches Fieber

Fünftagefieber
Trench-Fever

A79.1 Rickettsienpocken durch Rickettsia akari

Bläschenrickettsiose

A79.8 Sonstige näher bezeichnete Rickettsiosen

Rickettsiose durch Neorickettsia sennetsu [Ehrlichia sennetsu]

A79.9 Rickettsiose, nicht näher bezeichnet

Rickettsien-Infektion o.n.A.

Virusinfektionen des Zentralnervensystems
(A80–A89)

Exkl.: Folgezustände von:
- Poliomyelitis (B91)
- Virusenzephalitis (B94.1)

A80.– Akute Poliomyelitis [Spinale Kinderlähmung]

A80.0 **Akute paralytische Poliomyelitis durch Impfvirus**

A80.1 **Akute paralytische Poliomyelitis durch importiertes Wildvirus**

A80.2 **Akute paralytische Poliomyelitis durch einheimisches Wildvirus**

A80.3 **Sonstige und nicht näher bezeichnete akute paralytische Poliomyelitis**

A80.4 **Akute nichtparalytische Poliomyelitis**

A80.9 **Akute Poliomyelitis, nicht näher bezeichnet**

A81.– Atypische Virusinfektionen des Zentralnervensystems

Inkl.: Prionen-Krankheiten des Zentralnervensystems

A81.0 **Creutzfeldt-Jakob-Krankheit**

Subakute spongioforme Enzephalopathie

A81.1 **Subakute sklerosierende Panenzephalitis**

Einschlusskörperchenenzephalitis [Dawson]
Sklerosierende Leukenzephalopathie [van Bogaert]

A81.2 **Progressive multifokale Leukenzephalopathie**

Multifokale Leukenzephalopathie o.n.A.

A81.8 **Sonstige atypische Virusinfektionen des Zentralnervensystems**

Kuru

A81.9 **Atypische Virusinfektion des Zentralnervensystems, nicht näher bezeichnet**

Prionen-Krankheit des Zentralnervensystems o.n.A.

A82.– Tollwut [Rabies]

A82.0 **Wildtier-Tollwut**

A82.1 **Haustier-Tollwut**

A82.9 **Tollwut, nicht näher bezeichnet**

A83.– Virusenzephalitis, durch Moskitos [Stechmücken] übertragen

Inkl.: Virusmeningoenzephalitis, durch Moskitos übertragen

Exkl.: Venezolanische Pferdeenzephalitis (A92.2)

A83.0 **Japanische Enzephalitis**

Japan-B-Enzephalitis

A83.1 **Westliche Pferdeenzephalitis [Western-Equine-Encephalitis]**

A83.2 **Östliche Pferdeenzephalitis [Eastern-Equine-Encephalitis]**

A83.3 **St.-Louis-Enzephalitis**

A83.4 **Australische Enzephalitis**

Kunjin-Krankheit
Murray-Valley-Enzephalitis

A83.5 **Kalifornische Enzephalitis**

Kalifornische Meningoenzephalitis
LaCrosse-Enzephalitis

A83.6 **Rocio-Virusenzephalitis**

A83.8 **Sonstige Virusenzephalitis, durch Moskitos übertragen**

A83.9 **Virusenzephalitis, durch Moskitos übertragen, nicht näher bezeichnet**

A84.– Virusenzephalitis, durch Zecken übertragen

Inkl.: Virusmeningoenzephalitis, durch Zecken übertragen

A84.0 **Fernöstliche Enzephalitis, durch Zecken übertragen [Russische Frühsommer-Enzephalitis]**

A84.1 **Mitteleuropäische Enzephalitis, durch Zecken übertragen**

Zentraleuropäische Frühsommer-Meningoenzephalitis [FSME]

A84.8 **Sonstige Virusenzephalitis, durch Zecken übertragen**

Louping-ill-Krankheit [Spring- und Drehkrankheit]
Powassan-Enzephalitis

A84.9 **Virusenzephalitis, durch Zecken übertragen, nicht näher bezeichnet**

A85.– Sonstige Virusenzephalitis, anderenorts nicht klassifiziert

Inkl.: Virusenzephalomyelitis durch näher bezeichnete Viren, anderenorts nicht klassifiziert
Virusmeningoenzephalitis durch näher bezeichnete Viren, anderenorts nicht klassifiziert

Exkl.: Enzephalitis durch:
- Herpes-Virus [Herpes simplex] (B00.4)
- Masern-Virus (B05.0)
- Mumps-Virus (B26.2)
- Poliomyelitis-Virus (A80.–)
- Varizella-Zoster-Virus (B02.0)

Lymphozytäre Choriomeningitis (A87.2)
Myalgische Enzephalomyelitis (G93.3)

A85.0† **Enzephalitis durch Enteroviren (G05.1*)**

Enzephalomyelitis durch Enteroviren

A85.1† **Enzephalitis durch Adenoviren (G05.1*)**

Meningoenzephalitis durch Adenoviren

A85.2 **Virusenzephalitis, durch Arthropoden übertragen, nicht näher bezeichnet**

A85.8 **Sonstige näher bezeichnete Virusenzephalitis**

Economo-Enzephalitis
Encephalitis lethargica sive epidemica

A86 Virusenzephalitis, nicht näher bezeichnet

Inkl.: Virusenzephalomyelitis o.n.A.
Virusmeningoenzephalitis o.n.A.

A87.– Virusmeningitis

Exkl.: Meningitis durch:
- Herpes-Virus [Herpes simplex] (B00.3)
- Masern-Virus (B05.1)
- Mumps-Virus (B26.1)
- Poliomyelitis-Virus (A80.–)
- Varizella-Zoster-Virus (B02.1)

A87.0† **Meningitis durch Enteroviren (G02.0*)**

Meningitis durch Coxsackieviren
Meningitis durch ECHO-Viren

A87.1† **Meningitis durch Adenoviren (G02.0*)**

A87.2 **Lymphozytäre Choriomeningitis**

Lymphozytäre Meningoenzephalitis

A87.8 **Sonstige Virusmeningitis**

A87.9 **Virusmeningitis, nicht näher bezeichnet**

A88.– Sonstige Virusinfektionen des Zentralnervensystems, anderenorts nicht klassifiziert

Exkl.: Virusenzephalitis o.n.A. (A86)
Virusmeningitis o.n.A. (A87.9)

A88.0 **Fieber und Exanthem durch Enteroviren [Boston-Exanthem]**

A88.1 **Epidemischer Schwindel**

A88.8 **Sonstige näher bezeichnete Virusinfektionen des Zentralnervensystems**

A89 Virusinfektion des Zentralnervensystems, nicht näher bezeichnet

Durch Arthropoden übertragene Viruskrankheiten und virale hämorrhagische Fieber
(A92–A99)

A92.– Sonstige durch Moskitos [Stechmücken] übertragene Viruskrankheiten

Exkl.: Ross-River-Krankheit (B33.1)

A92.0 Chikungunya-Viruskrankheit

(Hämorrhagisches) Chikungunya-Fieber

A92.1 O'Nyong-nyong-Fieber

A92.2 Venezolanisches Pferdefieber

Venezuela-Pferdeenzephalitis
Venezuela-Pferdeenzephalomyelitis

A92.3 West-Nil-Virusinfektion

West-Nil-Fieber

A92.4 Rifttalfieber

Rift-Valley-Fieber

A92.5 Zika-Viruskrankheit

Zika o.n.A.
Zika-Virus-:
- Fieber
- Infektion

Exkl.: Angeborene Zika-Viruskrankheit (P35.4)

A92.8 Sonstige näher bezeichnete, durch Moskitos übertragene Viruskrankheiten

A92.9 Durch Moskitos übertragene Viruskrankheit, nicht näher bezeichnet

A93.– Sonstige durch Arthropoden übertragene Viruskrankheiten, anderenorts nicht klassifiziert

A93.0 Oropouche-Viruskrankheit

Oropouche Fieber

A93.1 Pappataci-Fieber

Phlebotomus-Fieber
Sandfliegenfieber

A93.2 Colorado-Zeckenfieber

A93.8 Sonstige näher bezeichnete, durch Arthropoden übertragene Viruskrankheiten

Piry-Fieber
Schweres Fieber mit Thrombozytopeniesyndrom [SFTS]
Stomatitis-vesicularis-Viruskrankheit [Indiana-Fieber]

A94 Durch Arthropoden übertragene Viruskrankheit, nicht näher bezeichnet

Inkl.: Arbovirusinfektion o.n.A.
Arboviruskrankheit o.n.A.

A95.– Gelbfieber

A95.0 Buschgelbfieber

Dschungelgelbfieber
Silvatisches Gelbfieber

A95.1 Urbanes Gelbfieber

A95.9 Gelbfieber, nicht näher bezeichnet

A96.– Hämorrhagisches Fieber durch Arenaviren

A96.0 Hämorrhagisches Fieber durch Junin-Viren

Argentinisches hämorrhagisches Fieber

A96.1 Hämorrhagisches Fieber durch Machupo-Viren

Bolivianisches hämorrhagisches Fieber

A96.2 Lassa-Fieber

Hämorrhagisches Fieber durch Lassa-Viren

A96.8 Sonstiges hämorrhagisches Fieber durch Arenaviren

A96.9 Hämorrhagisches Fieber durch Arenaviren, nicht näher bezeichnet

A97.– Dengue

Dengue ist eine Infektionskrankheit, die von Stechmücken übertragen wird, die mit dem Denguevirus infiziert sind. Es ist eine Krankheitsentität mit unterschiedlichen klinischen Manifestationen und oft nicht vorhersagbarem klinischen Verlauf und Ausgang. Die meisten Patienten genesen nach einem sich selbst limitierenden klinischen Verlauf mit Übelkeit, Erbrechen und Schmerzen. Ein kleiner Anteil entwickelt jedoch eine schwere Erkrankung, überwiegend charakterisiert durch Plasmaverlust mit oder ohne Blutungen, wobei schwere Blutungen oder Organschäden, mit oder ohne Dengue-Schocksyndrom, vorkommen.

A97.0 Dengue ohne Warnzeichen

Hämorrhagisches Dengue-Fieber, Grad 1 und Grad 2
Hämorrhagisches Dengue-Fieber ohne Warnzeichen

A97.1 Dengue mit Warnzeichen

Klinische Warnzeichen sind: Abdominalschmerz oder abdominaler Druckschmerz, Mukosablutung, Lethargie und/oder Unruhe, schneller Abfall der Thrombozyten, Anstieg des Hämatokrit. Andere Hinweise sind: anhaltendes Erbrechen, sichtbare Flüssigkeitseinlagerung, Lebervergrößerung um mehr als 2 cm.
Hämorrhagisches Dengue-Fieber mit Warnzeichen

A97.2 Schweres Dengue

Klinische Zeichen beinhalten: 1. Schwerer Plasmaverlust, der zu Schock (Dengue-Schocksyndrom, DSS) und/oder Flüssigkeitseinlagerung mit respiratorischem Disstress führt. 2. Schwere Blutung, durch Arzt festgestellt. 3. Schwere Organbeteiligung: Leber-AST oder -ALT größer oder gleich 1000 U/l, ZNS: Bewusstseinseinschränkung (Enzephalitis), Beteiligung anderer Organe, z.B. Myokarditis oder Nephritis.
Schweres Dengue-Fieber
Schweres hämorrhagisches Dengue-Fieber

A97.9 Dengue, nicht näher bezeichnet

Dengue-Fieber [DF] o.n.A.

A98.– Sonstige hämorrhagische Viruskrankheiten, anderenorts nicht klassifiziert

Exkl.: Hämorrhagisches Chikungunya-Fieber (A92.0)
Hämorrhagisches Dengue-Fieber (A97.–)

A98.0 Hämorrhagisches Krim-Kongo-Fieber

Zentralasiatisches hämorrhagisches Fieber

A98.1 Hämorrhagisches Omsk-Fieber

A98.2 Kyasanur-Wald-Krankheit

A98.3 Marburg-Viruskrankheit

A98.4 Ebola-Viruskrankheit

A98.5 Hämorrhagisches Fieber mit renalem Syndrom

Epidemische Nephropathie
Hämorrhagisches Fieber:
- epidemisch
- koreanisch
- russisch

Hantavirus-Krankheit mit renaler Beteiligung
Infektion durch Hantan-Viren

Exkl.: Hantavirus- (Herz-) Lungensyndrom (B33.4†, J17.1*)

A98.8 **Sonstige näher bezeichnete hämorrhagische Viruskrankheiten**

A99 Nicht näher bezeichnete hämorrhagische Viruskrankheit

Virusinfektionen, die durch Haut- und Schleimhautläsionen gekennzeichnet sind (B00–B09)

B00.– Infektionen durch Herpesviren [Herpes simplex]

Exkl.: Angeborene Infektion durch Herpesviren (P35.2)
Herpangina (B08.5)
Infektionen des Anogenitalbereiches durch Herpesviren (A60.–)
Mononukleose durch Gamma-Herpesviren (B27.0)

B00.0 **Ekzema herpeticatum Kaposi**

Varizelliforme Eruption Kaposi

B00.1 **Dermatitis vesicularis durch Herpesviren**

Dermatitis vesicularis:
- Lippe
- Ohr

durch humanes (Alpha-) Herpes-Virus, Typ 2 [HSV-2]

Herpes simplex:
- facialis
- labialis

B00.2 **Gingivostomatitis herpetica und Pharyngotonsillitis herpetica**

Pharyngitis durch Herpesviren

B00.3† **Meningitis durch Herpesviren (G02.0*)**

B00.4† **Enzephalitis durch Herpesviren (G05.1*)**

Enzephalitis und Enzephalomyelitis durch Herpes-simiae-Virus
Meningoenzephalitis durch Herpesviren

B00.5 **Augenkrankheit durch Herpesviren**

Dermatitis des Augenlides† (H03.1*)
Iridozyklitis† (H22.0*)
Iritis† (H22.0*)
Keratitis† (H19.1*)
Keratokonjunktivitis† (H19.1*)
Konjunktivitis† (H13.1*)
Uveitis anterior† (H22.0*)

durch Herpesviren

B00.7- **Disseminierte Herpesvirus-Krankheit**

B00.70 Sepsis durch Herpesviren

Benutze für vollstationär im Krankenhaus behandelte, erwachsene Personen (18 Jahre und älter) eine zusätzliche Schlüsselnummer (U69.80!-U69.82!), um den zeitlichen Bezug der Sepsis zur stationären Krankenhausaufnahme anzugeben.

B00.78 Sonstige disseminierte Herpesvirus-Krankheit

B00.8 **Sonstige Infektionsformen durch Herpesviren**

Hepatitis durch Herpesviren† (K77.0*)
Panaritium durch Herpesviren† (L99.8*)

B00.9 **Infektion durch Herpesviren, nicht näher bezeichnet**

Infektion durch Herpes-simplex-Virus o.n.A.

B01.– Varizellen [Windpocken]

B01.0† **Varizellen-Meningitis (G02.0*)**

B01.1† **Varizellen-Enzephalitis (G05.1*)**

Enzephalitis nach Varizelleninfektion
Varizellen-Enzephalomyelitis

B01.2† **Varizellen-Pneumonie (J17.1*)**

Benutze für Zwecke der externen Qualitätssicherung nach § 137 SGB V eine zusätzliche Schlüsselnummer (U69.01!, U69.04!), um das Vorliegen einer im Krankenhaus erworbenen und vollstationär behandelten Pneumonie bei erwachsenen Personen (18 Jahre und älter) anzugeben.

B01.8 **Varizellen mit sonstigen Komplikationen**

B01.9 **Varizellen ohne Komplikation**

Varizellen o.n.A.

B02.– Zoster [Herpes zoster]

Inkl.: Gürtelrose
Herpes zoster

B02.0† **Zoster-Enzephalitis (G05.1*)**

Zoster-Meningoenzephalitis

B02.1† **Zoster-Meningitis (G02.0*)**

B02.2† **Zoster mit Beteiligung anderer Abschnitte des Nervensystems**

Entzündung des Ganglion geniculi (G53.0*)	nach Zoster
Polyneuropathie (G63.0*)	
Trigeminusneuralgie (G53.0*)	

B02.3 **Zoster ophthalmicus**

Blepharitis† (H03.1*)	durch Zoster
Iridozyklitis† (H22.0*)	
Iritis† (H22.0*)	
Keratitis† (H19.2*)	
Keratokonjunktivitis† (H19.2*)	
Konjunktivitis† (H13.1*)	
Skleritis† (H19.0*)	

B02.7 **Zoster generalisatus**

B02.8 **Zoster mit sonstigen Komplikationen**

Otitis externa bei Zoster† (H62.1*)

B02.9 **Zoster ohne Komplikation**

Zoster o.n.A.

B03 Pocken

Hinw.: Die 33. Weltgesundheitsversammlung erklärte im Jahr 1980, dass die Pocken beseitigt wurden. Die Kategorie wird zu Überwachungszwecken beibehalten.

B04 Affenpocken

B05.– Masern

Inkl.: Morbilli

Exkl.: Subakute sklerosierende Panenzephalitis (A81.1)

B05.0† **Masern, kompliziert durch Enzephalitis (G05.1*)**

Enzephalitis bei Masern

B05.1† **Masern, kompliziert durch Meningitis (G02.0*)**

Meningitis bei Masern

B05.2† **Masern, kompliziert durch Pneumonie (J17.1*)**

Pneumonie bei Masern

B05.3† **Masern, kompliziert durch Otitis media (H67.1*)**

Otitis media bei Masern

B05.4 **Masern mit Darmkomplikationen**

B05.8 **Masern mit sonstigen Komplikationen**

Keratitis und Keratokonjunktivitis bei Masern† (H19.2*)

B

B05.9 Masern ohne Komplikation

Masern o.n.A.

B06.– Röteln [Rubeola] [Rubella]

Exkl.: Angeborene Röteln (P35.0)

B06.0† Röteln mit neurologischen Komplikationen

Röteln:
- Enzephalitis (G05.1*)
- Meningitis (G02.0*)
- Meningoenzephalitis (G05.1*)

B06.8 Röteln mit sonstigen Komplikationen

Röteln:
- Arthritis† (M01.4-*)
- Pneumonie† (J17.1*)

B06.9 Röteln ohne Komplikation

Röteln o.n.A.

B07 Viruswarzen

Inkl.: Verruca:
- simplex
- vulgaris

Exkl.: Anogenitale (venerische) Warzen (A63.0)
Papillom :
- Cervix uteri (D26.0)
- Harnblase (D41.4)
- Larynx (D14.1)

B08.– Sonstige Virusinfektionen, die durch Haut- und Schleimhautläsionen gekennzeichnet sind, anderenorts nicht klassifiziert

Exkl.: Stomatitis-vesicularis-Viruskrankheit (A93.8)

B08.0 Sonstige Infektionen durch Orthopoxviren

Infektion durch Vacciniavirus
Kuhpocken
Orfvirus-Krankheit [Schafpocken]
Pseudokuhpocken [Melkerknoten]

Exkl.: Affenpocken (B04)

B08.1† Molluscum contagiosum

B08.2 Exanthema subitum [Sechste Krankheit]

Dreitagefieber-Exanthem

B08.3 Erythema infectiosum [Fünfte Krankheit]

Ringelröteln

B08.4 Vesikuläre Stomatitis mit Exanthem durch Enteroviren

Hand-, Fuß- und Mundexanthem

B08.5 Vesikuläre Pharyngitis durch Enteroviren

Herpangina

B08.8 Sonstige näher bezeichnete Virusinfektionen, die durch Haut- und Schleimhautläsionen gekennzeichnet sind

Lymphonoduläre Pharyngitis durch Enteroviren
Maul- und Klauenseuche
Tanapocken
Yabapocken

B09 Nicht näher bezeichnete Virusinfektion, die durch Haut- und Schleimhautläsionen gekennzeichnet ist

Inkl.: Enanthem o.n.A. | durch Viren
Exanthem o.n.A. | durch Viren

Virushepatitis
(B15–B19)

Soll bei Posttransfusionshepatitis die Substanz angegeben werden, ist eine zusätzliche Schlüsselnummer (Kapitel XX) zu benutzen.

Exkl.: Folgezustände der Virushepatitis (B94.2)
Hepatitis durch Herpesviren [Herpes simplex] (B00.8)
Hepatitis durch Zytomegalieviren (B25.1)

B15.– Akute Virushepatitis A

B15.0 Virushepatitis A mit Coma hepaticum

B15.9 Virushepatitis A ohne Coma hepaticum

Hepatitis A (akut) (durch Viren) o.n.A.

B16.– Akute Virushepatitis B

B16.0 Akute Virushepatitis B mit Delta-Virus (Begleitinfektion) und mit Coma hepaticum

B16.1 Akute Virushepatitis B mit Delta-Virus (Begleitinfektion) ohne Coma hepaticum

B16.2 Akute Virushepatitis B ohne Delta-Virus mit Coma hepaticum

B16.9 Akute Virushepatitis B ohne Delta-Virus und ohne Coma hepaticum

Akute Hepatitis B (viral) o.n.A.

B17.– Sonstige akute Virushepatitis

B17.0 Akute Delta-Virus- (Super-) Infektion eines Hepatitis-B- (Virus-) Trägers

B17.1 Akute Virushepatitis C

B17.2 Akute Virushepatitis E

B17.8 Sonstige näher bezeichnete akute Virushepatitis

Hepatitis Non-A, Non-B (akut) (durch Viren), anderenorts nicht klassifiziert

B17.9 Akute Virushepatitis, nicht näher bezeichnet

Akute (infektiöse) Hepatitis o.n.A.

B18.– Chronische Virushepatitis

B18.0 Chronische Virushepatitis B mit Delta-Virus

B18.1- Chronische Virushepatitis B ohne Delta-Virus

B18.11 Chronische Virushepatitis B ohne Delta-Virus, Phase 1

Chronische Virushepatitis B ohne Delta-Virus:
- HBeAg positiv, ohne Entzündungsaktivität, hochreplikativ
- Immuntolerante Phase

B18.12 Chronische Virushepatitis B ohne Delta-Virus, Phase 2

Aktive chronische Hepatitis B
Chronische Virushepatitis B ohne Delta-Virus, HBeAg positiv, mit Entzündungsaktivität, hochreplikativ

B18.13 Chronische Virushepatitis B ohne Delta-Virus, Phase 3

Chronische Virushepatitis B ohne Delta-Virus, HBeAg negativ, ohne Entzündungsaktivität, niedrigreplikativ
Keimträger von Hepatitis-B-Oberflächen-Antigen [HBsAg]

B18.14 Chronische Virushepatitis B ohne Delta-Virus, Phase 4

Chronische Virushepatitis B ohne Delta-Virus, HBeAg negativ, mit Entzündungsaktivität, hochreplikativ
Reaktivierte Hepatitis B

B18.19 Chronische Virushepatitis B ohne Delta-Virus, Phase nicht näher bezeichnet

Hepatitis B (viral) o.n.A.

B18.2 Chronische Virushepatitis C

B18.8 Sonstige chronische Virushepatitis

B18.9 Chronische Virushepatitis, nicht näher bezeichnet

B19.– Nicht näher bezeichnete Virushepatitis

B19.0 Nicht näher bezeichnete Virushepatitis mit hepatischem Koma

B19.9 Nicht näher bezeichnete Virushepatitis ohne hepatisches Koma

Virushepatitis o.n.A.

HIV-Krankheit [Humane Immundefizienz-Viruskrankheit] (B20–B24)

Hinw.: Bei den Kategorien B20-B24 sind eine oder mehrere zusätzliche Schlüsselnummern zu benutzen, um alle Manifestationen der HIV-Krankheit anzugeben. Bezüglich der Reihenfolge sind in der stationären Versorgung die Deutschen Kodierrichtlinien zu beachten.

Inkl.: AIDS-related complex [ARC]
Erworbenes Immundefektsyndrom [AIDS]
Symptomatische HIV-Infektion

Exkl.: Asymptomatische HIV-Infektion (Z21)
Als Komplikation bei Schwangerschaft, Geburt und Wochenbett (O98.7)
Kontakt mit und Exposition gegenüber HIV (Z20.6)
Laborhinweis auf HIV (R75)

B20 Infektiöse und parasitäre Krankheiten infolge HIV-Krankheit [Humane Immundefizienz-Viruskrankheit]

Exkl.: Akutes HIV-Infektionssyndrom (B23.0)

B21 Bösartige Neubildungen infolge HIV-Krankheit [Humane Immundefizienz-Viruskrankheit]

B22 Sonstige näher bezeichnete Krankheiten infolge HIV-Krankheit [Humane Immundefizienz-Viruskrankheit]

Inkl.: Demenz
Enzephalopathie
Interstitielle lymphoide Pneumonie
Kachexie-Syndrom
Slim disease
Wasting-Syndrom

B23.– Sonstige Krankheitszustände infolge HIV-Krankheit [Humane Immundefizienz-Viruskrankheit]

B23.0 Akutes HIV-Infektionssyndrom

B23.8 Sonstige näher bezeichnete Krankheitszustände infolge HIV-Krankheit

(Persistierende) generalisierte Lymphadenopathie

B24 Nicht näher bezeichnete HIV-Krankheit [Humane Immundefizienz-Viruskrankheit]

Inkl.: AIDS-related complex [ARC] o.n.A.
Erworbenes Immundefektsyndrom [AIDS] o.n.A.

Sonstige Viruskrankheiten (B25–B34)

B25.– Zytomegalie

Exkl.: Angeborene Zytomegalie (P35.1)
Mononukleose durch Zytomegalieviren (B27.1)

B25.0† **Pneumonie durch Zytomegalieviren (J17.1*)**

B25.1† **Hepatitis durch Zytomegalieviren (K77.0*)**

B25.2† **Pankreatitis durch Zytomegalieviren (K87.1*)**

B25.8- **Sonstige Zytomegalie**

B25.80† Infektion des Verdauungstraktes durch Zytomegalieviren

Duodenitis† (K93.8*) | durch Zytomegalieviren
Gastritis† (K93.8*) | durch Zytomegalieviren
Ileitis† (K93.8*) | durch Zytomegalieviren
Kolitis† (K93.8*) | durch Zytomegalieviren
Ösophagitis† (K23.8*) | durch Zytomegalieviren

B25.88 Sonstige Zytomegalie

B25.9 **Zytomegalie, nicht näher bezeichnet**

B26.– Mumps

Inkl.: Infektiöse Parotitis
Parotitis epidemica

B26.0† **Mumps-Orchitis (N51.1*)**

B26.1† **Mumps-Meningitis (G02.0*)**

B26.2† **Mumps-Enzephalitis (G05.1*)**

B26.3† **Mumps-Pankreatitis (K87.1*)**

B26.8 **Mumps mit sonstigen Komplikationen**

Mumps:
- Arthritis† (M01.5-*)
- Myokarditis† (I41.1*)
- Nephritis† (N08.0*)
- Polyneuropathie† (G63.0*)

B26.9 **Mumps ohne Komplikation**

Mumps o.n.A.
Mumps-Parotitis o.n.A.

B27.– Infektiöse Mononukleose

Inkl.: Mononucleosis infectiosa
Monozytenangina
Pfeiffer-Drüsenfieber

B27.0 **Mononukleose durch Gamma-Herpesviren**

Mononukleose durch Epstein-Barr-Viren

B27.1 **Mononukleose durch Zytomegalieviren**

B27.8 **Sonstige infektiöse Mononukleose**

B27.9 **Infektiöse Mononukleose, nicht näher bezeichnet**

B30.– Viruskonjunktivitis

Exkl.: Augenkrankheit (durch) (bei):
- Herpesviren [Herpes simplex] (B00.5)
- Zoster (B02.3)

B30.0† **Keratokonjunktivitis durch Adenoviren (H19.2*)**

Keratoconjunctivitis epidemica

B

B30.1† Konjunktivitis durch Adenoviren (H13.1*)

Akute follikuläre Konjunktivitis durch Adenoviren
Schwimmbadkonjunktivitis

B30.2 Pharyngokonjunktivalfieber (durch Viren)

B30.3† Akute epidemische hämorrhagische Konjunktivitis (durch Enteroviren) (H13.1*)

Hämorrhagische Konjunktivitis (akut) (epidemisch)
Konjunktivitis durch:
- Coxsackievirus A 24
- Enterovirus 70

B30.8† Sonstige Konjunktivitis durch Viren (H13.1*)

Newcastle-Keratokonjunktivitis

B30.9 Konjunktivitis durch Viren, nicht näher bezeichnet

B33.– Sonstige Viruskrankheiten, anderenorts nicht klassifiziert

B33.0 Pleurodynia epidemica

Bornholmer Krankheit
Myalgia epidemica

B33.1 Ross-River-Krankheit

Epidemische Polyarthritis und Exanthem
Ross-River-Fieber

B33.2 Karditis durch Viren

B33.3 Infektion durch Retroviren, anderenorts nicht klassifiziert

Infektion durch Retroviren o.n.A.

B33.4† Hantavirus- (Herz-) Lungensyndrom (J17.1*)

Hantavirus (cardio)pulmonary syndrom [HPS] [HCPS]
Hantavirus-Krankheit mit Lungenmanifestation
Sin-nombre-Virus-Krankheit

Soll ein mit dem Hantavirus- (Herz-) Lungensyndrom verbundenes Nierenversagen durch das Andes-, Bayou- und Black-Creek-Canal-Hantavirus angegeben werden, ist eine zusätzliche Schlüsselnummer (N17.9-) zu benutzen.

Exkl.: Hämorrhagisches Fieber mit renaler Beteiligung (A98.5†, N08.0*)

B33.8 Sonstige näher bezeichnete Viruskrankheiten

B34.– Viruskrankheit nicht näher bezeichneter Lokalisation

Exkl.: Infektion durch Herpes-Virus [Herpes simplex] o.n.A. (B00.9)
Infektion durch Retroviren o.n.A. (B33.3)
Viren als Ursache von Krankheiten, die in anderen Kapiteln klassifiziert sind (B97.–!)
Zytomegalie o.n.A. (B25.9)

B34.0 Infektion durch Adenoviren nicht näher bezeichneter Lokalisation

B34.1 Infektion durch Enteroviren nicht näher bezeichneter Lokalisation

Infektion durch Coxsackieviren o.n.A.
Infektion durch ECHO-Viren o.n.A.

B34.2 Infektion durch Coronaviren nicht näher bezeichneter Lokalisation

Exkl.: Schweres akutes respiratorisches Syndrom [SARS] (U04.9)

B34.3 Infektion durch Parvoviren nicht näher bezeichneter Lokalisation

B34.4 Infektion durch Papovaviren nicht näher bezeichneter Lokalisation

B34.8- Sonstige Virusinfektionen nicht näher bezeichneter Lokalisation

B34.80 Sepsis durch Viren, anderenorts nicht klassifiziert

Benutze eine zusätzliche Schlüsselnummer, um die zugrunde liegende Virusinfektion spezifisch anzugeben. Benutze für vollstationär im Krankenhaus behandelte, erwachsene Personen (18 Jahre und älter) eine zusätzliche Schlüsselnummer (U69.80!-U69.82!), um den zeitlichen Bezug der Sepsis zur stationären Krankenhausaufnahme anzugeben.

Exkl.: Sepsis durch Herpesviren (B00.70)

B34.88 Sonstige Virusinfektionen nicht näher bezeichneter Lokalisation

B34.9 Virusinfektion, nicht näher bezeichnet

Virämie o.n.A.

Mykosen
(B35–B49)

Exkl.: Allergische Alveolitis durch organischen Staub (J67.–)
Mycosis fungoides (C84.0)

B35.– Dermatophytose [Tinea]

Inkl.: Favus
Infektionen durch Arten von Epidermophyton, Microsporum und Trichophyton
Tinea jeden Typs, mit Ausnahme der unter B36.- aufgeführten Typen

B35.0 Tinea barbae und Tinea capitis

Bartmykose
Kerion
Kopfmykose
Mykotische Sykose

B35.1 Tinea unguium

Dermatophytose der Nägel
Mykose der Nägel
Onychia durch Dermatophyten
Onychomykose

B35.2 Tinea manuum

Dermatophytose der Hände
Mykose der Hände

B35.3 Tinea pedis

Dermatophytose der Füße
Fußpilz
Mykose der Füße

B35.4 Tinea corporis

Dermatomykose des Körpers

B35.5 Tinea imbricata

Tokelau

B35.6 Tinea inguinalis [Tinea cruris]

Dhobie itch
Indische Wäscherflechte
Jock itch
Mykose der Leistenbeuge

B35.8 Sonstige Dermatophytosen

Disseminierte Dermatophytose
Granulomatöse Dermatophytose

B35.9 Dermatophytose, nicht näher bezeichnet

Tinea o.n.A.

B36.– Sonstige oberflächliche Mykosen

B36.0 Pityriasis versicolor

Tinea:
- flava
- versicolor

B36.1 Tinea nigra

Keratomycosis nigricans palmaris
Microsporosis nigra
Pityriasis nigra

B36.2 **Piedra alba [weiße Piedra]**
Tinea blanca

B36.3 **Piedra nigra [schwarze Piedra]**

B36.8 **Sonstige näher bezeichnete oberflächliche Mykosen**

B36.9 **Oberflächliche Mykose, nicht näher bezeichnet**

B37.– Kandidose

Inkl.: Kandidamykose
Moniliasis

Exkl.: Kandidose beim Neugeborenen (P37.5)

B37.0 **Candida-Stomatitis**
Mundsoor

B37.1 **Kandidose der Lunge**

B37.2 **Kandidose der Haut und der Nägel**
Onychomykose | durch Candida
Paronychie | durch Candida

Exkl.: Windeldermatitis (L22)

B37.3† **Kandidose der Vulva und der Vagina (N77.1*)**
Vaginalsoor
Vulvovaginitis candidomycetica
Vulvovaginitis durch Candida

B37.4 **Kandidose an sonstigen Lokalisationen des Urogenitalsystems**
Balanitis† (N51.2*) | durch Candida
Urethritis† (N37.0*) | durch Candida

B37.5† **Candida-Meningitis (G02.1*)**

B37.6† **Candida-Endokarditis (I39.8*)**

B37.7 **Candida-Sepsis**
Benutze für vollstationär im Krankenhaus behandelte, erwachsene Personen (18 Jahre und älter) eine zusätzliche Schlüsselnummer (U69.80!-U69.82!), um den zeitlichen Bezug der Sepsis zur stationären Krankenhausaufnahme anzugeben.

B37.8- **Kandidose an sonstigen Lokalisationen**

B37.81 Candida-Ösophagitis

B37.88 Kandidose an sonstigen Lokalisationen
Cheilitis | durch Candida
Enteritis | durch Candida

B37.9 **Kandidose, nicht näher bezeichnet**
Soor o.n.A.

B38.– Kokzidioidomykose

B38.0 **Akute Kokzidioidomykose der Lunge**

B38.1 **Chronische Kokzidioidomykose der Lunge**

B38.2 **Kokzidioidomykose der Lunge, nicht näher bezeichnet**

B38.3 **Kokzidioidomykose der Haut**

B38.4† **Kokzidioidomykose der Meningen (G02.1*)**

B38.7- **Disseminierte Kokzidioidomykose**

B38.70 Sepsis durch Coccidioides
Benutze für vollstationär im Krankenhaus behandelte, erwachsene Personen (18 Jahre und älter) eine zusätzliche Schlüsselnummer (U69.80!-U69.82!), um den zeitlichen Bezug der Sepsis zur stationären Krankenhausaufnahme anzugeben.

B38.78 Sonstige disseminierte Kokzidioidomykose
Generalisierte Kokzidioidomykose o.n.A.

B38.8 **Sonstige Formen der Kokzidioidomykose**

B38.9 **Kokzidioidomykose, nicht näher bezeichnet**

B39.– Histoplasmose

B39.0 **Akute Histoplasmose der Lunge durch Histoplasma capsulatum**

B39.1 **Chronische Histoplasmose der Lunge durch Histoplasma capsulatum**

B39.2 **Histoplasmose der Lunge durch Histoplasma capsulatum, nicht näher bezeichnet**

B39.3- **Disseminierte Histoplasmose durch Histoplasma capsulatum**

B39.30 Sepsis durch Histoplasma capsulatum

Benutze für vollstationär im Krankenhaus behandelte, erwachsene Personen (18 Jahre und älter) eine zusätzliche Schlüsselnummer (U69.80!-U69.82!), um den zeitlichen Bezug der Sepsis zur stationären Krankenhausaufnahme anzugeben.

B39.38 Sonstige disseminierte Histoplasmose durch Histoplasma capsulatum

Generalisierte Histoplasmose durch Histoplasma capsulatum o.n.A.

B39.4 **Histoplasmose durch Histoplasma capsulatum, nicht näher bezeichnet**

Amerikanische Histoplasmose

B39.5 **Histoplasmose durch Histoplasma duboisii**

Afrikanische Histoplasmose

B39.9 **Histoplasmose, nicht näher bezeichnet**

B40.– Blastomykose

Exkl.: Südamerikanische Blastomykose (B41.–)
Keloidblastomykose (B48.0)

B40.0 **Akute Blastomykose der Lunge**

B40.1 **Chronische Blastomykose der Lunge**

B40.2 **Blastomykose der Lunge, nicht näher bezeichnet**

B40.3 **Blastomykose der Haut**

B40.7- **Disseminierte Blastomykose**

B40.70 Sepsis durch Blastomyces

Benutze für vollstationär im Krankenhaus behandelte, erwachsene Personen (18 Jahre und älter) eine zusätzliche Schlüsselnummer (U69.80!-U69.82!), um den zeitlichen Bezug der Sepsis zur stationären Krankenhausaufnahme anzugeben.

B40.78 Sonstige disseminierte Blastomykose

Generalisierte Blastomykose o.n.A.

B40.8 **Sonstige Formen der Blastomykose**

B40.9 **Blastomykose, nicht näher bezeichnet**

B41.– Parakokzidioidomykose

Inkl.: Lutz-Krankheit
Südamerikanische Blastomykose

B41.0 **Parakokzidioidomykose der Lunge**

B41.7- **Disseminierte Parakokzidioidomykose**

B41.70 Sepsis durch Paracoccidioides

Benutze für vollstationär im Krankenhaus behandelte, erwachsene Personen (18 Jahre und älter) eine zusätzliche Schlüsselnummer (U69.80!-U69.82!), um den zeitlichen Bezug der Sepsis zur stationären Krankenhausaufnahme anzugeben.

B41.78 Sonstige disseminierte Parakokzidioidomykose

Generalisierte Parakokzidioidomykose o.n.A.

B41.8 **Sonstige Formen der Parakokzidioidomykose**

B41.9 **Parakokzidioidomykose, nicht näher bezeichnet**

B42.– Sporotrichose

B42.0† **Sporotrichose der Lunge (J99.8*)**

B42.1 **Lymphokutane Sporotrichose**

B42.7- **Disseminierte Sporotrichose**

B42.70 Sepsis durch Sporothrix

Benutze für vollstationär im Krankenhaus behandelte, erwachsene Personen (18 Jahre und älter) eine zusätzliche Schlüsselnummer (U69.80!-U69.82!), um den zeitlichen Bezug der Sepsis zur stationären Krankenhausaufnahme anzugeben.

B42.78 Sonstige disseminierte Sporotrichose

Generalisierte Sporotrichose o.n.A.

B42.8 **Sonstige Formen der Sporotrichose**

B42.9 **Sporotrichose, nicht näher bezeichnet**

B43.– Chromomykose und chromomykotischer Abszess

B43.0 **Chromomykose der Haut**

Dermatitis verrucosa

B43.1 **Chromomykotischer Abszess des Gehirns**

Chromomykose des Gehirns

B43.2 **Chromomykotische(r) Abszess und Zyste der Unterhaut**

B43.8 **Sonstige Formen der Chromomykose**

B43.9 **Chromomykose, nicht näher bezeichnet**

B44.– Aspergillose

Inkl.: Aspergillom

B44.0 **Invasive Aspergillose der Lunge**

B44.1 **Sonstige Aspergillose der Lunge**

B44.2 **Aspergillose der Tonsillen**

B44.7- **Disseminierte Aspergillose**

B44.70 Sepsis durch Aspergillus

Benutze für vollstationär im Krankenhaus behandelte, erwachsene Personen (18 Jahre und älter) eine zusätzliche Schlüsselnummer (U69.80!-U69.82!), um den zeitlichen Bezug der Sepsis zur stationären Krankenhausaufnahme anzugeben.

B44.78 Sonstige disseminierte Aspergillose

Generalisierte Aspergillose o.n.A.

B44.8 **Sonstige Formen der Aspergillose**

B44.9 **Aspergillose, nicht näher bezeichnet**

B45.– Kryptokokkose

B45.0 **Kryptokokkose der Lunge**

B45.1 **Kryptokokkose des Gehirns**

Kryptokokkose der Hirnhäute und des Gehirns
Meningitis durch Kryptokokkosen† (G02.1*)

B45.2 **Kryptokokkose der Haut**

B45.3 **Kryptokokkose der Knochen**

B45.7- **Disseminierte Kryptokokkose**

B45.70 Sepsis durch Cryptococcus

Benutze für vollstationär im Krankenhaus behandelte, erwachsene Personen (18 Jahre und älter) eine zusätzliche Schlüsselnummer (U69.80!-U69.82!), um den zeitlichen Bezug der Sepsis zur stationären Krankenhausaufnahme anzugeben.

B45.78 Sonstige disseminierte Kryptokokkose

Generalisierte Kryptokokkose o.n.A.

B45.8 Sonstige Formen der Kryptokokkose

B45.9 Kryptokokkose, nicht näher bezeichnet

B46.– Zygomykose

B46.0 Mukormykose der Lunge

B46.1 Rhinozerebrale Mukormykose

B46.2 Mukormykose des Magen-Darm-Trakts

B46.3 Mukormykose der Haut

Mukormykose der Unterhaut

B46.4- Disseminierte Mukormykose

B46.40 Sepsis durch Mucorales

Benutze für vollstationär im Krankenhaus behandelte, erwachsene Personen (18 Jahre und älter) eine zusätzliche Schlüsselnummer (U69.80!-U69.82!), um den zeitlichen Bezug der Sepsis zur stationären Krankenhausaufnahme anzugeben.

B46.48 Sonstige disseminierte Mukormykose

Generalisierte Mukormykose o.n.A.

B46.5 Mukormykose, nicht näher bezeichnet

B46.8 Sonstige Formen der Zygomykose

Entomophthoramykose

B46.9 Zygomykose, nicht näher bezeichnet

Phykomykose o.n.A.

B47.– Myzetom

B47.0 Eumyzetom

Madurafuß, mykotisch
Maduramykose

B47.1 Aktinomyzetom

B47.9 Myzetom, nicht näher bezeichnet

Madurafuß o.n.A.

B48.– Sonstige Mykosen, anderenorts nicht klassifiziert

B48.0 Lobomykose

Keloid-Blastomykose

B48.1 Rhinosporidiose

B48.2 Allescheriose

Infektion durch Pseudallescheria boydii
Infektion durch Scedosporium

Exkl.: Madurafuß (B47.0)

B48.3 Geotrichose

Stomatitis durch Geotricha

B48.4 Penizilliose

B48.5† Pneumozystose (J17.2*)

Plasmazelluläre interstitielle Pneumonie
Pneumonie durch:
- Pneumocystis carinii
- Pneumocystis jirovecii

B48.7 Mykosen durch opportunistisch-pathogene Pilze

Mykosen durch Pilze geringer Virulenz, die eine Infektion nur dann hervorrufen können, wenn bestimmte Voraussetzungen gegeben sind, wie z.B. schwere Krankheiten oder die Anwendung immunsuppressiver und anderer Therapeutika sowie Strahlentherapie. Der größte Teil der verursachenden Pilze lebt normalerweise schmarotzend im Erdboden oder in verfaulenden Pflanzen.

B48.8- Sonstige näher bezeichnete Mykosen

B48.80 Sepsis durch Pilze, anderenorts nicht klassifiziert

Benutze eine zusätzliche Schlüsselnummer, um die zugrunde liegende Pilzinfektion spezifisch anzugeben. Benutze für vollstationär im Krankenhaus behandelte, erwachsene Personen (18 Jahre und älter) eine zusätzliche Schlüsselnummer (U69.80!-U69.82!), um den zeitlichen Bezug der Sepsis zur stationären Krankenhausaufnahme anzugeben.

Exkl.: Sepsis (durch):
- Aspergillus (B44.70)
- Blastomyces (B40.70)
- Candida (B37.7)
- Coccidioides (B38.70)
- Cryptococcus (B45.70)
- Histoplasma capsulatum (B39.30)
- Mucorales (B46.40)
- Paracoccidioides (B41.70)
- Sporothrix (B42.70)

B48.88 Sonstige näher bezeichnete Mykosen

Adiaspiromykose

B49 Nicht näher bezeichnete Mykose

Inkl.: Fungämie o.n.A.

Protozoenkrankheiten (B50–B64)

Exkl.: Amöbiasis (A06.–)
Sonstige Darmkrankheiten durch Protozoen (A07.–)

B50.– Malaria tropica durch Plasmodium falciparum

Inkl.: Mischinfektionen von Plasmodium falciparum mit anderen Plasmodienarten

B50.0 Malaria tropica mit zerebralen Komplikationen

Zerebrale Malaria o.n.A.

B50.8 Sonstige schwere Formen oder Komplikationen der Malaria tropica

Schwere Formen oder Komplikationen der Malaria tropica o.n.A.

B50.9 Malaria tropica, nicht näher bezeichnet

B51.– Malaria tertiana durch Plasmodium vivax

Inkl.: Mischinfektionen von Plasmodium vivax mit anderen Plasmodienarten, ausgenommen Plasmodium falciparum

Exkl.: Als Mischinfektion mit Plasmodium falciparum (B50.–)

B51.0 Malaria tertiana mit Milzruptur

B51.8 Malaria tertiana mit sonstigen Komplikationen

B51.9 Malaria tertiana ohne Komplikation

Malaria tertiana o.n.A.

B52.– Malaria quartana durch Plasmodium malariae

Inkl.: Mischinfektionen von Plasmodium malariae mit anderen Plasmodienarten, ausgenommen Plasmodium falciparum und Plasmodium vivax

Exkl.: Als Mischinfektion mit Plasmodium:
- falciparum (B50.–)
- vivax (B51.–)

B52.0 Malaria quartana mit Nephropathie

B52.8 Malaria quartana mit sonstigen Komplikationen

B52.9 Malaria quartana ohne Komplikation

Malaria quartana o.n.A.

B53.– Sonstige parasitologisch bestätigte Malaria

B53.0 Malaria durch Plasmodium ovale

Exkl.: Als Mischinfektion mit Plasmodium:
- falciparum (B50.–)
- malariae (B52.–)
- vivax (B51.–)

B53.1 Malaria durch Affen-Plasmodien

Exkl.: Als Mischinfektion mit Plasmodium:
- falciparum (B50.–)
- malariae (B52.–)
- ovale (B53.0)
- vivax (B51.–)

B53.8 Sonstige parasitologisch bestätigte Malaria, anderenorts nicht klassifiziert

Parasitologisch bestätigte Malaria o.n.A.

B54 Malaria, nicht näher bezeichnet

Inkl.: Klinisch diagnostizierte Malaria ohne parasitologische Bestätigung

B55.– Leishmaniose

B55.0 Viszerale Leishmaniose

Hautbefall nach Kala-Azar
Kala-Azar

B55.1 Kutane Leishmaniose

Orientbeule

B55.2 Mukokutane Leishmaniose

Espundia

B55.9 Leishmaniose, nicht näher bezeichnet

B56.– Afrikanische Trypanosomiasis

Inkl.: Schlafkrankheit

B56.0 Trypanosomiasis gambiensis

Infektion durch Trypanosoma brucei gambiense
Westafrikanische Schlafkrankheit

B56.1 Trypanosomiasis rhodesiensis

Infektion durch Trypanosoma brucei rhodesiense
Ostafrikanische Schlafkrankheit

B56.9 Afrikanische Trypanosomiasis, nicht näher bezeichnet

Schlafkrankheit o.n.A.
Trypanosomiasis o.n.A., in Orten, in denen afrikanische Trypanosomiasis häufig vorkommt

B57.– Chagas-Krankheit

Inkl.: Amerikanische Trypanosomiasis
Infektion durch Trypanosoma cruzi

B57.0† Akute Chagas-Krankheit mit Herzbeteiligung (I41.2*, I98.1*)

Akute Chagas-Krankheit mit:
- kardiovaskulärer Beteiligung, anderenorts nicht klassifiziert (I98.1*)
- Myokarditis (I41.2*)

B57.1 Akute Chagas-Krankheit ohne Herzbeteiligung

Akute Chagas-Krankheit o.n.A.

B57.2 **Chagas-Krankheit (chronisch) mit Herzbeteiligung**

Amerikanische Trypanosomiasis o.n.A.
Chagas-Krankheit (chronisch) (mit):
- kardiovaskulärer Beteiligung, anderenorts nicht klassifiziert† (I98.1*)
- Myokarditis† (I41.2*)
- o.n.A.

Trypanosomiasis o.n.A., in Gebieten, in denen Chagas-Krankheit häufig vorkommt

B57.3 **Chagas-Krankheit (chronisch) mit Beteiligung des Verdauungssystems**

B57.4 **Chagas-Krankheit (chronisch) mit Beteiligung des Nervensystems**

B57.5 **Chagas-Krankheit (chronisch) mit Beteiligung sonstiger Organe**

B58.– Toxoplasmose

Inkl.: Infektion durch Toxoplasma gondii

Exkl.: Angeborene Toxoplasmose (P37.1)

B58.0† **Augenerkrankung durch Toxoplasmen**

Chorioretinitis durch Toxoplasmen (H32.0*)

B58.1† **Hepatitis durch Toxoplasmen (K77.0*)**

B58.2† **Meningoenzephalitis durch Toxoplasmen (G05.2*)**

B58.3† **Toxoplasmose der Lunge (J17.3*)**

B58.8 **Toxoplasmosen mit Beteiligung sonstiger Organe**

Myokarditis durch Toxoplasmen† (I41.2*)
Myositis durch Toxoplasmen† (M63.1-*)

B58.9- **Toxoplasmose, nicht näher bezeichnet**

B58.90 Sepsis durch Toxoplasmen

Benutze für vollstationär im Krankenhaus behandelte, erwachsene Personen (18 Jahre und älter) eine zusätzliche Schlüsselnummer (U69.80!-U69.82!), um den zeitlichen Bezug der Sepsis zur stationären Krankenhausaufnahme anzugeben.

B58.98 Toxoplasmose, nicht näher bezeichnet

B60.– Sonstige Protozoenkrankheiten, anderenorts nicht klassifiziert

Exkl.: Intestinale Mikrosporidiose (A07.8)
Isosporose (A07.3)
Kryptosporidiose (A07.2)

B60.0 **Babesiose**

Piroplasmose

B60.1 **Akanthamöbiasis**

Keratokonjunktivitis durch Akanthamöben† (H19.2*)
Konjunktivitis durch Akanthamöben† (H13.1*)

B60.2 **Naegleriainfektion**

Primäre Amöben-Meningoenzephalitis† (G05.2*)

B60.8- **Sonstige näher bezeichnete Protozoenkrankheiten**

B60.80 Sepsis durch Protozoen, anderenorts nicht klassifiziert

Benutze eine zusätzliche Schlüsselnummer, um die zugrunde liegende Protozoeninfektion spezifisch anzugeben.
Benutze für vollstationär im Krankenhaus behandelte, erwachsene Personen (18 Jahre und älter) eine zusätzliche Schlüsselnummer (U69.80!-U69.82!), um den zeitlichen Bezug der Sepsis zur stationären Krankenhausaufnahme anzugeben.

Exkl.: Sepsis durch Toxoplasmen (B58.90)

B60.88 Sonstige näher bezeichnete Protozoenkrankheiten

Mikrosporidiose

B64 Nicht näher bezeichnete Protozoenkrankheit

Helminthosen
(B65–B83)

B65.– Schistosomiasis [Bilharziose]

Inkl.: Snail fever

B65.0 **Schistosomiasis durch Schistosoma haematobium [Blasenbilharziose]**

Schistosomiasis urogenitalis

B65.1 **Schistosomiasis durch Schistosoma mansoni [Darmbilharziose]**

Schistosomiasis intestinalis

B65.2 **Schistosomiasis durch Schistosoma japonicum**

Asiatische Schistosomiasis

B65.3 **Zerkariendermatitis**

Schistosomendermatitis

B65.8 **Sonstige Formen der Schistosomiasis**

Infektion durch Schistosoma:
- intercalatum
- mattheei
- mekongi

B65.9 **Schistosomiasis, nicht näher bezeichnet**

B66.– Befall durch sonstige Trematoden [Egel]

B66.0 **Opisthorchiasis**

Infektion durch:
- Katzenleberegel
- Opisthorchis (felineus) (viverrini)

B66.1 **Clonorchiasis**

Chinesische Leberegel-Krankheit
Infektion durch Clonorchis sinensis
Orientalische Leberegel-Krankheit

B66.2 **Dicrocoeliasis**

Infektion durch Dicrocoelium dendriticum
Lanzettegel-Infektion

B66.3 **Fascioliasis**

Infektion durch Fasciola:
- gigantica
- hepatica
- indica

Leberegel-Krankheit
Schafleberegel-Krankheit

B66.4 **Paragonimiasis**

Infektion durch Paragonimus-Arten
Lungenegel-Krankheit
Pulmonale Distomatose

B66.5 **Fasciolopsiasis**

Darmegel-Krankheit
Infektion durch Fasciolopsis buski
Intestinale Distomatose

B66.8 **Befall durch sonstige näher bezeichnete Trematoden**

Echinostomiasis
Heterophyiasis
Metagonimiasis
Nanophyetiasis
Watsoniasis

B66.9 **Trematodenbefall, nicht näher bezeichnet**

B67.– Echinokokkose

Inkl.: Hydatidose

B67.0 **Echinococcus-granulosus-Infektion [zystische Echinokokkose] der Leber**

B67.1 **Echinococcus-granulosus-Infektion [zystische Echinokokkose] der Lunge**

B67.2 **Echinococcus-granulosus-Infektion [zystische Echinokokkose] der Knochen**

B67.3 **Echinococcus-granulosus-Infektion [zystische Echinokokkose] an mehreren und sonstigen Lokalisationen**

B67.4 **Echinococcus-granulosus-Infektion [zystische Echinokokkose], nicht näher bezeichnet**

Hundebandwurm (Infektion)

B67.5 **Echinococcus-multilocularis-Infektion [alveoläre Echinokokkose] der Leber**

B67.6 **Echinococcus-multilocularis-Infektion [alveoläre Echinokokkose] an mehreren und sonstigen Lokalisationen**

B67.7 **Echinococcus-multilocularis-Infektion [alveoläre Echinokokkose], nicht näher bezeichnet**

B67.8 **Nicht näher bezeichnete Echinokokkose der Leber**

B67.9 **Sonstige und nicht näher bezeichnete Echinokokkose**

Echinokokkose o.n.A.

B68.– Taeniasis

Exkl.: Zystizerkose (B69.–)

B68.0 **Befall durch Taenia solium**

Schweinebandwurm (Infektion)

B68.1 **Befall durch Taenia saginata**

Infektion durch Bandwurm Taenia saginata (adult)
Rinderbandwurm (Infektion)

B68.9 **Taeniasis, nicht näher bezeichnet**

B69.– Zystizerkose

Inkl.: Infektion durch Larven des Schweinebandwurmes

B69.0 **Zystizerkose des Zentralnervensystems**

B69.1 **Zystizerkose der Augen**

B69.8 **Zystizerkose an sonstigen Lokalisationen**

B69.9 **Zystizerkose, nicht näher bezeichnet**

B70.– Diphyllobothriose und Sparganose

B70.0 **Diphyllobothriose**

Fischbandwurm (Infektion)
Infektion durch adulte Form von Diphyllobothrium (latum) (pacificum)

Exkl.: Befall durch Larven von Diphyllobothrium (B70.1)

B70.1 **Sparganose**

Befall durch Diphyllobothrium-Larven
Infektion durch:
- Sparganum (mansoni) (proliferum)
- Spirometra-Larven

Spirometrosis

B71.– Befall durch sonstige Zestoden

B71.0 **Hymenolepiasis**

Rattenbandwurm (Infektion)
Zwergbandwurm (Infektion)

B71.1 **Dipylidiose**
Dipylidiasis

B71.8 **Sonstige näher bezeichnete Zestodeninfektionen**
Coenurosis

B71.9 **Zestodeninfektion, nicht näher bezeichnet**
Bandwurm (Infektion) o.n.A.

B72 Drakunkulose

Inkl.: Infektion durch Dracunculus medinensis
Medinawurm-Infektion

B73 Onchozerkose

Inkl.: Flussblindheit
Onchocerca-volvulus-Infektion
Onchozerkiasis

B74.– Filariose

Exkl.: Onchozerkose (B73)
Tropische (pulmonale) Eosinophilie o.n.A. (J82)

B74.0 **Filariose durch Wuchereria bancrofti**
Elephantiasis durch Wuchereria bancrofti
Lymphatische Filariose

B74.1 **Filariose durch Brugia malayi**

B74.2 **Filariose durch Brugia timori**

B74.3 **Loiasis**
Afrikanische Augenwurmkrankheit
Kalabarschwellung
Loa-loa-Filariose

B74.4 **Mansonelliasis**
Infektion durch Mansonella:
- ozzardi
- perstans [Dipetalonema perstans]
- streptocerca

B74.8 **Sonstige Filariose**
Dirofilariose

B74.9 **Filariose, nicht näher bezeichnet**

B75 Trichinellose

Inkl.: Infektion durch Trichinella-Arten
Trichinose

B76.– Hakenwurm-Krankheit

Inkl.: Unzinariasis

B76.0 **Ankylostomiasis**
Infektion durch Ancylostoma-Arten

B76.1 **Nekatoriasis**
Infektion durch Necator americanus

B76.8 **Sonstige Hakenwurm-Krankheiten**

B76.9 **Hakenwurm-Krankheit, nicht näher bezeichnet**
Larva migrans cutanea o.n.A.

B

B77.– Askaridose

Inkl.: Askariasis
Askaridiasis
Spulwurm-Infektion

B77.0 **Askaridose mit intestinalen Komplikationen**

B77.8 **Askaridose mit sonstigen Komplikationen**

B77.9 **Askaridose, nicht näher bezeichnet**

B78.– Strongyloidiasis

Exkl.: Trichostrongyliasis (B81.2)

B78.0 **Strongyloidiasis des Darmes**

B78.1 **Strongyloidiasis der Haut**

B78.7 **Disseminierte Strongyloidiasis**

B78.9 **Strongyloidiasis, nicht näher bezeichnet**

B79 Trichuriasis

Inkl.: Peitschenwurm (Krankheit) (Infektion)
Trichocephaliasis

B80 Enterobiasis

Inkl.: Fadenwurm-Infektion
Madenwurm-Infektion
Oxyuriasis

B81.– Sonstige intestinale Helminthosen, anderenorts nicht klassifiziert

Exkl.: Angiostrongyliasis durch:
- Angiostrongylus cantonensis (B83.2)
- Parastrongylus cantonensis (B83.2)

B81.0 **Anisakiasis**

Infektion durch Anisakis-Larven

B81.1 **Intestinale Kapillariasis**

Infektion durch Capillaria philippinensis
Kapillariasis o.n.A.

Exkl.: Kapillariasis der Leber (B83.8)

B81.2 **Trichostrongyliasis**

B81.3 **Intestinale Angiostrongyliasis**

Angiostrongyliasis durch:
- Angiostrongylus costaricensis
- Parastrongylus costaricensis

B81.4 **Mischformen intestinaler Helminthosen**

Helminthose-Mischformen o.n.A.
Infektion durch mehr als eine der unter B65.0-B81.3 und B81.8 klassifizierbaren intestinalen Helminthenarten

B81.8 **Sonstige näher bezeichnete intestinale Helminthosen**

Infektion durch:
- Oesophagostomum-Arten [Oesophagostomiasis]
- Ternidens deminutus [Ternidensiasis]
- Ternidens diminutus [Ternidensiasis]

B82.– Nicht näher bezeichneter intestinaler Parasitismus

B82.0 **Intestinale Helminthose, nicht näher bezeichnet**

B82.9 **Intestinaler Parasitismus, nicht näher bezeichnet**

B83.– Sonstige Helminthosen

Exkl.: Kapillariasis:
- intestinal (B81.1)
- o.n.A. (B81.1)

B83.0 Larva migrans visceralis

Toxokariasis

B83.1 Gnathostomiasis

B83.2 Angiostrongyliasis durch Parastrongylus cantonensis

Angiostrongyliasis durch Angiostrongylus cantonensis
Eosinophile Meningoenzephalitis† (G05.2*)

Exkl.: Intestinale Angiostrongyliasis (B81.3)

B83.3 Syngamiasis

Syngamosis

B83.4 Hirudiniasis interna

Exkl.: Hirudiniasis externa (B88.3)

B83.8 Sonstige näher bezeichnete Helminthosen

Akanthozephaliasis
Gongylonemiasis
Kapillariasis der Leber
Metastrongyliasis
Thelaziasis

B83.9 Helminthose, nicht näher bezeichnet

Würmer o.n.A.
Exkl.: Intestinale Helminthose o.n.A. (B82.0)

Pedikulose [Läusebefall], Akarinose [Milbenbefall] und sonstiger Parasitenbefall der Haut
(B85–B89)

B85.– Pedikulose [Läusebefall] und Phthiriasis [Filzläusebefall]

B85.0 Pedikulose durch Pediculus humanus capitis

Kopflausbefall

B85.1 Pedikulose durch Pediculus humanus corporis

Kleiderlausbefall

B85.2 Pedikulose, nicht näher bezeichnet

B85.3 Phthiriasis [Filzläusebefall]

Befall durch:
- Filzläuse
- Phthirus pubis

B85.4 Mischformen von Pedikulose und Phthiriasis

Befall durch mehr als eine der unter B85.0-B85.3 klassifizierbaren Arten

B86 Skabies

Inkl.: Krätze

B87.– Myiasis

Inkl.: Befall durch Fliegenlarven

B87.0 Dermatomyiasis

Hautmadenfraß

B87.1 Wundmyiasis

Hautmyiasis, traumatisch

B87.2 **Ophthalmomyiasis**

B87.3 **Nasopharyngeale Myiasis**

Laryngeale Myiasis

B87.4 **Otomyiasis**

B87.8 **Myiasis an sonstigen Lokalisationen**

Enteromyiasis
Urogenitalmyiasis

B87.9 **Myiasis, nicht näher bezeichnet**

B88.– Sonstiger Parasitenbefall der Haut

B88.0 **Sonstige Akarinose [Milbenbefall]**

Dermatitis durch:
- Demodex-Arten
- Dermanyssus gallinae
- Liponyssoides sanguineus

Milben-Dermatitis
Trombikulose

Exkl.: Skabies (B86)

B88.1 **Tungiasis [Sandflohbefall]**

B88.2 **Sonstiger Befall durch Arthropoden**

Skarabiasis

B88.3 **Hirudiniasis externa**

Blutegelbefall o.n.A.

Exkl.: Hirudiniasis interna (B83.4)

B88.8 **Sonstiger näher bezeichneter Parasitenbefall der Haut**

Fischparasitenbefall durch Vandellia cirrhosa
Linguatulose
Porozephalose

B88.9 **Parasitenbefall der Haut, nicht näher bezeichnet**

Befall o.n.A. durch Milben
Hautparasiten o.n.A.

B89 Nicht näher bezeichnete parasitäre Krankheit

Folgezustände von infektiösen und parasitären Krankheiten (B90–B94)

Hinw.: Die Kategorien B90-B94 sind zu benutzen, um bei Krankheitszuständen unter A00-B89 anzuzeigen, dass sie anderenorts klassifizierte Folgezustände verursacht haben. Zu den "Folgen" zählen Krankheitszustände, die als Folgen bezeichnet sind. Weiterhin zählen dazu auch Spätfolgen von Krankheiten, wenn diese in den vorstehenden Kategorien klassifizierbar sind und wenn feststeht, dass diese Krankheit selbst nicht mehr besteht. Für den Gebrauch dieser Kategorien sind in der stationären Versorgung die Deutschen Kodierrichtlinien zu beachten.

B90.– Folgezustände der Tuberkulose

B90.0 **Folgezustände einer Tuberkulose des Zentralnervensystems**

B90.1 **Folgezustände einer Tuberkulose des Urogenitalsystems**

B90.2 **Folgezustände einer Tuberkulose der Knochen und der Gelenke**

B90.8 **Folgezustände einer Tuberkulose sonstiger Organe**

B90.9 **Folgezustände einer Tuberkulose der Atmungsorgane und einer nicht näher bezeichneten Tuberkulose**

Folgezustände einer Tuberkulose o.n.A.

B91 Folgezustände der Poliomyelitis

Exkl.: Postpolio-Syndrom (G14)

B92 Folgezustände der Lepra

B94.– Folgezustände sonstiger und nicht näher bezeichneter infektiöser und parasitärer Krankheiten

B94.0 **Folgezustände des Trachoms**

B94.1 **Folgezustände der Virusenzephalitis**

B94.2 **Folgezustände der Virushepatitis**

B94.8 **Folgezustände sonstiger näher bezeichneter infektiöser und parasitärer Krankheiten**

B94.9 **Folgezustände nicht näher bezeichneter infektiöser oder parasitärer Krankheit**

Bakterien, Viren und sonstige Infektionserreger als Ursache von Krankheiten, die in anderen Kapiteln klassifiziert sind
(B95!–B98!)

Hinw.: Diese Kategorien sollten niemals zur primären Verschlüsselung benutzt werden. Sie dienen als ergänzende oder zusätzliche Schlüsselnummern zur Angabe des Infektionserregers bei anderenorts klassifizierten Krankheiten.

B95.–! Streptokokken und Staphylokokken als Ursache von Krankheiten, die in anderen Kapiteln klassifiziert sind

B95.0! ***Streptokokken, Gruppe A, als Ursache von Krankheiten, die in anderen Kapiteln klassifiziert sind***

B95.1! ***Streptokokken, Gruppe B, als Ursache von Krankheiten, die in anderen Kapiteln klassifiziert sind***

B95.2! ***Streptokokken, Gruppe D, und Enterokokken als Ursache von Krankheiten, die in anderen Kapiteln klassifiziert sind***

B95.3! ***Streptococcus pneumoniae als Ursache von Krankheiten, die in anderen Kapiteln klassifiziert sind***

B95.4-! ***Sonstige Streptokokken als Ursache von Krankheiten, die in anderen Kapiteln klassifiziert sind***

B95.41! *Streptokokken, Gruppe C, als Ursache von Krankheiten, die in anderen Kapiteln klassifiziert sind*

B95.42! *Streptokokken, Gruppe G, als Ursache von Krankheiten, die in anderen Kapiteln klassifiziert sind*

B95.48! *Sonstige näher bezeichnete Streptokokken als Ursache von Krankheiten, die in anderen Kapiteln klassifiziert sind*

B95.5! ***Nicht näher bezeichnete Streptokokken als Ursache von Krankheiten, die in anderen Kapiteln klassifiziert sind***

B95.6! ***Staphylococcus aureus als Ursache von Krankheiten, die in anderen Kapiteln klassifiziert sind***

B95.7! ***Sonstige Staphylokokken als Ursache von Krankheiten, die in anderen Kapiteln klassifiziert sind***

B95.8! ***Nicht näher bezeichnete Staphylokokken als Ursache von Krankheiten, die in anderen Kapiteln klassifiziert sind***

B95.9-! ***Sonstige näher bezeichnete grampositive Erreger als Ursache von Krankheiten, die in anderen Kapiteln klassifiziert sind***

B95.90! *Sonstige näher bezeichnete grampositive aerobe Erreger als Ursache von Krankheiten, die in anderen Kapiteln klassifiziert sind*

Corynebakterien

B95.91! *Sonstige näher bezeichnete grampositive anaerobe, nicht sporenbildende Erreger als Ursache von Krankheiten, die in anderen Kapiteln klassifiziert sind*

Peptostreptokokken
Propionibakterien

B96.–! Sonstige näher bezeichnete Bakterien als Ursache von Krankheiten, die in anderen Kapiteln klassifiziert sind

B96.0! ***Mykoplasmen und Ureaplasmen als Ursache von Krankheiten, die in anderen Kapiteln klassifiziert sind***

Mycoplasma pneumoniae [M. pneumoniae]
Pleuropneumonia-like-organism [PPLO]

B96.2! ***Escherichia coli [E. coli] und andere Enterobacterales als Ursache von Krankheiten, die in anderen Kapiteln klassifiziert sind***

Enterobacter
Klebsiella
Morganella
Proteus
Serratia

B96.3! ***Haemophilus und Moraxella als Ursache von Krankheiten, die in anderen Kapiteln klassifiziert sind***

HACEK-Gruppe [Haemophilus, Actinobacillus, Cardiobacterium hominis, Eikenella, Kingella]
Haemophilus influenzae [H. influenzae]

B96.5! ***Pseudomonas und andere Nonfermenter als Ursache von Krankheiten, die in anderen Kapiteln klassifiziert sind***

Acinetobacter
Burkholderia
Pseudomonas aeruginosa
Stenotrophomonas

B96.6! ***Bacteroides fragilis [B. fragilis] und andere gramnegative Anaerobier als Ursache von Krankheiten, die in anderen Kapiteln klassifiziert sind***

B96.7! ***Clostridium perfringens [C. perfringens] und andere grampositive, sporenbildende Anaerobier als Ursache von Krankheiten, die in anderen Kapiteln klassifiziert sind***

B96.8! ***Sonstige näher bezeichnete Bakterien als Ursache von Krankheiten, die in anderen Kapiteln klassifiziert sind***

B97.–! Viren als Ursache von Krankheiten, die in anderen Kapiteln klassifiziert sind

B97.0! ***Adenoviren als Ursache von Krankheiten, die in anderen Kapiteln klassifiziert sind***

B97.1! ***Enteroviren als Ursache von Krankheiten, die in anderen Kapiteln klassifiziert sind***

Coxsackieviren
ECHO-Viren

B97.2! ***Coronaviren als Ursache von Krankheiten, die in anderen Kapiteln klassifiziert sind***

B97.3! ***Retroviren als Ursache von Krankheiten, die in anderen Kapiteln klassifiziert sind***

Lentiviren
Onkoviren

B97.4! ***Respiratory-Syncytial-Viren [RS-Viren] als Ursache von Krankheiten, die in anderen Kapiteln klassifiziert sind***

B97.5! ***Reoviren als Ursache von Krankheiten, die in anderen Kapiteln klassifiziert sind***

B97.6! ***Parvoviren als Ursache von Krankheiten, die in anderen Kapiteln klassifiziert sind***

B97.7! ***Papillomaviren als Ursache von Krankheiten, die in anderen Kapiteln klassifiziert sind***

B97.8! ***Sonstige Viren als Ursache von Krankheiten, die in anderen Kapiteln klassifiziert sind***

Humanes Metapneumovirus

B98.–! Sonstige näher bezeichnete infektiöse Erreger als Ursache von Krankheiten, die in anderen Kapiteln klassifiziert sind

B98.0! ***Helicobacter pylori [H. pylori] als Ursache von Krankheiten, die in anderen Kapiteln klassifiziert sind***

B98.1! ***Vibrio vulnificus als Ursache von Krankheiten, die in anderen Kapiteln klassifiziert sind***

Sonstige Infektionskrankheiten
(B99–B99)

B99 Sonstige und nicht näher bezeichnete Infektionskrankheiten

Kapitel II

Neubildungen (C00–D48)

Dieses Kapitel gliedert sich in folgende Gruppen:

C00–C97	Bösartige Neubildungen		
	C00–C75	Bösartige Neubildungen an genau bezeichneten Lokalisationen, als primär festgestellt oder vermutet, ausgenommen lymphatisches, blutbildendes und verwandtes Gewebe	
		C00–C14	Bösartige Neubildungen der Lippe, der Mundhöhle und des Pharynx
		C15–C26	Bösartige Neubildungen der Verdauungsorgane
		C30–C39	Bösartige Neubildungen der Atmungsorgane und sonstiger intrathorakaler Organe
		C40–C41	Bösartige Neubildungen des Knochens und des Gelenkknorpels
		C43–C44	Melanom und sonstige bösartige Neubildungen der Haut
		C45–C49	Bösartige Neubildungen des mesothelialen Gewebes und des Weichteilgewebes
		C50–C50	Bösartige Neubildungen der Brustdrüse [Mamma]
		C51–C58	Bösartige Neubildungen der weiblichen Genitalorgane
		C60–C63	Bösartige Neubildungen der männlichen Genitalorgane
		C64–C68	Bösartige Neubildungen der Harnorgane
		C69–C72	Bösartige Neubildungen des Auges, des Gehirns und sonstiger Teile des Zentralnervensystems
		C73–C75	Bösartige Neubildungen der Schilddrüse und sonstiger endokriner Drüsen
	C76–C80	Bösartige Neubildungen ungenau bezeichneter, sekundärer und nicht näher bezeichneter Lokalisationen	
	C81–C96	Bösartige Neubildungen des lymphatischen, blutbildenden und verwandten Gewebes, als primär festgestellt oder vermutet	
	C97!–C97!	*Bösartige Neubildungen als Primärtumoren an mehreren Lokalisationen*	
D00–D09	In-situ-Neubildungen		
D10–D36	Gutartige Neubildungen		
D37–D48	Neubildungen unsicheren oder unbekannten Verhaltens		

Dieses Kapitel enthält die folgenden Ausrufezeichenschlüsselnummern:

C94.8!	*Blastenkrise bei chronischer myeloischer Leukämie [CML]*
C95.8!	*Leukämie, refraktär auf Standard-Induktionstherapie*
C97!	*Bösartige Neubildungen als Primärtumoren an mehreren Lokalisationen*

Hinweise:

1. Primäre, ungenau bezeichnete, sekundäre und nicht näher bezeichnete Lokalisationen bösartiger Neubildungen

Die Kategorien C76–C80 umfassen bösartige Neubildungen, bei denen keine eindeutige Angabe über deren Ursprungsort vorliegt, oder Neubildungen ohne Angabe des Ursprungsortes, die als "disseminiert", "ausgebreitet" oder "ausgedehnt" bezeichnet sind. In diesen Fällen wird der Ursprungsort als unbekannt angesehen.

2. Funktionelle Aktivität

In diesem Kapitel sind sämtliche Neubildungen klassifiziert, ungeachtet dessen, ob sie funktionell aktiv sind oder nicht. Mit einer zusätzlichen Schlüsselnummer aus Kapitel IV kann eine mit einer Neubildung zusammenhängende funktionelle Aktivität angegeben werden. So erhält z.B. ein katecholaminbildendes bösartiges Phäochromozytom der Nebenniere die Schlüsselnummer C74 und die zusätzliche Schlüsselnummer E27.5; ein basophiles Adenom der Hypophyse mit Cushing-Syndrom erhält die Schlüsselnummer D35.2 und die zusätzliche Schlüsselnummer E24.0.

3. Morphologie

Die bösartigen Neubildungen lassen sich in mehrere morphologische (histologische) Hauptgruppen unterteilen: Karzinome, einschließlich Plattenepithel- und Adenokarzinomen, Sarkome, andere Weichteiltumoren, einschließlich Mesotheliomen, Lymphome (Hodgkin- und Non-Hodgkin-), Leukämien, sonstige näher bezeichnete und lokalisationsspezifische Arten sowie nicht näher bezeichnete Krebsarten. Krebs ist ein Oberbegriff für alle genannten Gruppen, der allerdings selten für die bösartigen Neubildungen des lymphatischen, blutbildenden und verwandten Gewebes benutzt wird. Die Bezeichnung "Karzinom" wird manchmal unkorrekterweise als Synonym für "Krebs" verwendet.

Im vorliegenden Kapitel II erfolgt die Klassifizierung der Neubildungen innerhalb großer Gruppen nach dem (biologischen bzw. biotischen) Verhalten, innerhalb dieser Gruppen hauptsächlich nach der Lokalisation. In einigen Ausnahmefällen wird die Morphologie in der Kategorien- und Subkategorien-Überschrift angegeben.

Für jene Benutzer, die den histologischen Typ von Neubildungen erfassen wollen, wird auf die aktuelle Morphologie-Klassifikation (ICD-O-3) verwiesen, die zum Download auf den Webseiten des BfArM zur Verfügung steht. Die bisher in der ICD-10 aufgeführten Morphologieschlüsselnummern, abgeleitet aus der 2. Ausgabe der Internationalen Klassifikation der Krankheiten für die Onkologie (ICD-O), waren nicht mehr aktuell. Die ICD-O ist eine zweiachsige Klassifikation mit je einem eigenständigen Kodiersystem für die Topographie und für die Morphologie. Die Morphologieschlüsselnummern sind sechsstellig, die ersten vier Stellen kennzeichnen den histologischen Typ, die fünfte Stelle gibt das Verhalten (Malignitätsgrad) an (bösartig primär, bösartig sekundär (metastatisch), in situ, gutartig, ungewiss, ob bösartig oder gutartig), und die sechste Stelle ist ein Schlüssel für die Einstufung des Differenzierungsgrades von soliden Tumoren, der auch als spezieller Schlüssel für Lymphome und Leukämien benutzt wird.

4. Verwendung von Subkategorien in Kapitel II

Es soll auf die spezielle Verwendung der Subkategorie .8 in diesem Kapitel hingewiesen werden [siehe Hinweis 5.]. Wo Subkategorien für "sonstige" erforderlich waren, wurden diese generell mit Subkategorie .7 bezeichnet.

5. Bösartige Neubildungen mit Überlappung der Lokalisationsgrenzen und Verwendung der Subkategorie .8 (mehrere Teilbereiche überlappend)

In den Kategorien C00-C75 sind primäre bösartige Neubildungen nach ihrem Ursprungsort klassifiziert. Viele dreistellige Kategorien sind außerdem nach aufgeführten Teilbereichen oder Subkategorien des betreffenden Organs unterteilt. Eine Neubildung, die zwei oder mehr aneinandergrenzende Teilbereiche innerhalb einer dreistelligen Kategorie überlappt und deren Ursprungsort nicht bestimmt werden kann, sollte entsprechend der Subkategorie .8 ("mehrere Teilbereiche überlappend") klassifiziert werden, vorausgesetzt, dass die Kombination nicht speziell an anderer Stelle aufgeführt ist. Karzinom der Speiseröhre und des Magens wird beispielsweise speziell mit C16.0 (Kardia) klassifiziert, während Karzinom der Spitze und der Ventralfläche der Zunge mit C02.8 verschlüsselt werden sollte. Andererseits sollte Karzinom der Zungenspitze mit Ausdehnung auf die Ventralfläche mit C02.1 verschlüsselt werden, da der Ursprungsort, die Zungenspitze, bekannt ist. "Überlappend" bedeutet, dass die beteiligten Teilbereiche aneinandergrenzen. Obwohl numerisch aufeinanderfolgende Subkategorien häufig auch anatomisch aneinandergrenzen, ist dies jedoch nicht immer der Fall (z.B. Harnblase C67.–), so dass der Kodierer bei der Festlegung der topographischen Beziehungen möglicherweise auf anatomische Lehrbücher zurückgreifen muss.

Manchmal liegt eine Überlappung über die Grenzen der dreistelligen Kategorien innerhalb bestimmter Systeme vor; um dem Rechnung zu tragen, sind die folgenden Subkategorien vorgesehen:

C02.8	Zunge, mehrere Teilbereiche überlappend
C08.8	Große Speicheldrüsen, mehrere Teilbereiche überlappend
C14.8	Lippe, Mundhöhle und Pharynx, mehrere Teilbereiche überlappend
C21.8	Rektum, Anus und Canalis analis, mehrere Teilbereiche überlappend
C24.8	Gallenwege, mehrere Teilbereiche überlappend
C26.8	Verdauungssystem, mehrere Teilbereiche überlappend
C39.8	Atmungsorgane und intrathorakale Organe, mehrere Teilbereiche überlappend
C41.8	Knochen und Gelenkknorpel, mehrere Teilbereiche überlappend
C49.8	Bindegewebe und Weichteilgewebe, mehrere Teilbereiche überlappend
C57.8	Weibliche Genitalorgane, mehrere Teilbereiche überlappend
C63.8	Männliche Genitalorgane, mehrere Teilbereiche überlappend
C68.8	Harnorgane, mehrere Teilbereiche überlappend
C72.8	Zentralnervensystem, mehrere Teilbereiche überlappend

Ein entsprechendes Beispiel ist Karzinom des Magens und des Dünndarmes, das die Schlüsselnummer C26.8 (Verdauungssystem, mehrere Teilbereiche überlappend) erhalten sollte.

C

6. Bösartige Neubildungen ektopen Gewebes

Bösartige Neubildungen ektopen Gewebes sind entsprechend der Lokalisation zu verschlüsseln, an der sie auftreten, z.B. werden bösartige Neubildungen ektopen Pankreasgewebes im Ovar mit der Kategorie C56 (Bösartige Neubildung des Ovars) verschlüsselt.

7. Benutzung des Alphabetischen Verzeichnisses bei der Verschlüsselung von Neubildungen

Zusätzlich zur Lokalisation müssen bei der Verschlüsselung von Neubildungen auch die Morphologie und das Verhalten berücksichtigt werden. Bei der Klassifizierung von Neubildungen muss zunächst immer der Eintrag im Alphabetischen Verzeichnis nachgeschlagen werden, um die morphologische Bezeichnung zu erhalten.

In der Einführung zum Alphabetischen Verzeichnis werden allgemeine Hinweise zum richtigen Gebrauch des Alphabetischen Verzeichnisses gegeben. Die genaueren Anleitungen und Beispiele zu Neubildungen sollten berücksichtigt werden, um die Kategorien und Subkategorien des Kapitels II richtig zu benutzen.

8. Benutzung der Internationalen Klassifikation der Krankheiten für die Onkologie (ICD-O)

Für bestimmte morphologische Typen bietet das Kapitel II eine recht begrenzte oder überhaupt keine topographische Klassifikation. Der Topographie-Schlüssel der ICD-O verwendet für alle Neubildungen im Wesentlichen die gleichen drei- und vierstelligen Kategorien wie das Kapitel II für bösartige Neubildungen (C00-C77, C80); dadurch wird eine genauere Verschlüsselung der Lokalisation anderer Neubildungen (bösartige sekundäre (metastatische), gutartige, in situ und ungewisse oder unbekannte) möglich.

Wer sowohl die Lokalisation als auch die Morphologie von Tumoren angeben will, z.B. Krebsregister, onkologische Krankenhäuser, Pathologie-Abteilungen und andere Einrichtungen, die sich mit Krebs befassen, dem wird daher empfohlen, die ICD-O zu benutzen.

Bösartige Neubildungen
(C00–C97!)

Bösartige Neubildungen an genau bezeichneten Lokalisationen, als primär festgestellt oder vermutet, ausgenommen lymphatisches, blutbildendes und verwandtes Gewebe
(C00–C75)

Bösartige Neubildungen der Lippe, der Mundhöhle und des Pharynx
(C00–C14)

C00.– Bösartige Neubildung der Lippe

Exkl.: Lippenhaut (C43.0, C44.0)

C00.0 Äußere Oberlippe

Oberlippe:
- Lippenrot
- Lippenrotgrenze
- o.n.A.

C00.1 Äußere Unterlippe

Unterlippe:
- Lippenrot
- Lippenrotgrenze
- o.n.A.

C00.2 Äußere Lippe, nicht näher bezeichnet

Lippenrotgrenze o.n.A.

C00.3 Oberlippe, Innenseite

Oberlippe:
- Frenulum
- Mundhöhlenseite

- Schleimhaut
- Wangenseite

C00.4 Unterlippe, Innenseite

Unterlippe:
- Frenulum
- Mundhöhlenseite
- Schleimhaut
- Wangenseite

C00.5 Lippe, nicht näher bezeichnet, Innenseite

Lippe, ohne Angabe, ob Oberlippe oder Unterlippe:
- Frenulum
- Mundhöhlenseite
- Schleimhaut
- Wangenseite

C00.6 Lippenkommissur

Mundwinkel

C00.8 Lippe, mehrere Teilbereiche überlappend

[Siehe Hinweis 5 am Anfang dieses Kapitels]

C00.9 Lippe, nicht näher bezeichnet

C01 Bösartige Neubildung des Zungengrundes

Inkl.: Dorsalfläche der Zungenbasis
Fixierter Zungenteil o.n.A.
Hinteres Drittel der Zunge

C02.– Bösartige Neubildung sonstiger und nicht näher bezeichneter Teile der Zunge

C02.0 Zungenrücken

Vordere zwei Drittel der Zunge, Dorsalfläche

Exkl.: Dorsalfläche der Zungenbasis (C01)

C02.1 Zungenrand

Zungenspitze

C02.2 Zungenunterfläche

Frenulum linguae
Vordere zwei Drittel der Zunge, Ventralfläche

C02.3 Vordere zwei Drittel der Zunge, Bereich nicht näher bezeichnet

Beweglicher Zungenteil o.n.A.
Mittleres Drittel der Zunge o.n.A.

C02.4 Zungentonsille

Exkl.: Tonsille o.n.A. (C09.9)

C02.8 Zunge, mehrere Teilbereiche überlappend

[Siehe Hinweis 5 am Anfang dieses Kapitels]
Bösartige Neubildung der Zunge, deren Ursprungsort nicht unter den Kategorien C01–C02.4 klassifiziert werden kann

C02.9 Zunge, nicht näher bezeichnet

C03.– Bösartige Neubildung des Zahnfleisches

Inkl.: Alveolar- (Kamm-) Mukosa
Gingiva

Exkl.: Bösartige odontogene Neubildungen (C41.02–C41.1)

C03.0 Oberkieferzahnfleisch

C03.1 Unterkieferzahnfleisch

C03.9 Zahnfleisch, nicht näher bezeichnet

C

C04.– Bösartige Neubildung des Mundbodens

C04.0 **Vorderer Teil des Mundbodens**
Von vorn bis zum Prämolar-Eckzahn-Übergang

C04.1 **Seitlicher Teil des Mundbodens**

C04.8 **Mundboden, mehrere Teilbereiche überlappend**
[Siehe Hinweis 5 am Anfang dieses Kapitels]

C04.9 **Mundboden, nicht näher bezeichnet**

C05.– Bösartige Neubildung des Gaumens

C05.0 **Harter Gaumen**

C05.1 **Weicher Gaumen**
Exkl.: Nasopharyngeale Fläche des weichen Gaumens (C11.3)

C05.2 **Uvula**

C05.8 **Gaumen, mehrere Teilbereiche überlappend**
[Siehe Hinweis 5 am Anfang dieses Kapitels]

C05.9 **Gaumen, nicht näher bezeichnet**

C06.– Bösartige Neubildung sonstiger und nicht näher bezeichneter Teile des Mundes

C06.0 **Wangenschleimhaut**
Mundschleimhaut o.n.A.
Wange, innere

C06.1 **Vestibulum oris**
Lippenumschlagsfalte (oben) (unten)
Wangenumschlagsfalte (oben) (unten)

C06.2 **Retromolarregion**

C06.8 **Sonstige und nicht näher bezeichnete Teile des Mundes, mehrere Teilbereiche überlappend**
[Siehe Hinweis 5 am Anfang dieses Kapitels]

C06.9 **Mund, nicht näher bezeichnet**
Kleine Speicheldrüse, nicht näher bezeichnete Lokalisation
Mundhöhle o.n.A.

C07 Bösartige Neubildung der Parotis

C08.– Bösartige Neubildung sonstiger und nicht näher bezeichneter großer Speicheldrüsen

Exkl.: Bösartige Neubildung der kleinen Speicheldrüsen, die entsprechend ihrer anatomischen Lokalisation klassifiziert werden
Bösartige Neubildung der kleinen Speicheldrüsen o.n.A. (C06.9)
Parotis (C07)

C08.0 **Glandula submandibularis**
Glandula submaxillaris

C08.1 **Glandula sublingualis**

C08.8 **Große Speicheldrüsen, mehrere Teilbereiche überlappend**
[Siehe Hinweis 5 am Anfang dieses Kapitels]
Bösartige Neubildung der großen Speicheldrüsen, deren Ursprungsort nicht unter den Kategorien C07–C08.1 klassifiziert werden kann

C08.9 **Große Speicheldrüse, nicht näher bezeichnet**
Speicheldrüse (große) o.n.A.

C09.– Bösartige Neubildung der Tonsille

Exkl.: Rachentonsille (C11.1)
Zungentonsille (C02.4)

C09.0 Fossa tonsillaris

C09.1 Gaumenbogen (vorderer) (hinterer)

C09.8 Tonsille, mehrere Teilbereiche überlappend

[Siehe Hinweis 5 am Anfang dieses Kapitels]

C09.9 Tonsille, nicht näher bezeichnet

Tonsille:
- Gaumen-
- Schlund-
- o.n.A.

C10.– Bösartige Neubildung des Oropharynx

Exkl.: Tonsille (C09.–)

C10.0 Vallecula epiglottica

C10.1 Vorderfläche der Epiglottis

Epiglottis, freier Rand [Margo]
Plica(e) glosso-epiglottica(e)

Exkl.: Epiglottis (suprahyoidaler Anteil) o.n.A. (C32.1)

C10.2 Seitenwand des Oropharynx

C10.3 Hinterwand des Oropharynx

C10.4 Kiemengang

Branchiogene Zyste [Lokalisation der Neubildung]

C10.8 Oropharynx, mehrere Teilbereiche überlappend

[Siehe Hinweis 5 am Anfang dieses Kapitels]
Übergangsregion des Oropharynx

C10.9 Oropharynx, nicht näher bezeichnet

C11.– Bösartige Neubildung des Nasopharynx

C11.0 Obere Wand des Nasopharynx

Dach des Nasopharynx

C11.1 Hinterwand des Nasopharynx

Adenoide
Rachentonsille

C11.2 Seitenwand des Nasopharynx

Pharyngeales Tubenostium
Recessus pharyngeus
Rosenmüller-Grube

C11.3 Vorderwand des Nasopharynx

Boden des Nasopharynx
Hinterrand des Nasenseptums und der Choanen
Nasopharyngeale (anteriore) (posteriore) Fläche des weichen Gaumens

C11.8 Nasopharynx, mehrere Teilbereiche überlappend

[Siehe Hinweis 5 am Anfang dieses Kapitels]

C11.9 Nasopharynx, nicht näher bezeichnet

Wand des Nasopharynx o.n.A.

C12 Bösartige Neubildung des Recessus piriformis

Inkl.: Fossa piriformis

C13.– Bösartige Neubildung des Hypopharynx

Exkl.: Recessus piriformis (C12)

C13.0 Regio postcricoidea

C13.1 Aryepiglottische Falte, hypopharyngeale Seite

Aryepiglottische Falte:
- Randzone
- o.n.A.

Exkl.: Aryepiglottische Falte, laryngeale Seite (C32.1)

C13.2 Hinterwand des Hypopharynx

C13.8 Hypopharynx, mehrere Teilbereiche überlappend

[Siehe Hinweis 5 am Anfang dieses Kapitels]

C13.9 Hypopharynx, nicht näher bezeichnet

Wand des Hypopharynx o.n.A.

C14.– Bösartige Neubildung sonstiger und ungenau bezeichneter Lokalisationen der Lippe, der Mundhöhle und des Pharynx

Exkl.: Mundhöhle o.n.A. (C06.9)

C14.0 Pharynx, nicht näher bezeichnet

C14.2 Lymphatischer Rachenring [Waldeyer]

C14.8 Lippe, Mundhöhle und Pharynx, mehrere Teilbereiche überlappend

[Siehe Hinweis 5 am Anfang dieses Kapitels]
Bösartige Neubildung der Lippe, der Mundhöhle und des Pharynx, deren Ursprungsort nicht unter den Kategorien C00–C14.2 klassifiziert werden kann

Bösartige Neubildungen der Verdauungsorgane (C15–C26)

C15.– Bösartige Neubildung des Ösophagus

Hinw.: Zwei Subklassifikationen stehen zur Auswahl:
.0–.2 nach der anatomischen Bezeichnung
.3–.5 nach dem Drittel
Es wird absichtlich von dem Grundsatz abgewichen, dass die Kategorien einander ausschließen sollten, da beide Einteilungen verwendet werden, die daraus resultierenden anatomischen Unterteilungen jedoch nicht übereinstimmen.

C15.0 Zervikaler Ösophagus

C15.1 Thorakaler Ösophagus

C15.2 Abdominaler Ösophagus

C15.3 Ösophagus, oberes Drittel

C15.4 Ösophagus, mittleres Drittel

C15.5 Ösophagus, unteres Drittel

C15.8 Ösophagus, mehrere Teilbereiche überlappend

[Siehe Hinweis 5 am Anfang dieses Kapitels]

C15.9 Ösophagus, nicht näher bezeichnet

C16.– Bösartige Neubildung des Magens

C16.0 Kardia

Ösophagogastrischer Übergang
Ösophagus und Magen
Ostium cardiacum
Speiseröhren-Magen-Übergang

C16.1 Fundus ventriculi

C16.2 Corpus ventriculi

C16.3 Antrum pyloricum

Magenvorhof

C16.4 Pylorus

Canalis pyloricus
Präpylorus

C16.5 Kleine Kurvatur des Magens, nicht näher bezeichnet

Kleine Kurvatur des Magens, nicht unter C16.1–C16.4 klassifizierbar

C16.6 Große Kurvatur des Magens, nicht näher bezeichnet

Große Kurvatur des Magens, nicht unter C16.0–C16.4 klassifizierbar

C16.8 Magen, mehrere Teilbereiche überlappend

[Siehe Hinweis 5 am Anfang dieses Kapitels]

C16.9 Magen, nicht näher bezeichnet

Magenkrebs o.n.A.

C17.– Bösartige Neubildung des Dünndarmes

C17.0 Duodenum

C17.1 Jejunum

C17.2 Ileum

Exkl.: Ileozäkalklappe [Bauhin] (C18.0)

C17.3 Meckel-Divertikel

C17.8 Dünndarm, mehrere Teilbereiche überlappend

[Siehe Hinweis 5 am Anfang dieses Kapitels]

C17.9 Dünndarm, nicht näher bezeichnet

C18.– Bösartige Neubildung des Kolons

C18.0 Zäkum

Ileozäkalklappe [Bauhin]

C18.1 Appendix vermiformis

C18.2 Colon ascendens

C18.3 Flexura coli dextra [hepatica]

C18.4 Colon transversum

C18.5 Flexura coli sinistra [lienalis]

C18.6 Colon descendens

C18.7 Colon sigmoideum

Sigma (Flexur)

Exkl.: Rektosigmoid, Übergang (C19)

C18.8 Kolon, mehrere Teilbereiche überlappend

[Siehe Hinweis 5 am Anfang dieses Kapitels]

C18.9 Kolon, nicht näher bezeichnet

Dickdarm o.n.A.

C19 Bösartige Neubildung am Rektosigmoid, Übergang

Inkl.: Kolon mit Rektum
Übergang vom Rektum zum Colon sigmoideum

C20 Bösartige Neubildung des Rektums

Inkl.: Ampulla recti

C21.– Bösartige Neubildung des Anus und des Analkanals

C21.0 Anus, nicht näher bezeichnet

Exkl.: Anus:
- Haut (C43.5, C44.50)
- Rand (-Gebiet) (C43.5, C44.50)

Perianalhaut (C43.5, C44.50)

C21.1 Analkanal

Sphincter ani

C21.2 Kloakenregion

C21.8 Rektum, Anus und Analkanal, mehrere Teilbereiche überlappend

[Siehe Hinweis 5 am Anfang dieses Kapitels]
Anorektaler Übergang
Anorektum
Bösartige Neubildung des Rektums, des Anus und des Analkanals, deren Ursprungsort nicht unter den Kategorien C20-C21.2 klassifiziert werden kann

C22.– Bösartige Neubildung der Leber und der intrahepatischen Gallengänge

Exkl.: Gallenwege o.n.A. (C24.9)
Sekundäre bösartige Neubildung der Leber (C78.7)

C22.0 Leberzellkarzinom

Carcinoma hepatocellulare

C22.1 Intrahepatisches Gallengangskarzinom

Cholangiokarzinom

C22.2 Hepatoblastom

C22.3 Angiosarkom der Leber

Kupffer-Zell-Sarkom

C22.4 Sonstige Sarkome der Leber

C22.7 Sonstige näher bezeichnete Karzinome der Leber

C22.9 Leber, nicht näher bezeichnet

C23 Bösartige Neubildung der Gallenblase

C24.– Bösartige Neubildung sonstiger und nicht näher bezeichneter Teile der Gallenwege

Exkl.: Intrahepatischer Gallengang (C22.1)

C24.0 Extrahepatischer Gallengang

Ductus:
- choledochus
- cysticus
- hepaticus
- hepaticus communis

Gallengang o.n.A.

C24.1 Ampulla hepatopancreatica [Ampulla Vateri]

C24.8 Gallenwege, mehrere Teilbereiche überlappend

[Siehe Hinweis 5 am Anfang dieses Kapitels]
Bösartige Neubildung der Gallenwege, deren Ursprungsort nicht unter den Kategorien C22.0–C24.1 klassifiziert werden kann
Bösartige Neubildung mit Beteiligung sowohl der intra- als auch der extrahepatischen Gallengänge

C24.9 Gallenwege, nicht näher bezeichnet

C25.– Bösartige Neubildung des Pankreas

C25.0 **Pankreaskopf**

C25.1 **Pankreaskörper**

C25.2 **Pankreasschwanz**

C25.3 **Ductus pancreaticus**

C25.4 **Endokriner Drüsenanteil des Pankreas**

Langerhans-Inseln

C25.7 **Sonstige Teile des Pankreas**

Pankreashals

C25.8 **Pankreas, mehrere Teilbereiche überlappend**

[Siehe Hinweis 5 am Anfang dieses Kapitels]

C25.9 **Pankreas, nicht näher bezeichnet**

C26.– Bösartige Neubildung sonstiger und ungenau bezeichneter Verdauungsorgane

Exkl.: Peritoneum und Retroperitoneum (C48.–)

C26.0 **Intestinaltrakt, Teil nicht näher bezeichnet**

Darm o.n.A.

C26.1 **Milz**

Exkl.: Follikuläres Lymphom (C82.–)
Hodgkin-Lymphom [Lymphogranulomatose] (C81.–)
Nicht follikuläres Lymphom (C83.–)
Reifzelliges T/NK-Zell-Lymphom (C84.–)
Sonstige und nicht näher bezeichnete Typen des Non-Hodgkin-Lymphoms (C85.–)

C26.8 **Verdauungssystem, mehrere Teilbereiche überlappend**

[Siehe Hinweis 5 am Anfang dieses Kapitels]
Bösartige Neubildung der Verdauungsorgane, deren Ursprungsort nicht unter den Kategorien C15–C26.1 klassifiziert werden kann

Exkl.: Speiseröhren-Magen-Übergang (C16.0)

C26.9 **Ungenau bezeichnete Lokalisationen des Verdauungssystems**

Gastrointestinaltrakt o.n.A.
Verdauungskanal oder -trakt o.n.A.

Bösartige Neubildungen der Atmungsorgane und sonstiger intrathorakaler Organe (C30–C39)

Inkl.: Mittelohr

Exkl.: Mesotheliom (C45.–)

C30.– Bösartige Neubildung der Nasenhöhle und des Mittelohres

C30.0 **Nasenhöhle**

Conchae nasales
Naseninnenraum
Nasenknorpel
Nasenseptum
Vestibulum nasi

Exkl.: Bulbus olfactorius (C72.2)
Haut der Nase (C43.3, C44.3)
Hinterrand des Nasenseptums und der Choanen (C11.3)
Nase o.n.A. (C76.0)
Nasenbein (C41.02)

C30.1 Mittelohr

Cellulae mastoideae
Innenohr
Tuba auditiva [Eustachio]

Exkl.: Gehörgang (äußerer) (C43.2, C44.2)
Haut des (äußeren) Ohres (C43.2, C44.2)
Knöcherner Gehörgang (Meatus) (C41.01)
Ohrknorpel (C49.0)

C31.– Bösartige Neubildung der Nasennebenhöhlen

C31.0 Sinus maxillaris [Kieferhöhle]

Antrum maxillare [Highmore-Höhle]

C31.1 Sinus ethmoidalis [Siebbeinzellen]

C31.2 Sinus frontalis [Stirnhöhle]

C31.3 Sinus sphenoidalis [Keilbeinhöhle]

C31.8 Nasennebenhöhlen, mehrere Teilbereiche überlappend

[Siehe Hinweis 5 am Anfang dieses Kapitels]

C31.9 Nasennebenhöhle, nicht näher bezeichnet

C32.– Bösartige Neubildung des Larynx

C32.0 Glottis

Lig. vocale [echtes Stimmband] o.n.A.
Ventriculus laryngis

C32.1 Supraglottis

Aryepiglottische Falte, laryngeale Seite
Epiglottis (suprahyoidaler Anteil) o.n.A.
Hintere (laryngeale) Fläche der Epiglottis
Plica vestibularis
Taschenband [falsches Stimmband]
Vestibulum laryngis

Exkl.: Aryepiglottische Falte:
- hypopharyngeale Seite (C13.1)
- Randzone (C13.1)
- o.n.A. (C13.1)

Vorderfläche der Epiglottis (C10.1)

C32.2 Subglottis

C32.3 Larynxknorpel

C32.8 Larynx, mehrere Teilbereiche überlappend

[Siehe Hinweis 5 am Anfang dieses Kapitels]

C32.9 Larynx, nicht näher bezeichnet

C33 Bösartige Neubildung der Trachea

C34.– Bösartige Neubildung der Bronchien und der Lunge

C34.0 Hauptbronchus

Carina tracheae
Hilus (Lunge)

C34.1 Oberlappen (-Bronchus)

C34.2 Mittellappen (-Bronchus)

C34.3 Unterlappen (-Bronchus)

C34.8 Bronchus und Lunge, mehrere Teilbereiche überlappend

[Siehe Hinweis 5 am Anfang dieses Kapitels]

C34.9 Bronchus oder Lunge, nicht näher bezeichnet

C37 Bösartige Neubildung des Thymus

C38.– Bösartige Neubildung des Herzens, des Mediastinums und der Pleura

Exkl.: Mesotheliom (C45.–)

C38.0 Herz

Perikard

Exkl.: Große Gefäße (C49.3)

C38.1 Vorderes Mediastinum

C38.2 Hinteres Mediastinum

C38.3 Mediastinum, Teil nicht näher bezeichnet

C38.4 Pleura

C38.8 Herz, Mediastinum und Pleura, mehrere Teilbereiche überlappend

[Siehe Hinweis 5 am Anfang dieses Kapitels]

C39.– Bösartige Neubildung sonstiger und ungenau bezeichneter Lokalisationen des Atmungssystems und sonstiger intrathorakaler Organe

Exkl.: Intrathorakal o.n.A. (C76.1)
Thorakal o.n.A. (C76.1)

C39.0 Obere Atemwege, Teil nicht näher bezeichnet

C39.8 Atmungsorgane und sonstige intrathorakale Organe, mehrere Teilbereiche überlappend

[Siehe Hinweis 5 am Anfang dieses Kapitels]
Bösartige Neubildung der Atmungsorgane und sonstiger intrathorakaler Organe, deren Ursprungsort nicht unter den Kategorien C30–C39.0 klassifiziert werden kann

C39.9 Ungenau bezeichnete Lokalisationen des Atmungssystems

Respirationstrakt o.n.A.

Bösartige Neubildungen des Knochens und des Gelenkknorpels (C40–C41)

Exkl.: Knochenmark o.n.A. (C96.7)
Synovialmembran (C49.–)

C40.– Bösartige Neubildung des Knochens und des Gelenkknorpels der Extremitäten

C40.0 Skapula und lange Knochen der oberen Extremität

C40.1 Kurze Knochen der oberen Extremität

C40.2 Lange Knochen der unteren Extremität

C40.3 Kurze Knochen der unteren Extremität

C40.8 Knochen und Gelenkknorpel der Extremitäten, mehrere Teilbereiche überlappend

[Siehe Hinweis 5 am Anfang dieses Kapitels]

C40.9 Knochen und Gelenkknorpel einer Extremität, nicht näher bezeichnet

C41.– Bösartige Neubildung des Knochens und des Gelenkknorpels sonstiger und nicht näher bezeichneter Lokalisationen

Exkl.: Knochen der Extremitäten (C40.–)
Knorpel:
- Extremitäten (C40.–)
- Larynx (C32.3)
- Nase (C30.0)
- Ohr (C49.0)

C41.0- Knochen des Hirn- und Gesichtsschädels

Knochen der Augenhöhle
Oberkiefer

Exkl.: Karzinom jeden Typs, außer intraossären oder odontogenen Ursprungs:
- Oberkieferzahnfleisch (C03.0)
- Sinus maxillaris (C31.0)

Unterkieferknochen (C41.1)

C41.01 Kraniofazial

Knochen der Augenhöhle
Os:
- ethmoidale
- frontale
- occipitale
- parietale
- sphenoidale
- temporale

C41.02 Maxillofazial

Gesichtsknochen o.n.A.
Maxilla
Nasenmuschel
Oberkiefer
Os:
- nasale
- zygomaticum

Vomer

C41.1 Unterkieferknochen

Mandibula

Exkl.: Karzinom jeden Typs, außer intraossären oder odontogenen Ursprungs:
- Unterkieferzahnfleisch (C03.1)
- Zahnfleisch o.n.A. (C03.9)

Oberkieferknochen (C41.02)

C41.2 Wirbelsäule

Exkl.: Kreuzbein und Steißbein (C41.4)

C41.3- Rippen, Sternum und Klavikula

C41.30 Rippen

C41.31 Sternum

C41.32 Klavikula

C41.4 Beckenknochen

Kreuzbein
Steißbein

C41.8 Knochen und Gelenkknorpel, mehrere Teilbereiche überlappend

[Siehe Hinweis 5 am Anfang dieses Kapitels]
Bösartige Neubildung des Knochens und des Gelenkknorpels, deren Ursprungsort nicht unter den Kategorien C40–C41.4 klassifiziert werden kann

C41.9 Knochen und Gelenkknorpel, nicht näher bezeichnet

Melanom und sonstige bösartige Neubildungen der Haut (C43–C44)

C43.– Bösartiges Melanom der Haut

Exkl.: Bösartiges Melanom der Haut der Genitalorgane (C51–C52, C60.–, C63.–)

C43.0 Bösartiges Melanom der Lippe

Exkl.: Lippenrotgrenze (C00.0–C00.2)

C43.1 **Bösartiges Melanom des Augenlides, einschließlich Kanthus**

C43.2 **Bösartiges Melanom des Ohres und des äußeren Gehörganges**

C43.3 **Bösartiges Melanom sonstiger und nicht näher bezeichneter Teile des Gesichtes**

C43.4 **Bösartiges Melanom der behaarten Kopfhaut und des Halses**

C43.5 **Bösartiges Melanom des Rumpfes**

Anus:
- Haut
- Rand (-Gebiet)

Haut der Brustdrüse
Perianalhaut

Exkl.: Anus o.n.A. (C21.0)

C43.6 **Bösartiges Melanom der oberen Extremität, einschließlich Schulter**

C43.7 **Bösartiges Melanom der unteren Extremität, einschließlich Hüfte**

C43.8 **Bösartiges Melanom der Haut, mehrere Teilbereiche überlappend**

[Siehe Hinweis 5 am Anfang dieses Kapitels]

C43.9 **Bösartiges Melanom der Haut, nicht näher bezeichnet**

Melanom (bösartig) o.n.A.

C44.– Sonstige bösartige Neubildungen der Haut

Inkl.: Bösartige Neubildung:
- Schweißdrüsen
- Talgdrüsen

Exkl.: Bösartiges Melanom der Haut (C43.–)
Haut der Genitalorgane (C51–C52, C60.–, C63.–)
Kaposi-Sarkom (C46.–)

C44.0 **Lippenhaut**

Basalzellenkarzinom der Lippe
Behaarte Haut zwischen der oberen Lippenrotgrenze und der Nase
Behaarte Haut zwischen der unteren Lippenrotgrenze und dem Sulcus mentolabialis

Exkl.: Bösartige Neubildung der Lippe und des Lippenrots (C00.–)

C44.1 **Haut des Augenlides, einschließlich Kanthus**

Exkl.: Bindegewebe des Augenlides (C49.0)

C44.2 **Haut des Ohres und des äußeren Gehörganges**

Exkl.: Bindegewebe des Ohres (C49.0)

C44.3 **Haut sonstiger und nicht näher bezeichneter Teile des Gesichtes**

C44.4 **Behaarte Kopfhaut und Haut des Halses**

C44.5- **Haut des Rumpfes**

C44.50 Perianalhaut

Anus:
- Haut
- Rand (-Gebiet)

Exkl.: Anus o.n.A. (C21.0)

C44.59 Haut sonstiger und nicht näher bezeichneter Teile des Rumpfes

Haut der Brustdrüse

C44.6 **Haut der oberen Extremität, einschließlich Schulter**

C44.7 **Haut der unteren Extremität, einschließlich Hüfte**

C44.8 **Haut, mehrere Teilbereiche überlappend**

[Siehe Hinweis 5 am Anfang dieses Kapitels]

C44.9 **Bösartige Neubildung der Haut, nicht näher bezeichnet**

C

Bösartige Neubildungen des mesothelialen Gewebes und des Weichteilgewebes (C45–C49)

C45.– Mesotheliom

C45.0 **Mesotheliom der Pleura**

Exkl.: Sonstige bösartige Neubildungen der Pleura (C38.4)

C45.1 **Mesotheliom des Peritoneums**

Mesenterium
Mesokolon
Omentum
Peritoneum (parietale) (viscerale)

Exkl.: Sonstige bösartige Neubildungen des Peritoneums (C48.–)

C45.2 **Mesotheliom des Perikards**

Exkl.: Sonstige bösartige Neubildungen des Perikards (C38.0)

C45.7 **Mesotheliom sonstiger Lokalisationen**

C45.9 **Mesotheliom, nicht näher bezeichnet**

C46.– Kaposi-Sarkom [Sarcoma idiopathicum multiplex haemorrhagicum]

C46.0 **Kaposi-Sarkom der Haut**

C46.1 **Kaposi-Sarkom des Weichteilgewebes**

C46.2 **Kaposi-Sarkom des Gaumens**

C46.3 **Kaposi-Sarkom der Lymphknoten**

C46.7 **Kaposi-Sarkom sonstiger Lokalisationen**

C46.8 **Kaposi-Sarkom mehrerer Organe**

C46.9 **Kaposi-Sarkom, nicht näher bezeichnet**

C47.– Bösartige Neubildung der peripheren Nerven und des autonomen Nervensystems

Inkl.: Sympathische und parasympathische Nerven und Ganglien

Exkl.: Hirnnerven (C72.2–C72.5)

C47.0 **Periphere Nerven des Kopfes, des Gesichtes und des Halses**

Exkl.: Periphere Nerven der Orbita (C69.6)

C47.1 **Periphere Nerven der oberen Extremität, einschließlich Schulter**

C47.2 **Periphere Nerven der unteren Extremität, einschließlich Hüfte**

C47.3 **Periphere Nerven des Thorax**

C47.4 **Periphere Nerven des Abdomens**

C47.5 **Periphere Nerven des Beckens**

C47.6 **Periphere Nerven des Rumpfes, nicht näher bezeichnet**

C47.8 **Periphere Nerven und autonomes Nervensystem, mehrere Teilbereiche überlappend**

[Siehe Hinweis 5 am Anfang dieses Kapitels]

C47.9 **Periphere Nerven und autonomes Nervensystem, nicht näher bezeichnet**

C48.– Bösartige Neubildung des Retroperitoneums und des Peritoneums

Exkl.: Kaposi-Sarkom (C46.1)
Mesotheliom (C45.–)

C48.0 **Retroperitoneum**

C48.1 **Näher bezeichnete Teile des Peritoneums**

Mesenterium
Mesokolon
Omentum

Peritoneum:
• parietale
• viscerale

C48.2 Peritoneum, nicht näher bezeichnet

C48.8 Retroperitoneum und Peritoneum, mehrere Teilbereiche überlappend

[Siehe Hinweis 5 am Anfang dieses Kapitels]

C49.– Bösartige Neubildung sonstigen Bindegewebes und anderer Weichteilgewebe

Inkl.: Blutgefäß
Bursa
Faszie
Fett
Knorpel
Ligamentum, ausgenommen Bänder des Uterus
Lymphgefäß
Muskel
Sehnen (-Scheide)
Synovialmembran

Exkl.: Bindegewebe der Brustdrüse (C50.–)
Kaposi-Sarkom (C46.–)
Knorpel:
• Gelenk (C40–C41)
• Larynx (C32.3)
• Nase (C30.0)
Mesotheliom (C45.–)
Periphere Nerven und autonomes Nervensystem (C47.–)
Peritoneum (C48.–)
Retroperitoneum (C48.0)

C49.0 Bindegewebe und andere Weichteilgewebe des Kopfes, des Gesichtes und des Halses

Bindegewebe:
• Augenlid
• Ohr

Exkl.: Bindegewebe der Orbita (C69.6)

C49.1 Bindegewebe und andere Weichteilgewebe der oberen Extremität, einschließlich Schulter

C49.2 Bindegewebe und andere Weichteilgewebe der unteren Extremität, einschließlich Hüfte

C49.3 Bindegewebe und andere Weichteilgewebe des Thorax

Axilla
Große Gefäße
Zwerchfell

Exkl.: Brustdrüse (C50.–)
Herz (C38.0)
Mediastinum (C38.1–C38.3)
Thymus (C37)

C49.4 Bindegewebe und andere Weichteilgewebe des Abdomens

Bauchwand
Hypochondrium

C49.5 Bindegewebe und andere Weichteilgewebe des Beckens

Damm
Gesäß
Leistengegend

C49.6 Bindegewebe und andere Weichteilgewebe des Rumpfes, nicht näher bezeichnet

Rücken o.n.A.

C49.8 **Bindegewebe und andere Weichteilgewebe, mehrere Teilbereiche überlappend**

[Siehe Hinweis 5 am Anfang dieses Kapitels]
Bösartige Neubildung des Bindegewebes und anderer Weichteilgewebe, deren Ursprungsort nicht unter den Kategorien C47–C49.6 klassifiziert werden kann

C49.9 **Bindegewebe und andere Weichteilgewebe, nicht näher bezeichnet**

Bösartige Neubildungen der Brustdrüse [Mamma] (C50–C50)

C50.– Bösartige Neubildung der Brustdrüse [Mamma]

Inkl.: Bindegewebe der Brustdrüse
Exkl.: Haut der Brustdrüse (C43.5, C44.59)

C50.0 **Brustwarze und Warzenhof**

C50.1 **Zentraler Drüsenkörper der Brustdrüse**

C50.2 **Oberer innerer Quadrant der Brustdrüse**

C50.3 **Unterer innerer Quadrant der Brustdrüse**

C50.4 **Oberer äußerer Quadrant der Brustdrüse**

C50.5 **Unterer äußerer Quadrant der Brustdrüse**

C50.6 **Recessus axillaris der Brustdrüse**

C50.8 **Brustdrüse, mehrere Teilbereiche überlappend**

[Siehe Hinweis 5 am Anfang dieses Kapitels]

C50.9 **Brustdrüse, nicht näher bezeichnet**

Bösartige Neubildungen der weiblichen Genitalorgane (C51–C58)

Inkl.: Haut der weiblichen Genitalorgane

C51.– Bösartige Neubildung der Vulva

C51.0 **Labium majus**

Bartholin-Drüse [Glandula vestibularis major]

C51.1 **Labium minus**

C51.2 **Klitoris**

C51.8 **Vulva, mehrere Teilbereiche überlappend**

[Siehe Hinweis 5 am Anfang dieses Kapitels]

C51.9 **Vulva, nicht näher bezeichnet**

Äußere weibliche Genitalorgane o.n.A.
Pudendum femininum

C52 Bösartige Neubildung der Vagina

C53.– Bösartige Neubildung der Cervix uteri

C53.0 **Endozervix**

C53.1 **Ektozervix**

C53.8 **Cervix uteri, mehrere Teilbereiche überlappend**

[Siehe Hinweis 5 am Anfang dieses Kapitels]

C53.9 **Cervix uteri, nicht näher bezeichnet**

C54.– Bösartige Neubildung des Corpus uteri

C54.0 **Isthmus uteri**

Unteres Uterinsegment

C54.1 **Endometrium**

C54.2 **Myometrium**

C54.3 **Fundus uteri**

C54.8 **Corpus uteri, mehrere Teilbereiche überlappend**

[Siehe Hinweis 5 am Anfang dieses Kapitels]

C54.9 **Corpus uteri, nicht näher bezeichnet**

C55 Bösartige Neubildung des Uterus, Teil nicht näher bezeichnet

C56 Bösartige Neubildung des Ovars

C57.– Bösartige Neubildung sonstiger und nicht näher bezeichneter weiblicher Genitalorgane

C57.0 **Tuba uterina [Falloppio]**

Eileiter
Ovidukt

C57.1 **Lig. latum uteri**

C57.2 **Lig. teres uteri**

Lig. rotundum

C57.3 **Parametrium**

Uterusband o.n.A.

C57.4 **Uterine Adnexe, nicht näher bezeichnet**

C57.7 **Sonstige näher bezeichnete weibliche Genitalorgane**

Wolff-Körper oder Wolff-Gang

C57.8 **Weibliche Genitalorgane, mehrere Teilbereiche überlappend**

[Siehe Hinweis 5 am Anfang dieses Kapitels]
Bösartige Neubildungen der weiblichen Genitalorgane, deren Ursprungsort nicht unter den Kategorien C51–C57.7, C58 klassifiziert werden kann
Tuboovarial
Uteroovarial

C57.9 **Weibliches Genitalorgan, nicht näher bezeichnet**

Weiblicher Urogenitaltrakt o.n.A.

C58 Bösartige Neubildung der Plazenta

Inkl.: Chorionepitheliom o.n.A.
Chorionkarzinom o.n.A.

Exkl.: Blasenmole:
- bösartig (D39.2)
- invasiv (D39.2)
- o.n.A. (O01.9)

Chorioadenoma (destruens) (D39.2)

Bösartige Neubildungen der männlichen Genitalorgane (C60–C63)

Inkl.: Haut der männlichen Genitalorgane

C60.– Bösartige Neubildung des Penis

C60.0 **Praeputium penis**

Vorhaut

C60.1 **Glans penis**

C60.2 **Penisschaft**

Corpus cavernosum

C60.8 Penis, mehrere Teilbereiche überlappend

[Siehe Hinweis 5 am Anfang dieses Kapitels]

C60.9 Penis, nicht näher bezeichnet

Penishaut o.n.A.

C61 Bösartige Neubildung der Prostata

C62.– Bösartige Neubildung des Hodens

C62.0 Dystoper Hoden

Ektopischer Hoden [Lokalisation der Neubildung]
Retinierter Hoden [Lokalisation der Neubildung]

C62.1 Deszendierter Hoden

Skrotaler Hoden

C62.9 Hoden, nicht näher bezeichnet

C63.– Bösartige Neubildung sonstiger und nicht näher bezeichneter männlicher Genitalorgane

C63.0 Nebenhoden [Epididymis]

C63.1 Samenstrang

C63.2 Skrotum

Skrotalhaut

C63.7 Sonstige näher bezeichnete männliche Genitalorgane

Bläschendrüse [Samenbläschen]
Tunica vaginalis testis

C63.8 Männliche Genitalorgane, mehrere Teilbereiche überlappend

[Siehe Hinweis 5 am Anfang dieses Kapitels]
Bösartige Neubildungen der männlichen Genitalorgane, deren Ursprungsort nicht unter den Kategorien C60–C63.7 klassifiziert werden kann

C63.9 Männliches Genitalorgan, nicht näher bezeichnet

Männlicher Urogenitaltrakt o.n.A.

Bösartige Neubildungen der Harnorgane (C64–C68)

C64 Bösartige Neubildung der Niere, ausgenommen Nierenbecken

Exkl.: Nierenbecken (C65)
Nierenbeckenkelche (C65)

C65 Bösartige Neubildung des Nierenbeckens

Inkl.: Nierenbeckenkelche
Nierenbecken-Ureter-Übergang

C66 Bösartige Neubildung des Ureters

Exkl.: Ostium ureteris (C67.6)

C67.– Bösartige Neubildung der Harnblase

C67.0 Trigonum vesicae

C67.1 Apex vesicae

C67.2 Laterale Harnblasenwand

C67.3 Vordere Harnblasenwand

C67.4 Hintere Harnblasenwand

C67.5 **Harnblasenhals**

Ostium urethrae internum

C67.6 **Ostium ureteris**

C67.7 **Urachus**

C67.8 **Harnblase, mehrere Teilbereiche überlappend**

[Siehe Hinweis 5 am Anfang dieses Kapitels]

C67.9 **Harnblase, nicht näher bezeichnet**

C68.– Bösartige Neubildung sonstiger und nicht näher bezeichneter Harnorgane

Exkl.: Urogenitaltrakt o.n.A.:
- männlich (C63.9)
- weiblich (C57.9)

C68.0 **Urethra**

Exkl.: Ostium urethrae internum (C67.5)

C68.1 **Paraurethrale Drüse**

C68.8 **Harnorgane, mehrere Teilbereiche überlappend**

[Siehe Hinweis 5 am Anfang dieses Kapitels]
Bösartige Neubildungen der Harnorgane, deren Ursprungsort nicht unter den Kategorien C64–C68.1 klassifiziert werden kann

C68.9 **Harnorgan, nicht näher bezeichnet**

Harnsystem o.n.A.

Bösartige Neubildungen des Auges, des Gehirns und sonstiger Teile des Zentralnervensystems (C69–C72)

C69.– Bösartige Neubildung des Auges und der Augenanhangsgebilde

Exkl.: Augenlid (-Haut) (C43.1, C44.1)
Bindegewebe des Augenlides (C49.0)
N. opticus (C72.3)

C69.0 **Konjunktiva**

C69.1 **Kornea**

C69.2 **Retina**

C69.3 **Chorioidea**

C69.4 **Ziliarkörper**

C69.5 **Tränendrüse und Tränenwege**

Ductus nasolacrimalis
Tränensack

C69.6 **Orbita**

Bindegewebe der Orbita
Extraokulärer Muskel
Periphere Nerven der Orbita
Retrobulbäres Gewebe
Retrookuläres Gewebe

Exkl.: Knochen der Augenhöhle (C41.01)

C69.8 **Auge und Augenanhangsgebilde, mehrere Teilbereiche überlappend**

[Siehe Hinweis 5 am Anfang dieses Kapitels]

C69.9 **Auge, nicht näher bezeichnet**

Augapfel

C

C70.– Bösartige Neubildung der Meningen

C70.0 **Hirnhäute**

C70.1 **Rückenmarkhäute**

C70.9 **Meningen, nicht näher bezeichnet**

C71.– Bösartige Neubildung des Gehirns

Exkl.: Hirnnerven (C72.2–C72.5)
Retrobulbäres Gewebe (C69.6)

C71.0 **Zerebrum, ausgenommen Hirnlappen und Ventrikel**

Supratentoriell o.n.A.

C71.1 **Frontallappen**

C71.2 **Temporallappen**

C71.3 **Parietallappen**

C71.4 **Okzipitallappen**

C71.5 **Hirnventrikel**

Exkl.: IV. Ventrikel (C71.7)

C71.6 **Zerebellum**

C71.7 **Hirnstamm**

Infratentoriell o.n.A.
IV. Ventrikel

C71.8 **Gehirn, mehrere Teilbereiche überlappend**

[Siehe Hinweis 5 am Anfang dieses Kapitels]

C71.9 **Gehirn, nicht näher bezeichnet**

C72.– Bösartige Neubildung des Rückenmarkes, der Hirnnerven und anderer Teile des Zentralnervensystems

Exkl.: Meningen (C70.–)
Periphere Nerven und autonomes Nervensystem (C47.–)

C72.0 **Rückenmark**

C72.1 **Cauda equina**

C72.2 **Nn. olfactorii [I. Hirnnerv]**

Bulbus olfactorius

C72.3 **N. opticus [II. Hirnnerv]**

C72.4 **N. vestibulocochlearis [VIII. Hirnnerv]**

C72.5 **Sonstige und nicht näher bezeichnete Hirnnerven**

Hirnnerven o.n.A.

C72.8 **Gehirn und andere Teile des Zentralnervensystems, mehrere Teilbereiche überlappend**

[Siehe Hinweis 5 am Anfang dieses Kapitels]
Bösartige Neubildung des Gehirns und anderer Teile des Zentralnervensystems, deren Ursprungsort nicht unter den Kategorien C70–C72.5 klassifiziert werden kann

C72.9 **Zentralnervensystem, nicht näher bezeichnet**

Nervensystem o.n.A.

Bösartige Neubildungen der Schilddrüse und sonstiger endokriner Drüsen (C73–C75)

C73 Bösartige Neubildung der Schilddrüse

C74.– Bösartige Neubildung der Nebenniere

C74.0 **Nebennierenrinde**

C74.1 **Nebennierenmark**

C74.9 **Nebenniere, nicht näher bezeichnet**

C75.– Bösartige Neubildung sonstiger endokriner Drüsen und verwandter Strukturen

Exkl.: Endokriner Drüsenanteil des Pankreas (C25.4)
Hoden (C62.–)
Nebenniere (C74.–)
Ovar (C56)
Schilddrüse (C73)
Thymus (C37)

C75.0 **Nebenschilddrüse**

C75.1 **Hypophyse**

C75.2 **Ductus craniopharyngealis**

C75.3 **Epiphyse [Glandula pinealis] [Zirbeldrüse]**

C75.4 **Glomus caroticum**

C75.5 **Glomus aorticum und sonstige Paraganglien**

C75.8 **Beteiligung mehrerer endokriner Drüsen, nicht näher bezeichnet**

Hinw.: Sind bei Mehrfachbeteiligung die Lokalisationen bekannt, sollten sie einzeln verschlüsselt werden.

C75.9 **Endokrine Drüse, nicht näher bezeichnet**

Bösartige Neubildungen ungenau bezeichneter, sekundärer und nicht näher bezeichneter Lokalisationen
(C76–C80)

C76.– Bösartige Neubildung sonstiger und ungenau bezeichneter Lokalisationen

Exkl.: Bösartige Neubildung:
- Lokalisation nicht näher bezeichnet (C80.–)
- Lymphatisches, blutbildendes und verwandtes Gewebe (C81–C96)
- Urogenitaltrakt o.n.A.:
  - männlich (C63.9)
  - weiblich (C57.9)

C76.0 **Kopf, Gesicht und Hals**

Nase o.n.A.
Wange o.n.A.

C76.1 **Thorax**

Axilla o.n.A.
Intrathorakal o.n.A.
Thorakal o.n.A.

C76.2 **Abdomen**

C76.3 **Becken**

Leistengegend o.n.A.
Lokalisationen innerhalb des Beckens, mehrere Teilbereiche überlappend, wie z.B.:
- rektovaginal (Septum)
- rektovesikal (Septum)

C76.4 **Obere Extremität**

C76.5 **Untere Extremität**

C76.7 **Sonstige ungenau bezeichnete Lokalisationen**

C76.8 **Sonstige und ungenau bezeichnete Lokalisationen, mehrere Teilbereiche überlappend**

[Siehe Hinweis 5 am Anfang dieses Kapitels]

C

C77.– Sekundäre und nicht näher bezeichnete bösartige Neubildung der Lymphknoten

Exkl.: Bösartige Neubildung der Lymphknoten, als primär bezeichnet (C81–C86, C96.–)

C77.0 Lymphknoten des Kopfes, des Gesichtes und des Halses

Supraklavikuläre Lymphknoten

C77.1 Intrathorakale Lymphknoten

C77.2 Intraabdominale Lymphknoten

C77.3 Axilläre Lymphknoten und Lymphknoten der oberen Extremität

Pektorale Lymphknoten

C77.4 Inguinale Lymphknoten und Lymphknoten der unteren Extremität

C77.5 Intrapelvine Lymphknoten

C77.8 Lymphknoten mehrerer Regionen

Sollen die betroffenen Lymphknotenregionen spezifisch angegeben werden, sind sekundäre Schlüsselnummern aus U69.5-! zu verwenden.

C77.9 Lymphknoten, nicht näher bezeichnet

C78.– Sekundäre bösartige Neubildung der Atmungs- und Verdauungsorgane

C78.0 Sekundäre bösartige Neubildung der Lunge

C78.1 Sekundäre bösartige Neubildung des Mediastinums

C78.2 Sekundäre bösartige Neubildung der Pleura

C78.3 Sekundäre bösartige Neubildung sonstiger und nicht näher bezeichneter Atmungsorgane

C78.4 Sekundäre bösartige Neubildung des Dünndarmes

C78.5 Sekundäre bösartige Neubildung des Dickdarmes und des Rektums

C78.6 Sekundäre bösartige Neubildung des Retroperitoneums und des Peritoneums

C78.7 Sekundäre bösartige Neubildung der Leber und der intrahepatischen Gallengänge

C78.8 Sekundäre bösartige Neubildung sonstiger und nicht näher bezeichneter Verdauungsorgane

C79.– Sekundäre bösartige Neubildung an sonstigen und nicht näher bezeichneten Lokalisationen

C79.0 Sekundäre bösartige Neubildung der Niere und des Nierenbeckens

C79.1 Sekundäre bösartige Neubildung der Harnblase sowie sonstiger und nicht näher bezeichneter Harnorgane

C79.2 Sekundäre bösartige Neubildung der Haut

C79.3 Sekundäre bösartige Neubildung des Gehirns und der Hirnhäute

Meningeosis bei Neoplasien des lymphatischen, blutbildenden und verwandten Gewebes

C79.4 Sekundäre bösartige Neubildung sonstiger und nicht näher bezeichneter Teile des Nervensystems

C79.5 Sekundäre bösartige Neubildung des Knochens und des Knochenmarkes

Knochen(mark)herde bei malignen Lymphomen (Zustände, klassifizierbar unter C81–C88)

C79.6 Sekundäre bösartige Neubildung des Ovars

C79.7 Sekundäre bösartige Neubildung der Nebenniere

C79.8- Sekundäre bösartige Neubildung sonstiger näher bezeichneter Lokalisationen

C79.81 Sekundäre bösartige Neubildung der Brustdrüse

Exkl.: Haut der Brustdrüse (C79.2)

C79.82 Sekundäre bösartige Neubildung der Genitalorgane

Exkl.: Sekundäre bösartige Neubildung des Ovars (C79.6)

C79.83 Sekundäre bösartige Neubildung des Perikards

C79.84 Sonstige sekundäre bösartige Neubildung des Herzens

Endokard
Myokard

C79.85 Sekundäre bösartige Neubildung des Bindegewebes und anderer Weichteilgewebe des Halses

Exkl.: Sekundäre bösartige Neubildung der Haut des Halses (C79.2)
Sekundäre bösartige Neubildung der Lymphknoten des Halses (C77.0)

C79.86 Sekundäre bösartige Neubildung des Bindegewebes und anderer Weichteilgewebe der Extremitäten

Weichteilgewebe:
- Schulter
- Hüfte

Exkl.: Sekundäre bösartige Neubildung der Haut der Extremitäten (C79.2)
Sekundäre bösartige Neubildung der Knochen der Extremitäten (C79.5)
Sekundäre bösartige Neubildung der Lymphknoten der oberen Extremität (C77.3)
Sekundäre bösartige Neubildung der Lymphknoten der unteren Extremität (C77.4)

C79.88 Sekundäre bösartige Neubildung sonstiger näher bezeichneter Lokalisationen

Sekundäre bösartige Neubildung des Bindegewebes und anderer Weichteilgewebe sonstiger näher bezeichneter Lokalisationen
Weichteilgewebe:
- Augenlid
- Ohr

Exkl.: Sekundäre bösartige Neubildung der Aderhaut und des Bindegewebes der Orbita (C79.4)

C79.9 Sekundäre bösartige Neubildung nicht näher bezeichneter Lokalisation

Generalisiert (sekundär):
- Krebs o.n.A.
- Maligner Tumor o.n.A.

Karzinose (sekundär) o.n.A.
Multipler sekundärer Krebs o.n.A.

C80.– Bösartige Neubildung ohne Angabe der Lokalisation

C80.0 Bösartige Neubildung, primäre Lokalisation unbekannt, so bezeichnet

C80.9 Bösartige Neubildung, nicht näher bezeichnet

Karzinom o.n.A.
Krebs o.n.A.
Maligner Tumor o.n.A.
Multipler Krebs o.n.A.

Exkl.: Multipler sekundärer Krebs o.n.A. (C79.9)
Sekundäre bösartige Neubildung nicht näher bezeichneter Lokalisation (C79.9)

Bösartige Neubildungen des lymphatischen, blutbildenden und verwandten Gewebes, als primär festgestellt oder vermutet
(C81–C96)

Soll das Vorliegen eines Befalls der Hirnhaute oder des Gehirns bei Neoplasien des lymphatischen, blutbildenden und verwandten Gewebes angegeben werden, ist eine zusätzliche Schlüsselnummer (C79.3) zu verwenden.
Soll das Vorliegen von Knochen(mark)herden bei malignen Lymphomen (Zustände, klassifizierbar unter C81–C88) angegeben werden, ist eine zusätzliche Schlüsselnummer (C79.5) zu verwenden.

Exkl.: Sekundäre und nicht näher bezeichnete bösartige Neubildung der Lymphknoten (C77.–)

C81.– Hodgkin-Lymphom [Lymphogranulomatose]

C81.0 Noduläres lymphozytenprädominantes Hodgkin-Lymphom

C81.1 Nodulär-sklerosierendes (klassisches) Hodgkin-Lymphom

C81.2 Gemischtzelliges (klassisches) Hodgkin-Lymphom

C81.3 Lymphozytenarmes (klassisches) Hodgkin-Lymphom

C81.4 **Lymphozytenreiches (klassisches) Hodgkin-Lymphom**

Exkl.: Noduläres lymphozytenprädominantes Hodgkin-Lymphom (C81.0)

C81.7 **Sonstige Typen des (klassischen) Hodgkin-Lymphoms**

Klassisches Hodgkin-Lymphom, nicht typisiert

C81.9 **Hodgkin-Lymphom, nicht näher bezeichnet**

C82.– Follikuläres Lymphom

Inkl.: Follikuläres Lymphom mit oder ohne diffuse Bezirke

Exkl.: Reifzellige T/NK-Zell-Lymphome (C84.–)

C82.0 **Follikuläres Lymphom Grad I**

C82.1 **Follikuläres Lymphom Grad II**

C82.2 **Follikuläres Lymphom Grad III, nicht näher bezeichnet**

C82.3 **Follikuläres Lymphom Grad IIIa**

C82.4 **Follikuläres Lymphom Grad IIIb**

C82.5 **Diffuses Follikelzentrumslymphom**

C82.6 **Kutanes Follikelzentrumslymphom**

C82.7 **Sonstige Typen des follikulären Lymphoms**

C82.9 **Follikuläres Lymphom, nicht näher bezeichnet**

Noduläres Lymphom o.n.A.

C83.– Nicht follikuläres Lymphom

C83.0 **Kleinzelliges B-Zell-Lymphom**

Lymphoplasmozytisches Lymphom
Nicht leukämische Variante der B-CLL
Nodales Marginalzonenlymphom
Splenisches Marginalzonenlymphom

Exkl.: Chronische lymphatische Leukämie (C91.1-)
Reifzellige T/NK-Zell-Lymphome (C84.–)
Makroglobulinämie Waldenström (C88.0-)

C83.1 **Mantelzell-Lymphom**

Maligne lymphomatöse Polyposis
Zentrozytisches Lymphom

C83.3 **Diffuses großzelliges B-Zell-Lymphom**

Anaplastisches CD30-positives Immunoblastisches Plasmablastisches Subtyp nicht differenziert T-Zell-reiches Zentroblastisches	diffuses großzelliges B-Zell-Lymphom

Exkl.: Mediastinales (thymisches) großzelliges B-Zell-Lymphom (C85.2)
Reifzellige T/NK-Zell-Lymphome (C84.–)

C83.5 **Lymphoblastisches Lymphom**

B-Zell-Vorläufer-Lymphom
Lymphoblastisches B-Zell-Lymphom
Lymphoblastisches Lymphom o.n.A.
Lymphoblastisches T-Zell-Lymphom
T-Zell-Vorläufer-Lymphom

C83.7 **Burkitt-Lymphom**

Atypisches Burkitt-Lymphom
"Burkitt-like"-Lymphom

Exkl.: Reifzellige B-ALL vom Burkitt-Typ (C91.8-)

C83.8 Sonstige nicht follikuläre Lymphome

B-Zell-Lymphom mit primärem Erguss
Intravaskuläres großzelliges B-Zell-Lymphom
Lymphomatoide Granulomatose

Exkl.: Mediastinales (thymisches) großzelliges B-Zell-Lymphom (C85.2)
T-Zell-reiches B-Zell-Lymphom (C83.3)

C83.9 Nicht follikuläres Lymphom, nicht näher bezeichnet

C84.– Reifzellige T/NK-Zell-Lymphome

C84.0 Mycosis fungoides

C84.1 Sézary-Syndrom

C84.4 Peripheres T-Zell-Lymphom, nicht spezifiziert

Lennert-Lymphom
Lymphoepitheloides Lymphom

C84.5 Sonstige reifzellige T/NK-Zell-Lymphome

Hinw.: Wenn bei einem näher bezeichneten Lymphom die Abstammung oder die Beteiligung von T-Zellen angegeben ist, ist die genauere Bezeichnung zu verschlüsseln.

Exkl.: Angioimmunoblastisches T-Zell-Lymphom (C86.5)
Blastisches NK-Zell-Lymphom (C86.4)
Extranodales NK-Zell-Lymphom, nasaler Typ (C86.0)
Hepatosplenisches T-Zell-Lymphom (C86.1)
Primäre kutane CD30-positive T-Zell-Proliferationen (C86.6)
Subkutanes pannikulitisches T-Zell-Lymphom (C86.3)
T-Zell-Leukämien (C91.–)
T-Zell-Lymphom vom Enteropathie-Typ (C86.2)

C84.6 Anaplastisches großzelliges Lymphom, ALK-positiv

Anaplastisches großzelliges Lymphom, CD30-positiv

C84.7 Anaplastisches großzelliges Lymphom, ALK-negativ

Exkl.: Primäre kutane CD30-positive T-Zell-Proliferationen (C86.6)

C84.8 Kutanes T-Zell-Lymphom, nicht näher bezeichnet

C84.9 Reifzelliges T/NK-Zell-Lymphom, nicht näher bezeichnet

NK/T-Zell-Lymphom, nicht näher bezeichnet

Exkl.: Nicht spezifiziertes reifzelliges T-Zell-Lymphom (C84.4)

C85.– Sonstige und nicht näher bezeichnete Typen des Non-Hodgkin-Lymphoms

C85.1 B-Zell-Lymphom, nicht näher bezeichnet

Hinw.: Wenn bei einem näher bezeichneten Lymphom die Abstammung oder die Beteiligung von B-Zellen angegeben ist, ist die genauere Bezeichnung zu verschlüsseln.

C85.2 Mediastinales (thymisches) großzelliges B-Zell-Lymphom

C85.7 Sonstige näher bezeichnete Typen des Non-Hodgkin-Lymphoms

C85.9 Non-Hodgkin-Lymphom, nicht näher bezeichnet

Bösartiges Lymphom o.n.A.
Lymphom o.n.A.
Non-Hodgkin-Lymphom o.n.A.

C86.– Weitere spezifizierte T/NK-Zell-Lymphome

Exkl.: Anaplastisches großzelliges Lymphom, ALK-negativ (C84.7)
Anaplastisches großzelliges Lymphom, ALK-positiv (C84.6)

C86.0 Extranodales NK/T-Zell-Lymphom, nasaler Typ

C86.1 Hepatosplenisches T-Zell-Lymphom

Enthält Alpha/Beta- und Gamma/Delta-Typen

C86.2 T-Zell-Lymphom vom Enteropathie-Typ

Enteropathie-assoziiertes T-Zell-Lymphom

C86.3 **Subkutanes pannikulitisches T-Zell-Lymphom**

C86.4 **Blastisches NK-Zell-Lymphom**

Blastische plasmozytoide dendritische Zellneoplasie [BPDCN]

C86.5 **Angioimmunoblastisches T-Zell-Lymphom**

Angioimmunoblastische Lymphadenopathie mit Dysproteinämie [AILD]

C86.6 **Primäre kutane CD30-positive T-Zell-Proliferationen**

Lymphomatoide Papulose
Primäres kutanes anaplastisches großzelliges Lymphom
Primäres kutanes CD30-positives großzelliges T-Zell-Lymphom

C88.– Bösartige immunproliferative Krankheiten

C88.0- **Makroglobulinämie Waldenström**

Lymphoplasmozytisches Lymphom mit IgM-Produktion
Makroglobulinämie (primär) (idiopathisch)

Exkl.: Kleinzelliges B-Zell-Lymphom (C83.0)

C88.00 Ohne Angabe einer kompletten Remission

Ohne Angabe einer Remission
In partieller Remission

C88.01 In kompletter Remission

C88.2- **Sonstige Schwerkettenkrankheit**

Franklin-Krankheit
Gamma-Schwerkettenkrankheit
My-Schwerkettenkrankheiten

C88.20 Ohne Angabe einer kompletten Remission

Ohne Angabe einer Remission
In partieller Remission

C88.21 In kompletter Remission

C88.3- **Immunproliferative Dünndarmkrankheit**

Alpha-Schwerkettenkrankheit
Immunproliferative Dünndarmkrankheit vom Mittelmeer-Typ

C88.30 Ohne Angabe einer kompletten Remission

Ohne Angabe einer Remission
In partieller Remission

C88.31 In kompletter Remission

C88.4- **Extranodales Marginalzonen-B-Zell-Lymphom des Mukosa-assoziierten lymphatischen Gewebes [MALT-Lymphom]**

Hinw.: Soll der Übergang in ein hochmalignes (diffuses großzelliges) Lymphom angegeben werden, so ist eine zusätzliche Schlüsselnummer (C83.3) zu verwenden.

Lymphom des Kutis-assoziierten lymphatischen Gewebes [SALT-Lymphom]
Lymphom des Bronchus-assoziierten lymphatischen Gewebes [BALT-Lymphom]

C88.40 Ohne Angabe einer kompletten Remission

Ohne Angabe einer Remission
In partieller Remission

C88.41 In kompletter Remission

C88.7- **Sonstige bösartige immunproliferative Krankheiten**

Polymorphe posttransplantations-lymphoproliferative Krankheit [PTLD]

Exkl.: Eine posttransplantations-lymphoproliferative Krankheit [PTLD], die die Kriterien eines malignen Lymphoms erfüllt (monomorphe PTLD), ist als solches zu kodieren.

C88.70 Ohne Angabe einer kompletten Remission

Ohne Angabe einer Remission
In partieller Remission

C88.71 In kompletter Remission

C88.9- **Bösartige immunproliferative Krankheit, nicht näher bezeichnet**

Immunproliferative Krankheit o.n.A.

C88.90 Ohne Angabe einer kompletten Remission

Ohne Angabe einer Remission
In partieller Remission

C88.91 In kompletter Remission

C90.– Plasmozytom und bösartige Plasmazellen-Neubildungen

C90.0- **Multiples Myelom**

Kahler-Krankheit
Medulläres Plasmozytom
Myelomatose
Plasmazellmyelom

Exkl.: Solitäres Plasmozytom (C90.3-)

C90.00 Ohne Angabe einer kompletten Remission

Ohne Angabe einer Remission
In partieller Remission

C90.01 In kompletter Remission

C90.1- **Plasmazellenleukämie**

Plasmazytische Leukämie

C90.10 Ohne Angabe einer kompletten Remission

Ohne Angabe einer Remission
In partieller Remission

C90.11 In kompletter Remission

C90.2- **Extramedulläres Plasmozytom**

C90.20 Ohne Angabe einer kompletten Remission

Ohne Angabe einer Remission
In partieller Remission

C90.21 In kompletter Remission

C90.3- **Solitäres Plasmozytom**

Lokalisiert-bösartiger Plasmazellentumor o.n.A.
Plasmozytom o.n.A.
Solitäres Myelom

C90.30 Ohne Angabe einer kompletten Remission

Ohne Angabe einer Remission
In partieller Remission

C90.31 In kompletter Remission

C91.– Lymphatische Leukämie

Benutze eine zusätzliche Schlüsselnummer (C95.8!), um das Vorliegen einer Leukämie anzugeben, die auf Standard-Induktionstherapie refraktär ist.

C91.0- **Akute lymphatische Leukämie [ALL]**

Hinw.: Diese Schlüsselnummer ist ausschließlich für T-Zell- oder B-Zell-Vorläufer-Leukämien zu verwenden.

C91.00 Ohne Angabe einer kompletten Remission

Ohne Angabe einer Remission
In partieller Remission

C91.01 In kompletter Remission

C91.1- **Chronische lymphatische Leukämie vom B-Zell-Typ [CLL]**

Lymphoplasmozytoide Leukämie
Richter-Syndrom

Exkl.: Lymphoplasmozytoides Lymphom (C83.0)

C91.10 Ohne Angabe einer kompletten Remission

Ohne Angabe einer Remission
In partieller Remission

C91.11 In kompletter Remission

C91.3- Prolymphozytäre Leukämie vom B-Zell-Typ

C91.30 Ohne Angabe einer kompletten Remission

Ohne Angabe einer Remission
In partieller Remission

C91.31 In kompletter Remission

C91.4- Haarzellenleukämie

Leukämische Retikuloendotheliose

C91.40 Ohne Angabe einer kompletten Remission

Ohne Angabe einer Remission
In partieller Remission

C91.41 In kompletter Remission

C91.5- Adulte(s) T-Zell-Lymphom/Leukämie (HTLV-1-assoziiert)

Akute | Variante
Chronische | Variante
Lymphomatöse | Variante
Smouldering | Variante

C91.50 Ohne Angabe einer kompletten Remission

Ohne Angabe einer Remission
In partieller Remission

C91.51 In kompletter Remission

C91.6- Prolymphozyten-Leukämie vom T-Zell-Typ

C91.60 Ohne Angabe einer kompletten Remission

Ohne Angabe einer Remission
In partieller Remission

C91.61 In kompletter Remission

C91.7- Sonstige lymphatische Leukämie

Leukämie groß-granulierter Lymphozyten vom T-Zell-Typ (assoziiert mit rheumatoider Arthritis)

C91.70 Ohne Angabe einer kompletten Remission

Ohne Angabe einer Remission
In partieller Remission

C91.71 In kompletter Remission

C91.8- Reifzellige B-ALL vom Burkitt-Typ

Exkl.: Burkitt-Lymphom mit geringer oder ohne Knochenmarkinfiltration (C83.7)

C91.80 Ohne Angabe einer kompletten Remission

Ohne Angabe einer Remission
In partieller Remission

C91.81 In kompletter Remission

C91.9- Lymphatische Leukämie, nicht näher bezeichnet

C91.90 Ohne Angabe einer kompletten Remission

Ohne Angabe einer Remission
In partieller Remission

C91.91 In kompletter Remission

C92.– Myeloische Leukämie

Inkl.: Leukämie:
- granulozytär
- myelogen

Benutze eine zusätzliche Schlüsselnummer (C95.8!), um das Vorliegen einer Leukämie anzugeben, die auf Standard-Induktionstherapie refraktär ist.

C92.0- Akute myeloblastische Leukämie [AML]

Akute myeloische Leukämie, minimal differenziert
Akute myeloische Leukämie (mit Ausreifung)
AML1/ETO
AML M0
AML M1
AML M2
AML mit t(8;21)
AML (ohne eine FAB-Klassifizierung) o.n.A.
Refraktäre Anämie mit Blastenkrise in Transformation

Exkl.: Akute Exazerbation einer chronischen myeloischen Leukämie (C92.1-)

C92.00 Ohne Angabe einer kompletten Remission

Ohne Angabe einer Remission
In partieller Remission

C92.01 In kompletter Remission

C92.1- Chronische myeloische Leukämie [CML], BCR/ABL-positiv

Chronische myeloische Leukämie, Philadelphia-Chromosom (Ph1) positiv
Chronische myeloische Leukämie, t(9;22) (q34;q11)

Benutze eine zusätzlich Schlüsselnummer (C94.8!), um das Vorliegen einer Blastenkrise anzugeben.

Exkl.: Atypische chronische myeloische Leukämie, BCR/ABL-negativ (C92.2-)
Chronische myelomonozytäre Leukämie (C93.1-)
Unklassifiziertes myeloproliferatives Syndrom (D47.1)

C92.10 Ohne Angabe einer kompletten Remission

Ohne Angabe einer Remission
In partieller Remission

C92.11 In kompletter Remission

C92.2- Atypische chronische myeloische Leukämie, BCR/ABL-negativ

C92.20 Ohne Angabe einer kompletten Remission

Ohne Angabe einer Remission
In partieller Remission

C92.21 In kompletter Remission

C92.3- Myelosarkom

Hinw.: Als Tumor wachsende Variante einer myeloischen Leukämie im Weichteilgewebe

Chlorom
Granulozytäres Sarkom

C92.30 Ohne Angabe einer kompletten Remission

Ohne Angabe einer Remission
In partieller Remission

C92.31 In kompletter Remission

C92.4- Akute Promyelozyten-Leukämie [PCL]

AML M3
AML mit t(15;17) und Varianten

C92.40 Ohne Angabe einer kompletten Remission

Ohne Angabe einer Remission
In partieller Remission

C92.41 In kompletter Remission

C92.5- **Akute myelomonozytäre Leukämie**

AML M4
AML M4 Eo mit inv(16) oder t(16;16)

C92.50 Ohne Angabe einer kompletten Remission

Ohne Angabe einer Remission
In partieller Remission

C92.51 In kompletter Remission

C92.6- **Akute myeloische Leukämie mit 11q23-Abnormität**

Akute myeloische Leukämie mit Veränderungen des MLL-Gens

C92.60 Ohne Angabe einer kompletten Remission

Ohne Angabe einer Remission
In partieller Remission

C92.61 In kompletter Remission

C92.7- **Sonstige myeloische Leukämie**

Exkl.: Chronische Eosinophilen-Leukämie [Hypereosinophiles Syndrom] (D47.5)

C92.70 Ohne Angabe einer kompletten Remission

Ohne Angabe einer Remission
In partieller Remission

C92.71 In kompletter Remission

C92.8- **Akute myeloische Leukämie mit multilineärer Dysplasie**

Hinw.: Akute myeloische Leukämie mit Dysplasie der Resthämatopoese und/oder mit myelodysplastischem Syndrom in der Vorgeschichte

C92.80 Ohne Angabe einer kompletten Remission

Ohne Angabe einer Remission
In partieller Remission

C92.81 In kompletter Remission

C92.9- **Myeloische Leukämie, nicht näher bezeichnet**

C92.90 Ohne Angabe einer kompletten Remission

Ohne Angabe einer Remission
In partieller Remission

C92.91 In kompletter Remission

C93.– Monozytenleukämie

Inkl.: Monozytoide Leukämie

Benutze eine zusätzliche Schlüsselnummer (C95.8!), um das Vorliegen einer Leukämie anzugeben, die auf Standard-Induktionstherapie refraktär ist.

C93.0- **Akute Monoblasten-/Monozytenleukämie**

AML M5
AML M5a
AML M5b

C93.00 Ohne Angabe einer kompletten Remission

Ohne Angabe einer Remission
In partieller Remission

C93.01 In kompletter Remission

C93.1- **Chronische myelomonozytäre Leukämie**

Chronische monozytäre Leukämie
CMML-1
CMML-2
CMML mit Eosinophilie

C93.10 Ohne Angabe einer kompletten Remission

Ohne Angabe einer Remission
In partieller Remission

C93.11 In kompletter Remission

C93.3- Juvenile myelomonozytäre Leukämie

C93.30 Ohne Angabe einer kompletten Remission

Ohne Angabe einer Remission
In partieller Remission

C93.31 In kompletter Remission

C93.7- Sonstige Monozytenleukämie

C93.70 Ohne Angabe einer kompletten Remission

Ohne Angabe einer Remission
In partieller Remission

C93.71 In kompletter Remission

C93.9- Monozytenleukämie, nicht näher bezeichnet

C93.90 Ohne Angabe einer kompletten Remission

Ohne Angabe einer Remission
In partieller Remission

C93.91 In kompletter Remission

C94.– Sonstige Leukämien näher bezeichneten Zelltyps

Benutze eine zusätzliche Schlüsselnummer (C95.8!), um das Vorliegen einer Leukämie anzugeben, die auf Standard-Induktionstherapie refraktär ist.

Exkl.: Leukämische Retikuloendotheliose (C91.4-)
Plasmazellenleukämie (C90.1-)

C94.0- Akute Erythroleukämie

Akute myeloische Leukämie, M6 (a) (b)
Erythroleukämie

C94.00 Ohne Angabe einer kompletten Remission

Ohne Angabe einer Remission
In partieller Remission

C94.01 In kompletter Remission

C94.2- Akute Megakaryoblastenleukämie

Akute megakaryozytäre Leukämie
Akute myeloische Leukämie, M7

C94.20 Ohne Angabe einer kompletten Remission

Ohne Angabe einer Remission
In partieller Remission

C94.21 In kompletter Remission

C94.3- Mastzellenleukämie

C94.30 Ohne Angabe einer kompletten Remission

Ohne Angabe einer Remission
In partieller Remission

C94.31 In kompletter Remission

C94.4- Akute Panmyelose mit Myelofibrose

Akute Myelofibrose

C94.40 Ohne Angabe einer kompletten Remission

Ohne Angabe einer Remission
In partieller Remission

C94.41 In kompletter Remission

C94.6- **Myelodysplastische und myeloproliferative Krankheit, nicht klassifizierbar**

C94.60 Ohne Angabe einer kompletten Remission

Ohne Angabe einer Remission
In partieller Remission

C94.61 In kompletter Remission

C94.7- **Sonstige näher bezeichnete Leukämien**

Aggressive NK-Zell-Leukämie
Akute Basophilenleukämie

C94.70 Ohne Angabe einer kompletten Remission

Ohne Angabe einer Remission
In partieller Remission

C94.71 In kompletter Remission

C94.8! ***Blastenkrise bei chronischer myeloischer Leukämie [CML]***

C95.– Leukämie nicht näher bezeichneten Zelltyps

Hinw.: Die folgenden Schlüsselnummern (C95.0–C95.7- und C95.9-) sind nur zu verwenden, falls eine Linienzuordnung nicht erfolgt oder nicht möglich ist.

Benutze eine zusätzliche Schlüsselnummer (C95.8!), um das Vorliegen einer Leukämie anzugeben, die auf Standard-Induktionstherapie refraktär ist.

C95.0- **Akute Leukämie nicht näher bezeichneten Zelltyps**

Akute biliniäre Leukämie
Akute gemischt-liniäre Leukämie
Biphänotypische akute Leukämie
Stammzellenleukämie mit unklarer Linienzuordnung

Exkl.: Akute Exazerbation einer nicht näher bezeichneten chronischen Leukämie (C95.1-)

C95.00 Ohne Angabe einer kompletten Remission

Ohne Angabe einer Remission
In partieller Remission

C95.01 In kompletter Remission

C95.1- **Chronische Leukämie nicht näher bezeichneten Zelltyps**

C95.10 Ohne Angabe einer kompletten Remission

Ohne Angabe einer Remission
In partieller Remission

C95.11 In kompletter Remission

C95.7- **Sonstige Leukämie nicht näher bezeichneten Zelltyps**

C95.70 Ohne Angabe einer kompletten Remission

Ohne Angabe einer Remission
In partieller Remission

C95.71 In kompletter Remission

C95.8! ***Leukämie, refraktär auf Standard-Induktionstherapie***

C95.9- **Leukämie, nicht näher bezeichnet**

C95.90 Ohne Angabe einer kompletten Remission

Ohne Angabe einer Remission
In partieller Remission

C95.91 In kompletter Remission

C96.– Sonstige und nicht näher bezeichnete bösartige Neubildungen des lymphatischen, blutbildenden und verwandten Gewebes

C96.0 **Multifokale und multisystemische (disseminierte) Langerhans-Zell-Histiozytose [Abt-Letterer-Siwe-Krankheit]**

Histiozytose X, multisystemisch

C96.2 Bösartiger Mastzelltumor

Aggressive systemische Mastozytose
Mastzellsarkom

Exkl.: Mastozytose (angeboren) (der Haut) (Q82.2)
Indolente systemische Mastozytose (D47.0)
Mastzellenleukämie (C94.3-)

C96.4 Sarkom der dendritischen Zellen (akzessorische Zellen)

Langerhans-Zell-Sarkom
Sarkom der follikulären dendritischen Zellen
Sarkom der interdigitierenden dendritischen Zellen

C96.5 Multifokale und unisystemische Langerhans-Zell-Histiozytose

Hand-Schüller-Christian-Krankheit
Histiozytose X, multifokal

C96.6 Unifokale Langerhans-Zell-Histiozytose

Eosinophiles Granulom
Histiozytose X, unifokal
Histiozytose X o.n.A.
Langerhans-Zell-Histiozytose o.n.A.

C96.7 Sonstige näher bezeichnete bösartige Neubildungen des lymphatischen, blutbildenden und verwandten Gewebes

C96.8 Histiozytisches Sarkom

Bösartige Histiozytose

C96.9 Bösartige Neubildung des lymphatischen, blutbildenden und verwandten Gewebes, nicht näher bezeichnet

Bösartige Neubildungen als Primärtumoren an mehreren Lokalisationen (C97!–C97!)

C97! Bösartige Neubildungen als Primärtumoren an mehreren Lokalisationen

Hinw.: Die einzelnen Tumoren sind separat zu kodieren. Die Schlüsselnummer C97! kann auch dann verwendet werden, wenn die einzelnen Primärtumoren nur durch eine einzige Schlüsselnummer (z.B. C43.5 Bösartiges Melanom des Rumpfes) kodiert werden.

In-situ-Neubildungen (D00–D09)

Hinw.: Von vielen In-situ-Neubildungen wird angenommen, dass sie auf einer kontinuierlichen Skala der morphologischen Veränderung liegen, die von der Dysplasie bis hin zum invasiven Wachstum reicht. So gelten z.B. für zervikale intraepitheliale Neoplasie (CIN) drei Grade, von denen Grad III sowohl die hochgradige Dysplasie als auch das Carcinoma in situ umfasst. Diese Einteilung wird auch für andere Organe verwendet, z.B. für Vulva und Vagina. Dem nachstehenden Abschnitt sind Beschreibungen des Grades III der intraepithelialen Neoplasie mit oder ohne Angabe einer hochgradigen Dysplasie zugeordnet; die Grade I und II sind als Dysplasien des betreffenden Organsystems klassifiziert und sollten mit einer Schlüsselnummer aus dem Kapitel des jeweiligen Körpersystems kodiert werden. Von diesem Prinzip wird lediglich bei der intraepithelialen Neoplasie der Prostata abgewichen: Bei der älteren Einteilung in drei Grade wird nur Grad I als Dysplasie der Prostata klassifiziert, die Grade II und III werden hingegen dem nachstehenden Abschnitt zugeordnet; nach der neueren Einteilung in zwei Grade wird der niedrige Grad als Dysplasie klassifiziert, der hohe Grad hingegen dem nachstehenden Abschnitt zugeordnet.

Inkl.: Bowen-Krankheit
Erythroplasie
Morphologieschlüsselnummern mit Malignitätsgrad /2
Erythroplasie Queyrat

D00.– Carcinoma in situ der Mundhöhle, des Ösophagus und des Magens

Exkl.: Melanoma in situ (D03.–)

D00.0 Lippe, Mundhöhle und Pharynx

Aryepiglottische Falte:
- hypopharyngeale Seite
- Randzone
- o.n.A.

Lippenrotgrenze

Exkl.: Aryepiglottische Falte, laryngeale Seite (D02.0)
Epiglottis:
- suprahyoidaler Anteil (D02.0)
- o.n.A. (D02.0)

Lippenhaut (D03.0, D04.0)

D00.1 Ösophagus

D00.2 Magen

D01.– Carcinoma in situ sonstiger und nicht näher bezeichneter Verdauungsorgane

Exkl.: Melanoma in situ (D03.–)

D01.0 Kolon

Exkl.: Rektosigmoid, Übergang (D01.1)

D01.1 Rektosigmoid, Übergang

D01.2 Rektum

D01.3 Analkanal und Anus

Exkl.: Anus:
- Haut (D03.5, D04.5)
- Rand (-Gebiet) (D03.5, D04.5)

Perianalhaut (D03.5, D04.5)

D01.4 Sonstige und nicht näher bezeichnete Teile des Darmes

Exkl.: Ampulla hepatopancreatica [Ampulla Vateri] (D01.5)

D01.5 Leber, Gallenblase und Gallengänge

Ampulla hepatopancreatica [Ampulla Vateri]

D01.7 Sonstige näher bezeichnete Verdauungsorgane

Pankreas

D01.9 Verdauungsorgan, nicht näher bezeichnet

D02.– Carcinoma in situ des Mittelohres und des Atmungssystems

Exkl.: Melanoma in situ (D03.–)

D02.0 Larynx

Aryepiglottische Falte, laryngeale Seite
Epiglottis (suprahyoidaler Anteil)

Exkl.: Aryepiglottische Falte:
- hypopharyngeale Seite (D00.0)
- Randzone (D00.0)
- o.n.A. (D00.0)

D02.1 Trachea

D02.2 Bronchus und Lunge

D02.3 Sonstige Teile des Atmungssystems

Mittelohr
Nasenhöhlen
Nebenhöhlen

Exkl.: Nase:
- Haut (D03.3, D04.3)
- o.n.A. (D09.7)

Ohr (äußeres) (Haut) (D03.2, D04.2)

D02.4 Atmungssystem, nicht näher bezeichnet

D03.– Melanoma in situ

D03.0 Melanoma in situ der Lippe

D03.1 Melanoma in situ des Augenlides, einschließlich Kanthus

D03.2 Melanoma in situ des Ohres und des äußeren Gehörganges

D03.3 Melanoma in situ sonstiger und nicht näher bezeichneter Teile des Gesichtes

D03.4 Melanoma in situ der behaarten Kopfhaut und des Halses

D03.5 Melanoma in situ des Rumpfes

Anus:
- Haut
- Rand (-Gebiet)

Brustdrüse (Haut) (Weichteilgewebe)
Perianalhaut

D03.6 Melanoma in situ der oberen Extremität, einschließlich Schulter

D03.7 Melanoma in situ der unteren Extremität, einschließlich Hüfte

D03.8 Melanoma in situ an sonstigen Lokalisationen

D03.9 Melanoma in situ, nicht näher bezeichnet

D04.– Carcinoma in situ der Haut

Exkl.: Melanoma in situ (D03.–)
Erythroplasie Queyrat (Penis) o.n.A. (D07.4)

D04.0 Lippenhaut

Exkl.: Lippenrotgrenze (D00.0)

D04.1 Haut des Augenlides, einschließlich Kanthus

D04.2 Haut des Ohres und des äußeren Gehörganges

D04.3 Haut sonstiger und nicht näher bezeichneter Teile des Gesichtes

D04.4 Behaarte Kopfhaut und Haut des Halses

D04.5 Haut des Rumpfes

Anus:
- Haut
- Rand (-Gebiet)

Haut der Brustdrüse
Perianalhaut

Exkl.: Anus o.n.A. (D01.3)
Haut der Genitalorgane (D07.–)

D04.6 Haut der oberen Extremität, einschließlich Schulter

D04.7 Haut der unteren Extremität, einschließlich Hüfte

D04.8 Haut an sonstigen Lokalisationen

D04.9 Haut, nicht näher bezeichnet

D05.– Carcinoma in situ der Brustdrüse [Mamma]

Exkl.: Carcinoma in situ der Brustdrüsenhaut (D04.5)
Melanoma in situ der Brustdrüse (Haut) (D03.5)

D05.0 Lobuläres Carcinoma in situ der Brustdrüse

D05.1 Carcinoma in situ der Milchgänge

D05.7 Sonstiges Carcinoma in situ der Brustdrüse

D05.9 Carcinoma in situ der Brustdrüse, nicht näher bezeichnet

D06.– Carcinoma in situ der Cervix uteri

Inkl.: Zervikale intraepitheliale Neoplasie [CIN] III. Grades, mit oder ohne Angabe einer hochgradigen Dysplasie

Exkl.: Hochgradige Dysplasie der Cervix uteri o.n.A. (N87.2)
Melanoma in situ der Cervix uteri (D03.8)

D06.0 Endozervix

D06.1 Ektozervix

D06.7 Sonstige Teile der Cervix uteri

D06.9 Cervix uteri, nicht näher bezeichnet

D07.– Carcinoma in situ sonstiger und nicht näher bezeichneter Genitalorgane

Exkl.: Melanoma in situ (D03.8)

D07.0 Endometrium

D07.1 Vulva

Intraepitheliale Neoplasie der Vulva [VIN] III. Grades, mit oder ohne Angabe einer hochgradigen Dysplasie

Exkl.: Hochgradige Dysplasie der Vulva o.n.A. (N90.2)

D07.2 Vagina

Intraepitheliale Neoplasie der Vagina [VAIN] III. Grades, mit oder ohne Angabe einer hochgradigen Dysplasie

Exkl.: Hochgradige Dysplasie der Vagina o.n.A. (N89.2)

D07.3 Sonstige und nicht näher bezeichnete weibliche Genitalorgane

D07.4 Penis

Erythroplasie Queyrat o.n.A.

D07.5 Prostata

Hochgradige intraepitheliale Neoplasie der Prostata [high-grade PIN]

Exkl.: Niedriggradige Dysplasie der Prostata (N42.3)

D07.6 Sonstige und nicht näher bezeichnete männliche Genitalorgane

D09.– Carcinoma in situ sonstiger und nicht näher bezeichneter Lokalisationen

Exkl.: Melanoma in situ (D03.–)

D09.0 Harnblase

D09.1 Sonstige und nicht näher bezeichnete Harnorgane

D09.2 Auge

Exkl.: Augenlidhaut (D04.1)

D09.3 Schilddrüse und sonstige endokrine Drüsen

Exkl.: Endokriner Drüsenanteil des Pankreas (D01.7)
Hoden (D07.6)
Ovar (D07.3)

D09.7 Carcinoma in situ sonstiger näher bezeichneter Lokalisationen

D09.9 Carcinoma in situ, nicht näher bezeichnet

Gutartige Neubildungen (D10–D36)

Inkl.: Morphologieschlüsselnummern mit Malignitätsgrad /0

D10.– Gutartige Neubildung des Mundes und des Pharynx

D10.0 Lippe

Lippe (Frenulum labii) (Innenseite) (Schleimhaut) (Lippenrotgrenze)

Exkl.: Lippenhaut (D22.0, D23.0)

D10.1 Zunge

Zungentonsille

D10.2 Mundboden

D10.3 Sonstige und nicht näher bezeichnete Teile des Mundes

Kleine Speicheldrüse o.n.A.

Exkl.: Gutartige odontogene Neubildungen (D16.42–D16.5)
Lippenschleimhaut (D10.0)
Nasopharyngeale Oberfläche des weichen Gaumens (D10.6)

D10.4 Tonsille

Tonsille (Schlund-) (Gaumen-)

Exkl.: Fossa tonsillaris (D10.5)
Gaumenbögen (D10.5)
Rachentonsille (D10.6)
Zungentonsille (D10.1)

D10.5 Sonstige Teile des Oropharynx

Epiglottis, Vorderfläche
Fossa tonsillaris
Gaumenbögen
Vallecula

Exkl.: Epiglottis:
- suprahyoidaler Anteil (D14.1)
- o.n.A. (D14.1)

D10.6 Nasopharynx

Hinterrand des Nasenseptums und der Choanen
Rachentonsille

D10.7 Hypopharynx

D10.9 Pharynx, nicht näher bezeichnet

D11.– Gutartige Neubildung der großen Speicheldrüsen

Exkl.: Gutartige Neubildungen der kleinen Speicheldrüsen, die entsprechend ihrer anatomischen Lokalisation klassifiziert werden
Gutartige Neubildungen der kleinen Speicheldrüsen o.n.A. (D10.3)

D11.0 Parotis

D11.7 Sonstige große Speicheldrüsen

Glandula:
- sublingualis
- submandibularis

D11.9 Große Speicheldrüse, nicht näher bezeichnet

D12.– Gutartige Neubildung des Kolons, des Rektums, des Analkanals und des Anus

D12.0 Zäkum

Ileozäkalklappe [Bauhin]

D12.1 Appendix vermiformis

D12.2 Colon ascendens

D12.3 Colon transversum

Flexura coli dextra [hepatica]
Flexura coli sinistra [lienalis]

D12.4 Colon descendens

D12.5 Colon sigmoideum

D12.6 Kolon, nicht näher bezeichnet

Adenomatose des Kolons
Dickdarm o.n.A.
Polyposis coli (hereditär)

D12.7 Rektosigmoid, Übergang

D12.8 Rektum

D12.9 Analkanal und Anus

Exkl.: Anus:
- Haut (D22.5, D23.5)
- Rand (-Gebiet) (D22.5, D23.5)

Perianalhaut (D22.5, D23.5)

D13.– Gutartige Neubildung sonstiger und ungenau bezeichneter Teile des Verdauungssystems

D13.0 Ösophagus

D13.1 Magen

D13.2 Duodenum

D13.3 Sonstige und nicht näher bezeichnete Teile des Dünndarmes

D13.4 Leber

Intrahepatische Gallengänge

D13.5 Extrahepatische Gallengänge und Gallenblase

D13.6 Pankreas

Exkl.: Endokriner Drüsenanteil des Pankreas (D13.7)

D13.7 Endokriner Drüsenanteil des Pankreas

Inselzelltumor
Insulinom

D13.9 Ungenau bezeichnete Lokalisationen innerhalb des Verdauungssystems

Darm o.n.A.
Milz
Verdauungssystem o.n.A.

D14.– Gutartige Neubildung des Mittelohres und des Atmungssystems

D14.0 Mittelohr, Nasenhöhle und Nasennebenhöhlen

Nasenknorpel

Exkl.: Bulbus olfactorius (D33.3)
Gehörgang (äußerer) (D22.2, D23.2)
Hinterrand des Nasenseptums und der Choanen (D10.6)
Knochen:
- Nase (D16.42)
- Ohr (D16.41)

Nase:
- Haut (D22.3, D23.3)
- o.n.A. (D36.7)

Ohr (äußeres) (Haut) (D22.2, D23.2)
Ohrknorpel (D21.0)
Polyp:
- Nase (Nasenhöhle) (J33.–)
- Nasennebenhöhlen (J33.8)
- Ohr (Mittelohr) (H74.4)

D14.1 Larynx

Epiglottis (suprahyoidaler Anteil)

Exkl.: Epiglottis, Vorderfläche (D10.5)
Stimmlippen- und Larynxpolyp (J38.1)

D14.2 **Trachea**

D14.3 **Bronchus und Lunge**

D14.4 **Atmungssystem, nicht näher bezeichnet**

D15.– Gutartige Neubildung sonstiger und nicht näher bezeichneter intrathorakaler Organe

Exkl.: Mesotheliales Gewebe (D19.–)

D15.0 **Thymus**

D15.1 **Herz**

Exkl.: Große Gefäße (D21.3)

D15.2 **Mediastinum**

D15.7 **Sonstige näher bezeichnete intrathorakale Organe**

D15.9 **Intrathorakales Organ, nicht näher bezeichnet**

D16.– Gutartige Neubildung des Knochens und des Gelenkknorpels

Exkl.: Bindegewebe:
- Augenlid (D21.0)
- Larynx (D14.1)
- Nase (D14.0)
- Ohr (D21.0)

Synovialmembran (D21.–)

D16.0 **Skapula und lange Knochen der oberen Extremität**

D16.1 **Kurze Knochen der oberen Extremität**

D16.2 **Lange Knochen der unteren Extremität**

D16.3 **Kurze Knochen der unteren Extremität**

D16.4- **Knochen des Hirn- und Gesichtsschädels**

Exkl.: Unterkieferknochen (D16.5)

D16.41 Kraniofazial

Knochen der Augenhöhle
Os:
- ethmoidale
- frontale
- occipitale
- parietale
- sphenoidale
- temporale

D16.42 Maxillofazial

Gesichtsknochen o.n.A.
Maxilla
Nasenmuschel
Oberkiefer
Os:
- nasale
- zygomaticum

Vomer

D16.5 **Unterkieferknochen**

Mandibula

D16.6 **Wirbelsäule**

Exkl.: Kreuzbein und Steißbein (D16.8)

D16.7- **Rippen, Sternum und Klavikula**

D16.70 Rippen

D16.71 Sternum

D16.72 Klavikula

D16.8 Knöchernes Becken

Hüftbeine
Kreuzbein
Steißbein

D16.9 Knochen und Gelenkknorpel, nicht näher bezeichnet

D

D17.– Gutartige Neubildung des Fettgewebes

D17.0 Gutartige Neubildung des Fettgewebes der Haut und der Unterhaut des Kopfes, des Gesichtes und des Halses

D17.1 Gutartige Neubildung des Fettgewebes der Haut und der Unterhaut des Rumpfes

D17.2 Gutartige Neubildung des Fettgewebes der Haut und der Unterhaut der Extremitäten

D17.3 Gutartige Neubildung des Fettgewebes der Haut und der Unterhaut an sonstigen und nicht näher bezeichneten Lokalisationen

D17.4 Gutartige Neubildung des Fettgewebes der intrathorakalen Organe

D17.5 Gutartige Neubildung des Fettgewebes der intraabdominalen Organe

Exkl.: Peritoneum und Retroperitoneum (D17.7)

D17.6 Gutartige Neubildung des Fettgewebes des Samenstrangs

D17.7 Gutartige Neubildung des Fettgewebes an sonstigen Lokalisationen

Peritoneum
Retroperitoneum

D17.9 Gutartige Neubildung des Fettgewebes, nicht näher bezeichnet

Lipom o.n.A.

D18.– Hämangiom und Lymphangiom

Exkl.: Blauer Nävus oder Pigmentnävus (D22.–)

D18.0- Hämangiom

Angiom o.n.A.

D18.00 Nicht näher bezeichnete Lokalisation
D18.01 Haut und Unterhaut
D18.02 Intrakraniell
D18.03 Hepatobiliäres System und Pankreas
D18.04 Verdauungssystem
D18.05 Ohr, Nase, Mund und Rachen
D18.06 Auge und Orbita
D18.08 Sonstige Lokalisationen

D18.1- Lymphangiom

Hämolymphangiom

D18.10 Hygroma colli cysticum
D18.11 Axilla
D18.12 Inguinal
D18.13 Retroperitoneal
D18.18 Sonstige Lokalisationen

Mesenterial

D18.19 Nicht näher bezeichnete Lokalisation

D19.– Gutartige Neubildung des mesothelialen Gewebes

D19.0 Mesotheliales Gewebe der Pleura

D19.1 Mesotheliales Gewebe des Peritoneums

D19.7 Mesotheliales Gewebe an sonstigen Lokalisationen

D19.9 **Mesotheliales Gewebe, nicht näher bezeichnet**

Gutartiges Mesotheliom o.n.A.

D20.– Gutartige Neubildung des Weichteilgewebes des Retroperitoneums und des Peritoneums

Exkl.: Gutartige Neubildung des Fettgewebes des Peritoneums und des Retroperitoneums (D17.7)
Mesotheliales Gewebe (D19.–)

D20.0 **Retroperitoneum**

D20.1 **Peritoneum**

D21.– Sonstige gutartige Neubildungen des Bindegewebes und anderer Weichteilgewebe

Inkl.: Blutgefäß
Bursa
Faszie
Fett
Knorpel
Ligamentum, ausgenommen Bänder des Uterus
Lymphgefäß
Muskel
Sehne
Sehnenscheide
Synovialmembran

Exkl.: Bindegewebe der Brustdrüse (D24)
Hämangiom (D18.0-)
Knorpel:
- Gelenk (D16.–)
- Larynx (D14.1)
- Nase (D14.0)

Lymphangiom (D18.1-)
Neubildung des Fettgewebes (D17.–)
Periphere Nerven und autonomes Nervensystem (D36.1)
Peritoneum (D20.1)
Retroperitoneum (D20.0)
Uterus:
- Ligamentum, jedes (D28.2)
- Leiomyom (D25.–)

D21.0 **Bindegewebe und andere Weichteilgewebe des Kopfes, des Gesichtes und des Halses**

Bindegewebe:
- Augenlid
- Ohr

Exkl.: Bindegewebe der Orbita (D31.6)

D21.1 **Bindegewebe und andere Weichteilgewebe der oberen Extremität, einschließlich Schulter**

D21.2 **Bindegewebe und andere Weichteilgewebe der unteren Extremität, einschließlich Hüfte**

D21.3 **Bindegewebe und andere Weichteilgewebe des Thorax**

Axilla
Große Gefäße
Zwerchfell

Exkl.: Herz (D15.1)
Mediastinum (D15.2)
Thymus (D15.0)

D21.4 **Bindegewebe und andere Weichteilgewebe des Abdomens**

D21.5 **Bindegewebe und andere Weichteilgewebe des Beckens**

Exkl.: Uterus:
- Ligamentum, jedes (D28.2)
- Leiomyom (D25.–)

D21.6 **Bindegewebe und andere Weichteilgewebe des Rumpfes, nicht näher bezeichnet**

Rücken o.n.A.

D21.9 **Bindegewebe und andere Weichteilgewebe, nicht näher bezeichnet**

D22.– Melanozytennävus

Inkl.: Naevus pilosus
Nävus:
- blauer
- Nävuszell-
- Pigment-
- o.n.A.

D22.0 **Melanozytennävus der Lippe**

D22.1 **Melanozytennävus des Augenlides, einschließlich Kanthus**

D22.2 **Melanozytennävus des Ohres und des äußeren Gehörganges**

D22.3 **Melanozytennävus sonstiger und nicht näher bezeichneter Teile des Gesichtes**

D22.4 **Melanozytennävus der behaarten Kopfhaut und des Halses**

D22.5 **Melanozytennävus des Rumpfes**

Anus:
- Haut
- Rand (-Gebiet)

Haut der Brustdrüse
Perianalhaut

D22.6 **Melanozytennävus der oberen Extremität, einschließlich Schulter**

D22.7 **Melanozytennävus der unteren Extremität, einschließlich Hüfte**

D22.9 **Melanozytennävus, nicht näher bezeichnet**

D23.– Sonstige gutartige Neubildungen der Haut

Inkl.: Gutartige Neubildung:
- Haarfollikel
- Schweißdrüsen
- Talgdrüsen

Exkl.: Gutartige Neubildung des Fettgewebes (D17.0–D17.3)
Melanozytennävus (D22.–)

D23.0 **Lippenhaut**

Exkl.: Lippenrotgrenze (D10.0)

D23.1 **Haut des Augenlides, einschließlich Kanthus**

D23.2 **Haut des Ohres und des äußeren Gehörganges**

D23.3 **Haut sonstiger und nicht näher bezeichneter Teile des Gesichtes**

D23.4 **Behaarte Kopfhaut und Haut des Halses**

D23.5 **Haut des Rumpfes**

Anus:
- Haut
- Rand (-Gebiet)

Haut der Brustdrüse
Perianalhaut

Exkl.: Anus o.n.A. (D12.9)
Haut der Genitalorgane (D28–D29)

D23.6 **Haut der oberen Extremität, einschließlich Schulter**

D23.7 **Haut der unteren Extremität, einschließlich Hüfte**

D23.9 **Haut, nicht näher bezeichnet**

D24 Gutartige Neubildung der Brustdrüse [Mamma]

Inkl.: Brustdrüse:
- Bindegewebe
- Weichteile

Exkl.: Gutartige Mammadysplasie [Brustdrüsendysplasie] (N60.–)
Haut der Brustdrüse (D22.5, D23.5)

D25.– Leiomyom des Uterus

Inkl.: Fibromyom des Uterus

D25.0 Submuköses Leiomyom des Uterus

D25.1 Intramurales Leiomyom des Uterus

D25.2 Subseröses Leiomyom des Uterus

D25.9 Leiomyom des Uterus, nicht näher bezeichnet

D26.– Sonstige gutartige Neubildungen des Uterus

D26.0 Cervix uteri

D26.1 Corpus uteri

D26.7 Sonstige Teile des Uterus

D26.9 Uterus, nicht näher bezeichnet

D27 Gutartige Neubildung des Ovars

D28.– Gutartige Neubildung sonstiger und nicht näher bezeichneter weiblicher Genitalorgane

Inkl.: Adenomatöser Polyp
Haut der weiblichen Genitalorgane

D28.0 Vulva

D28.1 Vagina

D28.2 Tubae uterinae und Ligamenta

Lig. (latum) (teres) uteri
Tuba uterina [Falloppio]

D28.7 Sonstige näher bezeichnete weibliche Genitalorgane

D28.9 Weibliches Genitalorgan, nicht näher bezeichnet

D29.– Gutartige Neubildung der männlichen Genitalorgane

Inkl.: Haut der männlichen Genitalorgane

D29.0 Penis

D29.1 Prostata

Exkl.: Hyperplasie der Prostata (adenomatös) (N40)
Prostata:
- Hypertrophie (N40)
- Vergrößerung (N40)

D29.2 Hoden

D29.3 Nebenhoden

D29.4 Skrotum

Skrotalhaut

D29.7 Sonstige männliche Genitalorgane

Bläschendrüse [Samenbläschen]
Samenstrang
Tunica vaginalis testis

D29.9 Männliches Genitalorgan, nicht näher bezeichnet

D30.– Gutartige Neubildung der Harnorgane

D30.0 Niere

Exkl.: Nierenbecken (D30.1)
Nierenbeckenkelche (D30.1)

D30.1 Nierenbecken

D30.2 Ureter

Exkl.: Ostium ureteris (D30.3)

D30.3 Harnblase

Ostium ureteris
Ostium urethrae internum

D30.4 Urethra

Exkl.: Ostium urethrae internum (D30.3)

D30.7 Sonstige Harnorgane

Paraurethrale Drüsen

D30.9 Harnorgan, nicht näher bezeichnet

Harnsystem o.n.A.

D31.– Gutartige Neubildung des Auges und der Augenanhangsgebilde

Exkl.: Bindegewebe des Augenlides (D21.0)
Haut des Augenlides (D22.1, D23.1)
N. opticus (D33.3)

D31.0 Konjunktiva

D31.1 Kornea

D31.2 Retina

D31.3 Chorioidea

D31.4 Ziliarkörper

D31.5 Tränendrüse und Tränenwege

Ductus nasolacrimalis
Tränensack

D31.6 Orbita, nicht näher bezeichnet

Bindegewebe der Orbita
Extraokuläre Muskeln
Periphere Nerven der Orbita
Retrobulbäres Gewebe
Retrookuläres Gewebe

Exkl.: Knochen der Augenhöhle (D16.41)

D31.9 Auge, nicht näher bezeichnet

Augapfel

D32.– Gutartige Neubildung der Meningen

D32.0 Hirnhäute

D32.1 Rückenmarkhäute

D32.9 Meningen, nicht näher bezeichnet

Meningeom o.n.A.

D33.– Gutartige Neubildung des Gehirns und anderer Teile des Zentralnervensystems

Exkl.: Angiom (D18.0-)
Meningen (D32.–)
Periphere Nerven und autonomes Nervensystem (D36.1)
Retrookuläres Gewebe (D31.6)

D33.0 Gehirn, supratentoriell

Zerebrum
Lobus:
- frontalis
- occipitalis
- parietalis
- temporalis

Ventrikel

Exkl.: IV. Ventrikel (D33.1)

D33.1 Gehirn, infratentoriell

Hirnstamm
Zerebellum
IV. Ventrikel

D33.2 Gehirn, nicht näher bezeichnet

D33.3 Hirnnerven

Bulbus olfactorius

D33.4 Rückenmark

D33.7 Sonstige näher bezeichnete Teile des Zentralnervensystems

D33.9 Zentralnervensystem, nicht näher bezeichnet

Nervensystem (ZNS) o.n.A.

D34 Gutartige Neubildung der Schilddrüse

D35.– Gutartige Neubildung sonstiger und nicht näher bezeichneter endokriner Drüsen

Exkl.: Endokriner Drüsenanteil des Pankreas (D13.7)
Hoden (D29.2)
Ovar (D27)
Thymus (D15.0)

D35.0 Nebenniere

D35.1 Nebenschilddrüse

D35.2 Hypophyse

D35.3 Ductus craniopharyngealis

D35.4 Epiphyse [Glandula pinealis] [Zirbeldrüse]

D35.5 Glomus caroticum

D35.6 Glomus aorticum und sonstige Paraganglien

D35.7 Sonstige näher bezeichnete endokrine Drüsen

D35.8 Beteiligung mehrerer endokriner Drüsen

D35.9 Endokrine Drüse, nicht näher bezeichnet

D36.– Gutartige Neubildung an sonstigen und nicht näher bezeichneten Lokalisationen

D36.0 Lymphknoten

D36.1 Periphere Nerven und autonomes Nervensystem

Exkl.: Periphere Nerven der Orbita (D31.6)

D36.7 Sonstige näher bezeichnete Lokalisationen

Nase o.n.A.

D36.9 Gutartige Neubildung an nicht näher bezeichneter Lokalisation

Neubildungen unsicheren oder unbekannten Verhaltens (D37–D48)

Hinw.: In den Kategorien D37–D48 sind Neubildungen mit unsicherem oder unbekanntem Verhalten nach ihrem Ursprungsort klassifiziert, d.h. es bestehen Zweifel daran, ob die Neubildung bösartig oder gutartig ist. Solchen Neubildungen ist in der Klassifikation der Morphologie der Neubildungen der Malignitätsgrad /1 zugeordnet.

D

D37.– Neubildung unsicheren oder unbekannten Verhaltens der Mundhöhle und der Verdauungsorgane

D37.0 Lippe, Mundhöhle und Pharynx

Aryepiglottische Falte:
- hypopharyngeale Seite
- Randzone
- o.n.A.

Große und kleine Speicheldrüsen
Lippenrotgrenze

Exkl.: Aryepiglottische Falte, laryngeale Seite (D38.0)
Epiglottis:
- suprahyoidaler Anteil (D38.0)
- o.n.A. (D38.0)

Lippenhaut (D48.5)

D37.1 Magen

D37.2 Dünndarm

D37.3 Appendix vermiformis

D37.4 Kolon

D37.5 Rektum

Rektosigmoid, Übergang

D37.6 Leber, Gallenblase und Gallengänge

Ampulla hepatopancreatica [Ampulla Vateri]

D37.7- Sonstige Verdauungsorgane

D37.70 Pankreas

D37.78 Sonstige Verdauungsorgane

Anus o.n.A.
Canalis analis
Darm o.n.A.
Ösophagus
Sphincter ani

Exkl.: Anus:
- Haut (D48.5)
- Rand (-Gebiet) (D48.5)

Perianalhaut (D48.5)

D37.9 Verdauungsorgan, nicht näher bezeichnet

D38.– Neubildung unsicheren oder unbekannten Verhaltens des Mittelohres, der Atmungsorgane und der intrathorakalen Organe

Exkl.: Herz (D48.7)

D38.0 Larynx

Aryepiglottische Falte, laryngeale Seite
Epiglottis (suprahyoidaler Anteil)

Exkl.: Aryepiglottische Falte:
- hypopharyngeale Seite (D37.0)
- Randzone (D37.0)
- o.n.A. (D37.0)

D38.1 Trachea, Bronchus und Lunge

D38.2 **Pleura**

D38.3 **Mediastinum**

D38.4 **Thymus**

D38.5 **Sonstige Atmungsorgane**

Mittelohr
Nasenhöhlen
Nasenknorpel
Nasennebenhöhlen

Exkl.: Nase:
- Haut (D48.5)
- o.n.A. (D48.7)

Ohr (äußeres) (Haut) (D48.5)

D38.6 **Atmungsorgan, nicht näher bezeichnet**

D39.– Neubildung unsicheren oder unbekannten Verhaltens der weiblichen Genitalorgane

D39.0 **Uterus**

D39.1 **Ovar**

D39.2 **Plazenta**

Blasenmole:
- bösartig
- invasiv

Chorioadenoma destruens

Exkl.: Blasenmole o.n.A. (O01.9)

D39.7 **Sonstige weibliche Genitalorgane**

Haut der weiblichen Genitalorgane

D39.9 **Weibliches Genitalorgan, nicht näher bezeichnet**

D40.– Neubildung unsicheren oder unbekannten Verhaltens der männlichen Genitalorgane

D40.0 **Prostata**

D40.1 **Hoden**

D40.7 **Sonstige männliche Genitalorgane**

Haut der männlichen Genitalorgane

D40.9 **Männliches Genitalorgan, nicht näher bezeichnet**

D41.– Neubildung unsicheren oder unbekannten Verhaltens der Harnorgane

D41.0 **Niere**

Exkl.: Nierenbecken (D41.1)

D41.1 **Nierenbecken**

D41.2 **Ureter**

D41.3 **Urethra**

D41.4 **Harnblase**

D41.7 **Sonstige Harnorgane**

D41.9 **Harnorgan, nicht näher bezeichnet**

D42.– Neubildung unsicheren oder unbekannten Verhaltens der Meningen

D42.0 **Hirnhäute**

D42.1 **Rückenmarkhäute**

D42.9 **Meningen, nicht näher bezeichnet**

D43.– Neubildung unsicheren oder unbekannten Verhaltens des Gehirns und des Zentralnervensystems

Exkl.: Periphere Nerven und autonomes Nervensystem (D48.2)

D43.0 Gehirn, supratentoriell

Zerebrum
Lobus:
- frontalis
- occipitalis
- parietalis
- temporalis

Ventrikel

Exkl.: IV. Ventrikel (D43.1)

D43.1 Gehirn, infratentoriell

Hirnstamm
Zerebellum
IV. Ventrikel

D43.2 Gehirn, nicht näher bezeichnet

D43.3 Hirnnerven

D43.4 Rückenmark

D43.7 Sonstige Teile des Zentralnervensystems

D43.9 Zentralnervensystem, nicht näher bezeichnet

Nervensystem (ZNS) o.n.A.

D44.– Neubildung unsicheren oder unbekannten Verhaltens der endokrinen Drüsen

Exkl.: Endokriner Drüsenanteil des Pankreas (D37.70)
Hoden (D40.1)
Ovar (D39.1)
Thymus (D38.4)

D44.0 Schilddrüse

D44.1 Nebenniere

D44.2 Nebenschilddrüse

D44.3 Hypophyco

D44.4 Ductus craniopharyngealis

D44.5 Epiphyse [Glandula pinealis] [Zirbeldrüse]

D44.6 Glomus caroticum

D44.7 Glomus aorticum und sonstige Paraganglien

D44.8 Beteiligung mehrerer endokriner Drüsen

Multiple endokrine Adenomatose

D44.9 Endokrine Drüse, nicht näher bezeichnet

D45 Polycythaemia vera

Hinw.: Die Polycythaemia vera wurde in der Dritten Revision der ICD-O den malignen Neubildungen zugeordnet (Morphologieschlüssel "/3"). Obwohl der Schlüssel D45 der Gruppe der Neubildungen unsicheren oder unbekannten Verhaltens zugeordnet ist, ist er weiterhin zu benutzen. Eine Änderung der Zuordnung bleibt dem Revisionsprozess zur ICD-11 vorbehalten.

D46.– Myelodysplastische Syndrome

Inkl.: Alkylanzien-induziertes myelodysplastisches Syndrom
Epipodophyllotoxin-induziertes myelodysplastisches Syndrom
Therapie-induziertes myelodysplastisches Syndrom o.n.A.

Exkl.: Arzneimittelinduzierte aplastische Anämie (D61.1-)

D46.0 Refraktäre Anämie ohne Ringsideroblasten, so bezeichnet

Hinw.: Ohne Ringsideroblasten, ohne Blastenvermehrung.

D46.1 Refraktäre Anämie mit Ringsideroblasten

D46.2 Refraktäre Anämie mit Blastenüberschuss [RAEB]

Refraktäre Anämie mit Blastenüberschuss, Typ I [RAEB I]
Refraktäre Anämie mit Blastenüberschuss, Typ II [RAEB II]

D46.4 Refraktäre Anämie, nicht näher bezeichnet

D46.5 Refraktäre Anämie mit Mehrlinien-Dysplasie

D46.6 Myelodysplastisches Syndrom mit isolierter del(5q)-Chromosomenanomalie

5q-minus-Syndrom

D46.7 Sonstige myelodysplastische Syndrome

Exkl.: Chronische myelomonozytäre Leukämie (C93.1-)

D46.9 Myelodysplastisches Syndrom, nicht näher bezeichnet

Myelodysplasie o.n.A.
Präleukämie (-Syndrom) o.n.A.

D47.– Sonstige Neubildungen unsicherer oder unbekannten Verhaltens des lymphatischen, blutbildenden und verwandten Gewebes

D47.0 Histiozyten- und Mastzelltumor unsicheren oder unbekannten Verhaltens

Indolente systemische Mastozytose
Mastozytom o.n.A.
Mastzelltumor o.n.A.
Systemische Mastozytose, assoziiert mit klonaler hämatologischer Nicht-Mastzell-Krankheit [SM-AHNMD]

Exkl.: Mastozytose (angeboren) (der Haut) (Q82.2)

D47.1 Chronische myeloproliferative Krankheit

Chronische Neutrophilenleukämie
Myeloproliferative Krankheit, nicht näher bezeichnet

Exkl.: Atypische chronische myeloische Leukämie, BCR/ABL-negativ (C92.2-)
Chronische myeloische Leukämie [CML], BCR/ABL-positiv (C92.1-)

D47.2 Monoklonale Gammopathie unbestimmter Signifikanz [MGUS]

D47.3 Essentielle (hämorrhagische) Thrombozythämie

Idiopathische hämorrhagische Thrombozythämie

D47.4 Osteomyelofibrose

Chronische idiopathische Myelofibrose
Myelofibrose (idiopathisch) (mit myeloider Metaplasie)
Myelosklerose (megakaryozytär) mit myeloider Metaplasie
Sekundäre Myelofibrose bei myeloproliferativer Erkrankung

Exkl.: Akute Myelofibrose (C94.4-)

D47.5 Chronische Eosinophilen-Leukämie [Hypereosinophiles Syndrom]

D47.7 Sonstige näher bezeichnete Neubildungen unsicheren oder unbekannten Verhaltens des lymphatischen, blutbildenden und verwandten Gewebes

Histiozytentumor unsicheren oder unbekannten Verhaltens
Posttransplantations-lymphoproliferative Krankheit, frühe Läsion
Posttransplantations-lymphoproliferative Krankheit, floride follikuläre Hyperplasie

Soll die zytogenetische oder molekulargenetische Differenzierung spezifisch angegeben werden, so ist eine zusätzliche Schlüsselnummer (U62.0-!) zu benutzen.

Exkl.: Polymorphe posttransplantations-lymphoproliferative Krankheit [PTLD] (C88.7-)

D47.9 Neubildung unsicheren oder unbekannten Verhaltens des lymphatischen, blutbildenden und verwandten Gewebes, nicht näher bezeichnet

Lymphoproliferative Krankheit o.n.A.

D48.– Neubildung unsicheren oder unbekannten Verhaltens an sonstigen und nicht näher bezeichneten Lokalisationen

Exkl.: Neurofibromatose (nicht bösartig) (Q85.0)

D48.0 Knochen und Gelenkknorpel

Exkl.: Bindegewebe des Augenlides (D48.1)
Knorpel:
- Larynx (D38.0)
- Nase (D38.5)
- Ohr (D48.1)

Synovialmembran (D48.1)

D48.1 Bindegewebe und andere Weichteilgewebe

Bindegewebe:
- Augenlid
- Ohr

Exkl.: Bindegewebe der Brustdrüse (D48.6)
Knorpel:
- Gelenk (D48.0)
- Larynx (D38.0)
- Nase (D38.5)

D48.2 Periphere Nerven und autonomes Nervensystem

Exkl.: Periphere Nerven der Orbita (D48.7)

D48.3 Retroperitoneum

D48.4 Peritoneum

D48.5 Haut

Anus:
- Haut
- Rand (-Gebiet)

Haut der Brustdrüse
Perianalhaut

Exkl.: Anus o.n.A. (D37.78)
Haut der Genitalorgane (D39.7, D40.7)
Lippenrotgrenze (D37.0)

D48.6 Brustdrüse [Mamma]

Bindegewebe der Brustdrüse
Cystosarcoma phylloides

Exkl.: Haut der Brustdrüse (D48.5)

D48.7 Sonstige näher bezeichnete Lokalisationen

Auge
Herz
Periphere Nerven der Orbita

Exkl.: Augenlidhaut (D48.5)
Bindegewebe (D48.1)

D48.9 Neubildung unsicheren oder unbekannten Verhaltens, nicht näher bezeichnet

Neoplasma o.n.A.
Neubildung o.n.A.
Tumor o.n.A.

Kapitel III

Krankheiten des Blutes und der blutbildenden Organe sowie bestimmte Störungen mit Beteiligung des Immunsystems (D50–D90)

D

Exkl.: Angeborene Fehlbildungen, Deformitäten und Chromosomenanomalien (Q00–Q99)
Autoimmunkrankheit (systemisch) o.n.A. (M35.9)
Bestimmte Zustände, die ihren Ursprung in der Perinatalperiode haben (P00–P96)
Endokrine, Ernährungs- und Stoffwechselkrankheiten (E00–E90)
HIV-Krankheit (B20–B24)
Komplikationen der Schwangerschaft, der Geburt und des Wochenbettes (O00–O99)
Neubildungen (C00–D48)
Symptome und abnorme klinische und Laborbefunde, anderenorts nicht klassifiziert (R00–R99)
Verletzungen, Vergiftungen und bestimmte andere Folgen äußerer Ursachen (S00–T98)

Dieses Kapitel gliedert sich in folgende Gruppen:

D50–D53	Alimentäre Anämien
D55–D59	Hämolytische Anämien
D60–D64	Aplastische und sonstige Anämien
D65–D69	Koagulopathien, Purpura und sonstige hämorrhagische Diathesen
D70–D77	Sonstige Krankheiten des Blutes und der blutbildenden Organe
D80–D90	Bestimmte Störungen mit Beteiligung des Immunsystems

Dieses Kapitel enthält die folgenden Sternschlüsselnummern:

*D63.–**	*Anämie bei chronischen, anderenorts klassifizierten Krankheiten*
*D77**	*Sonstige Krankheiten des Blutes und der blutbildenden Organe bei anderenorts klassifizierten Krankheiten*

Alimentäre Anämien (D50–D53)

D50.– Eisenmangelanämie

Inkl.: Anämie:
- hypochrom
- sideropenisch

Exkl.: Eisenmangel (E61.1)

D50.0 Eisenmangelanämie nach Blutverlust (chronisch)

Posthämorrhagische Anämie (chronisch)

Exkl.: Akute Blutungsanämie (D62)
Angeborene Anämie durch fetalen Blutverlust (P61.3)

D50.1 Sideropenische Dysphagie

Kelly-Paterson-Syndrom
Plummer-Vinson-Syndrom

D50.8 Sonstige Eisenmangelanämien

D50.9 Eisenmangelanämie, nicht näher bezeichnet

D51.– Vitamin-B_{12}-Mangelanämie

Exkl.: Vitamin-B_{12}-Mangel (E53.8)

D51.0 Vitamin-B_{12}-Mangelanämie durch Mangel an Intrinsic-Faktor

Anämie:
- Addison-
- Biermer-
- perniziös (angeboren)

Angeborener Mangel an Intrinsic-Faktor

D51.1 Vitamin-B_{12}-Mangelanämie durch selektive Vitamin-B_{12}-Malabsorption mit Proteinurie

Imerslund-(Gräsbeck-)Syndrom
Megaloblastäre hereditäre Anämie

D51.2 Transcobalamin-II-Mangel (-Anämie)

D51.3 Sonstige alimentäre Vitamin-B_{12}-Mangelanämie

Vitamin-B_{12}-Mangelanämie strikter Vegetarier

D51.8 Sonstige Vitamin-B_{12}-Mangelanämien

D51.9 Vitamin-B_{12}-Mangelanämie, nicht näher bezeichnet

D52.– Folsäure-Mangelanämie

Exkl.: Folsäuremangel (E53.8)

D52.0 Alimentäre Folsäure-Mangelanämie

Alimentäre megaloblastäre Anämie

D52.1 Arzneimittelinduzierte Folsäure-Mangelanämie

Soll die Substanz angegeben werden, ist eine zusätzliche Schlüsselnummer (Kapitel XX) zu benutzen.

D52.8 Sonstige Folsäure-Mangelanämien

D52.9 Folsäure-Mangelanämie, nicht näher bezeichnet

Folsäure-Mangelanämie o.n.A.

D53.– Sonstige alimentäre Anämien

Inkl.: Megaloblastäre Anämie, resistent gegenüber Vitamin-B_{12}- oder Folsäure-Therapie

D53.0 Eiweißmangelanämie

Aminosäuremangelanämie
Anämie bei Orotazidurie

Exkl.: Lesch-Nyhan-Syndrom (E79.1)

D53.1 Sonstige megaloblastäre Anämien, anderenorts nicht klassifiziert

Megaloblastäre Anämie o.n.A.

Exkl.: Di-Guglielmo-Krankheit (C94.0-)

D53.2 Skorbutanämie

Exkl.: Skorbut (E54)

D53.8 Sonstige näher bezeichnete alimentäre Anämien

Anämie in Verbindung mit Mangel an:
- Kupfer
- Molybdän
- Zink

Exkl.: Alimentäre Mangelzustände ohne Angabe einer Anämie, z.B.:
- Kupfermangel (E61.0)
- Molybdänmangel (E61.5)
- Zinkmangel (E60)

D53.9 Alimentäre Anämie, nicht näher bezeichnet

Einfache chronische Anämie

Exkl.: Anämie o.n.A. (D64.9)

Hämolytische Anämien (D55–D59)

D55.– Anämie durch Enzymdefekte

Exkl.: Arzneimittelinduzierte Enzymmangelanämie (D59.2)

D55.0 Anämie durch Glukose-6-Phosphat-Dehydrogenase[G6PD]-Mangel

Favismus
G6PD-Mangelanämie

D55.1 Anämie durch sonstige Störungen des Glutathionstoffwechsels

Anämie (durch):
- Enzymmangel mit Bezug zum Hexosemonophosphat[HMP]-Shunt, ausgenommen G6PD-Mangel
- hämolytisch, nichtsphärozytär (hereditär), Typ I

D55.2 Anämie durch Störungen glykolytischer Enzyme

Anämie (durch):
- hämolytisch, nichtsphärozytär (hereditär), Typ II
- Hexokinase-Mangel
- Pyruvatkinase[PK]-Mangel
- Triosephosphat-Isomerase-Mangel

D55.3 Anämie durch Störungen des Nukleotidstoffwechsels

D55.8 Sonstige Anämien durch Enzymdefekte

D55.9 Anämie durch Enzymdefekte, nicht näher bezeichnet

D

D56.– Thalassämie

D56.0 Alpha-Thalassämie

Exkl.: Hydrops fetalis durch hämolytische Krankheit (P56.–)

D56.1 Beta-Thalassämie

Cooley-Anämie
Schwere Beta-Thalassämie
Thalassaemia:
- intermedia
- major

Exkl.: Sichelzell(en)-Beta-Thalassämie (D57.2)

D56.2 Delta-Beta-Thalassämie

D56.3 Thalassämie-Erbanlage

Thalassaemia (beta) minor

D56.4 Hereditäre Persistenz fetalen Hämoglobins [HPFH]

D56.8 Sonstige Thalassämien

D56.9 Thalassämie, nicht näher bezeichnet

Mittelmeeranämie (mit sonstiger Hämoglobinopathie)
Thalassämie (gemischt) (mit sonstiger Hämoglobinopathie) (nicht näher bezeichnet)

D57.– Sichelzellenkrankheiten

Exkl.: Sonstige Hämoglobinopathien (D58.–)

D57.0 Sichelzellenanämie mit Krisen

Hb-SS-Krankheit mit Krisen

D57.1 Sichelzellenanämie ohne Krisen

Sichelzellen:
- Anämie
- Krankheit
- Störung

(o.n.A.)

D57.2 Doppelt heterozygote Sichelzellenkrankheiten

Krankheit:
- Hb-SC
- Hb-SD
- Hb-SE

Sichelzell(en)-Beta-Thalassämie

D57.3 Sichelzellen-Erbanlage

Hb-S-Erbanlage
Heterozygotes Hämoglobin S

D57.8 Sonstige Sichelzellenkrankheiten

D58.– Sonstige hereditäre hämolytische Anämien

D58.0 Hereditäre Sphärozytose

Angeborener (sphärozytärer) hämolytischer Ikterus
Hämolytischer (familiärer) Ikterus
Minkowski-Chauffard-Gänsslen-Syndrom

D58.1 Hereditäre Elliptozytose

Elliptozytose (angeboren)
Ovalozytose (angeboren) (hereditär)

D58.2 Sonstige Hämoglobinopathien

Anomales Hämoglobin o.n.A.
Hämoglobinopathie o.n.A.
Hämolytische Anämie durch instabile Hämoglobine
Krankheit:
- Hb-C-
- Hb-D-
- Hb-E-

Kongenitale Heinz-Körper-Anämie

Exkl.: Familiäre Polyglobulie [Polyzythämie] (D75.0)
Hb-M-Krankheit (D74.0)
Hereditäre Persistenz fetalen Hämoglobins [HPFH] (D56.4)
Höhenpolyglobulie (D75.1)
Methämoglobinämie (D74.–)

D58.8 Sonstige näher bezeichnete hereditäre hämolytische Anämien

Stomatozytose

D58.9 Hereditäre hämolytische Anämie, nicht näher bezeichnet

D59.– Erworbene hämolytische Anämien

D59.0 Arzneimittelinduzierte autoimmunhämolytische Anämie

Soll die Substanz angegeben werden, ist eine zusätzliche Schlüsselnummer (Kapitel XX) zu benutzen.

D59.1 Sonstige autoimmunhämolytische Anämien

Autoimmunhämolytische Krankheit (Kälteautoantikörper-Typ) (Wärmeautoantikörper-Typ)
Chronische Kälteagglutininkrankheit
Hämolytische Anämie:
- Kälteautoantikörper-Typ (sekundär) (symptomatisch)
- Wärmeautoantikörper-Typ (sekundär) (symptomatisch)

Kälteagglutinin-:
- Hämoglobinurie
- Krankheit

Exkl.: Evans-Syndrom (D69.3)
Hämolytische Krankheit beim Fetus und Neugeborenen (P55.–)
Paroxysmale Kältehämoglobinurie (D59.6)

D59.2 Arzneimittelinduzierte nicht autoimmunhämolytische Anämie

Arzneimittelinduzierte Enzymmangelanämie
Soll die Substanz angegeben werden, ist eine zusätzliche Schlüsselnummer (Kapitel XX) zu benutzen.

D59.3 Hämolytisch-urämisches Syndrom

D59.4 Sonstige nicht autoimmunhämolytische Anämien

Hämolytische Anämie:
- mechanisch
- mikroangiopathisch
- toxisch

Soll die äußere Ursache angegeben werden, ist eine zusätzliche Schlüsselnummer (Kapitel XX) zu benutzen.

D59.5 Paroxysmale nächtliche Hämoglobinurie [Marchiafava-Micheli]

Exkl.: Hämoglobinurie o.n.A. (R82.3)

D59.6 **Hämoglobinurie durch Hämolyse infolge sonstiger äußerer Ursachen**

Hämoglobinurie:
- Belastungs-
- Marsch-
- paroxysmale Kälte-

Soll die äußere Ursache angegeben werden, ist eine zusätzliche Schlüsselnummer (Kapitel XX) zu benutzen.

Exkl.: Hämoglobinurie o.n.A. (R82.3)

D59.8 **Sonstige erworbene hämolytische Anämien**

D59.9 **Erworbene hämolytische Anämie, nicht näher bezeichnet**

Idiopathische hämolytische Anämie, chronisch

D

Aplastische und sonstige Anämien (D60–D64)

D60.– Erworbene isolierte aplastische Anämie [Erythroblastopenie] [pure red cell aplasia]

Inkl.: Isolierte aplastische Anämie (erworben) (beim Erwachsenen) (bei Thymom)

D60.0 **Chronische erworbene isolierte aplastische Anämie**

D60.1 **Transitorische erworbene isolierte aplastische Anämie**

D60.8 **Sonstige erworbene isolierte aplastische Anämien**

D60.9 **Erworbene isolierte aplastische Anämie, nicht näher bezeichnet**

D61.– Sonstige aplastische Anämien

Benutze zusätzliche Schlüsselnummern, um das Vorliegen einer Thrombozytopenie (D69.4-, D69.5-, D69.6-) oder einer Agranulozytose und Neutropenie (D70.–) anzugeben.

Exkl.: Agranulozytose (D70.–)

D61.0 **Angeborene aplastische Anämie**

Blackfan-Diamond-Anämie
Familiäre hypoplastische Anämie
Fanconi-Anämie
Isolierte aplastische Anämie:
- angeboren
- im Kindesalter
- primär

Panzytopenie mit Fehlbildungen

D61.1- **Arzneimittelinduzierte aplastische Anämie**

Arzneimittelinduzierte Panzytopenie

Soll die Substanz angegeben werden, ist eine zusätzliche Schlüsselnummer (Kapitel XX) zu benutzen.

D61.10 Aplastische Anämie infolge zytostatischer Therapie

D61.18 Sonstige arzneimittelinduzierte aplastische Anämie

D61.19 Arzneimittelinduzierte aplastische Anämie, nicht näher bezeichnet

D61.2 **Aplastische Anämie infolge sonstiger äußerer Ursachen**

Soll die äußere Ursache angegeben werden, ist eine zusätzliche Schlüsselnummer (Kapitel XX) zu benutzen.

D61.3 **Idiopathische aplastische Anämie**

D61.8 **Sonstige näher bezeichnete aplastische Anämien**

D61.9 **Aplastische Anämie, nicht näher bezeichnet**

Hypoplastische Anämie o.n.A.
Knochenmarkinsuffizienz
Panmyelopathie
Panmyelophthise

D62 Akute Blutungsanämie

Inkl.: Anämie nach intra- und postoperativer Blutung

Exkl.: Angeborene Anämie durch fetalen Blutverlust (P61.3)

D63.– Anämie bei chronischen, anderenorts klassifizierten Krankheiten*

D63.0* Anämie bei Neubildungen (C00–D48†)

D63.8* Anämie bei sonstigen chronischen, anderenorts klassifizierten Krankheiten

Anämie bei chronischer Nierenkrankheit größer oder gleich Stadium 3 (N18.3–N18.5†)

D64.– Sonstige Anämien

Exkl.: Refraktäre Anämie:
- mit Blastenüberschuss [RAEB] (D46.2)
- mit Blastenüberschuss in Transformation (C92.0-)
- mit Ringsideroblasten (D46.1)
- ohne Ringsideroblasten (D46.0)
- o.n.A. (D46.4)

D64.0 Hereditäre sideroachrestische [sideroblastische] Anämie

X-chromosomal-gebundene hypochrome sideroachrestische Anämie

D64.1 Sekundäre sideroachrestische [sideroblastische] Anämie (krankheitsbedingt)

Soll die Krankheit angegeben werden, ist eine zusätzliche Schlüsselnummer zu benutzen.

D64.2 Sekundäre sideroachrestische [sideroblastische] Anämie durch Arzneimittel oder Toxine

Soll die äußere Ursache angegeben werden, ist eine zusätzliche Schlüsselnummer (Kapitel XX) zu benutzen.

D64.3 Sonstige sideroachrestische [sideroblastische] Anämien

Sideroachrestische Anämie:
- pyridoxinsensibel, anderenorts nicht klassifiziert
- o.n.A.

D64.4 Kongenitale dyserythropoetische Anämie

Dyshäm(at)opoetische Anämie (angeboren)

Exkl.: Blackfan-Diamond-Anämie (D61.0)
Di-Guglielmo-Krankheit (C94.0-)

D64.8 Sonstige näher bezeichnete Anämien

Infantile Pseudoleukämie
Leukoerythroblastische Anämie

D64.9 Anämie, nicht näher bezeichnet

Koagulopathien, Purpura und sonstige hämorrhagische Diathesen (D65–D69)

D65.– Disseminierte intravasale Gerinnung [Defibrinationssyndrom]

Inkl.: Purpura fulminans

Exkl.: Als Komplikation bei(m):
- Abort, Extrauteringravidität oder Molenschwangerschaft (O00–O07, O08.1)
- Neugeborenen (P60)
- Schwangerschaft, Geburt oder Wochenbett (O45.0, O46.0, O67.0, O72.3)

D65.0 Erworbene Afibrinogenämie

Benutze für Zwecke der Abrechnung der Zusatzentgelte entsprechend Anlage 7 zur FPV eine zusätzliche Schlüsselnummer, um das Vorliegen einer "dauerhaft erworbenen" (U69.11!) oder "temporären" (U69.12!) Blutgerinnungsstörung anzuzeigen.

D65.1 **Disseminierte intravasale Gerinnung [DIG, DIC]**

Verbrauchskoagulopathie

Benutze für Zwecke der Abrechnung der Zusatzentgelte entsprechend Anlage 7 zur FPV eine zusätzliche Schlüsselnummer, um das Vorliegen einer "dauerhaft erworbenen" (U69.11!) oder "temporären" (U69.12!) Blutgerinnungsstörung anzuzeigen.

D65.2 **Erworbene Fibrinolyseblutung**

Purpura fibrinolytica

Benutze für Zwecke der Abrechnung der Zusatzentgelte entsprechend Anlage 7 zur FPV eine zusätzliche Schlüsselnummer, um das Vorliegen einer "dauerhaft erworbenen" (U69.11!) oder "temporären" (U69.12!) Blutgerinnungsstörung anzuzeigen.

D65.9 **Defibrinationssyndrom, nicht näher bezeichnet**

D

D66 Hereditärer Faktor-VIII-Mangel

Inkl.: Faktor-VIII-Mangel (mit Funktionsstörung)
Hämophilie:
- A
- klassisch
- o.n.A.

Exkl.: Faktor-VIII-Mangel mit Störung der Gefäßendothelfunktion (D68.0-)

D67 Hereditärer Faktor-IX-Mangel

Inkl.: Christmas disease
Hämophilie B
Mangel:
- Faktor IX (mit Funktionsstörung)
- Plasma-Thromboplastin-Komponente [PTC]

D68.– Sonstige Koagulopathien

Exkl.: Als Komplikation bei(m):
- Abort, Extrauteringravidität oder Molenschwangerschaft (O00–O07, O08.1)
- Schwangerschaft, Geburt oder Wochenbett (O45.0, O46.0, O67.0, O72.3)

D68.0- **Willebrand-Jürgens-Syndrom**

Angiohämophilie
Faktor-VIII-Mangel mit Störung der Gefäßendothelfunktion
Vaskuläre Hämophilie

Exkl.: Faktor-VIII-Mangel:
- mit Funktionsstörung (D66)
- o.n.A. (D66)

Kapillarbrüchigkeit (hereditär) (D69.8-)

D68.00 Hereditäres Willebrand-Jürgens-Syndrom

D68.01 Erworbenes Willebrand-Jürgens-Syndrom

Benutze für Zwecke der Abrechnung der Zusatzentgelte entsprechend Anlage 7 zur FPV eine zusätzliche Schlüsselnummer, um das Vorliegen einer "dauerhaft erworbenen" (U69.11!) oder "temporären" (U69.12!) Blutgerinnungsstörung anzuzeigen.

D68.09 Willebrand-Jürgens-Syndrom, nicht näher bezeichnet

Benutze für Zwecke der Abrechnung der Zusatzentgelte entsprechend Anlage 7 zur FPV eine zusätzliche Schlüsselnummer, um das Vorliegen einer "dauerhaft erworbenen" (U69.11!) oder "temporären" (U69.12!) Blutgerinnungsstörung anzuzeigen.

D68.1 **Hereditärer Faktor-XI-Mangel**

Hämophilie C
Plasma-Thromboplastin-Antecedent[PTA]-Mangel

D68.2- Hereditärer Mangel an sonstigen Gerinnungsfaktoren

D68.20 Hereditärer Faktor-I-Mangel

Angeborene Afibrinogenämie
Dysfibrinogenämie (angeboren)
Fibrinogen-Mangel

D68.21 Hereditärer Faktor-II-Mangel

Prothrombin-Mangel

D68.22 Hereditärer Faktor-V-Mangel

Labiler-Faktor-Mangel
Owren-Krankheit
Plasma-Ac-Globulin-Mangel
Proakzelerin-Mangel

D68.23 Hereditärer Faktor-VII-Mangel

Hypoprokonvertinämie
Prokonvertin-Mangel
Stabiler-Faktor-Mangel

D68.24 Hereditärer Faktor-X-Mangel

Stuart-Prower-Faktor-Mangel

D68.25 Hereditärer Faktor-XII-Mangel

Hageman-Faktor-Mangel

D68.26 Hereditärer Faktor-XIII-Mangel

Fibrinstabilisierender-Faktor-Mangel

D68.28 Hereditärer Mangel an sonstigen Gerinnungsfaktoren

D68.3- Hämorrhagische Diathese durch Antikoagulanzien und Antikörper

D68.31 Hämorrhagische Diathese durch Vermehrung von Antikörpern gegen Faktor VIII

Vermehrung von Anti-VIIIa

D68.32 Hämorrhagische Diathese durch Vermehrung von Antikörpern gegen sonstige Gerinnungsfaktoren

Vermehrung von:
- Anti-IXa
- Anti-Xa
- Anti-XIa
- Antikörpern gegen Von-Willebrand-Faktor

D68.33 Hämorrhagische Diathese durch Cumarine (Vitamin-K-Antagonisten)

Blutung bei Dauertherapie mit Cumarinen (Vitamin-K-Antagonisten)

Exkl.: Dauertherapie mit Cumarinen ohne Blutung (Z92.1)

D68.34 Hämorrhagische Diathese durch Heparine

Blutung bei Dauertherapie mit Heparinen

Exkl.: Dauertherapie mit Heparinen ohne Blutung (Z92.1)

D68.35 Hämorrhagische Diathese durch sonstige Antikoagulanzien

Hämorrhagische Diathese durch selektive Faktor-Xa-Hemmer (z.B. Fondaparinux, Apixaban, Rivaroxaban, Edoxaban) oder Thrombin(Faktor IIa)-Hemmer (z.B. Dabigatran, Lepirudin, Desirudin, Bivalirudin)
Blutung bei Dauertherapie mit sonstigen Antikoagulanzien

Exkl.: Dauertherapie mit sonstigen Antikoagulanzien ohne Blutung (Z92.1)

D68.38 Sonstige hämorrhagische Diathese durch sonstige und nicht näher bezeichnete Antikörper

Benutze für Zwecke der Abrechnung der Zusatzentgelte entsprechend Anlage 7 zur FPV eine zusätzliche Schlüsselnummer, um das Vorliegen einer "dauerhaft erworbenen" (U69.11!) oder "temporären" (U69.12!) Blutgerinnungsstörung anzuzeigen.

D68.4 Erworbener Mangel an Gerinnungsfaktoren

Gerinnungsfaktormangel durch:
- Leberkrankheit
- Vitamin-K-Mangel

Benutze für Zwecke der Abrechnung der Zusatzentgelte entsprechend Anlage 7 zur FPV eine zusätzliche Schlüsselnummer, um das Vorliegen einer "dauerhaft erworbenen" (U69.11!) oder "temporären" (U69.12!) Blutgerinnungsstörung anzuzeigen.

Exkl.: Dauertherapie mit Antikoagulanzien ohne Blutung (Z92.1)
Erworbenes Willebrand-Jürgens-Syndrom (D68.01)
Hämorrhagische Diathese durch Antikoagulanzien und Antikörper (D68.3-)
Vitamin-K-Mangel beim Neugeborenen (P53)

D68.5 Primäre Thrombophilie

Mangel:
- Antithrombin-
- Protein-C-
- Protein-S-

Prothrombin-Gen-Mutation
Resistenz gegen aktiviertes Protein C [Faktor-V-Leiden-Mutation]

D68.6 Sonstige Thrombophilien

Antikardiolipin-Syndrom
Antiphospholipid-Syndrom
Vorhandensein des Lupus-Antikoagulans

Exkl.: Disseminierte intravasale Gerinnung (D65.–)
Hyperhomocysteinämie (E72.1)

D68.8 Sonstige näher bezeichnete Koagulopathien

Benutze für Zwecke der Abrechnung der Zusatzentgelte entsprechend Anlage 7 zur FPV eine zusätzliche Schlüsselnummer, um das Vorliegen einer "dauerhaft erworbenen" (U69.11!) oder "temporären" (U69.12!) Blutgerinnungsstörung anzuzeigen.

D68.9 Koagulopathie, nicht näher bezeichnet

D69.– Purpura und sonstige hämorrhagische Diathesen

Exkl.: Benigne Purpura hyper(gamma)globulinaemica (D89.0)
Essentielle (hämorrhagische) Thrombozythämie (D47.3)
Kryoglobulinämische Purpura (D89.1)
Purpura fulminans (D65.–)
Thrombotisch-thrombozytopenische Purpura (M31.1)

D69.0 Purpura anaphylactoides

Allergische Vaskulitis
Purpura:
- allergica
- nichtthrombozytopenisch:
  - hämorrhagisch
  - idiopathisch
- Schoenlein-Henoch
- vaskulär

D69.1 Qualitative Thrombozytendefekte

Bernard-Soulier-Syndrom [Riesenthrombozyten-Syndrom]
Glanzmann- (Naegeli-) Syndrom
Grey-platelet-Syndrom [Syndrom der grauen Thrombozyten]
Thrombasthenie (hämorrhagisch) (hereditär)
Thrombozytopathie

Benutze für Zwecke der Abrechnung der Zusatzentgelte entsprechend Anlage 7 zur FPV eine zusätzliche Schlüsselnummer, um das Vorliegen einer "dauerhaft erworbenen" (U69.11!) oder "temporären" (U69.12!) Blutgerinnungsstörung anzuzeigen.

Exkl.: Willebrand-Jürgens-Syndrom (D68.0-)

D69.2 Sonstige nichtthrombozytopenische Purpura

Purpura:
- senilis
- simplex
- o.n.A.

D69.3 **Idiopathische thrombozytopenische Purpura**

Evans-Syndrom
Werlhof-Krankheit

D69.4- **Sonstige primäre Thrombozytopenie**

Exkl.: Thrombozytopenie mit Radiusaplasie (Q87.2)
Transitorische Thrombozytopenie beim Neugeborenen (P61.0)
Wiskott-Aldrich-Syndrom (D82.0)

D69.40 Sonstige primäre Thrombozytopenie, als transfusionsrefraktär bezeichnet

D69.41 Sonstige primäre Thrombozytopenie, nicht als transfusionsrefraktär bezeichnet

D69.5- **Sekundäre Thrombozytopenie**

Soll die äußere Ursache angegeben werden, ist eine zusätzliche Schlüsselnummer (Kapitel XX) zu benutzen.

D69.52 Heparin-induzierte Thrombozytopenie Typ I

D69.53 Heparin-induzierte Thrombozytopenie Typ II

D69.57 Sonstige sekundäre Thrombozytopenien, als transfusionsrefraktär bezeichnet

D69.58 Sonstige sekundäre Thrombozytopenien, nicht als transfusionsrefraktär bezeichnet

D69.59 Sekundäre Thrombozytopenie, nicht näher bezeichnet

D69.6- **Thrombozytopenie, nicht näher bezeichnet**

D69.60 Thrombozytopenie, nicht näher bezeichnet, als transfusionsrefraktär bezeichnet

D69.61 Thrombozytopenie, nicht näher bezeichnet, nicht als transfusionsrefraktär bezeichnet

D69.8- **Sonstige näher bezeichnete hämorrhagische Diathesen**

D69.80 Hämorrhagische Diathese durch Thrombozytenaggregationshemmer

Blutung bei Dauertherapie mit Thrombozytenaggregationshemmern

Exkl.: Dauertherapie mit Thrombozytenaggregationshemmern ohne Blutung (Z92.2)

D69.88 Sonstige näher bezeichnete hämorrhagische Diathesen

Kapillarbrüchigkeit (hereditär)
Vaskuläre Pseudohämophilie

Benutze für Zwecke der Abrechnung der Zusatzentgelte entsprechend Anlage 7 zur FPV eine zusätzliche Schlüsselnummer, um das Vorliegen einer "dauerhaft erworbenen" (U69.11!) oder "temporären" (U69.12!) Blutgerinnungsstörung anzuzeigen.

D69.9 **Hämorrhagische Diathese, nicht näher bezeichnet**

Sonstige Krankheiten des Blutes und der blutbildenden Organe (D70–D77)

D70.– Agranulozytose und Neutropenie

Inkl.: Angina agranulocytotica

Soll bei Arzneimittelinduktion die Substanz angegeben werden, ist eine zusätzliche Schlüsselnummer (Kapitel XX) zu benutzen.

Exkl.: Transitorische Neutropenie beim Neugeborenen (P61.5)

D70.0 **Angeborene Agranulozytose und Neutropenie**

Agranulocytosis infantilis hereditaria
Angeborene Neutropenie
Kostmann-Syndrom

D70.1- **Arzneimittelinduzierte Agranulozytose und Neutropenie**

Agranulozytose und Neutropenie infolge zytostatischer Therapie

Für die Subkategorien D70.10–D70.14 ist nur die kritische Phase der Agranulozytose heranzuziehen, während der die Anzahl der neutrophilen Granulozyten weniger als 500 oder die Anzahl der Leukozyten weniger als 1000 pro Mikroliter Blut beträgt.

D70.10 Kritische Phase unter 4 Tage

D70.11 Kritische Phase 10 Tage bis unter 20 Tage

D70.12 Kritische Phase 20 Tage und mehr

D70.13 Kritische Phase 4 Tage bis unter 7 Tage

D70.14 Kritische Phase 7 Tage bis unter 10 Tage

D70.18 Sonstige Verlaufsformen der arzneimittelinduzierten Agranulozytose und Neutropenie

D70.19 Arzneimittelinduzierte Agranulozytose und Neutropenie, nicht näher bezeichnet

Arzneimittelinduzierte Agranulozytose und Neutropenie o.n.A.

D70.3 Sonstige Agranulozytose

Agranulozytose o.n.A.

D70.5 Zyklische Neutropenie

Periodische Neutropenie

D70.6 Sonstige Neutropenie

Neutropenie bei Hyperspleniszmus
Splenogene (primäre) Neutropenie

D70.7 Neutropenie, nicht näher bezeichnet

D71 Funktionelle Störungen der neutrophilen Granulozyten

Inkl.: Angeborene Dysphagozytose
Chronische Granulomatose (im Kindesalter)
Defekt des Membranrezeptorenkomplexes [CR3]
Progressive septische Granulomatose

D72.– Sonstige Krankheiten der Leukozyten

Exkl.: Basophilie (D75.8)
Myelodysplastische Syndrome (D46.–)
Neutropenie (D70.–)
Präleukämie (-Syndrom) (D46.9)
Störungen des Immunsystems (D80–D90)

D72.0 Genetisch bedingte Leukozytenanomalien

Anomalie (Granulation) (Granulozyten) oder Syndrom:
- Alder-
- May-Hegglin-
- Pelger-Huët-

Hereditär:
- Leukomelanopathie
- leukozytär:
  - Hypersegmentation
  - Hyposegmentation

Exkl.: Chediak- (Steinbrinck-) Higashi-Syndrom (E70.3)

D72.1 Eosinophilie

Eosinophilie:
- allergisch
- hereditär

D72.8 Sonstige näher bezeichnete Krankheiten der Leukozyten

Leukämoide Reaktion:
- lymphozytär
- monozytär
- myelozytär

Leukozytose
Lympho(zyto)penie
Lymphozytose (symptomatisch)
Monozytose (symptomatisch)
Plasmozytose

D72.9 Krankheit der Leukozyten, nicht näher bezeichnet

D73.– Krankheiten der Milz

D73.0 Hyposplenismus

Asplenie nach Splenektomie
Atrophie der Milz

Exkl.: Asplenie (angeboren) (Q89.01)

D73.1 Hypersplenismus

Exkl.: Splenomegalie:
- angeboren (Q89.00)
- o.n.A. (R16.1)

D73.2 Chronisch-kongestive Splenomegalie

D73.3 Abszess der Milz

D73.4 Zyste der Milz

D73.5 Infarzierung der Milz

Milzruptur, nichttraumatisch
Milztorsion

Exkl.: Traumatische Milzruptur (S36.04)

D73.8 Sonstige Krankheiten der Milz

Fibrose der Milz o.n.A.
Perisplenitis
Splenitis o.n.A.

D73.9 Krankheit der Milz, nicht näher bezeichnet

D74.– Methämoglobinämie

D74.0 Angeborene Methämoglobinämie

Angeborener NADH-Methämoglobinreduktase-Mangel
Hämoglobin-M[Hb-M]-Krankheit
Methämoglobinämie, hereditär

D74.8 Sonstige Methämoglobinämien

Erworbene Methämoglobinämie (mit Sulfhämoglobinämie)
Toxische Methämoglobinämie

Soll die äußere Ursache angegeben werden, ist eine zusätzliche Schlüsselnummer (Kapitel XX) zu benutzen.

D74.9 Methämoglobinämie, nicht näher bezeichnet

D75.– Sonstige Krankheiten des Blutes und der blutbildenden Organe

Exkl.: Hypergammaglobulinämie o.n.A. (D89.2)
Lymphadenitis:
- akut (L04.–)
- chronisch (I88.1)
- mesenterial (akut) (chronisch) (I88.0)
- o.n.A. (I88.9)

Vergrößerte Lymphknoten (R59.–)

D75.0 Familiäre Erythrozytose

Polyglobulie [Polyzythämie]:
- familiär
- gutartig

Exkl.: Hereditäre Ovalozytose (D58.1)

D75.1 Sekundäre Polyglobulie [Polyzythämie]

Erythrozytose o.n.A.
Polyglobulie:
- durch:
  - Aufenthalt in großer Höhe
  - Erythropoetin
  - Hämokonzentration
  - Stress

- emotionell
- erworben
- hypoxämisch
- relativ
- renal
- o.n.A.

Exkl.: Polycythaemia vera (D45)
Polyglobulie beim Neugeborenen (P61.1)

D75.8 Sonstige näher bezeichnete Krankheiten des Blutes und der blutbildenden Organe

Basophilie

D75.9 Krankheit des Blutes und der blutbildenden Organe, nicht näher bezeichnet

D76.– Sonstige näher bezeichnete Krankheiten mit Beteiligung des lymphoretikulären Gewebes und des retikulohistiozytären Systems

Exkl.: (Abt-)Letterer-Siwe-Krankheit (C96.0)
Bösartige Histiozytose (C96.8)
Eosinophiles Granulom (C96.6)
Hand-Schüller-Christian-Krankheit (C96.5)
Histiozytisches Sarkom (C96.8)
Histiozytose X, multifokal (C96.5)
Histiozytose X, unifokal (C96.6)
Langerhans-Zell-Histiozytose, multifokal (C96.5)
Langerhans-Zell-Histiozytose, unifokal (C96.6)
Retikuloendotheliose:
- leukämisch (C91.4-)
- ohne Lipidspeicherung (C96.0)

Retikulose:
- bösartig o.n.A. (C86.0)
- histiozytär medullär (C96.8)
- lipomelanotisch (I89.8)

D76.1 Hämophagozytäre Lymphohistiozytose

Familiäre hämophagozytäre Retikulose
Histiozytosen mononukleärer Phagozyten

D76.2 Hämophagozytäres Syndrom bei Infektionen

Soll der Infektionserreger oder die Infektionskrankheit angegeben werden, ist eine zusätzliche Schlüsselnummer zu benutzen.

D76.3 Sonstige Histiozytose-Syndrome

Retikulohistiozytom (Riesenzellen)
Sinushistiozytose mit massiver Lymphadenopathie
Xanthogranulom

D76.4 Zytokinfreisetzungs-Syndrom [cytokine release syndrome]

Zytokinfreisetzungs-Syndrom nach CAR-T-Zelltherapie
Zytokinfreisetzungs-Syndrom nach Immuntherapie

D77 Sonstige Krankheiten des Blutes und der blutbildenden Organe bei anderenorts klassifizierten Krankheiten*

Inkl.: Fibrose der Milz bei Schistosomiasis [Bilharziose] (B65.–†)

Bestimmte Störungen mit Beteiligung des Immunsystems (D80–D90)

Inkl.: Defekte im Komplementsystem
Immundefekte, ausgenommen HIV-Krankheit [Humane Immundefizienz-Viruskrankheit]
Sarkoidose
Exkl.: Autoimmunkrankheit (systemisch) o.n.A. (M35.9)
Funktionelle Störungen der neutrophilen Granulozyten (D71)
HIV-Krankheit (B20–B24)
HIV-Krankheit als Komplikation bei Schwangerschaft, Geburt und Wochenbett (O98.7)

D80.– Immundefekt mit vorherrschendem Antikörpermangel

D80.0 Hereditäre Hypogammaglobulinämie

Autosomal-rezessive Agammaglobulinämie (Schweizer Typ)
X-chromosomal-gebundene Agammaglobulinämie [Bruton] (mit Wachstumshormonmangel)

D80.1 Nichtfamiliäre Hypogammaglobulinämie

Agammaglobulinämie mit Immunglobulin-positiven B-Lymphozyten
Common-variable-Agammaglobulinämie [CVAgamma]
Hypogammaglobulinämie o.n.A.

D80.2 Selektiver Immunglobulin-A-Mangel [IgA-Mangel]

D80.3 Selektiver Mangel an Immunglobulin-G-Subklassen [IgG-Subklassen]

D80.4 Selektiver Immunglobulin-M-Mangel [IgM-Mangel]

D80.5 Immundefekt bei erhöhtem Immunglobulin M [IgM]

D80.6 Antikörpermangel bei Normo- oder Hypergammaglobulinämie

D80.7 Transitorische Hypogammaglobulinämie im Kindesalter

D80.8 Sonstige Immundefekte mit vorherrschendem Antikörpermangel

Kappa-Leichtketten-Defekt

D80.9 Immundefekt mit vorherrschendem Antikörpermangel, nicht näher bezeichnet

D81.– Kombinierte Immundefekte

Exkl.: Autosomal-rezessive Agammaglobulinämie (Schweizer Typ) (D80.0)

D81.0 Schwerer kombinierter Immundefekt [SCID] mit retikulärer Dysgenesie

D81.1 Schwerer kombinierter Immundefekt [SCID] mit niedriger T- und B-Zellen-Zahl

D81.2 Schwerer kombinierter Immundefekt [SCID] mit niedriger oder normaler B-Zellen-Zahl

D81.3 Adenosindesaminase[ADA]-Mangel

D81.4 Nezelof-Syndrom

D81.5 Purinnukleosid-Phosphorylase[PNP]-Mangel

D81.6 Haupthistokompatibilitäts-Komplex-Klasse-I-Defekt [MHC-Klasse-I-Defekt]

Bare-lymphocyte-Syndrom

D81.7 Haupthistokompatibilitäts-Komplex-Klasse-II-Defekt [MHC-Klasse-II-Defekt]

D81.8 Sonstige kombinierte Immundefekte

Biotinabhängiger Carboxylase-Mangel

D81.9 Kombinierter Immundefekt, nicht näher bezeichnet

Schwerer kombinierter Immundefekt [SCID] o.n.A.

D82.– Immundefekt in Verbindung mit anderen schweren Defekten

Exkl.: Ataxia teleangiectatica [Louis-Bar-Syndrom] (G11.3)

D82.0 Wiskott-Aldrich-Syndrom

Immundefekt mit Thrombozytopenie und Ekzem

D82.1 Di-George-Syndrom

Syndrom des vierten Kiemenbogens
Thymus:
- Alymphoplasie
- Aplasie oder Hypoplasie mit Immundefekt

D82.2 Immundefekt mit disproportioniertem Kleinwuchs

D82.3 Immundefekt mit hereditär defekter Reaktion auf Epstein-Barr-Virus

X-chromosomal-gebundene lymphoproliferative Krankheit

D82.4 Hyperimmunglobulin-E[IgE]-Syndrom

D82.8 Immundefekte in Verbindung mit anderen näher bezeichneten schweren Defekten

D82.9 Immundefekt in Verbindung mit schwerem Defekt, nicht näher bezeichnet

D83.– Variabler Immundefekt [common variable immunodeficiency]

D83.0 Variabler Immundefekt mit überwiegenden Abweichungen der B-Zellen-Zahl und -Funktion

D83.1 Variabler Immundefekt mit überwiegenden immunregulatorischen T-Zell-Störungen

D83.2 Variabler Immundefekt mit Autoantikörpern gegen B- oder T-Zellen

D83.8 Sonstige variable Immundefekte

D83.9 Variabler Immundefekt, nicht näher bezeichnet

D84.– Sonstige Immundefekte

D84.0 Lymphozytenfunktion-Antigen-1[LFA-1]-Defekt

D84.1 Defekte im Komplementsystem

C1-Esterase-Inhibitor[C1-INH]-Mangel

D84.8 Sonstige näher bezeichnete Immundefekte

D84.9 Immundefekt, nicht näher bezeichnet

D86.– Sarkoidose

D86.0 Sarkoidose der Lunge

D86.1 Sarkoidose der Lymphknoten

D86.2 Sarkoidose der Lunge mit Sarkoidose der Lymphknoten

D86.3 Sarkoidose der Haut

D86.8 Sarkoidose an sonstigen und kombinierten Lokalisationen

Iridozyklitis bei Sarkoidose† (H22.1*)
Febris uveoparotidea [Heerfordt-Syndrom]
Multiple Hirnnervenlähmung bei Sarkoidose† (G53.2*)
Sarkoid:
- Arthropathie† (M14.8-*)
- Myokarditis† (I41.8*)
- Myositis† (M63.3-*)

D86.9 Sarkoidose, nicht näher bezeichnet

D89.– Sonstige Störungen mit Beteiligung des Immunsystems, anderenorts nicht klassifiziert

Exkl.: Hyperglobulinämie o.n.A. (R77.1)
Monoklonale Gammopathie unbestimmter Signifikanz [MGUS] (D47.2)
Versagen und Abstoßung eines Transplantates (T86.–)

D89.0 Polyklonale Hypergammaglobulinämie

Benigne Purpura hyper(gamma)globulinaemica [Waldenström]
Polyklonale Gammopathie o.n.A.

D89.1 Kryoglobulinämie

Kryoglobulinämie:
- essentiell
- gemischt
- idiopathisch
- primär
- sekundär

Kryoglobulinämische:
- Purpura
- Vaskulitis

D89.2 Hypergammaglobulinämie, nicht näher bezeichnet

D89.3 Immunrekonstitutionssyndrom

Inflammatorisches Immunrekonstitutionssyndrom [IRIS]

Soll bei Arzneimittelinduktion die Substanz angegeben werden, ist eine zusätzliche Schlüsselnummer (Kapitel XX) zu benutzen.

D89.8 Sonstige näher bezeichnete Störungen mit Beteiligung des Immunsystems, anderenorts nicht klassifiziert

D89.9 Störung mit Beteiligung des Immunsystems, nicht näher bezeichnet

Immunkrankheit o.n.A.

D90 Immunkompromittierung nach Bestrahlung, Chemotherapie und sonstigen immunsuppressiven Maßnahmen

Exkl.: Arzneimittelinduziert:
- Agranulozytose (D70.–)
- Neutropenie (D70.–)

Kapitel IV

Endokrine, Ernährungs- und Stoffwechselkrankheiten (E00–E90)

Hinw.: Alle Neubildungen, ob funktionell aktiv oder nicht, sind in Kapitel II klassifiziert. Zutreffende Schlüsselnummern dieses Krankheitskapitels (d.h. E05.8, E07.0, E16–E31, E34.–) können zusätzlich benutzt werden zur Angabe der funktionellen Aktivität einer Neubildung, eines ektopen endokrinen Gewebes sowie der Über- oder Unterfunktion endokriner Drüsen durch Neubildungen oder sonstige anderenorts klassifizierte Zustände.

E

Exkl.: Komplikationen der Schwangerschaft, der Geburt und des Wochenbettes (O00–O99)
Symptome und abnorme klinische und Laborbefunde, die anderenorts nicht klassifiziert sind (R00–R99)
Transitorische endokrine und Stoffwechselstörungen, die für den Fetus und das Neugeborene spezifisch sind (P70–P74)

Dieses Kapitel gliedert sich in folgende Gruppen:

E00–E07	Krankheiten der Schilddrüse
E10–E14	Diabetes mellitus
E15–E16	Sonstige Störungen der Blutglukose-Regulation und der inneren Sekretion des Pankreas
E20–E35	Krankheiten sonstiger endokriner Drüsen
E40–E46	Mangelernährung
E50–E64	Sonstige alimentäre Mangelzustände
E65–E68	Adipositas und sonstige Überernährung
E70–E90	Stoffwechselstörungen

Dieses Kapitel enthält die folgenden Sternschlüsselnummern:

*E35.–**	*Störungen der endokrinen Drüsen bei anderenorts klassifizierten Krankheiten*
*E90**	*Ernährungs- und Stoffwechselstörungen bei anderenorts klassifizierten Krankheiten*

Krankheiten der Schilddrüse (E00–E07)

E00.– Angeborenes Jodmangelsyndrom

Inkl.: Endemische Krankheitszustände durch direkten umweltbedingten Jodmangel oder infolge mütterlichen Jodmangels. Einige dieser Krankheitszustände gehen aktuell nicht mehr mit einer Hypothyreose einher, sind jedoch Folge unzureichender Schilddrüsenhormonsekretion des Fetus in der Entwicklungsphase. Umweltbedingte strumigene Substanzen können beteiligt sein.

Soll eine damit verbundene geistige Retardierung angegeben werden, ist eine zusätzliche Schlüsselnummer (F70–F79) zu benutzen.

Exkl.: Subklinische Jodmangel-Hypothyreose (E02)

E00.0 Angeborenes Jodmangelsyndrom, neurologischer Typ

Endemischer Kretinismus, neurologischer Typ

E00.1 Angeborenes Jodmangelsyndrom, myxödematöser Typ

Endemischer Kretinismus:
- hypothyreot
- myxödematöser Typ

E00.2 Angeborenes Jodmangelsyndrom, gemischter Typ

Endemischer Kretinismus, gemischter Typ

E00.9 Angeborenes Jodmangelsyndrom, nicht näher bezeichnet

Angeborene Jodmangel-Hypothyreose o.n.A.
Endemischer Kretinismus o.n.A.

E01.– Jodmangelbedingte Schilddrüsenkrankheiten und verwandte Zustände

Exkl.: Angeborenes Jodmangelsyndrom (E00.–)
Subklinische Jodmangel-Hypothyreose (E02)

E01.0 Jodmangelbedingte diffuse Struma (endemisch)

E01.1 Jodmangelbedingte mehrknotige Struma (endemisch)

Jodmangelbedingte knotige Struma

E01.2 Jodmangelbedingte Struma (endemisch), nicht näher bezeichnet

Endemische Struma o.n.A.

E01.8 Sonstige jodmangelbedingte Schilddrüsenkrankheiten und verwandte Zustände

Erworbene Jodmangel-Hypothyreose o.n.A.

E02 Subklinische Jodmangel-Hypothyreose

E03.– Sonstige Hypothyreose

Exkl.: Hypothyreose nach medizinischen Maßnahmen (E89.0)
Jodmangelbedingte Hypothyreose (E00–E02)

E03.0 Angeborene Hypothyreose mit diffuser Struma

Struma congenita (nichttoxisch):
- parenchymatös
- o.n.A.

Exkl.: Transitorische Struma congenita mit normaler Funktion (P72.0)

E03.1 Angeborene Hypothyreose ohne Struma

Angeboren:
- Atrophie der Schilddrüse
- Hypothyreose o.n.A.

Aplasie der Schilddrüse (mit Myxödem)

E03.2 Hypothyreose durch Arzneimittel oder andere exogene Substanzen

Soll die äußere Ursache angegeben werden, ist eine zusätzliche Schlüsselnummer (Kapitel XX) zu benutzen.

E03.3 Postinfektiöse Hypothyreose

E03.4 Atrophie der Schilddrüse (erworben)

Exkl.: Angeborene Atrophie der Schilddrüse (E03.1)

E03.5 Myxödemkoma

E03.8 Sonstige näher bezeichnete Hypothyreose

E03.9 Hypothyreose, nicht näher bezeichnet

Myxödem o.n.A.

E04.– Sonstige nichttoxische Struma

Exkl.: Jodmangelbedingte Struma (E00–E02)
Struma congenita:
- diffus (E03.0)
- parenchymatös (E03.0)
- o.n.A. (E03.0)

E04.0 Nichttoxische diffuse Struma

Struma, nichttoxisch:
- diffusa (colloides)
- simplex

E04.1 Nichttoxischer solitärer Schilddrüsenknoten

Nichttoxische einknotige Struma
Schilddrüsenknoten (zystisch) o.n.A.
Struma nodosa colloides (cystica)

E04.2 Nichttoxische mehrknotige Struma

Mehrknotige (zystische) Struma o.n.A.
Zystische Struma o.n.A.

E04.8 Sonstige näher bezeichnete nichttoxische Struma

E04.9 **Nichttoxische Struma, nicht näher bezeichnet**

Struma nodosa (nichttoxisch) o.n.A.
Struma o.n.A.

E05.– Hyperthyreose [Thyreotoxikose]

Inkl.: Hyperthyreote [thyreotoxische]:
- Augenkrankheit† (H58.8*)
- Herzkrankheit† (I43.8*)

Exkl.: Chronische Thyreoiditis mit transitorischer Hyperthyreose (E06.2)
Hyperthyreose beim Neugeborenen (P72.1)

E05.0 **Hyperthyreose mit diffuser Struma**

Basedow-Krankheit [Morbus Basedow]
Toxische diffuse Struma
Toxische Struma o.n.A.

E05.1 **Hyperthyreose mit toxischem solitärem Schilddrüsenknoten**

Hyperthyreose mit toxischer einknotiger Struma

E05.2 **Hyperthyreose mit toxischer mehrknotiger Struma**

Toxische Struma nodosa o.n.A.

E05.3 **Hyperthyreose durch ektopisches Schilddrüsengewebe**

E05.4 **Hyperthyreosis factitia**

E05.5 **Thyreotoxische Krise**

E05.8 **Sonstige Hyperthyreose**

Überproduktion von Thyreotropin

Soll die äußere Ursache angegeben werden, ist eine zusätzliche Schlüsselnummer (Kapitel XX) zu benutzen.

E05.9 **Hyperthyreose, nicht näher bezeichnet**

Hyperthyreose o.n.A.

E06.– Thyreoiditis

Exkl.: Postpartale Thyreoiditis (O90.5)

E06.0 **Akute Thyreoiditis**

Abszess der Schilddrüse
Thyreoiditis:
- eitrig
- pyogen

Soll der Infektionserreger angegeben werden, ist eine zusätzliche Schlüsselnummer (B95!–B98!) zu benutzen.

E06.1 **Subakute Thyreoiditis**

Thyreoiditis:
- de-Quervain-
- granulomatös
- nichteitrig
- Riesenzell-

Exkl.: Autoimmunthyreoiditis (E06.3)

E06.2 **Chronische Thyreoiditis mit transitorischer Hyperthyreose**

Exkl.: Autoimmunthyreoiditis (E06.3)

E06.3 **Autoimmunthyreoiditis**

Hashimoto-Thyreoiditis
Hashitoxikose (transitorisch)
Lymphozytäre Thyreoiditis
Struma lymphomatosa [Hashimoto]

E06.4 **Arzneimittelinduzierte Thyreoiditis**

Soll die Substanz angegeben werden, ist eine zusätzliche Schlüsselnummer (Kapitel XX) zu benutzen.

E06.5 Sonstige chronische Thyreoiditis

Thyreoiditis:
- chronisch:
  - fibrös
  - o.n.A.
- eisenhart
- Riedel-Struma

E06.9 Thyreoiditis, nicht näher bezeichnet

E07.– Sonstige Krankheiten der Schilddrüse

E07.0 Hypersekretion von Kalzitonin

C-Zellenhyperplasie der Schilddrüse
Hypersekretion von Thyreokalzitonin

E07.1 Dyshormogene Struma

Familiäre dyshormogene Struma
Pendred-Syndrom

Exkl.: Transitorische Struma congenita mit normaler Funktion (P72.0)

E07.8 Sonstige näher bezeichnete Krankheiten der Schilddrüse

Abnormität des Thyreoglobulin
Euthyroid-Sick-Syndrom
Schilddrüse:
- Blutung
- Infarzierung

E07.9 Krankheit der Schilddrüse, nicht näher bezeichnet

Diabetes mellitus
(E10–E14)

Soll bei Arzneimittelinduktion die Substanz angegeben werden, ist eine zusätzliche Schlüsselnummer (Kapitel XX) zu benutzen.

E10.– Diabetes mellitus, Typ 1

Inkl.: Diabetes mellitus:
- juveniler Typ
- labil [brittle]
- mit Ketoseneigung

Exkl.: Diabetes mellitus:
- beim Neugeborenen (P70.2)
- in Verbindung mit Fehl- oder Mangelernährung [Malnutrition] (E12.–)
- pankreopriv (E13.–)
- während der Schwangerschaft, der Geburt oder des Wochenbettes (O24.–)

Gestörte Glukosetoleranz (R73.0)
Glukosurie:
- renal (E74.8)
- o.n.A. (R81)

Postoperative Hypoinsulinämie, außer pankreopriver Diabetes mellitus (E89.1)

E10.0- Mit Koma

Diabetisches Koma:
- hyperosmolar
- mit oder ohne Ketoazidose

Hyperglykämisches Koma o.n.A.

Exkl.: Hypoglykämisches Koma (.6)

E10.01 Als entgleist bezeichnet

E10.1- **Mit Ketoazidose**

Diabetisch:
- Azidose | ohne Angabe eines Komas
- Ketoazidose |

E10.11 Als entgleist bezeichnet

E10.2-† **Mit Nierenkomplikationen**

Diabetische Nephropathie (N08.3*)
Intrakapilläre Glomerulonephrose (N08.3*)
Kimmelstiel-Wilson-Syndrom (N08.3*)

E10.20† Nicht als entgleist bezeichnet

E10.21† Als entgleist bezeichnet

E10.3-† **Mit Augenkomplikationen**

Diabetisch:
- Katarakt (H28.0*)
- Retinopathie (H36.0*)

E10.30† Nicht als entgleist bezeichnet

E10.31† Als entgleist bezeichnet

E10.4-† **Mit neurologischen Komplikationen**

Diabetisch:
- Amyotrophie (G73.0*)
- autonome Neuropathie (G99.0-*)
- autonome Polyneuropathie (G99.0-*)
- Mononeuropathie (G59.0*)
- Polyneuropathie (G63.2*)

E10.40† Nicht als entgleist bezeichnet

E10.41† Als entgleist bezeichnet

E10.5- **Mit peripheren vaskulären Komplikationen**

Diabetisch:
- Gangrän
- periphere Angiopathie† (I79.2*)
- Ulkus

E10.50 Nicht als entgleist bezeichnet

E10.51 Als entgleist bezeichnet

E10.6- **Mit sonstigen näher bezeichneten Komplikationen**

Diabetische Arthropathie† (M14.2-*)
Hypoglykämie
Hypoglykämisches Koma
Neuropathische diabetische Arthropathie† (M14.6-*)

Soll der Schweregrad einer Hypoglykämie oder das Vorliegen einer Hypoglykämiewahrnehmungsstörung angegeben werden, ist eine zusätzliche Schlüsselnummer (U69.7-!) zu benutzen.

E10.60 Nicht als entgleist bezeichnet

E10.61 Als entgleist bezeichnet

E10.7- **Mit multiplen Komplikationen**

Soll der Schweregrad einer Hypoglykämie oder das Vorliegen einer Hypoglykämiewahrnehmungsstörung angegeben werden, ist eine zusätzliche Schlüsselnummer (U69.7-!) zu benutzen.

E10.72 Mit sonstigen multiplen Komplikationen, nicht als entgleist bezeichnet

E10.73 Mit sonstigen multiplen Komplikationen, als entgleist bezeichnet

E10.74 Mit diabetischem Fußsyndrom, nicht als entgleist bezeichnet

E10.75 Mit diabetischem Fußsyndrom, als entgleist bezeichnet

E10.8- **Mit nicht näher bezeichneten Komplikationen**

E10.80 Nicht als entgleist bezeichnet

E10.81 Als entgleist bezeichnet

E10.9- **Ohne Komplikationen**

E10.90 Nicht als entgleist bezeichnet

E10.91 Als entgleist bezeichnet

E11.– Diabetes mellitus, Typ 2

Inkl.: Diabetes (mellitus) (ohne Adipositas) (mit Adipositas):
- Alters-
- Erwachsenentyp
- ohne Ketoseneigung
- stabil

Nicht primär insulinabhängiger Diabetes beim Jugendlichen
Typ-2-Diabetes unter Insulinbehandlung

Soll bei Arzneimittelinduktion die Substanz angegeben werden, ist eine zusätzliche Schlüsselnummer (Kapitel XX) zu benutzen.

Exkl.: Diabetes mellitus:
- beim Neugeborenen (P70.2)
- in Verbindung mit Fehl- oder Mangelernährung [Malnutrition] (E12.–)
- pankreopriv (E13.–)
- während der Schwangerschaft, der Geburt oder des Wochenbettes (O24.–)

Gestörte Glukosetoleranz (R73.0)
Glukosurie:
- renal (E74.8)
- o.n.A. (R81)

Postoperative Hypoinsulinämie, außer pankreopriver Diabetes mellitus (E89.1)

E11.0- **Mit Koma**

Diabetisches Koma:
- hyperosmolar
- mit oder ohne Ketoazidose

Hyperglykämisches Koma o.n.A.

Exkl.: Hypoglykämisches Koma (.6)

E11.01 Als entgleist bezeichnet

E11.1- **Mit Ketoazidose**

Diabetisch:
- Azidose
- Ketoazidose

ohne Angabe eines Komas

E11.11 Als entgleist bezeichnet

E11.2-† **Mit Nierenkomplikationen**

Diabetische Nephropathie (N08.3*)
Intrakapilläre Glomerulonephrose (N08.3*)
Kimmelstiel-Wilson-Syndrom (N08.3*)

E11.20† Nicht als entgleist bezeichnet

E11.21† Als entgleist bezeichnet

E11.3-† **Mit Augenkomplikationen**

Diabetisch:
- Katarakt (H28.0*)
- Retinopathie (H36.0*)

E11.30† Nicht als entgleist bezeichnet

E11.31† Als entgleist bezeichnet

E11.4-† **Mit neurologischen Komplikationen**

Diabetisch:
- Amyotrophie (G73.0*)
- autonome Neuropathie (G99.0-*)
- autonome Polyneuropathie (G99.0-*)
- Mononeuropathie (G59.0*)
- Polyneuropathie (G63.2*)

E11.40† Nicht als entgleist bezeichnet

E11.41† Als entgleist bezeichnet

E11.5- Mit peripheren vaskulären Komplikationen

Diabetisch:
- Gangrän
- periphere Angiopathie† (I79.2*)
- Ulkus

E11.50 Nicht als entgleist bezeichnet

E11.51 Als entgleist bezeichnet

E11.6- Mit sonstigen näher bezeichneten Komplikationen

Diabetische Arthropathie† (M14.2-*)
Hypoglykämie
Hypoglykämisches Koma
Neuropathische diabetische Arthropathie† (M14.6-*)

Soll der Schweregrad einer Hypoglykämie oder das Vorliegen einer Hypoglykämiewahrnehmungsstörung angegeben werden, ist eine zusätzliche Schlüsselnummer (U69.7-!) zu benutzen.

E11.60 Nicht als entgleist bezeichnet

E11.61 Als entgleist bezeichnet

E11.7- Mit multiplen Komplikationen

Soll der Schweregrad einer Hypoglykämie oder das Vorliegen einer Hypoglykämiewahrnehmungsstörung angegeben werden, ist eine zusätzliche Schlüsselnummer (U69.7-!) zu benutzen.

E11.72 Mit sonstigen multiplen Komplikationen, nicht als entgleist bezeichnet

E11.73 Mit sonstigen multiplen Komplikationen, als entgleist bezeichnet

E11.74 Mit diabetischem Fußsyndrom, nicht als entgleist bezeichnet

E11.75 Mit diabetischem Fußsyndrom, als entgleist bezeichnet

E11.8- Mit nicht näher bezeichneten Komplikationen

E11.80 Nicht als entgleist bezeichnet

E11.81 Als entgleist bezeichnet

E11.9- Ohne Komplikationen

E11.90 Nicht als entgleist bezeichnet

E11.91 Als entgleist bezeichnet

E12.– Diabetes mellitus in Verbindung mit Fehl- oder Mangelernährung [Malnutrition]

Inkl.: Diabetes mellitus in Verbindung mit Fehl- oder Mangelernährung [Malnutrition]:
- Typ 1
- Typ 2

Exkl.: Diabetes mellitus:
- beim Neugeborenen (P70.2)
- pankreopriv (E13.–)
- während der Schwangerschaft, der Geburt oder des Wochenbettes (O24.–)

Gestörte Glukosetoleranz (R73.0)
Glukosurie:
- renal (E74.8)
- o.n.A. (R81)

Postoperative Hypoinsulinämie, außer pankreopriver Diabetes mellitus (E89.1)

E12.0- Mit Koma

Diabetisches Koma:
- hyperosmolar
- mit oder ohne Ketoazidose

Hyperglykämisches Koma o.n.A.

Exkl.: Hypoglykämisches Koma (.6)

E12.01 Als entgleist bezeichnet

E12.1- Mit Ketoazidose

Diabetisch:
- Azidose | ohne Angabe eines Komas
- Ketoazidose |

E12.11 Als entgleist bezeichnet

E12.2-† Mit Nierenkomplikationen

Diabetische Nephropathie (N08.3*)
Intrakapilläre Glomerulonephrose (N08.3*)
Kimmelstiel-Wilson-Syndrom (N08.3*)

E12.20† Nicht als entgleist bezeichnet

E12.21† Als entgleist bezeichnet

E12.3-† Mit Augenkomplikationen

Diabetisch:
- Katarakt (H28.0*)
- Retinopathie (H36.0*)

E12.30† Nicht als entgleist bezeichnet

E12.31† Als entgleist bezeichnet

E12.4-† Mit neurologischen Komplikationen

Diabetisch:
- Amyotrophie (G73.0*)
- autonome Neuropathie (G99.0-*)
- autonome Polyneuropathie (G99.0-*)
- Mononeuropathie (G59.0*)
- Polyneuropathie (G63.2*)

E12.40† Nicht als entgleist bezeichnet

E12.41† Als entgleist bezeichnet

E12.5- Mit peripheren vaskulären Komplikationen

Diabetisch:
- Gangrän
- periphere Angiopathie† (I79.2*)
- Ulkus

E12.50 Nicht als entgleist bezeichnet

E12.51 Als entgleist bezeichnet

E12.6- Mit sonstigen näher bezeichneten Komplikationen

Diabetische Arthropathie† (M14.2-*)
Hypoglykämie
Hypoglykämisches Koma
Neuropathische diabetische Arthropathie† (M14.6-*)

Soll der Schweregrad einer Hypoglykämie oder das Vorliegen einer Hypoglykämiewahrnehmungsstörung angegeben werden, ist eine zusätzliche Schlüsselnummer (U69.7-!) zu benutzen.

E12.60 Nicht als entgleist bezeichnet

E12.61 Als entgleist bezeichnet

E12.7- Mit multiplen Komplikationen

Soll der Schweregrad einer Hypoglykämie oder das Vorliegen einer Hypoglykämiewahrnehmungsstörung angegeben werden, ist eine zusätzliche Schlüsselnummer (U69.7-!) zu benutzen.

E12.72 Mit sonstigen multiplen Komplikationen, nicht als entgleist bezeichnet

E12.73 Mit sonstigen multiplen Komplikationen, als entgleist bezeichnet

E12.74 Mit diabetischem Fußsyndrom, nicht als entgleist bezeichnet

E12.75 Mit diabetischem Fußsyndrom, als entgleist bezeichnet

E12.8- Mit nicht näher bezeichneten Komplikationen

E12.80 Nicht als entgleist bezeichnet

E12.81 Als entgleist bezeichnet

E12.9- **Ohne Komplikationen**

E12.90 Nicht als entgleist bezeichnet

E12.91 Als entgleist bezeichnet

E13.– Sonstiger näher bezeichneter Diabetes mellitus

Inkl.: Pankreopriver Diabetes mellitus

Exkl.: Diabetes mellitus:
- beim Neugeborenen (P70.2)
- in Verbindung mit Fehl- oder Mangelernährung [Malnutrition] (E12.–)
- Typ 1 (E10.–)
- Typ 2 (E11.–)
- während der Schwangerschaft, der Geburt oder des Wochenbettes (O24.–)

Gestörte Glukosetoleranz (R73.0)

Glukosurie:
- renal (E74.8)
- o.n.A. (R81)

Postoperative Hypoinsulinämie, außer pankreopriver Diabetes mellitus (E89.1)

E13.0- **Mit Koma**

Diabetisches Koma:
- hyperosmolar
- mit oder ohne Ketoazidose

Hyperglykämisches Koma o.n.A.

Exkl.: Hypoglykämisches Koma (.6)

E13.01 Als entgleist bezeichnet

E13.1- **Mit Ketoazidose**

Diabetisch:
- Azidose | ohne Angabe eines Komas
- Ketoazidose | ohne Angabe eines Komas

E13.11 Als entgleist bezeichnet

E13.2-† **Mit Nierenkomplikationen**

Diabetische Nephropathie (N08.3*)

Intrakapilläre Glomerulonephrose (N08.3*)

Kimmelstiel-Wilson-Syndrom (N08.3*)

E13.20† Nicht als entgleist bezeichnet

E13.21† Als entgleist bezeichnet

E13.3-† **Mit Augenkomplikationen**

Diabetisch:
- Katarakt (H28.0*)
- Retinopathie (H36.0*)

E13.30† Nicht als entgleist bezeichnet

E13.31† Als entgleist bezeichnet

E13.4-† **Mit neurologischen Komplikationen**

Diabetisch:
- Amyotrophie (G73.0*)
- autonome Neuropathie (G99.0-*)
- autonome Polyneuropathie (G99.0-*)
- Mononeuropathie (G59.0*)
- Polyneuropathie (G63.2*)

E13.40† Nicht als entgleist bezeichnet

E13.41† Als entgleist bezeichnet

E13.5- Mit peripheren vaskulären Komplikationen

Diabetisch:
- Gangrän
- periphere Angiopathie† (I79.2*)
- Ulkus

E13.50 Nicht als entgleist bezeichnet

E13.51 Als entgleist bezeichnet

E13.6- Mit sonstigen näher bezeichneten Komplikationen

Diabetische Arthropathie† (M14.2-*)
Hypoglykämie
Hypoglykämisches Koma
Neuropathische diabetische Arthropathie† (M14.6-*)

Soll der Schweregrad einer Hypoglykämie oder das Vorliegen einer Hypoglykämiewahrnehmungsstörung angegeben werden, ist eine zusätzliche Schlüsselnummer (U69.7-!) zu benutzen.

E13.60 Nicht als entgleist bezeichnet

E13.61 Als entgleist bezeichnet

E13.7- Mit multiplen Komplikationen

Soll der Schweregrad einer Hypoglykämie oder das Vorliegen einer Hypoglykämiewahrnehmungsstörung angegeben werden, ist eine zusätzliche Schlüsselnummer (U69.7-!) zu benutzen.

E13.72 Mit sonstigen multiplen Komplikationen, nicht als entgleist bezeichnet

E13.73 Mit sonstigen multiplen Komplikationen, als entgleist bezeichnet

E13.74 Mit diabetischem Fußsyndrom, nicht als entgleist bezeichnet

E13.75 Mit diabetischem Fußsyndrom, als entgleist bezeichnet

E13.8- Mit nicht näher bezeichneten Komplikationen

E13.80 Nicht als entgleist bezeichnet

E13.81 Als entgleist bezeichnet

E13.9- Ohne Komplikationen

E13.90 Nicht als entgleist bezeichnet

E13.91 Als entgleist bezeichnet

E14.– Nicht näher bezeichneter Diabetes mellitus

Inkl.: Diabetes mellitus o.n.A.

Exkl.: Diabetes mellitus:
- beim Neugeborenen (P70.2)
- in Verbindung mit Fehl- oder Mangelernährung [Malnutrition] (E12.–)
- Typ 1 (E10.–)
- Typ 2 (E11.–)
- pankreopriv (E13.–)
- während der Schwangerschaft, der Geburt oder des Wochenbettes (O24.–)

Gestörte Glukosetoleranz (R73.0)
Glukosurie:
- renal (E74.8)
- o.n.A. (R81)

Postoperative Hypoinsulinämie, außer pankreopriver Diabetes mellitus (E89.1)

E14.0- Mit Koma

Diabetisches Koma:
- hyperosmolar
- mit oder ohne Ketoazidose

Hyperglykämisches Koma o.n.A.

Exkl.: Hypoglykämisches Koma (.6)

E14.01 Als entgleist bezeichnet

E14.1- **Mit Ketoazidose**

Diabetisch:
- Azidose | ohne Angabe eines Komas
- Ketoazidose |

E14.11 Als entgleist bezeichnet

E14.2-† **Mit Nierenkomplikationen**

Diabetische Nephropathie (N08.3*)
Intrakapilläre Glomerulonephrose (N08.3*)
Kimmelstiel-Wilson-Syndrom (N08.3*)

E14.20† Nicht als entgleist bezeichnet

E14.21† Als entgleist bezeichnet

E14.3-† **Mit Augenkomplikationen**

Diabetisch:
- Katarakt (H28.0*)
- Retinopathie (H36.0*)

E14.30† Nicht als entgleist bezeichnet

E14.31† Als entgleist bezeichnet

E14.4-† **Mit neurologischen Komplikationen**

Diabetisch:
- Amyotrophie (G73.0*)
- autonome Neuropathie (G99.0-*)
- autonome Polyneuropathie (G99.0-*)
- Mononeuropathie (G59.0*)
- Polyneuropathie (G63.2*)

E14.40† Nicht als entgleist bezeichnet

E14.41† Als entgleist bezeichnet

E14.5- **Mit peripheren vaskulären Komplikationen**

Diabetisch:
- Gangrän
- periphere Angiopathie† (I79.2*)
- Ulkus

E14.50 Nicht als entgleist bezeichnet

E14.51 Als entgleist bezeichnet

E14.6- **Mit sonstigen näher bezeichneten Komplikationen**

Diabetische Arthropathie† (M14.2-*)
Hypoglykämie
Hypoglykämisches Koma
Neuropathische diabetische Arthropathie† (M14.6-*)

Soll der Schweregrad einer Hypoglykämie oder das Vorliegen einer Hypoglykämiewahrnehmungsstörung angegeben werden, ist eine zusätzliche Schlüsselnummer (U69.7-!) zu benutzen.

E14.60 Nicht als entgleist bezeichnet

E14.61 Als entgleist bezeichnet

E14.7- **Mit multiplen Komplikationen**

Soll der Schweregrad einer Hypoglykämie oder das Vorliegen einer Hypoglykämiewahrnehmungsstörung angegeben werden, ist eine zusätzliche Schlüsselnummer (U69.7-!) zu benutzen.

E14.72 Mit sonstigen multiplen Komplikationen, nicht als entgleist bezeichnet

E14.73 Mit sonstigen multiplen Komplikationen, als entgleist bezeichnet

E14.74 Mit diabetischem Fußsyndrom, nicht als entgleist bezeichnet

E14.75 Mit diabetischem Fußsyndrom, als entgleist bezeichnet

E14.8- **Mit nicht näher bezeichneten Komplikationen**

E14.80 Nicht als entgleist bezeichnet

E14.81 Als entgleist bezeichnet

E14.9- **Ohne Komplikationen**

E14.90 Nicht als entgleist bezeichnet

E14.91 Als entgleist bezeichnet

Sonstige Störungen der Blutglukose-Regulation und der inneren Sekretion des Pankreas (E15–E16)

E15 Hypoglykämisches Koma, nichtdiabetisch

Inkl.: Arzneimittelinduziertes Insulinkoma beim Nichtdiabetiker
Hyperinsulinismus mit hypoglykämischem Koma
Hypoglykämisches Koma o.n.A.

Soll bei Arzneimittelinduktion die Substanz angegeben werden, ist eine zusätzliche Schlüsselnummer (Kapitel XX) zu benutzen.

E16.– Sonstige Störungen der inneren Sekretion des Pankreas

E16.0 **Arzneimittelinduzierte Hypoglykämie ohne Koma**

Soll die Substanz angegeben werden, ist eine zusätzliche Schlüsselnummer (Kapitel XX) zu benutzen.
Soll der Schweregrad einer Hypoglykämie angegeben werden, ist eine zusätzliche Schlüsselnummer (U69.70!, U69.71!, U69.72!) zu benutzen.

E16.1 **Sonstige Hypoglykämie**

Enzephalopathie durch hypoglykämisches Koma† (G94.30*)
Funktionelle Hypoglykämie, ohne Anstieg des Insulinspiegels
Hyperinsulinismus:
- funktionell
- kongenital
- o.n.A.

Hyperplasie der Betazellen der Langerhans-Inseln o.n.A.

Soll der Schweregrad einer Hypoglykämie angegeben werden, ist eine zusätzliche Schlüsselnummer (U69.70!, U69.71!, U69.72!) zu benutzen.

E16.2 **Hypoglykämie, nicht näher bezeichnet**

Soll der Schweregrad einer Hypoglykämie angegeben werden, ist eine zusätzliche Schlüsselnummer (U69.70!, U69.71!, U69.72!) zu benutzen.

E16.3 **Erhöhte Glukagonsekretion**

Hyperplasie des endokrinen Drüsenanteils des Pankreas mit Glukagonüberproduktion

E16.4 **Abnorme Gastrinsekretion**

Hypergastrinämie
Zollinger-Ellison-Syndrom

E16.8 **Sonstige näher bezeichnete Störungen der inneren Sekretion des Pankreas**

Erhöhte Sekretion von:
- pankreatischem Polypeptid
- Somatostatin
- Somatotropin-Releasing-Hormon [SRH] [GHRH]
- vasoaktivem gastrointestinalem Polypeptid

| aus dem endokrinen Drüsenanteil des Pankreas

Soll der Schweregrad einer Hypoglykämie angegeben werden, ist eine zusätzliche Schlüsselnummer (U69.70!, U69.71!, U69.72!) zu benutzen.

E16.9 **Störung der inneren Sekretion des Pankreas, nicht näher bezeichnet**

Hyperplasie des endokrinen Drüsenanteils des Pankreas o.n.A.
Inselzellhyperplasie o.n.A.

Soll der Schweregrad einer Hypoglykämie angegeben werden, ist eine zusätzliche Schlüsselnummer (U69.70!, U69.71!, U69.72!) zu benutzen.

Krankheiten sonstiger endokriner Drüsen (E20–E35)

Exkl.: Galaktorrhoe (N64.3)
Gynäkomastie (N62)

E20.– Hypoparathyreoidismus

Exkl.: Di-George-Syndrom (D82.1)
Hypoparathyreoidismus nach medizinischen Maßnahmen (E89.2)
Tetanie o.n.A. (R29.0)
Transitorischer Hypoparathyreoidismus beim Neugeborenen (P71.4)

E20.0 Idiopathischer Hypoparathyreoidismus

E20.1 Pseudohypoparathyreoidismus

E20.8 Sonstiger Hypoparathyreoidismus

E20.9 Hypoparathyreoidismus, nicht näher bezeichnet

Parathyreogene Tetanie

E21.– Hyperparathyreoidismus und sonstige Krankheiten der Nebenschilddrüse

Exkl.: Osteomalazie:
- im Erwachsenenalter (M83.–)
- im Kindes- und Jugendalter (E55.0)

E21.0 Primärer Hyperparathyreoidismus

Hyperplasie der Nebenschilddrüse
Osteodystrophia fibrosa cystica generalisata [von-Recklinghausen-Krankheit des Knochens]

E21.1 Sekundärer Hyperparathyreoidismus, anderenorts nicht klassifiziert

Exkl.: Sekundärer Hyperparathyreoidismus renalen Ursprungs (N25.8)

E21.2 Sonstiger Hyperparathyreoidismus

Tertiärer Hyperparathyreoidismus

Exkl.: Familiäre hypokalziurische Hyperkalziämie (E83.58)

E21.3 Hyperparathyreoidismus, nicht näher bezeichnet

E21.4 Sonstige näher bezeichnete Krankheiten der Nebenschilddrüse

E21.5 Krankheit der Nebenschilddrüse, nicht näher bezeichnet

E22.– Überfunktion der Hypophyse

Exkl.: Cushing-Syndrom (E24.–)
Nelson-Tumor (E24.1)
Überproduktion von:
- ACTH der Adenohypophyse (E24.0)
- ACTH, nicht in Verbindung mit Cushing-Krankheit (E27.0)
- Thyreotropin (E05.8)

E22.0 Akromegalie und hypophysärer Hochwuchs

Arthropathie in Verbindung mit Akromegalie† (M14.5-*)
Überproduktion von Somatotropin [Wachstumshormon]

Exkl.: Erhöhte Sekretion von Somatotropin-Releasing-Hormon aus dem endokrinen Drüsenanteil des Pankreas (E16.8)
Konstitutioneller Hochwuchs (E34.4)

E22.1 Hyperprolaktinämie

Soll bei Arzneimittelinduktion die Substanz angegeben werden, ist eine zusätzliche Schlüsselnummer (Kapitel XX) zu benutzen.

E22.2 Syndrom der inadäquaten Sekretion von Adiuretin

E22.8 Sonstige Überfunktion der Hypophyse

Zentral ausgelöste Pubertas praecox

E22.9 Überfunktion der Hypophyse, nicht näher bezeichnet

E23.– Unterfunktion und andere Störungen der Hypophyse

Inkl.: Aufgeführte Zustände, unabhängig davon, ob die Störung in der Hypophyse oder im Hypothalamus liegt.

Exkl.: Hypopituitarismus nach medizinischen Maßnahmen (E89.3)

E23.0 Hypopituitarismus

Fertiler Eunuchoidismus
Hypogonadotroper Hypogonadismus
Hypophysäre Kachexie
Hypophysärer Kleinwuchs
Hypophyseninsuffizienz o.n.A.
Hypophysennekrose (postpartal)
Idiopathischer Mangel an Somatotropin [Wachstumshormon]
Isolierter Mangel an:
- ACTH
- Gonadotropin
- Hypophysenhormon
- Prolaktin
- Somatotropin
- Thyreotropin

Kallmann-Syndrom
Lorain-Kleinwuchs
Panhypopituitarismus
Simmonds-Sheehan-Syndrom

E23.1 Arzneimittelinduzierter Hypopituitarismus

Soll die Substanz angegeben werden, ist eine zusätzliche Schlüsselnummer (Kapitel XX) zu benutzen.

E23.2 Diabetes insipidus

Exkl.: Renaler Diabetes insipidus (N25.1)

E23.3 Hypothalamische Dysfunktion, anderenorts nicht klassifiziert

Exkl.: Prader-Willi-Syndrom (Q87.1)
Silver-Russell-Syndrom (Q87.1)

E23.6 Sonstige Störungen der Hypophyse

Abszess der Hypophyse
Dystrophia adiposogenitalis

E23.7 Störung der Hypophyse, nicht näher bezeichnet

E24.– Cushing-Syndrom

E24.0 Hypophysäres Cushing-Syndrom

Hypophysärer Hyperadrenokortizismus
Morbus Cushing
Überproduktion von ACTH der Adenohypophyse

E24.1 Nelson-Tumor

E24.2 Arzneimittelinduziertes Cushing-Syndrom

Soll die Substanz angegeben werden, ist eine zusätzliche Schlüsselnummer (Kapitel XX) zu benutzen.

E24.3 Ektopisches ACTH-Syndrom

Cushing-Syndrom als Folge von ektopischem ACTH-bildendem Tumor

E24.4 Alkoholinduziertes Pseudo-Cushing-Syndrom

E24.8 Sonstiges Cushing-Syndrom

E24.9 Cushing-Syndrom, nicht näher bezeichnet

E25.– Adrenogenitale Störungen

Inkl.: Adrenaler Pseudohermaphroditismus femininus
Adrenogenitale Syndrome mit Virilisierung oder Feminisierung, erworben oder durch Nebennierenrindenhyperplasie mit Hormonsynthesestörung infolge angeborenen Enzymmangels
Heterosexuelle Pseudopubertas praecox feminina
Isosexuelle Pseudopubertas praecox masculina
Macrogenitosomia praecox beim männlichen Geschlecht
Sexuelle Frühreife bei Nebennierenrindenhyperplasie beim männlichen Geschlecht
Virilisierung (bei der Frau)

E

E25.0- Angeborene adrenogenitale Störungen in Verbindung mit Enzymmangel

Angeborene Nebennierenrindenhyperplasie
Angeborenes adrenogenitales Salzverlustsyndrom

E25.00 21-Hydroxylase-Mangel [AGS Typ 3], klassische Form

E25.01 21-Hydroxylase-Mangel [AGS Typ 3], Late-onset-Form

E25.08 Sonstige angeborene adrenogenitale Störungen in Verbindung mit Enzymmangel

E25.09 Angeborene adrenogenitale Störung in Verbindung mit Enzymmangel, nicht näher bezeichnet

E25.8 Sonstige adrenogenitale Störungen

Idiopathische adrenogenitale Störung

Soll bei Arzneimittelinduktion die Substanz angegeben werden, ist eine zusätzliche Schlüsselnummer (Kapitel XX) zu benutzen.

E25.9 Adrenogenitale Störung, nicht näher bezeichnet

Adrenogenitales Syndrom o.n.A.

E26.– Hyperaldosteronismus

E26.0 Primärer Hyperaldosteronismus

Conn-Syndrom
Primärer Aldosteronismus durch Nebennierenrindenhyperplasie (beidseitig)

E26.1 Sekundärer Hyperaldosteronismus

E26.8 Sonstiger Hyperaldosteronismus

Bartter-Syndrom

E26.9 Hyperaldosteronismus, nicht näher bezeichnet

E27.– Sonstige Krankheiten der Nebenniere

E27.0 Sonstige Nebennierenrindenüberfunktion

Überproduktion von ACTH, nicht in Verbindung mit Cushing-Krankheit
Vorzeitige Adrenarche

Exkl.: Cushing-Syndrom (E24.–)

E27.1 Primäre Nebennierenrindeninsuffizienz

Addison-Krankheit
Autoimmunadrenalitis

Exkl.: Amyloidose (E85.–)
Tuberkulöse Addison-Krankheit (A18.7)
Waterhouse-Friderichsen-Syndrom (A39.1)

E27.2 Addison-Krise

Akute Nebennierenrindeninsuffizienz
Nebennierenrinden-Krise

E27.3 Arzneimittelinduzierte Nebennierenrindeninsuffizienz

Soll die Substanz angegeben werden, ist eine zusätzliche Schlüsselnummer (Kapitel XX) zu benutzen.

E27.4 Sonstige und nicht näher bezeichnete Nebennierenrindeninsuffizienz

Hypoaldosteronismus
Nebennieren:
- Blutung
- Infarzierung

Nebennierenrindeninsuffizienz o.n.A.

Exkl.: Adrenoleukodystrophie [Addison-Schilder-Syndrom] (E71.3)
Waterhouse-Friderichsen-Syndrom (A39.1)

E27.5 Nebennierenmarküberfunktion

Hypersekretion von Katecholaminen
Nebennierenmarkhyperplasie

E27.8 Sonstige näher bezeichnete Krankheiten der Nebenniere

Abnormität des kortisolbindenden Globulins [Transcortin]

E27.9 Krankheit der Nebenniere, nicht näher bezeichnet

E28.– Ovarielle Dysfunktion

Exkl.: Isolierter Gonadotropinmangel (E23.0)
Ovarialinsuffizienz nach medizinischen Maßnahmen (E89.4)

E28.0 Östrogenüberschuss

Soll bei Arzneimittelinduktion die Substanz angegeben werden, ist eine zusätzliche Schlüsselnummer (Kapitel XX) zu benutzen.

E28.1 Androgenüberschuss

Hypersekretion ovarieller Androgene

Soll bei Arzneimittelinduktion die Substanz angegeben werden, ist eine zusätzliche Schlüsselnummer (Kapitel XX) zu benutzen.

E28.2 Syndrom polyzystischer Ovarien

Stein-Leventhal-Syndrom
Syndrom sklerozystischer Ovarien

E28.3 Primäre Ovarialinsuffizienz

Östrogenverminderung
Syndrom resistenter Ovarien
Vorzeitige Menopause o.n.A.

Exkl.: Menopause und Klimakterium bei der Frau (N95.1)
Reine Gonadendysgenesie (Q99.1)
Turner-Syndrom (Q96.–)

E28.8 Sonstige ovarielle Dysfunktion

Ovarielle Überfunktion o.n.A.

E28.9 Ovarielle Dysfunktion, nicht näher bezeichnet

E29.– Testikuläre Dysfunktion

Exkl.: Androgenresistenz-Syndrom (E34.5-)
Azoospermie oder Oligozoospermie o.n.A. (N46)
Isolierter Gonadotropinmangel (E23.0)
Klinefelter-Syndrom (Q98.0–Q98.2, Q98.4)
Testikuläre Feminisierung (Syndrom) (E34.51)
Testikuläre Unterfunktion nach medizinischen Maßnahmen (E89.5)

E29.0 Testikuläre Überfunktion

Hypersekretion von testikulären Hormonen

E29.1 Testikuläre Unterfunktion

Anti-Müller-Hormon-Mangel
Biosynthesestörung des testikulären Androgens o.n.A.
Testikulärer Hypogonadismus o.n.A.

5-Alpha-Reduktase-Mangel (mit Pseudohermaphroditismus masculinus)

Soll bei Arzneimittelinduktion die Substanz angegeben werden, ist eine zusätzliche Schlüsselnummer (Kapitel XX) zu benutzen.

E29.8 Sonstige testikuläre Dysfunktion

E29.9 Testikuläre Dysfunktion, nicht näher bezeichnet

E30.– Pubertätsstörungen, anderenorts nicht klassifiziert

E30.0 Verzögerte Pubertät [Pubertas tarda]

Konstitutionelle Verzögerung der Pubertät
Verzögerte sexuelle Entwicklung

E30.1 Vorzeitige Pubertät [Pubertas praecox]

Vorzeitige Menarche

Exkl.: Angeborene Nebennierenrindenhyperplasie (E25.0-)
Heterosexuelle Pseudopubertas praecox feminina (E25.–)
Isosexuelle Pseudopubertas praecox masculina (E25.–)
McCune-Albright-Syndrom (Q78.1)
Zentral ausgelöste Pubertas praecox (E22.8)

E30.8 Sonstige Pubertätsstörungen

Vorzeitige Pubarche
Vorzeitige Thelarche

E30.9 Pubertätsstörung, nicht näher bezeichnet

E31.– Polyglanduläre Dysfunktion

Exkl.: Ataxia teleangiectatica [Louis-Bar-Syndrom] (G11.3)
Dystrophia myotonica [Curschmann-Batten-Steinert-Syndrom] (G71.1)
Pseudohypoparathyreoidismus (E20.1)

E31.0 Autoimmune polyglanduläre Insuffizienz

Schmidt-Syndrom

E31.1 Polyglanduläre Überfunktion

Exkl.: Multiple endokrine Adenomatose (D44.8)

E31.8 Sonstige polyglanduläre Dysfunktion

E31.9 Polyglanduläre Dysfunktion, nicht näher bezeichnet

E32.– Krankheiten des Thymus

Exkl.: Aplasie oder Hypoplasie mit Immundefekt (D82.1)
Myasthenia gravis (G70.0)

E32.0 Persistierende Thymushyperplasie

Thymushypertrophie

E32.1 Abszess des Thymus

E32.8 Sonstige Krankheiten des Thymus

E32.9 Krankheit des Thymus, nicht näher bezeichnet

E34.– Sonstige endokrine Störungen

Exkl.: Pseudohypoparathyreoidismus (E20.1)

E34.0 Karzinoid-Syndrom

Hinw.: Kann als zusätzliche Schlüsselnummer angegeben werden, um die mit einem Karzinoid zusammenhängende funktionelle Aktivität auszuweisen.

E34.1 Sonstige Hypersekretion intestinaler Hormone

E34.2 Ektopische Hormonsekretion, anderenorts nicht klassifiziert

E34.3 Kleinwuchs, anderenorts nicht klassifiziert

Kleinwuchs:
- konstitutionell
- Laron-Typ
- psychosozial
- o.n.A.

Exkl.: Disproportionierter Kleinwuchs bei Immundefekt (D82.2)
Kleinwuchs:
- achondroplastisch (Q77.4)
- alimentär (E45)
- bei spezifischen Dysmorphie-Syndromen - Verschlüsselung des Syndroms - siehe Alphabetisches Verzeichnis
- hypochondroplastisch (Q77.4)
- hypophysär (E23.0)
- renal (N25.0)

Progerie (E34.8)
Silver-Russell-Syndrom (Q87.1)

E34.4 Konstitutioneller Hochwuchs

E34.5- Androgenresistenz-Syndrom

Androgen-Insensitivität
Periphere Hormonrezeptorstörung
Pseudohermaphroditismus masculinus mit Androgenresistenz

E34.50 Partielles Androgenresistenz-Syndrom

Partielle Androgen-Insensitivität [PAIS]
Reifenstein-Syndrom

E34.51 Komplettes Androgenresistenz-Syndrom

Komplette Androgen-Insensitivität [CAIS]
Testikuläre Feminisierung (Syndrom)

E34.59 Androgenresistenz-Syndrom, nicht näher bezeichnet

E34.8 Sonstige näher bezeichnete endokrine Störungen

Dysfunktion des Corpus pineale [Epiphyse]
Progerie

E34.9 Endokrine Störung, nicht näher bezeichnet

Endokrine Störung o.n.A.
Hormonelle Störung o.n.A.

E35.– Störungen der endokrinen Drüsen bei anderenorts klassifizierten Krankheiten*

E35.0* Krankheiten der Schilddrüse bei anderenorts klassifizierten Krankheiten

Tuberkulose der Schilddrüse (A18.8†)

E35.1* Krankheiten der Nebennieren bei anderenorts klassifizierten Krankheiten

Tuberkulöse Addison-Krankheit (A18.7†)
Waterhouse-Friderichsen-Syndrom (durch Meningokokken) (A39.1†)

E35.8* Krankheiten sonstiger endokriner Drüsen bei anderenorts klassifizierten Krankheiten

Mangelernährung (E40–E46)

Hinw.: Der Grad der Unterernährung wird gewöhnlich mittels des Gewichtes ermittelt und in Standardabweichungen vom Mittelwert der entsprechenden Bezugspopulation dargestellt. Liegen eine oder mehrere vorausgegangene Messungen vor, so ist eine fehlende Gewichtszunahme bei Kindern bzw. eine Gewichtsabnahme bei Kindern oder Erwachsenen in der Regel ein Anzeichen für eine Mangelernährung.

Liegt nur eine Messung vor, so stützt sich die Diagnose auf Annahmen und ist ohne weitere klinische Befunde oder Laborergebnisse nicht endgültig. In jenen außergewöhnlichen Fällen, bei denen kein Gewichtswert vorliegt, sollte man sich auf klinische Befunde verlassen. Bei Gewichtswerten unterhalb des Mittelwertes der Bezugspopulation besteht mit hoher Wahrscheinlichkeit dann eine erhebliche Unterernährung, wenn der Messwert 3 oder mehr Standardabweichungen unter dem Mittelwert der Bezugspopulation liegt; mit hoher Wahrscheinlichkeit eine mäßige Unterernährung, wenn der Messwert zwischen 2 und weniger als 3 Standardabweichungen unter diesem Mittelwert liegt, und mit hoher Wahrscheinlichkeit eine leichte Unterernährung, wenn der Messwert zwischen 1 und weniger als 2 Standardabweichungen unter diesem Mittelwert liegt.

Exkl.: Alimentäre Anämien (D50–D53)
Folgen der Energie- und Eiweißmangelernährung (E64.0)
Hungertod (T73.0)
Intestinale Malabsorption (K90.–)
Kachexie infolge HIV-Krankheit [Slim disease] (B22)

E

E40 Kwashiorkor

Erhebliche Mangelernährung mit alimentärem Ödem und Pigmentstörung der Haut und der Haare

Exkl.: Kwashiorkor-Marasmus (E42)

E41 Alimentärer Marasmus

Inkl.: Erhebliche Mangelernährung mit Marasmus

Exkl.: Kwashiorkor-Marasmus (E42)

E42 Kwashiorkor-Marasmus

Inkl.: Erhebliche Energie- und Eiweißmangelernährung [wie unter E43 aufgeführt]:
- intermediäre Form
- mit Anzeichen von Kwashiorkor und Marasmus gleichzeitig

E43 Nicht näher bezeichnete erhebliche Energie- und Eiweißmangelernährung

Erheblicher Gewichtsverlust [Unterernährung] [Kachexie] bei Kindern oder Erwachsenen oder fehlende Gewichtszunahme bei Kindern, die zu einem Gewichtswert führen, der mindestens 3 Standardabweichungen unter dem Mittelwert der Bezugspopulation liegt (oder eine ähnliche Abweichung in anderen statistischen Verteilungen). Wenn nur eine Gewichtsmessung vorliegt, besteht mit hoher Wahrscheinlichkeit eine erhebliche Unterernährung, wenn der Gewichtswert 3 oder mehr Standardabweichungen unter dem Mittelwert der Bezugspopulation liegt.

Inkl.: Hungerödem

E44.– Energie- und Eiweißmangelernährung mäßigen und leichten Grades

E44.0 Mäßige Energie- und Eiweißmangelernährung

Gewichtsverlust bei Kindern oder Erwachsenen oder fehlende Gewichtszunahme bei Kindern, die zu einem Gewichtswert führen, der 2 oder mehr, aber weniger als 3 Standardabweichungen unter dem Mittelwert der Bezugspopulation liegt (oder einer ähnlichen Abweichung in anderen statistischen Verteilungen). Wenn nur eine Gewichtsmessung vorliegt, besteht mit hoher Wahrscheinlichkeit eine mäßige Energie- und Eiweißmangelernährung, wenn der Gewichtswert 2 oder mehr, aber weniger als 3 Standardabweichungen unter dem Mittelwert der Bezugspopulation liegt.

E44.1 Leichte Energie- und Eiweißmangelernährung

Gewichtsverlust bei Kindern oder Erwachsenen oder fehlende Gewichtszunahme bei Kindern, die zu einem Gewichtswert führen, der 1 oder mehr, aber weniger als 2 Standardabweichungen unter dem Mittelwert der Bezugspopulation liegt (oder einer ähnlichen Abweichung in anderen statistischen Verteilungen). Wenn nur eine Gewichtsmessung vorliegt, besteht mit hoher Wahrscheinlichkeit eine leichte Energie- und Eiweißmangelernährung, wenn der Gewichtswert 1 oder mehr, aber weniger als 2 Standardabweichungen unter dem Mittelwert der Bezugspopulation liegt.

E45 Entwicklungsverzögerung durch Energie- und Eiweißmangelernährung

Inkl.: Alimentär:
- Entwicklungshemmung
- Kleinwuchs

Körperliche Retardation durch Mangelernährung

E46 Nicht näher bezeichnete Energie- und Eiweißmangelernährung

Inkl.: Mangelernährung o.n.A.
Störung der Protein-Energie-Balance o.n.A.

Sonstige alimentäre Mangelzustände (E50–E64)

Exkl.: Alimentäre Anämien (D50–D53)

E50.– Vitamin-A-Mangel

Exkl.: Folgen des Vitamin-A-Mangels (E64.1)

E50.0 Vitamin-A-Mangel mit Xerosis conjunctivae

E50.1 Vitamin-A-Mangel mit Bitot-Flecken und Xerosis conjunctivae

Bitot-Flecke beim Kleinkind

E50.2 Vitamin-A-Mangel mit Hornhautxerose

E50.3 Vitamin-A-Mangel mit Hornhautulzeration und Hornhautxerose

E50.4 Vitamin-A-Mangel mit Keratomalazie

E50.5 Vitamin-A-Mangel mit Nachtblindheit

E50.6 Vitamin-A-Mangel mit xerophthalmischen Narben der Hornhaut

E50.7 Sonstige Manifestationen des Vitamin-A-Mangels am Auge

Xerophthalmie o.n.A.

E50.8 Sonstige Manifestationen des Vitamin-A-Mangels

Keratosis follicularis Xerodermie	durch Vitamin-A-Mangel† (L86*)

E50.9 Vitamin-A-Mangel, nicht näher bezeichnet

Hypovitaminose A o.n.A.

E51.– Thiaminmangel [Vitamin-B_1-Mangel]

Exkl.: Folgen des Thiaminmangels (E64.8)

E51.1 Beriberi

Beriberi:
- feuchte Form† (I98.8*)
- trockene Form

E51.2 Wernicke-Enzephalopathie

E51.8 Sonstige Manifestationen des Thiaminmangels

E51.9 Thiaminmangel, nicht näher bezeichnet

E52 Niazinmangel [Pellagra]

Inkl.: Mangel:
- Niazin (Tryptophan)
- Nikotinsäureamid

Pellagra (alkoholbedingt)

Exkl.: Folgen des Niazinmangels (E64.8)

E53.– Mangel an sonstigen Vitaminen des Vitamin-B-Komplexes

E

Exkl.: Folgen des Vitamin-B-Mangels (E64.8)
Folsäuremangel-Anämie (D52.–)
Vitamin-B_{12}-Mangelanämie (D51.–)

E53.0 Riboflavinmangel

Ariboflavinose

E53.1 Pyridoxinmangel

Vitamin-B_6-Mangel

Exkl.: Pyridoxinsensible sideroachrestische [sideroblastische] Anämie (D64.3)

E53.8 Mangel an sonstigen näher bezeichneten Vitaminen des Vitamin-B-Komplexes

Mangel:
- Biotin
- Cobalamin
- Folat
- Folsäure
- Pantothensäure
- Vitamin B_{12}
- Zyanocobalamin

E53.9 Vitamin-B-Mangel, nicht näher bezeichnet

E54 Ascorbinsäuremangel

Inkl.: Vitamin-C-Mangel
Skorbut

Exkl.: Folgen des Vitamin-C-Mangels (E64.2)
Skorbutanämie (D53.2)

E55.– Vitamin-D-Mangel

Exkl.: Folgen der Rachitis (E64.3)
Osteomalazie im Erwachsenenalter (M83.–)
Osteoporose (M80–M81)

E55.0 Floride Rachitis

Osteomalazie:
- im Jugendalter
- im Kindesalter

Exkl.: Rachitis (bei):
- Crohn-Krankheit (K50.–)
- familiär hypophosphatämisch (E83.30)
- inaktiv (E64.3)
- renal (N25.0)
- Zöliakie (K90.0)

E55.9 Vitamin-D-Mangel, nicht näher bezeichnet

Avitaminose D

E56.– Sonstige Vitaminmangelzustände

Exkl.: Folgen sonstiger Vitaminmangelzustände (E64.8)

E56.0 Vitamin-E-Mangel

E56.1 Vitamin-K-Mangel

Exkl.: Gerinnungsfaktormangel durch Vitamin-K-Mangel (D68.4)
Vitamin-K-Mangel beim Neugeborenen (P53)

E56.8 Mangel an sonstigen Vitaminen

E56.9 Vitaminmangel, nicht näher bezeichnet

E58 Alimentärer Kalziummangel

Exkl.: Folgen des Kalziummangels (E64.8)
Störungen des Kalziumstoffwechsels (E83.5-)

E59 Alimentärer Selenmangel

Inkl.: Keshan-Krankheit

Exkl.: Folgen des Selenmangels (E64.8)

E60 Alimentärer Zinkmangel

E61.– Mangel an sonstigen Spurenelementen

Soll bei Arzneimittelinduktion die Substanz angegeben werden, ist eine zusätzliche Schlüsselnummer (Kapitel XX) zu benutzen.

Exkl.: Folgen von Mangelernährung und sonstigen alimentären Mangelzuständen (E64.–)
Jodmangel in Verbindung mit Krankheiten der Schilddrüse (E00-E02)
Störungen des Mineralstoffwechsels (E83.–)

E61.0 Kupfermangel

E61.1 Eisenmangel

Exkl.: Eisenmangelanämie (D50.–)

E61.2 Magnesiummangel

E61.3 Manganmangel

E61.4 Chrommangel

E61.5 Molybdänmangel

E61.6 Vanadiummangel

E61.7 Mangel an mehreren Spurenelementen

E61.8 Mangel an sonstigen näher bezeichneten Spurenelementen

E61.9 Spurenelementmangel, nicht näher bezeichnet

E63.– Sonstige alimentäre Mangelzustände

Exkl.: Dehydratation (E86)
Ernährungsprobleme beim Neugeborenen (P92.–)
Folgen von Mangelernährung und sonstigen alimentären Mangelzuständen (E64.–)
Gedeihstörung (R62.8)

E63.0 Mangel an essentiellen Fettsäuren [EFA]

E63.1 Alimentärer Mangelzustand infolge unausgewogener Zusammensetzung der Nahrung

E63.8 Sonstige näher bezeichnete alimentäre Mangelzustände

E63.9 Alimentärer Mangelzustand, nicht näher bezeichnet

Alimentäre Kardiomyopathie o.n.A.† (I43.2*)

E64.– Folgen von Mangelernährung oder sonstigen alimentären Mangelzuständen

E64.0 Folgen der Energie- und Eiweißmangelernährung

Exkl.: Entwicklungsverzögerung durch Energie- und Eiweißmangelernährung (E45)

E64.1 Folgen des Vitamin-A-Mangels

E64.2 Folgen des Vitamin-C-Mangels

E64.3 **Folgen der Rachitis**

Soll das Vorhandensein einer Wirbelsäulendeformität angegeben werden, ist eine zusätzliche Schlüsselnummer (M40.-, M41.5) zu benutzen.

E64.8 **Folgen sonstiger alimentärer Mangelzustände**

E64.9 **Folgen eines nicht näher bezeichneten alimentären Mangelzustandes**

Adipositas und sonstige Überernährung (E65–E68)

E65 Lokalisierte Adipositas

Inkl.: Fettpolster

E66.– Adipositas

Exkl.: Dystrophia adiposogenitalis (E23.6)
Lipomatose o.n.A. (E88.29)
Lipomatosis dolorosa [Dercum-Krankheit] (E88.29)
Prader-Willi-Syndrom (Q87.1)

Die fünften Stellen sind zu benutzen, um das Ausmaß der Adipositas anzugeben. Dabei sind die fünften Stellen 0, 1, 2 und 9 für Patienten von 18 Jahren und älter anzugeben. Die fünften Stellen 4, 5 und 9 sind für Patienten von 3 Jahren bis unter 18 Jahren anzugeben. Für Patienten von 0 bis unter 3 Jahren ist immer die fünfte Stelle 9 anzugeben.
Die für die fünften Stellen 4 und 5 angegebenen Body-Mass-Index[BMI]-Grenzwerte beziehen sich auf die für Deutschland empfohlenen Referenzperzentile zur Feststellung von Adipositas und extremer Adipositas bei Kindern und Jugendlichen unter Berücksichtigung des BMI, des Lebensalters und des Geschlechts. Die entsprechende Tabelle ist im Anhang zur ICD-10-GM zu finden.

E66.0- **Adipositas durch übermäßige Kalorienzufuhr**

E66.00 Adipositas Grad I (WHO) bei Patienten von 18 Jahren und älter

Body-Mass-Index [BMI] von 30 bis unter 35

E66.01 Adipositas Grad II (WHO) bei Patienten von 18 Jahren und älter

Body-Mass-Index [BMI] von 35 bis unter 40

E66.04 Adipositas bei Kindern und Jugendlichen von 3 Jahren bis unter 18 Jahren

Body-Mass-Index [BMI] über dem BMI-Grenzwert des 97,0-Perzentils [P97,0] bis einschließlich des BMI-Grenzwertes des 99,5-Perzentils [P99,5]

E66.05 Extreme Adipositas bei Kindern und Jugendlichen von 3 Jahren bis unter 18 Jahren

Body-Mass-Index [BMI] über dem BMI-Grenzwert des 99,5-Perzentils [P99,5]

E66.06 Adipositas Grad III (WHO) bei Patienten von 18 Jahren und älter, Body-Mass-Index [BMI] von 40 bis unter 50

E66.07 Adipositas Grad III (WHO) bei Patienten von 18 Jahren und älter, Body-Mass-Index [BMI] von 50 bis unter 60

E66.08 Adipositas Grad III (WHO) bei Patienten von 18 Jahren und älter, Body-Mass-Index [BMI] von 60 und mehr

E66.09 Grad oder Ausmaß der Adipositas nicht näher bezeichnet

E66.1- **Arzneimittelinduzierte Adipositas**

Soll die Substanz angegeben werden, ist eine zusätzliche Schlüsselnummer (Kapitel XX) zu benutzen.

E66.10 Adipositas Grad I (WHO) bei Patienten von 18 Jahren und älter

Body-Mass-Index [BMI] von 30 bis unter 35

E66.11 Adipositas Grad II (WHO) bei Patienten von 18 Jahren und älter

Body-Mass-Index [BMI] von 35 bis unter 40

E66.14 Adipositas bei Kindern und Jugendlichen von 3 Jahren bis unter 18 Jahren

Body-Mass-Index [BMI] über dem BMI-Grenzwert des 97,0-Perzentils [P97,0] bis einschließlich des BMI-Grenzwertes des 99,5-Perzentils [P99,5]

E66.15 Extreme Adipositas bei Kindern und Jugendlichen von 3 Jahren bis unter 18 Jahren

Body-Mass-Index [BMI] über dem BMI-Grenzwert des 99,5-Perzentils [P99,5]

E66.16 Adipositas Grad III (WHO) bei Patienten von 18 Jahren und älter, Body-Mass-Index [BMI] von 40 bis unter 50

E66.17 Adipositas Grad III (WHO) bei Patienten von 18 Jahren und älter, Body-Mass-Index [BMI] von 50 bis unter 60

E66.18 Adipositas Grad III (WHO) bei Patienten von 18 Jahren und älter, Body-Mass-Index [BMI] von 60 und mehr

E66.19 Grad oder Ausmaß der Adipositas nicht näher bezeichnet

E66.2- Übermäßige Adipositas mit alveolärer Hypoventilation

Obesitas-Hypoventilationssyndrom [OHS]
Pickwick-Syndrom

E66.20 Adipositas Grad I (WHO) bei Patienten von 18 Jahren und älter

Body-Mass-Index [BMI] von 30 bis unter 35

E66.21 Adipositas Grad II (WHO) bei Patienten von 18 Jahren und älter

Body-Mass-Index [BMI] von 35 bis unter 40

E66.24 Adipositas bei Kindern und Jugendlichen von 3 Jahren bis unter 18 Jahren

Body-Mass-Index [BMI] über dem BMI-Grenzwert des 97,0-Perzentils [P97,0] bis einschließlich des BMI-Grenzwertes des 99,5-Perzentils [P99,5]

E66.25 Extreme Adipositas bei Kindern und Jugendlichen von 3 Jahren bis unter 18 Jahren

Body-Mass-Index [BMI] über dem BMI-Grenzwert des 99,5-Perzentils [P99,5]

E66.26 Adipositas Grad III (WHO) bei Patienten von 18 Jahren und älter, Body-Mass-Index [BMI] von 40 bis unter 50

E66.27 Adipositas Grad III (WHO) bei Patienten von 18 Jahren und älter, Body-Mass-Index [BMI] von 50 bis unter 60

E66.28 Adipositas Grad III (WHO) bei Patienten von 18 Jahren und älter, Body-Mass-Index [BMI] von 60 und mehr

E66.29 Grad oder Ausmaß der Adipositas nicht näher bezeichnet

E66.8- Sonstige Adipositas

Krankhafte Adipositas

E66.80 Adipositas Grad I (WHO) bei Patienten von 18 Jahren und älter

Body-Mass-Index [BMI] von 30 bis unter 35

E66.81 Adipositas Grad II (WHO) bei Patienten von 18 Jahren und älter

Body-Mass-Index [BMI] von 35 bis unter 40

E66.84 Adipositas bei Kindern und Jugendlichen von 3 Jahren bis unter 18 Jahren

Body-Mass-Index [BMI] über dem BMI-Grenzwert des 97,0-Perzentils [P97,0] bis einschließlich des BMI-Grenzwertes des 99,5-Perzentils [P99,5]

E66.85 Extreme Adipositas bei Kindern und Jugendlichen von 3 Jahren bis unter 18 Jahren

Body-Mass-Index [BMI] über dem BMI-Grenzwert des 99,5-Perzentils [P99,5]

E66.86 Adipositas Grad III (WHO) bei Patienten von 18 Jahren und älter, Body-Mass-Index [BMI] von 40 bis unter 50

E66.87 Adipositas Grad III (WHO) bei Patienten von 18 Jahren und älter, Body-Mass-Index [BMI] von 50 bis unter 60

E66.88 Adipositas Grad III (WHO) bei Patienten von 18 Jahren und älter, Body-Mass-Index [BMI] von 60 und mehr

E66.89 Grad oder Ausmaß der Adipositas nicht näher bezeichnet

E66.9- Adipositas, nicht näher bezeichnet

Einfache Adipositas o.n.A.

E66.90 Adipositas Grad I (WHO) bei Patienten von 18 Jahren und älter

Body-Mass-Index [BMI] von 30 bis unter 35

E66.91 Adipositas Grad II (WHO) bei Patienten von 18 Jahren und älter

Body-Mass-Index [BMI] von 35 bis unter 40

E66.94 Adipositas bei Kindern und Jugendlichen von 3 Jahren bis unter 18 Jahren

Body-Mass-Index [BMI] über dem BMI-Grenzwert des 97,0-Perzentils [P97,0] bis einschließlich des BMI-Grenzwertes des 99,5-Perzentils [P99,5]

E66.95 Extreme Adipositas bei Kindern und Jugendlichen von 3 Jahren bis unter 18 Jahren

Body-Mass-Index [BMI] über dem BMI-Grenzwert des 99,5-Perzentils [P99,5]

E66.96 Adipositas Grad III (WHO) bei Patienten von 18 Jahren und älter, Body-Mass-Index [BMI] von 40 bis unter 50

E66.97 Adipositas Grad III (WHO) bei Patienten von 18 Jahren und älter, Body-Mass-Index [BMI] von 50 bis unter 60

E66.98 Adipositas Grad III (WHO) bei Patienten von 18 Jahren und älter, Body-Mass-Index [BMI] von 60 und mehr

E66.99 Grad oder Ausmaß der Adipositas nicht näher bezeichnet

E67.– Sonstige Überernährung

Exkl.: Folgen der Überernährung (E68)
Überernährung o.n.A. (R63.2)

E67.0 Hypervitaminose A

E67.1 Hyperkarotinämie

E67.2 Megavitamin-B_6-Syndrom

Hypervitaminose B_6

E67.3 Hypervitaminose D

E67.8 Sonstige näher bezeichnete Überernährung

E68 Folgen der Überernährung

Stoffwechselstörungen
(E70–E90)

Exkl.: Androgenresistenz-Syndrom (E34.5-)
Angeborene Nebennierenrindenhyperplasie (E25.0-)
Ehlers-Danlos-Syndrom (Q79.6)
Hämolytische Anämien als Folge von Enzymdefekten (D55.–)
Marfan-Syndrom (Q87.4)
5-Alpha-Reduktase-Mangel (E29.1)

E70.– Störungen des Stoffwechsels aromatischer Aminosäuren

E70.0 Klassische Phenylketonurie

E70.1 Sonstige Hyperphenylalaninämien

E70.2 Störungen des Tyrosinstoffwechsels

Alkaptonurie
Hypertyrosinämie
Ochronose
Tyrosinämie
Tyrosinose

E70.3 Albinismus

Albinismus:
- okulär
- okulokutan

Chediak- (Steinbrinck-) Higashi-Syndrom
Cross-McKusick-Breen-Syndrom
Hermansky-Pudlak-Syndrom

E70.8 Sonstige Störungen des Stoffwechsels aromatischer Aminosäuren

Störungen:
- Histidinstoffwechsel
- Tryptophanstoffwechsel

E70.9 Störung des Stoffwechsels aromatischer Aminosäuren, nicht näher bezeichnet

E71.– Störungen des Stoffwechsels verzweigter Aminosäuren und des Fettsäurestoffwechsels

E71.0 Ahornsirup- (Harn-) Krankheit

E71.1 Sonstige Störungen des Stoffwechsels verzweigter Aminosäuren

Hyperleuzin-Isoleuzinämie
Hypervalinämie
Isovalerianazidämie
Methylmalonazidämie
Propionazidämie

E71.2 Störung des Stoffwechsels verzweigter Aminosäuren, nicht näher bezeichnet

E71.3 Störungen des Fettsäurestoffwechsels

Adrenoleukodystrophie [Addison-Schilder-Syndrom]
Mangel an Muskel-Carnitin-Palmitoyltransferase
Mangel an sehr langkettiger Acyl-CoA-Dehydrogenase

Exkl.: Schilder-Krankheit (G37.0)

E72.– Sonstige Störungen des Aminosäurestoffwechsels

Exkl.: Abnorme Befunde ohne manifeste Krankheit (R70-R89)
Gicht (M10.–)
Störungen:
- Fettsäurestoffwechsel (E71.3)
- Purin- und Pyrimidinstoffwechsel (E79.–)
- Stoffwechsel aromatischer Aminosäuren (E70.–)
- Stoffwechsel verzweigter Aminosäuren (E71.0–E71.2)

E72.0 Störungen des Aminosäuretransportes

Cystinspeicherkrankheit
De-Toni-Debré-Fanconi-Komplex
Hartnup-Krankheit
Lowe-Syndrom
Zystinose
Zystinurie

Exkl.: Störungen des Tryptophanstoffwechsels (E70.8)

E72.1 Störungen des Stoffwechsels schwefelhaltiger Aminosäuren

Homozystinurie
Methioninämie
Sulfitoxidasemangel
Zystathioninurie

Exkl.: Transcobalamin-II-Mangel (-Anämie) (D51.2)

E72.2 Störungen des Harnstoffzyklus

Argininämie
Argininbernsteinsäure-Krankheit
Hyperammonämie
Zitrullinämie

Exkl.: Störungen des Ornithinstoffwechsels (E72.4)

E72.3 Störungen des Lysin- und Hydroxylysinstoffwechsels

Glutarazidurie, nicht näher bezeichnet
Hydroxylysinämie
Hyperlysinämie

Exkl.: Refsum-Krankheit (G60.1)
Zellweger-Syndrom (Q87.8)

E72.4 Störungen des Ornithinstoffwechsels

Ornithinämie (Typ I, II)

E72.5 Störungen des Glyzinstoffwechsels

Hyperhydroxyprolinämie
Hyperprolinämie (Typ I, II)
Nichtketotische Hyperglyzinämie
Sarkosinämie

E72.8 Sonstige näher bezeichnete Störungen des Aminosäurestoffwechsels

Störungen:
- Beta-Aminosäure-Stoffwechsel
- Gamma-Glutamyl-Zyklus

E72.9 Störung des Aminosäurestoffwechsels, nicht näher bezeichnet

E73.– Laktoseintoleranz

E73.0 Angeborener Laktasemangel

E73.1 Sekundärer Laktasemangel

E73.8 Sonstige Laktoseintoleranz

E73.9 Laktoseintoleranz, nicht näher bezeichnet

E74.– Sonstige Störungen des Kohlenhydratstoffwechsels

Exkl.: Diabetes mellitus (E10–E14)
Erhöhte Glukagonsekretion (E16.3)
Hypoglykämie o.n.A. (E16.2)
Mukopolysaccharidose (E76.0–E76.3)

E74.0 Glykogenspeicherkrankheit [Glykogenose]

Andersen-Krankheit
Cardiomegalia glycogenica
Cori-Krankheit
Forbes-Krankheit
Hers-Krankheit
Leberphosphorylasemangel
McArdle-Krankheit
Phosphofruktokinase-Mangel
Pompe-Krankheit
Tarui-Krankheit
Von-Gierke-Krankheit

E74.1 Störungen des Fruktosestoffwechsels

Essentielle Fruktosurie
Fruktose-1,6-Diphosphatase-Mangel
Hereditäre Fruktoseintoleranz

E74.2 Störungen des Galaktosestoffwechsels

Galaktokinasemangel
Galaktosämie

E74.3 Sonstige Störungen der intestinalen Kohlenhydratabsorption

Glukose-Galaktose-Malabsorption
Saccharasemangel

Exkl.: Laktoseintoleranz (E73.–)

E74.4 Störungen des Pyruvatstoffwechsels und der Glukoneogenese

Mangel an:
- Phosphoenolpyruvat-Carboxykinase
- Pyruvatcarboxylase
- Pyruvatdehydrogenase

Exkl.: Bei Anämie (D55.–)

E

E74.8 Sonstige näher bezeichnete Störungen des Kohlenhydratstoffwechsels

Essentielle Pentosurie
Oxalose
Oxalurie
Renale Glukosurie

E74.9 Störung des Kohlenhydratstoffwechsels, nicht näher bezeichnet

E75.– Störungen des Sphingolipidstoffwechsels und sonstige Störungen der Lipidspeicherung

Exkl.: Mukolipidose, Typ I-III (E77.0–E77.1)
Refsum-Krankheit (G60.1)

E75.0 GM_2-Gangliosidose

Sandhoff-Krankheit
Tay-Sachs-Krankheit
G_{M2}-Gangliosidose:
- adulte Form
- juvenile Form
- o.n.A.

E75.1 Sonstige Gangliosidosen

Gangliosidose:
- G_{M1}-
- G_{M3}-
- o.n.A.

Mukolipidose IV

E75.2 Sonstige Sphingolipidosen

Fabry- (Anderson-) Krankheit
Farber-Krankheit
Gaucher-Krankheit
Krabbe-Krankheit
Metachromatische Leukodystrophie
Niemann-Pick-Krankheit
Sulfatasemangel

Exkl.: Adrenoleukodystrophie [Addison-Schilder-Syndrom] (E71.3)

E75.3 Sphingolipidose, nicht näher bezeichnet

E75.4 Neuronale Zeroidlipofuszinose

Batten-Kufs-Syndrom
Bielschowsky-Dollinger-Syndrom
Spielmeyer-Vogt-Krankheit

E75.5 Sonstige Störungen der Lipidspeicherung

Wolman-Krankheit
Zerebrotendinöse Xanthomatose [van-Bogaert-Scherer-Epstein-Syndrom]

E75.6 Störung der Lipidspeicherung, nicht näher bezeichnet

E76.– Störungen des Glykosaminoglykan-Stoffwechsels

E76.0 Mukopolysaccharidose, Typ I

Hurler-Scheie-Variante
Pfaundler-Hurler-Krankheit
Scheie-Krankheit

E76.1 Mukopolysaccharidose, Typ II

Hunter-Krankheit

E76.2 Sonstige Mukopolysaccharidosen

Beta-Glukuronidase-Mangel
Maroteaux-Lamy-Krankheit (leicht) (schwer)
Morquio-Krankheit (Sonderformen) (klassisch)

Mukopolysaccharidose, Typen III, IV, VI, VII
Sanfilippo-Krankheit (Typ B) (Typ C) (Typ D)

E76.3 Mukopolysaccharidose, nicht näher bezeichnet

E76.8 Sonstige Störungen des Glykosaminoglykan-Stoffwechsels

E76.9 Störung des Glykosaminoglykan-Stoffwechsels, nicht näher bezeichnet

E77.– Störungen des Glykoproteinstoffwechsels

E77.0 Defekte der posttranslationalen Modifikation lysosomaler Enzyme

Mukolipidose II [I-Zell-Krankheit]
Mukolipidose III [Pseudo-Hurler-Polydystrophie]

E77.1 Defekte beim Glykoproteinabbau

Aspartylglukosaminurie
Fukosidose
Mannosidose
Sialidose [Mukolipidose I]

E77.8 Sonstige Störungen des Glykoproteinstoffwechsels

E77.9 Störung des Glykoproteinstoffwechsels, nicht näher bezeichnet

E78.– Störungen des Lipoproteinstoffwechsels und sonstige Lipidämien

Exkl.: Sphingolipidose (E75.0–E75.3)

E78.0 Reine Hypercholesterinämie

Familiäre Hypercholesterinämie
Hyperbetalipoproteinämie
Hyperlipidämie, Gruppe A
Hyperlipoproteinämie Typ IIa nach Fredrickson
Hyperlipoproteinämie vom Low-density-lipoprotein-Typ [LDL]

E78.1 Reine Hypertriglyzeridämie

Endogene Hypertriglyzeridämie
Hyperlipidämie, Gruppe B
Hyperlipoproteinämie Typ IV nach Fredrickson
Hyperlipoproteinämie vom Very-low-density-lipoprotein-Typ [VLDL]
Hyperpräbetalipoproteinämie

E78.2 Gemischte Hyperlipidämie

Hyperbetalipoproteinämie mit Präbetalipoproteinämie
Hypercholesterinämie mit endogener Hypertriglyzeridämie
Hyperlipidämie, Gruppe C
Hyperlipoproteinämie Typ IIb oder III nach Fredrickson
Lipoproteinämie mit breiter Beta-Bande [Floating-Betalipoproteinämie]
Tubo-eruptives Xanthom
Xanthoma tuberosum

Exkl.: Zerebrotendinöse Xanthomatose [van-Bogaert-Scherer-Epstein-Syndrom] (E75.5)

E78.3 Hyperchylomikronämie

Gemischte Hypertriglyzeridämie
Hyperlipidämie, Gruppe D
Hyperlipoproteinämie Typ I oder V nach Fredrickson

E78.4 Sonstige Hyperlipidämien

Familiäre kombinierte Hyperlipidämie

E78.5 Hyperlipidämie, nicht näher bezeichnet

E78.6 Lipoproteinmangel

A-Betalipoproteinämie
High-density-Lipoproteinmangel
Hypoalphalipoproteinämie
Hypobetalipoproteinämie (familiär)
Lezithin-Cholesterin-Azyltransferase-Mangel
Tangier-Krankheit

| **E78.8-** **Sonstige Störungen des Lipoproteinstoffwechsels**

| E78.80 Hyperlipoproteinämie (a)

| E78.88 Sonstige Störungen des Lipoproteinstoffwechsels

E78.9 **Störung des Lipoproteinstoffwechsels, nicht näher bezeichnet**

E79.– Störungen des Purin- und Pyrimidinstoffwechsels

Exkl.: Anämie bei Orotazidurie (D53.0)
Gicht (M10.–)
Kombinierte Immundefekte (D81.–)
Nierenstein (N20.0)
Xeroderma pigmentosum (Q82.1)

E79.0 **Hyperurikämie ohne Zeichen von entzündlicher Arthritis oder tophischer Gicht**

Asymptomatische Hyperurikämie

E79.1 **Lesch-Nyhan-Syndrom**

E79.8 **Sonstige Störungen des Purin- und Pyrimidinstoffwechsels**

Hereditäre Xanthinurie

E79.9 **Störung des Purin- und Pyrimidinstoffwechsels, nicht näher bezeichnet**

E80.– Störungen des Porphyrin- und Bilirubinstoffwechsels

Inkl.: Defekte von Katalase und Peroxidase

E80.0 **Hereditäre erythropoetische Porphyrie**

Angeborene erythropoetische Porphyrie
Erythropoetische Protoporphyrie

E80.1 **Porphyria cutanea tarda**

E80.2 **Sonstige Porphyrie**

Hereditäre Koproporphyrie
Porphyrie:
- akut intermittierend (hepatisch)
- o.n.A.

Soll die äußere Ursache angegeben werden, ist eine zusätzliche Schlüsselnummer (Kapitel XX) zu benutzen.

E80.3 **Defekte von Katalase und Peroxidase**

Akatalasämie [Takahara-Syndrom] [Akatalasie]

E80.4 **Gilbert-Meulengracht-Syndrom**

E80.5 **Crigler-Najjar-Syndrom**

E80.6 **Sonstige Störungen des Bilirubinstoffwechsels**

Dubin-Johnson-Syndrom
Rotor-Syndrom

E80.7 **Störung des Bilirubinstoffwechsels, nicht näher bezeichnet**

E83.– Störungen des Mineralstoffwechsels

Exkl.: Alimentärer Mineralmangel (E58 E61)
Krankheiten der Nebenschilddrüse (E20–E21)
Vitamin-D-Mangel (E55.–)

E83.0 **Störungen des Kupferstoffwechsels**

Menkes-Syndrom (kinky hair) (steely hair)
Wilson-Krankheit

E83.1 **Störungen des Eisenstoffwechsels**

Hämochromatose

Exkl.: Anämie:
- Eisenmangel- (D50.–)
- sideroachrestisch [sideroblastisch] (D64.0–D64.3)

E83.2 Störungen des Zinkstoffwechsels

Acrodermatitis enteropathica

E83.3- Störungen des Phosphorstoffwechsels und der Phosphatase

Exkl.: Osteomalazie beim Erwachsenen (M83.–)
Osteoporose (M80–M81)

E83.30 Familiäre hypophosphatämische Rachitis

Phosphatdiabetes

E83.31 Vitamin-D-abhängige Rachitis

25-Hydroxyvitamin-D_1-Alpha-Hydroxylase-Mangel
Pseudovitamin-D-Mangel
Vitamin-D-Rezeptorstörung [Typ II]
Vitamin-D-Synthesestörung [Typ I]

E83.38 Sonstige Störungen des Phosphorstoffwechsels und der Phosphatase

Familiäre Hypophosphatasämie [Hypophosphatasie] [Rathbun-Syndrom]
Mangel an saurer Phosphatase
Sekundäres Fanconi-Syndrom
Tumorrachitis

E83.39 Störungen des Phosphorstoffwechsels und der Phosphatase, nicht näher bezeichnet

E83.4 Störungen des Magnesiumstoffwechsels

Hypermagnesiämie
Hypomagnesiämie

E83.5- Störungen des Kalziumstoffwechsels

Exkl.: Chondrokalzinose (M11.1–M11.2)
Hyperparathyreoidismus (E21.0–E21.3)

E83.50 Kalziphylaxie

E83.58 Sonstige Störungen des Kalziumstoffwechsels

Familiäre hypokalziurische Hyperkalziämie
Idiopathische Hyperkalziurie

E83.59 Störungen des Kalziumstoffwechsels, nicht näher bezeichnet

E83.8 Sonstige Störungen des Mineralstoffwechsels

E83.9 Störung des Mineralstoffwechsels, nicht näher bezeichnet

E84.– Zystische Fibrose

Inkl.: Mukoviszidose

E84.0 Zystische Fibrose mit Lungenmanifestationen

E84.1 Zystische Fibrose mit Darmmanifestationen

Distales intestinales Obstruktionssyndrom
Mekoniumileus bei zystischer Fibrose† (P75*)

Exkl.: Mekoniumileus bei ausgeschlossener zystischer Fibrose (P76.0)

E84.8- Zystische Fibrose mit sonstigen Manifestationen

E84.80 Zystische Fibrose mit Lungen- und Darm-Manifestation

E84.87 Zystische Fibrose mit sonstigen multiplen Manifestationen

E84.88 Zystische Fibrose mit sonstigen Manifestationen

E84.9 Zystische Fibrose, nicht näher bezeichnet

E85.– Amyloidose

Exkl.: Alzheimer-Krankheit (G30.–)

E85.0 Nichtneuropathische heredofamiliäre Amyloidose

Familiäres Mittelmeerfieber
Hereditäre amyloide Nephropathie

E85.1 Neuropathische heredofamiliäre Amyloidose

Amyloide Polyneuropathie (Portugiesischer Typ)

E85.2 Heredofamiliäre Amyloidose, nicht näher bezeichnet

E85.3 Sekundäre systemische Amyloidose

Amyloidose in Verbindung mit Hämodialyse

E85.4 Organbegrenzte Amyloidose

Lokalisierte Amyloidose

E85.8 Sonstige Amyloidose

E85.9 Amyloidose, nicht näher bezeichnet

E86 Volumenmangel

Inkl.: Dehydratation
Depletion des Plasmavolumens oder der extrazellulären Flüssigkeit
Hypovolämie

Exkl.: Dehydratation beim Neugeborenen (P74.1)
Hypovolämischer Schock:
- postoperativ (T81.1)
- traumatisch (T79.4)
- o.n.A. (R57.1)

E87.– Sonstige Störungen des Wasser- und Elektrolythaushaltes sowie des Säure-Basen-Gleichgewichts

E87.0 Hyperosmolalität und Hypernatriämie

Natriumüberschuss
Vermehrtes Vorhandensein von Natrium

E87.1 Hypoosmolalität und Hyponatriämie

Natriummangel

Exkl.: Syndrom der inadäquaten Sekretion von Adiuretin (E22.2)

E87.2 Azidose

Azidose:
- Laktat-
- metabolisch
- respiratorisch
- o.n.A.

Exkl.: Diabetische Azidose (E10–E14, vierte Stelle .1)

E87.3 Alkalose

Alkalose:
- metabolisch
- respiratorisch
- o.n.A.

E87.4 Gemischte Störung des Säure-Basen-Gleichgewichts

E87.5 Hyperkaliämie

Kaliumüberschuss
Vermehrtes Vorhandensein von Kalium

E87.6 Hypokaliämie

Kaliummangel

E87.7 Flüssigkeitsüberschuss

Exkl.: Ödem (R60.–)

E87.8 Sonstige Störungen des Wasser- und Elektrolythaushaltes, anderenorts nicht klassifiziert

Hyperchlorämie
Hypochlorämie
Störung des Elektrolythaushaltes o.n.A.

E88.– Sonstige Stoffwechselstörungen

Soll bei Arzneimittelinduktion die Substanz angegeben werden, ist eine zusätzliche Schlüsselnummer (Kapitel XX) zu benutzen.

Exkl.: Histiozytose X (chronisch) (C96.6)

E88.0 Störungen des Plasmaprotein-Stoffwechsels, anderenorts nicht klassifiziert

Alpha-1-Antitrypsinmangel
Bisalbuminämie

Exkl.: Makroglobulinämie Waldenström (C88.0-)
Monoklonale Gammopathie unbestimmter Signifikanz [MGUS] (D47.2)
Polyklonale Hypergammaglobulinämie (D89.0)
Störungen des Lipoproteinstoffwechsels (E78.–)

E88.1 Lipodystrophie, anderenorts nicht klassifiziert

Lipodystrophie o.n.A.

Exkl.: Whipple-Krankheit (K90.8)

E88.2- Lipomatose, anderenorts nicht klassifiziert

Ein gleichzeitig vorhandenes Lymphödem ist gesondert zu kodieren (I89.0-).

Exkl.: Lokalisierte schmerzlose Lipohypertrophie (E65)

E88.20 Lipödem, Stadium I

Lokalisierte schmerzhafte symmetrische Lipohypertrophie der Extremitäten mit Ödem, mit glatter Hautoberfläche, mit gleichmäßig verdickter Subkutis

E88.21 Lipödem, Stadium II

Lokalisierte schmerzhafte symmetrische Lipohypertrophie der Extremitäten mit Ödem, mit unebener, wellenartiger Hautoberfläche, mit knotigen Strukturen in verdickter Subkutis

E88.22 Lipödem, Stadium III

Lokalisierte schmerzhafte symmetrische Lipohypertrophie der Extremitäten mit Ödem, mit ausgeprägter Umfangsvermehrung und großlappig überhängenden Gewebeanteilen von Haut und Subkutis

E88.28 Sonstiges oder nicht näher bezeichnetes Lipödem

Lokalisierte schmerzhafte symmetrische Lipohypertrophie der Extremitäten mit Ödem, o.n.A.
Lokalisierte schmerzhafte symmetrische Lipohypertrophie der Extremitäten mit Ödem, Stadium nicht näher bezeichnet

E88.29 Sonstige Lipomatose, anderenorts nicht klassifiziert

Lipomatose o.n.A.
Lipomatosis dolorosa [Dercum-Krankheit]

E88.3 Tumorlyse-Syndrom

Tumorlyse (nach zytostatischer Therapie bei Neoplasie) (spontan)

E88.8 Sonstige näher bezeichnete Stoffwechselstörungen

Benigne symmetrische Lipomatose [Launois-Bensaude-Adenolipomatose]
Trimethylaminurie

E88.9 Stoffwechselstörung, nicht näher bezeichnet

E89.– Endokrine und Stoffwechselstörungen nach medizinischen Maßnahmen, anderenorts nicht klassifiziert

E89.0 Hypothyreose nach medizinischen Maßnahmen

Hypothyreose nach Bestrahlung
Postoperative Hypothyreose

E89.1 Hypoinsulinämie nach medizinischen Maßnahmen

Hyperglykämie nach Pankreatektomie
Postoperative Hypoinsulinämie

Ein pankreopriver Diabetes mellitus ist zunächst mit einer Schlüsselnummer aus E13.– zu kodieren.

E89.2 Hypoparathyreoidismus nach medizinischen Maßnahmen

Parathyreoprive Tetanie

E89.3 **Hypopituitarismus nach medizinischen Maßnahmen**

Hypopituitarismus nach Strahlentherapie

E89.4 **Ovarialinsuffizienz nach medizinischen Maßnahmen**

E89.5 **Testikuläre Unterfunktion nach medizinischen Maßnahmen**

E89.6 **Nebennierenrinden-(Nebennierenmark-)Unterfunktion nach medizinischen Maßnahmen**

E89.8 **Sonstige endokrine oder Stoffwechselstörungen nach medizinischen Maßnahmen**

E89.9 **Endokrine oder Stoffwechselstörung nach medizinischen Maßnahmen, nicht näher bezeichnet**

*E90** *Ernährungs- und Stoffwechselstörungen bei anderenorts klassifizierten Krankheiten*

Kapitel V

Psychische und Verhaltensstörungen (F00–F99)

Inkl.: Störungen der psychischen Entwicklung.
Exkl.: Symptome und abnorme klinische und Laborbefunde, die anderenorts nicht klassifiziert sind (R00–R99)

Dieses Kapitel gliedert sich in folgende Gruppen:

F00–F09	Organische, einschließlich symptomatischer psychischer Störungen
F10–F19	Psychische und Verhaltensstörungen durch psychotrope Substanzen
F20–F29	Schizophrenie, schizotype und wahnhafte Störungen
F30–F39	Affektive Störungen
F40–F48	Neurotische, Belastungs- und somatoforme Störungen
F50–F59	Verhaltensauffälligkeiten mit körperlichen Störungen und Faktoren
F60–F69	Persönlichkeits- und Verhaltensstörungen
F70–F79	Intelligenzstörung
F80–F89	Entwicklungsstörungen
F90–F98	Verhaltens- und emotionale Störungen mit Beginn in der Kindheit und Jugend
F99–F99	Nicht näher bezeichnete psychische Störungen

Dieses Kapitel enthält die folgenden Sternschlüsselnummern:

*F00.–**	*Demenz bei Alzheimer-Krankheit*
*F02.–**	*Demenz bei anderenorts klassifizierten Krankheiten*

Organische, einschließlich symptomatischer psychischer Störungen (F00–F09)

Dieser Abschnitt umfasst eine Reihe psychischer Krankheiten mit nachweisbarer Ätiologie in einer zerebralen Krankheit, einer Hirnverletzung oder einer anderen Schädigung, die zu einer Hirnfunktionsstörung führt. Die Funktionsstörung kann primär sein, wie bei Krankheiten, Verletzungen oder Störungen, die das Gehirn direkt oder in besonderem Maße betreffen; oder sekundär wie bei systemischen Krankheiten oder Störungen, die das Gehirn als eines von vielen anderen Organen oder Körpersystemen betreffen.
Demenz (F00–F03) ist ein Syndrom als Folge einer meist chronischen oder fortschreitenden Krankheit des Gehirns mit Störung vieler höherer kortikaler Funktionen, einschließlich Gedächtnis, Denken, Orientierung, Auffassung, Rechnen, Lernfähigkeit, Sprache und Urteilsvermögen. Das Bewusstsein ist nicht getrübt. Die kognitiven Beeinträchtigungen werden gewöhnlich von Veränderungen der emotionalen Kontrolle, des Sozialverhaltens oder der Motivation begleitet, gelegentlich treten diese auch eher auf. Dieses Syndrom kommt bei Alzheimer-Krankheit, bei zerebrovaskulären Störungen und bei anderen Zustandsbildern vor, die primär oder sekundär das Gehirn betreffen.

Soll eine zugrunde liegende Krankheit angegeben werden, ist eine zusätzliche Schlüsselnummer zu benutzen.

F00.–* Demenz bei Alzheimer-Krankheit (G30.–†)

Die Alzheimer-Krankheit ist eine primär degenerative zerebrale Krankheit mit unbekannter Ätiologie und charakteristischen neuropathologischen und neurochemischen Merkmalen. Sie beginnt meist schleichend und entwickelt sich langsam aber stetig über einen Zeitraum von mehreren Jahren.

Soll das Vorliegen von psychischen oder Verhaltensstörungen spezifisch angegeben werden, so sind sekundäre Schlüsselnummern (U63.–!) zu benutzen.

F00.0* Demenz bei Alzheimer-Krankheit, mit frühem Beginn (Typ 2) (G30.0†)

Demenz bei Alzheimer-Krankheit mit Beginn vor dem 65. Lebensjahr. Der Verlauf weist eine vergleichsweise rasche Verschlechterung auf, es bestehen deutliche und vielfältige Störungen der höheren kortikalen Funktionen.

Alzheimer-Krankheit, Typ 2
Präsenile Demenz vom Alzheimer-Typ
Primär degenerative Demenz vom Alzheimer-Typ, präseniler Beginn

F00.1* Demenz bei Alzheimer-Krankheit, mit spätem Beginn (Typ 1) (G30.1†)

Demenz bei Alzheimer-Krankheit mit Beginn ab dem 65. Lebensjahr, meist in den späten 70er Jahren oder danach, mit langsamer Progredienz und mit Gedächtnisstörungen als Hauptmerkmal.

Alzheimer-Krankheit, Typ 1
Primär degenerative Demenz vom Alzheimer-Typ, seniler Beginn
Senile Demenz vom Alzheimer-Typ (SDAT)

F00.2* Demenz bei Alzheimer-Krankheit, atypische oder gemischte Form (G30.8†)

Atypische Demenz vom Alzheimer-Typ

F00.9* Demenz bei Alzheimer-Krankheit, nicht näher bezeichnet (G30.9†)

F01.– Vaskuläre Demenz

Die vaskuläre Demenz ist das Ergebnis einer Infarzierung des Gehirns als Folge einer vaskulären Krankheit, einschließlich der zerebrovaskulären Hypertonie. Die Infarkte sind meist klein, kumulieren aber in ihrer Wirkung. Der Beginn liegt gewöhnlich im späteren Lebensalter.

Inkl.: Arteriosklerotische Demenz

Soll das Vorliegen von psychischen oder Verhaltensstörungen spezifisch angegeben werden, so sind sekundäre Schlüsselnummern (U63.–!) zu benutzen.

F01.0 Vaskuläre Demenz mit akutem Beginn

Diese entwickelt sich meist sehr schnell nach einer Reihe von Schlaganfällen als Folge von zerebrovaskulärer Thrombose, Embolie oder Blutung. In seltenen Fällen kann eine einzige massive Infarzierung die Ursache sein.

F01.1 Multiinfarkt-Demenz

Sie beginnt allmählich, nach mehreren vorübergehenden ischämischen Episoden (TIA), die eine Anhäufung von Infarkten im Hirngewebe verursachen.

Vorwiegend kortikale Demenz

F01.2 Subkortikale vaskuläre Demenz

Hierzu zählen Fälle mit Hypertonie in der Anamnese und ischämischen Herden im Marklager der Hemisphären. Im Gegensatz zur Demenz bei Alzheimer-Krankheit, an die das klinische Bild erinnert, ist die Hirnrinde gewöhnlich intakt.

F01.3 Gemischte kortikale und subkortikale vaskuläre Demenz

F01.8 Sonstige vaskuläre Demenz

F01.9 Vaskuläre Demenz, nicht näher bezeichnet

F02.– Demenz bei anderenorts klassifizierten Krankheiten*

Formen der Demenz, bei denen eine andere Ursache als die Alzheimer-Krankheit oder eine zerebrovaskuläre Krankheit vorliegt oder vermutet wird. Sie kann in jedem Lebensalter auftreten, selten jedoch im höheren Alter.

Soll das Vorliegen von psychischen oder Verhaltensstörungen spezifisch angegeben werden, so sind sekundäre Schlüsselnummern (U63.–!) zu benutzen.

F02.0* Demenz bei Pick-Krankheit (G31.0†)

Eine progrediente Demenz mit Beginn im mittleren Lebensalter, charakterisiert durch frühe, langsam fortschreitende Persönlichkeitsänderung und Verlust sozialer Fähigkeiten. Die Krankheit ist gefolgt von Beeinträchtigungen von Intellekt, Gedächtnis und Sprachfunktionen mit Apathie, Euphorie und gelegentlich auch extrapyramidalen Phänomenen.

F02.1* Demenz bei Creutzfeldt-Jakob-Krankheit (A81.0†)

Eine progrediente Demenz mit vielfältigen neurologischen Symptomen als Folge spezifischer neuropathologischer Veränderungen, die vermutlich durch ein übertragbares Agens verursacht werden. Beginn gewöhnlich im mittleren oder höheren Lebensalter, Auftreten jedoch in jedem Erwachsenenalter möglich. Der Verlauf ist subakut und führt innerhalb von ein bis zwei Jahren zum Tode.

F02.2* Demenz bei Chorea Huntington (G10†)

Eine Demenz, die im Rahmen einer ausgeprägten Hirndegeneration auftritt. Die Störung ist autosomal dominant erblich. Die Symptomatik beginnt typischerweise im dritten und vierten Lebensjahrzehnt. Bei langsamer Progredienz führt die Krankheit meist innerhalb von 10–15 Jahren zum Tode.

Demenz bei Huntington-Krankheit

F02.3* ***Demenz bei primärem Parkinson-Syndrom (G20.–†)***

Eine Demenz, die sich im Verlauf einer Parkinson-Krankheit entwickelt. Bisher konnten allerdings noch keine charakteristischen klinischen Merkmale beschrieben werden.

Demenz bei:
- Paralysis agitans
- Parkinsonismus oder Parkinson-Krankheit

F02.4* ***Demenz bei HIV-Krankheit [Humane Immundefizienz-Viruskrankheit] (B22†)***

Eine Demenz, die sich im Verlauf einer HIV-Krankheit entwickelt, ohne gleichzeitige andere Krankheit oder Störung, die das klinische Bild erklären könnte.

F02.8* ***Demenz bei anderenorts klassifizierten Krankheitsbildern***

Demenz (bei):
- Epilepsie (G40.–†)
- hepatolentikulärer Degeneration [M. Wilson] (E83.0†)
- Hyperkalziämie (E83.5-†)
- Hypothyreose, erworben (E01.–†, E03.–†)
- Intoxikationen (T36–T65†)
- Lewy-Körper-Krankheit (G31.82†)
- Multipler Sklerose (G35.–†)
- Neurosyphilis (A52.1†)
- Niazin-Mangel [Pellagra] (E52†)
- Panarteriitis nodosa (M30.0†)
- systemischem Lupus erythematodes (M32.–†)
- Trypanosomiasis (B56.–†, B57.–†)
- Urämie (N18.–†)
- Vitamin-B_{12}-Mangel (E53.8†)
- zerebraler Lipidstoffwechselstörung (E75.–†)

F

F03 Nicht näher bezeichnete Demenz

Inkl.: Präsenil:
- Demenz o.n.A.
- Psychose o.n.A.

Primäre degenerative Demenz o.n.A.

Senil:
- Demenz:
  - depressiver oder paranoider Typus
  - o.n.A.
- Psychose o.n.A.

Soll das Vorliegen eines die Demenz überlagernden Delirs oder akuten Verwirrtheitszustandes angegeben werden, ist eine zusätzliche Schlüsselnummer zu verwenden.
Soll das Vorliegen von psychischen oder Verhaltensstörungen spezifisch angegeben werden, so sind sekundäre Schlüsselnummern (U63.–!) zu benutzen.

Exkl.: Senilität o.n.A. (R54)

F04 Organisches amnestisches Syndrom, nicht durch Alkohol oder andere psychotrope Substanzen bedingt

Ein Syndrom mit deutlichen Beeinträchtigungen des Kurz- und Langzeitgedächtnisses, bei erhaltenem Immediatgedächtnis. Es finden sich eine eingeschränkte Fähigkeit, neues Material zu erlernen und zeitliche Desorientierung. Konfabulation kann ein deutliches Merkmal sein, aber Wahrnehmung und andere kognitive Funktionen, einschließlich Intelligenz, sind gewöhnlich intakt. Die Prognose ist abhängig vom Verlauf der zugrunde liegenden Läsion.

Inkl.: Korsakow-Psychose oder -Syndrom, nicht alkoholbedingt

Exkl.: Amnesie:
- anterograd (R41.1)
- dissoziativ (F44.0)
- retrograd (R41.2)
- o.n.A. (R41.3)

Korsakow-Syndrom:
- alkoholbedingt oder nicht näher bezeichnet (F10.6)
- durch andere psychotrope Substanzen bedingt (F11–F19, vierte Stelle .6)

F05.– Delir, nicht durch Alkohol oder andere psychotrope Substanzen bedingt

Ein ätiologisch unspezifisches hirnorganisches Syndrom, das charakterisiert ist durch gleichzeitig bestehende Störungen des Bewusstseins einerseits und mindestens zwei der nachfolgend genannten Störungen andererseits: Störungen der Aufmerksamkeit, der Wahrnehmung, des Denkens, des Gedächtnisses, der Psychomotorik, der Emotionalität oder des Schlaf-Wach-Rhythmus. Die Dauer ist sehr unterschiedlich und der Schweregrad reicht von leicht bis zu sehr schwer.

Inkl.: Akut oder subakut:
- exogener Reaktionstyp
- hirnorganisches Syndrom
- psychoorganisches Syndrom
- Psychose bei Infektionskrankheit
- Verwirrtheitszustand (nicht alkoholbedingt)

Exkl.: Delirium tremens, alkoholbedingt oder nicht näher bezeichnet (F10.4)

F05.0 Delir ohne Demenz

F05.1 Delir bei Demenz

Soll die Art der Demenz angegeben werden, ist eine zusätzliche Schlüsselnummer zu verwenden.

F05.8 Sonstige Formen des Delirs

Delir mit gemischter Ätiologie
Postoperatives Delir

F05.9 Delir, nicht näher bezeichnet

F06.– Andere psychische Störungen aufgrund einer Schädigung oder Funktionsstörung des Gehirns oder einer körperlichen Krankheit

Diese Kategorie umfasst verschiedene Krankheitsbilder, die ursächlich mit einer Hirnfunktionsstörung in Zusammenhang stehen als Folge von primär zerebralen Krankheiten, systemischen Krankheiten, die sekundär das Gehirn betreffen, exogenen toxischen Substanzen oder Hormonen, endokrinen Störungen oder anderen körperlichen Krankheiten.

Exkl.: In Verbindung mit Demenz, wie unter F00–F03 beschrieben
Psychische Störung mit Delir (F05.–)
Störungen durch Alkohol oder andere psychotrope Substanzen (F10–F19)

F06.0 Organische Halluzinose

Eine Störung mit ständigen oder immer wieder auftretenden, meist optischen oder akustischen Halluzinationen bei klarer Bewusstseinslage. Sie können vom Patienten als Halluzinationen erkannt werden. Die Halluzinationen können wahnhaft verarbeitet werden, Wahn dominiert aber nicht das klinische Bild. Die Krankheitseinsicht kann erhalten bleiben.

Organisch bedingtes halluzinatorisches Zustandsbild (nicht alkoholbedingt)

Exkl.: Alkoholhalluzinose (F10.5)
Schizophrenie (F20.–)

F06.1 Organische katatone Störung

Eine Störung mit verminderter (Stupor) oder gesteigerter (Erregung) psychomotorischer Aktivität in Verbindung mit katatonen Symptomen. Das Erscheinungsbild kann zwischen den beiden Extremen der psychomotorischen Störung wechseln.

Exkl.: Katatone Schizophrenie (F20.2)
Stupor:
- dissoziativ (F44.2)
- o.n.A. (R40.1)

F06.2 Organische wahnhafte [schizophreniforme] Störung

Eine Störung, bei der anhaltende oder immer wieder auftretende Wahnideen das klinische Bild bestimmen. Die Wahnideen können von Halluzinationen begleitet werden. Einige Merkmale, die auf Schizophrenie hinweisen, wie bizarre Halluzinationen oder Denkstörungen, können vorliegen.

Paranoide und paranoid-halluzinatorische organisch bedingte Zustandsbilder
Schizophreniforme Psychose bei Epilepsie

Exkl.: Akute vorübergehende psychotische Störungen (F23.–)
Anhaltende wahnhafte Störungen (F22.–)
Durch psychotrope Substanzen induzierte psychotische Störungen (F11–F19, vierte Stelle .5)
Schizophrenie (F20.–)

F06.3 Organische affektive Störungen

Störungen, die durch eine Veränderung der Stimmung oder des Affektes charakterisiert sind, meist zusammen mit einer Veränderung der gesamten Aktivitätslage. Depressive, hypomanische, manische oder bipolare Zustandsbilder (F30–F38) sind möglich, entstehen jedoch als Folge einer organischen Störung.

Exkl.: Nichtorganische oder nicht näher bezeichnete affektive Störungen (F30–F39)

F06.4 Organische Angststörung

Eine Störung, charakterisiert durch die wesentlichen deskriptiven Merkmale einer generalisierten Angststörung (F41.1), einer Panikstörung (F41.0) oder einer Kombination von beiden, jedoch als Folge einer organischen Störung.

Exkl.: Nichtorganisch bedingte oder nicht näher bezeichnete Angststörungen (F41.–)

F06.5 Organische dissoziative Störung

Eine Störung, charakterisiert durch den teilweisen oder völligen Verlust der normalen Integration von Erinnerungen an die Vergangenheit, des Identitätsbewusstseins und der unmittelbaren Wahrnehmungen sowie der Kontrolle von Körperbewegungen (F44.–), jedoch als Folge einer organischen Störung.

Exkl.: Nichtorganisch bedingte oder nicht näher bezeichnete dissoziative Störungen [Konversionsstörungen] (F44.–)

F06.6 Organische emotional labile [asthenische] Störung

Eine Störung, charakterisiert durch Affektdurchlässigkeit oder -labilität, Ermüdbarkeit sowie eine Vielzahl körperlicher Missempfindungen (z.B. Schwindel) und Schmerzen, jedoch als Folge einer organischen Störung.

Exkl.: Nichtorganisch bedingte oder nicht näher bezeichnete somatoforme Störungen (F45.–)

F06.7 Leichte kognitive Störung

Eine Störung, die charakterisiert ist durch Gedächtnisstörungen, Lernschwierigkeiten und die verminderte Fähigkeit, sich längere Zeit auf eine Aufgabe zu konzentrieren. Oft besteht ein Gefühl geistiger Ermüdung bei dem Versuch, Aufgaben zu lösen. Objektiv erfolgreiches Lernen wird subjektiv als schwierig empfunden. Keines dieser Symptome ist so schwerwiegend, dass die Diagnose einer Demenz (F00–F03) oder eines Delirs (F05.–) gestellt werden kann. Die Diagnose sollte nur in Verbindung mit einer körperlichen Krankheit gestellt und bei Vorliegen einer anderen psychischen oder Verhaltensstörung aus dem Abschnitt F10–F99 nicht verwandt werden. Diese Störung kann vor, während oder nach einer Vielzahl von zerebralen und systemischen Infektionen oder anderen körperlichen Krankheiten auftreten. Der direkte Nachweis einer zerebralen Beteiligung ist aber nicht notwendig. Die Störung wird vom postenzephalitischen (F07.1) und vom postkontusionellen Syndrom (F07.2) durch ihre andere Ätiologie, die wenig variablen, insgesamt leichteren Symptome und die zumeist kürzere Dauer unterschieden.

F06.8 Sonstige näher bezeichnete organische psychische Störungen aufgrund einer Schädigung oder Funktionsstörung des Gehirns oder einer körperlichen Krankheit

Epileptische Psychose o.n.A.

F06.9 Nicht näher bezeichnete organische psychische Störung aufgrund einer Schädigung oder Funktionsstörung des Gehirns oder einer körperlichen Krankheit

Hirnorganisches Syndrom o.n.A.
Organische psychische Störung o.n.A.

F07.– Persönlichkeits- und Verhaltensstörung aufgrund einer Krankheit, Schädigung oder Funktionsstörung des Gehirns

Eine Veränderung der Persönlichkeit oder des Verhaltens kann Rest- oder Begleiterscheinung einer Krankheit, Schädigung oder Funktionsstörung des Gehirns sein.

F07.0 Organische Persönlichkeitsstörung

Diese Störung ist charakterisiert durch eine auffällige Veränderung des gewohnten prämorbiden Verhaltensmusters und betrifft die Äußerung von Affekten, Bedürfnissen und Impulsen. Eine Beeinträchtigung der kognitiven Fähigkeiten, des Denkvermögens und ein verändertes Sexualverhalten können ebenfalls Teil des klinischen Bildes sein.

Frontalhirnsyndrom
Leukotomiesyndrom
Lobotomiesyndrom
Organisch:
- Pseudopsychopathie
- pseudoretardierte Persönlichkeit

Persönlichkeitsstörung bei limbischer Epilepsie

Exkl.: Andauernde Persönlichkeitsänderung nach:
- Extrembelastung (F62.0)
- psychiatrischer Krankheit (F62.1)

Organisches Psychosyndrom nach Schädelhirntrauma (F07.2)
Persönlichkeitsstörungen (F60–F61)
Postenzephalitisches Syndrom (F07.1)

F07.1 Postenzephalitisches Syndrom

Anhaltende unspezifische und uneinheitliche Verhaltensänderung nach einer viralen oder bakteriellen Enzephalitis. Das Syndrom ist reversibel; dies stellt den Hauptunterschied zu den organisch bedingten Persönlichkeitsstörungen dar.

Exkl.: Organische Persönlichkeitsstörung (F07.0)

F07.2 Organisches Psychosyndrom nach Schädelhirntrauma

Das Syndrom folgt einem Schädeltrauma, das meist schwer genug ist, um zur Bewusstlosigkeit zu führen. Es besteht aus einer Reihe verschiedenartiger Symptome, wie Kopfschmerzen, Schwindel, Erschöpfung, Reizbarkeit, Schwierigkeiten bei Konzentration und geistigen Leistungen, Gedächtnisstörungen, Schlafstörungen und verminderter Belastungsfähigkeit für Stress, emotionale Reize oder Alkohol.

Postkontusionelles Syndrom (Enzephalopathie)
Posttraumatisches (organisches) Psychosyndrom, nicht psychotisch

Exkl.: Akute Gehirnerschütterung (S06.0)

F07.8 Sonstige organische Persönlichkeits- und Verhaltensstörungen aufgrund einer Krankheit, Schädigung oder Funktionsstörung des Gehirns

Rechts-hemisphärische organische affektive Störung

F07.9 Nicht näher bezeichnete organische Persönlichkeits- und Verhaltensstörung aufgrund einer Krankheit, Schädigung oder Funktionsstörung des Gehirns

Organisches Psychosyndrom

F09 Nicht näher bezeichnete organische oder symptomatische psychische Störung

Inkl.: Psychose:
- organische o.n.A.
- symptomatische o.n.A.

Exkl.: Nicht näher bezeichnete Psychose (F29)

Psychische und Verhaltensstörungen durch psychotrope Substanzen (F10–F19)

Dieser Abschnitt enthält eine Vielzahl von Störungen unterschiedlichen Schweregrades und mit verschiedenen klinischen Erscheinungsbildern; die Gemeinsamkeit besteht im Gebrauch einer oder mehrerer psychotroper Substanzen (mit oder ohne ärztliche Verordnung). Die verursachenden Substanzen werden durch die dritte Stelle, die klinischen Erscheinungsbilder durch die vierte Stelle kodiert; diese können je nach Bedarf allen psychotropen Substanzen zugeordnet werden. Es muss aber berücksichtigt werden, dass nicht alle Kodierungen der vierten Stelle für alle Substanzen sinnvoll anzuwenden sind.
Die Identifikation der psychotropen Stoffe soll auf der Grundlage möglichst vieler Informationsquellen erfolgen, wie die eigenen Angaben des Patienten, die Analyse von Blutproben oder von anderen Körperflüssigkeiten, charakteristische körperliche oder psychische Symptome, klinische Merkmale und Verhalten sowie andere Befunde, wie die im Besitz des Patienten befindlichen Substanzen oder fremdanamnestische Angaben. Viele Betroffene nehmen mehrere Substanzarten zu sich. Die Hauptdiagnose soll möglichst nach der Substanz oder Substanzklasse verschlüsselt werden, die das gegenwärtige klinische Syndrom verursacht oder im Wesentlichen dazu beigetragen hat. Zusatzdiagnosen sollen kodiert werden, wenn andere Substanzen oder

Substanzklassen aufgenommen wurden und Intoxikationen (vierte Stelle .0), schädlichen Gebrauch (vierte Stelle .1), Abhängigkeit (vierte Stelle .2) und andere Störungen (vierte Stelle .3–.9) verursacht haben.
Nur wenn die Substanzaufnahme chaotisch und wahllos verläuft oder wenn Bestandteile verschiedener Substanzen untrennbar vermischt sind, soll mit "Störung durch multiplen Substanzgebrauch (F19.–)" kodiert werden.

Exkl.: Schädlicher Gebrauch von nichtabhängigkeitserzeugenden Substanzen (F55.–)

Die folgenden vierten Stellen sind bei den Kategorien F10–F19 zu benutzen

.0 Akute Intoxikation [akuter Rausch]

Ein Zustandsbild nach Aufnahme einer psychotropen Substanz mit Störungen von Bewusstseinslage, kognitiven Fähigkeiten, Wahrnehmung, Affekt und Verhalten oder anderer psychophysiologischer Funktionen und Reaktionen. Die Störungen stehen in einem direkten Zusammenhang mit den akuten pharmakologischen Wirkungen der Substanz und nehmen bis zur vollständigen Wiederherstellung mit der Zeit ab, ausgenommen in den Fällen, bei denen Gewebeschäden oder andere Komplikationen aufgetreten sind. Komplikationen können ein Trauma, Aspiration von Erbrochenem, Delir, Koma, Krampfanfälle und andere medizinische Folgen sein. Die Art dieser Komplikationen hängt von den pharmakologischen Eigenschaften der Substanz und der Aufnahmeart ab.

Akuter Rausch bei Alkoholabhängigkeit
Pathologischer Rausch
Rausch o.n.A.
Trance und Besessenheitszustände bei Intoxikation mit psychotropen Substanzen
"Horrortrip" (Angstreise) bei halluzinogenen Substanzen

Exkl.: Intoxikation im Sinne einer Vergiftung (T36–T50)

.1 Schädlicher Gebrauch

Konsum psychotroper Substanzen, der zu Gesundheitsschädigung führt. Diese kann als körperliche Störung auftreten, etwa in Form einer Hepatitis nach Selbstinjektion der Substanz oder als psychische Störung z.B. als depressive Episode durch massiven Alkoholkonsum.

Missbrauch psychotroper Substanzen

.2 Abhängigkeitssyndrom

Eine Gruppe von Verhaltens-, kognitiven und körperlichen Phänomenen, die sich nach wiederholtem Substanzgebrauch entwickeln. Typischerweise besteht ein starker Wunsch, die Substanz einzunehmen, Schwierigkeiten, den Konsum zu kontrollieren, und anhaltender Substanzgebrauch trotz schädlicher Folgen. Dem Substanzgebrauch wird Vorrang vor anderen Aktivitäten und Verpflichtungen gegeben. Es entwickelt sich eine Toleranzerhöhung und manchmal ein körperliches Entzugssyndrom.
Das Abhängigkeitssyndrom kann sich auf einen einzelnen Stoff beziehen (z.B. Tabak, Alkohol oder Diazepam), auf eine Substanzgruppe (z.B. opiatähnliche Substanzen), oder auch auf ein weites Spektrum pharmakologisch unterschiedlicher Substanzen.

Chronischer Alkoholismus
Dipsomanie
Nicht näher bezeichnete Drogensucht

.3 Entzugssyndrom

Es handelt sich um eine Gruppe von Symptomen unterschiedlicher Zusammensetzung und Schwere nach absolutem oder relativem Entzug einer psychotropen Substanz, die anhaltend konsumiert worden ist. Beginn und Verlauf des Entzugssyndroms sind zeitlich begrenzt und abhängig von der Substanzart und der Dosis, die unmittelbar vor der Beendigung oder Reduktion des Konsums verwendet worden ist. Das Entzugssyndrom kann durch symptomatische Krampfanfälle kompliziert werden.

.4 Entzugssyndrom mit Delir

Ein Zustandsbild, bei dem das Entzugssyndrom (siehe vierte Stelle .3) durch ein Delir, (siehe Kriterien für F05.–) kompliziert wird. Symptomatische Krampfanfälle können ebenfalls auftreten. Wenn organische Faktoren eine beträchtliche Rolle in der Ätiologie spielen, sollte das Zustandsbild unter F05.8 klassifiziert werden.

Delirium tremens (alkoholbedingt)

.5 Psychotische Störung

Eine Gruppe psychotischer Phänomene, die während oder nach dem Substanzgebrauch auftreten, aber nicht durch eine akute Intoxikation erklärt werden können und auch nicht Teil eines Entzugssyndroms sind. Die Störung ist durch Halluzinationen (typischerweise akustische, oft aber auf mehr als einem Sinnesgebiet), Wahrnehmungsstörungen, Wahnideen (häufig paranoide Gedanken oder Verfolgungsideen), psychomotorische Störungen (Erregung oder Stupor) sowie abnorme Affekte gekennzeichnet, die von intensiver Angst bis

zur Ekstase reichen können. Das Sensorium ist üblicherweise klar, jedoch kann das Bewusstsein bis zu einem gewissen Grad eingeschränkt sein, wobei jedoch keine ausgeprägte Verwirrtheit auftritt.
Alkoholhalluzinose
Alkoholische Paranoia
Alkoholischer Eifersuchtswahn
Alkoholpsychose o.n.A.

Exkl.: Durch Alkohol oder psychoaktive Substanzen bedingter Restzustand und verzögert auftretende psychotische Störung (F10–F19, vierte Stelle .7)

.6 Amnestisches Syndrom
Ein Syndrom, das mit einer ausgeprägten andauernden Beeinträchtigung des Kurz- und Langzeitgedächtnisses einhergeht. Das Immediatgedächtnis ist gewöhnlich erhalten, und das Kurzzeitgedächtnis ist mehr gestört als das Langzeitgedächtnis. Die Störungen des Zeitgefühls und des Zeitgitters sind meist deutlich, ebenso wie die Lernschwierigkeiten. Konfabulationen können ausgeprägt sein, sind jedoch nicht in jedem Fall vorhanden. Andere kognitive Funktionen sind meist relativ gut erhalten, die amnestischen Störungen sind im Verhältnis zu anderen Beeinträchtigungen besonders ausgeprägt.
Alkohol- oder substanzbedingte amnestische Störung
Durch Alkohol oder andere psychotrope Substanzen bedingte Korsakowpsychose
Nicht näher bezeichnetes Korsakow-Syndrom

Soll ein assoziiertes Wernicke-Syndrom angegeben werden, sind zusätzliche Schlüsselnummern (E51.2† G32.8*) zu benutzen.

Exkl.: Nicht alkoholbedingte(s) Korsakow-Psychose oder -Syndrom (F04)

.7 Restzustand und verzögert auftretende psychotische Störung
Eine Störung, bei der alkohol- oder substanzbedingte Veränderungen der kognitiven Fähigkeiten, des Affektes, der Persönlichkeit oder des Verhaltens über einen Zeitraum hinaus bestehen, in dem noch eine direkte Substanzwirkung angenommen werden kann.
Der Beginn dieser Störung sollte in unmittelbarem Zusammenhang mit dem Gebrauch der psychotropen Substanz stehen. Beginnt das Zustandsbild nach dem Substanzgebrauch, ist ein sicherer und genauer Nachweis notwendig, dass der Zustand auf Effekte der psychotropen Substanz zurückzuführen ist. Nachhallphänomene (Flashbacks) unterscheiden sich von einem psychotischen Zustandsbild durch ihr episodisches Auftreten, durch ihre meist kurze Dauer und das Wiederholen kürzlich erlebter alkohol- oder substanzbedingter Erlebnisse.
Alkoholdemenz o.n.A.
Chronisches hirnorganisches Syndrom bei Alkoholismus
Demenz und andere leichtere Formen anhaltender Beeinträchtigung der kognitiven Fähigkeiten
Nachhallzustände (Flashbacks)
Posthalluzinogene Wahrnehmungsstörung
Residuale affektive Störung
Residuale Störung der Persönlichkeit und des Verhaltens
Verzögert auftretende psychotische Störung durch psychotrope Substanzen bedingt

Exkl.: Alkohol- oder substanzbedingt:
- Korsakow-Syndrom (F10–F19, vierte Stelle .6)
- psychotischer Zustand (F10–F19, vierte Stelle .5)

.8 Sonstige psychische und Verhaltensstörungen
.9 Nicht näher bezeichnete psychische und Verhaltensstörung

F10.– Psychische und Verhaltensstörungen durchAlkohol

[Für Hinweise zu den vierstelligen Subkategorien siehe am Anfang dieser Krankheitsgruppe.]

F10.0 Akute Intoxikation [akuter Rausch]

F10.1 Schädlicher Gebrauch

F10.2 Abhängigkeitssyndrom

F10.3 Entzugssyndrom

F10.4 Entzugssyndrom mit Delir

F10.5 Psychotische Störung

F10.6 Amnestisches Syndrom

F10.7 Restzustand und verzögert auftretende psychotische Störung

F10.8 **Sonstige psychische und Verhaltensstörungen**

F10.9 **Nicht näher bezeichnete psychische und Verhaltensstörung**

F11.– Psychische und Verhaltensstörungen durch Opioide

[Für Hinweise zu den vierstelligen Subkategorien siehe am Anfang dieser Krankheitsgruppe.]

Benutze im Geltungsbereich des § 17d KHG (eine) zusätzliche Schlüsselnummer(n) aus U69.3-!, um einen intravenösen (U69.30!) oder nichtintravenösen (U69.31!) Heroinkonsum oder einen intravenösen Konsum sonstiger Opioide (U69.32!) anzugeben.

F11.0 **Akute Intoxikation [akuter Rausch]**

F11.1 **Schädlicher Gebrauch**

F11.2 **Abhängigkeitssyndrom**

F11.3 **Entzugssyndrom**

F11.4 **Entzugssyndrom mit Delir**

F11.5 **Psychotische Störung**

F11.6 **Amnestisches Syndrom**

F11.7 **Restzustand und verzögert auftretende psychotische Störung**

F11.8 **Sonstige psychische und Verhaltensstörungen**

F11.9 **Nicht näher bezeichnete psychische und Verhaltensstörung**

F12.– Psychische und Verhaltensstörungen durch Cannabinoide

[Für Hinweise zu den vierstelligen Subkategorien siehe am Anfang dieser Krankheitsgruppe.]

Benutze im Geltungsbereich des § 17d KHG eine zusätzliche Schlüsselnummer (U69.32!), um einen intravenösen Konsum anzugeben.

F12.0 **Akute Intoxikation [akuter Rausch]**

F12.1 **Schädlicher Gebrauch**

F12.2 **Abhängigkeitssyndrom**

F12.3 **Entzugssyndrom**

F12.4 **Entzugssyndrom mit Delir**

F12.5 **Psychotische Störung**

F12.6 **Amnestisches Syndrom**

F12.7 **Restzustand und verzögert auftretende psychotische Störung**

F12.8 **Sonstige psychische und Verhaltensstörungen**

F12.9 **Nicht näher bezeichnete psychische und Verhaltensstörung**

F13.– Psychische und Verhaltensstörungen durch Sedativa oder Hypnotika

[Für Hinweise zu den vierstelligen Subkategorien siehe am Anfang dieser Krankheitsgruppe.]

Benutze im Geltungsbereich des § 17d KHG eine zusätzliche Schlüsselnummer (U69.32!), um einen intravenösen Konsum anzugeben.

F13.0 **Akute Intoxikation [akuter Rausch]**

F13.1 **Schädlicher Gebrauch**

F13.2 **Abhängigkeitssyndrom**

F13.3 **Entzugssyndrom**

F13.4 **Entzugssyndrom mit Delir**

F13.5 **Psychotische Störung**

F13.6 **Amnestisches Syndrom**

F13.7 **Restzustand und verzögert auftretende psychotische Störung**

F13.8 **Sonstige psychische und Verhaltensstörungen**

F13.9 **Nicht näher bezeichnete psychische und Verhaltensstörung**

F14.– Psychische und Verhaltensstörungen durch Kokain

[Für Hinweise zu den vierstelligen Subkategorien siehe am Anfang dieser Krankheitsgruppe.]

Benutze im Geltungsbereich des § 17d KHG eine zusätzliche Schlüsselnummer (U69.32!), um einen intravenösen Konsum anzugeben.

F14.0 **Akute Intoxikation [akuter Rausch]**
F14.1 **Schädlicher Gebrauch**
F14.2 **Abhängigkeitssyndrom**
F14.3 **Entzugssyndrom**
F14.4 **Entzugssyndrom mit Delir**
F14.5 **Psychotische Störung**
F14.6 **Amnestisches Syndrom**
F14.7 **Restzustand und verzögert auftretende psychotische Störung**
F14.8 **Sonstige psychische und Verhaltensstörungen**
F14.9 **Nicht näher bezeichnete psychische und Verhaltensstörung**

F15.– Psychische und Verhaltensstörungen durch andere Stimulanzien, einschließlich Koffein

[Für Hinweise zu den vierstelligen Subkategorien siehe am Anfang dieser Krankheitsgruppe.]

Benutze im Geltungsbereich des § 17d KHG (eine) zusätzliche Schlüsselnummer(n) aus U69.3-!, um einen intravenösen (U69.33!) oder nichtintravenösen (U69.34!) Konsum (Meth-)Amphetamin-haltiger Stoffe oder einen intravenösen (U69.35!) oder nichtintravenösen (U69.36!) Konsum sonstiger Stimulanzien außer Koffein anzugeben.

F15.0 **Akute Intoxikation [akuter Rausch]**
F15.1 **Schädlicher Gebrauch**
F15.2 **Abhängigkeitssyndrom**
F15.3 **Entzugssyndrom**
F15.4 **Entzugssyndrom mit Delir**
F15.5 **Psychotische Störung**
F15.6 **Amnestisches Syndrom**
F15.7 **Restzustand und verzögert auftretende psychotische Störung**
F15.8 **Sonstige psychische und Verhaltensstörungen**
F15.9 **Nicht näher bezeichnete psychische und Verhaltensstörung**

F16.– Psychische und Verhaltensstörungen durch Halluzinogene

[Für Hinweise zu den vierstelligen Subkategorien siehe am Anfang dieser Krankheitsgruppe.]

Benutze im Geltungsbereich des § 17d KHG eine zusätzliche Schlüsselnummer (U69.32!), um einen intravenösen Konsum anzugeben.

F16.0 **Akute Intoxikation [akuter Rausch]**
F16.1 **Schädlicher Gebrauch**
F16.2 **Abhängigkeitssyndrom**
F16.3 **Entzugssyndrom**
F16.4 **Entzugssyndrom mit Delir**
F16.5 **Psychotische Störung**
F16.6 **Amnestisches Syndrom**
F16.7 **Restzustand und verzögert auftretende psychotische Störung**
F16.8 **Sonstige psychische und Verhaltensstörungen**
F16.9 **Nicht näher bezeichnete psychische und Verhaltensstörung**

F17.– Psychische und Verhaltensstörungen durch Tabak

[Für Hinweise zu den vierstelligen Subkategorien siehe am Anfang dieser Krankheitsgruppe.]

F17.0 **Akute Intoxikation [akuter Rausch]**
F17.1 **Schädlicher Gebrauch**
F17.2 **Abhängigkeitssyndrom**
F17.3 **Entzugssyndrom**
F17.4 **Entzugssyndrom mit Delir**
F17.5 **Psychotische Störung**
F17.6 **Amnestisches Syndrom**
F17.7 **Restzustand und verzögert auftretende psychotische Störung**
F17.8 **Sonstige psychische und Verhaltensstörungen**
F17.9 **Nicht näher bezeichnete psychische und Verhaltensstörung**

F18.– Psychische und Verhaltensstörungen durch flüchtige Lösungsmittel

[Für Hinweise zu den vierstelligen Subkategorien siehe am Anfang dieser Krankheitsgruppe.]

F18.0 **Akute Intoxikation [akuter Rausch]**
F18.1 **Schädlicher Gebrauch**
F18.2 **Abhängigkeitssyndrom**
F18.3 **Entzugssyndrom**
F18.4 **Entzugssyndrom mit Delir**
F18.5 **Psychotische Störung**
F18.6 **Amnestisches Syndrom**
F18.7 **Restzustand und verzögert auftretende psychotische Störung**
F18.8 **Sonstige psychische und Verhaltensstörungen**
F18.9 **Nicht näher bezeichnete psychische und Verhaltensstörung**

F19.– Psychische und Verhaltensstörungen durch multiplen Substanzgebrauch und Konsum anderer psychotroper Substanzen

[Für Hinweise zu den vierstelligen Subkategorien siehe am Anfang dieser Krankheitsgruppe.]

Diese Kategorie ist beim Konsum von zwei oder mehr psychotropen Substanzen zu verwenden, wenn nicht entschieden werden kann, welche Substanz die Störung ausgelöst hat. Diese Kategorie ist außerdem zu verwenden, wenn eine oder mehrere der konsumierten Substanzen nicht sicher zu identifizieren oder unbekannt sind, da viele Konsumenten oft selbst nicht genau wissen, was sie einnehmen.

Inkl.: Missbrauch von Substanzen o.n.A.

Benutze im Geltungsbereich des § 17d KHG (eine) zusätzliche Schlüsselnummer(n) aus U69.3-!, um einen intravenösen (U69.30!) oder nichtintravenösen (U69.31!) Heroinkonsum oder einen intravenösen Konsum sonstiger psychotroper Substanzen (U69.32!) oder einen intravenösen (U69.33!) oder nichtintravenösen (U69.34!) Konsum (Meth-)Amphetamin-haltiger Stoffe oder einen intravenösen (U69.35!) oder nichtintravenösen (U69.36!) Konsum sonstiger Stimulanzien außer Koffein anzugeben.

F19.0 **Akute Intoxikation [akuter Rausch]**
F19.1 **Schädlicher Gebrauch**
F19.2 **Abhängigkeitssyndrom**
F19.3 **Entzugssyndrom**
F19.4 **Entzugssyndrom mit Delir**
F19.5 **Psychotische Störung**
F19.6 **Amnestisches Syndrom**
F19.7 **Restzustand und verzögert auftretende psychotische Störung**
F19.8 **Sonstige psychische und Verhaltensstörungen**
F19.9 **Nicht näher bezeichnete psychische und Verhaltensstörung**

Schizophrenie, schizotype und wahnhafte Störungen (F20–F29)

In diesem Abschnitt finden sich die Schizophrenie als das wichtigste Krankheitsbild dieser Gruppe, die schizotype Störung, die anhaltenden wahnhaften Störungen und eine größere Gruppe akuter vorübergehender psychotischer Störungen. Schizoaffektive Störungen werden trotz ihrer umstrittenen Natur weiterhin hier aufgeführt.

F20.– Schizophrenie

Die schizophrenen Störungen sind im Allgemeinen durch grundlegende und charakteristische Störungen von Denken und Wahrnehmung sowie inadäquate oder verflachte Affekte gekennzeichnet. Die Bewusstseinsklarheit und intellektuellen Fähigkeiten sind in der Regel nicht beeinträchtigt, obwohl sich im Laufe der Zeit gewisse kognitive Defizite entwickeln können. Die wichtigsten psychopathologischen Phänomene sind Gedankenlautwerden, Gedankeneingebung oder Gedankenentzug, Gedankenausbreitung, Wahnwahrnehmung, Kontrollwahn, Beeinflussungswahn oder das Gefühl des Gemachten, Stimmen, die in der dritten Person den Patienten kommentieren oder über ihn sprechen, Denkstörungen und Negativsymptome.
Der Verlauf der schizophrenen Störungen kann entweder kontinuierlich episodisch mit zunehmenden oder stabilen Defiziten sein, oder es können eine oder mehrere Episoden mit vollständiger oder unvollständiger Remission auftreten.
Die Diagnose Schizophrenie soll bei ausgeprägten depressiven oder manischen Symptomen nicht gestellt werden, es sei denn, schizophrene Symptome wären der affektiven Störung vorausgegangen. Ebenso wenig ist eine Schizophrenie bei eindeutiger Gehirnerkrankung, während einer Intoxikation oder während eines Entzugssyndroms zu diagnostizieren. Ähnliche Störungen bei Epilepsie oder anderen Hirnerkrankungen sollen unter F06.2 kodiert werden, die durch psychotrope Substanzen bedingten psychotischen Störungen unter F10–F19, vierte Stelle .5.

Exkl.: Schizophrene Reaktion (F23.2)
Schizophrenie:
- akut (undifferenziert) (F23.2)
- zyklisch (F25.2)

Schizotype Störung (F21)

F20.0 Paranoide Schizophrenie

Die paranoide Schizophrenie ist durch beständige, häufig paranoide Wahnvorstellungen gekennzeichnet, meist begleitet von akustischen Halluzinationen und Wahrnehmungsstörungen. Störungen der Stimmung, des Antriebs und der Sprache, katatone Symptome fehlen entweder oder sind wenig auffallend.

Paraphrene Schizophrenie

Exkl.: Paranoia (F22.0)
Paranoider Involutionszustand (F22.8)

F20.1 Hebephrene Schizophrenie

Eine Form der Schizophrenie, bei der die affektiven Veränderungen im Vordergrund stehen, Wahnvorstellungen und Halluzinationen flüchtig und bruchstückhaft auftreten, das Verhalten verantwortungslos und unvorhersehbar ist und Manierismen häufig sind. Die Stimmung ist flach und unangemessen. Das Denken ist desorganisiert, die Sprache zerfahren. Der Kranke neigt dazu, sich sozial zu isolieren. Wegen der schnellen Entwicklung der Minussymptomatik, besonders von Affektverflachung und Antriebsverlust, ist die Prognose zumeist schlecht. Eine Hebephrenie soll in aller Regel nur bei Jugendlichen oder jungen Erwachsenen diagnostiziert werden.

Desintegrative Schizophrenie
Hebephrenie

F20.2 Katatone Schizophrenie

Die katatone Schizophrenie ist gekennzeichnet von den im Vordergrund stehenden psychomotorischen Störungen, die zwischen Extremen wie Erregung und Stupor sowie Befehlsautomatismus und Negativismus alternieren können. Zwangshaltungen und -stellungen können lange Zeit beibehalten werden. Episodenhafte schwere Erregungszustände können ein Charakteristikum dieses Krankheitsbildes sein. Die katatonen Phänomene können mit einem traumähnlichen (oneiroiden) Zustand mit lebhaften szenischen Halluzinationen verbunden sein.

Katatoner Stupor
Schizophren:
- Flexibilitas cerea
- Katalepsie
- Katatonie

F20.3 Undifferenzierte Schizophrenie

Diese Kategorie soll für psychotische Zustandsbilder verwendet werden, welche die allgemeinen diagnostischen Kriterien der Schizophrenie (F20) erfüllen, ohne einer der Unterformen von F20.0–F20.2 zu entsprechen, oder die Merkmale von mehr als einer aufweisen, ohne dass bestimmte diagnostische Charakteristika eindeutig überwiegen.

Atypische Schizophrenie

Exkl.: Akute schizophreniforme psychotische Störung (F23.2)
Chronische undifferenzierte Schizophrenie (F20.5)
Postschizophrene Depression (F20.4)

F20.4 Postschizophrene Depression

Eine unter Umständen länger anhaltende depressive Episode, die im Anschluss an eine schizophrene Krankheit auftritt. Einige "positive" oder "negative" schizophrene Symptome müssen noch vorhanden sein, beherrschen aber das klinische Bild nicht mehr. Diese depressiven Zustände sind mit einem erhöhten Suizidrisiko verbunden.
Wenn der Patient keine schizophrenen Symptome mehr aufweist, sollte eine depressive Episode diagnostiziert werden (F32.–). Wenn floride schizophrene Symptome noch im Vordergrund stehen, sollte die entsprechende schizophrene Unterform (F20.0–F20.3) diagnostiziert werden.

F20.5 Schizophrenes Residuum

Ein chronisches Stadium in der Entwicklung einer schizophrenen Krankheit, bei welchem eine eindeutige Verschlechterung von einem frühen zu einem späteren Stadium vorliegt und das durch langandauernde, jedoch nicht unbedingt irreversible "negative" Symptome charakterisiert ist. Hierzu gehören psychomotorische Verlangsamung, verminderte Aktivität, Affektverflachung, Passivität und Initiativemangel, qualitative und quantitative Sprachverarmung, geringe nonverbale Kommunikation durch Gesichtsausdruck, Blickkontakt, Modulation der Stimme und Körperhaltung, Vernachlässigung der Körperpflege und nachlassende soziale Leistungsfähigkeit.

Chronische undifferenzierte Schizophrenie
Restzustand
Schizophrener Residualzustand

F20.6 Schizophrenia simplex

Eine Störung mit schleichender Progredienz von merkwürdigem Verhalten, mit einer Einschränkung, gesellschaftliche Anforderungen zu erfüllen und mit Verschlechterung der allgemeinen Leistungsfähigkeit. Die charakteristische Negativsymptomatik des schizophrenen Residuums (Affektverflachung und Antriebsminderung) entwickelt sich ohne vorhergehende produktive psychotische Symptome.

F20.8 Sonstige Schizophrenie

Schizophreniform:
- Psychose o.n.A.
- Störung o.n.A.

Zönästhetische (zönästhopathische) Schizophrenie

Exkl.: Kurze schizophreniforme Störungen (F23.2)

F20.9 Schizophrenie, nicht näher bezeichnet

F21 Schizotype Störung

Eine Störung mit exzentrischem Verhalten und Anomalien des Denkens und der Stimmung, die schizophren wirken, obwohl nie eindeutige und charakteristische schizophrene Symptome aufgetreten sind. Es kommen vor: ein kalter Affekt, Anhedonie und seltsames und exzentrisches Verhalten, Tendenz zu sozialem Rückzug, paranoische oder bizarre Ideen, die aber nicht bis zu eigentlichen Wahnvorstellungen gehen, zwanghaftes Grübeln, Denk- und Wahrnehmungsstörungen, gelegentlich vorübergehende, quasipsychotische Episoden mit intensiven Illusionen, akustischen oder anderen Halluzinationen und wahnähnlichen Ideen, meist ohne äußere Veranlassung. Es lässt sich kein klarer Beginn feststellen; Entwicklung und Verlauf entsprechen gewöhnlich einer Persönlichkeitsstörung.

Inkl.: Latente schizophrene Reaktion
Schizophrenie:
- Borderline
- latent
- präpsychotisch
- prodromal

- pseudoneurotisch
- pseudopsychopathisch

Schizotype Persönlichkeitsstörung

Exkl.: Asperger-Syndrom (F84.5)
Schizoide Persönlichkeitsstörung (F60.1)

F22.– Anhaltende wahnhafte Störungen

Diese Gruppe enthält eine Reihe von Störungen, bei denen ein langandauernder Wahn das einzige oder das am meisten ins Auge fallende klinische Charakteristikum darstellt, und die nicht als organisch, schizophren oder affektiv klassifiziert werden können. Wahnhafte Störungen, die nur wenige Monate angedauert haben, sollten wenigstens vorläufig unter F23.– kodiert werden.

F22.0 Wahnhafte Störung

Eine Störung charakterisiert durch die Entwicklung eines einzelnen Wahns oder mehrerer aufeinander bezogener Wahninhalte, die im Allgemeinen lange, manchmal lebenslang, andauern. Der Inhalt des Wahns oder des Wahnsystems ist sehr unterschiedlich. Eindeutige und anhaltende akustische Halluzinationen (Stimmen), schizophrene Symptome wie Kontrollwahn oder Affektverflachung und eine eindeutige Gehirnerkrankung sind nicht mit der Diagnose vereinbar. Gelegentliche oder vorübergehende akustische Halluzinationen schließen besonders bei älteren Patienten die Diagnose jedoch nicht aus, solange diese Symptome nicht typisch schizophren erscheinen und nur einen kleinen Teil des klinischen Bildes ausmachen.

Paranoia
Paranoid:
- Psychose
- Zustand

Sensitiver Beziehungswahn
Späte Paraphrenie

Exkl.: Paranoid:
- Persönlichkeitsstörung (F60.0)
- psychogene Psychose (F23.3)
- Reaktion (F23.3)
- Schizophrenie (F20.0)

F22.8 Sonstige anhaltende wahnhafte Störungen

Hierbei handelt es sich um Störungen, bei denen ein Wahn oder Wahnsysteme von anhaltenden Stimmen oder von schizophrenen Symptomen begleitet werden, die aber nicht die Diagnose Schizophrenie (F20.–) erfüllen.

Paranoides Zustandsbild im Involutionsalter
Querulantenwahn (Paranoia querulans)
Wahnhafte Dysmorphophobie

F22.9 Anhaltende wahnhafte Störung, nicht näher bezeichnet

F23.– Akute vorübergehende psychotische Störungen

Eine heterogene Gruppe von Störungen, die durch den akuten Beginn der psychotischen Symptome, wie Wahnvorstellungen, Halluzinationen und andere Wahrnehmungsstörungen, und durch eine schwere Störung des normalen Verhaltens charakterisiert sind. Der akute Beginn wird als Crescendo-Entwicklung eines eindeutig abnormen klinischen Bildes innerhalb von 2 Wochen oder weniger definiert. Bei diesen Störungen gibt es keine Hinweise für eine organische Verursachung. Ratlosigkeit und Verwirrtheit kommen häufig vor, die zeitliche, örtliche und personale Desorientiertheit ist jedoch nicht andauernd oder schwer genug, um die Kriterien für ein organisch verursachtes Delir (F05.–) zu erfüllen. Eine vollständige Besserung erfolgt in der Regel innerhalb weniger Monate, oft bereits nach wenigen Wochen oder nur Tagen. Wenn die Störung weiter besteht, wird eine Änderung der Kodierung notwendig. Die Störung kann im Zusammenhang mit einer akuten Belastung stehen, definiert als belastendes Ereignis ein oder zwei Wochen vor Beginn der Störung.

F23.0 Akute polymorphe psychotische Störung ohne Symptome einer Schizophrenie

Eine akute psychotische Störung, bei der Halluzinationen, Wahnphänomene und Wahrnehmungsstörungen vorhanden, aber sehr unterschiedlich ausgeprägt sind und von Tag zu Tag oder sogar von Stunde zu Stunde zu wechseln. Häufig findet sich auch emotionales Aufgewühltsein mit intensiven vorübergehenden Glücksgefühlen und Ekstase oder Angst und Reizbarkeit. Die Vielgestaltigkeit und Unbeständigkeit sind für das gesamte klinische Bild charakteristisch; die psychotischen Merkmale erfüllen nicht die Kriterien für Schizophrenie (F20.–). Diese Störungen beginnen abrupt, entwickeln sich rasch innerhalb weniger Tage und zeigen häufig eine schnelle und anhaltende Rückbildung der Symptome ohne Rückfall. Wenn die Symptome andauern, sollte die Diagnose in anhaltende wahnhafte Störung (F22.–) geändert werden.

Bouffée délirante ohne Symptome einer Schizophrenie oder nicht näher bezeichnet
Zykloide Psychose ohne Symptome einer Schizophrenie oder nicht näher bezeichnet

F23.1 Akute polymorphe psychotische Störung mit Symptomen einer Schizophrenie

Eine akute psychotische Störung mit vielgestaltigem und unbeständigem klinischem Bild, wie unter F23.0 beschrieben; trotz dieser Unbeständigkeit aber sind in der überwiegenden Zeit auch einige für die Schizophrenie typische Symptome vorhanden. Wenn die schizophrenen Symptome andauern, ist die Diagnose in Schizophrenie (F20.–) zu ändern.

Bouffée délirante mit Symptomen einer Schizophrenie
Zykloide Psychose mit Symptomen einer Schizophrenie

F

F23.2 Akute schizophreniforme psychotische Störung

Eine akute psychotische Störung, bei der die psychotischen Symptome vergleichsweise stabil sind und die Kriterien für Schizophrenie (F20.–) erfüllen, aber weniger als einen Monat bestanden haben. Die polymorphen, unbeständigen Merkmale, die unter F23.0 beschrieben wurden, fehlen. Wenn die schizophrenen Symptome andauern, ist die Diagnose in Schizophrenie (F20.–) zu ändern.

Akute (undifferenzierte) Schizophrenie
Kurze schizophreniforme:
- Psychose
- Störung

Oneirophrenie
Schizophrene Reaktion

Exkl.: Organische wahnhafte [schizophreniforme] Störung (F06.2)
Schizophreniforme Störung o.n.A. (F20.8)

F23.3 Sonstige akute vorwiegend wahnhafte psychotische Störungen

Es handelt sich um eine akute psychotische Störung, bei der verhältnismäßig stabile Wahnphänomene oder Halluzinationen die hauptsächlichen klinischen Merkmale darstellen, aber nicht die Kriterien für eine Schizophrenie erfüllen (F20.–). Wenn die Wahnphänomene andauern, ist die Diagnose in anhaltende wahnhafte Störung (F22.–) zu ändern.

Paranoide Reaktion
Psychogene paranoide Psychose

F23.8 Sonstige akute vorübergehende psychotische Störungen

Hier sollen alle anderen nicht näher bezeichneten akuten psychotischen Störungen, ohne Anhalt für eine organische Ursache, klassifiziert werden und die nicht die Kriterien für F23.0–F23.3 erfüllen.

F23.9 Akute vorübergehende psychotische Störung, nicht näher bezeichnet

Kurze reaktive Psychose o.n.A.
Reaktive Psychose

F24 Induzierte wahnhafte Störung

Es handelt sich um eine wahnhafte Störung, die von zwei Personen mit einer engen emotionalen Bindung geteilt wird. Nur eine von beiden leidet unter einer echten psychotischen Störung; die Wahnvorstellungen bei der anderen Person sind induziert und werden bei der Trennung des Paares meist aufgegeben.

Inkl.: Folie à deux
Induziert:
- paranoide Störung
- psychotische Störung

F25.– Schizoaffektive Störungen

Episodische Störungen, bei denen sowohl affektive als auch schizophrene Symptome auftreten, aber die weder die Kriterien für Schizophrenie noch für eine depressive oder manische Episode erfüllen. Andere Zustandsbilder, bei denen affektive Symptome eine vorher bestehende Schizophrenie überlagern, oder bei denen sie mit anderen anhaltenden Wahnkrankheiten gemeinsam auftreten oder alternieren, sind unter F20–F29 zu kodieren. Parathyme psychotische Symptome bei affektiven Störungen rechtfertigen die Diagnose einer schizoaffektiven Störung nicht.

F25.0 Schizoaffektive Störung, gegenwärtig manisch

Eine Störung, bei der sowohl schizophrene als auch manische Symptome vorliegen und deshalb weder die Diagnose einer Schizophrenie noch einer manischen Episode gerechtfertigt ist. Diese Kategorie ist sowohl für einzelne Episoden als auch für rezidivierende Störungen zu verwenden, bei denen die Mehrzahl der Episoden schizomanisch ist.

Schizoaffektive Psychose, manischer Typ
Schizophreniforme Psychose, manischer Typ

F25.1 Schizoaffektive Störung, gegenwärtig depressiv

Eine Störung, bei der sowohl schizophrene als auch depressive Symptome vorliegen und deshalb weder die Diagnose einer Schizophrenie noch einer depressiven Episode gerechtfertigt ist. Diese Kategorie ist sowohl für einzelne Episoden als auch für rezidivierende Störungen zu verwenden, bei denen die Mehrzahl der Episoden schizodepressiv ist.

Schizoaffektive Psychose, depressiver Typ
Schizophreniforme Psychose, depressiver Typ

F25.2 Gemischte schizoaffektive Störung

Gemischte schizophrene und affektive Psychose
Zyklische Schizophrenie

F25.8 Sonstige schizoaffektive Störungen

F25.9 Schizoaffektive Störung, nicht näher bezeichnet

Schizoaffektive Psychose o.n.A.

F28 Sonstige nichtorganische psychotische Störungen

Hier sind wahnhafte oder halluzinatorische Störungen zu kodieren, die nicht die Kriterien für Schizophrenie (F20.–), für anhaltende wahnhafte Störungen (F22.–), für akute vorübergehende psychotische Störungen (F23.–), für psychotische Formen der manischen Episode (F30.2) oder für eine schwere depressive Episode (F32.3) erfüllen.

Inkl.: Chronisch halluzinatorische Psychose

F29 Nicht näher bezeichnete nichtorganische Psychose

Inkl.: Psychose o.n.A.

Exkl.: Organische oder symptomatische Psychose o.n.A. (F09)
Psychische Störung o.n.A. (F99)

Affektive Störungen
(F30–F39)

Diese Gruppe enthält Störungen deren Hauptsymptome in einer Veränderung der Stimmung oder der Affektivität entweder zur Depression - mit oder ohne begleitende(r) Angst - oder zur gehobenen Stimmung bestehen. Dieser Stimmungswechsel wird meist von einer Veränderung des allgemeinen Aktivitätsniveaus begleitet. Die meisten anderen Symptome beruhen hierauf oder sind im Zusammenhang mit dem Stimmungs- und Aktivitätswechsel leicht zu verstehen. Die meisten dieser Störungen neigen zu Rückfällen. Der Beginn der einzelnen Episoden ist oft mit belastenden Ereignissen oder Situationen in Zusammenhang zu bringen.

F30.– Manische Episode

Alle Untergruppen dieser Kategorie dürfen nur für eine einzelne Episode verwendet werden. Hypomanische oder manische Episoden bei Betroffenen, die früher eine oder mehrere affektive (depressive, hypomanische, manische oder gemischte) Episoden hatten, sind unter bipolarer affektiver Störung (F31.–) zu klassifizieren.

Inkl.: Bipolare Störung, einzelne manische Episode

F30.0 Hypomanie

Eine Störung, charakterisiert durch eine anhaltende, leicht gehobene Stimmung, gesteigerten Antrieb und Aktivität und in der Regel auch ein auffallendes Gefühl von Wohlbefinden und körperlicher und seelischer Leistungsfähigkeit. Gesteigerte Geselligkeit, Gesprächigkeit, übermäßige Vertraulichkeit, gesteigerte Libido und vermindertes Schlafbedürfnis sind häufig vorhanden, aber nicht in dem Ausmaß, dass sie zu einem Abbruch der Berufstätigkeit oder zu sozialer Ablehnung führen. Reizbarkeit, Selbstüberschätzung und flegelhaftes Verhalten können an die Stelle der häufigen euphorischen Geselligkeit treten. Die Störungen der Stimmung und des Verhaltens werden nicht von Halluzinationen oder Wahn begleitet.

F30.1 Manie ohne psychotische Symptome

Die Stimmung ist situationsinadäquat gehoben und kann zwischen sorgloser Heiterkeit und fast unkontrollierbarer Erregung schwanken. Die gehobene Stimmung ist mit vermehrtem Antrieb verbunden, dies führt zu Überaktivität, Rededrang und vermindertem Schlafbedürfnis. Die Aufmerksamkeit kann nicht mehr aufrechterhalten werden, es kommt oft zu starker Ablenkbarkeit. Die Selbsteinschätzung ist mit Größenideen oder übertriebenem Optimismus häufig weit überhöht. Der Verlust normaler sozialer Hemmungen kann zu einem leichtsinnigen, rücksichtslosen oder in Bezug auf die Umstände unpassenden und persönlichkeitsfremden Verhalten führen.

F30.2 Manie mit psychotischen Symptomen

Zusätzlich zu dem unter F30.1 beschriebenen klinischen Bild treten Wahn (zumeist Größenwahn) oder Halluzinationen (zumeist Stimmen, die unmittelbar zum Betroffenen sprechen) auf. Die Erregung, die ausgeprägte körperliche Aktivität und die Ideenflucht können so extrem sein, dass der Betroffene für eine normale Kommunikation unzugänglich wird.

Manie mit parathymen psychotischen Symptomen
Manie mit synthymen psychotischen Symptomen
Manischer Stupor

F30.8 Sonstige manische Episoden

F30.9 Manische Episode, nicht näher bezeichnet

Manie o.n.A.

F31.– Bipolare affektive Störung

Hierbei handelt es sich um eine Störung, die durch wenigstens zwei Episoden charakterisiert ist, in denen Stimmung und Aktivitätsniveau des Betroffenen deutlich gestört sind. Diese Störung besteht einmal in gehobener Stimmung, vermehrtem Antrieb und Aktivität (Hypomanie oder Manie), dann wieder in einer Stimmungssenkung und vermindertem Antrieb und Aktivität (Depression). Wiederholte hypomanische oder manische Episoden sind ebenfalls als bipolar zu klassifizieren.

Inkl.: Manisch-depressiv:
- Krankheit
- Psychose
- Reaktion

Exkl.: Bipolare affektive Störung, einzelne manische Episode (F30.–)
Zyklothymia (F34.0)

F31.0 Bipolare affektive Störung, gegenwärtig hypomanische Episode

Der betroffene Patient ist gegenwärtig hypomanisch (siehe F30.0) und hatte wenigstens eine weitere affektive Episode (hypomanisch, manisch, depressiv oder gemischt) in der Anamnese.

F31.1 Bipolare affektive Störung, gegenwärtig manische Episode ohne psychotische Symptome

Der betroffene Patient ist gegenwärtig manisch, ohne psychotische Symptome (siehe F30.1) und hatte wenigstens eine weitere affektive Episode (hypomanisch, manisch, depressiv oder gemischt) in der Anamnese.

F31.2 Bipolare affektive Störung, gegenwärtig manische Episode mit psychotischen Symptomen

Der betroffene Patient ist gegenwärtig manisch, mit psychotischen Symptomen (F30.2) und hatte wenigstens eine weitere affektive Episode (hypomanisch, manisch, depressiv oder gemischt) in der Anamnese.

F31.3 Bipolare affektive Störung, gegenwärtig leichte oder mittelgradige depressive Episode

Der betroffene Patient ist gegenwärtig depressiv, wie bei einer leichten oder mittelgradigen depressiven Episode (siehe F32.0 oder F32.1) und hatte wenigstens eine eindeutig diagnostizierte hypomanische, manische oder gemischte Episode in der Anamnese.

F31.4 Bipolare affektive Störung, gegenwärtig schwere depressive Episode ohne psychotische Symptome

Der betroffene Patient ist gegenwärtig depressiv, wie bei einer schweren depressiven Episode ohne psychotische Symptome (siehe F32.2) und hatte wenigstens eine eindeutig diagnostizierte hypomanische, manische oder gemischte Episode in der Anamnese.

F31.5 Bipolare affektive Störung, gegenwärtig schwere depressive Episode mit psychotischen Symptomen

Der betroffene Patient ist gegenwärtig depressiv, wie bei einer schweren depressiven Episode mit psychotischen Symptomen (siehe F32.3) und hatte wenigstens eine eindeutig diagnostizierte hypomanische, manische oder gemischte Episode in der Anamnese.

F31.6 Bipolare affektive Störung, gegenwärtig gemischte Episode

Der betroffene Patient hatte wenigstens eine eindeutig diagnostizierte hypomanische, manische, depressive oder gemischte affektive Episode in der Anamnese und zeigt gegenwärtig entweder eine Kombination oder einen raschen Wechsel von manischen und depressiven Symptomen.

Exkl.: Einzelne gemischte affektive Episode (F38.0)

F31.7 Bipolare affektive Störung, gegenwärtig remittiert

Der betroffene Patient hatte wenigstens eine eindeutig diagnostizierte hypomanische, manische oder gemischte affektive Episode und wenigstens eine weitere affektive Episode (hypomanisch, manisch, depressiv oder gemischt) in der Anamnese; in den letzten Monaten und gegenwärtig besteht keine deutliche Störung der Stimmung. Auch Remissionen während einer prophylaktischen Behandlung sollen hier kodiert werden.

F31.8 Sonstige bipolare affektive Störungen

Bipolar-II-Störung
Rezidivierende manische Episoden o.n.A.

F31.9 Bipolare affektive Störung, nicht näher bezeichnet

F32.– Depressive Episode

Bei den typischen leichten (F32.0), mittelgradigen (F32.1) oder schweren (F32.2 und F32.3) Episoden leidet der betroffene Patient unter einer gedrückten Stimmung und einer Verminderung von Antrieb und Aktivität. Die Fähigkeit zu Freude, das Interesse und die Konzentration sind vermindert. Ausgeprägte Müdigkeit kann nach jeder kleinsten Anstrengung auftreten. Der Schlaf ist meist gestört, der Appetit vermindert. Selbstwertgefühl und Selbstvertrauen sind fast immer beeinträchtigt. Sogar bei der leichten Form kommen Schuldgefühle oder Gedanken über eigene Wertlosigkeit vor. Die gedrückte Stimmung verändert sich von Tag zu Tag wenig, reagiert nicht auf Lebensumstände und kann von so genannten "somatischen" Symptomen begleitet werden, wie Interessenverlust oder Verlust der Freude, Früherwachen, Morgentief, deutliche psychomotorische Hemmung, Agitiertheit, Appetitverlust, Gewichtsverlust und Libidoverlust. Abhängig von Anzahl und Schwere der Symptome ist eine depressive Episode als leicht, mittelgradig oder schwer zu bezeichnen.

Inkl.: Einzelne Episoden von:
- depressiver Reaktion
- psychogener Depression
- reaktiver Depression (F32.0, F32.1, F32.2)

Exkl.: Anpassungsstörungen (F43.2)
depressive Episode in Verbindung mit Störungen des Sozialverhaltens (F91.–, F92.0)
rezidivierende depressive Störung (F33.–)

F32.0 Leichte depressive Episode

Gewöhnlich sind mindestens zwei oder drei der oben angegebenen Symptome vorhanden. Der betroffene Patient ist im Allgemeinen davon beeinträchtigt, aber oft in der Lage, die meisten Aktivitäten fortzusetzen.

F32.1 Mittelgradige depressive Episode

Gewöhnlich sind vier oder mehr der oben angegebenen Symptome vorhanden, und der betroffene Patient hat meist große Schwierigkeiten, alltägliche Aktivitäten fortzusetzen.

F32.2 Schwere depressive Episode ohne psychotische Symptome

Eine depressive Episode mit mehreren oben angegebenen, quälenden Symptomen. Typischerweise bestehen ein Verlust des Selbstwertgefühls und Gefühle von Wertlosigkeit und Schuld. Suizidgedanken und -handlungen sind häufig, und meist liegen einige somatische Symptome vor.

Einzelne Episode einer agitierten Depression
Einzelne Episode einer majoren Depression [major depression] ohne psychotische Symptome
Einzelne Episode einer vitalen Depression ohne psychotische Symptome

F32.3 Schwere depressive Episode mit psychotischen Symptomen

Eine schwere depressive Episode, wie unter F32.2 beschrieben, bei der aber Halluzinationen, Wahnideen, psychomotorische Hemmung oder ein Stupor so schwer ausgeprägt sind, dass alltägliche soziale Aktivitäten unmöglich sind und Lebensgefahr durch Suizid und mangelhafte Flüssigkeits- und Nahrungsaufnahme bestehen kann. Halluzinationen und Wahn können, müssen aber nicht, synthym sein.

Einzelne Episoden:
- majore Depression [major depression] mit psychotischen Symptomen
- psychogene depressive Psychose
- psychotische Depression
- reaktive depressive Psychose

F32.8 Sonstige depressive Episoden

Atypische Depression
Einzelne Episoden der "larvierten" Depression o.n.A.

F32.9 Depressive Episode, nicht näher bezeichnet

Depression o.n.A.
Depressive Störung o.n.A.

F33.– Rezidivierende depressive Störung

Hierbei handelt es sich um eine Störung, die durch wiederholte depressive Episoden (F32.–) charakterisiert ist. In der Anamnese finden sich dabei keine unabhängigen Episoden mit gehobener Stimmung und vermehrtem Antrieb (Manie). Kurze Episoden von leicht gehobener Stimmung und Überaktivität (Hypomanie) können allerdings unmittelbar nach einer depressiven Episode, manchmal durch eine antidepressive Behandlung mitbedingt, aufgetreten sein. Die schwereren Formen der rezidivierenden depressiven Störung (F33.2 und .3) haben viel mit den früheren Konzepten der manisch-depressiven Krankheit, der Melancholie, der vitalen Depression und der endogenen Depression gemeinsam. Die erste Episode kann in jedem Alter zwischen Kindheit und Senium auftreten, der Beginn kann akut oder schleichend sein, die Dauer reicht von wenigen Wochen bis zu vielen Monaten. Das Risiko, dass ein Patient mit rezidivierender depressiver Störung eine manische Episode entwickelt, wird niemals vollständig aufgehoben, gleichgültig, wie viele depressive Episoden aufgetreten sind. Bei Auftreten einer manischen Episode ist die Diagnose in bipolare affektive Störung zu ändern (F31.–).

Inkl.: Rezidivierende Episoden (F33.0 oder F33.1):
- depressive Reaktion
- psychogene Depression
- reaktive Depression

Saisonale depressive Störung

Exkl.: Rezidivierende kurze depressive Episoden (F38.1)

F33.0 Rezidivierende depressive Störung, gegenwärtig leichte Episode

Eine Störung, die durch wiederholte depressive Episoden gekennzeichnet ist, wobei die gegenwärtige Episode leicht ist (siehe F32.0), ohne Manie in der Anamnese.

F33.1 Rezidivierende depressive Störung, gegenwärtig mittelgradige Episode

Eine Störung, die durch wiederholte depressive Episoden gekennzeichnet ist, wobei die gegenwärtige Episode mittelgradig ist (siehe F32.1), ohne Manie in der Anamnese.

F33.2 Rezidivierende depressive Störung, gegenwärtig schwere Episode ohne psychotische Symptome

Eine Störung, die durch wiederholte depressive Episoden gekennzeichnet ist, wobei die gegenwärtige Episode schwer ist, ohne psychotische Symptome (siehe F32.2) und ohne Manie in der Anamnese.

Endogene Depression ohne psychotische Symptome
Manisch-depressive Psychose, depressive Form, ohne psychotische Symptome
Rezidivierende majore Depression [major depression], ohne psychotische Symptome
Rezidivierende vitale Depression, ohne psychotische Symptome

F33.3 Rezidivierende depressive Störung, gegenwärtig schwere Episode mit psychotischen Symptomen

Eine Störung, die durch wiederholte depressive Episoden gekennzeichnet ist; die gegenwärtige Episode ist schwer, mit psychotischen Symptomen (siehe F32.3), ohne vorhergehende manische Episoden.

Endogene Depression mit psychotischen Symptomen
Manisch-depressive Psychose, depressive Form, mit psychotischen Symptomen
Rezidivierende schwere Episoden:
- majore Depression [major depression] mit psychotischen Symptomen
- psychogene depressive Psychose
- psychotische Depression
- reaktive depressive Psychose

F33.4 Rezidivierende depressive Störung, gegenwärtig remittiert

Die Kriterien für eine der oben beschriebenen Störungen F33.0–F33.3 sind in der Anamnese erfüllt, aber in den letzten Monaten bestehen keine depressiven Symptome.

F33.8 Sonstige rezidivierende depressive Störungen

F33.9 Rezidivierende depressive Störung, nicht näher bezeichnet

Monopolare Depression o.n.A.

F34.– Anhaltende affektive Störungen

Hierbei handelt es sich um anhaltende und meist fluktuierende Stimmungsstörungen, bei denen die Mehrzahl der einzelnen Episoden nicht ausreichend schwer genug sind, um als hypomanische oder auch nur leichte depressive Episoden gelten zu können. Da sie jahrelang, manchmal den größeren Teil des Erwachsenenlebens, andauern, ziehen sie beträchtliches subjektives Leiden und Beeinträchtigungen nach sich. Gelegentlich können rezidivierende oder einzelne manische oder depressive Episoden eine anhaltende affektive Störung überlagern.

F34.0 Zyklothymia

Hierbei handelt es sich um eine andauernde Instabilität der Stimmung mit zahlreichen Perioden von Depression und leicht gehobener Stimmung (Hypomanie), von denen aber keine ausreichend schwer und anhaltend genug ist, um die Kriterien für eine bipolare affektive Störung (F31.–) oder rezidivierende depressive Störung (F33.–) zu erfüllen. Diese Störung kommt häufig bei Verwandten von Patienten mit bipolarer affektiver Störung vor. Einige Patienten mit Zyklothymia entwickeln schließlich selbst eine bipolare affektive Störung.

Affektive Persönlichkeit(sstörung)
Zykloide Persönlichkeit
Zyklothyme Persönlichkeit

F34.1 Dysthymia

Hierbei handelt es sich um eine chronische, wenigstens mehrere Jahre andauernde depressive Verstimmung, die weder schwer noch hinsichtlich einzelner Episoden anhaltend genug ist, um die Kriterien einer schweren, mittelgradigen oder leichten rezidivierenden depressiven Störung (F33.–) zu erfüllen.

Anhaltende ängstliche Depression
Depressiv:
- Neurose
- Persönlichkeit(sstörung)

Neurotische Depression

Exkl.: Ängstliche Depression (leicht, aber nicht anhaltend) (F41.2)

F34.8 Sonstige anhaltende affektive Störungen

F34.9 Anhaltende affektive Störung, nicht näher bezeichnet

F38.– Andere affektive Störungen

Hierbei handelt es sich um eine Restkategorie für Stimmungsstörungen, die die Kriterien der oben genannten Kategorien F30–F34 in Bezug auf Ausprägung und Dauer nicht erfüllen.

F38.0 Andere einzelne affektive Störungen

Gemischte affektive Episode

F38.1 Andere rezidivierende affektive Störungen

Rezidivierende kurze depressive Episoden

F38.8 Sonstige näher bezeichnete affektive Störungen

F39 Nicht näher bezeichnete affektive Störung

Inkl.: Affektive Psychose o.n.A.

Neurotische, Belastungs- und somatoforme Störungen (F40–F48)

Exkl.: In Verbindung mit einer Störung des Sozialverhaltens (F91.–, F92.8)

F40.– Phobische Störungen

Eine Gruppe von Störungen, bei der Angst ausschließlich oder überwiegend durch eindeutig definierte, eigentlich ungefährliche Situationen hervorgerufen wird. In der Folge werden diese Situationen typischerweise vermieden oder mit Furcht ertragen. Die Befürchtungen des Patienten können sich auf Einzelsymptome wie Herzklopfen oder Schwächegefühl beziehen, häufig gemeinsam mit sekundären Ängsten vor dem Sterben, Kontrollverlust oder dem Gefühl, wahnsinnig zu werden. Allein die Vorstellung, dass die phobische Situation eintreten könnte, erzeugt meist schon Erwartungsangst. Phobische Angst tritt häufig gleichzeitig mit Depression auf. Ob zwei Diagnosen, phobische Störung und depressive Episode, erforderlich sind, richtet sich nach dem zeitlichen Verlauf beider Zustandsbilder und nach therapeutischen Erwägungen zum Zeitpunkt der Konsultation.

F40.0- Agoraphobie

Eine relativ gut definierte Gruppe von Phobien, mit Befürchtungen, das Haus zu verlassen, Geschäfte zu betreten, in Menschenmengen und auf öffentlichen Plätzen zu sein, alleine mit Bahn, Bus oder Flugzeug zu reisen. Eine Panikstörung kommt als häufiges Merkmal bei gegenwärtigen oder zurückliegenden Episoden vor. Depressive und zwanghafte Symptome sowie soziale Phobien sind als zusätzliche Merkmale gleichfalls häufig vorhanden. Die Vermeidung der phobischen Situation steht oft im Vordergrund, und einige Agoraphobiker erleben nur wenig Angst, da sie die phobischen Situationen meiden können.

F
F40.00 Ohne Angabe einer Panikstörung

F40.01 Mit Panikstörung

F40.1 Soziale Phobien

Furcht vor prüfender Betrachtung durch andere Menschen, die zu Vermeidung sozialer Situationen führt. Umfassendere soziale Phobien sind in der Regel mit niedrigem Selbstwertgefühl und Furcht vor Kritik verbunden. Sie können sich in Beschwerden wie Erröten, Händezittern, Übelkeit oder Drang zum Wasserlassen äußern. Dabei meint die betreffende Person manchmal, dass eine dieser sekundären Manifestationen der Angst das primäre Problem darstellt. Die Symptome können sich bis zu Panikattacken steigern.

Anthropophobie
Soziale Neurose

F40.2 Spezifische (isolierte) Phobien

Phobien, die auf eng umschriebene Situationen wie Nähe von bestimmten Tieren, Höhen, Donner, Dunkelheit, Fliegen, geschlossene Räume, Urinieren oder Defäkieren auf öffentlichen Toiletten, Genuss bestimmter Speisen, Zahnarztbesuch oder auf den Anblick von Blut oder Verletzungen beschränkt sind. Obwohl die auslösende Situation streng begrenzt ist, kann sie Panikzustände wie bei Agoraphobie oder sozialer Phobie hervorrufen.

Akrophobie
Einfache Phobie
Klaustrophobie
Tierphobien

Exkl.: Dysmorphophobie (nicht wahnhaft) (F45.2)
Nosophobie (F45.2)

F40.8 Sonstige phobische Störungen

F40.9 Phobische Störung, nicht näher bezeichnet

Phobie o.n.A.
Phobischer Zustand o.n.A.

F41.– Andere Angststörungen

Bei diesen Störungen stellen Manifestationen der Angst die Hauptsymptome dar, ohne auf eine bestimmte Umgebungssituation bezogen zu sein. Depressive und Zwangssymptome, sogar einige Elemente phobischer Angst können vorhanden sein, vorausgesetzt, sie sind eindeutig sekundär oder weniger ausgeprägt.

F41.0 Panikstörung [episodisch paroxysmale Angst]

Das wesentliche Kennzeichen sind wiederkehrende schwere Angstattacken (Panik), die sich nicht auf eine spezifische Situation oder besondere Umstände beschränken und deshalb auch nicht vorhersehbar sind. Wie bei anderen Angsterkrankungen zählen zu den wesentlichen Symptomen plötzlich auftretendes Herzklopfen, Brustschmerz, Erstickungsgefühle, Schwindel und Entfremdungsgefühle (Depersonalisation oder Derealisation). Oft entsteht sekundär auch die Furcht zu sterben, vor Kontrollverlust oder die Angst, wahnsinnig zu werden. Die Panikstörung soll nicht als Hauptdiagnose verwendet werden, wenn der Betroffene bei Beginn der Panikattacken an einer depressiven Störung leidet. Unter diesen Umständen sind die Panikattacken wahrscheinlich sekundäre Folge der Depression.

Panikattacke
Panikzustand

Exkl.: Panikstörung mit Agoraphobie (F40.01)

F41.1 Generalisierte Angststörung

Die Angst ist generalisiert und anhaltend. Sie ist nicht auf bestimmte Umgebungsbedingungen beschränkt, oder auch nur besonders betont in solchen Situationen, sie ist vielmehr "frei flottierend". Die wesentlichen Symptome sind variabel, Beschwerden wie ständige Nervosität, Zittern, Muskelspannung, Schwitzen, Benommenheit, Herzklopfen, Schwindelgefühle oder Oberbauchbeschwerden gehören zu diesem Bild. Häufig wird die Befürchtung geäußert, der Patient selbst oder ein Angehöriger könnten demnächst erkranken oder einen Unfall haben.

Angstneurose
Angstreaktion
Angstzustand

Exkl.: Neurasthenie (F48.0)

F41.2 Angst und depressive Störung, gemischt

Diese Kategorie soll bei gleichzeitigem Bestehen von Angst und Depression Verwendung finden, jedoch nur, wenn keine der beiden Störungen eindeutig vorherrscht und keine für sich genommen eine eigenständige Diagnose rechtfertigt. Treten ängstliche und depressive Symptome in so starker Ausprägung auf, dass sie einzelne Diagnosen rechtfertigen, sollen beide Diagnosen gestellt und auf diese Kategorie verzichtet werden.

Ängstliche Depression (leicht oder nicht anhaltend)

F41.3 Andere gemischte Angststörungen

Angstsymptome gemischt mit Merkmalen anderer Störungen in F42–F48. Kein Symptom ist allein schwer genug um die Diagnose einer anderen Störung zu stellen.

F41.8 Sonstige spezifische Angststörungen

Angsthysterie

F41.9 Angststörung, nicht näher bezeichnet

Angst o.n.A.

F42.– Zwangsstörung

Wesentliche Kennzeichen sind wiederkehrende Zwangsgedanken und Zwangshandlungen. Zwangsgedanken sind Ideen, Vorstellungen oder Impulse, die den Patienten immer wieder stereotyp beschäftigen. Sie sind fast immer quälend, der Patient versucht häufig erfolglos, Widerstand zu leisten. Die Gedanken werden als zur eigenen Person gehörig erlebt, selbst wenn sie als unwillkürlich und häufig abstoßend empfunden werden. Zwangshandlungen oder -rituale sind Stereotypien, die ständig wiederholt werden. Sie werden weder als angenehm empfunden, noch dienen sie dazu, an sich nützliche Aufgaben zu erfüllen. Der Patient erlebt sie oft als Vorbeugung gegen ein objektiv unwahrscheinliches Ereignis, das ihm Schaden bringen oder bei dem er selbst Unheil anrichten könnte. Im Allgemeinen wird dieses Verhalten als sinnlos und ineffektiv erlebt, es wird immer wieder versucht, dagegen anzugehen. Angst ist meist ständig vorhanden. Werden Zwangshandlungen unterdrückt, verstärkt sich die Angst deutlich.

Inkl.: Anankastische Neurose
Zwangsneurose

Exkl.: Zwangspersönlichkeit(sstörung) (F60.5)

F42.0 Vorwiegend Zwangsgedanken oder Grübelzwang

Diese können die Form von zwanghaften Ideen, bildhaften Vorstellungen oder Zwangsimpulsen annehmen, die fast immer für die betreffende Person quälend sind. Manchmal sind diese Ideen eine endlose Überlegung unwägbarer Alternativen, häufig verbunden mit der Unfähigkeit, einfache, aber notwendige Entscheidungen des täglichen Lebens zu treffen. Die Beziehung zwischen Grübelzwängen und Depression ist besonders eng. Eine Zwangsstörung ist nur dann zu diagnostizieren, wenn der Grübelzwang nicht während einer depressiven Episode auftritt und anhält.

F42.1 Vorwiegend Zwangshandlungen [Zwangsrituale]

Die meisten Zwangshandlungen beziehen sich auf Reinlichkeit (besonders Händewaschen), wiederholte Kontrollen, die garantieren, dass sich eine möglicherweise gefährliche Situation nicht entwickeln kann oder übertriebene Ordnung und Sauberkeit. Diesem Verhalten liegt die Furcht vor einer Gefahr zugrunde, die den Patienten bedroht oder von ihm ausgeht; das Ritual ist ein wirkungsloser oder symbolischer Versuch, diese Gefahr abzuwenden.

F42.2 Zwangsgedanken und -handlungen, gemischt

F42.8 Sonstige Zwangsstörungen

F42.9 Zwangsstörung, nicht näher bezeichnet

F43.– Reaktionen auf schwere Belastungen und Anpassungsstörungen

Die Störungen dieses Abschnittes unterscheiden sich von den übrigen nicht nur aufgrund der Symptomatologie und des Verlaufs, sondern auch durch die Angabe von ein oder zwei ursächlichen Faktoren: ein außergewöhnlich belastendes Lebensereignis, das eine akute Belastungsreaktion hervorruft, oder eine besondere Veränderung im Leben, die zu einer anhaltend unangenehmen Situation geführt hat und eine Anpassungsstörung hervorruft. Obwohl weniger schwere psychosoziale Belastungen ("life events") den Beginn und das Erscheinungsbild auch zahlreicher anderer Störungen dieses Kapitels auslösen und beeinflussen können, ist ihre ätiologische Bedeutung doch nicht immer ganz klar. In jedem Fall hängt sie zusammen mit der individuellen, häufig idiosynkratischen Vulnerabilität, das heißt, die Lebensereignisse sind weder notwendig noch ausreichend, um das Auftreten und die Art der Krankheit zu erklären. Im Gegensatz dazu entstehen die hier aufgeführten Störungen immer als direkte Folge der akuten schweren Belastung oder des kontinuierlichen Traumas. Das belastende Ereignis oder die andauernden, unangenehmen Umstände sind primäre und ausschlaggebende Kausalfaktoren, und die Störung wäre ohne ihre Einwirkung nicht entstanden. Die Störungen dieses Abschnittes können insofern als Anpassungsstörungen bei schwerer oder kontinuierlicher Belastung angesehen werden, als sie erfolgreiche Bewältigungsstrategien behindern und aus diesem Grunde zu Problemen der sozialen Funktionsfähigkeit führen.

F43.0 Akute Belastungsreaktion

Eine vorübergehende Störung, die sich bei einem psychisch nicht manifest gestörten Menschen als Reaktion auf eine außergewöhnliche physische oder psychische Belastung entwickelt, und die im Allgemeinen innerhalb von Stunden oder Tagen abklingt. Die individuelle Vulnerabilität und die zur Verfügung stehenden Bewältigungsmechanismen (Coping-Strategien) spielen bei Auftreten und Schweregrad der akuten Belastungsreaktionen eine Rolle. Die Symptomatik zeigt typischerweise ein gemischtes und wechselndes Bild, beginnend mit einer Art von "Betäubung", mit einer gewissen Bewusstseinseinengung und eingeschränkten Aufmerksamkeit, einer Unfähigkeit, Reize zu verarbeiten und Desorientiertheit. Diesem Zustand kann ein weiteres Sichzurückziehen aus der Umweltsituation folgen (bis hin zu dissoziativem Stupor, siehe F44.2) oder aber ein Unruhezustand und Überaktivität (wie Fluchtreaktion oder Fugue). Vegetative Zeichen panischer Angst wie Tachykardie, Schwitzen und Erröten treten zumeist auf. Die Symptome erscheinen im Allgemeinen innerhalb von Minuten nach dem belastenden Ereignis und gehen innerhalb von zwei oder drei Tagen, oft innerhalb von Stunden zurück. Teilweise oder vollständige Amnesie (siehe F44.0) bezüglich dieser Episode kann vorkommen. Wenn die Symptome andauern, sollte eine Änderung der Diagnose in Erwägung gezogen werden.

Akut:
- Belastungsreaktion
- Krisenreaktion

Kriegsneurose
Krisenzustand
Psychischer Schock

F43.1 Posttraumatische Belastungsstörung

Diese entsteht als eine verzögerte oder protrahierte Reaktion auf ein belastendes Ereignis oder eine Situation kürzerer oder längerer Dauer, mit außergewöhnlicher Bedrohung oder katastrophenartigem Ausmaß, die bei fast jedem eine tiefe Verzweiflung hervorrufen würde. Prädisponierende Faktoren wie bestimmte, z.B. zwanghafte oder asthenische Persönlichkeitszüge oder neurotische Krankheiten in der Vorgeschichte können die Schwelle für die Entwicklung dieses Syndroms senken und seinen Verlauf erschweren, aber die letztgenannten Faktoren sind weder notwendig noch ausreichend, um das Auftreten der Störung zu erklären. Typische Merkmale sind das wiederholte Erleben des Traumas in sich aufdrängenden Erinnerungen (Nachhallerinnerungen, Flashbacks), Träumen oder Albträumen, die vor dem Hintergrund eines andauernden Gefühls von Betäubtsein und emotionaler Stumpfheit auftreten. Ferner finden sich Gleichgültigkeit gegenüber anderen Menschen, Teilnahmslosigkeit der Umgebung gegenüber, Freudlosigkeit sowie Vermeidung von Aktivitäten und Situationen, die Erinnerungen an das Trauma wachrufen könnten. Meist tritt ein Zustand von vegetativer Übererregtheit mit Vigilanzsteigerung, einer übermäßigen Schreckhaftigkeit und Schlafstörung auf. Angst und Depression sind häufig mit den genannten Symptomen und Merkmalen assoziiert und Suizidgedanken sind nicht selten. Der Beginn folgt dem Trauma mit einer Latenz, die wenige Wochen bis Monate dauern kann. Der Verlauf ist wechselhaft, in der Mehrzahl der Fälle kann jedoch eine Heilung erwartet werden. In wenigen Fällen nimmt die Störung über viele Jahre einen chronischen Verlauf und geht dann in eine andauernde Persönlichkeitsänderung (F62.0) über.

Traumatische Neurose

F43.2 Anpassungsstörungen

Hierbei handelt es sich um Zustände von subjektiver Bedrängnis und emotionaler Beeinträchtigung, die im Allgemeinen soziale Funktionen und Leistungen behindern und während des Anpassungsprozesses nach einer entscheidenden Lebensveränderung oder nach belastenden Lebensereignissen auftreten. Die Belastung kann das soziale Netz des Betroffenen beschädigt haben (wie bei einem Trauerfall oder Trennungserlebnissen) oder das weitere Umfeld sozialer Unterstützung oder soziale Werte (wie bei Emigration oder nach Flucht). Sie kann auch in einem größeren Entwicklungsschritt oder einer Krise bestehen (wie Schulbesuch, Elternschaft, Misserfolg, Erreichen eines ersehnten Zieles und Ruhestand). Die individuelle Prädisposition oder Vulnerabilität spielt bei dem möglichen Auftreten und bei der Form der Anpassungsstörung eine bedeutsame Rolle; es ist aber dennoch davon auszugehen, dass das Krankheitsbild ohne die Belastung nicht entstanden wäre. Die Anzeichen sind unterschiedlich und umfassen depressive Stimmung, Angst oder Sorge (oder eine Mischung von diesen). Außerdem kann ein Gefühl bestehen, mit den alltäglichen Gegebenheiten nicht zurechtzukommen, diese nicht vorausplanen oder fortsetzen zu können. Störungen des Sozialverhaltens können insbesondere bei Jugendlichen ein zusätzliches Symptom sein.
Hervorstechendes Merkmal kann eine kurze oder längere depressive Reaktion oder eine Störung anderer Gefühle und des Sozialverhaltens sein.

Hospitalismus bei Kindern
Kulturschock
Trauerreaktion

Exkl.: Trennungsangst in der Kindheit (F93.0)

F43.8 Sonstige Reaktionen auf schwere Belastung

F43.9 Reaktion auf schwere Belastung, nicht näher bezeichnet

F44.– Dissoziative Störungen [Konversionsstörungen]

Das allgemeine Kennzeichen der dissoziativen oder Konversionsstörungen besteht in teilweisem oder völligem Verlust der normalen Integration der Erinnerung an die Vergangenheit, des Identitätsbewusstseins, der Wahrnehmung unmittelbarer Empfindungen sowie der Kontrolle von Körperbewegungen. Alle dissoziativen Störungen neigen nach einigen Wochen oder Monaten zur Remission, besonders wenn der Beginn mit einem traumatisierenden Lebensereignis verbunden ist. Eher chronische Störungen, besonders Lähmungen und Gefühlsstörungen, entwickeln sich, wenn der Beginn mit unlösbaren Problemen oder interpersonalen Schwierigkeiten verbunden ist. Diese Störungen wurden früher als verschiedene Formen der "Konversionsneurose oder Hysterie" klassifiziert. Sie werden als ursächlich psychogen angesehen, in enger zeitlicher Verbindung mit traumatisierenden Ereignissen, unlösbaren oder unerträglichen Konflikten oder gestörten Beziehungen. Die Symptome verkörpern häufig das Konzept der betroffenen Person, wie sich eine körperliche Krankheit manifestieren müsste. Körperliche Untersuchung und Befragungen geben keinen Hinweis auf eine bekannte somatische oder neurologische Krankheit. Zusätzlich ist der Funktionsverlust offensichtlich Ausdruck emotionaler Konflikte oder Bedürfnisse. Die Symptome können sich in enger Beziehung zu psychischer Belastung entwickeln und erscheinen oft plötzlich. Nur Störungen der körperlichen Funktionen, die normalerweise unter willentlicher Kontrolle stehen, und Verlust der sinnlichen Wahrnehmung sind hier eingeschlossen. Störungen mit Schmerz und anderen komplexen körperlichen Empfindungen, die durch das vegetative Nervensystem vermittelt werden, sind unter Somatisierungsstörungen (F45.0) zu klassifizieren. Die Möglichkeit eines späteren Auftretens ernsthafter körperlicher oder psychiatrischer Störungen muss immer mitbedacht werden.

Inkl.: Hysterie
Hysterische Psychose
Konversionshysterie
Konversionsreaktion

Exkl.: Simulation [bewusste Simulation] (Z76.8)

F44.0 Dissoziative Amnesie

Das wichtigste Kennzeichen ist der Verlust der Erinnerung für meist wichtige aktuelle Ereignisse, die nicht durch eine organische psychische Störung bedingt ist und für den eine übliche Vergesslichkeit oder Ermüdung als Erklärung nicht ausreicht. Die Amnesie bezieht sich meist auf traumatische Ereignisse wie Unfälle oder unerwartete Trauerfälle und ist in der Regel unvollständig und selektiv. Eine vollständige und generalisierte Amnesie ist selten, dann gewöhnlich Symptom einer Fugue (F44.1) und auch als solche zu klassifizieren. Die Diagnose sollte nicht bei hirnorganischen Störungen, Intoxikationen oder extremer Erschöpfung gestellt werden.

Exkl.: Alkohol- oder sonstige substanzbedingte amnestische Störung (F10–F19, vierte Stelle .6)
Amnesie:
- anterograd (R41.1)
- retrograd (R41.2)
- o.n.A. (R41.3)

Nicht alkoholbedingtes organisches amnestisches Syndrom (F04)
Postiktale Amnesie bei Epilepsie (G40.–)

F44.1 Dissoziative Fugue

Eine dissoziative Fugue ist eine zielgerichtete Ortsveränderung, die über die gewöhnliche Alltagsmobilität hinausgeht. Darüber hinaus zeigt sie alle Kennzeichen einer dissoziativen Amnesie (F44.0). Obwohl für die Zeit der Fugue eine Amnesie besteht, kann das Verhalten des Patienten während dieser Zeit auf unabhängige Beobachter vollständig normal wirken.

Exkl.: Postiktale Fugue bei Epilepsie (G40.–)

F44.2 Dissoziativer Stupor

Dissoziativer Stupor wird aufgrund einer beträchtlichen Verringerung oder des Fehlens von willkürlichen Bewegungen und normalen Reaktionen auf äußere Reize wie Licht, Geräusche oder Berührung diagnostiziert. Dabei lassen Befragung und Untersuchung keinen Anhalt für eine körperliche Ursache erkennen. Zusätzliche Hinweise auf die psychogene Verursachung geben kurz vorhergegangene belastende Ereignisse oder Probleme.

Exkl.: Organische katatone Störung (F06.1)
Stupor:
- depressiv (F31–F33)
- kataton (F20.2)
- manisch (F30.2)
- o.n.A. (R40.1)

F44.3 Trance- und Besessenheitszustände

Bei diesen Störungen tritt ein zeitweiliger Verlust der persönlichen Identität und der vollständigen Wahrnehmung der Umgebung auf. Hier sind nur Trancezustände zu klassifizieren, die unfreiwillig oder ungewollt sind, und die außerhalb von religiösen oder kulturell akzeptierten Situationen auftreten.

Exkl.: Zustandsbilder bei:
- Intoxikation mit psychotropen Substanzen (F10–F19, vierte Stelle .0)
- organischem Psychosyndrom nach Schädelhirntrauma (F07.2)
- organischer Persönlichkeitsstörung (F07.0)
- Schizophrenie (F20.–)
- vorübergehenden akuten psychotischen Störungen (F23.–)

F44.4 Dissoziative Bewegungsstörungen

Die häufigsten Formen zeigen den vollständigen oder teilweisen Verlust der Bewegungsfähigkeit eines oder mehrerer Körperglieder. Sie haben große Ähnlichkeit mit fast jeder Form von Ataxie, Apraxie, Akinesie, Aphonie, Dysarthrie, Dyskinesie, Anfällen oder Lähmungen.

Psychogen:
- Aphonie
- Dysphonie

F44.5 Dissoziative Krampfanfälle

Dissoziative Krampfanfälle können epileptischen Anfällen bezüglich ihrer Bewegungen sehr stark ähneln. Zungenbiss, Verletzungen beim Sturz oder Urininkontinenz sind jedoch selten. Ein Bewusstseinsverlust fehlt oder es findet sich statt dessen ein stupor- oder tranceähnlicher Zustand.

F44.6 Dissoziative Sensibilitäts- und Empfindungsstörungen

Die Grenzen anästhetischer Hautareale entsprechen oft eher den Vorstellungen des Patienten über Körperfunktionen als medizinischen Tatsachen. Es kann auch unterschiedliche Ausfälle der sensorischen Modalitäten geben, die nicht Folge einer neurologischen Läsion sein können. Sensorische Ausfälle können von Klagen über Parästhesien begleitet sein. Vollständige Seh- oder Hörverluste bei dissoziativen Störungen sind selten.

Psychogene Schwerhörigkeit oder Taubheit

F44.7 Dissoziative Störungen [Konversionsstörungen], gemischt

Kombinationen der unter F44.0–F44.6 beschriebenen Störungen.

F44.8- Sonstige dissoziative Störungen [Konversionsstörungen]

F44.80 Ganser-Syndrom

F44.81 Multiple Persönlichkeit(sstörung)

F44.82 Transitorische dissoziative Störungen [Konversionsstörungen] in Kindheit und Jugend

F44.88 Sonstige dissoziative Störungen [Konversionsstörungen]

Psychogen:
- Dämmerzustand
- Verwirrtheit

F44.9 Dissoziative Störung [Konversionsstörung], nicht näher bezeichnet

F45.– Somatoforme Störungen

Das Charakteristikum ist die wiederholte Darbietung körperlicher Symptome in Verbindung mit hartnäckigen Forderungen nach medizinischen Untersuchungen trotz wiederholter negativer Ergebnisse und Versicherung der Ärzte, dass die Symptome nicht körperlich begründbar sind. Wenn somatische Störungen vorhanden sind, erklären sie nicht die Art und das Ausmaß der Symptome, das Leiden und die innerliche Beteiligung des Patienten.

Für die Anwendung der Schlüsselnummer F45.41 sind die vorgenannten Kriterien nicht heranzuziehen. Für die Anwendung dieser Kategorie gelten die im Hinweistext der Schlüsselnummer aufgeführten Kriterien.

Exkl.: Ausreißen der Haare (F98.4-)
Daumenlutschen (F98.88)
Dissoziative Störungen (F44.–)
Lallen (F80.0)
Lispeln (F80.8)
Nägelkauen (F98.88)
Psychologische oder Verhaltensfaktoren bei anderenorts klassifizierten Störungen und Krankheiten (F54)
Sexuelle Funktionsstörungen, nicht verursacht durch eine organische Störung oder Krankheit (F52.–)
Ticstörungen (im Kindes- und Jugendalter) (F95.–)
Tourette-Syndrom (F95.2)
Trichotillomanie (F63.3)

F45.0 Somatisierungsstörung

Charakteristisch sind multiple, wiederholt auftretende und häufig wechselnde körperliche Symptome, die wenigstens zwei Jahre bestehen. Die meisten Patienten haben eine lange und komplizierte Patienten-Karriere hinter sich, sowohl in der Primärversorgung als auch in spezialisierten medizinischen Einrichtungen, wo viele negative Untersuchungen und ergebnislose explorative Operationen durchgeführt sein können. Die Symptome können sich auf jeden Körperteil oder jedes System des Körpers beziehen. Der Verlauf der Störung ist chronisch und fluktuierend und häufig mit einer langdauernden Störung des sozialen, interpersonalen und familiären Verhaltens verbunden. Eine kurzdauernde (weniger als zwei Jahre) und weniger auffallende Symptomatik wird besser unter F45.1 klassifiziert (undifferenzierte Somatisierungsstörung).

Briquet-Syndrom
Multiple psychosomatische Störung

Exkl.: Simulation [bewusste Simulation] (Z76.8)

F45.1 Undifferenzierte Somatisierungsstörung

Wenn die körperlichen Beschwerden zahlreich, unterschiedlich und hartnäckig sind, aber das vollständige und typische klinische Bild einer Somatisierungsstörung nicht erfüllt ist, ist die Diagnose undifferenzierte Somatisierungsstörung zu erwägen.

Undifferenzierte psychosomatische Störung

F45.2 Hypochondrische Störung

Vorherrschendes Kennzeichen ist eine beharrliche Beschäftigung mit der Möglichkeit, an einer oder mehreren schweren und fortschreitenden körperlichen Krankheiten zu leiden. Die Patienten manifestieren anhaltende körperliche Beschwerden oder anhaltende Beschäftigung mit ihren körperlichen Phänomenen. Normale oder allgemeine Körperwahrnehmungen und Symptome werden von dem betreffenden Patienten oft als abnorm und belastend interpretiert und die Aufmerksamkeit meist auf nur ein oder zwei Organe oder Organsysteme des Körpers fokussiert. Depression und Angst finden sich häufig und können dann zusätzliche Diagnosen rechtfertigen.

Dysmorphophobie (nicht wahnhaft)
Hypochondrie
Hypochondrische Neurose
Körperdysmorphophobe Störung
Nosophobie

Exkl.: Auf die körperlichen Funktionen oder die Körperform fixierte Wahnphänomene (F22.–)
Wahnhafte Dysmorphophobie (F22.8)

F45.3- Somatoforme autonome Funktionsstörung

Die Symptome werden vom Patienten so geschildert, als beruhten sie auf der körperlichen Krankheit eines Systems oder eines Organs, das weitgehend oder vollständig vegetativ innerviert und kontrolliert wird, so etwa des kardiovaskulären, des gastrointestinalen, des respiratorischen oder des urogenitalen Systems. Es finden sich meist zwei Symptomgruppen, die beide nicht auf eine körperliche Krankheit des betreffenden Organs oder Systems hinweisen. Die erste Gruppe umfasst Beschwerden, die auf objektivierbaren Symptomen der vegetativen Stimulation beruhen wie etwa Herzklopfen, Schwitzen, Erröten, Zittern. Sie sind Ausdruck der Furcht vor und Beeinträchtigung durch eine(r) somatische(n) Störung. Die zweite Gruppe beinhaltet subjektive Beschwerden unspezifischer und wechselnder Natur, wie flüchtige Schmerzen, Brennen, Schwere, Enge und Gefühle, aufgebläht oder auseinander gezogen zu werden, die vom Patienten einem spezifischen Organ oder System zugeordnet werden.

Da-Costa-Syndrom
Herzneurose
Magenneurose
Neurozirkulatorische Asthenie
Psychogene Formen:
- Aerophagie
- Colon irritabile
- Diarrhoe
- Dyspepsie
- Dysurie
- erhöhte Miktionshäufigkeit
- Flatulenz
- Husten
- Hyperventilation
- Pylorospasmen
- Singultus

Exkl.: Psychische und Verhaltenseinflüsse bei anderenorts klassifizierten Störungen oder Krankheiten (F54)

F45.30 Herz und Kreislaufsystem

F45.31 Oberes Verdauungssystem

F45.32 Unteres Verdauungssystem

F45.33 Atmungssystem

F45.34 Urogenitalsystem

F45.37 Mehrere Organe und Systeme

F45.38 Sonstige Organe und Systeme

F45.39 Nicht näher bezeichnetes Organ oder System

F45.4- Anhaltende Schmerzstörung

Schmerzzustände mit vermutlich psychogenem Ursprung, die im Verlauf depressiver Störungen oder einer Schizophrenie auftreten, sollten hier nicht berücksichtigt werden.

Exkl.: Rückenschmerzen o.n.A. (M54.9-)
Schmerz:
- akut (R52.0)
- chronisch (R52.2)
- therapieresistent (R52.1)
- o.n.A. (R52.9)

F45.40 Anhaltende somatoforme Schmerzstörung

Die vorherrschende Beschwerde ist ein andauernder, schwerer und quälender Schmerz, der durch einen physiologischen Prozess oder eine körperliche Störung nicht hinreichend erklärt werden kann. Er tritt in Verbindung mit emotionalen Konflikten oder psychosozialen Belastungen auf, denen die Hauptrolle für Beginn, Schweregrad, Exazerbation oder Aufrechterhaltung der Schmerzen zukommt. Die Folge ist meist eine beträchtlich gesteigerte persönliche oder medizinische Hilfe und Unterstützung.

Psychalgie
Psychogen:
• Kopfschmerz
• Rückenschmerz
Somatoforme Schmerzstörung

Exkl.: Spannungskopfschmerz (G44.2)

F45.41 Chronische Schmerzstörung mit somatischen und psychischen Faktoren

Im Vordergrund des klinischen Bildes stehen seit mindestens 6 Monaten bestehende Schmerzen in einer oder mehreren anatomischen Regionen, die ihren Ausgangspunkt in einem physiologischen Prozess oder einer körperlichen Störung haben. Psychischen Faktoren wird eine wichtige Rolle für Schweregrad, Exazerbation oder Aufrechterhaltung der Schmerzen beigemessen, jedoch nicht die ursächliche Rolle für deren Beginn. Der Schmerz verursacht in klinisch bedeutsamer Weise Leiden und Beeinträchtigungen in sozialen, beruflichen oder anderen wichtigen Funktionsbereichen. Der Schmerz wird nicht absichtlich erzeugt oder vorgetäuscht (wie bei der vorgetäuschten Störung oder Simulation). Schmerzstörungen insbesondere im Zusammenhang mit einer affektiven, Angst-, Somatisierungs- oder psychotischen Störung sollen hier nicht berücksichtigt werden.

Exkl.: Andauernde Persönlichkeitsänderung bei chronischem Schmerzsyndrom (F62.80)
Psychologische Faktoren oder Verhaltensfaktoren bei anderenorts klassifizierten Krankheiten (F54)

F45.8 Sonstige somatoforme Störungen

Hier sollten alle anderen Störungen der Wahrnehmung, der Körperfunktion und des Krankheitsverhaltens klassifiziert werden, die nicht durch das vegetative Nervensystem vermittelt werden, die auf spezifische Teile oder Systeme des Körpers begrenzt sind und mit belastenden Ereignissen oder Problemen eng in Verbindung stehen.

Psychogen:
• Dysmenorrhoe
• Dysphagie, einschließlich "Globus hystericus"
• Pruritus
• Tortikollis
• Zähneknirschen

F45.9 Somatoforme Störung, nicht näher bezeichnet

Psychosomatische Störung o.n.A.

F48.– Andere neurotische Störungen

F48.0 Neurasthenie

Im Erscheinungsbild zeigen sich beträchtliche kulturelle Unterschiede. Zwei Hauptformen überschneiden sich beträchtlich. Bei einer Form ist das Hauptcharakteristikum die Klage über vermehrte Müdigkeit nach geistigen Anstrengungen, häufig verbunden mit abnehmender Arbeitsleistung oder Effektivität bei der Bewältigung täglicher Aufgaben. Die geistige Ermüdbarkeit wird typischerweise als unangenehmes Eindringen ablenkender Assoziationen oder Erinnerungen beschrieben, als Konzentrationsschwäche und allgemein ineffektives Denken. Bei der anderen Form liegt das Schwergewicht auf Gefühlen körperlicher Schwäche und Erschöpfung nach nur geringer Anstrengung, begleitet von muskulären und anderen Schmerzen und der Unfähigkeit, sich zu entspannen. Bei beiden Formen finden sich eine ganze Reihe von anderen unangenehmen körperlichen Empfindungen wie Schwindelgefühl, Spannungskopfschmerz und allgemeine Unsicherheit. Sorge über abnehmendes geistiges und körperliches Wohlbefinden, Reizbarkeit, Freudlosigkeit, Depression und Angst sind häufig. Der Schlaf ist oft in der ersten und mittleren Phase gestört, es kann aber auch Hypersomnie im Vordergrund stehen.

Ermüdungssyndrom

Soll eine vorausgegangene Krankheit angegeben werden, ist eine zusätzliche Schlüsselnummer zu benutzen.

Exkl.: Asthenie o.n.A. (R53)
Burn-out-Syndrom (Z73)
Chronisches Fatigue-Syndrom [Chronic fatigue syndrome] (G93.3)
Myalgische Enzephalomyelitis (G93.3)
Psychasthenie (F48.8)
Unwohlsein und Ermüdung (R53)

F48.1 Depersonalisations- und Derealisationssyndrom

Eine seltene Störung, bei der ein Patient spontan beklagt, das seine geistige Aktivität, sein Körper oder die Umgebung sich in ihrer Qualität verändert haben, und unwirklich, wie in weiter Ferne oder automatisiert erlebt werden. Neben vielen anderen Phänomenen und Symptomen klagen die Patienten am häufigsten über den Verlust von Emotionen, über Entfremdung und Loslösung vom eigenen Denken, vom Körper oder von der umgebenden realen Welt. Trotz der dramatischen Form dieser Erfahrungen ist sich der betreffende Patient der Unwirklichkeit dieser Veränderung bewusst. Das Sensorium ist normal, die Möglichkeiten des emotionalen Ausdrucks intakt. Depersonalisations- und Derealisationsphänomene können im Rahmen einer schizophrenen, depressiven, phobischen oder Zwangsstörung auftreten. In solchen Fällen sollte die Diagnose der im Vordergrund stehenden Störung gestellt werden.

F48.8 Sonstige neurotische Störungen

Beschäftigungsneurose, einschließlich Schreibkrämpfen
Dhat-Syndrom
Psychasthenie
Psychasthenische Neurose
Psychogene Synkope

F48.9 Neurotische Störung, nicht näher bezeichnet

Neurose o.n.A.

Verhaltensauffälligkeiten mit körperlichen Störungen und Faktoren (F50–F59)

F50.– Essstörungen

Exkl.: Anorexia o.n.A. (R63.0)
Fütterschwierigkeiten und Betreuungsfehler (R63.3)
Fütterstörung im Kleinkind- und Kindesalter (F98.2)
Polyphagie (R63.2)

F50.0- Anorexia nervosa

Die Anorexia ist durch einen absichtlich selbst herbeigeführten oder aufrechterhaltenen Gewichtsverlust charakterisiert. Am häufigsten ist die Störung bei heranwachsenden Mädchen und jungen Frauen; heranwachsende Jungen und junge Männer, Kinder vor der Pubertät und Frauen bis zur Menopause können ebenfalls betroffen sein. Die Krankheit ist mit einer spezifischen Psychopathologie verbunden, wobei die Angst vor einem dicken Körper und einer schlaffen Körperform als eine tiefverwurzelte überwertige Idee besteht und die Betroffenen eine sehr niedrige Gewichtsschwelle für sich selbst festlegen. Es liegt meist Unterernährung unterschiedlichen Schweregrades vor, die sekundär zu endokrinen und metabolischen Veränderungen und zu körperlichen Funktionsstörungen führt. Zu den Symptomen gehören eingeschränkte Nahrungsauswahl, übertriebene körperliche Aktivitäten, selbstinduziertes Erbrechen und Abführen und der Gebrauch von Appetitzüglern und Diuretika.

Exkl.: Appetitverlust (R63.0)
Psychogener Appetitverlust (F50.8)

F50.00 Anorexia nervosa, restriktiver Typ

Anorexia nervosa, ohne Maßnahmen zur Gewichtsreduktion

F50.01 Anorexia nervosa, aktiver Typ

Anorexia nervosa, bulimischer Typ
Anorexia nervosa, mit Maßnahmen zur Gewichtsreduktion

F50.08 Sonstige und nicht näher bezeichnete Anorexia nervosa

Anorexia nervosa o.n.A.

F50.1 Atypische Anorexia nervosa

Es handelt sich um Störungen, die einige Kriterien der Anorexia nervosa erfüllen, das gesamte klinische Bild rechtfertigt die Diagnose jedoch nicht. Zum Beispiel können die Schlüsselsymptome wie deutliche Angst vor dem zu Dicksein oder die Amenorrhoe fehlen, trotz eines erheblichen Gewichtsverlustes und gewichtsreduzierendem Verhalten. Die Diagnose ist bei einer bekannten körperlichen Krankheit mit Gewichtsverlust nicht zu stellen.

F50.2 **Bulimia nervosa**

Ein Syndrom, das durch wiederholte Anfälle von Heißhunger und eine übertriebene Beschäftigung mit der Kontrolle des Körpergewichts charakterisiert ist. Dies führt zu einem Verhaltensmuster von Essanfällen und Erbrechen oder Gebrauch von Abführmitteln. Viele psychische Merkmale dieser Störung ähneln denen der Anorexia nervosa, so die übertriebene Sorge um Körperform und Gewicht. Wiederholtes Erbrechen kann zu Elektrolytstörungen und körperlichen Komplikationen führen. Häufig lässt sich in der Anamnese eine frühere Episode einer Anorexia nervosa mit einem Intervall von einigen Monaten bis zu mehreren Jahren nachweisen.

Bulimie o.n.A.
Hyperorexia nervosa

F50.3 **Atypische Bulimia nervosa**

Es handelt sich um Störungen, die einige Kriterien der Bulimia nervosa erfüllen, das gesamte klinische Bild rechtfertigt die Diagnose jedoch nicht. Zum Beispiel können wiederholte Essanfälle und übermäßiger Gebrauch von Abführmitteln auftreten ohne signifikante Gewichtsveränderungen, oder es fehlt die typische übertriebene Sorge um Körperform und Gewicht.

F50.4 **Essattacken bei anderen psychischen Störungen**

Übermäßiges Essen als Reaktion auf belastende Ereignisse, wie etwa Trauerfälle, Unfälle und Geburt.

Psychogene Essattacken

Exkl.: Übergewicht (E66.–)

F50.5 **Erbrechen bei anderen psychischen Störungen**

Wiederholtes Erbrechen bei dissoziativen Störungen (F44.– und Hypochondrie , F45.2) und Erbrechen, das nicht unter anderen Zustandsbildern außerhalb des Kapitels V klassifiziert werden kann. Diese Subkategorie kann zusätzlich zu O21.– (übermäßiges Erbrechen in der Schwangerschaft) verwendet werden, wenn hauptsächlich emotionale Faktoren wiederholte Übelkeit und Erbrechen verursachen.

Psychogenes Erbrechen

Exkl.: Erbrechen o.n.A. (R11)
Übelkeit (R11)

F50.8 **Sonstige Essstörungen**

Pica bei Erwachsenen
Psychogener Appetitverlust

Exkl.: Pica im Kindesalter (F98.3)

F50.9 **Essstörung, nicht näher bezeichnet**

F51.– Nichtorganische Schlafstörungen

In vielen Fällen ist eine Schlafstörung Symptom einer anderen psychischen oder körperlichen Krankheit. Ob eine Schlafstörung bei einem bestimmten Patienten ein eigenständiges Krankheitsbild oder einfach Merkmal einer anderen Krankheit (klassifiziert anderenorts in Kapitel V oder in anderen Kapiteln) ist, sollte auf der Basis des klinischen Erscheinungsbildes, des Verlaufs sowie aufgrund therapeutischer Erwägungen und Prioritäten zum Zeitpunkt der Konsultation entschieden werden. Wenn die Schlafstörung eine der Hauptbeschwerden darstellt und als eigenständiges Zustandsbild aufgefasst wird, dann soll diese Kodierung gemeinsam mit dazugehörenden Diagnosen verwendet werden, welche die Psychopathologie und Pathophysiologie des gegebenen Falles beschreiben. Diese Kategorie umfasst nur Schlafstörungen, bei denen emotionale Ursachen als primärer Faktor aufgefasst werden, und die nicht durch anderenorts klassifizierte körperliche Störungen verursacht werden.

Exkl.: Schlafstörungen (organisch) (G47.–)

F51.0 **Nichtorganische Insomnie**

Insomnie ist ein Zustandsbild mit einer ungenügenden Dauer und Qualität des Schlafes, das über einen beträchtlichen Zeitraum besteht und Einschlafstörungen, Durchschlafstörungen und frühmorgendliches Erwachen einschließt. Insomnie ist ein häufiges Symptom vieler psychischer und somatischer Störungen und soll daher nur zusätzlich klassifiziert werden, wenn sie das klinische Bild beherrscht.

Exkl.: Insomnie (organisch) (G47.0)

F51.1 **Nichtorganische Hypersomnie**

Hypersomnie ist definiert entweder als Zustand exzessiver Schläfrigkeit während des Tages und Schlafattacken (die nicht durch eine inadäquate Schlafdauer erklärbar sind) oder durch verlängerte Übergangszeiten bis zum Wachzustand nach dem Aufwachen. Bei Fehlen einer organischen Ursache für die Hypersomnie ist dieses Zustandsbild gewöhnlich mit anderen psychischen Störungen verbunden.

Exkl.: Hypersomnie (organisch) (G47.1)
Narkolepsie (G47.4)

F51.2 Nichtorganische Störung des Schlaf-Wach-Rhythmus

Eine Störung des Schlaf-Wach-Rhythmus ist definiert als Mangel an Synchronizität zwischen dem individuellen Schlaf-Wach-Rhythmus und dem erwünschten Schlaf-Wach-Rhythmus der Umgebung. Dies führt zu Klagen über Schlaflosigkeit und Hypersomnie.

Psychogene Umkehr:
- Schlafrhythmus
- Tag-Nacht-Rhythmus
- 24-Stunden-Rhythmus

Exkl.: Störungen des Schlaf-Wach-Rhythmus (organisch) (G47.2)

F51.3 Schlafwandeln [Somnambulismus]

Schlafwandeln oder Somnambulismus ist ein Zustand veränderter Bewusstseinslage, in dem Phänomene von Schlaf und Wachsein kombiniert sind. Während einer schlafwandlerischen Episode verlässt die betreffende Person das Bett, häufig während des ersten Drittels des Nachtschlafes, geht umher, zeigt ein herabgesetztes Bewusstsein, verminderte Reaktivität und Geschicklichkeit. Nach dem Erwachen besteht meist keine Erinnerung an das Schlafwandeln mehr.

F51.4 Pavor nocturnus

Nächtliche Episoden äußerster Furcht und Panik mit heftigem Schreien, Bewegungen und starker autonomer Erregung. Die betroffene Person setzt sich oder steht mit einem Panikschrei auf, gewöhnlich während des ersten Drittels des Nachtschlafes. Häufig stürzt sie zur Tür wie um zu entfliehen, meist aber ohne den Raum zu verlassen. Nach dem Erwachen fehlt die Erinnerung an das Geschehen oder ist auf ein oder zwei bruchstückhafte bildhafte Vorstellungen begrenzt.

F51.5 Albträume [Angstträume]

Traumerleben voller Angst oder Furcht, mit sehr detaillierter Erinnerung an den Trauminhalt. Dieses Traumerleben ist sehr lebhaft, Themen sind die Bedrohung des Lebens, der Sicherheit oder der Selbstachtung. Oft besteht eine Wiederholung gleicher oder ähnlicher erschreckender Albtraumthemen. Während einer typischen Episode besteht eine autonome Stimulation, aber kein wahrnehmbares Schreien oder Körperbewegungen. Nach dem Aufwachen wird der Patient rasch lebhaft und orientiert.

Angsttraumstörung

F51.8 Sonstige nichtorganische Schlafstörungen

F51.9 Nichtorganische Schlafstörung, nicht näher bezeichnet

Emotional bedingte Schlafstörung o.n.A.

F52.– Sexuelle Funktionsstörungen, nicht verursacht durch eine organische Störung oder Krankheit

Sexuelle Funktionsstörungen verhindern die von der betroffenen Person gewünschte sexuelle Beziehung. Die sexuellen Reaktionen sind psychosomatische Prozesse, d.h. bei der Entstehung von sexuellen Funktionsstörungen sind gewöhnlich sowohl psychologische als auch somatische Prozesse beteiligt.

Exkl.: Dhat-Syndrom (F48.8)

F52.0 Mangel oder Verlust von sexuellem Verlangen

Der Verlust des sexuellen Verlangens ist das Grundproblem und beruht nicht auf anderen sexuellen Störungen wie Erektionsstörungen oder Dyspareunie.

Frigidität
Sexuelle Hypoaktivität

F52.1 Sexuelle Aversion und mangelnde sexuelle Befriedigung

Entweder ist der Bereich sexueller Partnerbeziehungen mit so großer Furcht oder Angst verbunden, dass sexuelle Aktivitäten vermieden werden (sexuelle Aversion) oder sexuelle Reaktionen verlaufen normal und ein Orgasmus wird erlebt, aber ohne die entsprechende Lust daran (Mangel an sexueller Befriedigung).

Sexuelle Anhedonie

F52.2 Versagen genitaler Reaktionen

Das Hauptproblem ist bei Männern die Erektionsstörung (Schwierigkeit, eine für einen befriedigenden Geschlechtsverkehr notwendige Erektion zu erlangen oder aufrecht zu erhalten). Bei Frauen ist das Hauptproblem mangelnde oder fehlende vaginale Lubrikation.

Erektionsstörung (beim Mann)
Psychogene Impotenz
Störung der sexuellen Erregung bei der Frau

Exkl.: Impotenz organischen Ursprungs (N48.4)

F52.3 Orgasmusstörung

Der Orgasmus tritt nicht oder nur stark verzögert ein.

Gehemmter Orgasmus (weiblich) (männlich)
Psychogene Anorgasmie

F52.4 Ejaculatio praecox

Unfähigkeit, die Ejakulation ausreichend zu kontrollieren, damit der Geschlechtsverkehr für beide Partner befriedigend ist.

F52.5 Nichtorganischer Vaginismus

Spasmus der die Vagina umgebenden Beckenbodenmuskulatur, wodurch der Introitus vaginae verschlossen wird. Die Immission des Penis ist unmöglich oder schmerzhaft.

Psychogener Vaginismus

Exkl.: Vaginismus (organisch) (N94.2)

F52.6 Nichtorganische Dyspareunie

Eine Dyspareunie (Schmerzen während des Sexualverkehrs) tritt sowohl bei Frauen als auch bei Männern auf. Sie kann häufig einem lokalen krankhaften Geschehen zugeordnet werden und sollte dann unter der entsprechenden Störung klassifiziert werden. Diese Kategorie sollte nur dann verwendet werden, wenn keine andere primäre nichtorganische Sexualstörung vorliegt (z.B. Vaginismus oder mangelnde/fehlende vaginale Lubrikation).

Psychogene Dyspareunie

Exkl.: Dyspareunie (organisch) (N94.1)

F52.7 Gesteigertes sexuelles Verlangen

Nymphomanie
Satyriasis

F52.8 Sonstige sexuelle Funktionsstörungen, nicht verursacht durch eine organische Störung oder Krankheit

F52.9 Nicht näher bezeichnete sexuelle Funktionsstörung, nicht verursacht durch eine organische Störung oder Krankheit

F53.– Psychische oder Verhaltensstörungen im Wochenbett, anderenorts nicht klassifiziert

Hier sind nur psychische Störungen im Zusammenhang mit dem Wochenbett zu klassifizieren (Beginn innerhalb von sechs Wochen nach der Geburt), die nicht die Kriterien für anderenorts im Kapitel V (F) klassifizierte Störungen erfüllen. Hier wird verschlüsselt, entweder weil nur ungenügende Informationen verfügbar sind, oder weil man annimmt, dass spezielle zusätzliche klinische Aspekte vorliegen, die ihre Klassifikation an anderer Stelle unangemessen erscheinen lassen.

F53.0 Leichte psychische und Verhaltensstörungen im Wochenbett, anderenorts nicht klassifiziert

Depression:
- postnatal o.n.A.
- postpartal o.n.A.

F53.1 Schwere psychische und Verhaltensstörungen im Wochenbett, anderenorts nicht klassifiziert

Puerperalpsychose o.n.A.

F53.8 Sonstige psychische und Verhaltensstörungen im Wochenbett, anderenorts nicht klassifiziert

F53.9 Psychische Störung im Wochenbett, nicht näher bezeichnet

F54 Psychologische Faktoren oder Verhaltensfaktoren bei anderenorts klassifizierten Krankheiten

Diese Kategorie sollte verwendet werden, um psychische Faktoren und Verhaltenseinflüsse zu erfassen, die eine wesentliche Rolle in der Ätiologie körperlicher Krankheiten spielen, die in anderen Kapiteln der ICD-10 klassifiziert werden. Die sich hierbei ergebenden psychischen Störungen sind meist leicht, oft lang anhaltend (wie Sorgen, emotionale Konflikte, ängstliche Erwartung) und rechtfertigen nicht die Zuordnung zu einer der anderen Kategorien des Kapitels V.

Inkl.: Psychische Faktoren, die körperliche Störungen bewirken
Beispiele für den Gebrauch dieser Kategorie sind:
- Asthma F54 und J45.–
- Colitis ulcerosa F54 und K51.–
- Dermatitis F54 und L23–L25
- Magenulkus F54 und K25.–
- Reizdarmsyndrom F54 und K58.–
- Urtikaria F54 und L50.–

Soll eine assoziierte körperliche Krankheit angegeben werden, ist eine zusätzliche Schlüsselnummer zu benutzen.

Exkl.: Spannungskopfschmerz (G44.2)

F55.– Schädlicher Gebrauch von nichtabhängigkeitserzeugenden Substanzen

Eine große Zahl von Arzneimitteln und Naturheilmitteln können missbraucht werden. Die wichtigsten Gruppen sind:
1. Psychotrope Substanzen, die keine Abhängigkeit hervorrufen, z.B. Antidepressiva,
2. Laxanzien,
3. Analgetika, die ohne ärztliche Verordnung erworben werden können, z.B. Aspirin und Paracetamol.

Der anhaltende Gebrauch dieser Substanzen ist oft mit unnötigen Kontakten mit medizinischen und anderen Hilfseinrichtungen verbunden und manchmal von schädlichen körperlichen Auswirkungen der Substanzen begleitet.

Der Versuch, dem Gebrauch der Substanz entgegenzusteuern oder ihn zu verbieten, stößt oft auf Widerstand. Bei Laxanzien und Analgetika führt der Missbrauch trotz Warnungen vor (oder sogar trotz der Entwicklung derselben) zu körperlichen Schäden, wie Nierenfunktions- oder Elektrolytstörungen. Obwohl die betreffende Person ein starkes Verlangen nach der Substanz hat, entwickeln sich keine Abhängigkeit bzw. Entzugssymptome wie bei den unter F10–F19 klassifizierten psychotropen Substanzen.

Inkl.: Laxanziengewöhnung
Missbrauch von:
- Antazida
- Pflanzen oder Naturheilmitteln
- Steroiden oder Hormonen
- Vitaminen

Exkl.: Missbrauch abhängigkeitserzeugender psychotroper Substanzen (F10–F19)

F55.0 Antidepressiva
F55.1 Laxanzien
F55.2 Analgetika
F55.3 Antazida
F55.4 Vitamine
F55.5 Steroide und Hormone
F55.6 Pflanzen oder Naturheilmittel
F55.8 Sonstige Substanzen
F55.9 Nicht näher bezeichnete Substanz

F59 Nicht näher bezeichnete Verhaltensauffälligkeiten bei körperlichen Störungen und Faktoren

Inkl.: Psychogene körperliche Funktionsstörung o.n.A.

Persönlichkeits- und Verhaltensstörungen (F60–F69)

Dieser Abschnitt enthält eine Reihe von klinisch wichtigen, meist länger anhaltenden Zustandsbildern und Verhaltensmustern. Sie sind Ausdruck des charakteristischen, individuellen Lebensstils, des Verhältnisses zur eigenen Person und zu anderen Menschen. Einige dieser Zustandsbilder und Verhaltensmuster entstehen als Folge konstitutioneller Faktoren und sozialer Erfahrungen schon früh im Verlauf der individuellen Entwicklung, während andere erst später im Leben erworben werden. Die spezifischen Persönlichkeitsstörungen (F60.–), die kombinierten und anderen Persönlichkeitsstörungen (F61) und die Persönlichkeitsänderungen (F62.–) sind tief verwurzelte, anhaltende Verhaltensmuster, die sich in starren Reaktionen auf unterschiedliche persönliche und soziale Lebenslagen zeigen. Sie verkörpern gegenüber der Mehrheit der betreffenden Bevölkerung deutliche Abweichungen im Wahrnehmen, Denken, Fühlen und in den Beziehungen zu anderen. Solche Verhaltensmuster sind meistens stabil und beziehen sich auf vielfältige Bereiche des Verhaltens und der psychologischen Funktionen. Häufig gehen sie mit einem unterschiedlichen Ausmaß persönlichen Leidens und gestörter sozialer Funktionsfähigkeit einher.

F60.– Spezifische Persönlichkeitsstörungen

Es handelt sich um schwere Störungen der Persönlichkeit und des Verhaltens der betroffenen Person, die nicht direkt auf eine Hirnschädigung oder -krankheit oder auf eine andere psychiatrische Störung zurückzuführen sind. Sie erfassen verschiedene Persönlichkeitsbereiche und gehen beinahe immer mit persönlichen und sozialen Beeinträchtigungen einher. Persönlichkeitsstörungen treten meist in der Kindheit oder in der Adoleszenz in Erscheinung und bestehen während des Erwachsenenalters weiter.

F60.0 Paranoide Persönlichkeitsstörung

Diese Persönlichkeitsstörung ist durch übertriebene Empfindlichkeit gegenüber Zurückweisung, Nachtragen von Kränkungen, durch Misstrauen, sowie eine Neigung, Erlebtes zu verdrehen gekennzeichnet, indem neutrale oder freundliche Handlungen anderer als feindlich oder verächtlich missgedeutet werden, wiederkehrende unberechtigte Verdächtigungen hinsichtlich der sexuellen Treue des Ehegatten oder Sexualpartners, schließlich durch streitsüchtiges und beharrliches Bestehen auf eigenen Rechten. Diese Personen können zu überhöhtem Selbstwertgefühl und häufiger, übertriebener Selbstbezogenheit neigen.

Persönlichkeit(sstörung):
- expansiv-paranoid
- fanatisch
- paranoid
- querulatorisch
- sensitiv paranoid

Exkl.: Paranoia (F22.0)
Paranoia querulans (F22.8)
Paranoid:
- Psychose (F22.0)
- Schizophrenie (F20.0)
- Zustand (F22.0)

F60.1 Schizoide Persönlichkeitsstörung

Eine Persönlichkeitsstörung, die durch einen Rückzug von affektiven, sozialen und anderen Kontakten mit übermäßiger Vorliebe für Phantasie, einzelgängerisches Verhalten und in sich gekehrte Zurückhaltung gekennzeichnet ist. Es besteht nur ein begrenztes Vermögen, Gefühle auszudrücken und Freude zu erleben.

Exkl.: Asperger-Syndrom (F84.5)
Schizoide Störung des Kindesalters (F84.5)
Schizophrenie (F20.–)
Schizotype Störung (F21)
Wahnhafte Störung (F22.0)

F60.2 Dissoziale Persönlichkeitsstörung

Eine Persönlichkeitsstörung, die durch eine Missachtung sozialer Verpflichtungen und herzloses Unbeteiligtsein an Gefühlen für andere gekennzeichnet ist. Zwischen dem Verhalten und den herrschenden sozialen Normen besteht eine erhebliche Diskrepanz. Das Verhalten erscheint durch nachteilige Erlebnisse, einschließlich Bestrafung, nicht änderungsfähig. Es besteht eine geringe Frustrationstoleranz und eine niedrige Schwelle für aggressives, auch gewalttätiges Verhalten, eine Neigung, andere zu beschuldigen oder vordergründige Rationalisierungen für das Verhalten anzubieten, durch das der betreffende Patient in einen Konflikt mit der Gesellschaft geraten ist.

Persönlichkeit(sstörung):
- amoralisch
- antisozial
- asozial
- psychopathisch
- soziopathisch

Exkl.: Emotional instabile Persönlichkeit(sstörung) (F60.3-)
Störungen des Sozialverhaltens (F91.–)

F60.3- Emotional instabile Persönlichkeitsstörung

Eine Persönlichkeitsstörung mit deutlicher Tendenz, Impulse ohne Berücksichtigung von Konsequenzen auszuagieren, verbunden mit unvorhersehbarer und launenhafter Stimmung. Es besteht eine Neigung zu emotionalen Ausbrüchen und eine Unfähigkeit, impulshaftes Verhalten zu kontrollieren. Ferner besteht eine Tendenz zu streitsüchtigem Verhalten und zu Konflikten mit anderen, insbesondere wenn impulsive Handlungen durchkreuzt oder behindert werden. Zwei Erscheinungsformen können unterschieden werden: Ein impulsiver Typus, vorwiegend gekennzeichnet durch emotionale Instabilität und mangelnde Impulskontrolle; und ein Borderline- Typus, zusätzlich gekennzeichnet durch Störungen des Selbstbildes, der Ziele und der inneren Präferenzen, durch ein chronisches Gefühl von Leere, durch intensive, aber unbeständige Beziehungen und eine Neigung zu selbstdestruktivem Verhalten mit parasuizidalen Handlungen und Suizidversuchen.

Exkl.: Dissoziale Persönlichkeitsstörung (F60.2)

F60.30 Impulsiver Typ

Persönlichkeit(sstörung):
- aggressiv
- reizbar (explosiv)

F60.31 Borderline-Typ

F60.4 Histrionische Persönlichkeitsstörung

Eine Persönlichkeitsstörung, die durch oberflächliche und labile Affektivität, Dramatisierung, einen theatralischen, übertriebenen Ausdruck von Gefühlen, durch Suggestibilität, Egozentrik, Genusssucht, Mangel an Rücksichtnahme, erhöhte Kränkbarkeit und ein dauerndes Verlangen nach Anerkennung, äußeren Reizen und Aufmerksamkeit gekennzeichnet ist.

Persönlichkeit(sstörung):
- hysterisch
- infantil

F60.5 Anankastische [zwanghafte] Persönlichkeitsstörung

Eine Persönlichkeitsstörung, die durch Gefühle von Zweifel, Perfektionismus, übertriebener Gewissenhaftigkeit, ständigen Kontrollen, Halsstarrigkeit, Vorsicht und Starrheit gekennzeichnet ist. Es können beharrliche und unerwünschte Gedanken oder Impulse auftreten, die nicht die Schwere einer Zwangsstörung erreichen.

Zwanghafte Persönlichkeit(sstörung)
Zwangspersönlichkeit(sstörung)

Exkl.: Zwangsstörung (F42.–)

F60.6 Ängstliche (vermeidende) Persönlichkeitsstörung

Eine Persönlichkeitsstörung, die durch Gefühle von Anspannung und Besorgtheit, Unsicherheit und Minderwertigkeit gekennzeichnet ist. Es besteht eine andauernde Sehnsucht nach Zuneigung und Akzeptiertwerden, eine Überempfindlichkeit gegenüber Zurückweisung und Kritik mit eingeschränkter Beziehungsfähigkeit. Die betreffende Person neigt zur Überbetonung potentieller Gefahren oder Risiken alltäglicher Situationen bis zur Vermeidung bestimmter Aktivitäten.

F60.7 Abhängige (asthenische) Persönlichkeitsstörung

Personen mit dieser Persönlichkeitsstörung verlassen sich bei kleineren oder größeren Lebensentscheidungen passiv auf andere Menschen. Die Störung ist ferner durch große Trennungsangst, Gefühle von Hilflosigkeit und Inkompetenz, durch eine Neigung, sich den Wünschen älterer und anderer unterzuordnen sowie durch ein Versagen gegenüber den Anforderungen des täglichen Lebens gekennzeichnet. Die Kraftlosigkeit kann sich im intellektuellen emotionalen Bereich zeigen; bei Schwierigkeiten besteht die Tendenz, die Verantwortung anderen zuzuschieben.

Persönlichkeit(sstörung):
- asthenisch
- inadäquat
- passiv
- selbstschädigend

F60.8 **Sonstige spezifische Persönlichkeitsstörungen**

Persönlichkeit(sstörung):
- exzentrisch
- haltlos
- narzisstisch
- passiv-aggressiv
- psychoneurotisch
- unreif

F60.9 **Persönlichkeitsstörung, nicht näher bezeichnet**

Charakterneurose o.n.A.
Pathologische Persönlichkeit o.n.A.

F61 Kombinierte und andere Persönlichkeitsstörungen

Diese Kategorie ist vorgesehen für Persönlichkeitsstörungen, die häufig zu Beeinträchtigungen führen, aber nicht die spezifischen Symptombilder der in F60.– beschriebenen Störungen aufweisen. Daher sind sie häufig schwieriger als die Störungen in F60.– zu diagnostizieren.

Beispiele:
- Kombinierte Persönlichkeitsstörungen mit Merkmalen aus verschiedenen der unter F60.– aufgeführten Störungen, jedoch ohne ein vorherrschendes Symptombild, das eine genauere Diagnose ermöglichen würde.
- Störende Persönlichkeitsänderungen, die nicht in F60.– oder F62.– einzuordnen sind, und Zweitdiagnosen zu bestehenden Affekt- oder Angststörung sind.

Exkl.: Akzentuierte Persönlichkeitszüge (Z73)

F62.– Andauernde Persönlichkeitsänderungen, nicht Folge einer Schädigung oder Krankheit des Gehirns

Persönlichkeits- und Verhaltensstörungen ohne vorbestehende Persönlichkeitsstörung nach extremer oder übermäßiger, anhaltender Belastung oder schweren psychiatrischen Krankheiten. Diese Diagnosen sollten nur dann gestellt werden, wenn Hinweise auf eine eindeutige und andauernde Veränderung in der Wahrnehmung sowie im Verhalten und Denken bezüglich der Umwelt und der eigenen Person vorliegen. Die Persönlichkeitsänderung sollte deutlich ausgeprägt sein und mit einem unflexiblen und fehlangepassten Verhalten verbunden sein, das vor der pathogenen Erfahrung nicht bestanden hat. Die Änderung sollte nicht Ausdruck einer anderen psychischen Störung oder Residualsymptom einer vorangegangenen psychischen Störung sein.

Exkl.: Persönlichkeits- und Verhaltensstörung aufgrund einer Krankheit, Schädigung oder Funktionsstörung des Gehirns (F07.–)

F62.0 **Andauernde Persönlichkeitsänderung nach Extrembelastung**

Eine andauernde, wenigstens über zwei Jahre bestehende Persönlichkeitsänderung kann einer Belastung katastrophalen Ausmaßes folgen. Die Belastung muss extrem sein, dass die Vulnerabilität der betreffenden Person als Erklärung für die tief greifende Auswirkung auf die Persönlichkeit nicht in Erwägung gezogen werden muss. Die Störung ist durch eine feindliche oder misstrauische Haltung gegenüber der Welt, durch sozialen Rückzug, Gefühle der Leere oder Hoffnungslosigkeit, ein chronisches Gefühl der Anspannung wie bei ständigem Bedrohtsein und Entfremdungsgefühl, gekennzeichnet. Eine posttraumatische Belastungsstörung (F43.1) kann dieser Form der Persönlichkeitsänderung vorausgegangen sein.

Persönlichkeitsänderungen nach:
- andauerndem Ausgesetztsein lebensbedrohlicher Situationen, etwa als Opfer von Terrorismus
- andauernder Gefangenschaft mit unmittelbarer Todesgefahr
- Folter
- Katastrophen
- Konzentrationslagererfahrungen

Exkl.: Posttraumatische Belastungsstörung (F43.1)

F62.1 Andauernde Persönlichkeitsänderung nach psychischer Krankheit

Eine auf der traumatischen Erfahrung einer schweren psychiatrischen Krankheit beruhende, wenigstens über zwei Jahre bestehende Persönlichkeitsänderung. Die Änderung kann nicht durch eine vorbestehende Persönlichkeitsstörung erklärt werden und sollte vom Residualzustand einer Schizophrenie und anderen Zustandsbildern unvollständiger Rückbildung einer vorausgegangenen psychischen Störung unterschieden werden. Die Störung ist gekennzeichnet durch eine hochgradige Abhängigkeit sowie Anspruchs- und Erwartungshaltung gegenüber anderen, eine Überzeugung, durch die Krankheit verändert oder stigmatisiert worden zu sein. Dies führt zu einer Unfähigkeit, enge und vertrauensvolle persönliche Beziehungen aufzunehmen und beizubehalten, sowie zu sozialer Isolation. Ferner finden sich Passivität, verminderte Interessen und Vernachlässigung von Freizeitbeschäftigungen, ständige Beschwerden über das Kranksein, oft verbunden mit hypochondrischen Klagen und kränkelndem Verhalten, dysphorische oder labile Stimmung, die nicht auf dem Vorliegen einer gegenwärtigen psychischen Störung oder einer vorausgegangenen psychischen Störung mit affektiven Residualsymptomen beruht. Schließlich bestehen seit längerer Zeit Probleme in der sozialen und beruflichen Funktionsfähigkeit.

F

F62.8- Sonstige andauernde Persönlichkeitsänderungen

F62.80 Andauernde Persönlichkeitsänderung bei chronischem Schmerzsyndrom

F62.88 Sonstige andauernde Persönlichkeitsänderungen

F62.9 Andauernde Persönlichkeitsänderung, nicht näher bezeichnet

F63.– Abnorme Gewohnheiten und Störungen der Impulskontrolle

In dieser Kategorie sind verschiedene nicht an anderer Stelle klassifizierbare Verhaltensstörungen zusammengefasst. Sie sind durch wiederholte Handlungen ohne vernünftige Motivation gekennzeichnet, die nicht kontrolliert werden können und die meist die Interessen des betroffenen Patienten oder anderer Menschen schädigen. Der betroffene Patient berichtet von impulshaftem Verhalten. Die Ursachen dieser Störungen sind unklar, sie sind wegen deskriptiver Ähnlichkeiten hier gemeinsam aufgeführt, nicht weil sie andere wichtige Merkmale teilen.

Exkl.: Abnorme Gewohnheiten und Störungen der Impulskontrolle, die das sexuelle Verhalten betreffen (F65.–)
Gewohnheitsmäßiger exzessiver Gebrauch von Alkohol oder psychotropen Substanzen (F10–F19)

F63.0 Pathologisches Spielen

Die Störung besteht in häufigem und wiederholtem episodenhaften Glücksspiel, das die Lebensführung des betroffenen Patienten beherrscht und zum Verfall der sozialen, beruflichen, materiellen und familiären Werte und Verpflichtungen führt.

Zwanghaftes Spielen

Exkl.: Exzessives Spielen manischer Patienten (F30.–)
Spielen bei dissozialer Persönlichkeitsstörung (F60.2)
Spielen und Wetten o.n.A. (Z72.8)

F63.1 Pathologische Brandstiftung [Pyromanie]

Die Störung ist durch häufige tatsächliche oder versuchte Brandstiftung an Gebäuden oder anderem Eigentum ohne verständliches Motiv und durch eine anhaltende Beschäftigung der betroffenen Person mit Feuer und Brand charakterisiert. Das Verhalten ist häufig mit wachsender innerer Spannung vor der Handlung und starker Erregung sofort nach ihrer Ausführung verbunden.

Exkl.: Brandstiftung:
- als Grund zur Beobachtung wegen des Verdachtes einer psychischen Störung, Verdacht ausgeschlossen (Z03.2)
- bei Intoxikation mit Alkohol oder psychotropen Substanzen (F10–F19, vierte Stelle .0)
- bei organischen psychischen Störungen (F00–F09)
- bei Schizophrenie (F20.–)
- bei Störungen des Sozialverhaltens (F91.–)
- durch Erwachsene mit dissozialer Persönlichkeitsstörung (F60.2)

F63.2 Pathologisches Stehlen [Kleptomanie]

Die Störung charakterisiert wiederholtes Versagen Impulsen zu widerstehen, Dinge zu stehlen, die nicht dem persönlichen Gebrauch oder der Bereicherung dienen. Statt dessen werden die Gegenstände weggeworfen, weggegeben oder gehortet. Dieses Verhalten ist meist mit wachsender innerer Spannung vor der Handlung und einem Gefühl von Befriedigung während und sofort nach der Tat verbunden.

Exkl.: Ladendiebstahl als Grund zur Beobachtung wegen des Verdachtes einer psychischen Störung, Verdacht ausgeschlossen (Z03.2)
Organische psychische Störungen (F00–F09)
Stehlen bei depressiver Störung (F31–F33)

F63.3 Trichotillomanie

Bei dieser Störung kommt es nach immer wieder misslungenem Versuch, sich gegen Impulse zum Ausreißen der Haare zu wehren, zu einem beachtlichen Haarverlust. Das Ausreißen der Haare ist häufig mit dem Gefühl wachsender Spannung verbunden und einem anschließenden Gefühl von Erleichterung und Befriedigung. Diese Diagnose soll nicht gestellt werden, wenn zuvor eine Hautentzündung bestand oder wenn das Ausreißen der Haare eine Reaktion auf ein Wahnphänomen oder eine Halluzination ist.

Exkl.: Stereotype Bewegungsstörung mit Haarezupfen (F98.4-)

F63.8 Sonstige abnorme Gewohnheiten und Störungen der Impulskontrolle

In diese Kategorie fallen andere Arten sich dauernd wiederholenden unangepassten Verhaltens, die nicht Folge eines erkennbaren psychiatrischen Syndroms sind und bei denen der betroffene Patient den Impulsen, das pathologische Verhalten auszuführen, nicht widerstehen kann. Nach einer vorausgehenden Periode mit Anspannung folgt während des Handlungsablaufs ein Gefühl der Erleichterung.

Störung mit intermittierend auftretender Reizbarkeit

F63.9 Abnorme Gewohnheit und Störung der Impulskontrolle, nicht näher bezeichnet

F64.– Störungen der Geschlechtsidentität

F64.0 Transsexualismus

Der Wunsch, als Angehöriger des anderen Geschlechtes zu leben und anerkannt zu werden. Dieser geht meist mit Unbehagen oder dem Gefühl der Nichtzugehörigkeit zum eigenen anatomischen Geschlecht einher. Es besteht der Wunsch nach chirurgischer und hormoneller Behandlung, um den eigenen Körper dem bevorzugten Geschlecht soweit wie möglich anzugleichen.

F64.1 Transvestitismus unter Beibehaltung beider Geschlechtsrollen

Tragen gegengeschlechtlicher Kleidung, um die zeitweilige Erfahrung der Zugehörigkeit zum anderen Geschlecht zu erleben. Der Wunsch nach dauerhafter Genitalorganumwandlung oder chirurgischer Korrektur besteht nicht; der Kleiderwechsel ist nicht von sexueller Erregung begleitet.

Störung der Geschlechtsidentität in der Adoleszenz oder im Erwachsenenalter, nicht transsexueller Typus

Exkl.: Fetischistischer Transvestitismus (F65.1)

F64.2 Störung der Geschlechtsidentität des Kindesalters

Diese Störung zeigt sich während der frühen Kindheit, immer lange vor der Pubertät. Sie ist durch ein anhaltendes und starkes Unbehagen über das zugefallene Geschlecht gekennzeichnet, zusammen mit dem Wunsch oder der ständigen Beteuerung, zum anderen Geschlecht zu gehören. Es besteht eine andauernde Beschäftigung mit der Kleidung oder den Aktivitäten des anderen Geschlechtes und eine Ablehnung des eigenen Geschlechtes. Die Diagnose erfordert eine tief greifende Störung der normalen Geschlechtsidentität; eine bloße Knabenhaftigkeit bei Mädchen und ein mädchenhaftes Verhalten bei Jungen sind nicht ausreichend. Geschlechtsidentitätsstörungen bei Personen, welche die Pubertät erreicht haben oder gerade erreichen, sind nicht hier, sondern unter F66.– zu klassifizieren.

Exkl.: Ichdystone Sexualorientierung (F66.1)
Sexuelle Reifungskrise (F66.0)

F64.8 Sonstige Störungen der Geschlechtsidentität

F64.9 Störung der Geschlechtsidentität, nicht näher bezeichnet

Störung der Geschlechtsrolle o.n.A.

F65.– Störungen der Sexualpräferenz

Inkl.: Paraphilie

F65.0 Fetischismus

Gebrauch toter Objekte als Stimuli für die sexuelle Erregung und Befriedigung. Viele Fetische stellen eine Erweiterung des menschlichen Körpers dar, z.B. Kleidungsstücke oder Schuhwerk. Andere gebräuchliche Beispiele sind Gegenstände aus Gummi, Plastik oder Leder. Die Fetischobjekte haben individuell wechselnde Bedeutung. In einigen Fällen dienen sie lediglich der Verstärkung der auf üblichem Wege erreichten sexuellen Erregung (z.B. wenn der Partner ein bestimmtes Kleidungsstück tragen soll).

F65.1 Fetischistischer Transvestitismus

Zur Erreichung sexueller Erregung wird Kleidung des anderen Geschlechts getragen; damit wird der Anschein erweckt, dass es sich um eine Person des anderen Geschlechts handelt. Fetischistischer Transvestitismus unterscheidet sich vom transsexuellen Transvestitismus durch die deutliche Kopplung an sexuelle Erregung und das starke Verlangen, die Kleidung nach dem eingetretenen Orgasmus und dem Nachlassen der sexuellen Erregung abzulegen. Er kann als eine frühere Phase in der Entwicklung eines Transsexualismus auftreten.

Transvestitischer Fetischismus

F65.2 Exhibitionismus

Die wiederkehrende oder anhaltende Neigung, die eigenen Genitalien vor meist gegengeschlechtlichen Fremden in der Öffentlichkeit zu entblößen, ohne zu einem näheren Kontakt aufzufordern oder diesen zu wünschen. Meist wird das Zeigen von sexueller Erregung begleitet und im Allgemeinen kommt es zu nachfolgender Masturbation.

F

F65.3 Voyeurismus

Wiederkehrender oder anhaltender Drang, anderen Menschen bei sexuellen Aktivitäten oder intimen Tätigkeiten, z.B. Entkleiden, zuzusehen ohne Wissen der beobachteten Person. Zumeist führt dies beim Beobachtenden zu sexueller Erregung und Masturbation.

F65.4 Pädophilie

Sexuelle Präferenz für Kinder, Jungen oder Mädchen oder Kinder beiderlei Geschlechts, die sich meist in der Vorpubertät oder in einem frühen Stadium der Pubertät befinden.

F65.5 Sadomasochismus

Es werden sexuelle Aktivitäten mit Zufügung von Schmerzen, Erniedrigung oder Fesseln bevorzugt. Wenn die betroffene Person diese Art der Stimulation erleidet, handelt es sich um Masochismus; wenn sie sie jemand anderem zufügt, um Sadismus. Oft empfindet die betroffene Person sowohl bei masochistischen als auch sadistischen Aktivitäten sexuelle Erregung.

Masochismus
Sadismus

F65.6 Multiple Störungen der Sexualpräferenz

In manchen Fällen bestehen bei einer Person mehrere abnorme sexuelle Präferenzen, ohne dass eine im Vordergrund steht. Die häufigste Kombination ist Fetischismus, Transvestitismus und Sadomasochismus.

F65.8 Sonstige Störungen der Sexualpräferenz

Hier sind eine Vielzahl anderer sexueller Präferenzen und Aktivitäten zu klassifizieren wie obszöne Telefonanrufe, Pressen des eigenen Körpers an andere Menschen zur sexuellen Stimulation in Menschenansammlungen, sexuelle Handlungen an Tieren, Strangulieren und Nutzung der Anoxie zur Steigerung der sexuellen Erregung.

Frotteurismus
Nekrophilie

F65.9 Störung der Sexualpräferenz, nicht näher bezeichnet

Sexuelle Deviation o.n.A.

F66.– Psychische und Verhaltensstörungen in Verbindung mit der sexuellen Entwicklung und Orientierung

Hinw.: Die Richtung der sexuellen Orientierung selbst ist nicht als Störung anzusehen.

F66.0 Sexuelle Reifungskrise

Die betroffene Person leidet unter einer Unsicherheit hinsichtlich ihrer Geschlechtsidentität oder sexuellen Orientierung, mit Ängsten oder Depressionen. Meist kommt dies bei Heranwachsenden vor, die sich hinsichtlich ihrer homo-, hetero- oder bisexuellen Orientierung nicht sicher sind; oder bei Menschen, die nach einer Zeit scheinbar stabiler sexueller Orientierung, oftmals in einer lange dauernden Beziehung, die Erfahrung machen, dass sich ihre sexuelle Orientierung ändert.

F66.1 Ichdystone Sexualorientierung

Die Geschlechtsidentität oder sexuelle Ausrichtung (heterosexuell, homosexuell, bisexuell oder präpubertär) ist eindeutig, aber die betroffene Person hat den Wunsch, dass diese wegen begleitender psychischer oder Verhaltensstörungen anders wäre und unterzieht sich möglicherweise einer Behandlung, um diese zu ändern.

F66.2 Sexuelle Beziehungsstörung

Die Geschlechtsidentität oder sexuelle Orientierung (heterosexuell, homosexuell oder bisexuell) bereitet bei der Aufnahme oder Aufrechterhaltung einer Beziehung mit einem Sexualpartner Probleme.

F66.8 Sonstige psychische und Verhaltensstörungen in Verbindung mit der sexuellen Entwicklung und Orientierung

F66.9 Psychische und Verhaltensstörung in Verbindung mit der sexuellen Entwicklung und Orientierung, nicht näher bezeichnet

F68.– Andere Persönlichkeits- und Verhaltensstörungen

F68.0 Entwicklung körperlicher Symptome aus psychischen Gründen

Körperliche Symptome, vereinbar mit und ursprünglich verursacht durch eine belegbare körperliche Störung, Krankheit oder Behinderung werden wegen des psychischen Zustandes der betroffenen Person aggraviert oder halten länger an. Der betroffene Patient ist meist durch die Schmerzen oder die Behinderung beeinträchtigt; sie wird beherrscht von mitunter berechtigten Sorgen über längerdauernde oder zunehmende Behinderung oder Schmerzen.

Rentenneurose

F68.1 Artifizielle Störung [absichtliches Erzeugen oder Vortäuschen von körperlichen oder psychischen Symptomen oder Behinderungen]

Der betroffene Patient täuscht Symptome wiederholt ohne einleuchtenden Grund vor und kann sich sogar, um Symptome oder klinische Zeichen hervorzurufen, absichtlich selbst beschädigen. Die Motivation ist unklar, vermutlich besteht das Ziel, die Krankenrolle einzunehmen. Die Störung ist oft mit deutlichen Persönlichkeits- und Beziehungsstörungen kombiniert.

Durch Institutionen wandernder Patient [peregrinating patient]
Hospital-hopper-Syndrom
Münchhausen-Syndrom

Exkl.: Dermatitis factitia (L98.1)
Vortäuschung von Krankheit (mit offensichtlicher Motivation) (Z76.8)

F68.8 Sonstige näher bezeichnete Persönlichkeits- und Verhaltensstörungen

Charakterstörung o.n.A.
Störung zwischenmenschlicher Beziehung o.n.A.

F69 Nicht näher bezeichnete Persönlichkeits- und Verhaltensstörung

Intelligenzstörung
(F70–F79)

Ein Zustand von verzögerter oder unvollständiger Entwicklung der geistigen Fähigkeiten; besonders beeinträchtigt sind Fertigkeiten, die sich in der Entwicklungsperiode manifestieren und die zum Intelligenzniveau beitragen, wie Kognition, Sprache, motorische und soziale Fähigkeiten. Eine Intelligenzstörung kann allein oder zusammen mit jeder anderen psychischen oder körperlichen Störung auftreten.
Der Schweregrad einer Intelligenzstörung wird übereinstimmungsgemäß anhand standardisierter Intelligenztests festgestellt. Diese können durch Skalen zur Einschätzung der sozialen Anpassung in der jeweiligen Umgebung erweitert werden. Diese Messmethoden erlauben eine ziemlich genaue Beurteilung der Intelligenzstörung. Die Diagnose hängt aber auch von der Beurteilung der allgemeinen intellektuellen Funktionsfähigkeit durch einen erfahrenen Diagnostiker ab.
Intellektuelle Fähigkeiten und soziale Anpassung können sich verändern. Sie können sich, wenn auch nur in geringem Maße, durch Übung und Rehabilitation verbessern. Die Diagnose sollte sich immer auf das gegenwärtige Funktionsniveau beziehen.

Sollen begleitende Zustandsbilder, wie Autismus, andere Entwicklungsstörungen, Epilepsie, Störungen des Sozialverhaltens oder schwere körperliche Behinderung angegeben werden, sind zusätzliche Schlüsselnummern zu benutzen.
Die aufgeführten vierten Stellen sind bei den Kategorien F70–F79 zu benutzen, wenn das Ausmaß der Verhaltensstörungen angegeben werden soll.

F70.– Leichte Intelligenzminderung

IQ-Bereich von 50–69 (bei Erwachsenen Intelligenzalter von 9 bis unter 12 Jahren). Lernschwierigkeiten in der Schule. Viele Erwachsene können arbeiten, gute soziale Beziehungen unterhalten und ihren Beitrag zur Gesellschaft leisten.

Inkl.: Debilität
Leichte geistige Behinderung

F70.0 Keine oder geringfügige Verhaltensstörung

F70.1 Deutliche Verhaltensstörung, die Beobachtung oder Behandlung erfordert

F70.8 Sonstige Verhaltensstörung

F70.9 Ohne Angabe einer Verhaltensstörung

F71.– Mittelgradige Intelligenzminderung

IQ-Bereich von 35–49 (bei Erwachsenen Intelligenzalter von 6 bis unter 9 Jahren). Deutliche Entwicklungsverzögerung in der Kindheit. Die meisten können aber ein gewisses Maß an Unabhängigkeit erreichen und eine ausreichende Kommunikationsfähigkeit und Ausbildung erwerben. Erwachsene brauchen in unterschiedlichem Ausmaß Unterstützung im täglichen Leben und bei der Arbeit.

Inkl.: Mittelgradige geistige Behinderung

F71.0 Keine oder geringfügige Verhaltensstörung

F71.1 Deutliche Verhaltensstörung, die Beobachtung oder Behandlung erfordert

F71.8 Sonstige Verhaltensstörung

F71.9 Ohne Angabe einer Verhaltensstörung

F72.– Schwere Intelligenzminderung

IQ-Bereich von 20–34 (bei Erwachsenen Intelligenzalter von 3 bis unter 6 Jahren). Andauernde Unterstützung ist notwendig.

Inkl.: Schwere geistige Behinderung

F72.0 Keine oder geringfügige Verhaltensstörung

F72.1 Deutliche Verhaltensstörung, die Beobachtung oder Behandlung erfordert

F72.8 Sonstige Verhaltensstörung

F72.9 Ohne Angabe einer Verhaltensstörung

F73.– Schwerste Intelligenzminderung

IQ unter 20 (bei Erwachsenen Intelligenzalter unter 3 Jahren). Die eigene Versorgung, Kontinenz, Kommunikation und Beweglichkeit sind hochgradig beeinträchtigt.

Inkl.: Schwerste geistige Behinderung

F73.0 Keine oder geringfügige Verhaltensstörung

F73.1 Deutliche Verhaltensstörung, die Beobachtung oder Behandlung erfordert

F73.8 Sonstige Verhaltensstörung

F73.9 Ohne Angabe einer Verhaltensstörung

F74.– Dissoziierte Intelligenz

Es besteht eine deutliche Diskrepanz (mindestens 15 IQ-Punkte) z.B. zwischen Sprach-IQ und Handlungs-IQ.

F74.0 Keine oder geringfügige Verhaltensstörung

F74.1 Deutliche Verhaltensstörung, die Beobachtung oder Behandlung erfordert

F74.8 Sonstige Verhaltensstörung

F74.9 Ohne Angabe einer Verhaltensstörung

F78.– Andere Intelligenzminderung

Diese Kategorie soll nur verwendet werden, wenn die Beurteilung der Intelligenzminderung mit Hilfe der üblichen Verfahren wegen begleitender sensorischer oder körperlicher Beeinträchtigungen besonders schwierig oder unmöglich ist, wie bei Blinden, Taubstummen, schwer verhaltensgestörten oder körperlich behinderten Personen.

F78.0 Keine oder geringfügige Verhaltensstörung

F78.1 Deutliche Verhaltensstörung, die Beobachtung oder Behandlung erfordert

F78.8 Sonstige Verhaltensstörung

F78.9 Ohne Angabe einer Verhaltensstörung

F79.– Nicht näher bezeichnete Intelligenzminderung

Die Informationen sind nicht ausreichend, die Intelligenzminderung in eine der oben genannten Kategorien einzuordnen.

Inkl.: Geistig:
- Behinderung o.n.A.
- Defizite o.n.A.

F79.0 Keine oder geringfügige Verhaltensstörung

F79.1 Deutliche Verhaltensstörung, die Beobachtung oder Behandlung erfordert

F79.8 Sonstige Verhaltensstörung

F79.9 Ohne Angabe einer Verhaltensstörung

Entwicklungsstörungen
(F80–F89)

Die in diesem Abschnitt zusammengefassten Störungen haben folgende Gemeinsamkeiten:
a) Beginn ausnahmslos im Kleinkindalter oder in der Kindheit;
b) eine Entwicklungseinschränkung oder -verzögerung von Funktionen, die eng mit der biologischen Reifung des Zentralnervensystems verknüpft sind;
c) stetiger Verlauf ohne Remissionen und Rezidive.

In den meisten Fällen sind unter anderem die Sprache, die visuellräumlichen Fertigkeiten und die Bewegungskoordination betroffen. In der Regel bestand die Verzögerung oder Schwäche vom frühestmöglichen Erkennungszeitpunkt an. Mit dem Älterwerden der Kinder vermindern sich die Störungen zunehmend, wenn auch geringere Defizite oft im Erwachsenenalter zurückbleiben.

F80.– Umschriebene Entwicklungsstörungen des Sprechens und der Sprache

Es handelt sich um Störungen, bei denen die normalen Muster des Spracherwerbs von frühen Entwicklungsstadien an beeinträchtigt sind. Die Störungen können nicht direkt neurologischen Störungen oder Veränderungen des Sprachablaufs, sensorischen Beeinträchtigungen, Intelligenzminderung oder Umweltfaktoren zugeordnet werden. Umschriebene Entwicklungsstörungen des Sprechens und der Sprache ziehen oft sekundäre Folgen nach sich, wie Schwierigkeiten beim Lesen und Rechtschreiben, Störungen im Bereich der zwischenmenschlichen Beziehungen, im emotionalen und Verhaltensbereich.

F80.0 Artikulationsstörung

Eine umschriebene Entwicklungsstörung, bei der die Artikulation des Kindes unterhalb des seinem Intelligenzalter angemessenen Niveaus liegt, seine sprachlichen Fähigkeiten jedoch im Normbereich liegen.

Dyslalie
Entwicklungsbedingte Artikulationsstörung
Funktionelle Artikulationsstörung
Lallen
Phonologische Entwicklungsstörung

Exkl.: Artikulationsschwäche (bei):
- Aphasie o.n.A. (R47.0)
- Apraxie (R48.2)
- mit einer Entwicklungsstörung der Sprache:
  - – expressiv (F80.1)
  - – rezeptiv (F80.2-)
- Hörverlust (H90–H91)
- Intelligenzstörung (F70–F79)

F80.1 Expressive Sprachstörung

Eine umschriebene Entwicklungsstörung, bei der die Fähigkeit des Kindes, die expressiv gesprochene Sprache zu gebrauchen, deutlich unterhalb des seinem Intelligenzalter angemessenen Niveaus liegt, das Sprachverständnis liegt jedoch im Normbereich. Störungen der Artikulation können vorkommen.

Entwicklungsbedingte Dysphasie oder Aphasie, expressiver Typ

Exkl.: Dysphasie und Aphasie:
- entwicklungsbedingt, rezeptiver Typ (F80.2-)
- o.n.A. (R47.0)

Elektiver Mutismus (F94.0)
Erworbene Aphasie mit Epilepsie [Landau-Kleffner-Syndrom] (F80.3)
Intelligenzstörung (F70–F79)
Tiefgreifende Entwicklungsstörungen (F84.–)

F

F80.2- Rezeptive Sprachstörung

Eine umschriebene Entwicklungsstörung, bei der das Sprachverständnis des Kindes unterhalb des seinem Intelligenzalter angemessenen Niveaus liegt. In praktisch allen Fällen ist auch die expressive Sprache deutlich beeinflusst, Störungen in der Wort-Laut-Produktion sind häufig.

Angeborene fehlende akustische Wahrnehmung
Entwicklungsbedingt:
- Dysphasie oder Aphasie, rezeptiver Typ
- Wernicke-Aphasie

Worttaubheit

Exkl.: Autismus (F84.0–F84.1)
Dysphasie und Aphasie:
- entwicklungsbedingt, expressiver Typ (F80.1)
- o.n.A. (R47.0)

Elektiver Mutismus (F94.0)
Erworbene Aphasie mit Epilepsie [Landau-Kleffner-Syndrom] (F80.3)
Intelligenzstörung (F70–F79)
Sprachentwicklungsverzögerung infolge von Schwerhörigkeit oder Taubheit (H90–H91)

F80.20 Auditive Verarbeitungs- und Wahrnehmungsstörung [AVWS]

F80.28 Sonstige rezeptive Sprachstörung

F80.3 Erworbene Aphasie mit Epilepsie [Landau-Kleffner-Syndrom]

Eine Störung, bei der ein Kind, welches vorher normale Fortschritte in der Sprachentwicklung gemacht hatte, sowohl rezeptive als auch expressive Sprachfertigkeiten verliert, die allgemeine Intelligenz aber erhalten bleibt. Der Beginn der Störung wird von paroxysmalen Auffälligkeiten im EEG begleitet und in der Mehrzahl der Fälle auch von epileptischen Anfällen. Typischerweise liegt der Beginn im Alter von 3–7 Jahren mit einem Verlust der Sprachfertigkeiten innerhalb von Tagen oder Wochen. Der zeitliche Zusammenhang zwischen dem Beginn der Krampfanfälle und dem Verlust der Sprache ist variabel, wobei das eine oder das andere um ein paar Monate bis zu zwei Jahren vorausgehen kann. Als möglicher Grund für diese Störung ist ein entzündlicher enzephalitischer Prozess zu vermuten. Etwa zwei Drittel der Patienten behalten einen mehr oder weniger rezeptiven Sprachdefekt.

Exkl.: Aphasie bei anderen desintegrativen Störungen des Kindesalters (F84.2–F84.3)
Aphasie bei Autismus (F84.0–F84.1)
Aphasie o.n.A. (R47.0)

F80.8 Sonstige Entwicklungsstörungen des Sprechens oder der Sprache

Lispeln

F80.9 Entwicklungsstörung des Sprechens oder der Sprache, nicht näher bezeichnet

Sprachstörung o.n.A.

F81.– Umschriebene Entwicklungsstörungen schulischer Fertigkeiten

Es handelt sich um Störungen, bei denen die normalen Muster des Fertigkeitserwerbs von frühen Entwicklungsstadien an gestört sind. Dies ist nicht einfach Folge eines Mangels an Gelegenheit zu lernen; es ist auch nicht allein als Folge einer Intelligenzminderung oder irgendeiner erworbenen Hirnschädigung oder -krankheit aufzufassen.

F81.0 Lese- und Rechtschreibstörung

Das Hauptmerkmal ist eine umschriebene und bedeutsame Beeinträchtigung in der Entwicklung der Lesefertigkeiten, die nicht allein durch das Entwicklungsalter, Visusprobleme oder unangemessene Beschulung erklärbar ist. Das Leseverständnis, die Fähigkeit, gelesene Worte wieder zu erkennen, vorzulesen und Leistungen, für welche Lesefähigkeit nötig ist, können sämtlich betroffen sein. Bei umschriebenen Lesestörungen sind Rechtschreibstörungen häufig und persistieren oft bis in die Adoleszenz, auch wenn einige Fortschritte im Lesen gemacht werden. Umschriebenen Entwicklungsstörungen des Lesens gehen Entwicklungsstörungen des Sprechens oder der Sprache voraus. Während der Schulzeit sind begleitende Störungen im emotionalen und Verhaltensbereich häufig.

Entwicklungsdyslexie
Umschriebene Lesestörung
"Leserückstand"

Exkl.: Alexie o.n.A. (R48.0)
Dyslexie o.n.A. (R48.0)
Leseverzögerung infolge emotionaler Störung (F93.–)

F81.1 Isolierte Rechtschreibstörung

Es handelt sich um eine Störung, deren Hauptmerkmal in einer umschriebenen und bedeutsamen Beeinträchtigung der Entwicklung von Rechtschreibfertigkeiten besteht, ohne Vorgeschichte einer Lesestörung. Sie ist nicht allein durch ein zu niedriges Intelligenzalter, durch Visusprobleme oder unangemessene Beschulung erklärbar. Die Fähigkeiten, mündlich zu buchstabieren und Wörter korrekt zu schreiben, sind beide betroffen.

Umschriebene Verzögerung der Rechtschreibfähigkeit (ohne Lesestörung)

Exkl.: Agraphie o.n.A. (R48.8)
Rechtschreibschwierigkeiten:
- durch inadäquaten Unterricht (Z55)
- mit Lesestörung (F81.0)

F81.2 Rechenstörung

Diese Störung besteht in einer umschriebenen Beeinträchtigung von Rechenfertigkeiten, die nicht allein durch eine allgemeine Intelligenzminderung oder eine unangemessene Beschulung erklärbar ist. Das Defizit betrifft vor allem die Beherrschung grundlegender Rechenfertigkeiten, wie Addition, Subtraktion, Multiplikation und Division, weniger die höheren mathematischen Fertigkeiten, die für Algebra, Trigonometrie, Geometrie oder Differential- und Integralrechnung benötigt werden.

Entwicklungsbedingtes Gerstmann-Syndrom
Entwicklungsstörung des Rechnens
Entwicklungs-Akalkulie

Exkl.: Akalkulie o.n.A. (R48.8)
Kombinierte Störung schulischer Fertigkeiten (F81.3)
Rechenschwierigkeiten, hauptsächlich durch inadäquaten Unterricht (Z55)

F81.3 Kombinierte Störungen schulischer Fertigkeiten

Dies ist eine schlecht definierte Restkategorie für Störungen mit deutlicher Beeinträchtigung der Rechen-, der Lese- und der Rechtschreibfähigkeiten. Die Störung ist jedoch nicht allein durch eine allgemeine Intelligenzminderung oder eine unangemessene Beschulung erklärbar. Sie soll für Störungen verwendet werden, die die Kriterien für F81.2 und F81.0 oder F81.1 erfüllen.

Exkl.: Isolierte Rechtschreibstörung (F81.1)
Lese- und Rechtschreibstörung (F81.0)
Rechenstörung (F81.2)

F81.8 Sonstige Entwicklungsstörungen schulischer Fertigkeiten

Entwicklungsbedingte expressive Schreibstörung

F81.9 Entwicklungsstörung schulischer Fertigkeiten, nicht näher bezeichnet

Lernbehinderung o.n.A.
Lernstörung o.n.A.
Störung des Wissenserwerbs o.n.A.

F82.– Umschriebene Entwicklungsstörung der motorischen Funktionen

Hauptmerkmal ist eine schwerwiegende Entwicklungsbeeinträchtigung der motorischen Koordination, die nicht allein durch eine Intelligenzminderung oder eine spezifische angeborene oder erworbene neurologische Störung erklärbar ist. In den meisten Fällen zeigt eine sorgfältige klinische Untersuchung dennoch deutliche entwicklungsneurologische Unreifezeichen wie choreoforme Bewegungen freigehaltener Glieder oder Spiegelbewegungen und andere begleitende motorische Merkmale, ebenso wie Zeichen einer mangelhaften fein- oder grobmotorischen Koordination.

Inkl.: Entwicklungsbedingte Koordinationsstörung
Entwicklungsdyspraxie
Syndrom des ungeschickten Kindes

Exkl.: Koordinationsstörungen infolge einer Intelligenzstörung (F70–F79)
Koordinationsverlust (R27.–)
Störungen des Ganges und der Mobilität (R26.–)

F82.0 Umschriebene Entwicklungsstörung der Grobmotorik

F82.1 Umschriebene Entwicklungsstörung der Fein- und Graphomotorik

F82.2 Umschriebene Entwicklungsstörung der Mundmotorik

F82.9 Umschriebene Entwicklungsstörung der motorischen Funktionen, nicht näher bezeichnet

F83 Kombinierte umschriebene Entwicklungsstörungen

Dies ist eine Restkategorie für Störungen, bei denen eine gewisse Mischung von umschriebenen Entwicklungsstörungen des Sprechens und der Sprache, schulischer Fertigkeiten und motorischer Funktionen vorliegt, von denen jedoch keine so dominiert, dass sie eine Hauptdiagnose rechtfertigt. Diese Mischkategorie soll nur dann verwendet werden, wenn weitgehende Überschneidungen mit allen diesen umschriebenen Entwicklungsstörungen vorliegen. Meist sind die Störungen mit einem gewissen Grad an allgemeiner Beeinträchtigung kognitiver Funktionen verbunden. Sie ist also dann zu verwenden, wenn Funktionsstörungen vorliegen, welche die Kriterien von zwei oder mehr Kategorien von F80.–, F81.– und F82 erfüllen.

F84.– Tief greifende Entwicklungsstörungen

Diese Gruppe von Störungen ist gekennzeichnet durch qualitative Abweichungen in den wechselseitigen sozialen Interaktionen und Kommunikationsmustern und durch ein eingeschränktes, stereotypes, sich wiederholendes Repertoire von Interessen und Aktivitäten. Diese qualitativen Auffälligkeiten sind in allen Situationen ein grundlegendes Funktionsmerkmal des betroffenen Kindes.

Sollen alle begleitenden somatischen Zustandsbilder und eine Intelligenzminderung angegeben werden, sind zusätzliche Schlüsselnummern zu benutzen.

F84.0 Frühkindlicher Autismus

Diese Form der tief greifenden Entwicklungsstörung ist durch eine abnorme oder beeinträchtigte Entwicklung definiert, die sich vor dem dritten Lebensjahr manifestiert. Sie ist außerdem gekennzeichnet durch ein charakteristisches Muster abnormer Funktionen in den folgenden psychopathologischen Bereichen: in der sozialen Interaktion, der Kommunikation und im eingeschränkten stereotyp repetitiven Verhalten. Neben diesen spezifischen diagnostischen Merkmalen zeigt sich häufig eine Vielzahl unspezifischer Probleme, wie Phobien, Schlaf- und Essstörungen, Wutausbrüche und (autodestruktive) Aggression.

Autistische Störung
Frühkindliche Psychose
Infantiler Autismus
Kanner-Syndrom

Exkl.: Autistische Psychopathie (F84.5)

F84.1 Atypischer Autismus

Diese Form der tief greifenden Entwicklungsstörung unterscheidet sich vom frühkindlichen Autismus entweder durch das Alter bei Krankheitsbeginn oder dadurch, dass die diagnostischen Kriterien nicht in allen genannten Bereichen erfüllt werden. Diese Subkategorie sollte immer dann verwendet werden, wenn die abnorme oder beeinträchtigte Entwicklung erst nach dem dritten Lebensjahr manifest wird und wenn nicht in allen für die Diagnose Autismus geforderten psychopathologischen Bereichen (nämlich wechselseitige soziale Interaktionen, Kommunikation und eingeschränktes, stereotyp repetitives Verhalten) Auffälligkeiten nachweisbar sind, auch wenn charakteristische Abweichungen auf anderen Gebieten vorliegen. Atypischer Autismus tritt sehr häufig bei schwer retardierten bzw. unter einer schweren rezeptiven Störung der Sprachentwicklung leidenden Patienten auf.

Atypische kindliche Psychose
Intelligenzminderung mit autistischen Zügen

Soll eine Intelligenzstörung angegeben werden, ist eine zusätzliche Schlüsselnummer (F70–F79) zu benutzen.

F84.2 Rett-Syndrom

Dieses Zustandsbild wurde bisher nur bei Mädchen beschrieben; nach einer scheinbar normalen frühen Entwicklung erfolgt ein teilweiser oder vollständiger Verlust der Sprache, der lokomotorischen Fähigkeiten und der Gebrauchsfähigkeiten der Hände gemeinsam mit einer Verlangsamung des Kopfwachstums. Der Beginn dieser Störung liegt zwischen dem 7. und 24. Lebensmonat. Der Verlust zielgerichteter Handbewegungen, Stereotypien in Form von Drehbewegungen der Hände und Hyperventilation sind charakteristisch. Sozial- und Spielentwicklung sind gehemmt, das soziale Interesse bleibt jedoch erhalten. Im 4. Lebensjahr beginnt sich eine Rumpfataxie und Apraxie zu entwickeln, choreo-athetoide Bewegungen folgen häufig. Es resultiert fast immer eine schwere Intelligenzminderung.

F84.3 Andere desintegrative Störung des Kindesalters

Diese Form einer tief greifenden Entwicklungsstörung ist - anders als das Rett-Syndrom - durch eine Periode einer zweifellos normalen Entwicklung vor dem Beginn der Krankheit definiert. Es folgt ein Verlust vorher erworbener Fertigkeiten verschiedener Entwicklungsbereiche innerhalb weniger Monate. Typischerweise wird die Störung von einem allgemeinen Interessenverlust an der Umwelt, von stereotypen, sich wiederholenden motorischen Manierismen und einer autismusähnlichen Störung sozialer Interaktionen und der Kommunikation begleitet. In einigen Fällen kann die Störung einer begleitenden Enzephalopathie zugeschrieben werden, die Diagnose ist jedoch anhand der Verhaltensmerkmale zu stellen.

Dementia infantilis
Desintegrative Psychose
Heller-Syndrom
Symbiotische Psychose

Soll eine begleitende neurologische Krankheit angegeben werden, ist eine zusätzliche Schlüsselnummer zu benutzen.

Exkl.: Rett-Syndrom (F84.2)

F84.4 Überaktive Störung mit Intelligenzminderung und Bewegungsstereotypien

Dies ist eine schlecht definierte Störung von unsicherer nosologischer Validität. Diese Kategorie wurde für eine Gruppe von Kindern mit schwerer Intelligenzminderung (IQ unter 35) eingeführt, mit erheblicher Hyperaktivität, Aufmerksamkeitsstörungen und stereotypen Verhaltensweisen. Sie haben meist keinen Nutzen von Stimulanzien (anders als Kinder mit einem IQ im Normbereich) und können auf eine Verabreichung von Stimulanzien eine schwere dysphorische Reaktion – manchmal mit psychomotorischer Entwicklungsverzögerung – zeigen. In der Adoleszenz kann sich die Hyperaktivität in eine verminderte Aktivität wandeln, ein Muster, das bei hyperkinetischen Kindern mit normaler Intelligenz nicht üblich ist. Das Syndrom wird häufig von einer Vielzahl von umschriebenen oder globalen Entwicklungsverzögerungen begleitet. Es ist nicht bekannt, in welchem Umfang das Verhaltensmuster dem niedrigen IQ oder einer organischen Hirnschädigung zuzuschreiben ist.

F84.5 Asperger-Syndrom

Diese Störung von unsicherer nosologischer Validität ist durch dieselbe Form qualitativer Abweichungen der wechselseitigen sozialen Interaktionen, wie für den Autismus typisch, charakterisiert, zusammen mit einem eingeschränkten, stereotypen, sich wiederholenden Repertoire von Interessen und Aktivitäten. Die Störung unterscheidet sich vom Autismus in erster Linie durch fehlende allgemeine Entwicklungsverzögerung bzw. den fehlenden Entwicklungsrückstand der Sprache und der kognitiven Entwicklung. Die Störung geht häufig mit einer auffallenden Ungeschicklichkeit einher. Die Abweichungen tendieren stark dazu, bis in die Adoleszenz und das Erwachsenenalter zu persistieren. Gelegentlich treten psychotische Episoden im frühen Erwachsenenleben auf.

Autistische Psychopathie
Schizoide Störung des Kindesalters

F84.8 Sonstige tief greifende Entwicklungsstörungen

F84.9 Tief greifende Entwicklungsstörung, nicht näher bezeichnet

F88 Andere Entwicklungsstörungen

Inkl.: Entwicklungsbedingte Agnosie

F89 Nicht näher bezeichnete Entwicklungsstörung

Inkl.: Entwicklungsstörung o.n.A.

Verhaltens- und emotionale Störungen mit Beginn in der Kindheit und Jugend (F90–F98)

F90.– Hyperkinetische Störungen

Diese Gruppe von Störungen ist charakterisiert durch einen frühen Beginn, meist in den ersten fünf Lebensjahren, einen Mangel an Ausdauer bei Beschäftigungen, die kognitiven Einsatz verlangen, und eine Tendenz, von einer Tätigkeit zu einer anderen zu wechseln, ohne etwas zu Ende zu bringen; hinzu kommt eine desorganisierte, mangelhaft regulierte und überschießende Aktivität. Verschiedene andere Auffälligkeiten können zusätzlich vorliegen. Hyperkinetische Kinder sind oft achtlos und impulsiv, neigen zu Unfällen und werden oft bestraft, weil sie eher aus Unachtsamkeit als vorsätzlich Regeln verletzen. Ihre Beziehung zu Erwachsenen ist oft von einer Distanzstörung und einem Mangel an normaler Vorsicht und Zurückhaltung geprägt. Bei anderen Kindern sind sie unbeliebt und können isoliert sein. Beeinträchtigung kognitiver Funktionen ist häufig, spezifische Verzögerungen der motorischen und sprachlichen Entwicklung kommen überproportional oft vor. Sekundäre Komplikationen sind dissoziales Verhalten und niedriges Selbstwertgefühl.

Exkl.: Affektive Störungen (F30–F39)
Angststörungen (F41.–, F93.0)
Schizophrenie (F20.–)
Tief greifende Entwicklungsstörungen (F84.–)

F90.0 Einfache Aktivitäts- und Aufmerksamkeitsstörung

Aufmerksamkeitsdefizit bei:
- hyperaktivem Syndrom
- Hyperaktivitätsstörung
- Störung mit Hyperaktivität

Exkl.: Aufmerksamkeitsstörung ohne Hyperaktivität (F98.80)
Hyperkinetische Störung des Sozialverhaltens (F90.1)

F90.1 Hyperkinetische Störung des Sozialverhaltens

Hyperkinetische Störung verbunden mit Störung des Sozialverhaltens

F90.8 Sonstige hyperkinetische Störungen

F90.9 Hyperkinetische Störung, nicht näher bezeichnet

Hyperkinetische Reaktion der Kindheit oder des Jugendalters o.n.A.
Hyperkinetisches Syndrom o.n.A.

F91.– Störungen des Sozialverhaltens

Störungen des Sozialverhaltens sind durch ein sich wiederholendes und anhaltendes Muster dissozialen, aggressiven und aufsässigen Verhaltens charakterisiert. Dieses Verhalten übersteigt mit seinen gröberen Verletzungen die altersentsprechenden sozialen Erwartungen. Es ist also schwerwiegender als gewöhnlicher kindischer Unfug oder jugendliche Aufmüpfigkeit. Das anhaltende Verhaltensmuster muss mindestens sechs Monate oder länger bestanden haben. Störungen des Sozialverhaltens können auch bei anderen psychiatrischen Krankheiten auftreten, in diesen Fällen ist die zugrunde liegende Diagnose zu verwenden.

Beispiele für Verhaltensweisen, welche diese Diagnose begründen, umfassen ein extremes Maß an Streiten oder Tyrannisieren, Grausamkeit gegenüber anderen Personen oder Tieren, erhebliche Destruktivität gegenüber Eigentum, Feuerlegen, Stehlen, häufiges Lügen, Schulschwänzen oder Weglaufen von zu Hause, ungewöhnlich häufige und schwere Wutausbrüche und Ungehorsam. Jedes dieser Beispiele ist bei erheblicher Ausprägung ausreichend für die Diagnose, nicht aber nur isolierte dissoziale Handlungen.

Exkl.: Affektive Störungen (F30–F39)
Kombination mit emotionalen Störungen (F92.–)
Kombination mit hyperkinetischen Störungen (F90.1)
Schizophrenie (F20.–)
Tiefgreifende Entwicklungsstörungen (F84.–)

F91.0 Auf den familiären Rahmen beschränkte Störung des Sozialverhaltens

Diese Verhaltensstörung umfasst dissoziales oder aggressives Verhalten (und nicht nur oppositionelles, aufsässiges oder trotziges Verhalten), das vollständig oder fast völlig auf den häuslichen Rahmen oder auf Interaktionen mit Mitgliedern der Kernfamilie oder der unmittelbaren Lebensgemeinschaft beschränkt ist. Für die Störung müssen die allgemeinen Kriterien für F91.– erfüllt sein. Schwer gestörte Eltern-Kind-Beziehungen sind für die Diagnose allein nicht ausreichend.

F91.1 Störung des Sozialverhaltens bei fehlenden sozialen Bindungen

Diese Störung ist charakterisiert durch die Kombination von andauerndem dissozialen oder aggressiven Verhalten, das die allgemeinen Kriterien für F91.– erfüllt und nicht nur oppositionelles, aufsässiges und trotziges Verhalten umfasst, mit deutlichen und tief greifenden Abweichungen der Beziehungen des Betroffenen zu anderen Kindern.

Nichtsozialisierte aggressive Störung
Störung des Sozialverhaltens, nur aggressiver Typ

F91.2 Störung des Sozialverhaltens bei vorhandenen sozialen Bindungen

Dieses Störung beinhaltet andauerndes dissoziales oder aggressives Verhalten, das die allgemeinen Kriterien für F91.– erfüllt und nicht nur oppositionelles, aufsässiges und trotziges Verhalten umfasst, und bei Kindern auftritt, die allgemein gut in ihrer Altersgruppe eingebunden sind.

Gemeinsames Stehlen
Gruppendelinquenz
Schulschwänzen
Störung des Sozialverhaltens in der Gruppe
Vergehen im Rahmen einer Bandenmitgliedschaft

F91.3 Störung des Sozialverhaltens mit oppositionellem, aufsässigem Verhalten

Diese Verhaltensstörung tritt gewöhnlich bei jüngeren Kindern auf und ist in erster Linie durch deutlich aufsässiges, ungehorsames Verhalten charakterisiert, ohne delinquente Handlungen oder schwere Formen aggressiven oder dissozialen Verhaltens. Für diese Störung müssen die allgemeinen Kriterien für F91.– erfüllt sein: deutlich übermütiges oder ungezogenes Verhalten allein reicht für die Diagnosenstellung nicht aus. Vorsicht beim Stellen dieser Diagnose ist vor allem bei älteren Kindern geboten, bei denen klinisch bedeutsame Störungen des Sozialverhaltens meist mit dissozialem oder aggressivem Verhalten einhergehen, das über Aufsässigkeit, Ungehorsam oder Trotz hinausgeht.

F91.8 Sonstige Störungen des Sozialverhaltens

F91.9 Störung des Sozialverhaltens, nicht näher bezeichnet

Kindheit:
- Störung des Sozialverhaltens o.n.A.
- Verhaltensstörung o.n.A.

F92.– Kombinierte Störung des Sozialverhaltens und der Emotionen

Diese Gruppe von Störungen ist durch die Kombination von anhaltendem aggressiven, dissozialen oder aufsässigen Verhalten charakterisiert mit offensichtlichen und eindeutigen Symptomen von Depression, Angst oder anderen emotionalen Störungen. Sowohl die Kriterien für Störungen des Sozialverhaltens im Kindesalter (F91.–) als auch für emotionale Störungen des Kindesalters (F93.–) bzw. für eine erwachsenentypische neurotische Störung (F40–F49) oder eine affektive Störung (F30–F39) müssen erfüllt sein.

F92.0 Störung des Sozialverhaltens mit depressiver Störung

Diese Kategorie verlangt die Kombination einer Störung des Sozialverhaltens (F91.–) mit andauernder und deutlich depressiver Verstimmung (F32.–), die sich in auffälligem Leiden, Interessenverlust, mangelndem Vergnügen an alltäglichen Aktivitäten, Schulderleben und Hoffnungslosigkeit zeigt. Schlafstörungen und Appetitlosigkeit können gleichfalls vorhanden sein.

Störung des Sozialverhaltens (F91.–) mit depressiver Störung (F32.–)

F92.8 Sonstige kombinierte Störung des Sozialverhaltens und der Emotionen

Diese Kategorie verlangt die Kombination einer Störung des Sozialverhaltens (F91.–) mit andauernden und deutlichen emotionalen Symptomen wie Angst, Zwangsgedanken oder Zwangshandlungen, Depersonalisation oder Derealisation, Phobien oder Hypochondrie.

Störungen des Sozialverhaltens (F91.–) mit:
- emotionaler Störung (F93.–)
- neurotischer Störung (F40–F49)

F92.9 Kombinierte Störung des Sozialverhaltens und der Emotionen, nicht näher bezeichnet

F93.– Emotionale Störungen des Kindesalters

Diese stellen in erster Linie Verstärkungen normaler Entwicklungstrends dar und weniger eigenständige, qualitativ abnorme Phänomene. Die Entwicklungsbezogenheit ist das diagnostische Schlüsselmerkmal für die Unterscheidung der emotionalen Störungen mit Beginn in der Kindheit (F93.–) von den neurotischen Störungen (F40–F48).

Exkl.: Wenn mit einer Störung des Sozialverhaltens verbunden (F92.–)

F93.0 Emotionale Störung mit Trennungsangst des Kindesalters

Eine Störung mit Trennungsangst soll nur dann diagnostiziert werden, wenn die Furcht vor Trennung den Kern der Angst darstellt und wenn eine solche Angst erstmals während der frühen Kindheit auftrat. Sie unterscheidet sich von normaler Trennungsangst durch eine unübliche Ausprägung, eine abnorme Dauer über die typische Altersstufe hinaus und durch deutliche Probleme in sozialen Funktionen.

Exkl.: Affektive Störungen (F30–F39)
Neurotische Störungen (F40–F48)
Phobische Störung des Kindesalters (F93.1)
Störung mit sozialer Überempfindlichkeit des Kindesalters (F93.2)

F93.1 Phobische Störung des Kindesalters

Es handelt sich um Befürchtungen in der Kindheit, die eine deutliche Spezifität für die entsprechenden Entwicklungsphasen aufweisen und in einem gewissen Ausmaß bei der Mehrzahl der Kinder auftreten, hier aber in einer besonderen Ausprägung. Andere in der Kindheit auftretende Befürchtungen, die nicht normaler Bestandteil der psychosozialen Entwicklung sind, wie z.B. die Agoraphobie sind unter der entsprechenden Kategorie in Abschnitt F40–F48 zu klassifizieren.

Exkl.: Generalisierte Angststörung (F41.1)

F93.2 Störung mit sozialer Ängstlichkeit des Kindesalters

Bei dieser Störung besteht ein Misstrauen gegenüber Fremden und soziale Besorgnis oder Angst, in neuen, fremden oder sozial bedrohlichen Situationen. Diese Kategorie sollte nur verwendet werden, wenn solche Ängste in der frühen Kindheit auftreten und sie ungewöhnlich stark ausgeprägt sind und zu deutlichen Problemen in der sozialen Funktionsfähigkeit führen.

Vermeidende Störung in der Kindheit und Jugend

F93.3 Emotionale Störung mit Geschwisterrivalität

Die Mehrzahl junger Kinder zeigt gewöhnlich ein gewisses Ausmaß emotionaler Störungen nach der Geburt eines unmittelbar nachfolgenden jüngeren Geschwisters. Eine emotionale Störung mit Geschwisterrivalität soll nur dann diagnostiziert werden, wenn sowohl das Ausmaß als auch die Dauer der Störung übermäßig ausgeprägt sind und mit Störungen der sozialen Interaktionen einhergehen.

Geschwistereifersucht

F93.8 Sonstige emotionale Störungen des Kindesalters

Identitätsstörung
Störung mit Überängstlichkeit

Exkl.: Störung der Geschlechtsidentität des Kindesalters (F64.2)

F93.9 Emotionale Störung des Kindesalters, nicht näher bezeichnet

F94.– Störungen sozialer Funktionen mit Beginn in der Kindheit und Jugend

Es handelt sich um eine etwas heterogene Gruppe von Störungen, mit Abweichungen in der sozialen Funktionsfähigkeit und Beginn in der Entwicklungszeit. Anders als die tief greifenden Entwicklungsstörungen sind sie jedoch nicht primär durch eine offensichtliche konstitutionelle soziale Beeinträchtigung oder Defizite in allen Bereichen sozialer Funktionen charakterisiert. In vielen Fällen spielen schwerwiegende Milieuschäden oder Deprivationen eine vermutlich entscheidende Rolle in der Ätiologie.

F94.0 Elektiver Mutismus

Dieser ist durch eine deutliche, emotional bedingte Selektivität des Sprechens charakterisiert, so dass das Kind in einigen Situationen spricht, in anderen definierbaren Situationen jedoch nicht. Diese Störung ist üblicherweise mit besonderen Persönlichkeitsmerkmalen wie Sozialangst, Rückzug, Empfindsamkeit oder Widerstand verbunden.

Selektiver Mutismus

Exkl.: Passagerer Mutismus als Teil einer Störung mit Trennungsangst bei jungen Kindern (F93.0)
Schizophrenie (F20.–)
Tiefgreifende Entwicklungsstörungen (F84.–)
Umschriebene Entwicklungsstörungen des Sprechens und der Sprache (F80.–)

F94.1 Reaktive Bindungsstörung des Kindesalters

Diese tritt in den ersten fünf Lebensjahren auf und ist durch anhaltende Auffälligkeiten im sozialen Beziehungsmuster des Kindes charakterisiert. Diese sind von einer emotionalen Störung begleitet und reagieren auf Wechsel in den Milieuverhältnissen. Die Symptome bestehen aus Furchtsamkeit und Übervorsichtigkeit, eingeschränkten sozialen Interaktionen mit Gleichaltrigen, gegen sich selbst oder andere gerichteten Aggressionen, Unglücklichsein und in einigen Fällen Wachstumsverzögerung. Das Syndrom tritt wahrscheinlich als direkte Folge schwerer elterlicher Vernachlässigung, Missbrauch oder schwerer Misshandlung auf.

Soll eine begleitende Gedeih- oder Wachstumsstörung angegeben werden, ist eine zusätzliche Schlüsselnummer zu benutzen.

Exkl.: Asperger-Syndrom (F84.5)
Bindungsstörung des Kindesalters mit Enthemmung (F94.2)
Missbrauch von Personen (T74.–)
Normvariation im Muster der selektiven Bindung
Psychosoziale Probleme infolge von sexueller oder körperlicher Misshandlung im Kindesalter (Z61)

F94.2 Bindungsstörung des Kindesalters mit Enthemmung

Ein spezifisches abnormes soziales Funktionsmuster, das während der ersten fünf Lebensjahre auftritt mit einer Tendenz, trotz deutlicher Änderungen in den Milieubedingungen zu persistieren. Dieses kann z.B. in diffusem, nichtselektivem Bindungsverhalten bestehen, in aufmerksamkeitssuchendem und wahllos freundlichem Verhalten und kaum modulierten Interaktionen mit Gleichaltrigen; je nach Umständen kommen auch emotionale und Verhaltensstörungen vor.

Gefühlsarme Psychopathie
Hospitalismus

Exkl.: Asperger-Syndrom (F84.5)
Hyperkinetische Störungen (F90.–)
Hospitalismus bei Kindern (F43.2)
Reaktive Bindungsstörung des Kindesalters (F94.1)

F94.8 Sonstige Störungen sozialer Funktionen mit Beginn in der Kindheit

F94.9 Störung sozialer Funktionen mit Beginn in der Kindheit, nicht näher bezeichnet

F95.– Ticstörungen

Syndrome, bei denen das vorwiegende Symptom ein Tic ist. Ein Tic ist eine unwillkürliche, rasche, wiederholte, nichtrhythmische Bewegung meist umschriebener Muskelgruppen oder eine Lautproduktion, die plötzlich einsetzt und keinem erkennbaren Zweck dient. Normalerweise werden Tics als nicht willkürlich beeinflussbar erlebt, sie können jedoch meist für unterschiedlich lange Zeiträume unterdrückt werden. Belastungen können sie verstärken, während des Schlafens verschwinden sie. Häufige einfache motorische Tics sind Blinzeln, Kopfwerfen, Schulterzucken und Grimassieren. Häufige einfache vokale Tics sind z.B. Räuspern, Bellen, Schnüffeln und Zischen. Komplexe Tics sind Sich-selbst-Schlagen sowie Springen und Hüpfen. Komplexe vokale Tics sind die Wiederholung bestimmter Wörter und manchmal der Gebrauch sozial unangebrachter, oft obszöner Wörter (Koprolalie) und die Wiederholung eigener Laute oder Wörter (Palilalie).

F95.0 Vorübergehende Ticstörung

Sie erfüllt die allgemeinen Kriterien für eine Ticstörung, jedoch halten die Tics nicht länger als 12 Monate an. Die Tics sind häufig Blinzeln, Grimassieren oder Kopfschütteln.

F95.1 Chronische motorische oder vokale Ticstörung

Sie erfüllt die allgemeinen Kriterien für eine Ticstörung, wobei motorische oder vokale Tics, jedoch nicht beide zugleich, einzeln, meist jedoch multipel, auftreten und länger als ein Jahr andauern.

F95.2 Kombinierte vokale und multiple motorische Tics [Tourette-Syndrom]

Eine Form der Ticstörung, bei der gegenwärtig oder in der Vergangenheit multiple motorische Tics und ein oder mehrere vokale Tics vorgekommen sind, die aber nicht notwendigerweise gleichzeitig auftreten müssen. Die Störung verschlechtert sich meist während der Adoleszenz und neigt dazu, bis in das Erwachsenenalter anzuhalten. Die vokalen Tics sind häufig multipel mit explosiven repetitiven Vokalisationen, Räuspern und Grunzen und Gebrauch von obszönen Wörtern oder Phrasen. Manchmal besteht eine begleitende gestische Echopraxie, die ebenfalls obszöner Natur sein kann (Kopropraxie).

F95.8 Sonstige Ticstörungen

F95.9 Ticstörung, nicht näher bezeichnet

Tic o.n.A.

F98.– Andere Verhaltens- und emotionale Störungen mit Beginn in der Kindheit und Jugend

Dieser heterogenen Gruppe von Störungen ist der Beginn in der Kindheit gemeinsam, sonst unterscheiden sie sich jedoch in vieler Hinsicht. Einige der Störungen repräsentieren gut definierte Syndrome, andere sind jedoch nicht mehr als Symptomkomplexe, die hier aber wegen ihrer Häufigkeit und ihrer sozialen Folgen und weil sie anderen Syndromen nicht zugeordnet werden können, aufgeführt werden.

Exkl.: Emotional bedingte Schlafstörungen (F51.–)
Geschlechtsidentitätsstörung des Kindesalters (F64.2)
Kleine-Levin-Syndrom (G47.8)
Perioden von Atemanhalten (R06.88)
Zwangsstörung (F42.–)

F98.0- Nichtorganische Enuresis

Diese Störung ist charakterisiert durch unwillkürlichen Harnabgang am Tag und in der Nacht, untypisch für das Entwicklungsalter. Sie ist nicht Folge einer mangelnden Blasenkontrolle aufgrund einer neurologischen Krankheit, epileptischer Anfälle oder einer strukturellen Anomalie der ableitenden Harnwege. Die Enuresis kann von Geburt an bestehen oder nach einer Periode bereits erworbener Blasenkontrolle aufgetreten sein. Die Enuresis kann von einer schweren emotionalen oder Verhaltensstörung begleitet werden.

Funktionelle Enuresis
Nichtorganische primäre oder sekundäre Enuresis
Nichtorganische Harninkontinenz
Psychogene Enuresis

Exkl.: Enuresis o.n.A. (R32)

F98.00 Enuresis nocturna

F98.01 Enuresis diurna

F98.02 Enuresis nocturna et diurna

F98.08 Sonstige und nicht näher bezeichnete nichtorganische Enuresis

F98.1 Nichtorganische Enkopresis

Wiederholtes willkürliches oder unwillkürliches Absetzen von Faeces normaler oder fast normaler Konsistenz an Stellen, die im soziokulturellen Umfeld des Betroffenen nicht dafür vorgesehen sind. Die Störung kann eine abnorme Verlängerung der normalen infantilen Inkontinenz darstellen oder einen Kontinenzverlust nach bereits vorhandener Darmkontrolle, oder es kann sich um ein absichtliches Absetzen von Stuhl an dafür nicht vorgesehenen Stellen trotz normaler physiologischer Darmkontrolle handeln. Das Zustandsbild kann als monosymptomatische Störung auftreten oder als Teil einer umfassenderen Störung, besonders einer emotionalen Störung (F93.–) oder einer Störung des Sozialverhaltens (F91.–).

Funktionelle Enkopresis
Nichtorganische Stuhlinkontinenz
Psychogene Enkopresis

Soll die Ursache einer eventuell gleichzeitig bestehenden Obstipation angegeben werden, ist eine zusätzliche Schlüsselnummer zu benutzen.

Exkl.: Enkopresis o.n.A. (R15)

F98.2 Fütterstörung im frühen Kindesalter

Eine Fütterstörung mit unterschiedlicher Symptomatik, die gewöhnlich für das Kleinkindalter und frühe Kindesalter spezifisch ist. Im Allgemeinen umfasst die Nahrungsverweigerung extrem wählerisches Essverhalten bei angemessenem Nahrungsangebot und einer einigermaßen kompetenten Betreuungsperson in Abwesenheit einer organischen Krankheit. Begleitend kann Rumination – d.h. wiederholtes Heraufwürgen von Nahrung ohne Übelkeit oder eine gastrointestinale Krankheit – vorhanden sein.

Rumination im Kleinkindalter

Exkl.: Anorexia nervosa und andere Essstörungen (F50.–)
Fütterprobleme bei Neugeborenen (P92.–)
Fütterschwierigkeiten und Betreuungsfehler (R63.3)
Pica im Kleinkind- oder Kindesalter (F98.3)

F98.3 Pica im Kindesalter

Anhaltender Verzehr nicht essbarer Substanzen wie Erde, Farbschnipsel usw.. Sie kann als eines von vielen Symptomen einer umfassenderen psychischen Störung wie Autismus auftreten oder sie kann als relativ isolierte psychopathologische Auffälligkeit vorkommen; nur das letztere wird hier kodiert. Das Phänomen ist bei intelligenzgeminderten Kindern am häufigsten. Wenn eine solche Intelligenzminderung vorliegt, ist als Hauptdiagnose eine Kodierung unter F70–F79 zu verwenden.

F98.4- Stereotype Bewegungsstörungen

Willkürliche, wiederholte, stereotype, nicht funktionale und oft rhythmische Bewegungen, die nicht Teil einer anderen psychischen oder neurologischen Krankheit sind. Wenn solche Bewegungen als Symptome einer anderen Störung vorkommen, soll nur die übergreifende Störung kodiert werden. Nichtselbstbeschädigende Bewegungen sind z.B.: Körperschaukeln, Kopfschaukeln, Haarezupfen, Haaredrehen, Fingerschnipsgewohnheiten und Händeschütteln. Stereotype Selbstbeschädigungen sind z.B.: Wiederholtes Kopfanschlagen, Ins-Gesicht-Schlagen, In-die-Augen-Bohren und Beißen in Hände, Lippen oder andere Körperpartien. Alle stereotypen Bewegungsstörungen treten am häufigsten in Verbindung mit Intelligenzminderung auf; wenn dies der Fall ist, sind beide Störungen zu kodieren.
Wenn das Bohren in den Augen bei einem Kind mit visueller Behinderung auftritt, soll beides kodiert werden: das Bohren in den Augen mit F98.4- und die Sehstörung mit der Kodierung der entsprechenden somatischen Störung.

Stereotypie/abnorme Gewohnheit

Exkl.: Abnorme unwillkürliche Bewegungen (R25.–)
Bewegungsstörungen organischer Ursache (G20–G25)
Daumenlutschen (F98.88)
Nägelbeißen (F98.88)
Nasebohren (F98.88)
Stereotypien als Teil einer umfassenderen psychischen Störung (F00–F95)
Ticstörungen (F95.–)
Trichotillomanie (F63.3)

F98.40 Ohne Selbstverletzung

F98.41 Mit Selbstverletzung

F98.49 Ohne Angabe einer Selbstverletzung

F98.5 Stottern [Stammeln]

Hierbei ist das Sprechen durch häufige Wiederholung oder Dehnung von Lauten, Silben oder Wörtern, oder durch häufiges Zögern und Innehalten, das den rhythmischen Sprechfluss unterbricht, gekennzeichnet. Es soll als Störung nur klassifiziert werden, wenn die Sprechflüssigkeit deutlich beeinträchtigt ist.

Exkl.: Poltern (F98.6)
Ticstörungen (F95.–)

F98.6 Poltern

Eine hohe Sprechgeschwindigkeit mit Störung der Sprechflüssigkeit, jedoch ohne Wiederholungen oder Zögern, von einem Schweregrad, der zu einer beeinträchtigten Sprechverständlichkeit führt. Das Sprechen ist unregelmäßig und unrhythmisch, mit schnellen, ruckartigen Anläufen, die gewöhnlich zu einem fehlerhaften Satzmuster führen.

Exkl.: Stottern (F98.5)
Ticstörungen (F95.–)

F98.8- Sonstige näher bezeichnete Verhaltens- und emotionale Störungen mit Beginn in der Kindheit und Jugend

F98.80 Aufmerksamkeitsstörung ohne Hyperaktivität mit Beginn in der Kindheit und Jugend

F98.88 Sonstige näher bezeichnete Verhaltens- und emotionale Störungen mit Beginn in der Kindheit und Jugend

Daumenlutschen
Exzessive Masturbation
Nägelkauen
Nasebohren

F98.9 Nicht näher bezeichnete Verhaltens- oder emotionale Störungen mit Beginn in der Kindheit und Jugend

Nicht näher bezeichnete psychische Störungen (F99–F99)

F99 Psychische Störung ohne nähere Angabe

Inkl.: Psychische Krankheit o.n.A.

Exkl.: Organische psychische Störung o.n.A. (F06.9)

F

Kapitel VI

Krankheiten des Nervensystems (G00–G99)

Exkl.: Angeborene Fehlbildungen, Deformitäten und Chromosomenanomalien (Q00-Q99)
Bestimmte infektiöse und parasitäre Krankheiten (A00-B99)
Bestimmte Zustände, die ihren Ursprung in der Perinatalperiode haben (P00-P96)
Endokrine, Ernährungs- und Stoffwechselkrankheiten (E00-E90)
Komplikationen der Schwangerschaft, der Geburt und des Wochenbettes (O00-O99)
Neubildungen (C00-D48)
Symptome und abnorme klinische und Laborbefunde, die anderenorts nicht klassifiziert sind (R00-R99)
Verletzungen, Vergiftungen und bestimmte andere Folgen äußerer Ursachen (S00-T98)

G

Dieses Kapitel gliedert sich in folgende Gruppen:

G00–G09	Entzündliche Krankheiten des Zentralnervensystems
G10–G14	Systematrophien, die vorwiegend das Zentralnervensystem betreffen
G20–G26	Extrapyramidale Krankheiten und Bewegungsstörungen
G30–G32	Sonstige degenerative Krankheiten des Nervensystems
G35–G37	Demyelinisierende Krankheiten des Zentralnervensystems
G40–G47	Episodische und paroxysmale Krankheiten des Nervensystems
G50–G59	Krankheiten von Nerven, Nervenwurzeln und Nervenplexus
G60–G64	Polyneuropathien und sonstige Krankheiten des peripheren Nervensystems
G70–G73	Krankheiten im Bereich der neuromuskulären Synapse und des Muskels
G80–G83	Zerebrale Lähmung und sonstige Lähmungssyndrome
G90–G99	Sonstige Krankheiten des Nervensystems

Dieses Kapitel enthält die folgenden Sternschlüsselnummern:

*G01**	*Meningitis bei anderenorts klassifizierten bakteriellen Krankheiten*
*G02.–**	*Meningitis bei sonstigen anderenorts klassifizierten infektiösen und parasitären Krankheiten*
*G05.–**	*Enzephalitis, Myelitis und Enzephalomyelitis bei anderenorts klassifizierten Krankheiten*
*G07**	*Intrakranielle und intraspinale Abszesse und Granulome bei anderenorts klassifizierten Krankheiten*
*G13.–**	*Systematrophien, vorwiegend das Zentralnervensystem betreffend, bei anderenorts klassifizierten Krankheiten*
*G22**	*Parkinson-Syndrom bei anderenorts klassifizierten Krankheiten*
*G26**	*Extrapyramidale Krankheiten und Bewegungsstörungen bei anderenorts klassifizierten Krankheiten*
*G32.–**	*Sonstige degenerative Krankheiten des Nervensystems bei anderenorts klassifizierten Krankheiten*
*G46.–**	*Zerebrale Gefäßsyndrome bei zerebrovaskulären Krankheiten*
*G53.–**	*Krankheiten der Hirnnerven bei anderenorts klassifizierten Krankheiten*
*G55.–**	*Kompression von Nervenwurzeln und Nervenplexus bei anderenorts klassifizierten Krankheiten*
*G59.–**	*Mononeuropathie bei anderenorts klassifizierten Krankheiten*
*G63.–**	*Polyneuropathie bei anderenorts klassifizierten Krankheiten*
*G73.–**	*Krankheiten im Bereich der neuromuskulären Synapse und des Muskels bei anderenorts klassifizierten Krankheiten*
*G94.–**	*Sonstige Krankheiten des Gehirns bei anderenorts klassifizierten Krankheiten*
*G99.–**	*Sonstige Krankheiten des Nervensystems bei anderenorts klassifizierten Krankheiten*

Dieses Kapitel enthält die folgenden Ausrufezeichenschlüsselnummern:

G82.6.-!	*Funktionale Höhe der Schädigung des Rückenmarkes*

Entzündliche Krankheiten des Zentralnervensystems (G00–G09)

G00.– Bakterielle Meningitis, anderenorts nicht klassifiziert

Inkl.: Arachnoiditis, Leptomeningitis, Meningitis, Pachymeningitis | bakteriell

Exkl.: Bakterielle:
- Meningoenzephalitis (G04.2)
- Meningomyelitis (G04.2)

G00.0 Meningitis durch Haemophilus influenzae

G00.1 Pneumokokkenmeningitis

G00.2 Streptokokkenmeningitis

G00.3 Staphylokokkenmeningitis

G00.8 Sonstige bakterielle Meningitis

Meningitis durch:
- Escherichia coli
- Klebsiella
- Klebsiella pneumoniae [Friedländer]

G00.9 Bakterielle Meningitis, nicht näher bezeichnet

Meningitis:
- eitrig o.n.A.
- purulent o.n.A.
- pyogen o.n.A.

G01 Meningitis bei anderenorts klassifizierten bakteriellen Krankheiten*

Inkl.: Meningitis (bei) (durch):
- Anthrax [Milzbrand] (A22.8†)
- Gonokokken (A54.8†)
- Leptospirose (A27.–†)
- Listerien (A32.1†)
- Lyme-Krankheit (A69.2†)
- Meningokokken (A39.0†)
- Neurosyphilis (A52.1†)
- Salmonelleninfektion (A02.2†)
- Syphilis:
  - – konnatal (A50.4†)
  - – sekundär (A51.4†)
- tuberkulös (A17.0†)
- Typhus abdominalis (A01.0†)

Exkl.: Meningoenzephalitis und Meningomyelitis bei anderenorts klassifizierten bakteriellen Krankheiten (G05.0*)

G02.– Meningitis bei sonstigen anderenorts klassifizierten infektiösen und parasitären Krankheiten*

Exkl.: Meningoenzephalitis und Meningomyelitis bei sonstigen anderenorts klassifizierten infektiösen und parasitären Krankheiten (G05.1*–G05.2*)

G02.0* Meningitis bei anderenorts klassifizierten Viruskrankheiten

Meningitis (bei) (durch):
- Adenoviren (A87.1†)
- Enteroviren (A87.0†)
- Herpesviren [Herpes simplex] (B00.3†)
- infektiöser Mononukleose (B27.–†)
- Masern (B05.1†)
- Mumps (B26.1†)

- Röteln (B06.0†)
- Varizellen [Windpocken] (B01.0†)
- Zoster (B02.1†)

G02.1* ***Meningitis bei anderenorts klassifizierten Mykosen***

Meningitis bei:
- Kandidose (B37.5†)
- Kokzidioidomykose (B38.4†)
- Kryptokokkose (B45.1†)

G02.8* ***Meningitis bei sonstigen näher bezeichneten anderenorts klassifizierten infektiösen und parasitären Krankheiten***

Meningitis durch:
- afrikanische Trypanosomiasis (B56.–†)
- Chagas-Krankheit (chronisch) (B57.4†)

G

G03.– Meningitis durch sonstige und nicht näher bezeichnete Ursachen

Inkl.: Arachnoiditis | Leptomeningitis | Meningitis | Pachymeningitis — durch sonstige und nicht näher bezeichnete Ursachen

Exkl.: Meningoenzephalitis (G04.–)
Meningomyelitis (G04.–)

G03.0 Nichteitrige Meningitis

Abakterielle Meningitis

G03.1 Chronische Meningitis

G03.2 Benigne rezidivierende Meningitis [Mollaret-Meningitis]

G03.8 Meningitis durch sonstige näher bezeichnete Ursachen

G03.9 Meningitis, nicht näher bezeichnet

Arachnoiditis (spinal) o.n.A.

G04.– Enzephalitis, Myelitis und Enzephalomyelitis

Inkl.: Akute aszendierende Myelitis
Meningoenzephalitis
Meningomyelitis

Exkl.: Enzephalopathie:
- alkoholisch (G31.2)
- toxisch (G92.–)
- o.n.A. (G93.4)

Multiple Sklerose [Encephalomyelitis disseminata] (G35.–)
Myalgische Enzephalomyelitis (G93.3)
Myelitis transversa acuta (G37.3)
Subakute nekrotisierende Myelitis [Foix-Alajouanine-Syndrom] (G37.4)

G04.0 Akute disseminierte Enzephalitis

Enzephalitis | Enzephalomyelitis — nach Impfung

Soll der Impfstoff angegeben werden, ist eine zusätzliche Schlüsselnummer (Kapitel XX) zu benutzen.

G04.1 Humane T-Zell-lymphotrope Virus-assoziierte Myelopathie

Tropische spastische Paraplegie

G04.2 Bakterielle Meningoenzephalitis und Meningomyelitis, anderenorts nicht klassifiziert

G04.8 Sonstige Enzephalitis, Myelitis und Enzephalomyelitis

Postinfektiöse Enzephalitis und Enzephalomyelitis o.n.A.

G04.9 Enzephalitis, Myelitis und Enzephalomyelitis, nicht näher bezeichnet

Ventrikulitis (zerebral) o.n.A.

G05.–* Enzephalitis, Myelitis und Enzephalomyelitis bei anderenorts klassifizierten Krankheiten

Inkl.: Meningoenzephalitis und Meningomyelitis bei anderenorts klassifizierten Krankheiten

*G05.0** *Enzephalitis, Myelitis und Enzephalomyelitis bei anderenorts klassifizierten bakteriellen Krankheiten*

Enzephalitis, Myelitis oder Enzephalomyelitis (bei) (durch):
- Listerien (A32.1†)
- Meningokokken (A39.8†)
- Syphilis:
  - konnatal (A50.4†)
  - Spät- (A52.1†)
- tuberkulös (A17.8†)

*G05.1** *Enzephalitis, Myelitis und Enzephalomyelitis bei anderenorts klassifizierten Viruskrankheiten*

Enzephalitis, Myelitis oder Enzephalomyelitis (bei) (durch):
- Adenoviren (A85.1†)
- Enteroviren (A85.0†)
- Grippe:
  - saisonal, Virus nachgewiesen (J10.8†)
  - Virus nicht nachgewiesen (J11.8†)
  - zoonotisch oder pandemisch, Virus nachgewiesen (J09†)
- Herpesviren [Herpes simplex] (B00.4†)
- Masern (B05.0†)
- Mumps (B26.2†)
- Röteln (B06.0†)
- Varizellen (B01.1†)
- Zoster (B02.0†)
- Zytomegalieviren (B25.88†)

*G05.2** *Enzephalitis, Myelitis und Enzephalomyelitis bei sonstigen anderenorts klassifizierten infektiösen und parasitären Krankheiten*

Enzephalitis, Myelitis oder Enzephalomyelitis bei:
- afrikanischer Trypanosomiasis (B56.–†)
- Chagas-Krankheit (chronisch) (B57.4†)
- Naegleriainfektion (B60.2†)
- Toxoplasmose (B58.2†)

Eosinophile Meningoenzephalitis (B83.2†)

*G05.8** *Enzephalitis, Myelitis und Enzephalomyelitis bei sonstigen anderenorts klassifizierten Krankheiten*

Enzephalopathie bei systemischem Lupus erythematodes (M32.1†)

G06.– Intrakranielle und intraspinale Abszesse und Granulome

Soll der Infektionserreger angegeben werden, ist eine zusätzliche Schlüsselnummer (B95!–B98!) zu benutzen.

G06.0 Intrakranieller Abszess und intrakranielles Granulom

Abszess (embolisch):
- Gehirn [jeder Teil]
- otogen
- zerebellar
- zerebral

Intrakranieller Abszess oder intrakranielles Granulom:
- epidural
- extradural
- subdural

G06.1 **Intraspinaler Abszess und intraspinales Granulom**

Abszess (embolisch) des Rückenmarkes [jeder Teil]
Intraspinaler Abszess oder intraspinales Granulom:
- epidural
- extradural
- subdural

G06.2 **Extraduraler und subduraler Abszess, nicht näher bezeichnet**

G07* *Intrakranielle und intraspinale Abszesse und Granulome bei anderenorts klassifizierten Krankheiten*

Inkl.: Hirnabszess (durch):
- Amöben (A06.6†)
- Gonokokken (A54.8†)
- tuberkulös (A17.8†)

Hirngranulom bei Schistosomiasis (B65.–†)
Tuberkulom:
- Gehirn (A17.8†)
- Meningen (A17.1†)

G08 Intrakranielle und intraspinale Phlebitis und Thrombophlebitis

Inkl.: Septische:
- Embolie
- Endophlebitis
- Phlebitis
- Thrombophlebitis
- Thrombose

| intrakranielle oder intraspinale venöse Sinus und Venen

Exkl.: Intrakranielle Phlebitis und Thrombophlebitis:
- als Komplikation von:
  - Abort, Extrauteringravidität oder Molenschwangerschaft (O00–O07, O08.7)
  - Schwangerschaft, Geburt oder Wochenbett (O22.5, O87.3)
- nichtpyogen (I67.6)

Nichteitrige intraspinale Phlebitis und Thrombophlebitis (G95.18)

G09 Folgen entzündlicher Krankheiten des Zentralnervensystems

Hinw.: Soll bei einer anderenorts klassifizierten Störung angegeben werden, dass sie Folge eines primär unter G00–G08 (mit Ausnahme der Stern-Kategorien) klassifizierbaren Zustandes ist, so ist (statt einer Schlüsselnummer aus G00–G08) die vorliegende Kategorie zu verwenden. Zu den "Folgen" zählen Krankheitszustände, die als Folgen oder Spätfolgen bezeichnet sind oder die ein Jahr oder länger seit Beginn des verursachenden Leidens bestehen. Für den Gebrauch dieser Kategorie sollten die betreffenden Regeln und Richtlinien zur Verschlüsselung der Morbidität und Mortalität in Band 2 (Regelwerk) herangezogen werden.

Systematrophien, die vorwiegend das Zentralnervensystem betreffen (G10–G14)

G10 Chorea Huntington

Inkl.: Chorea chronica progressiva hereditaria
Huntington-Krankheit

G11.– Hereditäre Ataxie

Exkl.: Hereditäre und idiopathische Neuropathie (G60.–)
Infantile Zerebralparese (G80.–)
Stoffwechselstörungen (E70–E90)

G11.0 **Angeborene nichtprogressive Ataxie**

G11.1 Früh beginnende zerebellare Ataxie

Hinw.: Beginn gewöhnlich vor dem 20. Lebensjahr

Friedreich-Ataxie (autosomal-rezessiv)
Früh beginnende zerebellare Ataxie [EOCA] mit:
- erhaltenen Sehnenreflexen [retained tendon reflexes]
- essentiellem Tremor
- Myoklonie [Dyssynergia cerebellaris myoclonica (Hunt)]

X-chromosomal-rezessive spinozerebellare Ataxie

G11.2 Spät beginnende zerebellare Ataxie

Hinw.: Beginn gewöhnlich nach dem 20. Lebensjahr

G11.3 Zerebellare Ataxie mit defektem DNA-Reparatursystem

Ataxia teleangiectatica [Louis-Bar-Syndrom]

Exkl.: Cockayne-Syndrom (Q87.1)
Xeroderma pigmentosum (Q82.1)

G11.4 Hereditäre spastische Paraplegie

G11.8 Sonstige hereditäre Ataxien

G11.9 Hereditäre Ataxie, nicht näher bezeichnet

Hereditäre(s) zerebellare(s):
- Ataxie o.n.A.
- Degeneration
- Krankheit
- Syndrom

G12.– Spinale Muskelatrophie und verwandte Syndrome

G12.0 Infantile spinale Muskelatrophie, Typ I [Typ Werdnig-Hoffmann]

G12.1 Sonstige vererbte spinale Muskelatrophie

Progressive Bulbärparalyse im Kindesalter [Fazio-Londe-Syndrom]
Spinale Muskelatrophie:
- distale Form
- Erwachsenenform
- juvenile Form, Typ III [Typ Kugelberg-Welander]
- Kindheitsform, Typ II
- skapuloperonäale Form

G12.2 Motoneuron-Krankheit

Familiäre Motoneuron-Krankheit
Lateralsklerose:
- myatrophisch [amyotrophisch]
- primär

Progressive:
- Bulbärparalyse
- spinale Muskelatrophie

Spinobulbäre Muskelatrophie Typ Kennedy [Kennedy-Krankheit]

G12.8 Sonstige spinale Muskelatrophien und verwandte Syndrome

G12.9 Spinale Muskelatrophie, nicht näher bezeichnet

G13.– Systematrophien, vorwiegend das Zentralnervensystem betreffend, bei anderenorts klassifizierten Krankheiten*

G13.0* Paraneoplastische Neuromyopathie und Neuropathie

Karzinomatöse Neuromyopathie (C00–C96†)
Sensorische paraneoplastische Neuropathie, Typ Denny-Brown (C00–D48†)

G13.1* Sonstige Systematrophien, vorwiegend das Zentralnervensystem betreffend, bei Neubildungen

Paraneoplastische limbische Enzephalopathie (C00–D48†)

G13.2* ***Systematrophie, vorwiegend das Zentralnervensystem betreffend, bei Myxödem (E00.1†, E03.–†)***

G13.8* ***Systematrophien, vorwiegend das Zentralnervensystem betreffend, bei sonstigen anderenorts klassifizierten Krankheiten***

G14 Postpolio-Syndrom

Inkl.: Postpoliomyelitis-Syndrom

Exkl.: Folgezustände der Poliomyelitis (B91)

Extrapyramidale Krankheiten und Bewegungsstörungen (G20–G26)

G

G20.– Primäres Parkinson-Syndrom

Inkl.: Hemiparkinson
Paralysis agitans
Parkinsonismus oder Parkinson-Krankheit:
- idiopathisch
- primär
- o.n.A.

Die Zuordnung des Schweregrades der Parkinson-Krankheit zu den Subkategorien G20.0–G20.2 ist nach der modifizierten Stadieneinteilung der Parkinson-Krankheit nach Hoehn und Yahr vorzunehmen.

G20.0- Primäres Parkinson-Syndrom mit fehlender oder geringer Beeinträchtigung

Stadien 0 bis unter 3 nach Hoehn und Yahr

G20.00 Ohne Wirkungsfluktuation

Ohne Angabe einer Wirkungsfluktuation

G20.01 Mit Wirkungsfluktuation

G20.1- Primäres Parkinson-Syndrom mit mäßiger bis schwerer Beeinträchtigung

Stadien 3 oder 4 nach Hoehn und Yahr

G20.10 Ohne Wirkungsfluktuation

Ohne Angabe einer Wirkungsfluktuation

G20.11 Mit Wirkungsfluktuation

G20.2- Primäres Parkinson-Syndrom mit schwerster Beeinträchtigung

Stadium 5 nach Hoehn und Yahr

G20.20 Ohne Wirkungsfluktuation

Ohne Angabe einer Wirkungsfluktuation

G20.21 Mit Wirkungsfluktuation

G20.9- Primäres Parkinson-Syndrom, nicht näher bezeichnet

G20.90 Ohne Wirkungsfluktuation

Ohne Angabe einer Wirkungsfluktuation

G20.91 Mit Wirkungsfluktuation

G21.– Sekundäres Parkinson-Syndrom

Inkl.: Sekundärer Parkinsonismus

G21.0 Malignes Neuroleptika-Syndrom

Soll die Substanz angegeben werden, ist eine zusätzliche Schlüsselnummer (Kapitel XX) zu benutzen.

G21.1 Sonstiges arzneimittelinduziertes Parkinson-Syndrom

Soll die Substanz angegeben werden, ist eine zusätzliche Schlüsselnummer (Kapitel XX) zu benutzen.

G21.2 Parkinson-Syndrom durch sonstige exogene Agenzien

Soll das exogene Agens angegeben werden, ist eine zusätzliche Schlüsselnummer (Kapitel XX) zu benutzen.

G21.3 Postenzephalitisches Parkinson-Syndrom

G21.4 Vaskuläres Parkinson-Syndrom

G21.8 **Sonstiges sekundäres Parkinson-Syndrom**

G21.9 **Sekundäres Parkinson-Syndrom, nicht näher bezeichnet**

G22* *Parkinson-Syndrom bei anderenorts klassifizierten Krankheiten*

Inkl.: Parkinson-Syndrom bei Syphilis (A52.1†)

G23.– Sonstige degenerative Krankheiten der Basalganglien

G23.0 **Hallervorden-Spatz-Syndrom**

Pigmentdegeneration des Pallidums

G23.1 **Progressive supranukleäre Ophthalmoplegie [Steele-Richardson-Olszewski-Syndrom]**

Progressive supranukleäre Parese

G23.2 **Multiple Systematrophie vom Parkinson-Typ [MSA-P]**

G23.3 **Multiple Systematrophie vom zerebellären Typ [MSA-C]**

G23.8 **Sonstige näher bezeichnete degenerative Krankheiten der Basalganglien**

Kalzifikation der Basalganglien
Neurogene orthostatische Hypotonie [Shy-Drager-Syndrom]

Exkl.: Orthostatische Hypotonie o.n.A. (I95.1)

G23.9 **Degenerative Krankheit der Basalganglien, nicht näher bezeichnet**

G24.– Dystonie

Inkl.: Dyskinesie

Exkl.: Athetotische Zerebralparese (G80.3)

G24.0 **Arzneimittelinduzierte Dystonie**

Dyskinesia tarda

Soll die Substanz angegeben werden, ist eine zusätzliche Schlüsselnummer (Kapitel XX) zu benutzen.

G24.1 **Idiopathische familiäre Dystonie**

Idiopathische Dystonie o.n.A.

G24.2 **Idiopathische nichtfamiliäre Dystonie**

G24.3 **Torticollis spasticus**

Exkl.: Tortikollis o.n.A. (M43.6)

G24.4 **Idiopathische orofaziale Dystonie**

Orofaziale Dyskinesie

G24.5 **Blepharospasmus**

G24.8 **Sonstige Dystonie**

G24.9 **Dystonie, nicht näher bezeichnet**

Dyskinesie o.n.A.

G25.– Sonstige extrapyramidale Krankheiten und Bewegungsstörungen

G25.0 **Essentieller Tremor**

Familiärer Tremor

Exkl.: Tremor o.n.A. (R25.1)

G25.1 **Arzneimittelinduzierter Tremor**

Soll die Substanz angegeben werden, ist eine zusätzliche Schlüsselnummer (Kapitel XX) zu benutzen.

G25.2 **Sonstige näher bezeichnete Tremorformen**

Intentionstremor

G25.3 **Myoklonus**

Arzneimittelinduzierter Myoklonus

Soll die Substanz angegeben werden, ist eine zusätzliche Schlüsselnummer (Kapitel XX) zu benutzen.

Exkl.: Faziale Myokymie (G51.4)
Myoklonusepilepsie (G40.–)

G25.4 Arzneimittelinduzierte Chorea

Soll die Substanz angegeben werden, ist eine zusätzliche Schlüsselnummer (Kapitel XX) zu benutzen.

G25.5 Sonstige Chorea

Chorea o.n.A.

Exkl.: Chorea Huntington (G10)
Chorea minor [Chorea Sydenham] (I02.–)
Chorea o.n.A. mit Herzbeteiligung (I02.0)
Rheumatische Chorea (I02.–)

G25.6 Arzneimittelinduzierte Tics und sonstige Tics organischen Ursprungs

Soll die Substanz angegeben werden, ist eine zusätzliche Schlüsselnummer (Kapitel XX) zu benutzen.

Exkl.: Gilles-de-la-Tourette-Syndrom (F95.2)
Tic o.n.A. (F95.9)

G25.8- Sonstige näher bezeichnete extrapyramidale Krankheiten und Bewegungsstörungen

G25.80 Periodische Beinbewegungen im Schlaf

Periodic Limb Movements in Sleep [PLMS]

G25.81 Syndrom der unruhigen Beine [Restless-Legs-Syndrom]

G25.88 Sonstige näher bezeichnete extrapyramidale Krankheiten und Bewegungsstörungen

Akathisie (behandlungsinduziert) (medikamenteninduziert)
Stiff-Person-Syndrom [Muskelstarre-Syndrom]

Soll die Substanz angegeben werden, ist eine zusätzliche Schlüsselnummer (Kapitel XX) zu benutzen.

G25.9 Extrapyramidale Krankheit oder Bewegungsstörung, nicht näher bezeichnet

G26 Extrapyramidale Krankheiten und Bewegungsstörungen bei anderenorts klassifizierten Krankheiten*

Sonstige degenerative Krankheiten des Nervensystems (G30–G32)

G30.–† Alzheimer-Krankheit (F00.–*)

Inkl.: Senile und präsenile Formen

Exkl.: Senile:
- Degeneration des Gehirns, anderenorts nicht klassifiziert (G31.1)
- Demenz o.n.A. (F03)

Senilität o.n.A. (R54)

G30.0† Alzheimer-Krankheit mit frühem Beginn (F00.0*)

Hinw.: Beginn gewöhnlich vor dem 65. Lebensjahr

G30.1† Alzheimer-Krankheit mit spätem Beginn (F00.1*)

Hinw.: Beginn gewöhnlich ab dem 65. Lebensjahr

G30.8† Sonstige Alzheimer-Krankheit (F00.2*)

G30.9† Alzheimer-Krankheit, nicht näher bezeichnet (F00.9*)

G31.– Sonstige degenerative Krankheiten des Nervensystems, anderenorts nicht klassifiziert

Exkl.: Reye-Syndrom (G93.7)

G31.0 Umschriebene Hirnatrophie

Frontotemporale Demenz [FTD]
Pick-Krankheit
Progressive isolierte Aphasie

G31.1 Senile Degeneration des Gehirns, anderenorts nicht klassifiziert

Exkl.: Alzheimer-Krankheit (G30.–)
Senilität o.n.A. (R54)

G31.2 Degeneration des Nervensystems durch Alkohol

Alkoholbedingte:
- Enzephalopathie
- zerebellare Ataxie
- zerebellare Degeneration
- zerebrale Degeneration

Dysfunktion des autonomen Nervensystems durch Alkohol

G31.8- Sonstige näher bezeichnete degenerative Krankheiten des Nervensystems

G31.81 Mitochondriale Zytopathie

MELAS-Syndrom [Myopathy, Encephalopathy, Lactic Acidosis, Stroke-like episodes] [Myopathie, Enzephalopathie, Laktatazidose, iktus-ähnliche zerebrale Anfälle]
MERRF-Syndrom [Myoclonus Epilepsy with Ragged-Red Fibres]
Mitochondriale Myoenzephalopathie

Benutze zusätzliche Schlüsselnummern für die Manifestation:
- Generalisierte nicht-konvulsive Epilepsie (G40.3)
- Sonstige Myopathien (G72.8)
- Ophthalmoplegia progressiva externa (H49.4)
- Schlaganfall (I60-I64)

G31.82 Lewy-Körper-Krankheit

Lewy-Körper-Demenz (F02.8*)

G31.88 Sonstige näher bezeichnete degenerative Krankheiten des Nervensystems

Infantile neuroaxonale Dystrophie [Seitelberger-Krankheit]
Poliodystrophia cerebri progressiva [Alpers-Krankheit]
Subakute nekrotisierende Enzephalomyelopathie [Leigh-Syndrom]

G31.9 Degenerative Krankheit des Nervensystems, nicht näher bezeichnet

G32.– Sonstige degenerative Krankheiten des Nervensystems bei anderenorts klassifizierten Krankheiten*

G32.0* Subakute kombinierte Degeneration des Rückenmarks bei anderenorts klassifizierten Krankheiten

Subakute kombinierte Degeneration des Rückenmarks bei Vitamin-B_{12}-Mangel (E53.8†)

G32.8* Sonstige näher bezeichnete degenerative Krankheiten des Nervensystems bei anderenorts klassifizierten Krankheiten

Demyelinisierende Krankheiten des Zentralnervensystems
(G35–G37)

G35.– Multiple Sklerose [Encephalomyelitis disseminata]

Inkl.: Multiple Sklerose:
- disseminiert
- generalisiert
- Hirnstamm
- Rückenmark
- o.n.A.

G35.0 Erstmanifestation einer multiplen Sklerose

G35.1- Multiple Sklerose mit vorherrschend schubförmigem Verlauf

G35.10 Ohne Angabe einer akuten Exazerbation oder Progression

G35.11 Mit Angabe einer akuten Exazerbation oder Progression

G35.2- Multiple Sklerose mit primär-chronischem Verlauf

G35.20 Ohne Angabe einer akuten Exazerbation oder Progression

G35.21 Mit Angabe einer akuten Exazerbation oder Progression

G35.3- Multiple Sklerose mit sekundär-chronischem Verlauf

G35.30 Ohne Angabe einer akuten Exazerbation oder Progression

G35.31 Mit Angabe einer akuten Exazerbation oder Progression

G35.9 Multiple Sklerose, nicht näher bezeichnet

G36.– Sonstige akute disseminierte Demyelinisation

Exkl.: Postinfektiöse Enzephalitis und Enzephalomyelitis o.n.A. (G04.8)

G36.0 Neuromyelitis optica [Devic-Krankheit]

Demyelinisation bei Neuritis nervi optici

Exkl.: Neuritis nervi optici o.n.A. (H46)

G36.1 Akute und subakute hämorrhagische Leukoenzephalitis [Hurst]

G36.8 Sonstige näher bezeichnete akute disseminierte Demyelinisation

G36.9 Akute disseminierte Demyelinisation, nicht näher bezeichnet

G37.– Sonstige demyelinisierende Krankheiten des Zentralnervensystems

G

G37.0 Diffuse Hirnsklerose

Encephalitis periaxialis
Schilder-Krankheit

Exkl.: Adrenoleukodystrophie [Addison-Schilder-Syndrom] (E71.3)

G37.1 Zentrale Demyelinisation des Corpus callosum

G37.2 Zentrale pontine Myelinolyse

G37.3 Myelitis transversa acuta bei demyelinisierender Krankheit des Zentralnervensystems

Myelitis transversa acuta o.n.A.

Exkl.: Multiple Sklerose [Encephalomyelitis disseminata] (G35.–)
Neuromyelitis optica [Devic-Krankheit] (G36.0)

G37.4 Subakute nekrotisierende Myelitis [Foix-Alajouanine-Syndrom]

G37.5 Konzentrische Sklerose [Baló-Krankheit]

G37.8 Sonstige näher bezeichnete demyelinisierende Krankheiten des Zentralnervensystems

Akute demyelinisierende Enzephalomyelitis [ADEM]

G37.9 Demyelinisierende Krankheit des Zentralnervensystems, nicht näher bezeichnet

Episodische und paroxysmale Krankheiten des Nervensystems (G40 G47)

G40.– Epilepsie

Exkl.: Anfall o.n.A. (R56.8)
Krampfanfall o.n.A. (R56.8)
Landau-Kleffner-Syndrom (F80.3)
Status epilepticus (G41.–)
Todd-Paralyse (G83.8)

G40.0- Lokalisationsbezogene (fokale) (partielle) idiopathische Epilepsie und epileptische Syndrome mit fokal beginnenden Anfällen

G40.00 Pseudo-Lennox-Syndrom

Gutartige atypische Epilepsie

G40.01 CSWS [Continuous spikes and waves during slow-wave sleep]

Bioelektrischer Status epilepticus im Schlaf
ESES [Electrical status epilepticus during slow-wave sleep]

G40.02 Benigne psychomotorische Epilepsie [terror fits]

Benigne Partialepilepsie mit affektiver Symptomatik

G40.08 Sonstige lokalisationsbezogene (fokale) (partielle) idiopathische Epilepsie und epileptische Syndrome mit fokal beginnenden Anfällen

Benigne Epilepsie im Säuglingsalter [Watanabe]
Benigne Epilepsie mit okzipitalen Paroxysmen

Benigne Epilepsie mit zentrotemporalen Spikes [Rolando]
Benigne Säuglingsepilepsie mit komplex-fokalen Anfällen

G40.09 Lokalisationsbezogene (fokale) (partielle) idiopathische Epilepsie und epileptische Syndrome mit fokal beginnenden Anfällen, nicht näher bezeichnet

G40.1 Lokalisationsbezogene (fokale) (partielle) symptomatische Epilepsie und epileptische Syndrome mit einfachen fokalen Anfällen

Anfälle ohne Störung des Bewusstseins
Einfache fokale Anfälle mit Entwicklung zu sekundär generalisierten Anfällen

G40.2 Lokalisationsbezogene (fokale) (partielle) symptomatische Epilepsie und epileptische Syndrome mit komplexen fokalen Anfällen

Anfälle mit Störungen des Bewusstseins, meist mit Automatismen
Komplexe fokale Anfälle mit Entwicklung zu sekundär generalisierten Anfällen

G40.3 Generalisierte idiopathische Epilepsie und epileptische Syndrome

Absencen-Epilepsie des Kindesalters [Pyknolepsie]
Grand-Mal-Aufwachepilepsie
Gutartige:
- myoklonische Epilepsie des Kleinkindalters
- Neugeborenenkrämpfe (familiär)

Juvenile:
- Absencen-Epilepsie
- myoklonische Epilepsie [Impulsiv-Petit-Mal]

Unspezifische epileptische Anfälle:
- atonisch
- klonisch
- myoklonisch
- tonisch
- tonisch-klonisch

G40.4 Sonstige generalisierte Epilepsie und epileptische Syndrome

Blitz-Nick-Salaam-Krämpfe
Epilepsie mit:
- myoklonisch-astatischen Anfällen
- myoklonischen Absencen

Frühe myoklonische Enzephalopathie (symptomatisch)
Lennox-Syndrom
West-Syndrom

G40.5 Spezielle epileptische Syndrome

Epilepsia partialis continua [Kojewnikow-Syndrom]
Epileptische Anfälle im Zusammenhang mit:
- Alkohol
- Arzneimittel oder Drogen
- hormonellen Veränderungen
- Schlafentzug
- Stress

Soll bei Arzneimittelinduktion die Substanz angegeben werden, ist eine zusätzliche Schlüsselnummer (Kapitel XX) zu benutzen.

G40.6 Grand-Mal-Anfälle, nicht näher bezeichnet (mit oder ohne Petit-Mal)

G40.7 Petit-Mal-Anfälle, nicht näher bezeichnet, ohne Grand-Mal-Anfälle

G40.8 Sonstige Epilepsien

Epilepsien und epileptische Syndrome, unbestimmt, ob fokal oder generalisiert

G40.9 Epilepsie, nicht näher bezeichnet

Epileptische:
- Anfälle o.n.A.
- Konvulsionen o.n.A.

G41.– Status epilepticus

G41.0 Grand-Mal-Status

Status mit tonisch-klonischen Anfällen

Exkl.: Epilepsia partialis continua [Kojewnikow-Syndrom] (G40.5)

G41.1 Petit-Mal-Status

Absencenstatus

G41.2 Status epilepticus mit komplexfokalen Anfällen

G41.8 Sonstiger Status epilepticus

G41.9 Status epilepticus, nicht näher bezeichnet

G43.– Migräne

Soll bei Arzneimittelinduktion die Substanz angegeben werden, ist eine zusätzliche Schlüsselnummer (Kapitel XX) zu benutzen.

Exkl.: Kopfschmerz o.n.A. (R51)

G43.0 Migräne ohne Aura [Gewöhnliche Migräne]

G43.1 Migräne mit Aura [Klassische Migräne]

Migräne:
- Äquivalente
- Aura ohne Kopfschmerz
- basilär
- familiär-hemiplegisch
- mit:
  - akut einsetzender Aura
  - prolongierter Aura
  - typischer Aura

G43.2 Status migraenosus

G43.3 Komplizierte Migräne

G43.8 Sonstige Migräne

Ophthalmoplegische Migräne
Retinale Migräne

G43.9 Migräne, nicht näher bezeichnet

G44.– Sonstige Kopfschmerzsyndrome

Exkl.: Atypischer Gesichtsschmerz (G50.1)
Kopfschmerz o.n.A. (R51)
Trigeminusneuralgie (G50.0)

G44.0 Cluster-Kopfschmerz

Chronische paroxysmale Hemikranie
Cluster-Kopfschmerz:
- Bing-Horton-Syndrom
- chronisch
- episodisch

G44.1 Vasomotorischer Kopfschmerz, anderenorts nicht klassifiziert

Vasomotorischer Kopfschmerz o.n.A.

G44.2 Spannungskopfschmerz

Chronischer Spannungskopfschmerz
Episodischer Spannungskopfschmerz
Spannungskopfschmerz o.n.A.

G44.3 Chronischer posttraumatischer Kopfschmerz

G44.4 Arzneimittelinduzierter Kopfschmerz, anderenorts nicht klassifiziert

Soll die Substanz angegeben werden, ist eine zusätzliche Schlüsselnummer (Kapitel XX) zu benutzen.

G44.8 Sonstige näher bezeichnete Kopfschmerzsyndrome

G45.– Zerebrale transitorische Ischämie und verwandte Syndrome

Inkl.: Zerebrale transitorische ischämische Attacke [TIA]

Exkl.: In der Bildgebung nachgewiesener korrelierender Infarkt (I63.–)
Zerebrale Ischämie beim Neugeborenen (P91.0)

G45.0- Arteria-vertebralis-Syndrom mit Basilaris-Symptomatik

G45.02 Komplette Rückbildung innerhalb von 1 bis 24 Stunden

G45.03 Komplette Rückbildung innerhalb von weniger als 1 Stunde

G45.09 Verlauf der Rückbildung nicht näher bezeichnet

G45.1- Arteria-carotis-interna-Syndrom (halbseitig)

G45.12 Komplette Rückbildung innerhalb von 1 bis 24 Stunden

G45.13 Komplette Rückbildung innerhalb von weniger als 1 Stunde

G45.19 Verlauf der Rückbildung nicht näher bezeichnet

G45.2- Multiple und bilaterale Syndrome der extrazerebralen hirnversorgenden Arterien

G45.22 Komplette Rückbildung innerhalb von 1 bis 24 Stunden

G45.23 Komplette Rückbildung innerhalb von weniger als 1 Stunde

G45.29 Verlauf der Rückbildung nicht näher bezeichnet

G45.3- Amaurosis fugax

G45.32 Komplette Rückbildung innerhalb von 1 bis 24 Stunden

G45.33 Komplette Rückbildung innerhalb von weniger als 1 Stunde

G45.39 Verlauf der Rückbildung nicht näher bezeichnet

G45.4- Transiente globale Amnesie [amnestische Episode]

Exkl.: Amnesie o.n.A. (R41.3)

G45.42 Komplette Rückbildung innerhalb von 1 bis 24 Stunden

G45.43 Komplette Rückbildung innerhalb von weniger als 1 Stunde

G45.49 Verlauf der Rückbildung nicht näher bezeichnet

G45.8- Sonstige zerebrale transitorische Ischämie und verwandte Syndrome

G45.82 Komplette Rückbildung innerhalb von 1 bis 24 Stunden

G45.83 Komplette Rückbildung innerhalb von weniger als 1 Stunde

G45.89 Verlauf der Rückbildung nicht näher bezeichnet

G45.9- Zerebrale transitorische Ischämie, nicht näher bezeichnet

Drohender zerebrovaskulärer Insult
Spasmus der Hirnarterien
Zerebrale transitorische Ischämie o.n.A.

G45.92 Komplette Rückbildung innerhalb von 1 bis 24 Stunden

G45.93 Komplette Rückbildung innerhalb von weniger als 1 Stunde

G45.99 Verlauf der Rückbildung nicht näher bezeichnet

G46.– Zerebrale Gefäßsyndrome bei zerebrovaskulären Krankheiten (I60-I67†)*

G46.0* Arteria-cerebri-media-Syndrom (I66.0†)

G46.1* Arteria-cerebri-anterior-Syndrom (I66.1†)

G46.2* Arteria-cerebri-posterior-Syndrom (I66.2†)

G46.3* Hirnstammsyndrom (I60–I67†)

Benedikt-Syndrom
Claude-Syndrom
Foville-Syndrom
Millard-Gubler-Syndrom
Wallenberg-Syndrom
Weber-Syndrom

G46.4* Kleinhirnsyndrom (I60–I67†)

G46.5* ***Rein motorisches lakunäres Syndrom (I60–I67†)***

G46.6* ***Rein sensorisches lakunäres Syndrom (I60–I67†)***

G46.7* ***Sonstige lakunäre Syndrome (I60–I67†)***

G46.8* ***Sonstige Syndrome der Hirngefäße bei zerebrovaskulären Krankheiten (I60–I67†)***

G47.– Schlafstörungen

Exkl.: Albträume (F51.5)
Nichtorganische Schlafstörungen (F51.–)
Pavor nocturnus (F51.4)
Schlafwandeln (F51.3)

G47.0 Ein- und Durchschlafstörungen

Hyposomnie
Insomnie

G47.1 Krankhaft gesteigertes Schlafbedürfnis

Hypersomnie (idiopathisch)

G47.2 Störungen des Schlaf-Wach-Rhythmus

Syndrom der verzögerten Schlafphasen
Unregelmäßiger Schlaf-Wach-Rhythmus

G47.3- Schlafapnoe

Exkl.: Pickwick-Syndrom (E66.29)
Schlafapnoe beim Neugeborenen (P28.3)

G47.30 Zentrales Schlafapnoe-Syndrom

G47.31 Obstruktives Schlafapnoe-Syndrom

G47.32 Schlafbezogenes Hypoventilations-Syndrom

Kongenitales zentral-alveoläres Hypoventilations-Syndrom
Schlafbezogene idiopathische nichtobstruktive alveoläre Hypoventilation

G47.38 Sonstige Schlafapnoe

G47.39 Schlafapnoe, nicht näher bezeichnet

G47.4 Narkolepsie und Kataplexie

G47.8 Sonstige Schlafstörungen

Kleine-Levin-Syndrom

G47.9 Schlafstörung, nicht näher bezeichnet

Krankheiten von Nerven, Nervenwurzeln und Nervenplexus (G50–G59)

Exkl.: Akute Verletzung von Nerven, Nervenwurzeln und Nervenplexus - siehe Nervenverletzung nach Lokalisation in Kapitel XIX
Neuralgie | o.n.A. (M79.2-)
Neuritis | o.n.A. (M79.2-)
Periphere Neuritis während der Schwangerschaft (O26.83)
Radikulitis o.n.A. (M54.1-)

G50.– Krankheiten des N. trigeminus [V. Hirnnerv]

G50.0 Trigeminusneuralgie

Syndrom des paroxysmalen Gesichtsschmerzes
Tic douloureux

G50.1 Atypischer Gesichtsschmerz

G50.8 Sonstige Krankheiten des N. trigeminus

G50.9 Krankheit des N. trigeminus, nicht näher bezeichnet

G51.– Krankheiten des N. facialis [VII. Hirnnerv]

G51.0 Fazialisparese

Bell-Lähmung o.n.A.
Fazialisparese (Fazialislähmung) (Fazialisschwäche) durch Läsion des unteren Motoneurons

Exkl.: Faziale Parese durch Läsion des oberen Motoneurons (G83.6)

G51.1 Entzündung des Ganglion geniculi

Exkl.: Entzündung des Ganglion geniculi nach Zoster (B02.2)

G51.2 Melkersson-Rosenthal-Syndrom

G51.3 Spasmus (hemi)facialis

G51.4 Faziale Myokymie

G51.8 Sonstige Krankheiten des N. facialis

G51.9 Krankheit des N. facialis, nicht näher bezeichnet

G52.– Krankheiten sonstiger Hirnnerven

Exkl.: Krankheit:
- N. opticus [II. Hirnnerv] (H46, H47.0)
- N. vestibulocochlearis [VIII. Hirnnerv] (H93.3)
- Strabismus paralyticus durch Nervenlähmung (H49.0–H49.2)

G52.0 Krankheiten der Nn. olfactorii [I. Hirnnerv]

G52.1 Krankheiten des N. glossopharyngeus [IX. Hirnnerv]

Neuralgie des N. glossopharyngeus

G52.2 Krankheiten des N. vagus [X. Hirnnerv]

G52.3 Krankheiten des N. hypoglossus [XII. Hirnnerv]

G52.7 Krankheiten mehrerer Hirnnerven

Polyneuritis cranialis

G52.8 Krankheiten sonstiger näher bezeichneter Hirnnerven

G52.9 Krankheit eines Hirnnerven, nicht näher bezeichnet

G53.– Krankheiten der Hirnnerven bei anderenorts klassifizierten Krankheiten*

G53.0* Neuralgie nach Zoster (B02.2†)

Entzündung des Ganglion geniculi nach Zoster
Trigeminusneuralgie nach Zoster

G53.1* Multiple Hirnnervenlähmungen bei anderenorts klassifizierten infektiösen und parasitären Krankheiten (A00–B99†)

G53.2* Multiple Hirnnervenlähmungen bei Sarkoidose (D86.8†)

G53.3* Multiple Hirnnervenlähmungen bei Neubildungen (C00–D48†)

G53.8* Sonstige Krankheiten der Hirnnerven bei sonstigen anderenorts klassifizierten Krankheiten

G54.– Krankheiten von Nervenwurzeln und Nervenplexus

Exkl.: Akute Verletzung von Nervenwurzeln und Nervenplexus - siehe Nervenverletzung nach Lokalisation in Kapitel XIX
Bandscheibenschäden (M50–M51)
Neuralgie oder Neuritis o.n.A. (M79.2-)
Neuritis oder Radikulitis:
- brachial o.n.A. (M54.1-)
- lumbal o.n.A. (M54.1-)
- lumbosakral o.n.A. (M54.1-)
- thorakal o.n.A. (M54.1-)

Radikulitis o.n.A. (M54.1-)
Radikulopathie o.n.A. (M54.1-)
Spondylose (M47.–)

G54.0 Läsionen des Plexus brachialis

Thoracic-outlet-Syndrom [Schultergürtel-Kompressionssyndrom]

G54.1 Läsionen des Plexus lumbosacralis

G54.2 Läsionen der Zervikalwurzeln, anderenorts nicht klassifiziert

G54.3 Läsionen der Thorakalwurzeln, anderenorts nicht klassifiziert

G54.4 Läsionen der Lumbosakralwurzeln, anderenorts nicht klassifiziert

G54.5 Neuralgische Amyotrophie

Parsonage-Turner-Syndrom
Schultergürtel-Syndrom

G54.6 Phantomschmerz

G54.7 Phantomglied ohne Schmerzen

Phantomglied o.n.A.

G54.8 Sonstige Krankheiten von Nervenwurzeln und Nervenplexus

G54.9 Krankheit von Nervenwurzeln und Nervenplexus, nicht näher bezeichnet

G

G55.– Kompression von Nervenwurzeln und Nervenplexus bei anderenorts klassifizierten Krankheiten*

G55.0* Kompression von Nervenwurzeln und Nervenplexus bei Neubildungen (C00–D48†)

G55.1* Kompression von Nervenwurzeln und Nervenplexus bei Bandscheibenschäden (M50–M51†)

G55.2* Kompression von Nervenwurzeln und Nervenplexus bei Spondylose (M47.–†)

G55.3* Kompression von Nervenwurzeln und Nervenplexus bei sonstigen Krankheiten der Wirbelsäule und des Rückens (M45–M46†, M48.–†, M53–M54†)

G55.8* Kompression von Nervenwurzeln und Nervenplexus bei sonstigen anderenorts klassifizierten Krankheiten

G56.– Mononeuropathien der oberen Extremität

Exkl.: Akute Verletzung von Nerven - siehe Nervenverletzung nach Lokalisation

G56.0 Karpaltunnel-Syndrom

G56.1 Sonstige Läsionen des N. medianus

G56.2 Läsion des N. ulnaris

Spätlähmung des N. ulnaris

G56.3 Läsion des N. radialis

G56.8 Sonstige Mononeuropathien der oberen Extremität

Interdigitales (Pseudo-) Neurom der Hände

Exkl.: Komplexes regionales Schmerzsyndrom der oberen Extremität, Typ II (G90.60)

G56.9 Mononeuropathie der oberen Extremität, nicht näher bezeichnet

G57.– Mononeuropathien der unteren Extremität

Exkl.: Akute Verletzung von Nerven - siehe Nervenverletzung nach Lokalisation in Kapitel XIX

G57.0 Läsion des N. ischiadicus

Exkl.: Ischialgie:
- durch Bandscheibenschaden (M51.1)
- o.n.A. (M54.3)

G57.1 Meralgia paraesthetica

Inguinaltunnel-Syndrom

G57.2 Läsion des N. femoralis

G57.3 Läsion des N. fibularis (peronaeus) communis

Lähmung des N. peronaeus

G57.4 Läsion des N. tibialis

G57.5 Tarsaltunnel-Syndrom

G57.6 Läsion des N. plantaris

Morton-Neuralgie [Metatarsalgie]

G57.8 Sonstige Mononeuropathien der unteren Extremität

Interdigitales (Pseudo-) Neurom der Füße

Exkl.: Komplexes regionales Schmerzsyndrom der unteren Extremität, Typ II (G90.61)

G57.9 Mononeuropathie der unteren Extremität, nicht näher bezeichnet

G58.– Sonstige Mononeuropathien

G58.0 Interkostalneuropathie

G58.7 Mononeuritis multiplex

Mononeuropathia multiplex

G58.8 Sonstige näher bezeichnete Mononeuropathien

G58.9 Mononeuropathie, nicht näher bezeichnet

G59.– Mononeuropathie bei anderenorts klassifizierten Krankheiten*

G59.0* Diabetische Mononeuropathie (E10–E14, vierte Stelle .4†)

G59.8* Sonstige Mononeuropathien bei anderenorts klassifizierten Krankheiten

Polyneuropathien und sonstige Krankheiten des peripheren Nervensystems (G60–G64)

Exkl.: Neuralgie o.n.A. (M79.2-)
Neuritis o.n.A. (M79.2-)
Periphere Neuritis während der Schwangerschaft (O26.83)
Radikulitis o.n.A. (M54.1-)

G60.– Hereditäre und idiopathische Neuropathie

G60.0 Hereditäre sensomotorische Neuropathie

Charcot-Marie-Tooth-Hoffmann-Syndrom
Déjerine-Sottas-Krankheit
Hereditäre sensomotorische Neuropathie, Typ I-IV
Hypertrophische Neuropathie des Kleinkindalters
Peronäale Muskelatrophie (axonaler Typ) (hypertrophische Form)
Roussy-Lévy-Syndrom

G60.1 Refsum-Krankheit

G60.2 Neuropathie in Verbindung mit hereditärer Ataxie

G60.3 Idiopathische progressive Neuropathie

G60.8 Sonstige hereditäre und idiopathische Neuropathien

Morvan-Krankheit
Nélaton-Syndrom
Sensible Neuropathie:
- dominant vererbt
- rezessiv vererbt

G60.9 Hereditäre und idiopathische Neuropathie, nicht näher bezeichnet

G61.– Polyneuritis

G61.0 Guillain-Barré-Syndrom

Akute (post-) infektiöse Polyneuritis
Miller-Fisher-Syndrom

G61.1 Serumpolyneuropathie

Soll die äußere Ursache angegeben werden, ist eine zusätzliche Schlüsselnummer (Kapitel XX) zu benutzen.

G61.8 **Sonstige Polyneuritiden**

G61.9 **Polyneuritis, nicht näher bezeichnet**

G62.– Sonstige Polyneuropathien

G62.0 **Arzneimittelinduzierte Polyneuropathie**

Soll die Substanz angegeben werden, ist eine zusätzliche Schlüsselnummer (Kapitel XX) zu benutzen.

G62.1 **Alkohol-Polyneuropathie**

G62.2 **Polyneuropathie durch sonstige toxische Agenzien**

Soll das toxische Agens angegeben werden, ist eine zusätzliche Schlüsselnummer (Kapitel XX) zu benutzen.

G62.8- **Sonstige näher bezeichnete Polyneuropathien**

Strahleninduzierte Polyneuropathie

Soll die äußere Ursache angegeben werden, ist eine zusätzliche Schlüsselnummer (Kapitel XX) zu benutzen.

G62.80 Critical-illness-Polyneuropathie

G62.88 Sonstige näher bezeichnete Polyneuropathien

G62.9 **Polyneuropathie, nicht näher bezeichnet**

Neuropathie o.n.A.

G63.– Polyneuropathie bei anderenorts klassifizierten Krankheiten*

G63.0* ***Polyneuropathie bei anderenorts klassifizierten infektiösen und parasitären Krankheiten***

Polyneuropathie (bei):
- Diphtherie (A36.8†)
- infektiöser Mononukleose (B27.–†)
- Lepra (A30.–†)
- Lyme-Krankheit (A69.2†)
- Mumps (B26.8†)
- nach Zoster (B02.2†)
- Spätsyphilis (A52.1†)
- Spätsyphilis, konnatal (A50.4†)
- tuberkulös (A17.8†)

G63.1* ***Polyneuropathie bei Neubildungen (C00–D48†)***

G63.2* ***Diabetische Polyneuropathie (E10–E14, vierte Stelle .4†)***

G63.3* ***Polyneuropathie bei sonstigen endokrinen und Stoffwechselkrankheiten (E00–E07†, E15–E16†, E20–E34†, E70–E89†)***

G63.4* ***Polyneuropathie bei alimentären Mangelzuständen (E40–E64†)***

G63.5* ***Polyneuropathie bei Systemkrankheiten des Bindegewebes (M30–M35†)***

G63.6* ***Polyneuropathie bei sonstigen Krankheiten des Muskel-Skelett-Systems (M00–M25†, M40–M96†)***

G63.8* ***Polyneuropathie bei sonstigen anderenorts klassifizierten Krankheiten***

Urämische Neuropathie (N18.–†)

G64 Sonstige Krankheiten des peripheren Nervensystems

Inkl.: Krankheit des peripheren Nervensystems o.n.A.

Krankheiten im Bereich der neuromuskulären Synapse und des Muskels (G70–G73)

G70.– Myasthenia gravis und sonstige neuromuskuläre Krankheiten

Exkl.: Botulismus (A05.1)
Transitorische Myasthenia gravis beim Neugeborenen (P94.0)

G70.0 **Myasthenia gravis**

Soll bei Arzneimittelinduktion die Substanz angegeben werden, ist eine zusätzliche Schlüsselnummer (Kapitel XX) zu benutzen.

G70.1 Toxische neuromuskuläre Krankheiten

Soll das toxische Agens angegeben werden, ist eine zusätzliche Schlüsselnummer (Kapitel XX) zu benutzen.

G70.2 Angeborene oder entwicklungsbedingte Myasthenie

G70.8 Sonstige näher bezeichnete neuromuskuläre Krankheiten

G70.9 Neuromuskuläre Krankheit, nicht näher bezeichnet

G71.– Primäre Myopathien

Exkl.: Arthrogryposis multiplex congenita (Q74.3)
Myositis (M60.–)
Stoffwechselstörungen (E70-E90)

G71.0 Muskeldystrophie

Muskeldystrophie:
- autosomal-rezessiv, Beginn in der frühen Kindheit, Duchenne- oder Becker-ähnlich
- Becken- oder Schultergürtelform
- benigne [Typ Becker]
- benigne skapuloperonäal, mit Frühkontrakturen [Typ Emery-Dreifuss]
- distal
- fazio-skapulo-humerale Form
- maligne [Typ Duchenne]
- okulär
- okulopharyngeal
- skapuloperonäal

Exkl.: Angeborene Muskeldystrophie:
- mit spezifischen morphologischen Anomalien der Muskelfasern (G71.2)
- o.n.A. (G71.2)

G71.1 Myotone Syndrome

Dystrophia myotonica [Curschmann-Batten-Steinert-Syndrom]
Myotonia congenita:
- dominant [Thomsen-Syndrom]
- rezessive Form [Becker]
- o.n.A.

Myotonie:
- arzneimittelinduziert
- chondrodystrophisch
- symptomatisch

Neuromyotonie [Isaacs-Mertens-Syndrom]
Paramyotonia congenita [Eulenberg-Krankheit]
Pseudomyotonie

Soll bei Arzneimittelinduktion die Substanz angegeben werden, ist eine zusätzliche Schlüsselnummer (Kapitel XX) zu benutzen.

G71.2 Angeborene Myopathien

Angeborene Muskeldystrophie:
- mit spezifischen morphologischen Anomalien der Muskelfasern [Strukturmyopathien]
- o.n.A.

Fasertypendisproportion
Minicore-Krankheit
Multicore-Krankheit
Myopathie:
- myotubulär (zentronukleär)
- Nemalin(e)-

Zentralfibrillenmyopathie [Central-Core-Krankheit]

G71.3 Mitochondriale Myopathie, anderenorts nicht klassifiziert

Benutze zusätzliche Schlüsselnummern, um die Manifestationen anzugeben.

G71.8 Sonstige primäre Myopathien

G71.9 Primäre Myopathie, nicht näher bezeichnet

Hereditäre Myopathie o.n.A.

G72.– Sonstige Myopathien

Exkl.: Arthrogryposis multiplex congenita (Q74.3)
Dermatomyositis-Polymyositis (M33.–)
Ischämischer Muskelinfarkt (M62.2-)
Myositis (M60.–)
Polymyositis (M33.2)

G72.0 Arzneimittelinduzierte Myopathie

Soll die Substanz angegeben werden, ist eine zusätzliche Schlüsselnummer (Kapitel XX) zu benutzen.

G72.1 Alkoholmyopathie

G72.2 Myopathie durch sonstige toxische Agenzien

Soll das toxische Agens angegeben werden, ist eine zusätzliche Schlüsselnummer (Kapitel XX) zu benutzen.

G72.3 Periodische Lähmung

Periodische Lähmung (familiär):
- hyperkaliämisch
- hypokaliämisch
- myotonisch
- normokaliämisch

G72.4 Entzündliche Myopathie, anderenorts nicht klassifiziert

G72.8- Sonstige näher bezeichnete Myopathien

G72.80 Critical-illness-Myopathie

G72.88 Sonstige näher bezeichnete Myopathien

G72.9 Myopathie, nicht näher bezeichnet

G73.– Krankheiten im Bereich der neuromuskulären Synapse und des Muskels bei anderenorts klassifizierten Krankheiten*

G73.0* Myastheniesyndrome bei endokrinen Krankheiten

Myastheniesyndrome bei:
- diabetischer Amyotrophie (E10–E14, vierte Stelle .4†)
- Hyperthyreose [Thyreotoxikose] (E05.–†)

G73.1* Lambert-Eaton-Syndrom (C00–D48†)

G73.2* Sonstige Myastheniesyndrome bei Neubildungen (C00–D48†)

G73.3* Myastheniesyndrome bei sonstigen anderenorts klassifizierten Krankheiten

G73.4* Myopathie bei anderenorts klassifizierten infektiösen und parasitären Krankheiten

G73.5* Myopathie bei endokrinen Krankheiten

Myopathie bei:
- Hyperparathyreoidismus (E21.0–E21.3†)
- Hypoparathyreoidismus (E20.–†)

Thyreotoxische Myopathie (E05.–†)

G73.6* Myopathie bei Stoffwechselkrankheiten

Myopathie bei:
- Glykogenspeicherkrankheit (E74.0†)
- Lipidspeicherkrankheiten (E75.–†)

G73.7* Myopathie bei sonstigen anderenorts klassifizierten Krankheiten

Myopathie bei:
- chronischer Polyarthritis (M05–M06†)
- Sicca-Syndrom [Sjögren-Syndrom] (M35.0†)
- Sklerodermie (M34.8†)
- systemischem Lupus erythematodes (M32.1†)

Zerebrale Lähmung und sonstige Lähmungssyndrome (G80–G83)

G80.– Infantile Zerebralparese

Exkl.: Hereditäre spastische Paraplegie (G11.4)

G80.0 Spastische tetraplegische Zerebralparese

Spastische quadriplegische Zerebralparese

G80.1 Spastische diplegische Zerebralparese

Angeborene spastische Lähmung (zerebral)
Spastische Zerebralparese o.n.A.

G80.2 Infantile hemiplegische Zerebralparese

G80.3 Dyskinetische Zerebralparese

Athetotische Zerebralparese
Dystone zerebrale Lähmung

G80.4 Ataktische Zerebralparese

G80.8 Sonstige infantile Zerebralparese

Mischsyndrome der Zerebralparese

G80.9 Infantile Zerebralparese, nicht näher bezeichnet

Zerebralparese o.n.A.

G81.– Hemiparese und Hemiplegie

Hinw.: Diese Kategorie ist nur dann zur primären Verschlüsselung zu benutzen,
– wenn eine Hemiparese oder Hemiplegie nicht näher bezeichnet ist oder
– wenn sie alt ist oder länger besteht und die Ursache nicht näher bezeichnet ist.
Diese Kategorie dient auch zur multiplen Verschlüsselung, um diese durch eine beliebige Ursache hervorgerufenen Arten der Hemiparese oder Hemiplegie zu kennzeichnen.

Exkl.: Angeborene und infantile Zerebralparese (G80.–)

G81.0 Schlaffe Hemiparese und Hemiplegie

G81.1 Spastische Hemiparese und Hemiplegie

G81.9 Hemiparese und Hemiplegie, nicht näher bezeichnet

G82.– Paraparese und Paraplegie, Tetraparese und Tetraplegie

Hinw.: Diese Kategorie dient zur Verschlüsselung von Paresen und Plegien bei Querschnittlähmungen oder Hirnerkrankungen, wenn andere Schlüsselnummern nicht zur Verfügung stehen.
Diese Kategorie dient auch zur multiplen Verschlüsselung, um diese durch eine beliebige Ursache hervorgerufenen Krankheitszustände zu kennzeichnen.
Für den Gebrauch dieser Kategorie in der stationären Versorgung sind die Deutschen Kodierrichtlinien heranzuziehen.
Soll die funktionale Höhe einer Schädigung des Rückenmarkes angegeben werden, ist eine zusätzliche Schlüsselnummer aus G82.6-! zu verwenden.
Besteht eine (langzeitige) Beatmungspflicht, so ist Z99.1 als zusätzliche Schlüsselnummer zu benutzen.

Inkl.: Paraplegie | Quadriplegie | Tetraplegie – chronisch

Exkl.: Akute traumatische Querschnittlähmung (S14.–, S24.–, S34.–)
Angeborene und infantile Zerebralparese (G80.–)

G82.0- Schlaffe Paraparese und Paraplegie

G82.00 Akute komplette Querschnittlähmung nichttraumatischer Genese

G82.01 Akute inkomplette Querschnittlähmung nichttraumatischer Genese

G82.02 Chronische komplette Querschnittlähmung

Komplette Querschnittlähmung o.n.A.

G82.03 Chronische inkomplette Querschnittlähmung
Inkomplette Querschnittlähmung o.n.A.
G82.09 Nicht näher bezeichnet
Zerebrale Ursache
G82.1- Spastische Paraparese und Paraplegie
G82.10 Akute komplette Querschnittlähmung nichttraumatischer Genese
G82.11 Akute inkomplette Querschnittlähmung nichttraumatischer Genese
G82.12 Chronische komplette Querschnittlähmung
Komplette Querschnittlähmung o.n.A.
G82.13 Chronische inkomplette Querschnittlähmung
Inkomplette Querschnittlähmung o.n.A.
G82.19 Nicht näher bezeichnet
Zerebrale Ursache
G82.2- Paraparese und Paraplegie, nicht näher bezeichnet
Lähmung beider unterer Extremitäten o.n.A.
Paraplegie (untere) o.n.A.
G82.20 Akute komplette Querschnittlähmung nichttraumatischer Genese
G82.21 Akute inkomplette Querschnittlähmung nichttraumatischer Genese
G82.22 Chronische komplette Querschnittlähmung
Komplette Querschnittlähmung o.n.A.
G82.23 Chronische inkomplette Querschnittlähmung
Inkomplette Querschnittlähmung o.n.A.
G82.29 Nicht näher bezeichnet
Zerebrale Ursache
G82.3- Schlaffe Tetraparese und Tetraplegie
G82.30 Akute komplette Querschnittlähmung nichttraumatischer Genese
G82.31 Akute inkomplette Querschnittlähmung nichttraumatischer Genese
G82.32 Chronische komplette Querschnittlähmung
Komplette Querschnittlähmung o.n.A.
G82.33 Chronische inkomplette Querschnittlähmung
Inkomplette Querschnittlähmung o.n.A.
G82.39 Nicht näher bezeichnet
Zerebrale Ursache
G82.4- Spastische Tetraparese und Tetraplegie
G82.40 Akute komplette Querschnittlähmung nichttraumatischer Genese
G82.41 Akute inkomplette Querschnittlähmung nichttraumatischer Genese
G82.42 Chronische komplette Querschnittlähmung
Komplette Querschnittlähmung o.n.A.
G82.43 Chronische inkomplette Querschnittlähmung
Inkomplette Querschnittlähmung o.n.A.
G82.49 Nicht näher bezeichnet
Zerebrale Ursache
G82.5- Tetraparese und Tetraplegie, nicht näher bezeichnet
Quadriplegie o.n.A.
G82.50 Akute komplette Querschnittlähmung nichttraumatischer Genese
G82.51 Akute inkomplette Querschnittlähmung nichttraumatischer Genese
G82.52 Chronische komplette Querschnittlähmung
Komplette Querschnittlähmung o.n.A.

ɜ inkomplette Querschnittlähmung

.e Querschnittlähmung o.n.A.

ıer bezeichnet

.e Ursache

/onale Höhe der Schädigung des Rückenmarkes

.: Diese Subkategorie dient zur Verschlüsselung der funktionalen Höhe einer Rückenmarksschädigung. Unter der funktionalen Höhe einer Rückenmarksschädigung wird das unterste motorisch intakte Rückenmarkssegment verstanden. So bedeutet z.B. "komplette C4-Läsion des Rückenmarkes", dass die motorischen Funktionen des 4. und der höheren Zervikalnerven erhalten sind und dass unterhalb C4 keine oder funktionell unbedeutende motorische Funktionen vorhanden sind.

ɔ1-C3

C4-C5

G *C6-C8*

T1-T6

T7-T10

/! *T11-L1*

ʼ6! *L2-S1*

67! *S2-S5*

ʼ.69! *Nicht näher bezeichnet*

ʒ83.– Sonstige Lähmungssyndrome

Hinw.: Diese Kategorie ist nur dann zur primären Verschlüsselung zu benutzen,
– wenn die aufgeführten Krankheitszustände nicht näher bezeichnet sind oder
– wenn sie alt sind oder länger bestehen und die Ursache nicht näher bezeichnet ist.
Diese Kategorie dient auch zur multiplen Verschlüsselung, um diese durch eine beliebige Ursache hervorgerufenen Krankheitszustände zu kennzeichnen.

Inkl.: Lähmung (komplett) (inkomplett), ausgenommen wie unter G80-G82 aufgeführt

G83.0 Diparese und Diplegie der oberen Extremitäten

Diplegie (obere)
Lähmung beider oberen Extremitäten

G83.1 Monoparese und Monoplegie einer unteren Extremität

Lähmung eines Beines

G83.2 Monoparese und Monoplegie einer oberen Extremität

Lähmung eines Armes

G83.3 Monoparese und Monoplegie, nicht näher bezeichnet

G83.4- Cauda- (equina-) Syndrom

Soll das Vorliegen einer neurogenen Blasenfunktionsstörung angegeben werden, ist eine zusätzliche Schlüsselnummer aus G95.8- zu verwenden.

G83.40 Komplettes Cauda- (equina-) Syndrom

G83.41 Inkomplettes Cauda- (equina-) Syndrom

G83.49 Cauda- (equina-) Syndrom, nicht näher bezeichnet

G83.5 Locked-in-Syndrom

G83.6 Zentrale faziale Parese

Faziale Parese (Lähmung) (Schwäche) durch Läsion des oberen Motoneurons

Exkl.: Fazialisparese (durch Läsion des unteren Motoneurons) (G51.0)

G83.8 Sonstige näher bezeichnete Lähmungssyndrome

Todd-Paralyse (postiktal)

G83.9 Lähmungssyndrom, nicht näher bezeichnet

Sonstige Krankheiten des Nervensystems (G90–G99)

G90.– Krankheiten des autonomen Nervensystems

Exkl.: Dysfunktion des autonomen Nervensystems durch Alkohol (G31.2)

G90.0- Idiopathische periphere autonome Neuropathie

G90.00 Karotissinus-Syndrom (Synkope)

G90.08 Sonstige idiopathische periphere autonome Neuropathie

G90.09 Idiopathische periphere autonome Neuropathie, nicht näher bezeichnet

G90.1 Familiäre Dysautonomie [Riley-Day-Syndrom]

G90.2 Horner-Syndrom

Horner-Bernard-Syndrom
Horner-Trias

G90.4- Autonome Dysreflexie

G90.40 Autonome Dysreflexie als hypertone Krisen

G90.41 Autonome Dysreflexie als Schwitzattacken

G90.48 Sonstige autonome Dysreflexie

G90.49 Autonome Dysreflexie, nicht näher bezeichnet

Autonome Dysreflexie o.n.A.

G90.5- Komplexes regionales Schmerzsyndrom, Typ I

Sudeck-Knochenatrophie
Sympathische Reflexdystrophie

G90.50 Komplexes regionales Schmerzsyndrom der oberen Extremität, Typ I

G90.51 Komplexes regionales Schmerzsyndrom der unteren Extremität, Typ I

G90.59 Komplexes regionales Schmerzsyndrom, Typ I, Lokalisation nicht näher bezeichnet

G90.6- Komplexes regionales Schmerzsyndrom, Typ II

Kausalgie

G90.60 Komplexes regionales Schmerzsyndrom der oberen Extremität, Typ II

G90.61 Komplexes regionales Schmerzsyndrom der unteren Extremität, Typ II

G90.69 Komplexes regionales Schmerzsyndrom, Typ II, Lokalisation nicht näher bezeichnet

G90.7- Komplexes regionales Schmerzsyndrom, sonstiger und nicht näher bezeichneter Typ

G90.70 Komplexes regionales Schmerzsyndrom der oberen Extremität, sonstiger und nicht näher bezeichneter Typ

G90.71 Komplexes regionales Schmerzsyndrom der unteren Extremität, sonstiger und nicht näher bezeichneter Typ

G90.79 Komplexes regionales Schmerzsyndrom, sonstiger und nicht näher bezeichneter Typ, Lokalisation nicht näher bezeichnet

G90.8 Sonstige Krankheiten des autonomen Nervensystems

G90.9 Krankheit des autonomen Nervensystems, nicht näher bezeichnet

G91.– Hydrozephalus

Inkl.: Erworbener Hydrozephalus

Exkl.: Angeborener Hydrozephalus (Q03.–)
Erworbener Hydrozephalus beim Neugeborenen (P91.7)
Hydrozephalus durch angeborene Toxoplasmose (P37.1)

G91.0 Hydrocephalus communicans

G91.1 Hydrocephalus occlusus

G91.2- Normaldruckhydrozephalus

G91.20 Idiopathischer Normaldruckhydrozephalus

G91.21 Sekundärer Normaldruckhydrozephalus

G91.29 Normaldruckhydrozephalus, nicht näher bezeichnet

G91.3 Posttraumatischer Hydrozephalus, nicht näher bezeichnet

G91.8 Sonstiger Hydrozephalus

G91.9 Hydrozephalus, nicht näher bezeichnet

G92.– Toxische Enzephalopathie

Soll das toxische Agens angegeben werden, ist eine zusätzliche Schlüsselnummer (Kapitel XX) zu benutzen.

G92.0 Toxische Enzephalopathie unter Immuntherapie

Immuneffektorzell-assoziiertes Neurotoxizitätssyndrom

G92.9 Sonstige und nicht näher bezeichnete toxische Enzephalopathie

G93.– Sonstige Krankheiten des Gehirns

G93.0 Hirnzysten

Porenzephalische Zyste
Arachnoidalzyste

Exkl.: Angeborene Gehirnzysten (Q04.6)
Erworbene periventrikuläre Zysten beim Neugeborenen (P91.1)

G93.1 Anoxische Hirnschädigung, anderenorts nicht klassifiziert

Exkl.: Als Komplikation von:
- Abort, Extrauteringravidität oder Molenschwangerschaft (O00–O07, O08.8)
- chirurgischen Eingriffen und medizinischer Behandlung (T80–T88)
- Schwangerschaft, Wehentätigkeit oder Wochenbett (O29.2, O74.3, O89.2)

Asphyxie beim Neugeborenen (P21.9)

G93.2 Benigne intrakranielle Hypertension [Pseudotumor cerebri]

Exkl.: Hypertensive Enzephalopathie (I67.4)

G93.3 Chronisches Fatigue-Syndrom [Chronic fatigue syndrome]

Chronisches Fatigue-Syndrom bei Immundysfunktion
Myalgische Enzephalomyelitis
Postvirales (chronisches) Müdigkeitssyndrom

G93.4 Enzephalopathie, nicht näher bezeichnet

Exkl.: Enzephalopathie:
- alkoholbedingt (G31.2)
- toxisch (G92.–)

G93.5 Compressio cerebri

Herniation | Hirn (-stamm)
Kompression | Hirn (-stamm)

Exkl.: Compressio cerebri, traumatisch (diffus) (S06.28)
Compressio cerebri, traumatisch, umschrieben (S06.38)

G93.6 Hirnödem

Exkl.: Hirnödem:
- durch Geburtsverletzung (P11.0)
- traumatisch (S06.1)

G93.7 Reye-Syndrom

Soll die äußere Ursache angegeben werden, ist eine zusätzliche Schlüsselnummer (Kapitel XX) zu benutzen.

G93.8- Sonstige näher bezeichnete Krankheiten des Gehirns

Soll die äußere Ursache angegeben werden, ist eine zusätzliche Schlüsselnummer (Kapitel XX) zu benutzen.

G93.80 Apallisches Syndrom

G93.88 Sonstige näher bezeichnete Krankheiten des Gehirns

Enzephalopathie nach Strahlenexposition

G93.9 Krankheit des Gehirns, nicht näher bezeichnet

G94.–* Sonstige Krankheiten des Gehirns bei anderenorts klassifizierten Krankheiten

G94.0* ***Hydrozephalus bei anderenorts klassifizierten infektiösen und parasitären Krankheiten (A00–B99†)***

G94.1* ***Hydrozephalus bei Neubildungen (C00–D48†)***

G94.2* ***Hydrozephalus bei sonstigen anderenorts klassifizierten Krankheiten***

G94.3-* ***Enzephalopathie bei sonstigen anderenorts klassifizierten Krankheiten***

Exkl.: Hepatische Enzephalopathie (K72.7-!)

*G94.30** *Enzephalopathie bei anderenorts klassifizierten endokrinen und Stoffwechselkrankheiten*

*G94.31** *Enzephalopathie bei anderenorts klassifizierten infektiösen und parasitären Krankheiten*

Exkl.: Septische Enzephalopathie (G94.32*)

*G94.32** *Septische Enzephalopathie*

Enzephalopathie bei Sepsis durch Bakterien o.n.A. (A41.9†)
Enzephalopathie bei Sepsis durch Pilze o.n.A. (B48.80†)
Enzephalopathie bei Sepsis durch Protozoen o.n.A. (B60.80†)
Enzephalopathie bei Sepsis durch Viren o.n.A. (B34.80†)

Exkl.: Enzephalopathie bei anderenorts klassifizierten infektiösen und parasitären Krankheiten ohne Vorliegen einer Sepsis (G94.31*)

*G94.39** *Nicht näher bezeichnete Enzephalopathie bei sonstigen anderenorts klassifizierten Krankheiten*

G94.8* ***Sonstige näher bezeichnete Krankheiten des Gehirns bei anderenorts klassifizierten Krankheiten***

G95.– Sonstige Krankheiten des Rückenmarkes

Exkl.: Myelitis (G04.–)

G95.0 **Syringomyelie und Syringobulbie**

G95.1- **Vaskuläre Myelopathien**

G95.10 Nichttraumatische spinale Blutung

Hämatomyelie

G95.18 Sonstige vaskuläre Myelopathien

Akuter Rückenmarkinfarkt (embolisch) (nichtembolisch)
Arterielle Thrombose des Rückenmarkes
Nichteitrige intraspinale Phlebitis und Thrombophlebitis
Rückenmarködem
Subakute nekrotisierende Myelopathie

Exkl.: Intraspinale Phlebitis und Thrombophlebitis, ausgenommen nichteitrig (G08)

G95.2 **Rückenmarkkompression, nicht näher bezeichnet**

G95.8- **Sonstige näher bezeichnete Krankheiten des Rückenmarkes**

Myelopathie durch:
- Arzneimittel
- Strahlenwirkung

Rückenmarkblase o.n.A.

Benutze zusätzlich G83.4-, um das Vorliegen einer neurogenen Blasenfunktionsstörung durch ein Cauda-(equina-) Syndrom anzugeben.
Soll das exogene Agens angegeben werden, ist eine zusätzliche Schlüsselnummer (Kapitel XX) zu benutzen.

Exkl.: Neuromuskuläre Dysfunktion der Harnblase ohne Angabe einer Rückenmarkläsion (N31.–)

G95.80 Harnblasenlähmung bei Schädigung des oberen motorischen Neurons [UMNL]

Spinal bedingte Reflexblase
Spastische Blase

G95.81 Harnblasenlähmung bei Schädigung des unteren motorischen Neurons [LMNL]

Areflexie der Harnblase
Schlaffe Blase

G95.82 Harnblasenfunktionsstörung durch spinalen Schock

G95.83 Spinale Spastik der quergestreiften Muskulatur

G95.84 Detrusor-Sphinkter-Dyssynergie bei Schädigungen des Rückenmarkes

G95.85 Deafferentierungsschmerz bei Schädigungen des Rückenmarkes

G95.88 Sonstige näher bezeichnete Krankheiten des Rückenmarkes

G95.9 Krankheit des Rückenmarkes, nicht näher bezeichnet

Myelopathie o.n.A.

G96.– Sonstige Krankheiten des Zentralnervensystems

G96.0 Austritt von Liquor cerebrospinalis

Liquorrhoe

Exkl.: Nach Lumbalpunktion (G97.0)

G96.1 Krankheiten der Meningen, anderenorts nicht klassifiziert

Meningeale Adhäsionen (zerebral) (spinal)

G96.8 Sonstige näher bezeichnete Krankheiten des Zentralnervensystems

G96.9 Krankheit des Zentralnervensystems, nicht näher bezeichnet

G97.– Krankheiten des Nervensystems nach medizinischen Maßnahmen, anderenorts nicht klassifiziert

G97.0 Austritt von Liquor cerebrospinalis nach Lumbalpunktion

G97.1 Sonstige Reaktion auf Spinal- und Lumbalpunktion

G97.2 Intrakranielle Druckminderung nach ventrikulärem Shunt

G97.8- Sonstige Krankheiten des Nervensystems nach medizinischen Maßnahmen

G97.80 Postoperative Liquorfistel

G97.81 Postoperativer (zerebellärer) Mutismus

Posterior-Fossa-Syndrom

G97.82 Postoperative epidurale spinale Blutung

G97.83 Postoperative subdurale spinale Blutung

G97.84 Postoperative subarachnoidale spinale Blutung

G97.88 Sonstige Krankheiten des Nervensystems nach medizinischen Maßnahmen

G97.9 Krankheit des Nervensystems nach medizinischer Maßnahme, nicht näher bezeichnet

G98 Sonstige Krankheiten des Nervensystems, anderenorts nicht klassifiziert

Inkl.: Charcot-Arthropathie† (M14.6-*)
Krankheit des Nervensystems o.n.A.

G99.– Sonstige Krankheiten des Nervensystems bei anderenorts klassifizierten Krankheiten*

G99.0-* Autonome Neuropathie bei endokrinen und Stoffwechselkrankheiten

Amyloide autonome Neuropathie (E85.–†)
Diabetische autonome Neuropathie (E10–E14, vierte Stelle .4†)

G99.00 Gastroparese bei autonomer Neuropathie bei endokrinen und Stoffwechselkrankheiten*

G99.08 Sonstige autonome Neuropathie bei endokrinen und Stoffwechselkrankheiten*

G99.1* Sonstige Krankheiten des autonomen Nervensystems bei sonstigen anderenorts klassifizierten Krankheiten

G99.2* ***Myelopathie bei anderenorts klassifizierten Krankheiten***

Arteria-spinalis-anterior- und Arteria-vertebralis-Kompressionssyndrom (M47.0-†)
Myelopathie bei:
- Bandscheibenschäden (M50.0†, M51.0†)
- Neubildungen (C00–D48†)
- Spondylose (M47.–†)

G99.8* ***Sonstige näher bezeichnete Krankheiten des Nervensystems bei anderenorts klassifizierten Krankheiten***

Urämische Paralyse (N18.–†)

Kapitel VII

Krankheiten des Auges und der Augenanhangsgebilde (H00–H59)

Exkl.: Bestimmte Zustände, die ihren Ursprung in der Perinatalperiode haben (P00–P96)
Bestimmte infektiöse und parasitäre Krankheiten (A00–B99)
Komplikationen der Schwangerschaft, der Geburt und des Wochenbettes (O00–O99)
Angeborene Fehlbildungen, Deformitäten und Chromosomenanomalien (Q00–Q99)
Endokrine, Ernährungs- und Stoffwechselkrankheiten (E00–E90)
Verletzungen, Vergiftungen und bestimmte andere Folgen äußerer Ursachen (S00–T98)
Neubildungen (C00–D48)
Symptome und abnorme klinische und Laborbefunde, die anderenorts nicht klassifiziert sind (R00–R99)

Dieses Kapitel gliedert sich in folgende Gruppen:

H00–H06	Affektionen des Augenlides, des Tränenapparates und der Orbita
H10–H13	Affektionen der Konjunktiva
H15–H22	Affektionen der Sklera, der Hornhaut, der Iris und des Ziliarkörpers
H25–H28	Affektionen der Linse
H30–H36	Affektionen der Aderhaut und der Netzhaut
H40–H42	Glaukom
H43–H45	Affektionen des Glaskörpers und des Augapfels
H46–H48	Affektionen des N. opticus und der Sehbahn
H49–H52	Affektionen der Augenmuskeln, Störungen der Blickbewegungen sowie Akkommodationsstörungen und Refraktionsfehler
H53–H54	Sehstörungen und Blindheit
H55–H59	Sonstige Affektionen des Auges und der Augenanhangsgebilde

Dieses Kapitel enthält die folgenden Sternschlüsselnummern:

*H03.–**	*Affektionen des Augenlides bei anderenorts klassifizierten Krankheiten*
*H06.–**	*Affektionen des Tränenapparates und der Orbita bei anderenorts klassifizierten Krankheiten*
*H13.–**	*Affektionen der Konjunktiva bei anderenorts klassifizierten Krankheiten*
*H19.–**	*Affektionen der Sklera und der Hornhaut bei anderenorts klassifizierten Krankheiten*
*H22.–**	*Affektionen der Iris und des Ziliarkörpers bei anderenorts klassifizierten Krankheiten*
*H28.–**	*Katarakt und sonstige Affektionen der Linse bei anderenorts klassifizierten Krankheiten*
*H32.–**	*Chorioretinale Affektionen bei anderenorts klassifizierten Krankheiten*
*H36.–**	*Affektionen der Netzhaut bei anderenorts klassifizierten Krankheiten*
*H42.–**	*Glaukom bei anderenorts klassifizierten Krankheiten*
*H45.–**	*Affektionen des Glaskörpers und des Augapfels bei anderenorts klassifizierten Krankheiten*
*H48.–**	*Affektionen des N. opticus [II. Hirnnerv] und der Sehbahn bei anderenorts klassifizierten Krankheiten*
*H58.–**	*Sonstige Affektionen des Auges und der Augenanhangsgebilde bei anderenorts klassifizierten Krankheiten*

Affektionen des Augenlides, des Tränenapparates und der Orbita (H00–H06)

H00.– Hordeolum und Chalazion

H00.0 Hordeolum und sonstige tiefe Entzündung des Augenlides

Abszess | Augenlid
Furunkel | Augenlid
Gerstenkorn | Augenlid

H00.1 Chalazion

Hagelkorn

H01.– Sonstige Entzündung des Augenlides

H01.0 Blepharitis

Exkl.: Blepharokonjunktivitis (H10.5)

H01.1 Nichtinfektiöse Dermatosen des Augenlides

H

Dermatitis: • allergisch • ekzematös • Kontakt- Erythematodes chronicus discoides Xeroderma	Augenlid

H01.8 **Sonstige näher bezeichnete Entzündungen des Augenlides**

H01.9 **Entzündung des Augenlides, nicht näher bezeichnet**

H02.– Sonstige Affektionen des Augenlides

Exkl.: Angeborene Fehlbildungen des Augenlides (Q10.0–Q10.3)

H02.0 **Entropium und Trichiasis des Augenlides**

H02.1 **Ektropium des Augenlides**

H02.2 **Lagophthalmus**

H02.3 **Blepharochalasis**

H02.4 **Ptosis des Augenlides**

H02.5 **Sonstige Affektionen mit Auswirkung auf die Augenlidfunktion**

Ankyloblepharon
Blepharophimose
Lidretraktion

Exkl.: Blepharospasmus (G24.5)
Tic (-Störung):
- o.n.A. (F95.9)
- organisch (G25.6)
- psychogen (F95.–)

H02.6 **Xanthelasma palpebrarum**

H02.7 **Sonstige degenerative Affektionen des Augenlides und der Umgebung des Auges**

Chloasma Madarosis Vitiligo	Augenlid

H02.8 **Sonstige näher bezeichnete Affektionen des Augenlides**

Hypertrichose des Augenlides
Verbliebener Fremdkörper im Augenlid

H02.9 **Affektion des Augenlides, nicht näher bezeichnet**

H03.– Affektionen des Augenlides bei anderenorts klassifizierten Krankheiten*

H03.0* ***Parasitenbefall des Augenlides bei anderenorts klassifizierten Krankheiten***

Dermatitis des Augenlides durch Demodex-Arten (B88.0†)
Parasitenbefall des Augenlides bei:
- Leishmaniose (B55.–†)
- Loiasis (B74.3†)
- Onchozerkose (B73†)
- Phthiriasis (B85.3†)

H03.1* ***Beteiligung des Augenlides bei sonstigen anderenorts klassifizierten Infektionskrankheiten***

Beteiligung des Augenlides bei:
- Frambösie (A66.–†)
- Infektion durch Herpesviren [Herpes simplex] (B00.5†)
- Lepra (A30.–†)
- Molluscum contagiosum (B08.1†)
- Tuberkulose (A18.4†)
- Zoster (B02.3†)

H03.8* ***Beteiligung des Augenlides bei sonstigen anderenorts klassifizierten Krankheiten***

Beteiligung des Augenlides bei Impetigo (L01.0†)

H04.– Affektionen des Tränenapparates

Exkl.: Angeborene Fehlbildungen des Tränenapparates (Q10.4–Q10.6)

H04.0 Dakryoadenitis

Chronische Vergrößerung der Tränendrüse

H04.1 Sonstige Affektionen der Tränendrüse

Dakryops
Tränendrüsenatrophie
Trockenes Auge
Zyste

H04.2 Epiphora

H04.3 Akute und nicht näher bezeichnete Entzündung der Tränenwege

Dakryozystitis (phlegmonös) | akut, subakut oder nicht näher bezeichnet
Kanalikulitis | akut, subakut oder nicht näher bezeichnet
Peridakryozystitis | akut, subakut oder nicht näher bezeichnet

Exkl.: Dakryozystitis beim Neugeborenen (P39.1)

H04.4 Chronische Entzündung der Tränenwege

Dakryozystitis | chronisch
Kanalikulitis | chronisch
Mukozele des Tränenapparates | chronisch

H04.5 Stenose und Insuffizienz der Tränenwege

Dakryolith
Eversio puncti lacrimalis
Stenose:
- Canaliculus lacrimalis
- Ductus nasolacrimalis
- Tränensack

H04.6 Sonstige Veränderungen an den Tränenwegen

Fistel

H04.8 Sonstige Affektionen des Tränenapparates

H04.9 Affektion des Tränenapparates, nicht näher bezeichnet

H05.– Affektionen der Orbita

Exkl.: Angeborene Fehlbildung der Orbita (Q10.7)

H05.0 Akute Entzündung der Orbita

Abszess | Orbita
Osteomyelitis | Orbita
Periostitis | Orbita
Zellgewebsentzündung | Orbita
Tenonitis

H05.1 Chronische entzündliche Affektionen der Orbita

Granulom der Orbita

H05.2 Exophthalmus

Blutung | Orbita
Ödem | Orbita
Lageveränderung des Augapfels (lateral) o.n.A.

H05.3 Deformation der Orbita

Atrophie | Orbita
Exostose | Orbita

H05.4 Enophthalmus

H05.5 Verbliebener (alter) Fremdkörper nach perforierender Verletzung der Orbita

Retrobulbärer Fremdkörper

H05.8 Sonstige Affektionen der Orbita

Zyste der Orbita

H05.9 **Affektion der Orbita, nicht näher bezeichnet**

*H06.–** *Affektionen des Tränenapparates und der Orbita bei anderenorts klassifizierten Krankheiten*

H06.0* ***Affektionen des Tränenapparates bei anderenorts klassifizierten Krankheiten***

H06.1* ***Parasitenbefall der Orbita bei anderenorts klassifizierten Krankheiten***

Echinokokkenbefall der Orbita (B67.–†)
Myiasis der Orbita (B87.2†)

H06.2* ***Exophthalmus bei Funktionsstörung der Schilddrüse (E05.–†)***

H06.3* ***Sonstige Affektionen der Orbita bei anderenorts klassifizierten Krankheiten***

Affektionen der Konjunktiva
(H10–H13)

H10.– Konjunktivitis

Exkl.: Keratokonjunktivitis (H16.2)

H10.0 **Mukopurulente Konjunktivitis**

H10.1 **Akute allergische Konjunktivitis**

H10.2 **Sonstige akute Konjunktivitis**

H10.3 **Akute Konjunktivitis, nicht näher bezeichnet**

Exkl.: Ophthalmia neonatorum o.n.A. (P39.1)

H10.4 **Chronische Konjunktivitis**

H10.5 **Blepharokonjunktivitis**

H10.8 **Sonstige Konjunktivitis**

H10.9 **Konjunktivitis, nicht näher bezeichnet**

H11.– Sonstige Affektionen der Konjunktiva

Exkl.: Keratokonjunktivitis (H16.2)

H11.0 **Pterygium**

Exkl.: Pseudopterygium (H11.8)

H11.1 **Konjunktivadegeneration und -einlagerungen**

Konjunktivale:
- Argyrose [Argyrie]
- Konkremente
- Pigmentierung

Xerosis conjunctivae o.n.A.

H11.2 **Narben der Konjunktiva**

Symblepharon

H11.3 **Blutung der Konjunktiva**

Hyposphagma
Subkonjunktivale Blutung

H11.4 **Sonstige Gefäßkrankheiten und Zysten der Konjunktiva**

Konjunktivale(s):
- Aneurysma
- Hyperämie
- Ödem

H11.8 **Sonstige näher bezeichnete Affektionen der Konjunktiva**

Pseudopterygium

H11.9 **Affektion der Konjunktiva, nicht näher bezeichnet**

H13.–* Affektionen der Konjunktiva bei anderenorts klassifizierten Krankheiten

H13.0* ***Filarienbefall der Konjunktiva (B74.–†)***

H13.1* ***Konjunktivitis bei anderenorts klassifizierten infektiösen und parasitären Krankheiten***

Konjunktivitis (durch):
- Adenoviren, follikulär (akut) (B30.1†)
- Akanthamöben (B60.1†)
- bei Zoster (B02.3†)
- Chlamydien (A74.0†)
- diphtherisch (A36.8†)
- Gonokokken (A54.3†)
- hämorrhagisch (akut) (epidemisch) (B30.3†)
- Herpesviren [Herpes simplex] (B00.5†)
- Meningokokken (A39.8†)
- Newcastle- (B30.8†)

H13.2* ***Konjunktivitis bei sonstigen anderenorts klassifizierten Krankheiten***

H13.3* ***Okuläres Pemphigoid (L12.–†)***

H13.8* ***Sonstige Affektionen der Konjunktiva bei anderenorts klassifizierten Krankheiten***

H

Affektionen der Sklera, der Hornhaut, der Iris und des Ziliarkörpers (H15–H22)

H15.– Affektionen der Sklera

H15.0 **Skleritis**

H15.1 **Episkleritis**

H15.8 **Sonstige Affektionen der Sklera**

Äquatoriales Staphylom
Ektasie der Sklera

Exkl.: Degenerative Myopie (H44.2)

H15.9 **Affektion der Sklera, nicht näher bezeichnet**

H16.– Keratitis

H16.0 **Ulcus corneae**

Ulkus:
- marginal
- mit Hypopyon
- perforiert
- ringförmig
- zentral
- o.n.A.

Ulcus corneae rodens [Mooren]

H16.1 **Sonstige oberflächliche Keratitis ohne Konjunktivitis**

Keratitis:
- areolaris
- filiformis
- nummularis
- punctata superficialis
- stellata
- Streifen-

Photokeratitis
Schneeblindheit

H16.2 **Keratokonjunktivitis**

Keratoconjunctivitis:
- neuroparalytica
- phlyctaenulosa

Keratokonjunktivitis:
- durch Exposition
- o.n.A.

Oberflächliche Keratitis mit Konjunktivitis
Ophthalmia nodosa

H16.3 **Interstitielle und tiefe Keratitis**

H16.4 **Neovaskularisation der Hornhaut**

Obliterationen von Hornhautgefäßen [ghost vessels]
Pannus

H16.8 **Sonstige Formen der Keratitis**

H16.9 **Keratitis, nicht näher bezeichnet**

H17.– Hornhautnarben und -trübungen

H17.0 **Leukoma adhaerens**

H17.1 **Sonstige zentrale Hornhauttrübung**

H17.8 **Sonstige Hornhautnarben und -trübungen**

H17.9 **Hornhautnarbe und -trübung, nicht näher bezeichnet**

H18.– Sonstige Affektionen der Hornhaut

H18.0 **Hornhautpigmentierungen und -einlagerungen**

Hämatokornea
Kayser-Fleischer-Ring
Krukenberg-Spindel
Stähli-Linie

Soll bei Arzneimittelinduktion die Substanz angegeben werden, ist eine zusätzliche Schlüsselnummer (Kapitel XX) zu benutzen.

H18.1 **Keratopathia bullosa**

Exkl.: Keratopathie (bullös-aphak) nach Kataraktextraktion (H59.0)

H18.2 **Sonstiges Hornhautödem**

H18.3 **Veränderungen an den Hornhautmembranen**

Falte Ruptur	Descemet-Membran

H18.4 **Hornhautdegeneration**

Arcus senilis
Bandförmige Keratopathie

Exkl.: Ulcus corneae rodens [Mooren] (H16.0)

H18.5 **Hereditäre Hornhautdystrophien**

Hornhautdystrophie:
- epithelial
- fleckförmig
- Fuchs-
- gittrig
- granulär

H18.6 **Keratokonus**

H18.7 **Sonstige Hornhautdeformitäten**

Descemetozele
Hornhaut:
- Ektasie
- Staphylom

Exkl.: Angeborene Fehlbildungen der Hornhaut (Q13.3–Q13.4)

H18.8 **Sonstige näher bezeichnete Affektionen der Hornhaut**

Anästhesie | Hornhaut
Hypästhesie | Hornhaut

Rezidivierende Hornhauterosionen

H18.9 **Affektion der Hornhaut, nicht näher bezeichnet**

*H19.–** *Affektionen der Sklera und der Hornhaut bei anderenorts klassifizierten Krankheiten*

H19.0* ***Skleritis und Episkleritis bei anderenorts klassifizierten Krankheiten***

Skleritis bei Zoster (B02.3†)
Syphilitische Episkleritis (A52.7†)
Tuberkulöse Episkleritis (A18.5†)

H19.1* ***Keratitis und Keratokonjunktivitis durch Herpesviren (B00.5†)***

Keratitis dendritica und disciformis

H19.2* ***Keratitis und Keratokonjunktivitis bei sonstigen anderenorts klassifizierten infektiösen und parasitären Krankheiten***

Keratitis und Keratokonjunktivitis (interstitiell) bei:
- Akanthamöbiasis (B60.1†)
- Masern (B05.8†)
- Syphilis (A50.3†)
- Tuberkulose (A18.5†)
- Zoster (B02.3†)

Keratoconjunctivitis epidemica (B30.0†)

H19.3* ***Keratitis und Keratokonjunktivitis bei sonstigen anderenorts klassifizierten Krankheiten***

Keratoconjunctivitis sicca (M35.0†)

H19.8* ***Sonstige Affektionen der Sklera und der Hornhaut bei anderenorts klassifizierten Krankheiten***

Keratokonus bei Down-Syndrom (Q90.–†)

H20.– Iridozyklitis

H20.0 **Akute und subakute Iridozyklitis**

Iritis | akut, rezidivierend oder subakut
Uveitis anterior | akut, rezidivierend oder subakut
Zyklitis | akut, rezidivierend oder subakut

H20.1 **Chronische Iridozyklitis**

H20.2 **Phakogene Iridozyklitis**

H20.8 **Sonstige Iridozyklitis**

H20.9 **Iridozyklitis, nicht näher bezeichnet**

H21.– Sonstige Affektionen der Iris und des Ziliarkörpers

Exkl.: Sympathische Uveitis (H44.1)

H21.0 **Hyphäma**

Exkl.: Hyphäma, traumatisch (S05.1)

H21.1 **Sonstige Gefäßkrankheiten der Iris und des Ziliarkörpers**

Neovaskularisation der Iris oder des Ziliarkörpers
Rubeosis iridis

H21.2 **Degeneration der Iris und des Ziliarkörpers**

Degeneration:
- Iris (Pigment)
- Pupillensaum

Durchleuchtbarkeit der Iris
Iridoschisis
Irisatrophie (essentiell) (progressiv)
Miotische Pupillenzyste

H21.3 Zyste der Iris, des Ziliarkörpers und der Vorderkammer

Zyste der Iris, des Ziliarkörpers oder der Vorderkammer:
- exsudativ
- Implantations-
- parasitär
- o.n.A.

Exkl.: Miotische Pupillenzyste (H21.2)

H21.4 Pupillarmembranen

Iris bombée
Occlusio pupillae
Seclusio pupillae

H21.5 Sonstige Adhäsionen und Abriss der Iris und des Ziliarkörpers

Goniosynechien
Iridodialyse
Kammerwinkeldeformität
Synechien (Iris):
- hintere
- vordere
- o.n.A.

Exkl.: Ektopia pupillae [Korektopie] (Q13.2)

H21.8 Sonstige näher bezeichnete Affektionen der Iris und des Ziliarkörpers

H21.9 Affektion der Iris und des Ziliarkörpers, nicht näher bezeichnet

H22.– Affektionen der Iris und des Ziliarkörpers bei anderenorts klassifizierten Krankheiten*

H22.0* Iridozyklitis bei anderenorts klassifizierten infektiösen und parasitären Krankheiten

Iridozyklitis bei:
- Gonokokkeninfektion (A54.3†)
- Infektion durch Herpesviren [Herpes simplex] (B00.5†)
- Syphilis (sekundär) (A51.4†)
- Tuberkulose (A18.5†)
- Zoster (B02.3†)

H22.1* Iridozyklitis bei sonstigen anderenorts klassifizierten Krankheiten

Iridozyklitis bei:
- Sarkoidose (D86.8†)
- Spondylitis ankylopoetica [Spondylitis ankylosans] (M45.0-†)

H22.8* Sonstige Affektionen der Iris und des Ziliarkörpers bei anderenorts klassifizierten Krankheiten

Affektionen der Linse
(H25–H28)

H25.– Cataracta senilis

Exkl.: Kapsuläres Glaukom mit Pseudoexfoliation der Linsen (H40.1)

H25.0 Cataracta senilis incipiens

Cataracta senilis:
- coronaria
- corticalis
- punctata

Senile subkapsuläre Katarakt (anterior) (posterior)
Wasserspalten-Speichen-Katarakt

H25.1 Cataracta nuclearis senilis

Cataracta brunescens
Linsenkernsklerose

H25.2 **Cataracta senilis, Morgagni-Typ**
Cataracta senilis hypermatura

H25.8 **Sonstige senile Kataraktformen**
Kombinierte Formen der senilen Katarakt

H25.9 **Senile Katarakt, nicht näher bezeichnet**

H26.– Sonstige Kataraktformen

Exkl.: Cataracta congenita (Q12.0)

H26.0 **Infantile, juvenile und präsenile Katarakt**

H26.1 **Cataracta traumatica**
Soll die äußere Ursache angegeben werden, ist eine zusätzliche Schlüsselnummer (Kapitel XX) zu benutzen.

H26.2 **Cataracta complicata**
Glaukomflecken (subkapsulär)
Katarakt bei chronischer Iridozyklitis
Katarakt infolge anderer Augenkrankheiten

H26.3 **Arzneimittelinduzierte Katarakt**
Soll die Substanz angegeben werden, ist eine zusätzliche Schlüsselnummer (Kapitel XX) zu benutzen.

H26.4 **Cataracta secundaria**
Nachstar
Ringstar nach Soemmering

H26.8 **Sonstige näher bezeichnete Kataraktformen**

H26.9 **Katarakt, nicht näher bezeichnet**

H27.– Sonstige Affektionen der Linse

Exkl.: Angeborene Linsenfehlbildungen (Q12.–)
Mechanische Komplikationen durch eine intraokulare Linse (T85.2)
Pseudophakie (Z96.1)

H27.0 **Aphakie**

H27.1 **Luxation der Linse**

H27.8 **Sonstige näher bezeichnete Affektionen der Linse**

H27.9 **Affektion der Linse, nicht näher bezeichnet**

H28.– Katarakt und sonstige Affektionen der Linse bei anderenorts klassifizierten Krankheiten*

H28.0* ***Diabetische Katarakt (E10–E14, vierte Stelle .3†)***

H28.1* ***Katarakt bei sonstigen endokrinen, Ernährungs- und Stoffwechselkrankheiten***
Katarakt bei Hypoparathyreoidismus (E20.–†)
Katarakt durch Mangelernährung und Dehydration (E40–E46†)

H28.2* ***Katarakt bei sonstigen anderenorts klassifizierten Krankheiten***
Cataracta myotonica (G71.1†)

H28.8* ***Sonstige Affektionen der Linse bei anderenorts klassifizierten Krankheiten***

Affektionen der Aderhaut und der Netzhaut (H30–H36)

H30.– Chorioretinitis

H30.0 **Fokale Chorioretinitis**
Herdförmige:
• Chorioiditis
• Chorioretinitis
• Retinitis
• Retinochorioiditis

H30.1 Disseminierte Chorioretinitis

Disseminierte:
- Chorioiditis
- Chorioretinitis
- Retinitis
- Retinochorioiditis

Exkl.: Exsudative Retinopathie (H35.0)

H30.2 Cyclitis posterior

Entzündung der Pars plana corporis ciliaris

H30.8 Sonstige Chorioretinitiden

Vogt-Koyanagi-Harada-Syndrom

H30.9 Chorioretinitis, nicht näher bezeichnet

Chorioiditis | o.n.A.
Chorioretinitis | o.n.A.
Retinitis | o.n.A.
Retinochorioiditis | o.n.A.

H31.– Sonstige Affektionen der Aderhaut

H31.0 Chorioretinale Narben

Narben der Macula lutea, hinterer Pol (nach Entzündung) (posttraumatisch)
Retinopathia solaris

H31.1 Degenerative Veränderung der Aderhaut

Atrophie | Aderhaut
Sklerose | Aderhaut

Exkl.: Gefäßähnliche Streifen [Angioid streaks] (H35.38)

H31.2 Hereditäre Dystrophie der Aderhaut

Atrophia gyrata der Aderhaut
Chorioideremie
Dystrophie der Aderhaut (zentral areolär) (generalisiert) (peripapillär)

Exkl.: Ornithinämie (E72.4)

H31.3 Blutung und Ruptur der Aderhaut

Aderhautblutung:
- expulsiv
- o.n.A.

H31.4 Ablatio chorioideae

H31.8 Sonstige näher bezeichnete Affektionen der Aderhaut

Choroidale Neovaskularisation

H31.9 Affektion der Aderhaut, nicht näher bezeichnet

H32.– Chorioretinale Affektionen bei anderenorts klassifizierten Krankheiten*

H32.0* Chorioretinitis bei anderenorts klassifizierten infektiösen und parasitären Krankheiten

Chorioretinitis bei:
- Spätsyphilis (A52.7†)
- Toxoplasmose (B58.0†)
- Tuberkulose (A18.5†)

H32.8* Sonstige chorioretinale Affektionen bei anderenorts klassifizierten Krankheiten

Albuminurische Retinitis (N18.–†)
Renale Retinitis (N18.–†)

H33.– Netzhautablösung und Netzhautriss

Exkl.: Abhebung des retinalen Pigmentepithels (H35.7)

H33.0 Netzhautablösung mit Netzhautriss

Rhegmatogene Ablatio retinae

H33.1 Retinoschisis und Zysten der Netzhaut

Parasitäre Zyste der Netzhaut o.n.A.
Pseudozyste der Netzhaut
Zyste der Ora serrata

Exkl.: Angeborene Retinoschisis (Q14.1)
Mikrozystoide Degeneration der Netzhaut (H35.4)

H33.2 Seröse Netzhautablösung

Netzhautablösung:
- ohne Netzhautriss
- o.n.A.

Exkl.: Chorioretinopathia centralis serosa (H35.7)

H33.3 Netzhautriss ohne Netzhautablösung

Hufeisenriss Netzhautfragment Rundloch	Netzhaut, ohne Ablösung

Netzhautriss o.n.A.

Exkl.: Chorioretinale Narben nach chirurgischem Eingriff wegen Ablösung (H59.8)
Periphere Netzhautdegeneration ohne Riss (H35.4)

H33.4 Traktionsablösung der Netzhaut

Proliferative Vitreoretinopathie mit Netzhautablösung

H33.5 Sonstige Netzhautablösungen

H34.– Netzhautgefäßverschluss

Exkl.: Amaurosis fugax (G45.3-)

H34.0 Transitorischer arterieller retinaler Gefäßverschluss

H34.1 Verschluss der A. centralis retinae

H34.2 Sonstiger Verschluss retinaler Arterien

Arterieller retinaler Gefäßverschluss:
- Arterienast
- partiell

Hollenhorst-Plaques
Retinale Mikroembolie

H34.8 Sonstiger Netzhautgefäßverschluss

Venöser retinaler Gefäßverschluss:
- Anfangsstadium
- partiell
- Venenast
- zentral

H34.9 Netzhautgefäßverschluss, nicht näher bezeichnet

H35.– Sonstige Affektionen der Netzhaut

H35.0 Retinopathien des Augenhintergrundes und Veränderungen der Netzhautgefäße

Retinale:
- Gefäßeinscheidung
- Mikroaneurysmen
- Neovaskularisation
- Perivaskulitis
- Varizen
- Vaskulitis

Retinopathie:
- Augenhintergrund o.n.A.
- Coats-
- exsudativ
- hypertensiv
- o.n.A.

Veränderungen im Erscheinungsbild der Netzhautgefäße

H35.1 **Retinopathia praematurorum**

Retrolentale Fibroplasie

H35.2 **Sonstige proliferative Retinopathie**

Proliferative Vitreoretinopathie

Exkl.: Proliferative Vitreoretinopathie mit Netzhautablösung (H33.4)

H35.3- **Degeneration der Makula und des hinteren Poles**

H35.30 Altersbedingte feuchte Makuladegeneration

Altersbedingte neovaskuläre Degeneration der Makula

H35.31 Altersbedingte trockene Makuladegeneration

Drusenmakulopathie

H35.38 Sonstige Degeneration der Makula und des hinteren Poles

Loch (Foramen) | Makula
Zyste | Makula

Drusen (degenerativ) am hinteren Pol
Epiretinale Gliose
Gefäßähnliche Streifen [Angioid streaks]
Toxische Makulaerkrankung
Vitreomakuläre Traktion

Soll bei Arzneimittelinduktion die Substanz angegeben werden, ist eine zusätzliche Schlüsselnummer (Kapitel XX) zu benutzen.

H35.39 Degeneration der Makula und des hinteren Poles, nicht näher bezeichnet

H35.4 **Periphere Netzhautdegeneration**

Degeneration der Netzhaut:
- gittrig
- mikrozystoid
- palisadenartig
- pflastersteinförmig
- retikulär
- o.n.A.

Exkl.: mit Netzhautriss (H33.3)

H35.5 **Hereditäre Netzhautdystrophie**

Dystrophia retinae (albipunctata) (pigmentiert) (vitelliform)
Dystrophie:
- tapetoretinal
- vitreoretinal

Retinitis pigmentosa
Stargardt-Krankheit

H35.6 **Netzhautblutung**

H35.7 **Abhebung von Netzhautschichten**

Abhebung des retinalen Pigmentepithels
Chorioretinopathia centralis serosa

H35.8 **Sonstige näher bezeichnete Affektionen der Netzhaut**

H35.9 **Affektion der Netzhaut, nicht näher bezeichnet**

*H36.–** *Affektionen der Netzhaut bei anderenorts klassifizierten Krankheiten*

H36.0* ***Retinopathia diabetica (E10–E14, vierte Stelle .3†)***

H36.8* ***Sonstige Affektionen der Netzhaut bei anderenorts klassifizierten Krankheiten***

Atherosklerotische Retinopathie (I70.8†)
Netzhautdystrophie bei Lipidspeicherkrankheiten (E75.–†)
Proliferative Sichelzellenretinopathie (D57.–†)

Glaukom
(H40–H42)

H40.– Glaukom

Exkl.: Absolutes Glaukom (H44.5)
Angeborenes Glaukom (Q15.0)
Traumatisches Glaukom durch Geburtsverletzung (P15.3)

H40.0 Glaukomverdacht

Okuläre Hypertension

H40.1 Primäres Weitwinkelglaukom

Glaucoma chronicum simplex
Glaukom (primär) (Restzustand):
- kapsulär, mit Pseudoexfoliation der Linse
- mäßig erhöhter Augeninnendruck
- Pigment-

H40.2 Primäres Engwinkelglaukom

Engwinkelglaukom (primär) (Restzustand):
- akut
- chronisch
- intermittierend
- protrahiert

Primäres Winkelblockglaukom

H40.3 Glaukom (sekundär) nach Verletzung des Auges

Soll die Ursache angegeben werden, ist eine zusätzliche Schlüsselnummer zu benutzen.

H40.4 Glaukom (sekundär) nach Entzündung des Auges

Soll die Ursache angegeben werden, ist eine zusätzliche Schlüsselnummer zu benutzen.

H40.5 Glaukom (sekundär) nach sonstigen Affektionen des Auges

Soll die Ursache angegeben werden, ist eine zusätzliche Schlüsselnummer zu benutzen.

H40.6 Glaukom (sekundär) nach Arzneimittelverabreichung

Soll die Substanz angegeben werden, ist eine zusätzliche Schlüsselnummer (Kapitel XX) zu benutzen.

H40.8 Sonstiges Glaukom

H40.9 Glaukom, nicht näher bezeichnet

H42.– Glaukom bei anderenorts klassifizierten Krankheiten*

H42.0* Glaukom bei endokrinen, Ernährungs- und Stoffwechselkrankheiten

Glaukom bei:
- Amyloidose (E85.–†)
- Lowe-Syndrom (E72.0†)

H42.8* Glaukom bei sonstigen anderenorts klassifizierten Krankheiten

Glaukom bei Onchozerkose (B73†)

Affektionen des Glaskörpers und des Augapfels
(H43–H45)

H43.– Affektionen des Glaskörpers

H43.0 Glaskörperprolaps

Exkl.: Glaskörperkomplikation nach Kataraktextraktion (H59.0)

H43.1 Glaskörperblutung

H43.2 Kristalline Ablagerungen im Glaskörper

H43.3 Sonstige Glaskörpertrübungen

Glaskörpermembranen und Glaskörperstränge

H43.8 Sonstige Affektionen des Glaskörpers

Glaskörper-:
- Abhebung
- Degeneration

Exkl.: Proliferative Vitreoretinopathie mit Netzhautablösung (H33.4)

H43.9 Affektion des Glaskörpers, nicht näher bezeichnet

H44.– Affektionen des Augapfels

Inkl.: Krankheiten, die mehrere Strukturen des Auges betreffen

H44.0 Purulente Endophthalmitis

Glaskörperabszess
Panophthalmie

H44.1 Sonstige Endophthalmitis

Parasitäre Endophthalmitis o.n.A.
Sympathische Uveitis

H44.2 Degenerative Myopie

Maligne Myopie

H44.3 Sonstige degenerative Affektionen des Augapfels

Chalkose
Siderose des Auges

H44.4 Hypotonia bulbi

H44.5 Degenerationszustände des Augapfels

Absolutes Glaukom
Atrophie des Augapfels
Phthisis bulbi

H44.6 Verbliebener (alter) magnetischer intraokularer Fremdkörper

Verbliebener (alter) magnetischer Fremdkörper (in):
- Bulbushinterwand
- Glaskörper
- Iris
- Linse
- Vorderkammer
- Ziliarkörper

H44.7 Verbliebener (alter) amagnetischer intraokularer Fremdkörper

Verbliebener (alter) amagnetischer Fremdkörper (in):
- Bulbushinterwand
- Glaskörper
- Iris
- Linse
- Vorderkammer
- Ziliarkörper

H44.8 Sonstige Affektionen des Augapfels

Hämophthalmus
Luxatio bulbi

H44.9 Affektion des Augapfels, nicht näher bezeichnet

H45.– Affektionen des Glaskörpers und des Augapfels bei anderenorts klassifizierten Krankheiten*

H45.0* ***Glaskörperblutung bei anderenorts klassifizierten Krankheiten***

H45.1* ***Endophthalmitis bei anderenorts klassifizierten Krankheiten***

Endophthalmitis bei:
- Onchozerkose (B73†)
- Toxokariasis (B83.0†)
- Zystizerkose (B69.1†)

H45.8* ***Sonstige Affektionen des Glaskörpers und des Augapfels bei anderenorts klassifizierten Krankheiten***

Affektionen des N. opticus und der Sehbahn (H46–H48)

H46 Neuritis nervi optici

Inkl.: Neuropapillitis optica
Neuropathie des N. opticus, ausgenommen ischämisch
Retrobulbäre Neuritis o.n.A.

Exkl.: Ischämische Neuropathie des N. opticus (H47.0)
Neuromyelitis optica [Devic-Krankheit] (G36.0)

H47.– Sonstige Affektionen des N. opticus [II. Hirnnerv] und der Sehbahn

H47.0 **Affektionen des N. opticus, anderenorts nicht klassifiziert**

Blutung in die Sehnervenscheide
(Foster-)Kennedy-Syndrom
Ischämische Neuropathie des N. opticus
Kompression des N. opticus

H47.1 **Stauungspapille, nicht näher bezeichnet**

H47.2 **Optikusatrophie**

Temporale Abblassung der Papille

H47.3 **Sonstige Affektionen der Papille**

Drusen der Papille
Pseudostauungspapille

H47.4 **Affektionen des Chiasma opticum**

H47.5 **Affektionen sonstiger Teile der Sehbahn**

Krankheiten des Tractus opticus, des Corpus geniculatum und der Sehstrahlung

H47.6 **Affektionen der Sehrinde**

H47.7 **Affektion der Sehbahn, nicht näher bezeichnet**

H48.– Affektionen des N. opticus [II. Hirnnerv] und der Sehbahn bei anderenorts klassifizierten Krankheiten*

H48.0* ***Optikusatrophie bei anderenorts klassifizierten Krankheiten***

Optikusatrophie bei Spätsyphilis (A52.1†)

H48.1* ***Retrobulbäre Neuritis bei anderenorts klassifizierten Krankheiten***

Retrobulbäre Neuritis bei:
- Meningokokkeninfektion (A39.8†)
- multipler Sklerose (G35.–†)
- Spätsyphilis (A52.1†)

H48.8* ***Sonstige Affektionen des N. opticus und der Sehbahn bei anderenorts klassifizierten Krankheiten***

Affektionen der Augenmuskeln, Störungen der Blickbewegungen sowie Akkommodationsstörungen und Refraktionsfehler (H49–H52)

Exkl.: Nystagmus und sonstige abnorme Augenbewegungen (H55)

H49.– Strabismus paralyticus

Exkl.: Ophthalmoplegia:
- interna (H52.5)
- internuclearis (H51.2)
- progressiva supranuclearis (G23.1)

H49.0 Lähmung des N. oculomotorius [III. Hirnnerv]

H49.1 Lähmung des N. trochlearis [IV. Hirnnerv]

H49.2 Lähmung des N. abducens [VI. Hirnnerv]

H49.3 Ophthalmoplegia totalis externa

H49.4 Ophthalmoplegia progressiva externa

H49.8 Sonstiger Strabismus paralyticus

Kearns-Sayre-Syndrom
Ophthalmoplegia externa o.n.A.

H49.9 Strabismus paralyticus, nicht näher bezeichnet

H50.– Sonstiger Strabismus

H50.0 Strabismus concomitans convergens

Esotropie (alternierend) (unilateral), ausgenommen intermittierend

H50.1 Strabismus concomitans divergens

Exotropie (alternierend) (unilateral), ausgenommen intermittierend

H50.2 Strabismus verticalis

Hypertropie
Hypotropie

H50.3 Intermittierender Strabismus concomitans

Intermittierend:
- Strabismus convergens | (alternierend) (unilateral)
- Strabismus divergens | (alternierend) (unilateral)

H50.4 Sonstiger und nicht näher bezeichneter Strabismus concomitans

Mikrostrabismus
Strabismus concomitans o.n.A.
Zyklotropie

H50.5 Heterophorie

Esophorie
Exophorie
Latentes Schielen

H50.6 Mechanisch bedingter Strabismus

Brown-Syndrom
Strabismus durch Adhäsionen
Strabismus durch traumatische Ursache

H50.8 Sonstiger näher bezeichneter Strabismus

Stilling-Türk-Duane-Syndrom

H50.9 Strabismus, nicht näher bezeichnet

H51.– Sonstige Störungen der Blickbewegungen

H51.0 **Konjugierte Blicklähmung**

H51.1 **Konvergenzschwäche und Konvergenzexzess**

H51.2 **Internukleäre Ophthalmoplegie**

H51.8 **Sonstige näher bezeichnete Störungen der Blickbewegungen**

H51.9 **Störung der Blickbewegungen, nicht näher bezeichnet**

H52.– Akkommodationsstörungen und Refraktionsfehler

H52.0 **Hypermetropie**

H52.1 **Myopie**

Exkl.: Degenerative Myopie (H44.2)

H52.2 **Astigmatismus**

H52.3 **Anisometropie und Aniseikonie**

H52.4 **Presbyopie**

H52.5 **Akkommodationsstörungen**

Akkommodationsparese
Akkommodationsspasmus
Ophthalmoplegia interna (totalis)

H52.6 **Sonstige Refraktionsfehler**

H52.7 **Refraktionsfehler, nicht näher bezeichnet**

Sehstörungen und Blindheit (H53–H54)

H53.– Sehstörungen

H53.0 **Amblyopia ex anopsia**

Amblyopie (durch):
- Anisometropie
- Deprivation
- Strabismus

H53.1 **Subjektive Sehstörungen**

Asthenopie
Farbringe um Lichtquellen
Flimmerskotom
Metamorphopsie
Photophobie
Plötzlicher Sehverlust
Tagblindheit

Exkl.: Optische Halluzinationen (R44.1)

H53.2 **Diplopie**

Doppeltsehen

H53.3 **Sonstige Störungen des binokularen Sehens**

Anomale Netzhautkorrespondenz
Fusion mit herabgesetztem Stereosehen
Simultansehen ohne Fusion
Suppression des binokularen Sehens

H53.4 Gesichtsfelddefekte

Hemianopsie (heteronym) (homonym)
Konzentrische Einengung des Gesichtsfeldes
Quadrantenanopsie
Skotom:
- Bjerrum-
- bogenförmig
- ringförmig
- zentral

Vergrößerter blinder Fleck

H53.5 Farbsinnstörungen

Achromatopsie
Deuteranomalie
Deuteranopie
Erworbene Farbsinnstörung
Farbenblindheit
Protanomalie
Protanopie
Tritanomalie
Tritanopie

Exkl.: Tagblindheit (H53.1)

H53.6 Nachtblindheit

Exkl.: Durch Vitamin-A-Mangel (E50.5)

H53.8 Sonstige Sehstörungen

H53.9 Sehstörung, nicht näher bezeichnet

H54.– Blindheit und Sehbeeinträchtigung

Hinw.: Stufen der Sehbeeinträchtigung siehe Tabelle am Ende der Gruppe (H53–H54)

Exkl.: Amaurosis fugax (G45.3-)

H54.0 Blindheit und hochgradige Sehbehinderung, binokular

Stufen 3, 4 und 5 der Sehbeeinträchtigung

H54.1 Schwere Sehbeeinträchtigung, binokular

Stufe 2 der Sehbeeinträchtigung

H54.2 Mittelschwere Sehbeeinträchtigung, binokular

Stufe 1 der Sehbeeinträchtigung

H54.3 Leichte Sehbeeinträchtigung, binokular

Stufe 0 der Sehbeeinträchtigung mit mindestens einer leichten Sehbeeinträchtigung auf einem Auge

H54.4 Blindheit und hochgradige Sehbehinderung, monokular

Stufen 3, 4 und 5 der Sehbeeinträchtigung eines Auges mit Stufen 0, 1, 2 oder 9 des anderen Auges

H54.5 Schwere Sehbeeinträchtigung, monokular

Stufe 2 der Sehbeeinträchtigung eines Auges mit Stufen 0, 1 oder 9 des anderen Auges

H54.6 Mittelschwere Sehbeeinträchtigung, monokular

Stufe 1 der Sehbeeinträchtigung eines Auges mit Stufen 0 oder 9 des anderen Auges

H54.9 Nicht näher bezeichnete Sehbeeinträchtigung (binokular)

Stufe 9 der Sehbeeinträchtigung o.n.A.

Die nachstehende Tabelle enthält eine Klassifikation des Schweregrades der Sehbeeinträchtigung in Anlehnung an den Beschluss des International Council of Ophthalmology (2002) und die Resolution der WHO-Konferenz zur "Entwicklung von Standards zu Kriterien für Visusverlust und Visusfunktion" (WHO/PBL/03.91; 2003).

Zur Bestimmung der Sehbeeinträchtigung für die Schlüsselnummern H54.0–H54.3 sollte die Sehschärfe binokular und mit ggf. vorhandener Korrektur (Brille oder Kontaktlinse) gemessen werden. Zur Bestimmung der Sehbeeinträchtigung für die Schlüsselnummern H54.4–H54.6 sollte die Sehschärfe monokular und mit ggf. vorhandener Korrektur (Brille oder Kontaktlinse) gemessen werden.

Wenn die Größe des Gesichtsfeldes mitberücksichtigt wird, sollten Patienten, deren Gesichtsfeld des gesünderen Auges bei zentraler Fixation nicht größer als 10 Grad ist, in die Stufe 3 eingeordnet werden. Bei monokularer hochgradiger Sehbehinderung (H54.4) gilt der Grad des Gesichtsfeldausfalls des betroffenen Auges.

Stufen	**Sehschärfe mit bestmöglicher Korrektur (in Ferne)**	
	Gleich oder geringer als:	**Höher als:**
0 - leichte oder keine Sehbeeinträchtigung		6/18
		3/10 (0,3)
		20/70
1 - mittelschwere Sehbeeinträchtigung	6/18	6/60
	3/10 (0,3)	1/10 (0,1)
	20/70	20/200
2 - schwere Sehbeeinträchtigung	6/60	3/60
	1/10 (0,1)	1/20 (0,05)
	20/200	20/400
3 - hochgradige Sehbehinderung	3/60	1/60 (Fingerzählen bei 1 m)
	1/20 (0,05)	1/50 (0,02)
	20/400	5/300 (20/1200)
4 - Blindheit	1/60 (Fingerzählen bei 1 m)	Lichtwahrnehmung
	1/50 (0,02)	
	5/300 (20/1200)	
5 - Blindheit	Keine Lichtwahrnehmung	
9	Unbestimmt oder nicht näher bezeichnet	

Tabelle: Stufen der Sehbeeinträchtigung

Sonstige Affektionen des Auges und der Augenanhangsgebilde (H55–H59)

H55 Nystagmus und sonstige abnorme Augenbewegungen

Inkl.: Nystagmus:
- angeboren
- dissoziiert
- durch Deprivation
- latent
- o.n.A.

H57.– Sonstige Affektionen des Auges und der Augenanhangsgebilde

H57.0 **Pupillenfunktionsstörungen**

H57.1 **Augenschmerzen**

H57.8 **Sonstige näher bezeichnete Affektionen des Auges und der Augenanhangsgebilde**

H57.9 **Affektion des Auges und der Augenanhangsgebilde, nicht näher bezeichnet**

H58.–* *Sonstige Affektionen des Auges und der Augenanhangsgebilde bei anderenorts klassifizierten Krankheiten*

H58.0* Anomalien der Pupillenreaktion bei anderenorts klassifizierten Krankheiten

Argyll-Robertson-Phänomen oder reflektorische Pupillenstarre, syphilitisch (A52.1†)

H58.1* Sehstörungen bei anderenorts klassifizierten Krankheiten

H58.2-* Beteiligung des Auges und der Augenanhangsgebilde bei der chronischen Graft-versus-Host-Krankheit

H58.21 Stadium 1 der chronischen Augen-Graft-versus-Host-Krankheit (T86.05†, T86.06†)*

H58.22 Stadium 2 der chronischen Augen-Graft-versus-Host-Krankheit (T86.06†)*

H58.23 Stadium 3 der chronischen Augen-Graft-versus-Host-Krankheit (T86.07†)*

H58.8* Sonstige näher bezeichnete Affektionen der Augen und der Augenanhangsgebilde bei anderenorts klassifizierten Krankheiten

Hyperthyreote [thyreotoxische] Augenkrankheit (E05.–†)
Syphilitische Okulopathie, anderenorts nicht klassifiziert, bei:
- Frühsyphilis (sekundär) (A51.4†)
- konnataler Frühsyphilis (A50.0†)
- konnataler Spätsyphilis (A50.3†)
- Spätsyphilis (A52.7†)

H59.– Affektionen des Auges und der Augenanhangsgebilde nach medizinischen Maßnahmen, anderenorts nicht klassifiziert

Exkl.: Mechanische Komplikation durch:
- intraokulare Linse (T85.2)
- sonstige Augenprothesen, -implantate und -transplantate (T85.3)

Pseudophakie (Z96.1)

H59.0 Keratopathie (bullös-aphak) nach Kataraktextraktion

Glaskörper- (Berührungs-) Syndrom
Glaskörper-Hornhaut-Syndrom

H59.8 Sonstige Affektionen des Auges und der Augenanhangsgebilde nach medizinischen Maßnahmen

Chorioretinale Narben nach chirurgischem Eingriff wegen Ablösung
Infektion eines postoperativen Sickerkissens
Nichtinfektiöse Entzündung eines postoperativen Sickerkissens
Sickerkissen-assoziierte Endophthalmitis

H59.9 Affektion des Auges und der Augenanhangsgebilde nach medizinischen Maßnahmen, nicht näher bezeichnet

Kapitel VIII

Krankheiten des Ohres und des Warzenfortsatzes (H60–H95)

Exkl.: Angeborene Fehlbildungen, Deformitäten und Chromosomenanomalien (Q00–Q99)
Bestimmte infektiöse und parasitäre Krankheiten (A00–B99)
Bestimmte Zustände, die ihren Ursprung in der Perinatalperiode haben (P00–P96)
Endokrine, Ernährungs- und Stoffwechselkrankheiten (E00–E90)
Komplikationen der Schwangerschaft, der Geburt und des Wochenbettes (O00–O99)
Neubildungen (C00–D48)
Symptome und abnorme klinische und Laborbefunde, die anderenorts nicht klassifiziert sind (R00–R99)
Verletzungen, Vergiftungen und bestimmte andere Folgen äußerer Ursachen (S00–T98)

Dieses Kapitel gliedert sich in folgende Gruppen:

H60–H62	Krankheiten des äußeren Ohres
H65–H75	Krankheiten des Mittelohres und des Warzenfortsatzes
H80–H83	Krankheiten des Innenohres
H90–H95	Sonstige Krankheiten des Ohres

Dieses Kapitel enthält die folgenden Sternschlüsselnummern:

*H62.–**	*Krankheiten des äußeren Ohres bei anderenorts klassifizierten Krankheiten*
*H67.–**	*Otitis media bei anderenorts klassifizierten Krankheiten*
*H75.–**	*Sonstige Krankheiten des Mittelohres und des Warzenfortsatzes bei anderenorts klassifizierten Krankheiten*
*H82**	*Schwindelsyndrome bei anderenorts klassifizierten Krankheiten*
*H94.–**	*Sonstige Krankheiten des Ohres bei anderenorts klassifizierten Krankheiten*

Krankheiten des äußeren Ohres (H60–H62)

H60.– Otitis externa

H60.0 Abszess des äußeren Ohres

Abszess	Ohrmuschel oder äußerer Gehörgang
Furunkel	
Karbunkel	

H60.1 Phlegmone des äußeren Ohres

Phlegmone:
- äußerer Gehörgang
- Ohrmuschel

H60.2 Otitis externa maligna

H60.3 Sonstige infektiöse Otitis externa

Badeotitis
Otitis externa:
- diffusa
- haemorrhagica

H60.4 Cholesteatom im äußeren Ohr

Keratitis obturans des äußeren Ohres (Gehörgang)

H60.5 Akute Otitis externa, nichtinfektiös

Akute Otitis externa:
- durch chemische Substanzen
- durch Strahlung
- ekzematös
- reaktiv
- o.n.A.

Kontaktotitis

H60.8 **Sonstige Otitis externa**

Chronische Otitis externa o.n.A.

H60.9 **Otitis externa, nicht näher bezeichnet**

H61.– Sonstige Krankheiten des äußeren Ohres

H61.0 **Perichondritis des äußeren Ohres**

Chondrodermatitis nodularis chronica helicis
Perichondritis:
- auricularis
- Ohrmuschel

H61.1 **Nichtinfektiöse Krankheiten der Ohrmuschel**

Erworbene Deformität:
- Auricula
- Ohrmuschel

Exkl.: Blumenkohlohr (M95.1)

H61.2 **Zeruminalpfropf**

Impaktiertes Zerumen

H61.3 **Erworbene Stenose des äußeren Gehörganges**

Verengung des äußeren Gehörganges

H61.8 **Sonstige näher bezeichnete Krankheiten des äußeren Ohres**

Exostose im äußeren Gehörgang

H61.9 **Krankheit des äußeren Ohres, nicht näher bezeichnet**

H62.– Krankheiten des äußeren Ohres bei anderenorts klassifizierten Krankheiten*

H62.0* ***Otitis externa bei anderenorts klassifizierten bakteriellen Krankheiten***

Otitis externa bei Erysipel (A46†)

H62.1* ***Otitis externa bei anderenorts klassifizierten Viruskrankheiten***

Otitis externa bei:
- Infektion durch Herpesviren [Herpes simplex] (B00.1†)
- Zoster (B02.8†)

H62.2* ***Otitis externa bei anderenorts klassifizierten Mykosen***

Otitis externa bei:
- Aspergillose (B44.8†)
- Kandidose (B37.2†)

Otomykose o.n.A. (B36.9†)

H62.3* ***Otitis externa bei sonstigen anderenorts klassifizierten infektiösen und parasitären Krankheiten***

H62.4* ***Otitis externa bei sonstigen anderenorts klassifizierten Krankheiten***

Otitis externa bei Impetigo (L01.–†)

H62.8* ***Sonstige Krankheiten des äußeren Ohres bei anderenorts klassifizierten Krankheiten***

Krankheiten des Mittelohres und des Warzenfortsatzes (H65–H75)

H65.– Nichteitrige Otitis media

Inkl.: Mit Myringitis

Soll das Vorliegen einer Trommelfellperforation angegeben werden, ist eine zusätzliche Schlüsselnummer (H72.–) zu benutzen.

H65.0 **Akute seröse Otitis media**

Akute und subakute sezernierende Otitis media

H65.1 Sonstige akute nichteitrige Otitis media

Otitis media, akut und subakut:
- allergisch (mukös) (blutig) (serös)
- blutig
- mukös
- nichteitrig o.n.A.
- seromukös

Exkl.: Barotrauma des Ohres (T70.0)
Otitis media (akut) o.n.A. (H66.9)

H65.2 Chronische seröse Otitis media

Chronischer Tubenmittelohrkatarrh

H65.3 Chronische muköse Otitis media

Leimohr [Glue ear]
Otitis media, chronisch:
- schleimig
- sezernierend
- transsudativ

Exkl.: Adhäsivprozess nach Otitis media (H74.1)

H65.4 Sonstige chronische nichteitrige Otitis media

Otitis media, chronisch:
- allergisch
- exsudativ
- mit Erguss (nichteitrig)
- nichteitrig o.n.A.
- seromukös

H65.9 Nichteitrige Otitis media, nicht näher bezeichnet

Otitis media:
- allergisch
- exsudativ
- katarrhalisch
- mit Erguss (nichteitrig)
- mukös
- serös
- seromukös
- sezernierend
- transsudativ

H66.– Eitrige und nicht näher bezeichnete Otitis media

Inkl.: Mit Myringitis

Soll das Vorliegen einer Trommelfellperforation angegeben werden, ist eine zusätzliche Schlüsselnummer (H72.–) zu benutzen.

H66.0 Akute eitrige Otitis media

H66.1 Chronische mesotympanale eitrige Otitis media

Benigne chronische eitrige Otitis media
Chronische Tubenmittelohrkrankheit

H66.2 Chronische epitympanale Otitis media

Chronische Krankheit des Epitympanums

H66.3 Sonstige chronische eitrige Otitis media

Chronische eitrige Otitis media o.n.A.

H66.4 Eitrige Otitis media, nicht näher bezeichnet

Purulente Otitis media o.n.A.

H66.9 **Otitis media, nicht näher bezeichnet**

Otitis media:
- akut o.n.A.
- chronisch o.n.A.
- o.n.A.

H67.–* *Otitis media bei anderenorts klassifizierten Krankheiten*

H67.0* ***Otitis media bei anderenorts klassifizierten bakteriellen Krankheiten***

Otitis media bei:
- Scharlach (A38†)
- Tuberkulose (A18.6†)

H67.1* ***Otitis media bei anderenorts klassifizierten Viruskrankheiten***

Otitis media bei:
- Grippe:
  - saisonal, Virus nachgewiesen (J10.8†)
  - Virus nicht nachgewiesen (J11.8†)
  - zoonotisch oder pandemisch, Virus nachgewiesen (J09†)
- Masern (B05.3†)

H67.8* ***Otitis media bei sonstigen anderenorts klassifizierten Krankheiten***

H68.– Entzündung und Verschluss der Tuba auditiva

H68.0 **Entzündung der Tuba auditiva**

H68.1 **Verschluss der Tuba auditiva**

Kompression | Stenose | Striktur — Tuba auditiva

H69.– Sonstige Krankheiten der Tuba auditiva

H69.0 **Erweiterte Tuba auditiva**

Klaffende Tube

H69.8 **Sonstige näher bezeichnete Krankheiten der Tuba auditiva**

H69.9 **Krankheit der Tuba auditiva, nicht näher bezeichnet**

H70.– Mastoiditis und verwandte Zustände

H70.0 **Akute Mastoiditis**

Abszess | Empyem — Warzenfortsatz

H70.1 **Chronische Mastoiditis**

Fistel | Karies — Warzenfortsatz

H70.2 **Petrositis**

Entzündung des Felsenbeins (akut) (chronisch)

H70.8 **Sonstige Mastoiditis und verwandte Zustände**

H70.9 **Mastoiditis, nicht näher bezeichnet**

H71 Cholesteatom des Mittelohres

Inkl.: Cholesteatom im Cavum tympani

Exkl.: Cholesteatom im äußeren Ohr (H60.4)
Rezidivierendes Cholesteatom in der Mastoidhöhle nach Mastoidektomie (H95.0)

H72.– Trommelfellperforation

Inkl.: Trommelfellperforation:
- nach Entzündung
- persistierend-posttraumatisch

Exkl.: Traumatische Trommelfellruptur (S09.2)

H72.0 Zentrale Perforation des Trommelfells

H72.1 Trommelfellperforation am Recessus epitympanicus

Perforation der Pars flaccida

H72.2 Sonstige randständige Trommelfellperforationen

H72.8 Sonstige Trommelfellperforationen

Perforation: • mehrfach • total	Trommelfell

H72.9 Trommelfellperforation, nicht näher bezeichnet

H73.– Sonstige Krankheiten des Trommelfells

H73.0 Akute Myringitis

Akute Tympanitis
Bullöse Myringitis

Exkl.: Mit Otitis media (H65–H66)

H73.1 Chronische Myringitis

Chronische Tympanitis

Exkl.: Mit Otitis media (H65–H66)

H73.8 Sonstige näher bezeichnete Krankheiten des Trommelfells

H73.9 Krankheit des Trommelfells, nicht näher bezeichnet

H74.– Sonstige Krankheiten des Mittelohres und des Warzenfortsatzes

H74.0 Tympanosklerose

H74.1 Otitis media adhaesiva

Adhäsivprozess nach Otitis media

Exkl.: Leimohr (H65.3)

H74.2 Kontinuitätsunterbrechung oder Dislokation der Gehörknöchelchenkette

H74.3 Sonstige erworbene Anomalien der Gehörknöchelchen

Ankylose Partieller Verlust	Gehörknöchelchen

H74.4 Polyp im Mittelohr

H74.8 Sonstige näher bezeichnete Krankheiten des Mittelohres und des Warzenfortsatzes

H74.9 Krankheit des Mittelohres und des Warzenfortsatzes, nicht näher bezeichnet

H75.– Sonstige Krankheiten des Mittelohres und des Warzenfortsatzes bei anderenorts klassifizierten Krankheiten*

H75.0* Mastoiditis bei anderenorts klassifizierten infektiösen und parasitären Krankheiten

Tuberkulöse Mastoiditis (A18.0†)

H75.8* Sonstige näher bezeichnete Krankheiten des Mittelohres und des Warzenfortsatzes bei anderenorts klassifizierten Krankheiten

Krankheiten des Innenohres (H80–H83)

H80.– Otosklerose

Inkl.: Otospongiose

H80.0 Otosklerose mit Beteiligung der Fenestra vestibuli, nichtobliterierend

H80.1 Otosklerose mit Beteiligung der Fenestra vestibuli, obliterierend

H80.2 Otosclerosis cochleae

Innenohrotosklerose
Otosklerose mit Beteiligung:
- der Fenestra cochleae
- des knöchernen Labyrinths

H80.8 Sonstige Otosklerose

H80.9 Otosklerose, nicht näher bezeichnet

H81.– Störungen der Vestibularfunktion

Exkl.: Schwindel:
- epidemisch (A88.1)
- o.n.A. (R42)

H81.0 Ménière-Krankheit

Labyrinthhydrops
Ménière-Syndrom oder -Schwindel

H81.1 Benigner paroxysmaler Schwindel

H81.2 Neuropathia vestibularis

H81.3 Sonstiger peripherer Schwindel

Lermoyez-Syndrom
Schwindel:
- Ohr-
- otogen
- peripher o.n.A.

H81.4 Schwindel zentralen Ursprungs

Zentraler Lagenystagmus

H81.8 Sonstige Störungen der Vestibularfunktion

H81.9 Störung der Vestibularfunktion, nicht näher bezeichnet

Schwindelsyndrom o.n.A.

H82 Schwindelsyndrome bei anderenorts klassifizierten Krankheiten*

H83.– Sonstige Krankheiten des Innenohres

H83.0 Labyrinthitis

H83.1 Labyrinthfistel

H83.2 Funktionsstörung des Labyrinths

Funktionsverlust Übererregbarkeit Unterfunktion	Labyrinth

H83.3 Lärmschädigungen des Innenohres

Akustisches Trauma
Lärmschwerhörigkeit

H83.8 Sonstige näher bezeichnete Krankheiten des Innenohres

H83.9 Krankheit des Innenohres, nicht näher bezeichnet

Sonstige Krankheiten des Ohres
(H90–H95)

H90.– Hörverlust durch Schallleitungs- oder Schallempfindungsstörung

Inkl.: Schwerhörigkeit oder Taubheit, angeboren

Exkl.: Hörsturz (idiopathisch) (H91.2)
Hörverlust:
- lärminduziert (H83.3)
- ototoxisch (H91.0)
- o.n.A. (H91.9)

Schwerhörigkeit oder Taubheit o.n.A. (H91.9)
Taubstummheit, anderenorts nicht klassifiziert (H91.3)

H90.0 Beidseitiger Hörverlust durch Schallleitungsstörung

H90.1 Einseitiger Hörverlust durch Schallleitungsstörung bei nicht eingeschränktem Hörvermögen der anderen Seite

H90.2 Hörverlust durch Schallleitungsstörung, nicht näher bezeichnet

Schallleitungsschwerhörigkeit o.n.A.

H90.3 Beidseitiger Hörverlust durch Schallempfindungsstörung

Beidseitige Schallempfindungsschwerhörigkeit

H90.4 Einseitiger Hörverlust durch Schallempfindungsstörung bei nicht eingeschränktem Hörvermögen der anderen Seite

Einseitige Schallempfindungsschwerhörigkeit

H90.5 Hörverlust durch Schallempfindungsstörung, nicht näher bezeichnet

Angeborene Schwerhörigkeit oder Taubheit o.n.A.

Hörverlust:
- neural
- perzeptiv
- sensorineural
- sensorisch
- zentral

(jeweils: o.n.A.)

Schallempfindungsschwerhörigkeit o.n.A.

H90.6 Kombinierter beidseitiger Hörverlust durch Schallleitungs- und Schallempfindungsstörung

H90.7 Kombinierter einseitiger Hörverlust durch Schallleitungs- und Schallempfindungsstörung bei nicht eingeschränktem Hörvermögen der anderen Seite

H90.8 Kombinierter Hörverlust durch Schallleitungs- und Schallempfindungsstörung, nicht näher bezeichnet

H91.– Sonstiger Hörverlust

Exkl.: Abnorme Hörempfindung (H93.2)
Hörverlust, verschlüsselt unter H90.–
Lärmschwerhörigkeit (H83.3)
Psychogene Schwerhörigkeit oder Taubheit (F44.6)
Transitorische ischämische Schwerhörigkeit oder Taubheit (H93.0)
Zeruminalpfropf (H61.2)

H91.0 Ototoxischer Hörverlust

Soll die toxische Substanz angegeben werden, ist eine zusätzliche Schlüsselnummer (Kapitel XX) zu benutzen.

H91.1 Presbyakusis

Altersschwerhörigkeit

H91.2 Idiopathischer Hörsturz

Akuter Hörverlust o.n.A.

H91.3 Taubstummheit, anderenorts nicht klassifiziert

H91.8 Sonstiger näher bezeichneter Hörverlust

H91.9 Hörverlust, nicht näher bezeichnet

Schwerhörigkeit oder Taubheit:
- hohe Frequenzen betroffen
- niedrige Frequenzen betroffen
- o.n.A.

H92.– Otalgie und Ohrenfluss

H92.0 Otalgie

H92.1 Otorrhoe

Exkl.: Austritt von Liquor cerebrospinalis aus dem Ohr (G96.0)

H92.2 Blutung aus dem äußeren Gehörgang

Exkl.: Traumatische Blutung aus dem äußeren Gehörgang - Verschlüsselung nach Art der Verletzung

H93.– Sonstige Krankheiten des Ohres, anderenorts nicht klassifiziert

H93.0 Degenerative und vaskuläre Krankheiten des Ohres

Transitorische ischämische Schwerhörigkeit oder Taubheit

Exkl.: Presbyakusis (H91.1)

H93.1 Tinnitus aurium

H93.2 Sonstige abnorme Hörempfindungen

Diplakusis
Hyperakusis
Recruitment [Lautheitsausgleich]
Zeitweilige Hörschwellenverschiebung

Exkl.: Akustische Halluzinationen (R44.0)

H93.3 Krankheiten des N. vestibulocochlearis [VIII. Hirnnerv]

H93.8 Sonstige näher bezeichnete Krankheiten des Ohres

H93.9 Krankheit des Ohres, nicht näher bezeichnet

H94.– Sonstige Krankheiten des Ohres bei anderenorts klassifizierten Krankheiten*

H94.0* Entzündung des N. vestibulocochlearis [VIII. Hirnnerv] bei anderenorts klassifizierten infektiösen und parasitären Krankheiten

Entzündung des N. vestibulocochlearis bei Syphilis (A52.1†)

H94.8* Sonstige näher bezeichnete Krankheiten des Ohres bei anderenorts klassifizierten Krankheiten

H95.– Krankheiten des Ohres und des Warzenfortsatzes nach medizinischen Maßnahmen, anderenorts nicht klassifiziert

H95.0 Rezidivierendes Cholesteatom in der Mastoidhöhle nach Mastoidektomie

H95.1 Sonstige Krankheiten nach Mastoidektomie

Chronische Entzündung Granulationen Schleimhautzyste	Mastoidhöhle

H95.8 Sonstige Krankheiten des Ohres und des Warzenfortsatzes nach medizinischen Maßnahmen

H95.9 Krankheit des Ohres und des Warzenfortsatzes nach medizinischen Maßnahmen, nicht näher bezeichnet

Kapitel IX

Krankheiten des Kreislaufsystems (I00–I99)

Exkl.: Angeborene Fehlbildungen, Deformitäten und Chromosomenanomalien (Q00–Q99)
Bestimmte infektiöse und parasitäre Krankheiten (A00–B99)
Bestimmte Zustände, die ihren Ursprung in der Perinatalperiode haben (P00–P96)
Endokrine, Ernährungs- und Stoffwechselkrankheiten (E00–E90)
Komplikationen der Schwangerschaft, der Geburt und des Wochenbettes (O00–O99)
Neubildungen (C00–D48)
Symptome und abnorme klinische und Laborbefunde, die anderenorts nicht klassifiziert sind (R00–R99)
Systemkrankheiten des Bindegewebes (M30–M36)
Verletzungen, Vergiftungen und bestimmte andere Folgen äußerer Ursachen (S00–T98)
Zerebrale transitorische Ischämie und verwandte Syndrome (G45.–)

Dieses Kapitel gliedert sich in folgende Gruppen:

I00–I02	Akutes rheumatisches Fieber
I05–I09	Chronische rheumatische Herzkrankheiten
I10–I15	Hypertonie [Hochdruckkrankheit]
I20–I25	Ischämische Herzkrankheiten
I26–I28	Pulmonale Herzkrankheit und Krankheiten des Lungenkreislaufes
I30–I52	Sonstige Formen der Herzkrankheit
I60–I69	Zerebrovaskuläre Krankheiten
I70–I79	Krankheiten der Arterien, Arteriolen und Kapillaren
I80–I89	Krankheiten der Venen, der Lymphgefäße und der Lymphknoten, anderenorts nicht klassifiziert
I95–I99	Sonstige und nicht näher bezeichnete Krankheiten des Kreislaufsystems

Dieses Kapitel enthält die folgenden Sternschlüsselnummern:

*I32.–**	*Perikarditis bei anderenorts klassifizierten Krankheiten*
*I39.–**	*Endokarditis und Herzklappenkrankheiten bei anderenorts klassifizierten Krankheiten*
*I41.–**	*Myokarditis bei anderenorts klassifizierten Krankheiten*
*I43.–**	*Kardiomyopathie bei anderenorts klassifiziertenKrankheiten*
*I52.–**	*Sonstige Herzkrankheiten bei anderenorts klassifizierten Krankheiten*
*I68.–**	*Zerebrovaskuläre Störungen bei anderenorts klassifizierten Krankheiten*
*I79.–**	*Krankheiten der Arterien, Arteriolen und Kapillaren bei anderenorts klassifizierten Krankheiten*
*I98.–**	*Sonstige Störungen des Kreislaufsystems bei anderenorts klassifizierten Krankheiten*

Dieses Kapitel enthält die folgenden Ausrufezeichenschlüsselnummern:

I50.02!	*Rechtsherzinsuffizienz ohne Beschwerden*
I50.03!	*Rechtsherzinsuffizienz mit Beschwerden bei stärkerer Belastung*
I50.04!	*Rechtsherzinsuffizienz mit Beschwerden bei leichterer Belastung*
I50.05!	*Rechtsherzinsuffizienz mit Beschwerden in Ruhe*
I67.80!	*Vasospasmen bei Subarachnoidalblutung*

Akutes rheumatisches Fieber (I00–I02)

I00 Rheumatisches Fieber ohne Angabe einer Herzbeteiligung

Inkl.: Akute oder subakute Arthritis bei rheumatischem Fieber

I01.– Rheumatisches Fieber mit Herzbeteiligung

Exkl.: Chronische Krankheiten rheumatischen Ursprungs (I05–I09), es sei denn, es liegt gleichzeitig rheumatisches Fieber vor, oder es gibt Hinweise dafür, dass der rheumatische Prozess rezidiviert oder aktiv ist.

I01.0 Akute rheumatische Perikarditis

Jeder Zustand unter I00 mit Perikarditis
Rheumatische Perikarditis (akut)

Exkl.: Nicht als rheumatisch bezeichnet (I30.–)

I01.1 Akute rheumatische Endokarditis

Akute rheumatische Valvulitis
Jeder Zustand unter I00 mit Endokarditis oder Valvulitis

I01.2 Akute rheumatische Myokarditis

Jeder Zustand unter I00 mit Myokarditis

I01.8 Sonstige akute rheumatische Herzkrankheit

Akute rheumatische Pankarditis
Jeder Zustand unter I00 mit sonstigen oder mehreren Arten der Herzbeteiligung

I01.9 Akute rheumatische Herzkrankheit, nicht näher bezeichnet

Jeder Zustand unter I00 mit nicht näher bezeichneter Art der Herzbeteiligung
Rheumatische:
- Herzkrankheit, aktiv oder akut
- Karditis, akut

I02.– Rheumatische Chorea

Inkl.: Chorea minor [Chorea Sydenham]

Exkl.: Chorea:
- progressiva hereditaria [Chorea Huntington] (G10)
- o.n.A. (G25.5)

I02.0 Rheumatische Chorea mit Herzbeteiligung

Chorea o.n.A. mit Herzbeteiligung
Rheumatische Chorea mit Herzbeteiligung jeder Art, klassifizierbar unter I01.–

I02.9 Rheumatische Chorea ohne Herzbeteiligung

Rheumatische Chorea o.n.A.

Chronische rheumatische Herzkrankheiten (I05–I09)

I05.– Rheumatische Mitralklappenkrankheiten

Inkl.: Zustände, die unter I05.0 und I05.2–I05.9 klassifizierbar sind, unabhängig davon, ob als rheumatisch bezeichnet oder nicht

Exkl.: Als nichtrheumatisch bezeichnet (I34.–)

I05.0 Mitralklappenstenose

Mitralklappenobstruktion (rheumatisch)

I05.1 Rheumatische Mitralklappeninsuffizienz

I05.2 Mitralklappenstenose mit Insuffizienz

Mitralstenose mit Insuffizienz oder Regurgitation

I05.8 Sonstige Mitralklappenkrankheiten

Mitralklappenfehler
Mitralvitium

I05.9 Mitralklappenkrankheit, nicht näher bezeichnet

Mitralklappenkrankheit (chronisch) o.n.A.

I06.– Rheumatische Aortenklappenkrankheiten

Exkl.: Nicht als rheumatisch bezeichnet (I35.–)

I06.0 Rheumatische Aortenklappenstenose

Rheumatische Aortenklappenobstruktion

I06.1 Rheumatische Aortenklappeninsuffizienz

I06.2 Rheumatische Aortenklappenstenose mit Insuffizienz

Rheumatische Aortenstenose mit Insuffizienz oder Regurgitation

I06.8 Sonstige rheumatische Aortenklappenkrankheiten

I06.9 **Rheumatische Aortenklappenkrankheit, nicht näher bezeichnet**

Rheumatische Aortenklappenkrankheit o.n.A.

I07.– Rheumatische Trikuspidalklappenkrankheiten

Inkl.: Als rheumatisch bezeichnet
Ursache nicht näher bezeichnet

Exkl.: Als nichtrheumatisch bezeichnet (I36.–)

I07.0 **Trikuspidalklappenstenose**

Trikuspidalklappenstenose (rheumatisch)

I07.1 **Trikuspidalklappeninsuffizienz**

Trikuspidalklappeninsuffizienz (rheumatisch)

I07.2 **Trikuspidalklappenstenose mit Insuffizienz**

I07.8 **Sonstige Trikuspidalklappenkrankheiten**

I07.9 **Trikuspidalklappenkrankheit, nicht näher bezeichnet**

Trikuspidalklappenkrankheit o.n.A.

I

I08.– Krankheiten mehrerer Herzklappen

Inkl.: Als rheumatisch bezeichnet
Ursache nicht näher bezeichnet

Exkl.: Endokarditis, Herzklappe nicht näher bezeichnet (I38)
Erkrankungen mehrerer Herzklappen nichtrheumatischer Ursache (I34–I38, Q22–Q23, Q24.8)
Rheumatische Krankheiten des Endokards, Herzklappe nicht näher bezeichnet (I09.1)

I08.0 **Krankheiten der Mitral- und Aortenklappe, kombiniert**

Beteiligung von Mitral- und Aortenklappe, unabhängig davon, ob als rheumatisch bezeichnet oder nicht näher bezeichnet

I08.1 **Krankheiten der Mitral- und Trikuspidalklappe, kombiniert**

I08.2 **Krankheiten der Aorten- und Trikuspidalklappe, kombiniert**

I08.3 **Krankheiten der Mitral-, Aorten- und Trikuspidalklappe, kombiniert**

I08.8 **Sonstige Krankheiten mehrerer Herzklappen**

I08.9 **Krankheit mehrerer Herzklappen, nicht näher bezeichnet**

I09.– Sonstige rheumatische Herzkrankheiten

I09.0 **Rheumatische Myokarditis**

Exkl.: Myokarditis, nicht als rheumatisch bezeichnet (I51.4)

I09.1 **Rheumatische Krankheiten des Endokards, Herzklappe nicht näher bezeichnet**

Rheumatische:
- Endokarditis (chronisch)
- Valvulitis (chronisch)

Exkl.: Endokarditis, Herzklappe nicht näher bezeichnet (I38)

I09.2 **Chronische rheumatische Perikarditis**

Chronische rheumatische:
- Mediastinoperikarditis
- Myoperikarditis

Perikardverwachsung, rheumatisch

Exkl.: Nicht als rheumatisch bezeichnet (I31.–)

I09.8 **Sonstige näher bezeichnete rheumatische Herzkrankheiten**

Rheumatische Krankheit der Pulmonalklappe

I09.9 **Rheumatische Herzkrankheit, nicht näher bezeichnet**

Herzversagen, rheumatisch
Rheumatische Karditis

Exkl.: Karditis bei seropositiver chronischer Polyarthritis (M05.3-)

Hypertonie [Hochdruckkrankheit]
(I10–I15)

Exkl.: Als Komplikation bei Schwangerschaft, Geburt oder Wochenbett (O10–O11, O13–O16)
Hypertonie beim Neugeborenen (P29.2)
Mit Beteiligung der Koronargefäße (I20–I25)
Pulmonale Hypertonie:
- primär (I27.0)
- sekundär (I27.2-)

I10.– Essentielle (primäre) Hypertonie

Inkl.: Bluthochdruck
Hypertonie (arteriell) (essentiell) (primär) (systemisch)

Exkl.: Mit Beteiligung von Gefäßen des:
- Auges (H35.0)
- Gehirns (I60–I69)

I10.0- Benigne essentielle Hypertonie

I10.00 Ohne Angabe einer hypertensiven Krise

I10.01 Mit Angabe einer hypertensiven Krise

I10.1- Maligne essentielle Hypertonie

I10.10 Ohne Angabe einer hypertensiven Krise

I10.11 Mit Angabe einer hypertensiven Krise

I10.9- Essentielle Hypertonie, nicht näher bezeichnet

I10.90 Ohne Angabe einer hypertensiven Krise

I10.91 Mit Angabe einer hypertensiven Krise

I11.– Hypertensive Herzkrankheit

Hinw.: Benutze, sofern zutreffend, zunächst Schlüsselnummern aus I50.– oder I51.4–I51.9, um die Art der Herzkrankheit anzugeben.

I11.0- Hypertensive Herzkrankheit mit (kongestiver) Herzinsuffizienz

Hypertensives Herzversagen

I11.00 Ohne Angabe einer hypertensiven Krise

I11.01 Mit Angabe einer hypertensiven Krise

I11.9- Hypertensive Herzkrankheit ohne (kongestive) Herzinsuffizienz

Hypertensive Herzkrankheit o.n.A.

I11.90 Ohne Angabe einer hypertensiven Krise

I11.91 Mit Angabe einer hypertensiven Krise

I12.– Hypertensive Nierenkrankheit

Hinw.: Benutze, sofern zutreffend, zunächst Schlüsselnummern aus N00–N07, N18.–, N19 oder N26, um die Art der Nierenkrankheit anzugeben.

Inkl.: Arteriosklerose der Niere
Arteriosklerotische Nephritis (chronisch) (interstitiell)
Hypertensive Nephropathie
Nephrosklerose [Nephro-Angiosklerose]

Exkl.: Sekundäre Hypertonie (I15.–)

I12.0- Hypertensive Nierenkrankheit mit Niereninsuffizienz

Hypertensives Nierenversagen

I12.00 Ohne Angabe einer hypertensiven Krise

I12.01 Mit Angabe einer hypertensiven Krise

I12.9- Hypertensive Nierenkrankheit ohne Niereninsuffizienz

Hypertensive Nierenkrankheit o.n.A.

I12.90 **Ohne Angabe einer hypertensiven Krise**

I12.91 **Mit Angabe einer hypertensiven Krise**

I13.– Hypertensive Herz- und Nierenkrankheit

Hinw.: Benutze, sofern zutreffend, zunächst Schlüsselnummern aus I50.– oder I51.4–I51.9 sowie aus N00–N07, N18.–, N19 oder N26, um die Art der Herz- bzw. Nierenkrankheit anzugeben.

Inkl.: Herz-Kreislauf-Nieren-Krankheit
Herz-Nieren-Krankheit

I13.0- **Hypertensive Herz- und Nierenkrankheit mit (kongestiver) Herzinsuffizienz**

I13.00 **Ohne Angabe einer hypertensiven Krise**

I13.01 **Mit Angabe einer hypertensiven Krise**

I13.1- **Hypertensive Herz- und Nierenkrankheit mit Niereninsuffizienz**

I13.10 **Ohne Angabe einer hypertensiven Krise**

I13.11 **Mit Angabe einer hypertensiven Krise**

I13.2- **Hypertensive Herz- und Nierenkrankheit mit (kongestiver) Herzinsuffizienz und Niereninsuffizienz**

I13.20 **Ohne Angabe einer hypertensiven Krise**

I13.21 **Mit Angabe einer hypertensiven Krise**

I13.9- **Hypertensive Herz- und Nierenkrankheit, nicht näher bezeichnet**

I13.90 **Ohne Angabe einer hypertensiven Krise**

I13.91 **Mit Angabe einer hypertensiven Krise**

I15.– Sekundäre Hypertonie

Exkl.: Mit Beteiligung von Gefäßen des:
- Auges (H35.0)
- Gehirns (I60–I69)

I15.0- **Renovaskuläre Hypertonie**

I15.00 **Ohne Angabe einer hypertensiven Krise**

I15.01 **Mit Angabe einer hypertensiven Krise**

I15.1- **Hypertonie als Folge von sonstigen Nierenkrankheiten**

Renoparenchymatöse Hypertonie

I15.10 **Ohne Angabe einer hypertensiven Krise**

I15.11 **Mit Angabe einer hypertensiven Krise**

I15.2- **Hypertonie als Folge von endokrinen Krankheiten**

I15.20 **Ohne Angabe einer hypertensiven Krise**

I15.21 **Mit Angabe einer hypertensiven Krise**

I15.8- **Sonstige sekundäre Hypertonie**

I15.80 **Ohne Angabe einer hypertensiven Krise**

I15.81 **Mit Angabe einer hypertensiven Krise**

I15.9- **Sekundäre Hypertonie, nicht näher bezeichnet**

I15.90 **Ohne Angabe einer hypertensiven Krise**

I15.91 **Mit Angabe einer hypertensiven Krise**

Ischämische Herzkrankheiten
(I20–I25)

Hinw.: Die in den Kategorien I21, I22, I24 und I25 angegebene Dauer bezieht sich bei der Morbidität auf das Intervall zwischen Beginn des ischämischen Anfalls und (stationärer) Aufnahme zur Behandlung. Bei der Mortalität bezieht sich die Dauer auf das Intervall zwischen Beginn des ischämischen Anfalls und Eintritt des Todes.

Inkl.: Mit Angabe einer Hypertonie (I10–I15)

Soll eine vorliegende Hypertonie angegeben werden, ist eine zusätzliche Schlüsselnummer zu benutzen.

I20.– Angina pectoris

I20.0 Instabile Angina pectoris

Angina pectoris:
- bei Belastung, erstmalig auftretend [Angina de novo]
- mit abnehmender Belastungstoleranz

Crescendoangina
Drohender Infarkt [Impending infarction]
Intermediäres Koronarsyndrom [Graybiel]
Präinfarkt-Syndrom

I20.1 Angina pectoris mit nachgewiesenem Koronarspasmus

Angina pectoris:
- angiospastisch
- spasmusinduziert
- variant angina

Prinzmetal-Angina (pectoris)

I20.8 Sonstige Formen der Angina pectoris

Belastungsangina
Koronares Slow-Flow-Syndrom
Stabile Angina pectoris
Stenokardie

I20.9 Angina pectoris, nicht näher bezeichnet

Angina pectoris o.n.A.
Angina-pectoris-Syndrom
Ischämischer Thoraxschmerz

I21.– Akuter Myokardinfarkt

Inkl.: Myokardinfarkt, als akut bezeichnet oder mit Angabe einer Dauer von vier Wochen (28 Tagen) oder weniger nach Eintritt des Infarktes

Exkl.: Bestimmte akute Komplikationen nach akutem Myokardinfarkt (I23.–)
Myokardinfarkt:
- als chronisch bezeichnet oder mit Angabe einer Dauer von mehr als vier Wochen (mehr als 28 Tagen) nach Eintritt des Infarktes (I25.8)
- alt (I25.2-)
- rezidivierend (I22.–)

Postmyokardinfarkt-Syndrom (I24.1)

I21.0 Akuter transmuraler Myokardinfarkt der Vorderwand

Transmuraler Infarkt (akut):
- anterior o.n.A.
- anteroapikal
- anterolateral
- anteroseptal
- Vorderwand o.n.A.

I21.1 Akuter transmuraler Myokardinfarkt der Hinterwand

Transmuraler Infarkt (akut):
- diaphragmal
- Hinterwand o.n.A.
- inferior o.n.A.
- inferolateral
- inferoposterior

I21.2 Akuter transmuraler Myokardinfarkt an sonstigen Lokalisationen

Transmuraler Infarkt (akut):
- apikolateral
- basolateral
- hochlateral
- lateral o.n.A.
- posterior (strikt)

- posterobasal
- posterolateral
- posteroseptal
- Seitenwand o.n.A.
- septal o.n.A.

I21.3 Akuter transmuraler Myokardinfarkt an nicht näher bezeichneter Lokalisation

Transmuraler Myokardinfarkt o.n.A.

I21.4 Akuter subendokardialer Myokardinfarkt

Innenschichtinfarkt Nicht-ST-Hebungsinfarkt [NSTEMI] Nichttransmuraler Myokardinfarkt	o.n.A.

I21.9 Akuter Myokardinfarkt, nicht näher bezeichnet

Myokardinfarkt (akut) o.n.A.

I22.– Rezidivierender Myokardinfarkt

Hinw.: Benutze diese Kategorie zur Morbiditätskodierung für Myokardinfarkte jeglicher Lokalisation mit Eintritt innerhalb von vier Wochen (28 Tagen) oder weniger nach Eintritt des vorausgegangenen Infarktes.

Inkl.: Reinfarkt
Rezidivinfarkt

Exkl.: Als chronisch bezeichnet oder mit Angabe einer Dauer von mehr als vier Wochen (mehr als 28 Tagen) nach Eintritt des Infarktes (I25.8)

I22.0 Rezidivierender Myokardinfarkt der Vorderwand

Rezidivinfarkt (akut):
- anterior o.n.A.
- anteroapikal
- anterolateral
- anteroseptal
- Vorderwand o.n.A.

I22.1 Rezidivierender Myokardinfarkt der Hinterwand

Rezidivinfarkt (akut):
- diaphragmal
- Hinterwand o.n.A.
- inferior o.n.A.
- inferolateral
- inferoposterior

I22.8 Rezidivierender Myokardinfarkt an sonstigen Lokalisationen

Rezidivinfarkt (akut):
- apikolateral
- basolateral
- hochlateral
- lateral o.n.A.
- posterior (strikt)
- posterobasal
- posterolateral
- posteroseptal
- Seitenwand o.n.A.
- septal o.n.A.

I22.9 Rezidivierender Myokardinfarkt an nicht näher bezeichneter Lokalisation

I23.– Bestimmte akute Komplikationen nach akutem Myokardinfarkt

Benutze eine zusätzliche Schlüsselnummer (I21–I22), um die Art des Myokardinfarktes anzugeben.

Exkl.: Aufgeführte Zustände, nicht als akute Komplikationen nach akutem Myokardinfarkt bezeichnet (I31.–, I51.–)

I23.0 Hämoperikard als akute Komplikation nach akutem Myokardinfarkt

I23.1 Vorhofseptumdefekt als akute Komplikation nach akutem Myokardinfarkt

I23.2 **Ventrikelseptumdefekt als akute Komplikation nach akutem Myokardinfarkt**

I23.3 **Ruptur der Herzwand ohne Hämoperikard als akute Komplikation nach akutem Myokardinfarkt**

Exkl.: Mit Hämoperikard (I23.0)

I23.4 **Ruptur der Chordae tendineae als akute Komplikation nach akutem Myokardinfarkt**

I23.5 **Papillarmuskelruptur als akute Komplikation nach akutem Myokardinfarkt**

I23.6 **Thrombose des Vorhofes, des Herzohres oder der Kammer als akute Komplikation nach akutem Myokardinfarkt**

I23.8 **Sonstige akute Komplikationen nach akutem Myokardinfarkt**

I24.– Sonstige akute ischämische Herzkrankheit

Exkl.: Angina pectoris (I20.–)
Transitorische Myokardischämie beim Neugeborenen (P29.4)

I24.0 **Koronarthrombose ohne nachfolgenden Myokardinfarkt**

Koronar (-Arterien) (-Venen):
- Embolie
- Thromboembolie
- Verschluss

| ohne nachfolgenden Myokardinfarkt

Exkl.: Als chronisch bezeichnet oder mit Angabe einer Dauer von mehr als vier Wochen (mehr als 28 Tage) nach dem Eintritt (I25.8)

I24.1 **Postmyokardinfarkt-Syndrom**

Dressler-Syndrom II

I24.8 **Sonstige Formen der akuten ischämischen Herzkrankheit**

Koronarinsuffizienz

I24.9 **Akute ischämische Herzkrankheit, nicht näher bezeichnet**

Exkl.: Ischämische Herzkrankheit (chronisch) o.n.A. (I25.9)

I25.– Chronische ischämische Herzkrankheit

Exkl.: Herz-Kreislauf-Krankheit o.n.A. (I51.6)

I25.0 **Atherosklerotische Herz-Kreislauf-Krankheit, so beschrieben**

I25.1- **Atherosklerotische Herzkrankheit**

Koronar (-Arterien):
- Atherom
- Atherosklerose
- Krankheit
- Okklusion
- Sklerose
- Stenose

I25.10 Ohne hämodynamisch wirksame Stenosen

I25.11 Ein-Gefäß-Erkrankung

I25.12 Zwei-Gefäß-Erkrankung

I25.13 Drei-Gefäß-Erkrankung

I25.14 Stenose des linken Hauptstammes

I25.15 Mit stenosierten Bypass-Gefäßen

I25.16 Mit stenosierten Stents

I25.19 Nicht näher bezeichnet

I25.2- **Alter Myokardinfarkt**

Abgeheilter Myokardinfarkt
Zustand nach Myokardinfarkt, der durch EKG oder andere spezielle Untersuchungen diagnostiziert wurde, aber gegenwärtig symptomlos ist

I25.20 29 Tage bis unter 4 Monate zurückliegend

I25.21 4 Monate bis unter 1 Jahr zurückliegend

I25.22 1 Jahr und länger zurückliegend

I25.29 Nicht näher bezeichnet

I25.3 Herz-(Wand-)Aneurysma

Ventrikelaneurysma

I25.4 Koronararterienaneurysma

Koronare arteriovenöse Fistel, erworben

Exkl.: Angeborenes Koronar-(Arterien-)Aneurysma (Q24.5)

I25.5 Ischämische Kardiomyopathie

I25.6 Stumme Myokardischämie

I25.8 Sonstige Formen der chronischen ischämischen Herzkrankheit

Jeder Zustand unter I21–I22 und I24.–, als chronisch bezeichnet oder mit Angabe einer Dauer von mehr als vier Wochen (mehr als 28 Tagen) nach dem Eintritt

I25.9 Chronische ischämische Herzkrankheit, nicht näher bezeichnet

Ischämische Herzkrankheit (chronisch) o.n.A.

Pulmonale Herzkrankheit und Krankheiten des Lungenkreislaufes (I26–I28)

I

I26.– Lungenembolie

Inkl.: Lungeninfarkt
Postoperative Lungenembolie
Pulmonal (-Arterien) (-Venen):
- Thromboembolie
- Thrombose

Exkl.: Als Komplikation bei:
- Abort, Extrauteringravidität oder Molenschwangerschaft (O00–O07, O08.2)
- Schwangerschaft, Geburt oder Wochenbett (O88.–)

I26.0 Lungenembolie mit Angabe eines akuten Cor pulmonale

Akutes Cor pulmonale o.n.A.
Fulminante Lungenembolie
Massive Lungenembolie

I26.9 Lungenembolie ohne Angabe eines akuten Cor pulmonale

Lungenembolie o.n.A.
Nichtmassive Lungenembolie

I27.– Sonstige pulmonale Herzkrankheiten

I27.0 Primäre pulmonale Hypertonie

I27.1 Kyphoskoliotische Herzkrankheit

I27.2 Sonstige näher bezeichnete sekundäre pulmonale Hypertonie

I27.20 Pulmonale Hypertonie bei chronischer Thromboembolie

I27.28 Sonstige näher bezeichnete sekundäre pulmonale Hypertonie

Soll die Ursache angegeben werden, ist eine zusätzliche Schlüsselnummer zu benutzen.

I27.8 Sonstige näher bezeichnete pulmonale Herzkrankheiten

Exkl.: Eisenmenger-Defekt (Q21.88)

I27.9 Pulmonale Herzkrankheit, nicht näher bezeichnet

Chronische kardiopulmonale Krankheit
Cor pulmonale (chronisch) o.n.A.

I28.– Sonstige Krankheiten der Lungengefäße

I28.0 Arteriovenöse Fistel der Lungengefäße

I28.1 Aneurysma der A. pulmonalis

I28.8 Sonstige näher bezeichnete Krankheiten der Lungengefäße

Ruptur Stenose Striktur	Lungengefäße

I28.9 Krankheit der Lungengefäße, nicht näher bezeichnet

Sonstige Formen der Herzkrankheit
(I30–I52)

I30.– Akute Perikarditis

Inkl.: Akuter Perikarderguss

Exkl.: Rheumatische Perikarditis (akut) (I01.0)

I30.0 Akute unspezifische idiopathische Perikarditis

I30.1 Infektiöse Perikarditis

Perikarditis (durch):
- eitrig
- Pneumokokken
- Staphylokokken
- Streptokokken
- viral

Pyoperikarditis

Soll der Infektionserreger angegeben werden, ist eine zusätzliche Schlüsselnummer (B95!–B98!) zu benutzen.

I30.8 Sonstige Formen der akuten Perikarditis

I30.9 Akute Perikarditis, nicht näher bezeichnet

I31.– Sonstige Krankheiten des Perikards

Exkl.: Akute Komplikationen nach akutem Myokardinfarkt (I23.–)
Als rheumatisch bezeichnet (I09.2)
Postkardiotomie-Syndrom (I97.0)
Traumatisch (S26.–)

I31.0 Chronische adhäsive Perikarditis

Accretio cordis
Adhäsive Mediastinoperikarditis
Perikardverwachsung

I31.1 Chronische konstriktive Perikarditis

Concretio pericardii
Perikardiale Kalzifikation

I31.2 Hämoperikard, anderenorts nicht klassifiziert

I31.3 Perikarderguss (nichtentzündlich)

Chyloperikard

I31.8- Sonstige näher bezeichnete Krankheiten des Perikards

I31.80 Herzbeuteltamponade

Benutze eine zusätzliche Schlüsselnummer, um die zugrunde liegende Ursache für die Herzbeuteltamponade anzugeben.

I31.88 Sonstige näher bezeichnete Krankheiten des Perikards

Epikardiale Plaques
Fokale perikardiale Adhäsionen

I31.9 Krankheit des Perikards, nicht näher bezeichnet

Perikarditis (chronisch) o.n.A.

I32.–* Perikarditis bei anderenorts klassifizierten Krankheiten

I32.0* **Perikarditis bei anderenorts klassifizierten bakteriellen Krankheiten**

Perikarditis:
- durch Gonokokken (A54.8†)
- durch Meningokokken (A39.5†)
- syphilitisch (A52.0†)
- tuberkulös (A18.8†)

I32.1* **Perikarditis bei sonstigen anderenorts klassifizierten infektiösen und parasitären Krankheiten**

I32.8* **Perikarditis bei sonstigen anderenorts klassifizierten Krankheiten**

Perikarditis (bei):
- chronischer Polyarthritis (M05.3-†)
- systemischem Lupus erythematodes (M32.1†)
- urämisch (N18.–†)

I33.– Akute und subakute Endokarditis

Exkl.: Akute rheumatische Endokarditis (I01.1)
Endokarditis o.n.A. (I38)

I33.0 **Akute und subakute infektiöse Endokarditis**

Endocarditis (akut) (subakut):
- lenta
- ulcerosa

Endokarditis (akut) (subakut):
- bakteriell
- infektiös o.n.A.
- maligne
- septisch

Soll der Infektionserreger angegeben werden, ist eine zusätzliche Schlüsselnummer (B95!–B98!) zu benutzen.

I33.9 **Akute Endokarditis, nicht näher bezeichnet**

Endokarditis Myoendokarditis Periendokarditis	akut oder subakut

I34.– Nichtrheumatische Mitralklappenkrankheiten

Exkl.: Als angeboren bezeichnet (Q23.2–Q23.9)
Als rheumatisch bezeichnet (I05.–)
Mitralklappen:
- Fehler (I05.8)
- Krankheit (I05.9)
- Stenose (I05.0)

Nicht näher bezeichnete Ursache, jedoch mit Angabe von:
- Krankheiten der Aortenklappe (I08.0)
- Mitralklappenstenose oder -obstruktion (I05.0)

I34.0 **Mitralklappeninsuffizienz**

Mitralklappen: • Insuffizienz • Regurgitation	o.n.A. oder näher bezeichnete Ursache, ausgenommen rheumatisch

I34.1 **Mitralklappenprolaps**

Floppy-Valve-Syndrom

Exkl.: Marfan-Syndrom (Q87.4)

I34.2 **Nichtrheumatische Mitralklappenstenose**

I34.8- **Sonstige nichtrheumatische Mitralklappenkrankheiten**

I34.80 Nichtrheumatische Mitralklappenstenose mit Mitralklappeninsuffizienz

I34.88 Sonstige nichtrheumatische Mitralklappenkrankheiten

I34.9 Nichtrheumatische Mitralklappenkrankheit, nicht näher bezeichnet

I35.– Nichtrheumatische Aortenklappenkrankheiten

Exkl.: Als angeboren bezeichnet (Q23.0, Q23.1, Q23.4–Q23.9)
Als rheumatisch bezeichnet (I06.–)
Hypertrophische Subaortenstenose (I42.1)
Nicht näher bezeichnete Ursache, jedoch mit Angabe von Mitralklappenkrankheiten (I08.0)

I35.0 Aortenklappenstenose

I35.1 Aortenklappeninsuffizienz

Aortenklappen: • Insuffizienz • Regurgitation	o.n.A. oder näher bezeichnete Ursache, ausgenommen rheumatisch

I35.2 Aortenklappenstenose mit Insuffizienz

I35.8 Sonstige Aortenklappenkrankheiten

I35.9 Aortenklappenkrankheit, nicht näher bezeichnet

I36.– Nichtrheumatische Trikuspidalklappenkrankheiten

Exkl.: Als angeboren bezeichnet (Q22.4, Q22.8, Q22.9)
Als rheumatisch bezeichnet (I07.–)
Nicht näher bezeichnete Ursache (I07.–)

I36.0 Nichtrheumatische Trikuspidalklappenstenose

I36.1 Nichtrheumatische Trikuspidalklappeninsuffizienz

Trikuspidalklappen: • Insuffizienz • Regurgitation	näher bezeichnete Ursache, ausgenommen rheumatisch

I36.2 Nichtrheumatische Trikuspidalklappenstenose mit Insuffizienz

I36.8 Sonstige nichtrheumatische Trikuspidalklappenkrankheiten

I36.9 Nichtrheumatische Trikuspidalklappenkrankheit, nicht näher bezeichnet

I37.– Pulmonalklappenkrankheiten

Exkl.: Als angeboren bezeichnet (Q22.1, Q22.2, Q22.3)
Als rheumatisch bezeichnet (I09.8)

I37.0 Pulmonalklappenstenose

I37.1 Pulmonalklappeninsuffizienz

Pulmonalklappen: • Insuffizienz • Regurgitation	o.n.A. oder näher bezeichnete Ursache, ausgenommen rheumatisch

I37.2 Pulmonalklappenstenose mit Insuffizienz

I37.8 Sonstige Pulmonalklappenkrankheiten

I37.9 Pulmonalklappenkrankheit, nicht näher bezeichnet

I38 Endokarditis, Herzklappe nicht näher bezeichnet

Inkl.: Endokarditis (chronisch) o.n.A.

Herzklappen: • Insuffizienz • Stenose Valvulitis (chronisch)	nicht näher bezeichnete Herzklappe	o.n.A. oder näher bezeichnete Ursache, ausgenommen rheumatisch oder angeboren

Exkl.: Angeborene Herzklappeninsuffizienz, Klappe nicht näher bezeichnet (Q24.8)
Angeborene Herzklappenstenose, Klappe nicht näher bezeichnet (Q24.8)
Als rheumatisch bezeichnet (I09.1)
Endokardfibroelastose (I42.4)

I39.– Endokarditis und Herzklappenkrankheiten bei anderenorts klassifizierten Krankheiten*

Inkl.: Endokardbeteiligung bei:
- Candida-Infektion (B37.6†)
- chronischer Polyarthritis (M05.3-†)
- Gonokokken-Infektion (A54.8†)
- Meningokokken-Infektion (A39.5†)
- Syphilis (A52.0†)
- systemischem Lupus erythematodes [Libman-Sacks-Endokarditis] (M32.1†)
- Tuberkulose (A18.8†)
- Typhus abdominalis (A01.0†)

I39.0* Mitralklappenkrankheiten bei anderenorts klassifizierten Krankheiten

I39.1* Aortenklappenkrankheiten bei anderenorts klassifizierten Krankheiten

I39.2* Trikuspidalklappenkrankheiten bei anderenorts klassifizierten Krankheiten

I39.3* Pulmonalklappenkrankheiten bei anderenorts klassifizierten Krankheiten

I39.4* Krankheiten mehrerer Herzklappen bei anderenorts klassifizierten Krankheiten

I39.8* Endokarditis bei anderenorts klassifizierten Krankheiten, Herzklappe nicht näher bezeichnet

I40.– Akute Myokarditis

I40.0 Infektiöse Myokarditis

Septische Myokarditis

Soll der Infektionserreger angegeben werden, ist eine zusätzliche Schlüsselnummer (B95!-B98!) zu benutzen.

I40.1 Isolierte Myokarditis

I40.8 Sonstige akute Myokarditis

I40.9 Akute Myokarditis, nicht näher bezeichnet

I41.– Myokarditis bei anderenorts klassifizierten Krankheiten*

I41.0* Myokarditis bei anderenorts klassifizierten bakteriellen Krankheiten

Myokarditis:
- diphtherisch (A36.8†)
- durch Gonokokken (A54.8†)
- durch Meningokokken (A39.5†)
- syphilitisch (A52.0†)
- tuberkulös (A18.8†)

I41.1* Myokarditis bei anderenorts klassifizierten Viruskrankheiten

Grippe-Myokarditis (akut):
- saisonal, Virus nachgewiesen (J10.8†)
- Virus nicht nachgewiesen (J11.8†)
- zoonotisch oder pandemisch, Virus nachgewiesen (J09†)

Mumps-Myokarditis (B26.8†)

I41.2* Myokarditis bei sonstigen anderenorts klassifizierten infektiösen und parasitären Krankheiten

Myokarditis bei:
- Chagas-Krankheit, akut (B57.0†)
- Chagas-Krankheit (chronisch) (B57.2†)
- Toxoplasmose (B58.8†)

I41.8* Myokarditis bei sonstigen anderenorts klassifizierten Krankheiten

Myokarditis bei chronischer Polyarthritis (M05.3-†)
Myokarditis bei Sarkoidose (D86.8†)

I42.– Kardiomyopathie

Exkl.: Ischämische Kardiomyopathie (I25.5)
Kardiomyopathie als Komplikation bei:
- Schwangerschaft (O99.4)
- Wochenbett (O90.3)

I42.0 Dilatative Kardiomyopathie

Kongestive Kardiomyopathie

I42.1 Hypertrophische obstruktive Kardiomyopathie

Hypertrophische Subaortenstenose

I42.2 Sonstige hypertrophische Kardiomyopathie

Hypertrophische nichtobstruktive Kardiomyopathie

I42.3 Eosinophile endomyokardiale Krankheit

Löffler-Endokarditis [Endocarditis parietalis fibroplastica]
Endomyokardfibrose (tropisch)

I42.4 Endokardfibroelastose

Angeborene Kardiomyopathie

I42.5 Sonstige restriktive Kardiomyopathie

Obliterative Kardiomyopathie o.n.A.

I42.6 Alkoholische Kardiomyopathie

I42.7 Kardiomyopathie durch Arzneimittel oder sonstige exogene Substanzen

Soll die äußere Ursache angegeben werden, ist eine zusätzliche Schlüsselnummer (Kapitel XX) zu benutzen.

I42.8- Sonstige Kardiomyopathien

I42.80 Arrhythmogene rechtsventrikuläre Kardiomyopathie [ARVCM]

I42.88 Sonstige Kardiomyopathien

I42.9 Kardiomyopathie, nicht näher bezeichnet

Kardiomyopathie (primär) (sekundär) o.n.A.

I43.– Kardiomyopathie bei anderenorts klassifizierten Krankheiten*

I43.0* Kardiomyopathie bei anderenorts klassifizierten infektiösen und parasitären Krankheiten

Kardiomyopathie bei Diphtherie (A36.8†)

I43.1* Kardiomyopathie bei Stoffwechselkrankheiten

Kardiale Amyloidose (E85.–†)

I43.2* Kardiomyopathie bei alimentären Krankheiten

Alimentäre Kardiomyopathie o.n.A. (E63.9†)

I43.8* Kardiomyopathie bei sonstigen anderenorts klassifizierten Krankheiten

Gichttophi des Herzens (M10.0-†)
Thyreotoxische Herzkrankheit (E05.–†)

I44.– Atrioventrikulärer Block und Linksschenkelblock

I44.0 Atrioventrikulärer Block 1. Grades

I44.1 Atrioventrikulärer Block 2. Grades

Atrioventrikulärer Block 2. Grades, Typ I und II
Herzblock 2. Grades, Typ I und II
Mobitz-Block, Typ I und II
Wenckebach-Periodik

I44.2 Atrioventrikulärer Block 3. Grades

Herzblock 3. Grades
Kompletter atrioventrikulärer Block
Kompletter Herzblock o.n.A.

I44.3 Sonstiger und nicht näher bezeichneter atrioventrikulärer Block

Atrioventrikulärer Block o.n.A.

I44.4 **Linksanteriorer Faszikelblock**
Linksanteriorer Hemiblock

I44.5 **Linksposteriorer Faszikelblock**
Linksposteriorer Hemiblock

I44.6 **Sonstiger und nicht näher bezeichneter Faszikelblock**
Linksseitiger Hemiblock o.n.A.

I44.7 **Linksschenkelblock, nicht näher bezeichnet**

I45.– Sonstige kardiale Erregungsleitungsstörungen

I45.0 **Rechtsfaszikulärer Block**

I45.1 **Sonstiger und nicht näher bezeichneter Rechtsschenkelblock**
Rechtsschenkelblock o.n.A.

I45.2 **Bifaszikulärer Block**

I45.3 **Trifaszikulärer Block**

I45.4 **Unspezifischer intraventrikulärer Block**
Schenkelblock o.n.A.

I45.5 **Sonstiger näher bezeichneter Herzblock**
Sinuatrialer Block
Sinuaurikulärer Block
Exkl.: Herzblock o.n.A. (I45.9)

I45.6 **Präexzitations-Syndrom**
Anomale atrioventrikuläre Erregungsausbreitung
Atrioventrikuläre Erregungsleitung:
- akzessorisch
- beschleunigt
- vorzeitig

Lown-Ganong-Levine-Syndrom
Wolff-Parkinson-White-Syndrom

I45.8 **Sonstige näher bezeichnete kardiale Erregungsleitungsstörungen**
Atrioventrikuläre [AV-] Dissoziation
Interferenzdissoziation
Exkl.: Long-QT-Syndrom (I49.8)
Verlängertes QT-Intervall (R94.3)

I45.9 **Kardiale Erregungsleitungsstörung, nicht näher bezeichnet**
Adams-Stokes-Anfall [Morgagni-Adams-Stokes-Syndrom]
Herzblock o.n.A.

I46.– Herzstillstand

Exkl.: Als Komplikation bei:
- Abort, Extrauteringravidität oder Molenschwangerschaft (O00–O07, O08.8)
- geburtshilflichen Operationen und Maßnahmen (O75.4)

Kardiogener Schock (R57.0)

I46.0 **Herzstillstand mit erfolgreicher Wiederbelebung**
Soll das Vorliegen eines Herzstillstandes angegeben werden, der innerhalb von 24 Stunden vor Aufnahme in das Krankenhaus (präklinisch) aufgetreten ist und in unmittelbarem kausalen Zusammenhang mit der aktuellen stationären Behandlung steht, ist eine zusätzliche Schlüsselnummer (U69.13!) zu benutzen.

I46.1 **Plötzlicher Herztod, so beschrieben**
Exkl.: Plötzlicher Tod:
- bei:
  - – Erregungsleitungsstörung (I44–I45)
  - – Myokardinfarkt (I21–I22)
- o.n.A. (R96.–)

I46.9 Herzstillstand, nicht näher bezeichnet

Herzstillstand ohne erfolgreiche Wiederbelebung

Soll das Vorliegen eines Herzstillstandes angegeben werden, der innerhalb von 24 Stunden vor Aufnahme in das Krankenhaus (präklinisch) aufgetreten ist und in unmittelbarem kausalen Zusammenhang mit der aktuellen stationären Behandlung steht, ist eine zusätzliche Schlüsselnummer (U69.13!) zu benutzen.

I47.– Paroxysmale Tachykardie

Exkl.: Als Komplikation bei:
- Abort, Extrauteringravidität oder Molenschwangerschaft (O00–O07,O08.8)
- geburtshilflichen Operationen und Maßnahmen (O75.4)

Tachykardie
- sinuaurikulär (R00.0)
- Sinus- (R00.0)
- o.n.A. (R00.0)

I47.0 Ventrikuläre Arrhythmie durch Re-entry

I47.1 Supraventrikuläre Tachykardie

Tachykardie (paroxysmal):
- atrioventrikulär [AV-]:
  - re-entry (nodal) [AVNRT] [AVRT]
  - o.n.A.
- AV-junktional
- Knoten
- Vorhof

I47.2 Ventrikuläre Tachykardie

I47.9 Paroxysmale Tachykardie, nicht näher bezeichnet

Bouveret- (Hoffmann-) Syndrom

I48.– Vorhofflimmern und Vorhofflattern

I48.0 Vorhofflimmern, paroxysmal

I48.1 Vorhofflimmern, persistierend

I48.2 Vorhofflimmern, permanent

I48.3 Vorhofflattern, typisch

Vorhofflattern, Typ I

I48.4 Vorhofflattern, atypisch

Vorhofflattern, Typ II

I48.9 Vorhofflimmern und Vorhofflattern, nicht näher bezeichnet

I49.– Sonstige kardiale Arrhythmien

Exkl.: Als Komplikation bei:
- Abort, Extrauteringravidität oder Molenschwangerschaft (O00–O07, O08.8)
- geburtshilflichen Operationen und Maßnahmen (O75.4)

Bradykardie
- sinuatrial (R00.1)
- Sinus- (R00.1)
- vagal (R00.1)
- o.n.A. (R00.1)

Herzrhythmusstörung beim Neugeborenen (P29.1)

I49.0 Kammerflattern und Kammerflimmern

I49.1 Vorhofextrasystolie

Vorhofextrasystolen

I49.2 AV-junktionale Extrasystolie

I49.3 Ventrikuläre Extrasystolie

I49.4 **Sonstige und nicht näher bezeichnete Extrasystolie**

Ektopische Systolen
Extrasystolen o.n.A.
Extrasystolen (supraventrikulär)
Extrasystolische Arrhythmien

I49.5 **Sick-Sinus-Syndrom**

Tachykardie-Bradykardie-Syndrom
Sinusknoten-Syndrom

I49.8 **Sonstige näher bezeichnete kardiale Arrhythmien**

Brugada-Syndrom
Ektopischer Rhythmus
Knotenrhythmus
Koronarsinusrhythmus
Long-QT-Syndrom

I49.9 **Kardiale Arrhythmie, nicht näher bezeichnet**

Arrhythmie (kardial) o.n.A.

I50.– Herzinsuffizienz

Soll das Vorliegen einer hypertensiven Herzkrankheit angegeben werden, ist eine zusätzliche Schlüsselnummer aus I11.– oder I13.– zu benutzen.

Exkl.: Als Komplikation bei:
- Abort, Extrauteringravidität oder Molenschwangerschaft (O00–O07, O08.8)
- geburtshilflichen Operationen und Maßnahmen (O75.4)

Herzinsuffizienz beim Neugeborenen (P29.0)
Nach chirurgischem Eingriff am Herzen oder wegen einer Herzprothese (I97.1)

I50.0- **Rechtsherzinsuffizienz**

Soll das Vorliegen von Endorganmanifestationen (Magen-Darm-Trakt, Leber) oder eines Cor pulmonale angegeben werden, so ist eine zusätzliche Schlüsselnummer zu benutzen.
Soll das Stadium der Rechtsherzinsuffizienz angegeben werden, ist für die Schlüsselnummern I50.00 und I50.01 eine zusätzliche Schlüsselnummer aus I50.02!–I50.05! zu benutzen.

I50.00 Primäre Rechtsherzinsuffizienz

I50.01 Sekundäre Rechtsherzinsuffizienz

Globale Herzinsuffizienz
Rechtsherzinsuffizienz infolge Linksherzinsuffizienz
Rechtsherzinsuffizienz o.n.A.

Bei einer globalen Herzinsuffizienz kommen die Schlüsselnummern I50.02!–I50.05! nicht zur Anwendung. Es ist in diesem Fall die Schlüsselnummer I50.01 in Kombination mit einer Schlüsselnummer aus I50.1- zur Angabe des Stadiums der Herzinsuffizienz anzugeben.

I50.02! *Rechtsherzinsuffizienz ohne Beschwerden*

NYHA-Stadium I

I50.03! *Rechtsherzinsuffizienz mit Beschwerden bei stärkerer Belastung*

NYHA-Stadium II

I50.04! *Rechtsherzinsuffizienz mit Beschwerden bei leichterer Belastung*

NYHA-Stadium III

I50.05! *Rechtsherzinsuffizienz mit Beschwerden in Ruhe*

NYHA-Stadium IV

I50.1- **Linksherzinsuffizienz**

Asthma cardiale
Diastolische Herzinsuffizienz
Linksherzversagen
Lungenödem (akut) mit Angabe einer nicht näher bezeichneten Herzkrankheit oder einer Herzinsuffizienz

I50.11 Ohne Beschwerden

NYHA-Stadium I

I50.12 Mit Beschwerden bei stärkerer Belastung

NYHA-Stadium II

I50.13 Mit Beschwerden bei leichterer Belastung

NYHA-Stadium III

I50.14 Mit Beschwerden in Ruhe

NYHA-Stadium IV

I50.19 Nicht näher bezeichnet

I50.9 Herzinsuffizienz, nicht näher bezeichnet

Herz- oder Myokardinsuffizienz o.n.A.

I51.– Komplikationen einer Herzkrankheit und ungenau beschriebene Herzkrankheit

Soll das Vorliegen einer hypertensiven Herzkrankheit bei Zuständen unter I51.4–I51.9 angegeben werden, ist eine zusätzliche Schlüsselnummer aus I11.– oder I13.– zu benutzen.

Exkl.: Als rheumatisch bezeichnet (I00–I09)
Komplikationen nach akutem Myokardinfarkt (I23.–)

I51.0 Herzseptumdefekt, erworben

Erworbener Herzseptumdefekt (alt):
- Kammer
- Herzohr
- Vorhof

I51.1 Ruptur der Chordae tendineae, anderenorts nicht klassifiziert

I51.2 Papillarmuskelruptur, anderenorts nicht klassifiziert

I51.3 Intrakardiale Thrombose, anderenorts nicht klassifiziert

Thrombose (alt):
- Kammer
- Herzohr
- Herzspitze
- Vorhof

I51.4 Myokarditis, nicht näher bezeichnet

Myokardfibrose
Myokarditis:
- chronisch (interstitiell)
- o.n.A.

I51.5 Myokarddegeneration

Degeneration des Herzens oder Myokards:
- fettig
- senil

Myokardkrankheit

I51.6 Herz-Kreislauf-Krankheit, nicht näher bezeichnet

Herzanfall o.n.A.

Exkl.: Atherosklerotische Herz-Kreislauf-Krankheit, so beschrieben (I25.0)

I51.7 Kardiomegalie

Kardiale:
- Dilatation
- Hypertrophie

Ventrikelerweiterung

I51.8 Sonstige ungenau bezeichnete Herzkrankheiten

Karditis (akut) (chronisch)
Pankarditis (akut) (chronisch)

I51.9 Herzkrankheit, nicht näher bezeichnet

I52.–* Sonstige Herzkrankheiten bei anderenorts klassifizierten Krankheiten

Exkl.: Herz-Kreislauf-Krankheiten o.n.A. bei anderenorts klassifizierten Krankheiten (I98.–*)

I52.0* Sonstige Herzkrankheiten bei anderenorts klassifizierten bakteriellen Krankheiten

Meningokokkenkarditis, anderenorts nicht klassifiziert (A39.5†)

I52.1* Sonstige Herzkrankheiten bei sonstigen anderenorts klassifizierten infektiösen und parasitären Krankheiten

Pulmonale Herzkrankheit bei Schistosomiasis (B65.–†)

I52.8* Sonstige Herzkrankheiten bei sonstigen anderenorts klassifizierten Krankheiten

Karditis bei chronischer Polyarthritis (M05.3-†)

Zerebrovaskuläre Krankheiten (I60–I69)

Inkl.: Mit Angabe von Hypertonie (Zustände unter I10 und I15.–)

Soll eine vorliegende Hypertonie angegeben werden, ist eine zusätzliche Schlüsselnummer zu benutzen.

Exkl.: Traumatische intrakranielle Blutung (S06.–)
Vaskuläre Demenz (F01.–)
Zerebrale transitorische Ischämie und verwandte Syndrome (G45.–)

I

I60.– Subarachnoidalblutung

Soll die Ursache der Subarachnoidalblutung angegeben werden, ist eine zusätzliche Schlüsselnummer aus I67.0–I67.1- oder aus Q28.0–Q28.3- zu verwenden.

Exkl.: Folgen einer Subarachnoidalblutung (I69.0)

I60.0 Subarachnoidalblutung, vom Karotissiphon oder der Karotisbifurkation ausgehend

I60.1 Subarachnoidalblutung, von der A. cerebri media ausgehend

I60.2 Subarachnoidalblutung, von der A. communicans anterior ausgehend

I60.3 Subarachnoidalblutung, von der A. communicans posterior ausgehend

I60.4 Subarachnoidalblutung, von der A. basilaris ausgehend

I60.5 Subarachnoidalblutung, von der A. vertebralis ausgehend

I60.6 Subarachnoidalblutung, von sonstigen intrakraniellen Arterien ausgehend

Beteiligung mehrerer intrakranieller Arterien

I60.7 Subarachnoidalblutung, von nicht näher bezeichneter intrakranieller Arterie ausgehend

Subarachnoidalblutung, von einer A. communicans ausgehend, o.n.A.
Subarachnoidalblutung, von einer Hirnarterie ausgehend, o.n.A.

I60.8 Sonstige Subarachnoidalblutung

Meningealblutung

I60.9 Subarachnoidalblutung, nicht näher bezeichnet

I61.– Intrazerebrale Blutung

Soll die Ursache der intrazerebralen Blutung angegeben werden, ist eine zusätzliche Schlüsselnummer aus I67.0–I67.1- oder aus Q28.0–Q28.3- zu verwenden.

Exkl.: Folgen einer intrazerebralen Blutung (I69.1)

I61.0 Intrazerebrale Blutung in die Großhirnhemisphäre, subkortikal

Tiefe intrazerebrale Blutung

I61.1 Intrazerebrale Blutung in die Großhirnhemisphäre, kortikal

Oberflächliche intrazerebrale Blutung
Zerebrale Lobusblutung

I61.2 Intrazerebrale Blutung in die Großhirnhemisphäre, nicht näher bezeichnet

I61.3 Intrazerebrale Blutung in den Hirnstamm

I61.4 Intrazerebrale Blutung in das Kleinhirn

I61.5 Intrazerebrale intraventrikuläre Blutung

I61.6 Intrazerebrale Blutung an mehreren Lokalisationen

I61.8 Sonstige intrazerebrale Blutung

I61.9 Intrazerebrale Blutung, nicht näher bezeichnet

I62.– Sonstige nichttraumatische intrakranielle Blutung

Soll die Ursache der intrakraniellen Blutung angegeben werden, ist eine zusätzliche Schlüsselnummer aus I67.0–I67.1- oder aus Q28.0–Q28.3- zu verwenden.

Exkl.: Folgen einer intrakraniellen Blutung (I69.2)

I62.0- Nichttraumatische subdurale Blutung

I62.00 Akut

I62.01 Subakut

I62.02 Chronisch

I62.09 Nicht näher bezeichnet

I62.1 Nichttraumatische extradurale Blutung

Nichttraumatische epidurale Blutung

I62.9 Intrakranielle Blutung (nichttraumatisch), nicht näher bezeichnet

I63.– Hirninfarkt

Inkl.: Verschluss und Stenose zerebraler und präzerebraler Arterien (einschließlich Truncus brachiocephalicus) mit resultierendem Hirninfarkt

Exkl.: Folgen eines Hirninfarktes (I69.3)

I63.0 Hirninfarkt durch Thrombose präzerebraler Arterien

A. basilaris, A. carotis und A. vertebralis

I63.1 Hirninfarkt durch Embolie präzerebraler Arterien

A. basilaris, A. carotis und A. vertebralis

I63.2 Hirninfarkt durch nicht näher bezeichneten Verschluss oder Stenose präzerebraler Arterien

A. basilaris, A. carotis und A. vertebralis

I63.3 Hirninfarkt durch Thrombose zerebraler Arterien

A. cerebri media, A. cerebri anterior, A. cerebri posterior und Aa. cerebelli

I63.4 Hirninfarkt durch Embolie zerebraler Arterien

A. cerebri media, A. cerebri anterior, A. cerebri posterior und Aa. cerebelli

I63.5 Hirninfarkt durch nicht näher bezeichneten Verschluss oder Stenose zerebraler Arterien

A. cerebri media, A. cerebri anterior, A. cerebri posterior und Aa. cerebelli

I63.6 Hirninfarkt durch Thrombose der Hirnvenen, nichteitrig

I63.8 Sonstiger Hirninfarkt

I63.9 Hirninfarkt, nicht näher bezeichnet

I64 Schlaganfall, nicht als Blutung oder Infarkt bezeichnet

Inkl.: Zerebrovaskulärer Insult o.n.A.

Exkl.: Folgen eines Schlaganfalls (I69.4)

I65.– Verschluss und Stenose präzerebraler Arterien ohne resultierenden Hirninfarkt

Inkl.: Embolie / Obstruktion (komplett) (partiell) / Stenose / Thrombose | A. basilaris, A. carotis oder A. vertebralis, ohne resultierenden Hirninfarkt

Exkl.: Als Ursache eines Hirninfarktes (I63.–)

I65.0 Verschluss und Stenose der A. vertebralis

I65.1 Verschluss und Stenose der A. basilaris

I65.2 Verschluss und Stenose der A. carotis

I65.3 **Verschluss und Stenose mehrerer und beidseitiger präzerebraler Arterien**

I65.8 **Verschluss und Stenose sonstiger präzerebraler Arterien**

I65.9 **Verschluss und Stenose einer nicht näher bezeichneten präzerebralen Arterie**

Präzerebrale Arterie o.n.A.

I66.– Verschluss und Stenose zerebraler Arterien ohne resultierenden Hirninfarkt

Inkl.: Embolie | Obstruktion (komplett) (partiell) | Stenose | Thrombose — A. cerebri media, A. cerebri anterior, A. cerebri posterior und Aa. cerebelli, ohne resultierenden Hirninfarkt

Exkl.: Als Ursache eines Hirninfarktes (I63.–)

I66.0 **Verschluss und Stenose der A. cerebri media**

I66.1 **Verschluss und Stenose der A. cerebri anterior**

I66.2 **Verschluss und Stenose der A. cerebri posterior**

I66.3 **Verschluss und Stenose der Aa. cerebelli**

I66.4 **Verschluss und Stenose mehrerer und beidseitiger zerebraler Arterien**

I66.8 **Verschluss und Stenose sonstiger zerebraler Arterien**

Verschluss und Stenose der Stammganglienarterien

I66.9 **Verschluss und Stenose einer nicht näher bezeichneten zerebralen Arterie**

I67.– Sonstige zerebrovaskuläre Krankheiten

Exkl.: Folgen der aufgeführten Krankheitszustände (I69.8)

I67.0 **Dissektion zerebraler Arterien**

Soll das Vorliegen einer Hirnblutung angegeben werden, ist zunächst eine Schlüsselnummer aus I60–I62 zu verwenden.

I67.1- **Zerebrales Aneurysma und zerebrale arteriovenöse Fistel**

Soll das Vorliegen einer Hirnblutung angegeben werden, ist zunächst eine Schlüsselnummer aus I60–I62 zu verwenden.

I67.10 Zerebrales Aneurysma (erworben)

Exkl.: Angeborenes zerebrales Aneurysma (Q28.–)

I67.11 Zerebrale arteriovenöse Fistel (erworben)

Exkl.: Angeborene zerebrale arteriovenöse Fistel (Q28.–)

I67.2 **Zerebrale Atherosklerose**

Atheromatose der Hirnarterien

I67.3 **Progressive subkortikale vaskuläre Enzephalopathie**

Binswanger-Krankheit

Exkl.: Subkortikale vaskuläre Demenz (F01.2)

I67.4 **Hypertensive Enzephalopathie**

I67.5 **Moyamoya-Syndrom**

I67.6 **Nichteitrige Thrombose des intrakraniellen Venensystems**

Nichteitrige Thrombose:
- Hirnvenen
- intrakranielle venöse Sinus

Exkl.: Als Ursache eines Hirninfarktes (I63.6)

I67.7 **Zerebrale Arteriitis, anderenorts nicht klassifiziert**

I67.8- **Sonstige näher bezeichnete zerebrovaskuläre Krankheiten**

I67.80! *Vasospasmen bei Subarachnoidalblutung*

I67.88 Sonstige näher bezeichnete zerebrovaskuläre Krankheiten

Akute zerebrovaskuläre Insuffizienz o.n.A.
Zerebrale Ischämie (chronisch)

I67.9 Zerebrovaskuläre Krankheit, nicht näher bezeichnet

I68.– Zerebrovaskuläre Störungen bei anderenorts klassifizierten Krankheiten*

I68.0* Zerebrale Amyloidangiopathie (E85.–†)

I68.1* Zerebrale Arteriitis bei anderenorts klassifizierten infektiösen und parasitären Krankheiten

Zerebrale Arteriitis:
- durch Listerien (A32.8†)
- syphilitisch (A52.0†)
- tuberkulös (A18.8†)

I68.2* Zerebrale Arteriitis bei sonstigen anderenorts klassifizierten Krankheiten

Zerebrale Arteriitis bei systemischem Lupus erythematodes (M32.1†)

I68.8* Sonstige zerebrovaskuläre Störungen bei anderenorts klassifizierten Krankheiten

I69.– Folgen einer zerebrovaskulären Krankheit

Hinw.: Soll bei einer anderenorts klassifizierten Störung angegeben werden, dass sie Folge einer vorangegangenen Episode eines unter I60–I67.1 oder I67.4–I67.9 aufgeführten Zustandes ist, so ist (statt einer Schlüsselnummer aus I60–I67) die vorliegende Kategorie I69 zu verwenden. Zu den "Folgen" zählen Krankheitszustände, die als Folgen oder Spätfolgen bezeichnet sind oder die ein Jahr oder länger seit Beginn des verursachenden Leidens bestehen.

I69.0 Folgen einer Subarachnoidalblutung

I69.1 Folgen einer intrazerebralen Blutung

I69.2 Folgen einer sonstigen nichttraumatischen intrakraniellen Blutung

I69.3 Folgen eines Hirninfarktes

I69.4 Folgen eines Schlaganfalls, nicht als Blutung oder Infarkt bezeichnet

I69.8 Folgen sonstiger und nicht näher bezeichneter zerebrovaskulärer Krankheiten

Krankheiten der Arterien, Arteriolen und Kapillaren
(I70–I79)

I70.– Atherosklerose

Inkl.: Arteriolosklerose
Arteriosklerose
Arteriosklerotische Gefäßkrankheit
Atherom, arteriell
Degeneration:
- arteriell
- arteriovaskulär
- vaskulär

Endarteriitis deformans oder obliterans
Senile:
- Arteriitis
- Endarteriitis

Exkl.: Koronar (I25.1-)
Mesenterial (K55.1)
Pulmonal (I27.0)
Zerebral (I67.2)

I70.0 Atherosklerose der Aorta

I70.1 Atherosklerose der Nierenarterie

Goldblatt-Niere

Exkl.: Atherosklerose der renalen Arteriolen (I12.–)

I70.2- Atherosklerose der Extremitätenarterien

Atherosklerotische Gangrän
Mönckeberg- (Media-) Sklerose
Periphere arterielle Verschlusskrankheit der Extremitäten

I70.20 Becken-Bein-Typ, ohne Beschwerden
Stadium I nach Fontaine

I70.21 Becken-Bein-Typ, mit belastungsinduziertem Ischämieschmerz, Gehstrecke 200 m und mehr
Stadium IIa nach Fontaine

I70.22 Becken-Bein-Typ, mit belastungsinduziertem Ischämieschmerz, Gehstrecke weniger als 200 m
Stadium IIb nach Fontaine

I70.23 Becken-Bein-Typ, mit Ruheschmerz
Stadium III nach Fontaine

I70.24 Becken-Bein-Typ, mit Ulzeration
Stadium IV nach Fontaine mit Ulzeration
Gewebedefekt begrenzt auf Haut [Kutis] und Unterhaut [Subkutis]

I70.25 Becken-Bein-Typ, mit Gangrän
Stadium IV nach Fontaine mit Gangrän
Trockene Gangrän, Stadium IVa nach Fontaine
Feuchte Gangrän, Stadium IVb nach Fontaine

I70.26 Schulter-Arm-Typ, alle Stadien

I70.29 Sonstige und nicht näher bezeichnete Atherosklerose der Extremitätenarterien
Periphere arterielle Verschlusskrankheit [pAVK] ohne Angabe eines Stadiums (nach Fontaine)
Periphere arterielle Verschlusskrankheit [pAVK] o.n.A.

I70.8 Atherosklerose sonstiger Arterien

I70.9 Generalisierte und nicht näher bezeichnete Atherosklerose

I71.– Aortenaneurysma und -dissektion

I71.0- Dissektion der Aorta
Aneurysma dissecans der Aorta

I71.00 Dissektion der Aorta nicht näher bezeichneter Lokalisation, ohne Angabe einer Ruptur

I71.01 Dissektion der Aorta thoracica, ohne Angabe einer Ruptur

I71.02 Dissektion der Aorta abdominalis, ohne Angabe einer Ruptur

I71.03 Dissektion der Aorta, thorakoabdominal, ohne Angabe einer Ruptur

I71.04 Dissektion der Aorta nicht näher bezeichneter Lokalisation, rupturiert

I71.05 Dissektion der Aorta thoracica, rupturiert

I71.06 Dissektion der Aorta abdominalis, rupturiert

I71.07 Dissektion der Aorta, thorakoabdominal, rupturiert

I71.1 Aneurysma der Aorta thoracica, rupturiert

I71.2 Aneurysma der Aorta thoracica, ohne Angabe einer Ruptur

I71.3 Aneurysma der Aorta abdominalis, rupturiert

I71.4 Aneurysma der Aorta abdominalis, ohne Angabe einer Ruptur

I71.5 Aortenaneurysma, thorakoabdominal, rupturiert

I71.6 Aortenaneurysma, thorakoabdominal, ohne Angabe einer Ruptur

I71.8 Aortenaneurysma nicht näher bezeichneter Lokalisation, rupturiert
Ruptur der Aorta o.n.A.

I71.9 Aortenaneurysma nicht näher bezeichneter Lokalisation, ohne Angabe einer Ruptur

Aneurysma Dilatation Hyaline Nekrose	Aorta

I72.– Sonstiges Aneurysma und sonstige Dissektion

Inkl.: Aneurysma (cirsoideum) (spurium) (rupturiert)

Exkl.: Aneurysma:
- Aorta (I71.–)
- arteriovenös, erworben (I77.0)
- arteriovenös o.n.A. (Q27.3)
- Herz (I25.3)
- Koronararterien (I25.4)
- Pulmonalarterie (I28.1)
- retinal (H35.0)
- zerebral (I67.1-)

Angeborene Dissektion präzerebraler Arterien (Q28.18)
Varix aneurysmatica (I77.0)

I72.0 Aneurysma und Dissektion der A. carotis

I72.1 Aneurysma und Dissektion einer Arterie der oberen Extremität

I72.2 Aneurysma und Dissektion der Nierenarterie

I72.3 Aneurysma und Dissektion der A. iliaca

I72.4 Aneurysma und Dissektion einer Arterie der unteren Extremität

I72.5 Aneurysma und Dissektion sonstiger präzerebraler Arterien

Aneurysma und Dissektion der A. basilaris (Stamm)

Exkl.: Aneurysma und Dissektion:
- A. carotis (I72.0)
- A. vertebralis (I72.6)

I72.6 Aneurysma und Dissektion der A. vertebralis

I72.8 Aneurysma und Dissektion sonstiger näher bezeichneter Arterien

I72.9 Aneurysma und Dissektion nicht näher bezeichneter Lokalisation

I73.– Sonstige periphere Gefäßkrankheiten

Exkl.: Erfrierungen (T33–T35)
Frostbeulen (T69.1)
Kälte-Nässe-Schaden der Hände oder Füße (T69.0)
Spasmus der Hirnarterien (G45.9-)

I73.0 Raynaud-Syndrom

Raynaud-:
- Gangrän
- Krankheit
- Phänomen (sekundär)

I73.1 Thrombangiitis obliterans [Endangiitis von-Winiwarter-Buerger]

I73.8 Sonstige näher bezeichnete periphere Gefäßkrankheiten

Akroparästhesie:
- einfach [Schultze-Syndrom]
- vasomotorisch [Nothnagel-Syndrom II]

Akrozyanose
Erythromelalgie
Erythrozyanose

I73.9 Periphere Gefäßkrankheit, nicht näher bezeichnet

Arterienspasmus
Claudicatio intermittens o.n.A.

Exkl.: Claudicatio intermittens bei peripherer arterieller Verschlusskrankheit [pAVK] (I70.2-)

I74.– Arterielle Embolie und Thrombose

Inkl.: Infarkt:
- embolisch
- thrombotisch

Verschluss:
- embolisch
- thrombotisch

Exkl.: Embolie und Thrombose:
- als Komplikation bei:
  - Abort, Extrauteringravidität oder Molenschwangerschaft (O00–O07, O08.2)
  - Schwangerschaft, Geburt oder Wochenbett (O88.–)
- A. basilaris (I63.0–I63.2, I65.1)
- A. carotis (I63.0–I63.2, I65.2)
- A. vertebralis (I63.0–I63.2, I65.0)
- präzerebrale Arterien (I63.0–I63.2, I65.9)
- zerebrale Arterien (I63.3–I63.5, I66.9)
- Koronararterien (I21–I25)
- mesenterial (K55.0)
- Nierenarterien (N28.0)
- Pulmonalarterien (I26.–)
- retinal (H34.–)

I74.0 Embolie und Thrombose der Aorta abdominalis

Aortenbifurkations-Syndrom [Leriche-Syndrom]

I74.1 Embolie und Thrombose sonstiger und nicht näher bezeichneter Abschnitte der Aorta

I74.2 Embolie und Thrombose der Arterien der oberen Extremitäten

I74.3 Embolie und Thrombose der Arterien der unteren Extremitäten

I74.4 Embolie und Thrombose der Extremitätenarterien, nicht näher bezeichnet

Periphere arterielle Embolie

I74.5 Embolie und Thrombose der A. iliaca

I74.8 Embolie und Thrombose sonstiger Arterien

I74.9 Embolie und Thrombose nicht näher bezeichneter Arterie

I77.– Sonstige Krankheiten der Arterien und Arteriolen

Exkl.: A. pulmonalis (I28.–)
Hypersensitivitätsangiitis (M31.0)
Kollagen- (Gefäß-) Krankheiten (M30–M36)

I77.0 Arteriovenöse Fistel, erworben

Arteriovenöses Aneurysma, erworben
Varix aneurysmatica

Exkl.: Arteriovenöses Aneurysma o.n.A. (Q27.3)
Koronargefäße (I25.4)
Traumatisch – siehe Verletzung von Blutgefäßen nach der Körperregion in Kapitel XIX
Zerebral (I67.1-)

I77.1 Arterienstriktur

Arterienkompression
Popliteakompressionssyndrom [popliteal artery entrapment syndrome]

I77.2 Arterienruptur

Arterielle Arrosionsblutung
Arterienfistel

Exkl.: Traumatische Arterienruptur – siehe Verletzung von Blutgefäßen nach der Körperregion in Kapitel XIX

I77.3 Fibromuskuläre Dysplasie der Arterien

I77.4 Arteria-coeliaca-Kompressions-Syndrom

I77.5 Arteriennekrose

I77.6 Arteriitis, nicht näher bezeichnet

Aortitis o.n.A.
Endarteriitis o.n.A.

Exkl.: Arteriitis oder Endarteriitis:
- Aortenbogen [Takayasu] (M31.4)
- deformans (I70.–)
- koronar (I25.8)
- obliterans (I70.–)
- Riesenzell- (M31.5–M31.6)
- senil (I70.–)
- zerebral, anderenorts nicht klassifiziert (I67.7)

I77.8- Sonstige näher bezeichnete Krankheiten der Arterien und Arteriolen

I77.80 Penetrierendes Aortenulkus [PAU]

Exkl.: Dissektion der Aorta (I71.0-)

I77.88 Sonstige näher bezeichnete Krankheiten der Arterien und Arteriolen

Arrosion | Arterie
Ulkus | Arterie

I77.9 Krankheit der Arterien und Arteriolen, nicht näher bezeichnet

I78.– Krankheiten der Kapillaren

I78.0 Hereditäre hämorrhagische Teleangiektasie

Morbus Osler [Rendu-Osler-Weber]

I78.1 Nävus, nichtneoplastisch

Naevus:
- araneus
- stellatus

Spinnennävus [Spider-Nävus]

Exkl.: Blutschwamm (Q82.5)
Feuermal (Q82.5)
Naevus:
- flammeus (Q82.5)
- pigmentosus (D22.–)
- pilosus (D22.–)
- vasculosus o.n.A. (Q82.5)
- verrucosus (Q82.5)

Nävus:
- blauer (D22.–)
- Melanozyten- (D22.–)
- o.n.A. (D22.–)

I78.8 Sonstige Krankheiten der Kapillaren

I78.9 Krankheit der Kapillaren, nicht näher bezeichnet

I79.– Krankheiten der Arterien, Arteriolen und Kapillaren bei anderenorts klassifizierten Krankheiten*

I79.0* Aortenaneurysma bei anderenorts klassifizierten Krankheiten

Syphilitisches Aortenaneurysma (A52.0†)

I79.1* Aortitis bei anderenorts klassifizierten Krankheiten

Syphilitische Aortitis (A52.0†)

I79.2* Periphere Angiopathie bei anderenorts klassifizierten Krankheiten

Periphere diabetische Angiopathie (E10–E14, vierte Stelle .5†)

I79.8* Sonstige Krankheiten der Arterien, Arteriolen und Kapillaren bei anderenorts klassifizierten Krankheiten

Krankheiten der Venen, der Lymphgefäße und der Lymphknoten, anderenorts nicht klassifiziert (I80–I89)

I80.– Thrombose, Phlebitis und Thrombophlebitis

Inkl.: Endophlebitis
Periphlebitis
Phlebitis suppurativa
Venenentzündung

Soll bei Arzneimittelinduktion die Substanz angegeben werden, ist eine zusätzliche Schlüsselnummer (Kapitel XX) zu benutzen.

Exkl.: Phlebitis und Thrombophlebitis:
- als Komplikation bei:
  - Abort, Extrauteringravidität oder Molenschwangerschaft (O00–O07, O08.7)
  - Schwangerschaft, Geburt oder Wochenbett (O22.–, O87.–)
- intrakraniell, nichteitrig (I67.6)
- intrakraniell und intraspinal, septisch oder o.n.A. (G08)
- intraspinal, nichteitrig (G95.18)
- Pfortader [V. portae] (K75.1)
- postthrombotisches Syndrom (I87.0-)
- Thrombophlebitis migrans (I82.1)

I80.0 **Thrombose, Phlebitis und Thrombophlebitis oberflächlicher Gefäße der unteren Extremitäten**

I80.1 **Thrombose, Phlebitis und Thrombophlebitis der V. femoralis**

I80.2- **Thrombose, Phlebitis und Thrombophlebitis sonstiger tiefer Gefäße der unteren Extremitäten**

I80.20 Thrombose, Phlebitis und Thrombophlebitis der Beckenvenen

I80.28 Thrombose, Phlebitis und Thrombophlebitis sonstiger tiefer Gefäße der unteren Extremitäten

Tiefe Venenthrombose o.n.A.

I80.3 **Thrombose, Phlebitis und Thrombophlebitis der unteren Extremitäten, nicht näher bezeichnet**

Embolie und Thrombose von Gefäßen der unteren Extremität o.n.A.

I80.8- **Thrombose, Phlebitis und Thrombophlebitis sonstiger Lokalisationen**

I80.80 Thrombose, Phlebitis und Thrombophlebitis oberflächlicher Gefäße der oberen Extremitäten

Thrombose, Phlebitis und Thrombophlebitis:
- V. basilica
- V. cephalica

I80.81 Thrombose, Phlebitis und Thrombophlebitis tiefer Gefäße der oberen Extremitäten

Thrombose, Phlebitis und Thrombophlebitis:
- V. axillaris
- V. subclavia

I80.88 Thrombose, Phlebitis und Thrombophlebitis sonstiger Lokalisationen

I80.9 **Thrombose, Phlebitis und Thrombophlebitis nicht näher bezeichneter Lokalisation**

I81 Pfortaderthrombose

Inkl.: Pfortaderverschluss

Exkl.: Phlebitis der Pfortader (K75.1)

I82.– Sonstige venöse Embolie und Thrombose

Exkl.: Venöse Embolie und Thrombose:
- als Komplikation bei:
  - Abort, Extrauteringravidität oder Molenschwangerschaft (O00–O07, O08.7)
  - Schwangerschaft, Geburt oder Wochenbett (O22.–, O87.–)
- Hirnvenen (I63.6, I67.6)
- intrakraniell, nichteitrig (I67.6)
- intrakraniell und intraspinal, septisch oder o.n.A. (G08)
- intraspinal, nichteitrig (G95.18)
- Koronarvenen (I21–I25)

- mesenterial (K55.0)
- Pfortader (I81)
- Pulmonalvenen (I26.–)
- untere Extremitäten (I80.–)

I82.0 Budd-Chiari-Syndrom

I82.1 Thrombophlebitis migrans

I82.2 Embolie und Thrombose der V. cava

I82.3 Embolie und Thrombose der Nierenvene

I82.8- Embolie und Thrombose sonstiger näher bezeichneter Venen

I82.80 Embolie und Thrombose der Milzvene

I82.81 Embolie und Thrombose der Jugularisvene

I82.88 Embolie und Thrombose sonstiger näher bezeichneter Venen

I82.9 Embolie und Thrombose nicht näher bezeichneter Vene

(Venen-) Thrombose o.n.A.
Venenembolie o.n.A.

I83.– Varizen der unteren Extremitäten

Exkl.: Als Komplikation bei:
- Schwangerschaft (O22.0)
- Wochenbett (O87.8)

I83.0 Varizen der unteren Extremitäten mit Ulzeration

Jeder Zustand unter I83.9 mit Ulzeration oder als ulzeriert bezeichnet
Ulcus varicosum (untere Extremität, jeder Abschnitt)

I83.1 Varizen der unteren Extremitäten mit Entzündung

Jeder Zustand unter I83.9 mit Entzündung oder als entzündet bezeichnet
Stauungsdermatitis o.n.A.

I83.2 Varizen der unteren Extremitäten mit Ulzeration und Entzündung

Jeder Zustand unter I83.9 mit Ulzeration und Entzündung

I83.9 Varizen der unteren Extremitäten ohne Ulzeration oder Entzündung

Phlebektasie
Status varicosus
Variköse Venen
| untere Extremität [jeder Abschnitt] oder nicht näher bezeichnete Lokalisation

I85.– Ösophagusvarizen

I85.0 Ösophagusvarizen mit Blutung

Exkl.: Ösophagusvarizen mit Angabe einer Blutung bei:
- Leberkrankheiten (K70–K71†, K74.–†, I98.3*)
- Schistosomiasis (B65.–†, I98.3*)

I85.9 Ösophagusvarizen ohne Blutung

Ösophagusvarizen o.n.A.

Exkl.: Ösophagusvarizen ohne Angabe einer Blutung bei:
- Leberkrankheiten (K70–K71†, K74.–†, I98.2*)
- Schistosomiasis (B65.–†, I98.2*)

I86.– Varizen sonstiger Lokalisationen

Exkl.: Retinale Varizen (H35.0)
Varizen nicht näher bezeichneter Lokalisation (I83.9)

I86.0 Sublinguale Varizen

I86.1 Skrotumvarizen

Varikozele

I86.2 Beckenvarizen

I86.3 Vulvavarizen

Exkl.: Als Komplikation bei:
- Geburt oder Wochenbett (O87.8)
- Schwangerschaft (O22.1)

I86.4 Magenvarizen

Exkl.: Magenvarizen bei:
- Leberkrankheiten (K70–K71†, K74.–†):
  - mit Angabe einer Blutung (I98.3*)
  - ohne Angabe einer Blutung (I98.2*)
- Schistosomiasis (B65.–†):
  - mit Angabe einer Blutung (I98.3*)
  - ohne Angabe einer Blutung (I98.2*)

I86.8- Varizen sonstiger näher bezeichneter Lokalisationen

I86.80 Dünndarmvarizen

I86.81 Dickdarmvarizen

I86.82 Rektumvarizen

I86.88 Varizen sonstiger näher bezeichneter Lokalisationen

Ulcus varicosum des Nasenseptums

I87.– Sonstige Venenkrankheiten

I87.0- Postthrombotisches Syndrom

I87.00 Postthrombotisches Syndrom ohne Ulzeration

Postphlebitisches Syndrom ohne Ulzeration
Postphlebitisches Syndrom o.n.A.
Postthrombotisches Syndrom o.n.A.

I87.01 Postthrombotisches Syndrom mit Ulzeration

Postphlebitisches Syndrom mit Ulzeration

I87.1 Venenkompression

Vena-cava-(superior-) (inferior-)Syndrom
Venenstriktur

Exkl.: Lungenvenen (I28.8)

I87.2- Venöse Insuffizienz (chronisch) (peripher)

I87.20 Venöse Insuffizienz (chronisch) (peripher) ohne Ulzeration

Venöse Insuffizienz (chronisch) (peripher), o.n.A.

I87.21 Venöse Insuffizienz (chronisch) (peripher) mit Ulzeration

Exkl.: Ulcus cruris varicosum (I83.0, I83.2)

I87.8 Sonstige näher bezeichnete Venenkrankheiten

I87.9 Venenkrankheit, nicht näher bezeichnet

I88.– Unspezifische Lymphadenitis

Exkl.: Akute Lymphadenitis, ausgenommen mesenterial (L04.–)
Generalisierte Lymphadenopathie infolge HIV-Krankheit (B23.8)
Lymphknotenvergrößerung o.n.A. (R59.–)

I88.0 Unspezifische mesenteriale Lymphadenitis

Mesenteriale Lymphadenitis (akut) (chronisch)

I88.1 Chronische Lymphadenitis, ausgenommen mesenterial

Adenitis Lymphadenitis	chronisch, jeder Lymphknoten, ausgenommen mesenterial

I88.8 Sonstige unspezifische Lymphadenitis

I88.9 Unspezifische Lymphadenitis, nicht näher bezeichnet

Lymphadenitis o.n.A.

I89.– Sonstige nichtinfektiöse Krankheiten der Lymphgefäße und Lymphknoten

Exkl.: Chylozele:
- durch Filarien (B74.–)
- Tunica vaginalis testis (nicht durch Filarien) o.n.A. (N50.8)

Hereditäres Lymphödem (Q82.0-)
Lymphknotenvergrößerung o.n.A. (R59.–)
Lymphödem nach (partieller) Mastektomie (I97.2-)

I89.0- Lymphödem, anderenorts nicht klassifiziert

Lymphangiektasie

Benutze zusätzliche Schlüsselnummern, um das Vorliegen einer kutanen Lymphfistel, einer subkutanen Lymphozele, einer dermalen Lymphzyste, eines chylösen Refluxes (I89.8) oder eines lymphogenen Ulkus (L97, L98.4) zu kodieren.
Ein gleichzeitig vorhandenes Lipödem ist gesondert zu kodieren (E88.2-).

I89.00 Lymphödem der oberen und unteren Extremität(en), Stadium I

I89.01 Lymphödem der oberen und unteren Extremität(en), Stadium II

I89.02 Lymphödem der oberen und unteren Extremität(en), Stadium III

I89.03 Lymphödem, sonstige Lokalisation, Stadium I

Kopf, Hals, Thoraxwand, Genitalbereich

I89.04 Lymphödem, sonstige Lokalisation, Stadium II

Kopf, Hals, Thoraxwand, Genitalbereich

I89.05 Lymphödem, sonstige Lokalisation, Stadium III

Kopf, Hals, Thoraxwand, Genitalbereich

I89.08 Sonstiges Lymphödem, anderenorts nicht klassifiziert

Latenzstadium des Lymphödems

I89.09 Lymphödem, nicht näher bezeichnet

I89.1 Lymphangitis

Lymphangitis:
- chronisch
- subakut
- o.n.A.

Exkl.: Akute Lymphangitis (L03.–)

I89.8 Sonstige näher bezeichnete nichtinfektiöse Krankheiten der Lymphgefäße und Lymphknoten

Chylozele (nicht durch Filarien)
Lipomelanotische Retikulose

I89.9 Nichtinfektiöse Krankheit der Lymphgefäße und Lymphknoten, nicht näher bezeichnet

Krankheit der Lymphgefäße o.n.A.

Sonstige und nicht näher bezeichnete Krankheiten des Kreislaufsystems (I95–I99)

I95.– Hypotonie

Exkl.: Hypotonie-Syndrom der Mutter (O26.5)
Kardiovaskulärer Kollaps (R57.9)
Unspezifischer niedriger Blutdruckwert o.n.A. (R03.1)

I95.0 Idiopathische Hypotonie

I95.1 Orthostatische Hypotonie

Orthostatische Dysregulation

Exkl.: Neurogene orthostatische Hypotonie [Shy-Drager-Syndrom] (G23.8)

I95.2 Hypotonie durch Arzneimittel

Soll die Substanz angegeben werden, ist eine zusätzliche Schlüsselnummer (Kapitel XX) zu benutzen.

I95.8 Sonstige Hypotonie

Chronische Hypotonie

I95.9 Hypotonie, nicht näher bezeichnet

I97.– Kreislaufkomplikationen nach medizinischen Maßnahmen, anderenorts nicht klassifiziert

Exkl.: Postoperativer Schock (T81.1)

I97.0 Postkardiotomie-Syndrom

I97.1 Sonstige Funktionsstörungen nach kardiochirurgischem Eingriff

Herzinsuffizienz | nach kardiochirurgischem Eingriff oder wegen einer Herzprothese
Herzversagen | nach kardiochirurgischem Eingriff oder wegen einer Herzprothese
Schrittmachersyndrom

I97.2- Lymphödem nach (partieller) Mastektomie

Verschluss der Lymphgefäße durch Mastektomie

I97.20 Lymphödem nach (partieller) Mastektomie (mit Lymphadenektomie), Stadium I

I97.21 Lymphödem nach (partieller) Mastektomie (mit Lymphadenektomie), Stadium II

I97.22 Lymphödem nach (partieller) Mastektomie (mit Lymphadenektomie), Stadium III

I97.29 Lymphödem nach (partieller) Mastektomie, nicht näher bezeichnet

I97.8- Sonstige Kreislaufkomplikationen nach medizinischen Maßnahmen, anderenorts nicht klassifiziert

Benutze zusätzliche Schlüsselnummern, um das Vorliegen einer kutanen Lymphfistel, einer subkutanen Lymphozele, einer dermalen Lymphzyste, eines chylösen Refluxes (I89.8) oder eines lymphogenen Ulkus (L97, L98.4) zu kodieren.

I97.80 Lymphödem nach medizinischen Maßnahmen am zervikalen Lymphabflussgebiet, alle Stadien

I97.81 Lymphödem nach medizinischen Maßnahmen am axillären Lymphabflussgebiet, Stadium I

Exkl.: Lymphödem nach (partieller) Mastektomie mit axillärer Lymphadenektomie, Stadium I (I97.20)

I97.82 Lymphödem nach medizinischen Maßnahmen am axillären Lymphabflussgebiet, Stadium II

Exkl.: Lymphödem nach (partieller) Mastektomie mit axillärer Lymphadenektomie, Stadium II (I97.21)

I97.83 Lymphödem nach medizinischen Maßnahmen am axillären Lymphabflussgebiet, Stadium III

Exkl.: Lymphödem nach (partieller) Mastektomie mit axillärer Lymphadenektomie, Stadium III (I97.22)

I97.84 Lymphödem nach medizinischen Maßnahmen am inguinalen Lymphabflussgebiet, Stadium I

I97.85 Lymphödem nach medizinischen Maßnahmen am inguinalen Lymphabflussgebiet, Stadium II

I97.86 Lymphödem nach medizinischen Maßnahmen am inguinalen Lymphabflussgebiet, Stadium III

I97.87 Lymphödem nach medizinischen Maßnahmen am Urogenitalsystem, alle Stadien

Genitalbereich, Harnblase, Prostata, Adnexe, Uterus

I97.88 Lymphödem nach medizinischen Maßnahmen, sonstige Lokalisationen, alle Stadien

Thoraxwand

I97.89 Sonstige Kreislaufkomplikationen nach medizinischen Maßnahmen, anderenorts nicht klassifiziert

I97.9 Kreislaufkomplikation nach medizinischer Maßnahme, nicht näher bezeichnet

I98.– Sonstige Störungen des Kreislaufsystems bei anderenorts klassifizierten Krankheiten*

Exkl.: Krankheiten, die unter anderen Sternschlüsselnummern des vorliegenden Kapitels klassifiziert sind.

I98.0* Kardiovaskuläre Syphilis

Kardiovaskuläre:
- Spätsyphilis, konnatal (A50.5†)
- Syphilis o.n.A. (A52.0†)

I98.1* ***Störungen des Herz-Kreislaufsystems bei sonstigen anderenorts klassifizierten infektiösen und parasitären Krankheiten***

Kardiovaskuläre:
- Beteiligung, anderenorts nicht klassifiziert, bei Chagas-Krankheit (chronisch) (B57.2†)
- Veränderungen bei Pinta [Carate] (A67.2†)

I98.2* ***Ösophagus- und Magenvarizen bei anderenorts klassifizierten Krankheiten, ohne Angabe einer Blutung***

Ösophagus- und Magenvarizen ohne Angabe einer Blutung bei:
- Leberkrankheiten (K70–K71†, K74.–†)
- Schistosomiasis (B65.–†)

I98.3* ***Ösophagus- und Magenvarizen bei anderenorts klassifizierten Krankheiten, mit Angabe einer Blutung***

Ösophagus- und Magenvarizen mit Angabe einer Blutung bei:
- Leberkrankheiten (K70–K71†, K74.–†)
- Schistosomiasis (B65.–†)

I98.8* ***Sonstige näher bezeichnete Störungen des Kreislaufsystems bei anderenorts klassifizierten Krankheiten***

I99 Sonstige und nicht näher bezeichnete Krankheiten des Kreislaufsystems

Kapitel X

Krankheiten des Atmungssystems (J00–J99)

Hinw.: Wenn bei einem Krankheitszustand der Atemwege angegeben ist, dass er an mehreren Lokalisationen vorkommt, er jedoch nicht genau verschlüsselt werden kann, so sollte die weiter distale Lokalisation klassifiziert werden (z.B. nicht Tracheobronchitis, sondern Bronchitis J40).

Exkl.: Angeborene Fehlbildungen, Deformitäten und Chromosomenanomalien (Q00–Q99)
Bestimmte infektiöse und parasitäre Krankheiten (A00–B99)
Bestimmte Zustände, die ihren Ursprung in der Perinatalperiode haben (P00–P96)
Endokrine, Ernährungs- und Stoffwechselkrankheiten (E00–E90)
Komplikationen der Schwangerschaft, der Geburt und des Wochenbettes (O00–O99)
Neubildungen (C00–D48)
Symptome und abnorme klinische und Laborbefunde, die anderenorts nicht klassifiziert sind (R00–R99)
Verletzungen, Vergiftungen und bestimmte andere Folgen äußerer Ursachen (S00–T98)

Dieses Kapitel gliedert sich in folgende Gruppen:

J00–J06	Akute Infektionen der oberen Atemwege
J09–J18	Grippe und Pneumonie
J20–J22	Sonstige akute Infektionen der unteren Atemwege
J30–J39	Sonstige Krankheiten der oberen Atemwege
J40–J47	Chronische Krankheiten der unteren Atemwege
J60–J70	Lungenkrankheiten durch exogene Substanzen
J80–J84	Sonstige Krankheiten der Atmungsorgane, die hauptsächlich das Interstitium betreffen
J85–J86	Purulente und nekrotisierende Krankheitszustände der unteren Atemwege
J90–J94	Sonstige Krankheiten der Pleura
J95–J99	Sonstige Krankheiten des Atmungssystems

Dieses Kapitel enthält die folgenden Sternschlüsselnummern:

*J17.–**	*Pneumonie bei anderenorts klassifizierten Krankheiten*
*J91**	*Pleuraerguss bei anderenorts klassifizierten Krankheiten*
*J99.–**	*Krankheiten der Atemwege bei anderenorts klassifizierten Krankheiten*

Akute Infektionen der oberen Atemwege (J00–J06)

Exkl.: Chronisch-obstruktive Lungenkrankheit mit akuter Exazerbation o.n.A. (J44.1-)

J00 Akute Rhinopharyngitis [Erkältungsschnupfen]

Inkl.: Nasenkatarrh, akut
Rhinitis:
- akut
- infektiös

Rhinopharyngitis:
- infektiös o.n.A.
- o.n.A.

Schnupfen (akut)

Exkl.: Allergische Rhinopathie (J30.1–J30.4)
Halsentzündung:
- akut (J02.–)
- chronisch (J31.2)
- o.n.A. (J02.9)

Pharyngitis:
- akut (J02.–)
- chronisch (J31.2)
- o.n.A. (J02.9)

Rhinitis:
- chronisch (J31.0)
- o.n.A. (J31.0)

Rhinopathia vasomotorica (J30.0)
Rhinopharyngitis, chronisch (J31.1)

J01.– Akute Sinusitis

Inkl.: Abszess | Eiterung | Empyem | Entzündung | Infektion – akut, (Nasen-) Nebenhöhlen

Soll der Infektionserreger angegeben werden, ist eine zusätzliche Schlüsselnummer (B95!–B98!) zu benutzen.

Exkl.: Sinusitis, chronisch oder o.n.A. (J32.–)

J01.0 Akute Sinusitis maxillaris

Akute Kieferhöhlenentzündung

J01.1 Akute Sinusitis frontalis

J01.2 Akute Sinusitis ethmoidalis

J01.3 Akute Sinusitis sphenoidalis

J01.4 Akute Pansinusitis

J01.8 Sonstige akute Sinusitis

Akute Sinusitis mit Beteiligung von mehr als einer Nasennebenhöhle, ausgenommen Pansinusitis

J01.9 Akute Sinusitis, nicht näher bezeichnet

J02.– Akute Pharyngitis

Inkl.: Akute Halsentzündung

Exkl.: Abszess:
- peritonsillär (J36)
- pharyngeal (J39.1)
- retropharyngeal (J39.0)

Akute Laryngopharyngitis (J06.0)
Chronische Pharyngitis (J31.2)

J02.0 Streptokokken-Pharyngitis

Rachenentzündung durch Streptokokken

Exkl.: Scharlach (A38)

J02.8 Akute Pharyngitis durch sonstige näher bezeichnete Erreger

Soll der Infektionserreger angegeben werden, ist eine zusätzliche Schlüsselnummer (B95!–B98!) zu benutzen.

Exkl.: Pharyngitis durch:
- Herpesviren [Herpes simplex] (B00.2)
- infektiöse Mononukleose (B27.–)
- Influenza-Viren:
  - – nachgewiesen (J09, J10.1)
  - – nicht nachgewiesen (J11.1)

Vesikuläre Pharyngitis (B08.5)

J02.9 Akute Pharyngitis, nicht näher bezeichnet

Pharyngitis (akut):
- eitrig
- gangränös
- infektiös o.n.A.
- ulzerös
- o.n.A.

Rachenentzündung (akut) o.n.A.

J03.– Akute Tonsillitis

Exkl.: Peritonsillarabszess (J36)
Halsentzündung:
- akut (J02.–)
- durch Streptokokken (J02.0)
- o.n.A. (J02.9)

J03.0 Streptokokken-Tonsillitis

J03.8 Akute Tonsillitis durch sonstige näher bezeichnete Erreger

Soll der Infektionserreger angegeben werden, ist eine zusätzliche Schlüsselnummer (B95!–B98!) zu benutzen.

Exkl.: Pharyngotonsillitis durch Herpesviren [Herpes simplex] (B00.2)

J03.9 Akute Tonsillitis, nicht näher bezeichnet

Angina follicularis
Tonsillitis (akut):
- gangränös
- infektiös
- ulzerös
- o.n.A.

J04.– Akute Laryngitis und Tracheitis

Soll der Infektionserreger angegeben werden, ist eine zusätzliche Schlüsselnummer (B95!–B98!) zu benutzen.

Exkl.: Akute obstruktive Laryngitis [Krupp] und Epiglottitis (J05.–)
Laryngismus (stridulus) (J38.5)

J04.0 Akute Laryngitis

Laryngitis (akut):
- eitrig
- ödematös
- subglottisch
- ulzerös
- o.n.A.

Exkl.: Chronische Laryngitis (J37.0)
Grippe mit Laryngitis, Influenzaviren:
- nachgewiesen (J09, J10.1)
- nicht nachgewiesen (J11.1)

J04.1 Akute Tracheitis

Tracheitis (akut):
- katarrhalisch
- o.n.A.

Exkl.: Chronische Tracheitis (J42)

J04.2 Akute Laryngotracheitis

Laryngotracheitis o.n.A.
Tracheitis (akut) mit Laryngitis (akut)

Exkl.: Chronische Laryngotracheitis (J37.1)

J05.– Akute obstruktive Laryngitis [Krupp] und Epiglottitis

Soll der Infektionserreger angegeben werden, ist eine zusätzliche Schlüsselnummer (B95!–B98!) zu benutzen.

J05.0 Akute obstruktive Laryngitis [Krupp]

Obstruktive Laryngitis o.n.A.

J05.1 Akute Epiglottitis

Epiglottitis o.n.A.

J06.– Akute Infektionen an mehreren oder nicht näher bezeichneten Lokalisationen der oberen Atemwege

Exkl.: Akute Infektion der Atemwege o.n.A. (J22)
Infektion der Atemwege o.n.A. (J98.7)
Influenzaviren:
- nachgewiesen (J09, J10.1)
- nicht nachgewiesen (J11.1)

J06.0 Akute Laryngopharyngitis

J06.8 Sonstige akute Infektionen an mehreren Lokalisationen der oberen Atemwege

J06.9 Akute Infektion der oberen Atemwege, nicht näher bezeichnet

Grippaler Infekt
Obere Atemwege:
- Infektion o.n.A.
- Krankheit, akut

Grippe und Pneumonie
(J09–J18)

J09 Grippe durch zoonotische oder pandemische nachgewiesene Influenzaviren

Grippe durch Influenzaviren von besonderer epidemiologischer Relevanz mit einer Übertragung von Tier zu Mensch oder Mensch zu Mensch

Hinw.: Für die Anwendung dieser Kategorie sind die Richtlinien des globalen Influenzaprogramms (GIP, http://www.who.int/influenza/) der WHO zu beachten.

Sollen eine Pneumonie oder andere Manifestationen angegeben werden, ist eine zusätzliche Schlüsselnummer zu benutzen.
Benutze für besondere epidemiologische Zwecke eine zusätzliche Schlüsselnummer (U69.2–!), um das Vorliegen eines bestimmten Virusstammes anzugeben.

Exkl.: Grippe durch saisonale nachgewiesene Influenzaviren (J10.–)

Infektion o.n.A. (A49.2) Meningitis (G00.0) Pneumonie (J14)	durch Haemophilus influenzae [H. influenzae]

J10.– Grippe durch saisonale nachgewiesene Influenzaviren

Inkl.: Grippe durch nachgewiesene Influenzaviren B und C

Exkl.: Grippe durch zoonotische oder pandemische nachgewiesene Influenzaviren (J09)

Infektion o.n.A. (A49.2) Meningitis (G00.0) Pneumonie (J14)	durch Haemophilus influenzae [H. influenzae]

J10.0 Grippe mit Pneumonie, saisonale Influenzaviren nachgewiesen

Grippe(broncho)pneumonie, saisonale Influenzaviren nachgewiesen

Benutze für Zwecke der externen Qualitätssicherung nach § 137 SGB V eine zusätzliche Schlüsselnummer (U69.01!, U69.04!), um das Vorliegen einer im Krankenhaus erworbenen und vollstationär behandelten Pneumonie bei erwachsenen Personen (18 Jahre und älter) anzugeben.

J10.1 Grippe mit sonstigen Manifestationen an den Atemwegen, saisonale Influenzaviren nachgewiesen

Grippe Grippe: • akute Infektion der oberen Atemwege • Laryngitis • Pharyngitis • Pleuraerguss	saisonale Influenzaviren nachgewiesen

J10.8 **Grippe mit sonstigen Manifestationen, saisonale Influenzaviren nachgewiesen**

Enzephalopathie bei Grippe Grippe: • Gastroenteritis • Myokarditis (akut)	saisonale Influenzaviren nachgewiesen

J11.– Grippe, Viren nicht nachgewiesen

Inkl.: Grippe Virus-Grippe	ohne Angabe eines spezifischen Virusnachweises

Exkl.: Grippaler Infekt (J06.9)

Infektion o.n.A. (A49.2) Meningitis (G00.0) Pneumonie (J14)	durch Haemophilus influenzae [H. influenzae]

J11.0 **Grippe mit Pneumonie, Viren nicht nachgewiesen**

Grippe(broncho)pneumonie, nicht näher bezeichnet oder spezifische Viren nicht nachgewiesen

Benutze für Zwecke der externen Qualitätssicherung nach § 137 SGB V eine zusätzliche Schlüsselnummer (U69.01!, U69.04!), um das Vorliegen einer im Krankenhaus erworbenen und vollstationär behandelten Pneumonie bei erwachsenen Personen (18 Jahre und älter) anzugeben.

J11.1 **Grippe mit sonstigen Manifestationen an den Atemwegen, Viren nicht nachgewiesen**

J

Grippe o.n.A.

Grippe: • akute Infektion der oberen Atemwege • Laryngitis • Pharyngitis • Pleuraerguss	nicht näher bezeichnet oder spezifische Viren nicht nachgewiesen

J11.8 **Grippe mit sonstigen Manifestationen, Viren nicht nachgewiesen**

Enzephalopathie bei Grippe Grippe: • Gastroenteritis • Myokarditis (akut)	nicht näher bezeichnet oder spezifische Viren nicht nachgewiesen

J12.– Viruspneumonie, anderenorts nicht klassifiziert

Inkl.: Bronchopneumonie durch andere als Influenzaviren

Benutze für Zwecke der externen Qualitätssicherung nach § 137 SGB V eine zusätzliche Schlüsselnummer (U69.01!, U69.04!), um das Vorliegen einer im Krankenhaus erworbenen und vollstationär behandelten Pneumonie bei erwachsenen Personen (18 Jahre und älter) anzugeben.

Exkl.: Aspirationspneumonie:
- bei Anästhesie:
  - im Wochenbett (O89.0)
  - während der Schwangerschaft (O29.0)
  - während der Wehentätigkeit und bei der Entbindung (O74.0)
- beim Neugeborenen (P24.9)
- durch feste und flüssige Substanzen (J69.–)
- o.n.A. (J69.0)

Pneumonie:
- bei Grippe (J09, J10.0, J11.0)
- interstitiell o.n.A. (J84.9-)
- Lipid- (J69.1)
- viral, angeboren (P23.0)

Kongenitale Röteln-Pneumonie (P35.0)

J12.0 **Pneumonie durch Adenoviren**

J12.1 **Pneumonie durch Respiratory-Syncytial-Viren [RS-Viren]**

J12.2 **Pneumonie durch Parainfluenzaviren**

J12.3 **Pneumonie durch humanes Metapneumovirus**

J12.8 **Pneumonie durch sonstige Viren**

J12.9 **Viruspneumonie, nicht näher bezeichnet**

J13 Pneumonie durch Streptococcus pneumoniae

Inkl.: Bronchopneumonie durch Streptococcus pneumoniae

Benutze für Zwecke der externen Qualitätssicherung nach § 137 SGB V eine zusätzliche Schlüsselnummer (U69.01!, U69.04!), um das Vorliegen einer im Krankenhaus erworbenen und vollstationär behandelten Pneumonie bei erwachsenen Personen (18 Jahre und älter) anzugeben.

Exkl.: Angeborene Pneumonie durch Streptococcus pneumoniae (P23.6)
Pneumonie durch sonstige Streptokokken (J15.3–J15.4)

J14 Pneumonie durch Haemophilus influenzae

Inkl.: Bronchopneumonie durch Haemophilus influenzae

Benutze für Zwecke der externen Qualitätssicherung nach § 137 SGB V eine zusätzliche Schlüsselnummer (U69.01!, U69.04!), um das Vorliegen einer im Krankenhaus erworbenen und vollstationär behandelten Pneumonie bei erwachsenen Personen (18 Jahre und älter) anzugeben.

Exkl.: Angeborene Pneumonie durch Haemophilus influenzae (P23.6)

J15.– Pneumonie durch Bakterien, anderenorts nicht klassifiziert

Inkl.: Bronchopneumonie durch andere Bakterien als Streptococcus pneumoniae und Haemophilus influenzae

Benutze für Zwecke der externen Qualitätssicherung nach § 137 SGB V eine zusätzliche Schlüsselnummer (U69.01!, U69.04!), um das Vorliegen einer im Krankenhaus erworbenen und vollstationär behandelten Pneumonie bei erwachsenen Personen (18 Jahre und älter) anzugeben.

Exkl.: Angeborene Pneumonie (P23.–)
Legionärskrankheit (A48.1)
Pneumonie durch Chlamydien (J16.0)

J15.0 **Pneumonie durch Klebsiella pneumoniae**

J15.1 **Pneumonie durch Pseudomonas**

J15.2 **Pneumonie durch Staphylokokken**

J15.3 **Pneumonie durch Streptokokken der Gruppe B**

J15.4 **Pneumonie durch sonstige Streptokokken**

Exkl.: Pneumonie durch:
- Streptokokken der Gruppe B (J15.3)
- Streptococcus pneumoniae (J13)

J15.5 **Pneumonie durch Escherichia coli**

J15.6 **Pneumonie durch andere gramnegative Bakterien**

Pneumonie durch:
- Gramnegative (aerobe) Bakterien o.n.A.
- Serratia marcescens

J15.7 **Pneumonie durch Mycoplasma pneumoniae**

J15.8 **Sonstige bakterielle Pneumonie**

J15.9 **Bakterielle Pneumonie, nicht näher bezeichnet**

J16.– Pneumonie durch sonstige Infektionserreger, anderenorts nicht klassifiziert

Benutze für Zwecke der externen Qualitätssicherung nach § 137 SGB V eine zusätzliche Schlüsselnummer (U69.01!, U69.04!), um das Vorliegen einer im Krankenhaus erworbenen und vollstationär behandelten Pneumonie bei erwachsenen Personen (18 Jahre und älter) anzugeben.

Exkl.: Ornithose (A70)
Plasmazelluläre interstitielle Pneumonie (B48.5)
Pneumonie:
- angeboren (P23.–)
- o.n.A. (J18.9)

J16.0 **Pneumonie durch Chlamydien**

J16.8 **Pneumonie durch sonstige näher bezeichnete Infektionserreger**

J17.–* *Pneumonie bei anderenorts klassifizierten Krankheiten*

*J17.0** *Pneumonie bei anderenorts klassifizierten bakteriellen Krankheiten*

Pneumonie (durch) (bei):
- Aktinomykose (A42.0†)
- Gonorrhoe (A54.8†)
- Keuchhusten (A37.–†)
- Milzbrand (A22.1†)
- Nokardiose (A43.0†)
- Salmonelleninfektion (A02.2†)
- Tularämie (A21.2†)
- Typhus abdominalis (A01.0†)

*J17.1** *Pneumonie bei anderenorts klassifizierten Viruskrankheiten*

Pneumonie bei:
- Masern (B05.2†)
- Röteln (B06.8†)
- Varizellen (B01.2†)
- Zytomegalie (B25.0†)

*J17.2** *Pneumonie bei Mykosen*

Pneumonie bei:
- Aspergillose (B44.0–B44.1†)
- Histoplasmose (B39.–†)
- Kandidose (B37.1†)
- Kokzidioidomykose (B38.0–B38.2†)

*J17.3** *Pneumonie bei parasitären Krankheiten*

Pneumonie bei:
- Askaridose (B77.8†)
- Schistosomiasis (B65.–†)
- Toxoplasmose (B58.3†)

*J17.8** *Pneumonie bei sonstigen anderenorts klassifizierten Krankheiten*

Pneumonie (bei):
- Ornithose (A70†)
- Q-Fieber (A78†)
- Rheumatisches Fieber (I00†)
- Spirochäteninfektionen, anderenorts nicht klassifiziert (A69.8†)

J18.– Pneumonie, Erreger nicht näher bezeichnet

Benutze für Zwecke der externen Qualitätssicherung nach § 137 SGB V eine zusätzliche Schlüsselnummer (U69.01!, U69.04!), um das Vorliegen einer im Krankenhaus erworbenen und vollstationär behandelten Pneumonie bei erwachsenen Personen (18 Jahre und älter) anzugeben.

Exkl.: Abszess der Lunge mit Pneumonie (J85.1)
Arzneimittelinduzierte interstitielle Lungenkrankheiten (J70.2–J70.4)
Aspirationspneumonie:
- bei Anästhesie:
  - im Wochenbett (O89.0)
  - während der Schwangerschaft (O29.0)
  - während der Wehentätigkeit und bei der Entbindung (O74.0)
- beim Neugeborenen (P24.9)
- durch feste und flüssige Substanzen (J69.–)
- o.n.A. (J69.0)

Pneumonie:
- angeboren (P23.9)
- durch exogene Substanzen (J67–J70)
- gewöhnlich interstitiell (J84.1-)

- interstitiell o.n.A. (J84.9-)
- Lipid- (J69.1)

J18.0 Bronchopneumonie, nicht näher bezeichnet

Exkl.: Bronchiolitis (J21.–)

J18.1 Lobärpneumonie, nicht näher bezeichnet

J18.2 Hypostatische Pneumonie, nicht näher bezeichnet

J18.8 Sonstige Pneumonie, Erreger nicht näher bezeichnet

J18.9 Pneumonie, nicht näher bezeichnet

Sonstige akute Infektionen der unteren Atemwege (J20–J22)

Exkl.: Chronisch-obstruktive Lungenkrankheit mit akuter:
- Exazerbation o.n.A. (J44.1-)
- Infektion der unteren Atemwege (J44.0-)

J20.– Akute Bronchitis

Inkl.: Bronchitis:
- akut oder subakut (mit):
  - Bronchospasmus
  - eitrig
  - fibrinös
  - membranös
  - obstruktiv
  - septisch
  - Tracheitis
- o.n.A. bei Personen unter 15 Jahren

Tracheobronchitis, akut

Exkl.: Bronchitis:
- allergisch o.n.A. (J45.0-)
- chronisch:
  - einfach (J41.0)
  - obstruktiv (J44.–)
  - schleimig-eitrig (J41.1)
  - o.n.A. (J42)
- o.n.A. bei Personen von 15 Jahren und älter (J40)

Tracheobronchitis:
- chronisch (J42)
- chronisch-obstruktiv (J44.–)
- o.n.A. (J40)

J20.0 Akute Bronchitis durch Mycoplasma pneumoniae

J20.1 Akute Bronchitis durch Haemophilus influenzae

J20.2 Akute Bronchitis durch Streptokokken

J20.3 Akute Bronchitis durch Coxsackieviren

J20.4 Akute Bronchitis durch Parainfluenzaviren

J20.5 Akute Bronchitis durch Respiratory-Syncytial-Viren [RS-Viren]

J20.6 Akute Bronchitis durch Rhinoviren

J20.7 Akute Bronchitis durch ECHO-Viren

J20.8 Akute Bronchitis durch sonstige näher bezeichnete Erreger

J20.9 Akute Bronchitis, nicht näher bezeichnet

J21.– Akute Bronchiolitis

Inkl.: Mit Bronchospasmus

J21.0 Akute Bronchiolitis durch Respiratory-Syncytial-Viren [RS-Viren]

J21.1 Akute Bronchiolitis durch humanes Metapneumovirus

J21.8 Akute Bronchiolitis durch sonstige näher bezeichnete Erreger

J21.9 Akute Bronchiolitis, nicht näher bezeichnet

Bronchiolitis (akut)

J22 Akute Infektion der unteren Atemwege, nicht näher bezeichnet

Inkl.: Akute Infektion der (unteren) Atemwege o.n.A.

Exkl.: Infektion der Atemwege o.n.A. (J98.7)
Infektion der oberen Atemwege (akut) (J06.9)

Sonstige Krankheiten der oberen Atemwege (J30–J39)

J30.– Vasomotorische und allergische Rhinopathie

Inkl.: Reflektorischer Fließschnupfen

Exkl.: Allergische Rhinopathie mit Asthma (J45.0-)
Rhinitis o.n.A. (J31.0)

J30.0 Rhinopathia vasomotorica

J30.1 Allergische Rhinopathie durch Pollen

Heufieber und Heuschnupfen
Pollenallergie o.n.A.
Pollinose

J30.2 Sonstige saisonale allergische Rhinopathie

J30.3 Sonstige allergische Rhinopathie

Ganzjährig bestehende allergische Rhinopathie

J30.4 Allergische Rhinopathie, nicht näher bezeichnet

J31.– Chronische Rhinitis, Rhinopharyngitis und Pharyngitis

J31.0 Chronische Rhinitis

Ozaena
Rhinitis (chronisch):
- atrophisch
- eitrig
- granulomatös
- hypertrophisch
- obstruktiv
- ulzerös
- o.n.A.

Exkl.: Allergische Rhinopathie (J30.1–J30.4)
Rhinopathia vasomotorica (J30.0)

J31.1 Chronische Rhinopharyngitis

Exkl.: Rhinopharyngitis, akut oder o.n.A. (J00)

J31.2 Chronische Pharyngitis

Chronische Rachenentzündung
Pharyngitis (chronisch):
- atrophica
- granulosa
- hypertrophica

Exkl.: Pharyngitis, akut oder o.n.A. (J02.9)

J32.– Chronische Sinusitis

Inkl.: Abszess / Eiterung / Empyem / Infektion | (chronisch) (Nasen-) Nebenhöhlen

Soll der Infektionserreger angegeben werden, ist eine zusätzliche Schlüsselnummer (B95!–B98!) zu benutzen.

Exkl.: Akute Sinusitis (J01.–)

J32.0 Chronische Sinusitis maxillaris

Kieferhöhlenentzündung (chronisch)
Sinusitis maxillaris o.n.A.

J32.1 Chronische Sinusitis frontalis

Sinusitis frontalis o.n.A.

J32.2 Chronische Sinusitis ethmoidalis

Sinusitis ethmoidalis o.n.A.

J32.3 Chronische Sinusitis sphenoidalis

Sinusitis sphenoidalis o.n.A.

J32.4 Chronische Pansinusitis

Pansinusitis o.n.A.

J32.8 Sonstige chronische Sinusitis

Sinusitis (chronisch) mit Beteiligung von mehr als einer Nasennebenhöhle, ausgenommen Pansinusitis

J32.9 Chronische Sinusitis, nicht näher bezeichnet

Sinusitis (chronisch) o.n.A.

J33.– Nasenpolyp

Exkl.: Adenomatöse Polypen (D14.0)

J33.0 Polyp der Nasenhöhle

Polyp:
- Choanal-
- nasopharyngeal

J33.1 Polyposis nasalis deformans

Woakes-Syndrom oder Ethmoiditis

J33.8 Sonstige Polypen der Nasennebenhöhlen

Polyp, Polyposis:
- Nasennebenhöhlen
- Sinus ethmoidalis
- Sinus maxillaris
- Sinus sphenoidalis

J33.9 Nasenpolyp, nicht näher bezeichnet

J34.– Sonstige Krankheiten der Nase und der Nasennebenhöhlen

Exkl.: Ulcus varicosum des Nasenseptums (I86.88)

J34.0 Abszess, Furunkel und Karbunkel der Nase

Nekrose / Phlegmone / Ulzeration | Nase oder Nasenseptum

J34.1 Zyste oder Mukozele der Nase und der Nasennebenhöhle

J34.2 Nasenseptumdeviation

Verbiegung oder Subluxation des Nasenseptums (erworben)

J34.3 Hypertrophie der Nasenmuscheln

J34.8 Sonstige näher bezeichnete Krankheiten der Nase und der Nasennebenhöhlen

Perforation des Nasenseptums o.n.A.
Rhinolith

J35.– Chronische Krankheiten der Gaumenmandeln und der Rachenmandel

J35.0 Chronische Tonsillitis

Exkl.: Tonsillitis:
- akut (J03.–)
- o.n.A. (J03.9)

J35.1 Hyperplasie der Gaumenmandeln

Vergrößerung der Gaumenmandeln

J35.2 Hyperplasie der Rachenmandel

Adenoide Vegetationen
Vergrößerung der Rachenmandel

J35.3 Hyperplasie der Gaumenmandeln mit Hyperplasie der Rachenmandel

J35.8 Sonstige chronische Krankheiten der Gaumenmandeln und der Rachenmandel

Mandelstein
Narbe der Gaumenmandel (und Rachenmandel)
Ulkus der Tonsille

J35.9 Chronische Krankheit der Gaumenmandeln und der Rachenmandel, nicht näher bezeichnet

Krankheit (chronisch) der Gaumenmandeln und der Rachenmandel o.n.A.

J

J36 Peritonsillarabszess

Inkl.: Phlegmone, peritonsillär
Tonsillarabszess

Soll der Infektionserreger angegeben werden, ist eine zusätzliche Schlüsselnummer (B95!–B98!) zu benutzen.

Exkl.: Retropharyngealabszess (J39.0)
Tonsillitis:
- akut (J03.–)
- chronisch (J35.0)
- o.n.A. (J03.9)

J37.– Chronische Laryngitis und Laryngotracheitis

Soll der Infektionserreger angegeben werden, ist eine zusätzliche Schlüsselnummer (B95!–B98!) zu benutzen.

J37.0 Chronische Laryngitis

Laryngitis:
- hypertrophisch
- katarrhalisch
- sicca

Exkl.: Laryngitis:
- akut (J04.0)
- obstruktiv (akut) (J05.0)
- o.n.A. (J04.0)

J37.1 Chronische Laryngotracheitis

Chronische Laryngitis mit Tracheitis (chronisch)
Chronische Tracheitis mit Laryngitis

Exkl.: Laryngotracheitis:
- akut (J04.2)
- o.n.A. (J04.2)

Tracheitis:
- akut (J04.1)
- chronisch (J42)
- o.n.A. (J04.1)

J38.– Krankheiten der Stimmlippen und des Kehlkopfes, anderenorts nicht klassifiziert

Exkl.: Laryngitis:
- obstruktiv (akut) (J05.0)
- ulzerös (J04.0)

Stridor congenitus (laryngis) o.n.A. (P28.8)
Stridor o.n.A. (R06.1)
Subglottische Stenose nach medizinischen Maßnahmen (J95.5)

J38.0- Lähmung der Stimmlippen und des Kehlkopfes

Lähmung:
- Glottis
- Kehlkopf

J38.00 Nicht näher bezeichnet

J38.01 Einseitig, partiell

J38.02 Einseitig, komplett

J38.03 Beidseitig, partiell

J38.1 Polyp der Stimmlippen und des Kehlkopfes

Exkl.: Adenomatöse Polypen (D14.1)

J38.2 Stimmlippenknötchen

Chorditis (fibrinös) (nodös) (tuberös)
Lehrerknötchen
Sängerknötchen

J38.3 Sonstige Krankheiten der Stimmlippen

Abszess
Granulom
Hyperkeratose | Stimmlippen
Leukoplakie
Parakeratose
Phlegmone

J38.4 Larynxödem

Ödem:
- Glottis
- subglottisch
- supraglottisch

Exkl.: Laryngitis:
- akut obstruktiv [Krupp] (J05.0)
- ödematös (J04.0)

J38.5 Laryngospasmus

Laryngismus (stridulus)
Pseudokrupp

J38.6 Kehlkopfstenose

J38.7 Sonstige Krankheiten des Kehlkopfes

Abszess
Krankheit o.n.A.
Nekrose
Pachydermie | Kehlkopf
Perichondritis
Phlegmone
Ulkus

J39.– Sonstige Krankheiten der oberen Atemwege

Exkl.: Akute Infektion der Atemwege o.n.A. (J22)
Akute Infektion der oberen Atemwege o.n.A. (J06.9)
Entzündung der oberen Atemwege durch chemische Substanzen, Gase, Rauch und Dämpfe (J68.2)

J39.0 Retropharyngealabszess und Parapharyngealabszess

Peripharyngealabszess

Exkl.: Peritonsillarabszess (J36)

J39.1 Sonstiger Abszess des Rachenraumes

Abszess des Nasopharynx
Rachenphlegmone

J39.2 Sonstige Krankheiten des Rachenraumes

Odem | Rachen oder Nasopharynx
Zyste | Rachen oder Nasopharynx

Exkl.: Pharyngitis:
- chronisch (J31.2)
- ulzerös (J02.9)

J39.3 Hypersensitivitätsreaktion der oberen Atemwege, Lokalisation nicht näher bezeichnet

J39.8- Sonstige näher bezeichnete Krankheiten der oberen Atemwege

J39.80 Erworbene Stenose der Trachea

Erworbene Stenose der Trachea o.n.A.

Exkl.: Stenose der Trachea:
- angeboren (Q32.1)
- nach medizinischen Maßnahmen (J95.81)
- syphilitisch (A52.7)
- tuberkulös a.n.k. (A16.4)

J39.88 Sonstige näher bezeichnete Krankheiten der oberen Atemwege

J39.9 Krankheit der oberen Atemwege, nicht näher bezeichnet

Chronische Krankheiten der unteren Atemwege (J40–J47)

Exkl.: Infektion der Atemwege o.n.A. (J98.7)
Zystische Fibrose (E84.–)

J40 Bronchitis, nicht als akut oder chronisch bezeichnet

Hinw.: Ist eine Bronchitis bei Personen unter 15 Jahren nicht als akut oder chronisch bezeichnet, sollte sie als akut gelten und unter J20.– verschlüsselt werden.

Inkl.: Bronchitis:
- katarrhalisch
- mit Tracheitis o.n.A.
- o.n.A.

Tracheobronchitis o.n.A.

Exkl.: Bronchitis:
- allergisch o.n.A. (J45.0-)
- asthmatisch o.n.A. (J45.9-)
- durch chemische Substanzen (akut) (J68.0)

J41.– Einfache und schleimig-eitrige chronische Bronchitis

Exkl.: Chronische Bronchitis:
- obstruktiv (J44.–)
- o.n.A. (J42)

J41.0 Einfache chronische Bronchitis

J41.1 Schleimig-eitrige chronische Bronchitis

J41.8 Mischformen von einfacher und schleimig-eitriger chronischer Bronchitis

J42 Nicht näher bezeichnete chronische Bronchitis

Inkl.: Chronische:
- Bronchitis o.n.A.
- Tracheitis
- Tracheobronchitis

Exkl.: Chronische:
- asthmatische Bronchitis (J44.–)
- einfache und schleimig-eitrige Bronchitis (J41.–)
- Emphysembronchitis (J44.–)
- obstruktive Bronchitis (J44.–)
- obstruktive Lungenkrankheit o.n.A. (J44.9-)

J43.– Emphysem

Exkl.: Emphysem:
- durch Einatmen von chemischen Substanzen, Gasen, Rauch und Dämpfen (J68.4)
- interstitiell (J98.2)
- interstitiell, beim Neugeborenen (P25.0)
- kompensatorisch (J98.3)
- mediastinal (J98.2)
- mit chronischer (obstruktiver) Bronchitis (J44.–)
- postoperativ (subkutan) (T81.8)
- traumatisch subkutan (T79.7)

Emphysembronchitis (obstruktiv) (J44.–)

J43.0 McLeod-Syndrom

Einseitige(s):
- Emphysem
- helle Lunge

J43.1 Panlobuläres Emphysem

Panazinöses Emphysem

J43.2 Zentrilobuläres Emphysem

J43.8 Sonstiges Emphysem

J43.9 Emphysem, nicht näher bezeichnet

Emphysem (Lunge) (pulmonal):
- bullös
- vesikulär
- o.n.A.

Emphysembläschen

J44.– Sonstige chronische obstruktive Lungenkrankheit

Inkl.: Chronische:
- Bronchitis:
  - asthmatisch (obstruktiv)
  - emphysematös
  - mit Emphysem
- obstruktiv:
  - Bronchitis
  - Tracheobronchitis

Die aufgeführten Krankheitszustände zusammen mit Asthma bronchiale

Exkl.: Asthma bronchiale (J45.–)

| Asthmatische Bronchitis o.n.A. (J45.9-)

Bronchiektasen (J47)

Chronische:
- Bronchitis o.n.A. (J42)
- einfache und schleimig-eitrige Bronchitis (J41.–)
- Tracheitis (J42)
- Tracheobronchitis (J42)

Emphysem (J43.–)

Lungenkrankheiten durch exogene Substanzen (J60–J70)

J44.0– Chronische obstruktive Lungenkrankheit mit akuter Infektion der unteren Atemwege

Exkl.: Mit Grippe (J09–J11)

J44.00 FEV_1 <35 % des Sollwertes
J44.01 FEV_1 >=35 % und <50 % des Sollwertes
J44.02 FEV_1 >=50 % und <70 % des Sollwertes
J44.03 FEV_1 >=70 % des Sollwertes
J44.09 FEV_1 nicht näher bezeichnet

J44.1– Chronische obstruktive Lungenkrankheit mit akuter Exazerbation, nicht näher bezeichnet

J44.10 FEV_1 <35 % des Sollwertes
J44.11 FEV_1 >=35 % und <50 % des Sollwertes
J44.12 FEV_1 >=50 % und <70 % des Sollwertes
J44.13 FEV_1 >=70 % des Sollwertes
J44.19 FEV_1 nicht näher bezeichnet

J44.8– Sonstige näher bezeichnete chronische obstruktive Lungenkrankheit

Chronische Bronchitis:
- asthmatisch (obstruktiv) o.n.A.
- emphysematös o.n.A.
- obstruktiv o.n.A.

Exkl.: Mit akuter Exazerbation (J44.1-)
Mit akuter Infektion der unteren Atemwege (J44.0-)

J44.80 FEV_1 <35 % des Sollwertes
J44.81 FEV_1 >=35 % und <50 % des Sollwertes
J44.82 FEV_1 >=50 % und <70 % des Sollwertes
J44.83 FEV_1 >=70 % des Sollwertes
J44.89 FEV_1 nicht näher bezeichnet

J44.9– Chronische obstruktive Lungenkrankheit, nicht näher bezeichnet

Chronische obstruktive Krankheit der Atemwege o.n.A.
Chronische obstruktive Lungenkrankheit o.n.A.

J44.90 FEV_1 <35 % des Sollwertes
J44.91 FEV_1 >=35 % und <50 % des Sollwertes
J44.92 FEV_1 >=50 % und <70 % des Sollwertes
J44.93 FEV_1 >=70 % des Sollwertes
J44.99 FEV_1 nicht näher bezeichnet

J45.– Asthma bronchiale

Exkl.: Akutes schweres Asthma bronchiale (J46)
Chronische asthmatische (obstruktive) Bronchitis (J44.–)
Chronisches obstruktives Asthma bronchiale (J44.–)
Eosinophiles Lungeninfiltrat mit Asthma bronchiale (J82)
Lungenkrankheiten durch exogene Substanzen (J60–J70)
Status asthmaticus (J46)

J45.0- Vorwiegend allergisches Asthma bronchiale

Allergische:
- Bronchitis o.n.A.
- Rhinopathie mit Asthma bronchiale

Atopisches Asthma
Exogenes allergisches Asthma bronchiale [Extrinsisches Asthma]
Heuschnupfen mit Asthma bronchiale

J45.00 Als gut kontrolliert und nicht schwer bezeichnet
J45.01 Als teilweise kontrolliert und nicht schwer bezeichnet
J45.02 Als unkontrolliert und nicht schwer bezeichnet
J45.03 Als gut kontrolliert und schwer bezeichnet

J45.04 Als teilweise kontrolliert und schwer bezeichnet
J45.05 Als unkontrolliert und schwer bezeichnet
J45.09 Ohne Angabe zu Kontrollstatus und Schweregrad

J45.1- Nichtallergisches Asthma bronchiale

Endogenes nichtallergisches Asthma bronchiale [Intrinsisches Asthma]
Medikamentös ausgelöstes nichtallergisches Asthma bronchiale [Analgetika-Asthma]

J45.10 Als gut kontrolliert und nicht schwer bezeichnet
J45.11 Als teilweise kontrolliert und nicht schwer bezeichnet
J45.12 Als unkontrolliert und nicht schwer bezeichnet
J45.13 Als gut kontrolliert und schwer bezeichnet
J45.14 Als teilweise kontrolliert und schwer bezeichnet
J45.15 Als unkontrolliert und schwer bezeichnet
J45.19 Ohne Angabe zu Kontrollstatus und Schweregrad

J45.8- Mischformen des Asthma bronchiale

Kombination von Krankheitszuständen unter J45.0- und J45.1-

J45.80 Als gut kontrolliert und nicht schwer bezeichnet
J45.81 Als teilweise kontrolliert und nicht schwer bezeichnet
J45.82 Als unkontrolliert und nicht schwer bezeichnet
J45.83 Als gut kontrolliert und schwer bezeichnet
J45.84 Als teilweise kontrolliert und schwer bezeichnet
J45.85 Als unkontrolliert und schwer bezeichnet
J45.89 Ohne Angabe zu Kontrollstatus und Schweregrad

J45.9- Asthma bronchiale, nicht näher bezeichnet

Asthmatische Bronchitis o.n.A.
Late-Onset-Asthma

J45.90 Als gut kontrolliert und nicht schwer bezeichnet
J45.91 Als teilweise kontrolliert und nicht schwer bezeichnet
J45.92 Als unkontrolliert und nicht schwer bezeichnet
J45.93 Als gut kontrolliert und schwer bezeichnet
J45.94 Als teilweise kontrolliert und schwer bezeichnet
J45.95 Als unkontrolliert und schwer bezeichnet
J45.99 Ohne Angabe zu Kontrollstatus und Schweregrad

J46 Status asthmaticus

Inkl.: Akutes schweres Asthma bronchiale

J47 Bronchiektasen

Inkl.: Bronchiolektasen

Exkl.: Angeborene Bronchiektasie (Q33.4)
Tuberkulöse Bronchiektasie (aktuelle Krankheit) (A15–A16)

Lungenkrankheiten durch exogene Substanzen (J60–J70)

Exkl.: Asthma bronchiale, unter J45.– klassifiziert

J60 Kohlenbergarbeiter-Pneumokoniose

Inkl.: Anthrakose
Anthrakosilikose
Kohlenstaub-Lunge

Exkl.: Mit Tuberkulose der Atmungsorgane (J65)

J61.– Pneumokoniose durch Asbest und sonstige anorganische Fasern

Inkl.: Asbestose

Exkl.: Mit Tuberkulose der Atmungsorgane (J65)
Pleuraplaques mit Asbestose (J92.0)

J61.0 **Pneumokoniose durch Asbest und sonstige anorganische Fasern ohne Angabe einer akuten Exazerbation**

J61.1 **Pneumokoniose durch Asbest und sonstige anorganische Fasern mit Angabe einer akuten Exazerbation**

J62.– Pneumokoniose durch Quarzstaub

Inkl.: Silikotische Lungenfibrose (massiv)

Exkl.: Pneumokoniose mit Tuberkulose der Atmungsorgane (J65)

J62.0 **Pneumokoniose durch Talkum-Staub**

J62.8 **Pneumokoniose durch sonstigen Quarzstaub**

Silikose o.n.A.

J63.– Pneumokoniose durch sonstige anorganische Stäube

Exkl.: Mit Tuberkulose der Atmungsorgane (J65)

J63.0 **Aluminose (Lunge)**

J63.1 **Bauxitfibrose (Lunge)**

J63.2 **Berylliose**

J63.3 **Graphitfibrose (Lunge)**

J63.4 **Siderose**

J63.5 **Stannose**

J63.8 **Pneumokoniose durch sonstige näher bezeichnete anorganische Stäube**

J64 Nicht näher bezeichnete Pneumokoniose

Exkl.: Mit Tuberkulose der Atmungsorgane (J65)

J65 Pneumokoniose in Verbindung mit Tuberkulose

Inkl.: Jeder Zustand unter J60–J64 mit jeder der unter A15–A16 aufgeführten Formen der Tuberkulose

J66.– Krankheit der Atemwege durch spezifischen organischen Staub

Exkl.: Allergische Alveolitis durch organischen Staub (J67.–)
Bagassose (J67.1-)
Farmerlunge (J67.0-)
Reaktive Atemwegskrankheiten (J68.3)

J66.0 **Byssinose**

Krankheit der Atemwege durch Baumwollstaub

J66.1 **Flachsarbeiter-Krankheit**

J66.2 **Cannabiose**

J66.8 **Krankheit der Atemwege durch sonstige näher bezeichnete organische Stäube**

J67.– Allergische Alveolitis durch organischen Staub

Inkl.: Allergische Alveolitis und hypersensitive Pneumonitis durch eingeatmeten organischen Staub, Partikel von Pilzen und Aktinomyzeten sowie sonstigen Ursprungs

Exkl.: Pneumonie durch Einatmen von chemischen Substanzen, Gasen, Rauch und Dämpfen (J68.0)

J67.0- **Farmerlunge**

Drescher-Lunge
Erntearbeiter-Lunge
Mouldy hay disease

| J67.00 Ohne Angabe einer akuten Exazerbation
| J67.01 Mit Angabe einer akuten Exazerbation
| **J67.1- Bagassose**

Bagasse-:
- Krankheit
- Pneumonitis

| J67.10 Ohne Angabe einer akuten Exazerbation
| J67.11 Mit Angabe einer akuten Exazerbation
| **J67.2- Vogelzüchterlunge**

Taubenzüchter-Krankheit oder -Lunge
Wellensittichzüchter-Krankheit oder -Lunge

| J67.20 Ohne Angabe einer akuten Exazerbation
| J67.21 Mit Angabe einer akuten Exazerbation
| **J67.3- Suberose**

Korkarbeiter-Krankheit oder -Lunge
Korkrindenschäler-Krankheit oder -Lunge

| J67.30 Ohne Angabe einer akuten Exazerbation
| J67.31 Mit Angabe einer akuten Exazerbation
| **J67.4- Malzarbeiter-Lunge**

Alveolitis durch Aspergillus clavatus

| J67.40 Ohne Angabe einer akuten Exazerbation
| J67.41 Mit Angabe einer akuten Exazerbation
| **J67.5- Pilzarbeiter-Lunge**
| J67.50 Ohne Angabe einer akuten Exazerbation
| J67.51 Mit Angabe einer akuten Exazerbation
| **J67.6- Ahornrindenschäler-Lunge**

Alveolitis durch Cryptostroma corticale

| J67.60 Ohne Angabe einer akuten Exazerbation
| J67.61 Mit Angabe einer akuten Exazerbation
| **J67.7- Befeuchter- und Klimaanlage-Lunge**

Allergische Alveolitis durch Pilze, thermophile Aktinomyzeten und andere Organismen, die sich in Belüftungsanlagen [Klimaanlagen] entwickeln

| J67.70 Ohne Angabe einer akuten Exazerbation
| J67.71 Mit Angabe einer akuten Exazerbation
| **J67.8- Allergische Alveolitis durch organische Stäube**

Fischmehlarbeiter-Lunge
Käsewäscher-Lunge
Kaffeearbeiter-Lunge
Kürschner-Lunge
Sequoiose

| J67.80 Ohne Angabe einer akuten Exazerbation
| J67.81 Mit Angabe einer akuten Exazerbation
| **J67.9- Allergische Alveolitis durch nicht näher bezeichneten organischen Staub**

Alveolitis, allergisch (exogen) o.n.A.
Hypersensitive Pneumonitis o.n.A.

| J67.90 Ohne Angabe einer akuten Exazerbation
| J67.91 Mit Angabe einer akuten Exazerbation

J68.– Krankheiten der Atmungsorgane durch Einatmen von chemischen Substanzen, Gasen, Rauch und Dämpfen

Soll die äußere Ursache angegeben werden, ist eine zusätzliche Schlüsselnummer (Kapitel XX) zu benutzen.

J68.0 Bronchitis und Pneumonie durch chemische Substanzen, Gase, Rauch und Dämpfe

Bronchitis (akut) durch chemische Substanzen

J68.1 Lungenödem durch chemische Substanzen, Gase, Rauch und Dämpfe

Lungenödem (akut) durch chemische Substanzen

J68.2 Entzündung der oberen Atemwege durch chemische Substanzen, Gase, Rauch und Dämpfe, anderenorts nicht klassifiziert

J68.3 Sonstige akute und subakute Krankheiten der Atmungsorgane durch chemische Substanzen, Gase, Rauch und Dämpfe

Reaktive Atemwegskrankheiten [Reactive airways dysfunction syndrome]

J68.4 Chronische Krankheiten der Atmungsorgane durch chemische Substanzen, Gase, Rauch und Dämpfe

Emphysem (diffus) (chronisch) Lungenfibrose (chronisch) Obliterierende Bronchiolitis (chronisch) (subakut)	durch Einatmen von chemischen Substanzen, Gasen, Rauch und Dämpfen

J68.8 Sonstige Krankheiten der Atmungsorgane durch chemische Substanzen, Gase, Rauch und Dämpfe

J68.9 Nicht näher bezeichnete Krankheit der Atmungsorgane durch chemische Substanzen, Gase, Rauch und Dämpfe

J69.– Pneumonie durch feste und flüssige Substanzen

Soll die äußere Ursache angegeben werden, ist eine zusätzliche Schlüsselnummer (Kapitel XX) zu benutzen.

Exkl.: Aspirationssyndrome beim Neugeborenen (P24.–)

J69.0 Pneumonie durch Nahrung oder Erbrochenes

Aspirationspneumonie (durch):
- Erbrochenes
- Magensekrete
- Milch
- Nahrung (regurgitiert)
- o.n.A.

Benutze für Zwecke der externen Qualitätssicherung nach § 137 SGB V eine zusätzliche Schlüsselnummer (U69.01!, U69.04!), um das Vorliegen einer im Krankenhaus erworbenen und vollstationär behandelten Pneumonie bei erwachsenen Personen (18 Jahre und älter) anzugeben.

Exkl.: Mendelson-Syndrom (J95.4)

J69.1 Pneumonie durch Öle und Extrakte

Lipidpneumonie

J69.8 Pneumonie durch sonstige feste und flüssige Substanzen

Pneumonie durch Aspiration von Blut

J70.– Krankheiten der Atmungsorgane durch sonstige exogene Substanzen

Soll die äußere Ursache angegeben werden, ist eine zusätzliche Schlüsselnummer (Kapitel XX) zu benutzen.

J70.0 Akute Lungenbeteiligung bei Strahleneinwirkung

Strahlenpneumonitis

J70.1 Chronische und sonstige Lungenbeteiligung bei Strahleneinwirkung

Lungenfibrose nach Strahleneinwirkung

J70.2 Akute arzneimittelinduzierte interstitielle Lungenkrankheiten

J70.3 Chronische arzneimittelinduzierte interstitielle Lungenkrankheiten

J70.4 Arzneimittelinduzierte interstitielle Lungenkrankheit, nicht näher bezeichnet

J70.8 Krankheiten der Atmungsorgane durch sonstige näher bezeichnete exogene Substanzen

J70.9 Krankheiten der Atmungsorgane durch nicht näher bezeichnete exogene Substanz

Sonstige Krankheiten der Atmungsorgane, die hauptsächlich das Interstitium betreffen
(J80–J84)

J80.– Atemnotsyndrom des Erwachsenen [ARDS]

Inkl.: Atemnotsyndrom des Kindes und des Jugendlichen
Hyaline Membranenkrankheit des Erwachsenen

Exkl.: Atemnotsyndrom des Säuglings (P22.0)

J80.0- Atemnotsyndrom des Erwachsenen [ARDS]

Hinw.: Die Einteilung des Schweregrades des ARDS basiert auf der Berlin-Definition.

J80.01 Mildes Atemnotsyndrom des Erwachsenen [ARDS]

Quotient von arteriellem Sauerstoffpartialdruck (PaO_2) und inspiratorischer Sauerstoffkonzentration (FIO_2) beträgt mehr als 200 mmHg und höchstens 300 mmHg bei einem positiven endexpiratorischen Druck (PEEP) von mindestens 5 cm H_2O

J80.02 Moderates Atemnotsyndrom des Erwachsenen [ARDS]

Quotient von arteriellem Sauerstoffpartialdruck (PaO_2) und inspiratorischer Sauerstoffkonzentration (FIO_2) beträgt mehr als 100 mmHg und höchstens 200 mmHg bei einem positiven endexpiratorischen Druck (PEEP) von mindestens 5 cm H_2O

J80.03 Schweres Atemnotsyndrom des Erwachsenen [ARDS]

Quotient von arteriellem Sauerstoffpartialdruck (PaO_2) und inspiratorischer Sauerstoffkonzentration (FIO_2) beträgt höchstens 100 mmHg bei einem positiven endexpiratorischen Druck (PEEP) von mindestens 5 cm H_2O

J80.09 Atemnotsyndrom des Erwachsenen [ARDS], Schweregrad nicht näher bezeichnet

J81 Lungenödem

Inkl.: Akutes Lungenödem
Lungenstauung (passiv)

Exkl.: Hypostatische Pneumonie (J18.2)
Lungenödem:
- durch chemische Substanzen (akut) (J68.1)
- durch exogene Substanzen (J60–J70)
- mit Angabe von Herzkrankheit o.n.A. oder Herzinsuffizienz (I50.1-)

J82 Eosinophiles Lungeninfiltrat, anderenorts nicht klassifiziert

Inkl.: Eosinophiles Lungeninfiltrat mit Asthma bronchiale
Löffler-Syndrom (I)
Tropische (pulmonale) Eosinophilie o.n.A.

Exkl.: Durch:
- Arzneimittel (J70.2–J70.4)
- Aspergillose (B44.–)
- näher bezeichnete parasitäre Infektion (B50–B83)
- Systemkrankheiten des Bindegewebes (M30–M36)

J84.– Sonstige interstitielle Lungenkrankheiten

Exkl.: Arzneimittelinduzierte interstitielle Lungenkrankheiten (J70.2–J70.4)
Interstitielle lymphoide Pneumonie als Folge einer HIV-Krankheit (B22)
Interstitielles Emphysem (J98.2)
Lungenkrankheiten durch exogene Substanzen (J60–J70)

| **J84.0- Alveoläre und parietoalveoläre Krankheitszustände**

Alveolarproteinose
Microlithiasis alveolaris pulmonum

| J84.00 Ohne Angabe einer akuten Exazerbation

| J84.01 Mit Angabe einer akuten Exazerbation

J84.1- Sonstige interstitielle Lungenkrankheiten mit Fibrose

Akute interstitielle Pneumonie [AIP]
Diffuse Lungenfibrose
Fibrosierende Alveolitis (kryptogen)
Gewöhnliche interstitielle Pneumonie
Hamman-Rich-Syndrom
Idiopathische Lungenfibrose

Exkl.: Lungenfibrose (chronisch):
- durch Einatmen von chemischen Substanzen, Gasen, Rauch und Dämpfen (J68.4)
- nach Strahleneinwirkung (J70.1)

J84.10 Ohne Angabe einer akuten Exazerbation

J84.11 Mit Angabe einer akuten Exazerbation

J84.8- Sonstige näher bezeichnete interstitielle Lungenkrankheiten

J84.80 Ohne Angabe einer akuten Exazerbation

J84.81 Mit Angabe einer akuten Exazerbation

J84.9- Interstitielle Lungenkrankheit, nicht näher bezeichnet

Interstitielle Pneumonie o.n.A.

J84.90 Ohne Angabe einer akuten Exazerbation

J84.91 Mit Angabe einer akuten Exazerbation

J

Purulente und nekrotisierende Krankheitszustände der unteren Atemwege (J85–J86)

J85.– Abszess der Lunge und des Mediastinums

J85.0 Gangrän und Nekrose der Lunge

J85.1 Abszess der Lunge mit Pneumonie

Benutze für Zwecke der externen Qualitätssicherung nach § 137 SGB V eine zusätzliche Schlüsselnummer (U69.01!, U69.04!), um das Vorliegen einer im Krankenhaus erworbenen und vollstationär behandelten Pneumonie bei erwachsenen Personen (18 Jahre und älter) anzugeben.

Exkl.: Mit Pneumonie durch näher bezeichneten Erreger (J09–J16)

J85.2 Abszess der Lunge ohne Pneumonie

Abszess der Lunge o.n.A.

J85.3 Abszess des Mediastinums

J86.– Pyothorax

Inkl.: Abszess:
- Pleura
- Thorax

Empyem
Pyopneumothorax

Soll der Infektionserreger angegeben werden, ist eine zusätzliche Schlüsselnummer (B95!–B98!) zu benutzen.

Exkl.: Durch Tuberkulose (A15–A16)

J86.0 Pyothorax mit Fistel

Ösophagotracheale Fistel

J86.9 Pyothorax ohne Fistel

(Chronisches) Pleuraempyem o.n.A.

Sonstige Krankheiten der Pleura (J90–J94)

J90 Pleuraerguss, anderenorts nicht klassifiziert

Inkl.: Pleuritis mit Erguss

Exkl.: Chylöser (Pleura-) Erguss (J94.0)
Pleuritis o.n.A. (R09.1)
Tuberkulose (A15–A16)

J91 Pleuraerguss bei anderenorts klassifizierten Krankheiten*

J92.– Pleuraplaques

Inkl.: Pleuraverdickung

J92.0 Pleuraplaques mit Nachweis von Asbest

J92.9 Pleuraplaques ohne Nachweis von Asbest

Pleuraplaques o.n.A.

J93.– Pneumothorax

Exkl.: Pneumothorax:
- angeboren oder perinatal (P25.1)
- iatrogen (J95.80)
- traumatisch (S27.0)
- tuberkulös (aktuelle Krankheit) (A15–A16)

Pyopneumothorax (J86.–)

J93.0 Spontaner Spannungspneumothorax

J93.1 Sonstiger Spontanpneumothorax

J93.8 Sonstiger Pneumothorax

J93.9 Pneumothorax, nicht näher bezeichnet

J94.– Sonstige Krankheitszustände der Pleura

Exkl.: Pleuritis o.n.A. (R09.1)
Traumatisch:
- Hämatopneumothorax (S27.2)
- Hämatothorax (S27.1)

Tuberkulose der Pleura (aktuelle Krankheit) (A15–A16)

J94.0 Chylöser (Pleura-) Erguss

Chylusartiger (Pleura-) Erguss

J94.1 Fibrothorax

J94.2 Hämatothorax

Hämatopneumothorax

J94.8 Sonstige näher bezeichnete Krankheitszustände der Pleura

Hydrothorax o.n.A.

J94.9 Pleurakrankheit, nicht näher bezeichnet

Sonstige Krankheiten des Atmungssystems (J95–J99)

J95.– Krankheiten der Atemwege nach medizinischen Maßnahmen, anderenorts nicht klassifiziert

Exkl.: Emphysem (subkutan) als Folge einer medizinischen Maßnahme (T81.8)
Lungenbeteiligung bei Strahleneinwirkung (J70.0–J70.1)

J95.0 Funktionsstörung eines Tracheostomas

Blutung aus dem Tracheostoma
Obstruktion des durch Tracheotomie geschaffenen Luftweges
Sepsis des Tracheostomas
Tracheo-Ösophagealfistel nach Tracheotomie

J95.1 Akute pulmonale Insuffizienz nach Thoraxoperation

J95.2 Akute pulmonale Insuffizienz nach nicht am Thorax vorgenommener Operation

J95.3 Chronische pulmonale Insuffizienz nach Operation

J95.4 Mendelson-Syndrom

Chemische Pneumonitis durch Aspiration bei Anästhesie

Exkl.: Als Komplikation bei:
- Schwangerschaft (O29.0)
- Wehen und Entbindung (O74.0)
- Wochenbett (O89.0)

J95.5 Subglottische Stenose nach medizinischen Maßnahmen

J95.8- Sonstige Krankheiten der Atemwege nach medizinischen Maßnahmen

J95.80 Iatrogener Pneumothorax

J95.81 Stenose der Trachea nach medizinischen Maßnahmen

Exkl.: Stenose der Trachea:
- angeboren (Q32.1)
- erworben (J39.80)
- syphilitisch (A52.7)
- tuberkulös a.n.k. (A16.4)
- o.n.A. (J39.80)

J95.82 Insuffizienzen von Anastomosen und Nähten nach Operationen an Trachea, Bronchien und Lunge

J95.88 Sonstige Krankheiten der Atemwege nach medizinischen Maßnahmen

J95.9 Krankheit der Atemwege nach medizinischen Maßnahmen, nicht näher bezeichnet

J96.– Respiratorische Insuffizienz, anderenorts nicht klassifiziert

Exkl.: Atemnot beim Neugeborenen (P22.–)
Atemnotsyndrom des Erwachsenen (J80.–)
Atemstillstand (R09.2)
Herz-Lungen-Versagen (R09.2)
Respiratorische Insuffizienz nach medizinischen Maßnahmen (J95.–)

J96.0- Akute respiratorische Insuffizienz, anderenorts nicht klassifiziert

Bei einer vorbestehenden oder sich im Verlauf entwickelnden chronischen respiratorischen Insuffizienz ist eine Schlüsselnummer aus J96.1- zusätzlich anzugeben.

J96.00 Typ I [hypoxisch]

J96.01 Typ II [hyperkapnisch]

J96.09 Typ nicht näher bezeichnet

J96.1- Chronische respiratorische Insuffizienz, anderenorts nicht klassifiziert

Besteht eine (langzeitige) Absaug- oder Beatmungspflicht, so ist Z99.0 oder Z99.1 als zusätzliche Schlüsselnummer zu benutzen.

J96.10 Typ I [hypoxisch]

J96.11 Typ II [hyperkapnisch]

J96.19 Typ nicht näher bezeichnet

J96.9- Respiratorische Insuffizienz, nicht näher bezeichnet

J96.90 Typ I [hypoxisch]

J96.91 Typ II [hyperkapnisch]

J96.99 Typ nicht näher bezeichnet

J98.– Sonstige Krankheiten der Atemwege

Exkl.: Apnoe:
- beim Neugeborenen (P28.4)
- o.n.A. (R06.88)

Schlafapnoe
- beim Neugeborenen (P28.3)
- o.n.A. (G47.3-)

J98.0 Krankheiten der Bronchien, anderenorts nicht klassifiziert

Broncholithiasis
Stenose des Bronchus
Tracheobronchiale Dyskinesie
Tracheobronchiales Kollapssyndrom

Ulkus Verkalkung	Bronchus

J98.1- Lungenkollaps

Exkl.: Atelektase:
- beim Neugeborenen (P28.0–P28.1)
- tuberkulös (aktuelle Krankheit) (A15–A16)

J98.10 Dystelektase

J98.11 Partielle Atelektase

J98.12 Totalatelektase

J98.18 Sonstiger und nicht näher bezeichneter Lungenkollaps

Lungenkollaps o.n.A.

J98.2 Interstitielles Emphysem

Mediastinalemphysem

Exkl.: Emphysem:
- beim Fetus oder Neugeborenen (P25.0)
- postoperativ (subkutan) (T81.8)
- traumatisch subkutan (T79.7)
- o.n.A. (J43.9)

J98.3 Kompensatorisches Emphysem

J98.4 Sonstige Veränderungen der Lunge

Lungenkrankheit o.n.A.
Pneumolithiasis
Verkalkung der Lunge
Zystische Lungenkrankheit (erworben)

J98.5- Krankheiten des Mediastinums, anderenorts nicht klassifiziert

Exkl.: Abszess des Mediastinums (J85.3)

J98.50 Mediastinitis

J98.58 Sonstige Krankheiten des Mediastinums, anderenorts nicht klassifiziert

Fibrose Hernie Verlagerung	Mediastinum

J98.6 Krankheiten des Zwerchfells

Relaxatio diaphragmatica
Zwerchfelllähmung
Zwerchfellentzündung

Exkl.: Angeborene Fehlbildung des Zwerchfells, anderenorts nicht klassifiziert (Q79.1)
Zwerchfellhernie (K44.–)
Zwerchfellhernie, angeboren (Q79.0)

J98.7 Infektion der Atemwege, anderenorts nicht klassifiziert

Infektion der Atemwege, nicht als akut oder chronisch und nicht als Infektion der unteren oder der oberen Atemwege bezeichnet

J98.8 Sonstige näher bezeichnete Krankheiten der Atemwege

J98.9 Atemwegskrankheit, nicht näher bezeichnet

Atemwegskrankheit (chronisch) o.n.A.

J99.– Krankheiten der Atemwege bei anderenorts klassifizierten Krankheiten*

J99.0* Lungenkrankheit bei seropositiver chronischer Polyarthritis (M05.1-†)

J99.1* Krankheiten der Atemwege bei sonstigen diffusen Bindegewebskrankheiten

Atemwegskrankheiten bei:
- Dermatomyositis (M33.0–M33.1†)
- Granulomatose mit Polyangiitis (M31.3†)
- Polymyositis (M33.2†)
- Sicca-Syndrom [Sjögren-Syndrom] (M35.0†)
- systemischem Lupus erythematodes (M32.1†)
- systemischer Sklerose (M34.8†)
- Wegener-Granulomatose (M31.3†)

J99.2-* Beteiligung der Lunge bei der chronischen Graft-versus-Host-Krankheit

J99.21 Stadium 1 der chronischen Lungen-Graft-versus-Host-Krankheit (T86.06†)*

J99.22 Stadium 2 der chronischen Lungen-Graft-versus-Host-Krankheit (T86.07†)*

J99.23 Stadium 3 der chronischen Lungen-Graft-versus-Host-Krankheit (T86.07†)*

J99.8* Krankheiten der Atemwege bei sonstigen anderenorts klassifizierten Krankheiten

Atemwegskrankheiten bei:
- Amöbiasis (A06.5†)
- Kryoglobulinämie (D89.1†)
- Spondylitis ankylosans (M45.0-†)
- Sporotrichose (B42.0†)
- Syphilis (A52.7†)

J

Kapitel XI

Krankheiten des Verdauungssystems (K00–K93)

Exkl.: Angeborene Fehlbildungen, Deformitäten und Chromosomenanomalien (Q00–Q99)
Bestimmte infektiöse und parasitäre Krankheiten (A00–B99)
Bestimmte Zustände, die ihren Ursprung in der Perinatalperiode haben (P00–P96)
Endokrine, Ernährungs- und Stoffwechselkrankheiten (E00–E90)
Komplikationen der Schwangerschaft, der Geburt und des Wochenbettes (O00–O99)
Neubildungen (C00–D48)
Symptome und abnorme klinische und Laborbefunde, die anderenorts nicht klassifiziert sind (R00–R99)
Verletzungen, Vergiftungen und bestimmte andere Folgen äußerer Ursachen (S00–T98)

Dieses Kapitel gliedert sich in folgende Gruppen:
K00–K14 Krankheiten der Mundhöhle, der Speicheldrüsen und der Kiefer
K20–K31 Krankheiten des Ösophagus, des Magens und des Duodenums
K35–K38 Krankheiten der Appendix
K40–K46 Hernien
K50–K52 Nichtinfektiöse Enteritis und Kolitis
K55–K64 Sonstige Krankheiten des Darmes
K65–K67 Krankheiten des Peritoneums
K70–K77 Krankheiten der Leber
K80–K87 Krankheiten der Gallenblase, der Gallenwege und des Pankreas
K90–K93 Sonstige Krankheiten des Verdauungssystems

Dieses Kapitel enthält die folgenden Sternschlüsselnummern:
K23.– Krankheiten des Ösophagus bei anderenorts klassifizierten Krankheiten*
K67.– Krankheiten des Peritoneums bei anderenorts klassifizierten Infektionskrankheiten*
K77.– Leberkrankheiten bei anderenorts klassifizierten Krankheiten*
K87.– Krankheiten der Gallenblase, der Gallenwege und des Pankreas bei anderenorts klassifizierten Krankheiten*
K93.– Krankheiten sonstiger Verdauungsorgane bei anderenorts klassifizierten Krankheiten*

Dieses Kapitel enthält die folgenden Ausrufezeichenschlüsselnummern:
K72.7-! Hepatische Enzephalopathie und Coma hepaticum
K74.7-! Klinische Studien der Leberzirrhose

Krankheiten der Mundhöhle, der Speicheldrüsen und der Kiefer (K00–K14)

K00.– Störungen der Zahnentwicklung und des Zahndurchbruchs

Exkl.: Retinierte und impaktierte Zähne (K01.–)

K00.0 Anodontie
Hypodontie
Oligodontie

K00.1 Hyperodontie
Distomolar
Mesiodens
Paramolar
Vierter Molar
Zusätzliche Zähne

K00.2 Abnormitäten in Größe und Form der Zähne
Dens:
- evaginatus
- in dente
- invaginatus

Makrodontie

Mikrodontie
Schmelzperlen
Taurodontismus
Tuberculum paramolare

Verschmelzung Verwachsung Zwillingsbildung	Zähne

Zapfenzähne [Dentes emboliformes]

Exkl.: Tuberculum Carabelli wird als Normvariante betrachtet und sollte nicht verschlüsselt werden

K00.3 Schmelzflecken [Mottled teeth]

Dentalfluorose
Gefleckter Zahnschmelz
Nicht durch Fluor bedingte Schmelzopazitäten

Exkl.: Auflagerungen [Beläge] auf den Zähnen (K03.6)

K00.4 Störungen in der Zahnbildung

Lokale Odontodysplasie
Turner-Zahn
Zahndilazeration
Zahnschmelzhypoplasie (neonatal) (postnatal) (pränatal)
Zementaplasie und -hypoplasie

Exkl.: Gefleckter Zahnschmelz (K00.3)
Hutchinson- und Fournier-Zähne bei konnataler Syphilis (A50.5)

K00.5 Hereditäre Störungen der Zahnstruktur, anderenorts nicht klassifiziert

Amelogenesis Dentinogenesis	imperfecta

Dentindysplasie
Odontogenesis hypoplastica
Wurzellose Zähne

K00.6 Störungen des Zahndurchbruchs

Dens:
- natalis
- neonatalis

Dentitio praecox
Persistieren von Milchzähnen [Dentes decidui]
Vorzeitiger:
- Ausfall der Milchzähne
- Zahndurchbruch

K00.7 Dentitionskrankheit

K00.8 Sonstige Störungen der Zahnentwicklung

Farbveränderungen während der Zahnbildung
Intrinsische Verfärbung der Zähne o.n.A.

K00.9 Störung der Zahnentwicklung, nicht näher bezeichnet

Störung der Odontogenese o.n.A.

K01.– Retinierte und impaktierte Zähne

Exkl.: Retinierte und impaktierte Zähne mit abnormer Stellung der betreffenden oder der benachbarten Zähne (K07.3)

K01.0 Retinierte Zähne

Bei einem retinierten Zahn ist kein Zahndurchbruch erfolgt, obwohl keine Behinderung durch einen anderen Zahn vorlag.

K01.1 Impaktierte Zähne

Bei einem impaktierten Zahn ist wegen einer Behinderung durch einen anderen Zahn kein Zahndurchbruch erfolgt.

K02.– Zahnkaries

K02.0 Karies, auf den Zahnschmelz begrenzt

Opake Flecken [Initiale Karies]

K02.1 Karies des Dentins

K02.2 Karies des Zements

K02.3 Kariesmarke

K02.4 Odontoklasie

Infantile Melanodontie
Melanodontoklasie

K02.5 Karies mit freiliegender Pulpa

K02.8 Sonstige Zahnkaries

K02.9 Zahnkaries, nicht näher bezeichnet

K03.– Sonstige Krankheiten der Zahnhartsubstanzen

Exkl.: Bruxismus (F45.8)
Zähneknirschen o.n.A. (F45.8)
Zahnkaries (K02.–)

K03.0 Ausgeprägte Attrition der Zähne

Abnutzung:
- approximal | Zähne
- okklusal | Zähne

K03.1 Abrasion der Zähne

Abrasion der Zähne (durch):
- berufsbedingt
- habituell
- rituell
- traditionell
- Zahnputzmittel

Keilförmiger Defekt o.n.A.

K03.2 Erosion der Zähne

Erosion der Zähne:
- berufsbedingt
- durch:
  - Arzneimittel oder Drogen
  - Nahrungsmittel
  - unstillbares Erbrechen
- idiopathisch
- o.n.A.

K03.3 Pathologische Zahnresorption

Internes Granulom der Pulpa
Zahnresorption (extern)

K03.4 Hyperzementose

Zementhyperplasie

K03.5 Ankylose der Zähne

K03.6 Auflagerungen [Beläge] auf den Zähnen

Auflagerungen [Beläge] auf den Zähnen:
- Betel
- grün
- Materia alba
- orange
- schwarz
- Tabak

K

Zahnstein:
- subgingival
- supragingival

Zahnverfärbung:
- extrinsisch o.n.A.
- o.n.A.

K03.7 Farbänderungen der Zahnhartsubstanzen nach dem Zahndurchbruch

Exkl.: Auflagerungen [Beläge] auf den Zähnen (K03.6)

K03.8 Sonstige näher bezeichnete Krankheiten der Zahnhartsubstanzen

Empfindliches Dentin
Strahlengeschädigter Zahnschmelz

Soll bei Strahlenwirkung die Strahlung angegeben werden, ist eine zusätzliche Schlüsselnummer (Kapitel XX) zu benutzen.

K03.9 Krankheit der Zahnhartsubstanzen, nicht näher bezeichnet

K04.– Krankheiten der Pulpa und des periapikalen Gewebes

K04.0 Pulpitis

Pulpitis:
- akut
- chronisch (hyperplastisch) (ulzerös)
- irreversibel
- reversibel
- o.n.A.

K04.1 Pulpanekrose

Pulpagangrän

K04.2 Pulpadegeneration

Dentikel
Pulpa:
- Kalzifikation
- Steine

K04.3 Abnorme Bildung von Zahnhartsubstanz in der Pulpa

Sekundäres oder irreguläres Dentin

K04.4 Akute apikale Parodontitis pulpalen Ursprungs

Akute apikale Parodontitis o.n.A.

K04.5 Chronische apikale Parodontitis

Apikale Parodontitis o.n.A.
Apikales oder periapikales Granulom

K04.6 Periapikaler Abszess mit Fistel

Abszess mit Fistel:
- dental
- dentoalveolär

K04.7 Periapikaler Abszess ohne Fistel

Abszess o.n.A.:
- dental
- dentoalveolär
- periapikal

K04.8 Radikuläre Zyste

Zyste:
- apikal (parodontal)
- periapikal
- residual, radikulär

Exkl.: Laterale parodontale Zyste (K09.0)

K04.9 Sonstige und nicht näher bezeichnete Krankheiten der Pulpa und des periapikalen Gewebes

K05.– Gingivitis und Krankheiten des Parodonts

K05.0 Akute Gingivitis

Exkl.: Akute nekrotisierend-ulzeröse Gingivitis (A69.1)
Gingivostomatitis herpetica [Herpes simplex] (B00.2)

K05.1 Chronische Gingivitis

Gingivitis (chronica):
- desquamativa
- hyperplastica
- simplex marginalis
- ulcerosa
- o.n.A.

K05.2 Akute Parodontitis

Akute Perikoronitis
Parodontalabszess
Periodontalabszess

Exkl.: Akute apikale Parodontitis (K04.4)
Periapikaler Abszess (K04.7)
Periapikaler Abszess mit Fistel (K04.6)

K05.3 Chronische Parodontitis

Chronische Perikoronitis
Parodontitis:
- complex
- simplex
- o.n.A.

K05.4 Parodontose

Juvenile Parodontose

K05.5 Sonstige Krankheiten des Parodonts

K05.6 Krankheit des Parodonts, nicht näher bezeichnet

K06.– Sonstige Krankheiten der Gingiva und des zahnlosen Alveolarkammes

Exkl.: Atrophie des zahnlosen Alveolarkammes (K08.2)
Gingivitis:
- akut (K05.0)
- chronisch (K05.1)
- o.n.A. (K05.1)

K06.0 Gingivaretraktion

Gingivaretraktion (generalisiert) (lokalisiert) (postinfektiös) (postoperativ)

K06.1 Gingivahyperplasie

Gingivafibromatose

K06.2 Gingivaläsionen und Läsionen des zahnlosen Alveolarkammes in Verbindung mit Trauma

Irritative Hyperplasie des zahnlosen Alveolarkammes [Hyperplasie durch Zahnprothese]

Soll die äußere Ursache angegeben werden, ist eine zusätzliche Schlüsselnummer (Kapitel XX) zu benutzen.

K06.8 Sonstige näher bezeichnete Krankheiten der Gingiva und des zahnlosen Alveolarkammes

Epulis fibrosa
Epulis gigantocellularis
Peripheres Riesenzellgranulom
Pyogenes Granulom der Gingiva
Schlotterkamm

K06.9 Krankheit der Gingiva und des zahnlosen Alveolarkammes, nicht näher bezeichnet

K

K07.– Dentofaziale Anomalien [einschließlich fehlerhafter Okklusion]

Exkl.: Hemifaziale Atrophie oder Hypertrophie (Q67.4)
Unilaterale Hyperplasie oder Hypoplasie des Processus condylaris mandibulae (K10.8)

K07.0 Stärkere Anomalien der Kiefergröße

Hyperplasie, Hypoplasie:
- mandibulär
- maxillär

Makrognathie (mandibulär) (maxillär)
Mikrognathie (mandibulär) (maxillär)

Exkl.: Akromegalie (E22.0)
(Pierre-)Robin-Syndrom (Q87.0)

K07.1 Anomalien des Kiefer-Schädelbasis-Verhältnisses

Asymmetrie des Kiefers
Prognathie (mandibulär) (maxillär)
Retrognathie (mandibulär) (maxillär)

K07.2 Anomalien des Zahnbogenverhältnisses

Distalbiss
Kreuzbiss (vorderer) (hinterer)
Mesialbiss
Offener Biss (anterior) (posterior)
Posteriore linguale Okklusion der Unterkieferzähne
Sagittale Frontzahnstufe
Überbiss (übermäßig):
- horizontal
- tief
- vertikal

Verschiebung der Mittellinie des Zahnbogens

K07.3 Zahnstellungsanomalien

Diastema Engstand Lückenbildung, abnorm Rotation Transposition Verlagerung	Zahn oder Zähne

Impaktierte oder retinierte Zähne mit abnormer Stellung derselben oder der benachbarten Zähne

Exkl.: Retinierte und impaktierte Zähne ohne abnorme Stellung (K01.–)

K07.4 Fehlerhafte Okklusion, nicht näher bezeichnet

K07.5 Funktionelle dentofaziale Anomalien

Abnormer Kieferschluss
Fehlerhafte Okklusion durch:
- abnormen Schluckakt
- Mundatmung
- Zungen-, Lippen- oder Fingerlutschgewohnheiten

Exkl.: Bruxismus (F45.8)
Zähneknirschen o.n.A. (F45.8)

K07.6 Krankheiten des Kiefergelenkes

Costen-Syndrom
Funktionsstörung des Kiefergelenkes
Gelenkknacken des Kiefers
Kiefergelenkarthralgie

Exkl.: Akute Kieferluxation (S03.0)
Akute Kieferzerrung (S03.4)

K07.8 Sonstige dentofaziale Anomalien

K07.9 Dentofaziale Anomalie, nicht näher bezeichnet

K08.– Sonstige Krankheiten der Zähne und des Zahnhalteapparates

K08.0 Zahnverfall durch systemische Ursachen

K08.1 Zahnverlust durch Unfall, Extraktion oder lokalisierte parodontale Krankheit

K08.2 Atrophie des zahnlosen Alveolarkammes

K08.3 Verbliebene Zahnwurzel

K08.8- Sonstige näher bezeichnete Krankheiten der Zähne und des Zahnhalteapparates

Alveolar-(Fortsatz-)Spalte
Irregulärer Alveolarfortsatz
Vergrößerung des Alveolarkammes o.n.A.
Zahnschmerz o.n.A.

K08.81 Pathologische Zahnfraktur

Benutze eine zusätzliche Schlüsselnummer, um eine prädisponierende Erkrankung der Zähne anzugeben (K00–K10).

K08.88 Sonstige näher bezeichnete Krankheiten der Zähne und des Zahnhalteapparates

K08.9 Krankheit der Zähne und des Zahnhalteapparates, nicht näher bezeichnet

K09.– Zysten der Mundregion, anderenorts nicht klassifiziert

Inkl.: Läsionen mit den histologischen Merkmalen sowohl einer aneurysmatischen Zyste als auch einer anderen fibroossären Läsion

Exkl.: Radikuläre Zyste (K04.8)

K09.0 Entwicklungsbedingte odontogene Zysten

Zyste:
- Dentitions-
- follikulär
- Gingiva-
- lateral parodontal
- primordial
- Zahndurchbruchs-

K09.1 Entwicklungsbedingte (nichtodontogene) Zysten der Mundregion

Zyste:
- nasolabial [nasoalveolär]
- nasopalatinaler Gang [Canalis incisivus]

K09.2 Sonstige Kieferzysten

Zyste des Kiefers:
- aneurysmatisch
- hämorrhagisch
- traumatisch
- o.n.A.

Exkl.: Latente Knochenzyste des Kiefers (K10.0)
Stafne-Zyste (K10.0)

K09.8 Sonstige Zysten der Mundregion, anderenorts nicht klassifiziert

Dermoidzyste Epidermoidzyste Lymphoepithelialzyste	Mund

Epstein-Epithelperlen

K09.9 Zyste der Mundregion, nicht näher bezeichnet

K10.– Sonstige Krankheiten der Kiefer

K10.0 Entwicklungsbedingte Krankheiten der Kiefer

Latente Knochenzyste des Kiefers
Stafne-Zyste
Torus:
- mandibularis
- palatinus

K10.1 Zentrales Riesenzellgranulom der Kiefer

Riesenzellgranulom o.n.A.

Exkl.: Peripheres Riesenzellgranulom (K06.8)

K10.2- Entzündliche Zustände der Kiefer

Osteomyelitis (neonatal) | Kiefer (akut) (chronisch) (eitrig)
Osteonekrose (bestrahlungsinduziert) (medikamenteninduziert) | Kiefer (akut) (chronisch) (eitrig)
Osteoradionekrose | Kiefer (akut) (chronisch) (eitrig)
Ostitis | Kiefer (akut) (chronisch) (eitrig)
Periostitis | Kiefer (akut) (chronisch) (eitrig)
Sequester des Kieferknochens

Soll bei Strahlenwirkung die Strahlung oder bei Medikamentenwirkung die Substanz angegeben werden, ist eine zusätzliche Schlüsselnummer (Kapitel XX) zu benutzen.

K10.20 Maxillärer Abszess ohne Angabe einer Ausbreitung nach retromaxillär oder in die Fossa canina

K10.21 Maxillärer Abszess mit Angabe einer Ausbreitung nach retromaxillär oder in die Fossa canina

K10.28 Sonstige näher bezeichnete entzündliche Zustände der Kiefer

K10.29 Entzündlicher Zustand der Kiefer, nicht näher bezeichnet

K10.3 Alveolitis der Kiefer

Alveoläre Ostitis
Trockene Alveole [Dry socket]

K10.8 Sonstige näher bezeichnete Krankheiten der Kiefer

Cherubismus
Exostose | Kiefer
Fibröse Dysplasie | Kiefer
Unilaterale Hyperplasie oder Hypoplasie des Processus condylaris mandibulae

K10.9 Krankheit der Kiefer, nicht näher bezeichnet

K11.– Krankheiten der Speicheldrüsen

K11.0 Speicheldrüsenatrophie

K11.1 Speicheldrüsenhypertrophie

K11.2 Sialadenitis

Exkl.: Febris uveoparotidea [Heerfordt-Syndrom] (D86.8)
Parotitis epidemica (B26.–)

K11.3 Speicheldrüsenabszess

K11.4 Speicheldrüsenfistel

Exkl.: Angeborene Speicheldrüsenfistel (Q38.4)

K11.5 Sialolithiasis

Sialolith | Speicheldrüse oder Speicheldrüsenausführungsgang
Speichelstein | Speicheldrüse oder Speicheldrüsenausführungsgang

K11.6 Mukozele der Speicheldrüsen

Mukös:
- Extravasationszyste | Speicheldrüsen
- Retentionszyste | Speicheldrüsen

Ranula

K11.7 Störungen der Speichelsekretion

Ptyalismus
Speichelmangel
Xerostomie

Exkl.: Mundtrockenheit o.n.A. (R68.2)

K11.8 Sonstige Krankheiten der Speicheldrüsen

Benigne lymphoepitheliale Läsion der Speicheldrüsen
von-Mikulicz-Syndrom
Nekrotisierende Sialometaplasie

Sialektasie
Stenose | Speicheldrüsenausführungsgang
Striktur |
Exkl.: Sicca-Syndrom [Sjögren-Syndrom] (M35.0)

K11.9 Krankheit der Speicheldrüsen, nicht näher bezeichnet

Sialoadenopathie o.n.A.

K12.– Stomatitis und verwandte Krankheiten

Exkl.: Cancrum oris (A69.0)
Cheilitis (K13.0)
Gingivostomatitis herpetica [Herpes simplex] (B00.2)
Noma (A69.0)
Stomatitis aphthosa herpetica (B00.2)
Stomatitis gangraenosa (A69.0)

K12.0 Rezidivierende orale Aphthen

Bednar-Aphthen
Periadenitis mucosa necrotica recurrens
Rezidivierendes aphthöses Ulkus
Chronisch-rezidivierende Aphthen (Majorform) (Minorform)
Stomatitis herpetiformis

K12.1 Sonstige Formen der Stomatitis

Stomatitis:
- durch Prothese
- ulcerosa
- vesicularis
- o.n.A.

K12.2- Phlegmone und Abszess des Mundes

Exkl.: Abszess:
- Kiefer (K10.2-)
- parodontal (K05.2)
- periapikal (K04.6–K04.7)
- peritonsillär (J36)
- Speicheldrüse (K11.3)
- Zunge (K14.0)

K12.20 Mund- (Boden-) Phlegmone

K12.21 Submandibularabszess ohne Angabe einer Ausbreitung nach mediastinal, parapharyngeal oder zervikal

K12.22 Submandibularabszess mit Ausbreitung nach mediastinal, parapharyngeal oder zervikal

K12.23 Wangenabszess

Exkl.: Abszess der Wangenhaut (L02.0)

K12.28 Sonstige Phlegmone und Abszess des Mundes

Perimandibularabszess

K12.29 Phlegmone und Abszess des Mundes, nicht näher bezeichnet

K12.3 Orale Mukositis (ulzerativ)

Mukositis (oral) (oropharyngeal):
- medikamenteninduziert
- strahleninduziert
- viral
- o.n.A

Soll die äußere Ursache angegeben werden, ist eine zusätzliche Schlüsselnummer (Kapitel XX) zu benutzen.

Exkl.: Mukositis (ulzerativ) des Gastrointestinaltrakts (außer Mundhöhle und Oropharynx) (K92.8)

K13.– Sonstige Krankheiten der Lippe und der Mundschleimhaut

Inkl.: Affektionen des Zungenepithels

Exkl.: Bestimmte Krankheiten der Gingiva und des zahnlosen Alveolarkammes (K05–K06)
Krankheiten der Zunge (K14.–)
Stomatitis und verwandte Krankheiten (K12.–)
Zysten der Mundregion (K09.–)

K13.0 Krankheiten der Lippen

Angulus infectiosus oris [Perlèche], anderenorts nicht klassifiziert
Cheilitis:
- angulär
- exfoliativa
- glandulär
- o.n.A.

Cheilodynie
Cheilosis

Exkl.: Angulus infectiosus oris durch:
- Kandidose (B37.88)
- Riboflavinmangel (E53.0)

Ariboflavinose (E53.0)
Cheilitis durch Strahleneinwirkung (L55–L59)

K13.1 Wangen- und Lippenbiss

K13.2 Leukoplakie und sonstige Affektionen des Mundhöhlenepithels, einschließlich Zunge

Erythroplakie | Mundhöhlenepithel, einschließlich Zunge
Leuködem | Mundhöhlenepithel, einschließlich Zunge
Leukokeratosis nicotinica palati
Rauchergaumen

Exkl.: Haarleukoplakie (K13.3)

K13.3 Haarleukoplakie

K13.4 Granulom und granulomähnliche Läsionen der Mundschleimhaut

Eosinophiles Granulom | Mundschleimhaut
Granuloma pediculatum | Mundschleimhaut
Verruköses Xanthom | Mundschleimhaut

K13.5 Orale submuköse Fibrose

Submuköse Fibrose der Zunge

K13.6 Irritative Hyperplasie der Mundschleimhaut

Exkl.: Irritative Hyperplasie des zahnlosen Alveolarkammes [Hyperplasie durch Zahnprothese] (K06.2)

K13.7 Sonstige und nicht näher bezeichnete Läsionen der Mundschleimhaut

Fokale orale Muzinose

K14.– Krankheiten der Zunge

Exkl.: Erythroplakie | Zunge (K13.2)
Fokale epitheliale Hyperplasie | Zunge (K13.2)
Leuködem | Zunge (K13.2)
Leukoplakie | Zunge (K13.2)
Haarleukoplakie (K13.3)
Makroglossie (angeboren) (Q38.2)
Submuköse Fibrose der Zunge (K13.5)

K14.0 Glossitis

Abszess | Zunge
Ulzeration (traumatisch) | Zunge

Exkl.: Glossitis atrophicans (K14.4)

K14.1 Lingua geographica

Exfoliatio areata linguae
Glossitis migrans benigna

K14.2 Glossitis rhombica mediana

K14.3 Hypertrophie der Zungenpapillen

Belegte Zunge
Hypertrophie der Papillae foliatae
Lingua villosa nigra
Schwarze Haarzunge

K14.4 Atrophie der Zungenpapillen

Glossitis atrophicans

K14.5 Lingua plicata

Falten- | Zunge
Furchen- | Zunge
Lingua scrotalis

Exkl.: Angeborene Faltenzunge (Q38.3)

K14.6 Glossodynie

Zungenbrennen
Zungenschmerz

K14.8 Sonstige Krankheiten der Zunge

Atrophie | Zunge
Hypertrophie | Zunge
Kerbung | Zunge
Vergrößerung | Zunge

K14.9 Krankheit der Zunge, nicht näher bezeichnet

Zungenkrankheit o.n.A.

K

Krankheiten des Ösophagus, des Magens und des Duodenums (K20–K31)

Exkl.: Hiatushernie (K44.–)

K20.– Ösophagitis

Soll die äußere Ursache angegeben werden, ist eine zusätzliche Schlüsselnummer (Kapitel XX) zu benutzen.

Exkl.: Mit gastroösophagealer Refluxkrankheit (K21.0)
Peptische Ösophagitis (K21.0)
Refluxösophagitis (K21.0)

K20.0 Eosinophile Ösophagitis

K20.1 Radiogene Ösophagitis

K20.8 Sonstige näher bezeichnete Ösophagitis

Abszess des Ösophagus
Erosion des Ösophagus
Ösophagitis durch chemische Substanzen

K20.9 Ösophagitis, nicht näher bezeichnet

Ösophagitis o.n.A.

K21.– Gastroösophageale Refluxkrankheit

K21.0 Gastroösophageale Refluxkrankheit mit Ösophagitis

Peptische Ösophagitis
Refluxösophagitis

Soll das Vorliegen einer Ösophagusblutung angegeben werden, ist eine zusätzliche Schlüsselnummer (K22.81) zu benutzen.

K21.9 Gastroösophageale Refluxkrankheit ohne Ösophagitis

Ösophagealer Reflux o.n.A.

K22.– Sonstige Krankheiten des Ösophagus

Exkl.: Ösophagusvarizen (I85.–)

K22.0 Achalasie der Kardia

Achalasie o.n.A.
Kardiospasmus

Exkl.: Angeborener Kardiospasmus (Q39.5)

K22.1 Ösophagusulkus

Ösophagusulkus:
- durch Ingestion von:
  - Arzneimitteln und Drogen
  - chemischen Substanzen
- durch Pilze
- peptisch
- o.n.A.

Ulzerative Ösophagitis

Soll die äußere Ursache angegeben werden, ist eine zusätzliche Schlüsselnummer (Kapitel XX) zu benutzen. Soll das Vorliegen einer Ösophagusblutung angegeben werden, ist eine zusätzliche Schlüsselnummer (K22.81) zu benutzen.

K22.2 Ösophagusverschluss

Ösophagusmembran (erworben)

Kompression | Konstriktion | Stenose | Striktur } Ösophagus

Exkl.: Angeborene Ösophagusmembran (Q39.4)
Angeborene Ösophagusstenose oder -striktur (Q39.3)

K22.3 Perforation des Ösophagus

Ösophagusruptur

Exkl.: Traumatische Perforation des (thorakalen) Ösophagus (S27.83)

K22.4 Dyskinesie des Ösophagus

Diffuse Ösophagusspasmen
Korkenzieherspeiseröhre
Speiseröhrenkrampf

Exkl.: Kardiospasmus (K22.0)

K22.5 Divertikel des Ösophagus, erworben

Ösophagustasche, erworben

Exkl.: Ösophagusdivertikel (angeboren) (Q39.6)

K22.6 Mallory-Weiss-Syndrom

Schleimhautrisse in der Kardiaregion mit Hämorrhagie

K22.7 Barrett-Ösophagus

Barrett:
- Krankheit
- Syndrom

Exkl.: Barrett-Ulkus (K22.1)

K22.8- Sonstige näher bezeichnete Krankheiten des Ösophagus

K22.80 Ösophagusfistel

Exkl.: Ösophagotracheale Fistel (J86.0)

K22.81 Ösophagusblutung

K22.88 Sonstige näher bezeichnete Krankheiten des Ösophagus

K22.9 Krankheit des Ösophagus, nicht näher bezeichnet

K23.–* *Krankheiten des Ösophagus bei anderenorts klassifizierten Krankheiten*

K23.0* ***Tuberkulose des Ösophagus (A18.8†)***

K23.1* ***Megaösophagus bei Chagas-Krankheit (B57.3†)***

K23.8* ***Krankheiten des Ösophagus bei sonstigen anderenorts klassifizierten Krankheiten***

K25.– Ulcus ventriculi

Inkl.: Ulcus (pepticum):
- Magen
- Pylorus

Soll bei Arzneimittelinduktion die Substanz angegeben werden, ist eine zusätzliche Schlüsselnummer (Kapitel XX) zu benutzen.

Exkl.: Akute hämorrhagische erosive Gastritis (K29.0)
Magenerosion (akut) (K29.6)
Ulcus pepticum o.n.A. (K27.–)

K25.0 **Akut, mit Blutung**

K25.1 **Akut, mit Perforation**

K25.2 **Akut, mit Blutung und Perforation**

K25.3 **Akut, ohne Blutung oder Perforation**

K25.4 **Chronisch oder nicht näher bezeichnet, mit Blutung**

K25.5 **Chronisch oder nicht näher bezeichnet, mit Perforation**

K25.6 **Chronisch oder nicht näher bezeichnet, mit Blutung und Perforation**

K25.7 **Chronisch, ohne Blutung oder Perforation**

K25.9 **Weder als akut noch als chronisch bezeichnet, ohne Blutung oder Perforation**

K26.– Ulcus duodeni

Inkl.: Ulcus (pepticum):
- Duodenum
- postpylorisch

Soll bei Arzneimittelinduktion die Substanz angegeben werden, ist eine zusätzliche Schlüsselnummer (Kapitel XX) zu benutzen.

Exkl.: Erosion des Duodenums (akut) (K29.8)
Ulcus pepticum o.n.A. (K27.–)

K26.0 **Akut, mit Blutung**

K26.1 **Akut, mit Perforation**

K26.2 **Akut, mit Blutung und Perforation**

K26.3 **Akut, ohne Blutung oder Perforation**

K26.4 **Chronisch oder nicht näher bezeichnet, mit Blutung**

K26.5 **Chronisch oder nicht näher bezeichnet, mit Perforation**

K26.6 **Chronisch oder nicht näher bezeichnet, mit Blutung und Perforation**

K26.7 **Chronisch, ohne Blutung oder Perforation**

K26.9 **Weder als akut noch als chronisch bezeichnet, ohne Blutung oder Perforation**

K27.– Ulcus pepticum, Lokalisation nicht näher bezeichnet

Inkl.: Ulcus:
- gastroduodenale o.n.A.
- pepticum o.n.A.

Exkl.: Ulcus pepticum beim Neugeborenen (P78.8)

K27.0 **Akut, mit Blutung**

K27.1 **Akut, mit Perforation**

K27.2 **Akut, mit Blutung und Perforation**

K

K27.3 **Akut, ohne Blutung oder Perforation**

K27.4 **Chronisch oder nicht näher bezeichnet, mit Blutung**

K27.5 **Chronisch oder nicht näher bezeichnet, mit Perforation**

K27.6 **Chronisch oder nicht näher bezeichnet, mit Blutung und Perforation**

K27.7 **Chronisch, ohne Blutung oder Perforation**

K27.9 **Weder als akut noch als chronisch bezeichnet, ohne Blutung oder Perforation**

K28.– Ulcus pepticum jejuni

Inkl.: Ulkus (peptisch) oder Erosion:
- Anastomosen-
- gastrointestinal
- gastrojejunal
- gastrokolisch
- jejunal
- magenseitig
- marginal

Exkl.: Primäres Ulkus des Dünndarmes (K63.3)

K28.0 **Akut, mit Blutung**

K28.1 **Akut, mit Perforation**

K28.2 **Akut, mit Blutung und Perforation**

K28.3 **Akut, ohne Blutung oder Perforation**

K28.4 **Chronisch oder nicht näher bezeichnet, mit Blutung**

K28.5 **Chronisch oder nicht näher bezeichnet, mit Perforation**

K28.6 **Chronisch oder nicht näher bezeichnet, mit Blutung und Perforation**

K28.7 **Chronisch, ohne Blutung oder Perforation**

K28.9 **Weder als akut noch als chronisch bezeichnet, ohne Blutung oder Perforation**

K29.– Gastritis und Duodenitis

Exkl.: Eosinophile Gastritis oder Gastroenteritis (K52.8)
Zollinger-Ellison-Syndrom (E16.4)

K29.0 **Akute hämorrhagische Gastritis**

Akute (erosive) Gastritis mit Blutung

K29.1 **Sonstige akute Gastritis**

K29.2 **Alkoholgastritis**

K29.3 **Chronische Oberflächengastritis**

K29.4 **Chronische atrophische Gastritis**

Magenschleimhautatrophie

K29.5 **Chronische Gastritis, nicht näher bezeichnet**

Chronische Gastritis:
- Antrum
- Fundus

K29.6 **Sonstige Gastritis**

Gastropathia hypertrophica gigantea
Granulomatöse Gastritis
Magenerosion (akut)
Ménétrier-Syndrom [Hypertrophische Gastropathie Ménétrier]

K29.7 **Gastritis, nicht näher bezeichnet**

K29.8 **Duodenitis**

K29.9 **Gastroduodenitis, nicht näher bezeichnet**

K30 Funktionelle Dyspepsie

Inkl.: Verdauungsstörung

Exkl.: Dyspepsie:
- nervös (F45.31)
- neurotisch (F45.31)
- psychogen (F45.31)
- o.n.A. (R10.1)

Sodbrennen (R12)

K31.– Sonstige Krankheiten des Magens und des Duodenums

Inkl.: Funktionelle Magenkrankheiten

Exkl.: Divertikel des Duodenums (K57.0–K57.1)
Gastrointestinale Blutung (K92.0–K92.2)

K31.0 Akute Magendilatation

Akute Distension des Magens

K31.1- Pylorusstenose beim Erwachsenen

Exkl.: Angeborene oder infantile Pylorusstenose (Q40.0)

K31.10 Hypertrophische Pylorusstenose beim Erwachsenen

K31.11 Entzündliche Pylorusstenose beim Erwachsenen

K31.12 Pylorusstenose beim Erwachsenen durch Kompression und Infiltration

Pylorusstenose beim Erwachsenen durch Neubildungen am Magen, Duodenum und Pankreas

K31.18 Sonstige und nicht näher bezeichnete Magenausgangsstenose beim Erwachsenen

Pylorusstenose o.n.A.

K31.2 Sanduhrförmige Striktur und Stenose des Magens

Exkl.: Angeborener Sanduhrmagen (Q40.2)
Sanduhrförmige Magenkontraktion (K31.88)

K31.3 Pylorospasmus, anderenorts nicht klassifiziert

Exkl.: Pylorospasmus:
- angeboren oder infantil (Q40.0)
- neurotisch (F45.31)
- psychogen (F45.31)

K31.4 Magendivertikel

Exkl.: Angeborenes Magendivertikel (Q40.2)

K31.5 Duodenalverschluss

Duodenalileus (chronisch)

Konstriktion Stenose Striktur	Duodenum

Exkl.: Angeborene Stenose des Duodenums (Q41.0)

K31.6 Fistel des Magens und des Duodenums

Gastrojejunokolische Fistel
Gastrokolische Fistel

K31.7 Polyp des Magens und des Duodenums

Hyperplastischer Polyp
Polyp o.n.A.

Exkl.: Adenomatöser Polyp des Magens (D13.1)
Adenomatöser Polyp des Duodenums (D13.2)

K31.8- Sonstige näher bezeichnete Krankheiten des Magens und des Duodenums

Achlorhydrie
Gastroptose
Sanduhrförmige Magenkontraktion

K

K31.81 Angiodysplasie des Magens und des Duodenums ohne Angabe einer Blutung

Angiektasie des Magens und des Duodenums ohne Angabe einer Blutung

K31.82 Angiodysplasie des Magens und des Duodenums mit Blutung

Angiektasie des Magens und des Duodenums mit Blutung

K31.88 Sonstige näher bezeichnete Krankheiten des Magens und des Duodenums

K31.9 Krankheit des Magens und des Duodenums, nicht näher bezeichnet

Krankheiten der Appendix
(K35–K38)

K35.– Akute Appendizitis

K35.2 Akute Appendizitis mit generalisierter Peritonitis

Appendizitis (akut) mit generalisierter (diffuser) Peritonitis nach Perforation oder Ruptur

K35.3- Akute Appendizitis mit lokalisierter Peritonitis

K35.30 Akute Appendizitis mit lokalisierter Peritonitis ohne Perforation oder Ruptur

K35.31 Akute Appendizitis mit lokalisierter Peritonitis mit Perforation oder Ruptur

K35.32 Akute Appendizitis mit Peritonealabszess

K35.8 Akute Appendizitis, nicht näher bezeichnet

Akute Appendizitis ohne Angabe einer lokalisierten oder generalisierten Peritonitis

K36 Sonstige Appendizitis

Inkl.: Appendizitis:
- chronisch
- rezidivierend

K37 Nicht näher bezeichnete Appendizitis

K38.– Sonstige Krankheiten der Appendix

K38.0 Hyperplasie der Appendix

K38.1 Appendixkonkremente

Koprolith | Appendix
Kotstein | Appendix

K38.2 Appendixdivertikel

K38.3 Appendixfistel

K38.8 Sonstige näher bezeichnete Krankheiten der Appendix

Invagination der Appendix

K38.9 Krankheit der Appendix, nicht näher bezeichnet

Hernien
(K40–K46)

Hinw.: Hernien mit Gangrän und Einklemmung werden als Hernien mit Gangrän verschlüsselt.

Inkl.: Hernie:
- angeboren [ausgenommen Zwerchfell- oder Hiatushernie]
- erworben
- rezidivierend

K40.– Hernia inguinalis

Inkl.: Hernia inguinalis:
- bilateralis
- directa
- indirecta

- obliqua
- o.n.A.

Hernia scrotalis
Inkomplette Leistenhernie

K40.0- Doppelseitige Hernia inguinalis mit Einklemmung, ohne Gangrän

K40.00 Nicht als Rezidivhernie bezeichnet

K40.01 Rezidivhernie

K40.1- Doppelseitige Hernia inguinalis mit Gangrän

K40.10 Nicht als Rezidivhernie bezeichnet

K40.11 Rezidivhernie

K40.2- Doppelseitige Hernia inguinalis, ohne Einklemmung und ohne Gangrän

Doppelseitige Hernia inguinalis o.n.A.

K40.20 Nicht als Rezidivhernie bezeichnet

K40.21 Rezidivhernie

K40.3- Hernia inguinalis, einseitig oder ohne Seitenangabe, mit Einklemmung, ohne Gangrän

Hernia inguinalis (einseitig):
- inkarzeriert
- irreponibel
- stranguliert
- Verschluss verursachend

} ohne Gangrän

K40.30 Nicht als Rezidivhernie bezeichnet

K40.31 Rezidivhernie

K40.4- Hernia inguinalis, einseitig oder ohne Seitenangabe, mit Gangrän

Hernia inguinalis o.n.A., mit Gangrän

K40.40 Nicht als Rezidivhernie bezeichnet

K40.41 Rezidivhernie

K40.9- Hernia inguinalis, einseitig oder ohne Seitenangabe, ohne Einklemmung und ohne Gangrän

Hernia inguinalis (einseitig) o.n.A.

K40.90 Nicht als Rezidivhernie bezeichnet

K40.91 Rezidivhernie

K41.– Hernia femoralis

K41.0- Doppelseitige Hernia femoralis mit Einklemmung, ohne Gangrän

K41.00 Nicht als Rezidivhernie bezeichnet

K41.01 Rezidivhernie

K41.1- Doppelseitige Hernia femoralis mit Gangrän

K41.10 Nicht als Rezidivhernie bezeichnet

K41.11 Rezidivhernie

K41.2- Doppelseitige Hernia femoralis ohne Einklemmung und ohne Gangrän

Doppelseitige Hernia femoralis o.n.A.

K41.20 Nicht als Rezidivhernie bezeichnet

K41.21 Rezidivhernie

K41.3- Hernia femoralis, einseitig oder ohne Seitenangabe, mit Einklemmung, ohne Gangrän

Hernia femoralis (einseitig):
- inkarzeriert
- irreponibel
- stranguliert
- Verschluss verursachend

} ohne Gangrän

K41.30 Nicht als Rezidivhernie bezeichnet

K41.31 Rezidivhernie

K

K41.4- Hernia femoralis, einseitig oder ohne Seitenangabe, mit Gangrän

K41.40 Nicht als Rezidivhernie bezeichnet

K41.41 Rezidivhernie

K41.9- Hernia femoralis, einseitig oder ohne Seitenangabe, ohne Einklemmung und ohne Gangrän

Hernia femoralis (einseitig) o.n.A.

K41.90 Nicht als Rezidivhernie bezeichnet

K41.91 Rezidivhernie

K42.– Hernia umbilicalis

Inkl.: Hernia paraumbilicalis

Exkl.: Omphalozele (Q79.2)

K42.0 Hernia umbilicalis mit Einklemmung, ohne Gangrän

Hernia umbilicalis:
- inkarzeriert
- irreponibel
- stranguliert
- Verschluss verursachend

} ohne Gangrän

K42.1 Hernia umbilicalis mit Gangrän

Hernia umbilicalis gangraenosa

K42.9 Hernia umbilicalis ohne Einklemmung und ohne Gangrän

Hernia umbilicalis o.n.A.

K43.– Hernia ventralis

K43.0 Narbenhernie mit Einklemmung, ohne Gangrän

Narbenhernie:
- inkarzeriert
- irreponibel
- stranguliert
- Verschluss verursachend

} ohne Gangrän

K43.1 Narbenhernie mit Gangrän

K43.2 Narbenhernie ohne Einklemmung und ohne Gangrän

Narbenhernie o.n.A.

K43.3 Parastomale Hernie mit Einklemmung, ohne Gangrän

Parastomale Hernie:
- inkarzeriert
- irreponibel
- stranguliert
- Verschluss verursachend

} ohne Gangrän

K43.4 Parastomale Hernie mit Gangrän

K43.5 Parastomale Hernie ohne Einklemmung und ohne Gangrän

Parastomale Hernie o.n.A.

K43.6- Sonstige und nicht näher bezeichnete Hernia ventralis mit Einklemmung, ohne Gangrän

Jede unter K43.6- aufgeführte Hernie:
- inkarzeriert
- irreponibel
- stranguliert
- Verschluss verursachend

} ohne Gangrän

K43.60 Epigastrische Hernie mit Einklemmung, ohne Gangrän

K43.68 Sonstige Hernia ventralis mit Einklemmung, ohne Gangrän

Hernie:
- hypogastrisch
- Mittellinien-
- Spieghel-
- subxiphoidal

K43.69 Nicht näher bezeichnete Hernia ventralis mit Einklemmung, ohne Gangrän

K43.7- Sonstige und nicht näher bezeichnete Hernia ventralis mit Gangrän

Jede unter K43.6- aufgeführte Hernie mit Gangrän

K43.70 Epigastrische Hernie mit Gangrän

K43.78 Sonstige Hernia ventralis mit Gangrän

Hernie:
- hypogastrisch
- Mittellinien-
- Spieghel-
- subxiphoidal

K43.79 Nicht näher bezeichnete Hernia ventralis mit Gangrän

K43.9- Sonstige und nicht näher bezeichnete Hernia ventralis ohne Einklemmung und ohne Gangrän

K43.90 Epigastrische Hernie ohne Einklemmung und ohne Gangrän

K43.98 Sonstige Hernia ventralis ohne Einklemmung und ohne Gangrän

Hernie:
- hypogastrisch
- Mittellinien-
- Spieghel-
- subxiphoidal

K43.99 Nicht näher bezeichnete Hernia ventralis ohne Einklemmung und ohne Gangrän

Hernia ventralis o.n.A.

K44.– Hernia diaphragmatica

Inkl.: Hiatushernie (ösophageal) (gleitend)
Paraösophageale Hernie

Exkl.: Angeboren:
- Hiatushernie (Q40.1)
- Zwerchfellhernie (Q79.0)

K44.0 Hernia diaphragmatica mit Einklemmung, ohne Gangrän

Hernia diaphragmatica:
- inkarzeriert
- irreponibel
- stranguliert
- Verschluss verursachend

ohne Gangrän

K44.1 Hernia diaphragmatica mit Gangrän

Hernia diaphragmatica gangraenosa

K44.9 Hernia diaphragmatica ohne Einklemmung und ohne Gangrän

Hernia diaphragmatica o.n.A.

K45.– Sonstige abdominale Hernien

Inkl.: Hernia:
- abdominalis, näher bezeichnete Lokalisation, anderenorts nicht klassifiziert
- ischiadica
- lumbalis
- obturatoria
- pudendalis
- retroperitonealis

K45.0 **Sonstige näher bezeichnete abdominale Hernien mit Einklemmung, ohne Gangrän**

Jede unter K45.- aufgeführte Hernie:	
• inkarzeriert • irreponibel • stranguliert • Verschluss verursachend	ohne Gangrän

K45.1 **Sonstige näher bezeichnete abdominale Hernien mit Gangrän**

Jede unter K45.- aufgeführte Hernie mit Gangrän

K45.8 **Sonstige näher bezeichnete abdominale Hernien ohne Einklemmung und ohne Gangrän**

K46.– Nicht näher bezeichnete abdominale Hernie

Inkl.: Enterozele
Epiplozele
Hernie:
- interstitiell
- intestinal
- intraabdominal
- o.n.A.

Exkl.: Vaginale Enterozele (N81.5)

K46.0 **Nicht näher bezeichnete abdominale Hernie mit Einklemmung, ohne Gangrän**

Jede unter K46.- aufgeführte Hernie:	
• inkarzeriert • irreponibel • stranguliert • Verschluss verursachend	ohne Gangrän

K46.1 **Nicht näher bezeichnete abdominale Hernie mit Gangrän**

Jede unter K46.– aufgeführte Hernie mit Gangrän

K46.9 **Nicht näher bezeichnete abdominale Hernie ohne Einklemmung und ohne Gangrän**

Abdominale Hernie o.n.A.

Nichtinfektiöse Enteritis und Kolitis
(K50–K52)

Inkl.: Nichtinfektiöse entzündliche Darmkrankheit

Exkl.: Reizdarmsyndrom (K58.–)
Megakolon (K59.3)

K50.– Crohn-Krankheit [Enteritis regionalis] [Morbus Crohn]

Inkl.: Granulomatöse Enteritis

Exkl.: Colitis indeterminata (K52.3-)
Colitis ulcerosa (K51.–)

K50.0 **Crohn-Krankheit des Dünndarmes**

Crohn-Krankheit [Enteritis regionalis]:
- Duodenum
- Ileum
- Jejunum

Ileitis:
- regionalis
- terminalis

Exkl.: Crohn-Krankheit des Dünn- und Dickdarmes (K50.82)

K50.1 **Crohn-Krankheit des Dickdarmes**

Colitis:
- granulomatosa
- regionalis

Crohn-Krankheit [Enteritis regionalis]:
- Dickdarm
- Kolon
- Rektum

Exkl.: Crohn-Krankheit des Dünn- und Dickdarmes (K50.82)

K50.8- Sonstige Crohn-Krankheit

K50.80 Crohn-Krankheit des Magens

K50.81 Crohn-Krankheit der Speiseröhre

K50.82 Crohn-Krankheit der Speiseröhre und des Magen-Darm-Traktes, mehrere Teilbereiche betreffend

Crohn-Krankheit sowohl des Dünndarmes als auch des Dickdarmes

K50.88 Sonstige Crohn-Krankheit

K50.9 Crohn-Krankheit, nicht näher bezeichnet

Crohn-Krankheit o.n.A.
Enteritis regionalis o.n.A.

K51.– Colitis ulcerosa

K51.0 Ulzeröse (chronische) Pankolitis

Backwash-Ileitis
Subtotale ulzeröse (chronische) Kolitis

Exkl.: Colitis indeterminata (K52.3-)

K51.2 Ulzeröse (chronische) Proktitis

K51.3 Ulzeröse (chronische) Rektosigmoiditis

K51.4 Inflammatorische Polypen des Kolons

K51.5 Linksseitige Kolitis

Hemikolitis, links

K51.8 Sonstige Colitis ulcerosa

K51.9 Colitis ulcerosa, nicht näher bezeichnet

K52.– Sonstige nichtinfektiöse Gastroenteritis und Kolitis

K52.0 Gastroenteritis und Kolitis durch Strahleneinwirkung

K52.1 Toxische Gastroenteritis und Kolitis

Medikamenteninduzierte Gastroenteritis und Kolitis

Soll das toxische Agens oder Medikament, wenn medikamenteninduziert, angegeben werden, ist eine zusätzliche Schlüsselnummer (Kapitel XX) zu benutzen.

K52.2 Allergische und alimentäre Gastroenteritis und Kolitis

Gastroenteritis oder Kolitis durch Nahrungsmittelallergie

K52.3- Colitis indeterminata

Exkl.: Colitis ulcerosa (K51.–)
Crohn-Krankheit (K50.–)
Kolitis nicht näher bezeichneten Ursprungs (A09.9)

K52.30 Pancolitis indeterminata

Subtotale Colitis indeterminata

K52.31 Linksseitige Colitis indeterminata

K52.32 Colitis indeterminata des Rektosigmoids

K52.38 Sonstige Colitis indeterminata

K52.8 Sonstige näher bezeichnete nichtinfektiöse Gastroenteritis und Kolitis

Eosinophile Gastritis oder Gastroenteritis
Kollagene Kolitis
Lymphozytäre Kolitis
Mikroskopische (kollagene oder lymphozytäre) Kolitis

K52.9 Nichtinfektiöse Gastroenteritis und Kolitis, nicht näher bezeichnet

Diarrhoe Enteritis Ileitis Jejunitis Sigmoiditis	als nichtinfektiös bezeichnet

Exkl.: Diarrhoe beim Neugeborenen:
- infektiös (A09.0)
- nichtinfektiös (P78.3)
- o.n.A. (A09.9)

Funktionelle Diarrhoe (K59.1)
Kolitis, Diarrhoe, Enteritis, Gastroenteritis:
- infektiös (A09.0)
- nicht näher bezeichneten Ursprungs (A09.9)

Psychogene Diarrhoe (F45.32)

Sonstige Krankheiten des Darmes (K55–K64)

K55.– Gefäßkrankheiten des Darmes

Exkl.: Enterocolitis necroticans beim Fetus und Neugeborenen (P77)
Gastrointestinale Blutung (K92.0–K92.2)

K55.0 Akute Gefäßkrankheiten des Darmes

Akut:
- Darminfarkt
- Dünndarmischämie
- fulminante ischämische Kolitis

Mesenterial (Arterien) (Venen):
- Embolie
- Infarkt
- Thrombose

Subakute ischämische Kolitis

K55.1 Chronische Gefäßkrankheiten des Darmes

Chronisch, ischämisch:
- Enteritis
- Enterokolitis
- Kolitis

Ischämische Darmstriktur
Mesenterial:
- Atherosklerose
- Gefäßinsuffizienz

K55.2- Angiodysplasie des Kolons

K55.21 Ohne Angabe einer Blutung

Angiodysplasie des Kolons o.n.A.

K55.22 Mit Blutung

K55.3- Angiodysplasie des Dünndarmes

K55.31 Angiodysplasie des Dünndarmes ohne Angabe einer Blutung

Angiodysplasie des Dünndarmes o.n.A.

Exkl.: Angiodysplasie des Duodenums ohne Angabe einer Blutung (K31.81)

K55.32 Angiodysplasie des Dünndarmes mit Blutung

Exkl.: Angiodysplasie des Duodenums mit Blutung (K31.82)

K55.8 Sonstige Gefäßkrankheiten des Darmes

K55.9 **Gefäßkrankheit des Darmes, nicht näher bezeichnet**

Ischämisch:
- Enteritis | o.n.A.
- Enterokolitis | o.n.A.
- Kolitis | o.n.A.

K56.– Paralytischer Ileus und intestinale Obstruktion ohne Hernie

Exkl.: Anal- oder Rektumstenose (K62.4)
Angeborene Striktur oder Stenose des Darmes (Q41–Q42)
Duodenalverschluss (K31.5)
Ischämische Darmstriktur (K55.1)
Mekoniumileus (E84.1)
Mit Hernie (K40–K46)
Perinatale intestinale Obstruktion (P75–P76)
Postoperativer Darmverschluss (K91.3)

K56.0 **Paralytischer Ileus**

Akute kolonische Pseudoobstruktion
Ogilvie-Syndrom
Paralyse:
- Darm
- Intestinum
- Kolon

Exkl.: Gallensteinileus (K56.3)
Ileus o.n.A. (K56.7)
Obstruktionsileus o.n.A. (K56.6)

K56.1 **Invagination**

Invagination oder Intussuszeption:
- Darm
- Intestinum
- Kolon
- Rektum

Exkl.: Invagination der Appendix (K38.8)

K56.2 **Volvulus**

Achsendrehung | Kolon oder Intestinum
Strangulation | Kolon oder Intestinum
Torsion | Kolon oder Intestinum

K56.3 **Gallensteinileus**

Darmverschluss durch Gallensteine

K56.4 **Sonstige Obturation des Darmes**

Enterolith
Impaktion:
- Kolon
- Kot

Kotstein

K56.5 **Intestinale Adhäsionen [Briden] mit Obstruktion**

Bridenileus
Peritoneale Adhäsionen mit Darmverschluss

K56.6 **Sonstige und nicht näher bezeichnete intestinale Obstruktion**

Enterostenose
Obstruktionsileus o.n.A.
Okklusion | Kolon oder Intestinum
Stenose | Kolon oder Intestinum
Striktur | Kolon oder Intestinum

K56.7 **Ileus, nicht näher bezeichnet**

K57.– Divertikelkrankheit des Darmes

Inkl.: Divertikel | Divertikulitis | Divertikulose — Dünndarm, Dickdarm

Exkl.: Angeborenes Darmdivertikel (Q43.8)
Appendixdivertikel (K38.2)
Meckel-Divertikel (Q43.0)

K57.0- Divertikelkrankheit des Dünndarmes mit Perforation und Abszess

Divertikulitis des Dünndarmes mit Peritonitis

Exkl.: Divertikulitis sowohl des Dünndarmes als auch des Dickdarmes mit Perforation und Abszess (K57.4-)

K57.02 Divertikulitis des Dünndarmes mit Perforation und Abszess, ohne Angabe einer Blutung

K57.03 Divertikulitis des Dünndarmes mit Perforation, Abszess und Blutung

K57.1- Divertikelkrankheit des Dünndarmes ohne Perforation oder Abszess

Divertikulitis des Dünndarmes o.n.A.
Divertikulose des Dünndarmes o.n.A.

Exkl.: Divertikelkrankheit sowohl des Dünndarmes als auch des Dickdarmes ohne Perforation oder Abszess (K57.5-)

K57.10 Divertikulose des Dünndarmes ohne Perforation, Abszess oder Angabe einer Blutung

K57.11 Divertikulose des Dünndarmes ohne Perforation und Abszess, mit Blutung

K57.12 Divertikulitis des Dünndarmes ohne Perforation, Abszess oder Angabe einer Blutung

K57.13 Divertikulitis des Dünndarmes ohne Perforation und Abszess, mit Blutung

K57.2- Divertikelkrankheit des Dickdarmes mit Perforation und Abszess

Divertikulitis des Kolons mit Peritonitis

Exkl.: Divertikulitis sowohl des Dünndarmes als auch des Dickdarmes mit Perforation und Abszess (K57.4-)

K57.22 Divertikulitis des Dickdarmes mit Perforation und Abszess, ohne Angabe einer Blutung

K57.23 Divertikulitis des Dickdarmes mit Perforation, Abszess und Blutung

K57.3- Divertikelkrankheit des Dickdarmes ohne Perforation oder Abszess

Divertikulitis des Kolons o.n.A.
Divertikulose des Kolons o.n.A.

Exkl.: Divertikelkrankheit sowohl des Dünndarmes als auch des Dickdarmes ohne Perforation oder Abszess (K57.5-)

K57.30 Divertikulose des Dickdarmes ohne Perforation, Abszess oder Angabe einer Blutung

K57.31 Divertikulose des Dickdarmes ohne Perforation oder Abszess, mit Blutung

K57.32 Divertikulitis des Dickdarmes ohne Perforation, Abszess oder Angabe einer Blutung

K57.33 Divertikulitis des Dickdarmes ohne Perforation oder Abszess, mit Blutung

K57.4- Divertikelkrankheit sowohl des Dünndarmes als auch des Dickdarmes mit Perforation und Abszess

Divertikulitis sowohl des Dünndarmes als auch des Dickdarmes mit Peritonitis

K57.42 Divertikulitis sowohl des Dünndarmes als auch des Dickdarmes mit Perforation und Abszess, ohne Angabe einer Blutung

K57.43 Divertikulitis sowohl des Dünndarmes als auch des Dickdarmes mit Perforation, Abszess und Blutung

K57.5- Divertikelkrankheit sowohl des Dünndarmes als auch des Dickdarmes ohne Perforation oder Abszess

Divertikulitis sowohl des Dünndarmes als auch des Dickdarmes o.n.A.
Divertikulose sowohl des Dünndarmes als auch des Dickdarmes o.n.A.

K57.50 Divertikulose sowohl des Dünndarmes als auch des Dickdarmes ohne Perforation, Abszess oder Angabe einer Blutung

K57.51 Divertikulose sowohl des Dünndarmes als auch des Dickdarmes ohne Perforation oder Abszess, mit Blutung

K57.52 Divertikulitis sowohl des Dünndarmes als auch des Dickdarmes ohne Perforation, Abszess oder Angabe einer Blutung

K57.53 Divertikulitis sowohl des Dünndarmes als auch des Dickdarmes ohne Perforation oder Abszess, mit Blutung

K57.8- Divertikelkrankheit des Darmes, Teil nicht näher bezeichnet, mit Perforation und Abszess

Divertikulitis des Darmes o.n.A. mit Peritonitis

K57.82 Divertikulitis des Darmes, Teil nicht näher bezeichnet, mit Perforation und Abszess, ohne Angabe einer Blutung

K57.83 Divertikulitis des Darmes, Teil nicht näher bezeichnet, mit Perforation, Abszess und Blutung

K57.9- Divertikelkrankheit des Darmes, Teil nicht näher bezeichnet, ohne Perforation oder Abszess

Divertikulitis des Darmes o.n.A.
Divertikulose des Darmes o.n.A.

K57.90 Divertikulose des Darmes, Teil nicht näher bezeichnet, ohne Perforation, Abszess oder Angabe einer Blutung

K57.91 Divertikulose des Darmes, Teil nicht näher bezeichnet, ohne Perforation oder Abszess, mit Blutung

K57.92 Divertikulitis des Darmes, Teil nicht näher bezeichnet, ohne Perforation, Abszess oder Angabe einer Blutung

K57.93 Divertikulitis des Darmes, Teil nicht näher bezeichnet, ohne Perforation oder Abszess, mit Blutung

K

K58.– Reizdarmsyndrom

Inkl.: Colon irritabile
Irritables Kolon
Reizkolon

K58.1 Reizdarmsyndrom, Diarrhoe-prädominant [RDS-D]

Irritable bowel syndrome with predominant diarrhoea [IBS-D]

K58.2 Reizdarmsyndrom, Obstipations-prädominant [RDS-O]

Irritable bowel syndrome with predominant constipation [IBS-C]

K58.3 Reizdarmsyndrom mit wechselnden (gemischten) Stuhlgewohnheiten [RDS-M]

Irritable bowel syndrome with mixed bowel habits [IBS-M]

K58.8 Sonstiges und nicht näher bezeichnetes Reizdarmsyndrom

Reizdarmsyndrom o.n.A.

K59.– Sonstige funktionelle Darmstörungen

Exkl.: Funktionsstörungen des Magens (K31.–)
Intestinale Malabsorption (K90.–)
Psychogene Darmstörungen (F45.32)
Veränderungen der Stuhlgewohnheiten o.n.A. (R19.4)

K59.0- Obstipation

K59.00 Obstipation bei Kolontransitstörung

Slow-Transit-Obstipation

Exkl.: Medikamentös induzierte Obstipation (K59.02)

K59.01 Obstipation bei Stuhlentleerungsstörung

Obstipation bei anorektaler Funktionsstörung
Obstruktives Defäkationssyndrom
Outlet-Obstipation

K59.02 Medikamentös induzierte Obstipation

K59.09 Sonstige und nicht näher bezeichnete Obstipation

K59.1 Funktionelle Diarrhoe

K59.2 Neurogene Darmstörung, anderenorts nicht klassifiziert

K59.3 Megakolon, anderenorts nicht klassifiziert

Dilatation des Kolons
Idiopathisches Megakolon
Toxisches Megakolon

Soll das toxische Agens angegeben werden, ist eine zusätzliche Schlüsselnummer (Kapitel XX) zu benutzen.

Exkl.: Megakolon (bei):
- angeboren (aganglionär) (Q43.1)
- Chagas-Krankheit (B57.3)
- Clostridium difficile (A04.7-)
- Hirschsprung-Krankheit (Q43.1)

K59.4 Analspasmus

Proctalgia fugax

K59.8 Sonstige näher bezeichnete funktionelle Darmstörungen

Chronische intestinale Pseudoobstruktion [CIPO]
Kolonatonie

K59.9 Funktionelle Darmstörung, nicht näher bezeichnet

K60.– Fissur und Fistel in der Anal- und Rektalregion

Exkl.: Mit Abszess oder Phlegmone (K61.–)

K60.0 Akute Analfissur

K60.1 Chronische Analfissur

K60.2 Analfissur, nicht näher bezeichnet

K60.3 Analfistel

K60.4 Rektalfistel

Rektum-Haut-Fistel

Exkl.: Rektovaginalfistel (N82.3)
Vesikorektalfistel (N32.1)

K60.5 Anorektalfistel

K61.– Abszess in der Anal- und Rektalregion

Inkl.: Abszess | Phlegmone | Anal- und Rektalregion, mit oder ohne Fistel

K61.0 Analabszess

Perianalabszess

Exkl.: Intrasphinktärer Abszess (K61.4)

K61.1 Rektalabszess

Perirektalabszess

Exkl.: Ischiorektalabszess (K61.3)

K61.2 Anorektalabszess

K61.3 Ischiorektalabszess

Abszess der Fossa ischioanalis

K61.4 Intrasphinktärer Abszess

K62.– Sonstige Krankheiten des Anus und des Rektums

Inkl.: Analkanal

Exkl.: Funktionsstörung nach Kolostomie oder Enterostomie (K91.4)
Hämorrhoiden (K64.–)
Stuhlinkontinenz (R15)
Ulzeröse Proktitis (K51.2)

K62.0 Analpolyp

K62.1 Rektumpolyp

Exkl.: Adenomatöser Polyp (D12.8)

K62.2 **Analprolaps**
Prolaps des Analkanals

K62.3 **Rektumprolaps**
Prolaps der Mastdarmschleimhaut

K62.4 **Stenose des Anus und des Rektums**
Analstriktur (Sphinkter)

K62.5- **Hämorrhagie des Anus und des Rektums**
Exkl.: Rektumblutung beim Neugeborenen (P54.2)

K62.50 Hämorrhagie des Anus

K62.51 Hämorrhagie des Rektums

K62.59 Anorektale Hämorrhagie, Lokalisation nicht näher bezeichnet

K62.6 **Ulkus des Anus und des Rektums**
Solitärgeschwür
Ulcus stercoralis
Exkl.: Bei Colitis ulcerosa (K51.–)
Fissur und Fistel des Anus und des Rektums (K60.–)

K62.7 **Strahlenproktitis**

K62.8 **Sonstige näher bezeichnete Krankheiten des Anus und des Rektums**
Proktitis o.n.A.

K62.9 **Krankheit des Anus und des Rektums, nicht näher bezeichnet**

K

K63.– Sonstige Krankheiten des Darmes

K63.0 **Darmabszess**
Exkl.: Abszess:
- Anal- und Rektalregion (K61.–)
- Appendix (K35.32)

Mit Divertikulose (K57.–)

K63.1 **Perforation des Darmes (nichttraumatisch)**
Exkl.: Mit Divertikulose (K57.–)
Perforation (nichttraumatisch):
- Appendix (K35.2, K35.31)
- Duodenum (K26.–)

K63.2 **Darmfistel**
Exkl.: Fistel:
- Anal- und Rektalregion (K60.–)
- Appendix (K38.3)
- Duodenum (K31.6)
- intestinogenital, weiblich (N82.2–N82.4)
- vesikointestinal (N32.1)

K63.3 **Darmulkus**
Primärulkus des Dünndarmes
Exkl.: Colitis ulcerosa (K51.–)
Ulcus:
- duodeni (K26.–)
- pepticum jejuni (K28.–)
- pepticum, Lokalisation nicht näher bezeichnet (K27.–)

Ulkus:
- Anal- und Rektalregion (K62.6)
- gastrointestinal (K28.–)
- gastrojejunal (K28.–)
- jejunal (K28.–)

K63.4 **Enteroptose**

K63.5 Polyp des Kolons

Hyperplastischer Polyp
Polyp o.n.A.

Exkl.: Adenomatöser Polyp des Kolons (D12.6)
Polyposis coli (D12.6)

K63.8 Sonstige näher bezeichnete Krankheiten des Darmes

K63.9 Darmkrankheit, nicht näher bezeichnet

K64.– Hämorrhoiden und Perianalvenenthrombose

Inkl.: Hämorrhoidalknoten

Exkl.: Als Komplikationen bei:
- Geburt oder Wochenbett (O87.2)
- Schwangerschaft (O22.4)

K64.0 Hämorrhoiden 1. Grades

Hämorrhoiden (blutend) ohne Prolaps
Hämorrhoiden Stadium 1

K64.1 Hämorrhoiden 2. Grades

Hämorrhoiden (blutend) mit Prolaps beim Pressen, ziehen sich spontan zurück
Hämorrhoiden Stadium 2

K64.2 Hämorrhoiden 3. Grades

Hämorrhoiden (blutend) mit Prolaps beim Pressen, ziehen sich nicht spontan zurück, manuelle Reposition jedoch möglich
Hämorrhoiden Stadium 3

K64.3 Hämorrhoiden 4. Grades

Hämorrhoiden (blutend) mit Prolaps, manuelle Reposition nicht möglich
Hämorrhoiden Stadium 4

K64.4 Marisken als Folgezustand von Hämorrhoiden

Marisken, anal

K64.5 Perianalvenenthrombose

Perianales Hämatom

K64.8 Sonstige Hämorrhoiden

K64.9 Hämorrhoiden, nicht näher bezeichnet

Hämorrhoiden (blutend):
- ohne Angabe eines Grades
- o.n.A.

Krankheiten des Peritoneums
(K65–K67)

K65.– Peritonitis

Exkl.: Peritonitis:
- aseptisch (T81.6)
- bei oder nach:
  - Abort, Extrauteringravidität oder Molenschwangerschaft (O00–O07, O08.0)
  - Appendizitis (K35.–)
  - Divertikulose des Darmes (K57.–)
- beim Neugeborenen (P78.0–P78.1)
- benigne, paroxysmal (E85.0)
- durch chemische Substanzen (T81.6)
- durch Talkum oder sonstige Fremdsubstanzen (T81.6)
- periodisch, familiär (E85.0)
- puerperal (O85)
- weibliches Becken (N73.3–N73.5)

K65.0- **Akute Peritonitis**

Peritonitis (akut):
- diffus
- eitrig

Soll der Infektionserreger angegeben werden, ist eine zusätzliche Schlüsselnummer (B95!–B98!) zu benutzen.

K65.00 Spontane bakterielle Peritonitis [SBP] (akut)

K65.09 Sonstige und nicht näher bezeichnete akute Peritonitis

Abszess:
- Mesenterium
- Omentum
- pelveoabdominal
- Peritoneum
- retroperitoneal
- retrozäkal
- subdiaphragmatisch
- subhepatisch
- subphrenisch

Peritonitis (akut):
- männliches Becken
- subphrenisch

K65.8 **Sonstige Peritonitis**

Chronisch-proliferative Peritonitis
Gallige Peritonitis
Mesenteriale:
- Fettgewebsnekrose
- Saponifikation

Peritonitis durch Urin

K65.9 **Peritonitis, nicht näher bezeichnet**

K66.– Sonstige Krankheiten des Peritoneums

Exkl.: Aszites (R18)

K66.0 **Peritoneale Adhäsionen**

Adhäsionen:
- abdominal (Bauchwand)
- Diaphragma
- Intestinum
- männliches Becken
- Magen
- Mesenterium
- Omentum

Adhäsionsstränge

Exkl.: Adhäsionen [Briden]:
- mit Obstruktion (K56.5)
- weibliches Becken (N73.6)

K66.1 **Hämoperitoneum**

Exkl.: Traumatisch bedingtes Hämoperitoneum (S36.81)

K66.2 **Retroperitonealfibrose**

Morbus Ormond

K66.8 **Sonstige näher bezeichnete Krankheiten des Peritoneums**

Mesenterialzyste

K66.9 **Krankheit des Peritoneums, nicht näher bezeichnet**

K

K67.– Krankheiten des Peritoneums bei anderenorts klassifizierten Infektionskrankheiten*

K67.0 ***Chlamydienperitonitis (A74.8†)***

K67.1 ***Gonokokkenperitonitis (A54.8†)***

K67.2 ***Syphilitische Peritonitis (A52.7†)***

K67.3 ***Tuberkulöse Peritonitis (A18.3†)***

K67.8 ***Sonstige Krankheiten des Peritoneums bei anderenorts klassifizierten Infektionskrankheiten***

Krankheiten der Leber
(K70–K77)

Exkl.: Gelbsucht o.n.A. (R17.0)
Hämochromatose (E83.1)
Reye-Syndrom (G93.7)
Virushepatitis (B15–B19)
Wilson-Krankheit (E83.0)

K70.– Alkoholische Leberkrankheit

K70.0 **Alkoholische Fettleber**

K70.1 **Alkoholische Hepatitis**

K70.2 **Alkoholische Fibrose und Sklerose der Leber**

K70.3 **Alkoholische Leberzirrhose**

Alkoholische Zirrhose o.n.A.

Soll das Stadium einer Leberzirrhose angegeben werden, ist eine zusätzliche Schlüsselnummer aus K74.7- zu benutzen.

K70.4- **Alkoholisches Leberversagen**

Alkoholisches Leberversagen mit oder ohne Coma hepaticum

Soll der Schweregrad der hepatischen Enzephalopathie angegeben werden, ist eine zusätzliche Schlüsselnummer aus K72.7-! zu verwenden.

K70.40 Akutes und subakutes alkoholisches Leberversagen

K70.41 Chronisches alkoholisches Leberversagen

K70.42 Akut-auf-chronisches alkoholisches Leberversagen

K70.48 Sonstiges und nicht näher bezeichnetes alkoholisches Leberversagen

Alkoholisches Leberversagen o.n.A.

K70.9 **Alkoholische Leberkrankheit, nicht näher bezeichnet**

K71.– Toxische Leberkrankheit

Inkl.: Arzneimittelinduziert:
- idiosynkratische (unvorhersehbare) Leberkrankheit
- toxische (vorhersehbare) Leberkrankheit

Soll das toxische Agens angegeben werden, ist eine zusätzliche Schlüsselnummer (Kapitel XX) zu benutzen.

Exkl.: Alkoholische Leberkrankheit (K70.–)
Budd-Chiari-Syndrom (I82.0)

K71.0 **Toxische Leberkrankheit mit Cholestase**

Cholestase mit Leberzellschädigung
"Reine" Cholestase

K71.1 **Toxische Leberkrankheit mit Lebernekrose**

Leberversagen (akut) (chronisch) durch Arzneimittel oder Drogen

Soll der Schweregrad der hepatischen Enzephalopathie angegeben werden, ist eine zusätzliche Schlüsselnummer aus K72.7-! zu verwenden.

K71.2 **Toxische Leberkrankheit mit akuter Hepatitis**

K71.3 Toxische Leberkrankheit mit chronisch-persistierender Hepatitis

K71.4 Toxische Leberkrankheit mit chronischer lobulärer Hepatitis

K71.5 Toxische Leberkrankheit mit chronisch-aktiver Hepatitis

Toxische Leberkrankheit mit lupoider Hepatitis

K71.6 Toxische Leberkrankheit mit Hepatitis, anderenorts nicht klassifiziert

K71.7 Toxische Leberkrankheit mit Fibrose und Zirrhose der Leber

K71.8- Toxische Leberkrankheit mit sonstigen Affektionen der Leber

K71.80 Toxische veno-okklusive Leberkrankheit

K71.88 Toxische Leberkrankheit mit sonstigen Affektionen der Leber

Toxische Leberkrankheit mit:
- fokaler nodulärer Hyperplasie
- Lebergranulomen
- Peliosis hepatis

K71.9 Toxische Leberkrankheit, nicht näher bezeichnet

K72.– Leberversagen, anderenorts nicht klassifiziert

Inkl.: Coma hepaticum o.n.A.
Encephalopathia hepatica o.n.A.
Gelbe Leberatrophie oder -dystrophie
Hepatitis:
- fulminant | anderenorts nicht klassifiziert, mit Leberversagen
- maligne | anderenorts nicht klassifiziert, mit Leberversagen

Leber- (Zell-) Nekrose mit Leberversagen

Soll der Schweregrad der hepatischen Enzephalopathie angegeben werden, ist eine zusätzliche Schlüsselnummer aus K72.7-! zu verwenden.

Exkl.: Alkoholisches Leberversagen (K70.4-)
Ikterus beim Fetus oder Neugeborenen (P55–P59)
Leberversagen als Komplikation bei:
- Abort, Extrauteringravidität oder Molenschwangerschaft (O00–O07, O08.8)
- Schwangerschaft, Geburt oder Wochenbett (O26.6-)

Mit toxischer Leberkrankheit (K71.1)
Virushepatitis (B15–B19)

K72.0 Akutes und subakutes Leberversagen, anderenorts nicht klassifiziert

Verzögert beginnendes [late-onset] Leberversagen

K72.1- Chronisches Leberversagen, anderenorts nicht klassifiziert

K72.10 Akut-auf-chronisches Leberversagen, anderenorts nicht klassifiziert

K72.18 Sonstiges und nicht näher bezeichnetes chronisches Leberversagen, anderenorts nicht klassifiziert

K72.7-! Hepatische Enzephalopathie und Coma hepaticum

Hinw.: Die Gradeinteilung erfolgt nach den West-Haven-Kriterien.

K72.71! Hepatische Enzephalopathie Grad 1

Euphorie oder Ängstlichkeit; Aufmerksamkeitsdefizit; Schwierigkeiten, zu addieren

K72.72! Hepatische Enzephalopathie Grad 2

Lethargie, Apathie; minimale Desorientierung zu Zeit und Raum; subtile Persönlichkeitsveränderungen; unangepasstes Verhalten; Schwierigkeiten, zu subtrahieren

K72.73! Hepatische Enzephalopathie Grad 3

Somnolenz bis Stupor; Reaktion auf verbale Stimuli; Verwirrtheit; Desorientierung zu Zeit und Raum

K72.74! Hepatische Enzephalopathie Grad 4

Koma; keine Reaktion auf verbale Reize oder Schmerzstimulation

K72.79! Hepatische Enzephalopathie, Grad nicht näher bezeichnet

K72.9 Leberversagen, nicht näher bezeichnet

K73.– Chronische Hepatitis, anderenorts nicht klassifiziert

Exkl.: Hepatitis (chronisch):
- alkoholisch (K70.1)
- arzneimittelinduziert (K71.–)
- granulomatös, anderenorts nicht klassifiziert (K75.3)
- reaktiv, unspezifisch (K75.2)
- Virus- (B15–B19)

K73.0 Chronische persistierende Hepatitis, anderenorts nicht klassifiziert

K73.1 Chronische lobuläre Hepatitis, anderenorts nicht klassifiziert

K73.2 Chronische aktive Hepatitis, anderenorts nicht klassifiziert

K73.8 Sonstige chronische Hepatitis, anderenorts nicht klassifiziert

K73.9 Chronische Hepatitis, nicht näher bezeichnet

K74.– Fibrose und Zirrhose der Leber

Soll das Stadium einer Leberzirrhose angegeben werden, ist bei den Schlüsselnummern K74.3–K74.6 eine zusätzliche Schlüsselnummer aus K74.7-! zu benutzen.

Exkl.: Alkoholische Fibrose der Leber (K70.2)
Kardiale Lebersklerose (K76.1)
Mit toxischer Leberkrankheit (K71.7)
Zirrhose (Leber):
- alkoholisch (K70.3)
- angeboren (P78.8)

K74.0 Leberfibrose

K74.1 Lebersklerose

K74.2 Leberfibrose mit Lebersklerose

K74.3 Primäre biliäre Cholangitis

Chronische nichteitrige destruktive Cholangitis
Primäre biliäre Zirrhose

K74.4 Sekundäre biliäre Zirrhose

K74.5 Biliäre Zirrhose, nicht näher bezeichnet

K74.6 Sonstige und nicht näher bezeichnete Zirrhose der Leber

Zirrhose (Leber):
- kryptogen
- makronodulär
- mikronodulär
- Mischform
- portal
- postnekrotisch
- o.n.A.

K74.7-! Klinische Stadien der Leberzirrhose

K74.70! Leberzirrhose, Stadium Child-Pugh A

K74.71! Leberzirrhose, Stadium Child-Pugh B

K74.72! Leberzirrhose, Stadium Child-Pugh C

K75.– Sonstige entzündliche Leberkrankheiten

Exkl.: Chronische Hepatitis, anderenorts nicht klassifiziert (K73.–)
Hepatitis:
- akut oder subakut:
  - nicht viral (K72.0)
  - o.n.A. (B17.9)
- Virus- (B15–B19)

Toxische Leberkrankheit (K71.–)

K75.0 Leberabszess

Leberabszess:
- cholangitisch
- hämatogen
- lymphogen
- pylephlebitisch
- o.n.A.

Exkl.: Cholangitis ohne Leberabszess (K83.0-)
Leberabszess durch Amöben (A06.4†, K77.0*)
Pylephlebitis ohne Leberabszess (K75.1)

K75.1 Phlebitis der Pfortader

Pylephlebitis

Exkl.: Pylephlebitischer Leberabszess (K75.0)

K75.2 Unspezifische reaktive Hepatitis

K75.3 Granulomatöse Hepatitis, anderenorts nicht klassifiziert

K75.4 Autoimmune Hepatitis

Lupoide Hepatitis, anderenorts nicht klassifiziert

K75.8 Sonstige näher bezeichnete entzündliche Leberkrankheiten

Nicht-alkoholische Steatohepatitis [NASH]

K75.9 Entzündliche Leberkrankheit, nicht näher bezeichnet

Hepatitis o.n.A.

K

K76.– Sonstige Krankheiten der Leber

Exkl.: Alkoholische Leberkrankheit (K70.–)
Amyloide Degeneration der Leber (E85.–)
Hepatomegalie o.n.A. (R16.0)
Lebervenenthrombose (I82.0)
Pfortaderthrombose (I81)
Toxische Leberkrankheit (K71.–)
Zystische Leberkrankheit (angeboren) (Q44.6)

K76.0 Fettleber [fettige Degeneration], anderenorts nicht klassifiziert

Nicht-alkoholische Fettleber

Exkl.: Nicht-alkoholische Steatohepatitis [NASH] (K75.8)

K76.1 Chronische Stauungsleber

Kardiale:
- Lebersklerose
- Leberzirrhose (so genannt)

K76.2 Zentrale hämorrhagische Lebernekrose

Exkl.: Lebernekrose (mit Leberversagen) (K72.–)

K76.3 Leberinfarkt

K76.4 Peliosis hepatis

Angiomatose der Leber

K76.5 Veno-okklusive Leberkrankheit

Exkl.: Budd-Chiari-Syndrom (I82.0)
Toxische veno-okklusive Leberkrankheit (K71.80)

K76.6 Portale Hypertonie

K76.7 Hepatorenales Syndrom

Benutze zusätzliche Schlüsselnummern, um die zugrunde liegenden Zustände anzugeben.

Exkl.: Nach Wehen und Entbindung (O90.4)

K76.8 Sonstige näher bezeichnete Krankheiten der Leber

Einfache Leberzyste
Erworbener intrahepatischer vaskulärer Shunt
Fokale noduläre Hyperplasie der Leber
Hepatoptose

Exkl.: Vorhandensein eines transjugulären intrahepatischen portosystemischen Shunts [TIPS] (Z95.88)

K76.9 Leberkrankheit, nicht näher bezeichnet

K77.– Leberkrankheiten bei anderenorts klassifizierten Krankheiten*

K77.0* Leberkrankheiten bei anderenorts klassifizierten infektiösen und parasitären Krankheiten

Hepatitis durch:
- Herpesviren [Herpes simplex] (B00.8†)
- Toxoplasmen (B58.1†)
- Zytomegalieviren (B25.1†)

Leberabszess durch Amöben (A06.4†)
Portale Hypertonie bei Schistosomiasis [Bilharziose] (B65.–†)
Schistosomiasis [Bilharziose] von Leber und Milz (B65.–†)
Syphilitische Leberkrankheit (A52.7†)

K77.1-* Beteiligung der Leber bei der akuten Graft-versus-Host-Krankheit

K77.11 Stadium 1 der akuten Leber-Graft-versus-Host-Krankheit (T86.01†)*

K77.12 Stadium 2 der akuten Leber-Graft-versus-Host-Krankheit (T86.02†)*

K77.13 Stadium 3 der akuten Leber-Graft-versus-Host-Krankheit (T86.02†)*

K77.14 Stadium 4 der akuten Leber-Graft-versus-Host-Krankheit (T86.02†)*

K77.2-* Beteiligung der Leber bei der chronischen Graft-versus-Host-Krankheit

K77.21 Stadium 1 der chronischen Leber-Graft-versus-Host-Krankheit (T86.05†, T86.06†)*

K77.22 Stadium 2 der chronischen Leber-Graft-versus-Host-Krankheit (T86.06†)*

K77.23 Stadium 3 der chronischen Leber-Graft-versus-Host-Krankheit (T86.07†)*

K77.8* Leberkrankheiten bei sonstigen anderenorts klassifizierten Krankheiten

Lebergranulome bei:
- Berylliose (J63.2†)
- Sarkoidose (D86.8†)

Krankheiten der Gallenblase, der Gallenwege und des Pankreas (K80–K87)

K80.– Cholelithiasis

K80.0- Gallenblasenstein mit akuter Cholezystitis

Jeder unter K80.2- aufgeführte Zustand mit akuter Cholezystitis

K80.00 Ohne Angabe einer Gallenwegsobstruktion

K80.01 Mit Gallenwegsobstruktion

K80.1- Gallenblasenstein mit sonstiger Cholezystitis

Cholezystitis mit Cholelithiasis o.n.A.
Jeder unter K80.2- aufgeführte Zustand mit Cholezystitis (chronisch)

K80.10 Ohne Angabe einer Gallenwegsobstruktion

K80.11 Mit Gallenwegsobstruktion

K80.2- Gallenblasenstein ohne Cholezystitis

Cholelithiasis Cholezystolithiasis Gallenblasenkolik (rezidivierend) Gallenstein (eingeklemmt): • Ductus cysticus • Gallenblase	nicht näher bezeichnet oder ohne Cholezystitis

K80.20 Ohne Angabe einer Gallenwegsobstruktion

K80.21 Mit Gallenwegsobstruktion

K80.3- Gallengangsstein mit Cholangitis

Jeder unter K80.5- aufgeführte Zustand mit Cholangitis

K80.30 Ohne Angabe einer Gallenwegsobstruktion

K80.31 Mit Gallenwegsobstruktion

K80.4- Gallengangsstein mit Cholezystitis

Jeder unter K80.5- aufgeführte Zustand mit Cholezystitis (mit Cholangitis)

K80.40 Ohne Angabe einer Gallenwegsobstruktion

K80.41 Mit Gallenwegsobstruktion

K80.5- Gallengangsstein ohne Cholangitis oder Cholezystitis

Choledocholithiasis Gallenstein (eingeklemmt): • Ductus choledochus • Ductus hepaticus • Gallengang o.n.A. Intrahepatische Cholelithiasis Leberkolik (rezidivierend)	nicht näher bezeichnet oder ohne Cholangitis oder Cholezystitis

K80.50 Ohne Angabe einer Gallenwegsobstruktion

K80.51 Mit Gallenwegsobstruktion

K80.8- Sonstige Cholelithiasis

K80.80 Ohne Angabe einer Gallenwegsobstruktion

K80.81 Mit Gallenwegsobstruktion

K81.– Cholezystitis

Exkl.: Mit Cholelithiasis (K80.–)

K81.0 Akute Cholezystitis

Angiocholezystitis Cholezystitis: • eitrig • emphysematös (akut) • gangränös Gallenblasenabszess Gallenblasenempyem Gallenblasengangrän	ohne Gallenstein

K81.1 Chronische Cholezystitis

K81.8 Sonstige Formen der Cholezystitis

K81.9 Cholezystitis, nicht näher bezeichnet

K82.– Sonstige Krankheiten der Gallenblase

Exkl.: Nichtdarstellung der Gallenblase (R93.2)
Postcholezystektomie-Syndrom (K91.5)

K82.0 Verschluss der Gallenblase

Okklusion Stenose Striktur	Ductus cysticus oder Gallenblase, ohne Stein

Exkl.: Mit Cholelithiasis (K80.–)

K82.1 Hydrops der Gallenblase

Mukozele der Gallenblase

K82.2 Perforation der Gallenblase

Ruptur von Ductus cysticus oder Gallenblase

K82.3 Gallenblasenfistel

Fistula:
- cholecystocolica
- cholecystoduodenalis

K82.4 Cholesteatose der Gallenblase

Stippchengallenblase

K82.8 Sonstige näher bezeichnete Krankheiten der Gallenblase

Adhäsionen | Atrophie | Dyskinesie | Funktionsuntüchtigkeit | Hypertrophie | Ulkus | Zyste — Ductus cysticus oder Gallenblase

K82.9 Krankheit der Gallenblase, nicht näher bezeichnet

K83.– Sonstige Krankheiten der Gallenwege

Exkl.: Mit Beteiligung von:
- Ductus cysticus (K81–K82)
- Gallenblase (K81–K82)

Postcholezystektomie-Syndrom (K91.5)

K83.0- Cholangitis

Exkl.: Cholangitis mit Choledocholithiasis (K80.3–K80.4)
Cholangitischer Leberabszess (K75.0)
Chronische nichteitrige destruktive Cholangitis (K74.3)

K83.00 Primär sklerosierende Cholangitis

K83.01 Sekundär sklerosierende Cholangitis

K83.08 Sonstige Cholangitis

Cholangitis:
- aszendierend
- eitrig
- rezidivierend
- stenosierend

K83.09 Cholangitis, nicht näher bezeichnet

Cholangitis o.n.A.

K83.1 Verschluss des Gallenganges

Okklusion | Stenose | Striktur — Gallengang ohne Gallenstein

Exkl.: Mit Cholelithiasis (K80.–)

K83.2 Perforation des Gallenganges

Ruptur des Gallenganges

K83.3 Fistel des Gallenganges

Choledochoduodenalfistel

K83.4 Spasmus des Sphinkter Oddi

K83.5 Biliäre Zyste

K83.8 Sonstige näher bezeichnete Krankheiten der Gallenwege

Adhäsionen | Atrophie | Hypertrophie | Ulkus — Gallengang

K83.9 Krankheit der Gallenwege, nicht näher bezeichnet

K85.– Akute Pankreatitis

K85.0- Idiopathische akute Pankreatitis

K85.00 Ohne Angabe einer Organkomplikation

Pankreatitis:
- akut (rezidivierend)
- subakut
- o.n.A.

K85.01 Mit Organkomplikation

Pankreasabszess
Pankreasnekrose:
- akut
- infektiös

Pankreatitis:
- eitrig
- hämorrhagisch

K85.1- Biliäre akute Pankreatitis

Gallenstein-Pankreatitis

K85.10 Ohne Angabe einer Organkomplikation

Pankreatitis:
- akut (rezidivierend)
- subakut
- o.n.A.

K85.11 Mit Organkomplikation

Pankreasabszess
Pankreasnekrose:
- akut
- infektiös

Pankreatitis:
- eitrig
- hämorrhagisch

K85.2- Alkoholinduzierte akute Pankreatitis

K85.20 Ohne Angabe einer Organkomplikation

Pankreatitis:
- akut (rezidivierend)
- subakut
- o.n.A.

K85.21 Mit Organkomplikation

Pankreasabszess
Pankreasnekrose:
- akut
- infektiös

Pankreatitis:
- eitrig
- hämorrhagisch

K85.3- Medikamenteninduzierte akute Pankreatitis

Soll die Substanz angegeben werden, ist eine zusätzliche Schlüsselnummer (Kapitel XX) zu benutzen.

K85.30 Ohne Angabe einer Organkomplikation

Pankreatitis:
- akut (rezidivierend)
- subakut
- o.n.A.

K85.31 Mit Organkomplikation

Pankreasabszess
Pankreasnekrose:
• akut
• infektiös
Pankreatitis:
• eitrig
• hämorrhagisch

K85.8- Sonstige akute Pankreatitis

K85.80 Ohne Angabe einer Organkomplikation

Pankreatitis:
• akut (rezidivierend)
• subakut
• o.n.A.

K85.81 Mit Organkomplikation

Pankreasabszess
Pankreasnekrose:
• akut
• infektiös
Pankreatitis:
• eitrig
• hämorrhagisch

K85.9- Akute Pankreatitis, nicht näher bezeichnet

K85.90 Ohne Angabe einer Organkomplikation

Pankreatitis:
• akut (rezidivierend)
• subakut
• o.n.A.

K85.91 Mit Organkomplikation

Pankreasabszess
Pankreasnekrose:
• akut
• infektiös
Pankreatitis:
• eitrig
• hämorrhagisch

K86.– Sonstige Krankheiten des Pankreas

Exkl.: Inselzelltumor (des Pankreas) (D13.7)
Pankreatogene Steatorrhoe (K90.3)
Zystische Pankreasfibrose (E84.–)

K86.0 Alkoholinduzierte chronische Pankreatitis

K86.1- Sonstige chronische Pankreatitis

K86.10 Autoimmunpankreatitis [AIP]

Autoimmune Pankreatitis

K86.11 Hereditäre Pankreatitis

Genetisch bedingte Pankreatitis

K86.18 Sonstige chronische Pankreatitis

Chronische Pankreatitis:
• infektiös
• rekurrierend
• rezidivierend
• o.n.A.

K86.2 Pankreaszyste

K86.3 **Pseudozyste des Pankreas**

K86.8- **Sonstige näher bezeichnete Krankheiten des Pankreas**

K86.80 Pankreasgangstein ohne Pankreasgangstenose

K86.81 Pankreasgangstein mit Pankreasgangstenose

K86.82 Sonstige Pankreasgangstenose

Pankreasgangstenose o.n.A.

K86.83 Exokrine Pankreasinsuffizienz

K86.84 Pankreatoduodenale Fistel

K86.88 Sonstige näher bezeichnete Krankheiten des Pankreas

Atrophie Fibrose Zirrhose	Pankreas

Pankreasfettgewebsnekrose
Pankreasnekrose:
- aseptisch
- o.n.A.

K86.9 **Krankheit des Pankreas, nicht näher bezeichnet**

K87.–* *Krankheiten der Gallenblase, der Gallenwege und des Pankreas bei anderenorts klassifizierten Krankheiten*

K87.0* ***Krankheiten der Gallenblase und der Gallenwege bei anderenorts klassifizierten Krankheiten***

K87.1* ***Krankheiten des Pankreas bei anderenorts klassifizierten Krankheiten***

Pankreatitis bei Mumps (B26.3†)
Pankreatitis bei Zytomegalie (B25.2†)

Sonstige Krankheiten des Verdauungssystems (K90–K93)

K90.– Intestinale Malabsorption

Exkl.: Nach gastrointestinalem chirurgischem Eingriff (K91.2)

K90.0 **Zöliakie**

Einheimische (nichttropische) Sprue
Gluten-sensitive Enteropathie
Idiopathische Steatorrhoe

K90.1 **Tropische Sprue**

Sprue o.n.A.
Tropische Steatorrhoe

K90.2 **Syndrom der blinden Schlinge, anderenorts nicht klassifiziert**

Syndrom der blinden Schlinge [Blind-loop-Syndrom] o.n.A.

Exkl.: Syndrom der blinden Schlinge:
- angeboren (Q43.8)
- nach chirurgischem Eingriff (K91.2)

K90.3 **Pankreatogene Steatorrhoe**

K90.4 **Malabsorption durch Intoleranz, anderenorts nicht klassifiziert**

Malabsorption durch Intoleranz gegenüber:
- Eiweiß
- Fett
- Kohlenhydrat
- Stärke

Exkl.: Gluten-sensitive Enteropathie (K90.0)
Laktoseintoleranz (E73.–)

K90.8 Sonstige intestinale Malabsorption

Whipple-Krankheit† (M14.8-*)

K90.9 Intestinale Malabsorption, nicht näher bezeichnet

K91.– Krankheiten des Verdauungssystems nach medizinischen Maßnahmen, anderenorts nicht klassifiziert

Exkl.: Durch Strahleneinwirkung bedingte:
- Gastroenteritis (K52.0)
- Kolitis (K52.0)
- Proktitis (K62.7)

Ulcus pepticum jejuni (K28.–)

K91.0 Erbrechen nach gastrointestinalem chirurgischem Eingriff

K91.1 Syndrome des operierten Magens

Dumping-Syndrom
Postgastrektomie-Syndrom
Postvagotomie-Syndrom

K91.2 Malabsorption nach chirurgischem Eingriff, anderenorts nicht klassifiziert

Syndrom der blinden Schlinge nach chirurgischem Eingriff

Exkl.: Malabsorption:
- Osteomalazie bei Erwachsenen (M83.2-)
- Osteoporose nach chirurgischem Eingriff (M81.3-)

K91.3 Postoperativer Darmverschluss

K91.4 Funktionsstörung nach Kolostomie oder Enterostomie

K91.5 Postcholezystektomie-Syndrom

K91.8- Sonstige Krankheiten des Verdauungssystems nach medizinischen Maßnahmen, anderenorts nicht klassifiziert

K91.80 Generalisierte Mukositis bei Immunkompromittierung

K91.81 Insuffizienzen von Anastomosen und Nähten nach Operationen an Gallenblase und Gallenwegen

K91.82 Insuffizienzen von Anastomosen und Nähten nach Operationen am Pankreas

| Insuffizienzen von Anastomosen und Nähten am Pankreas mit Beteiligung des Dünndarms

K91.83 Insuffizienzen von Anastomosen und Nähten nach Operationen am sonstigen Verdauungstrakt

Insuffizienzen von Anastomosen und Nähten nach Operationen an:
- Anus
- Darm
- Magen
- Ösophagus
- Rektum

| K91.84 Strikturen nach endoskopischen Eingriffen und Operationen am Verdauungstrakt

K91.88 Sonstige Krankheiten des Verdauungssystems nach medizinischen Maßnahmen, anderenorts nicht klassifiziert

K91.9 Krankheit des Verdauungssystems nach medizinischen Maßnahmen, nicht näher bezeichnet

K92.– Sonstige Krankheiten des Verdauungssystems

Exkl.: Gastrointestinale Blutung beim Neugeborenen (P54.0–P54.3)

K92.0 Hämatemesis

K92.1 Meläna

Exkl.: Okkultes Blut im Stuhl (R19.5)

K92.2 Gastrointestinale Blutung, nicht näher bezeichnet

Blutung:
- Darm o.n.A.
- Magen o.n.A.

Exkl.: Akute hämorrhagische Gastritis (K29.0)
Angiodysplasie des Dünndarmes mit Blutung (K55.32)
Angiodysplasie des Kolons mit Blutung (K55.22)
Angiodysplasie des Magens und des Duodenums mit Blutung (K31.82)
Hämorrhagie von Anus und Rektum (K62.5-)
Mit Ulcus pepticum (K25-K28)

K92.8 Sonstige näher bezeichnete Krankheiten des Verdauungssystems

K92.9 Krankheit des Verdauungssystems, nicht näher bezeichnet

K93.– Krankheiten sonstiger Verdauungsorgane bei anderenorts klassifizierten Krankheiten*

K93.0* Tuberkulose des Darmes, des Peritoneums und der Mesenteriallymphknoten (A18.3†)

Exkl.: Tuberkulöse Peritonitis (K67.3*)

K93.1* Megakolon bei Chagas-Krankheit (B57.3†)

K93.2-* Beteiligung des Verdauungstraktes bei der akuten Graft-versus-Host-Krankheit

K93.21 Stadium 1 der akuten Verdauungstrakt-Graft-versus-Host-Krankheit (T86.01†)*

K93.22 Stadium 2 der akuten Verdauungstrakt-Graft-versus-Host-Krankheit (T86.02†)*

K93.23 Stadium 3 der akuten Verdauungstrakt-Graft-versus-Host-Krankheit (T86.02†)*

K93.24 Stadium 4 der akuten Verdauungstrakt-Graft-versus-Host-Krankheit (T86.02†)*

K93.3-* Beteiligung des Verdauungstraktes bei der chronischen Graft-versus-Host-Krankheit

K93.31 Stadium 1 der chronischen Verdauungstrakt-Graft-versus-Host-Krankheit (T86.05†, T86.06†)*

K93.32 Stadium 2 der chronischen Verdauungstrakt-Graft-versus-Host-Krankheit (T86.06†)*

K93.33 Stadium 3 der chronischen Verdauungstrakt-Graft-versus-Host-Krankheit (T86.07†)*

K93.4-* Beteiligung der Mundschleimhaut bei der chronischen Graft-versus-Host-Krankheit

K93.41 Stadium 1 der chronischen Mundschleimhaut-Graft-versus-Host-Krankheit (T86.05†, T86.06†)*

K93.42 Stadium 2 der chronischen Mundschleimhaut-Graft-versus-Host-Krankheit (T86.06†)*

K93.43 Stadium 3 der chronischen Mundschleimhaut-Graft-versus-Host-Krankheit (T86.07†)*

K93.8* Krankheiten sonstiger näher bezeichneter Verdauungsorgane bei anderenorts klassifizierten Krankheiten

Kapitel XII

Krankheiten der Haut und der Unterhaut (L00–L99)

Exkl.: Angeborene Fehlbildungen, Deformitäten und Chromosomenanomalien (Q00–Q99)
Bestimmte infektiöse und parasitäre Krankheiten (A00–B99)
Bestimmte Zustände, die ihren Ursprung in der Perinatalperiode haben (P00–P96)
Endokrine, Ernährungs- und Stoffwechselkrankheiten (E00–E90)
Komplikationen der Schwangerschaft, der Geburt und des Wochenbettes (O00–O99)
Lipomelanotische Retikulose (I89.8)
Neubildungen (C00–D48)
Symptome und abnorme klinische und Laborbefunde, die anderenorts nicht klassifiziert sind (R00–R99)
Systemkrankheiten des Bindegewebes (M30–M36)
Verletzungen, Vergiftungen und bestimmte andere Folgen äußerer Ursachen (S00–T98)

Dieses Kapitel gliedert sich in folgende Gruppen:

L00–L08	Infektionen der Haut und der Unterhaut
L10–L14	Bullöse Dermatosen
L20–L30	Dermatitis und Ekzem
L40–L45	Papulosquamöse Hautkrankheiten
L50–L54	Urtikaria und Erythem
L55–L59	Krankheiten der Haut und der Unterhaut durch Strahleneinwirkung
L60–L75	Krankheiten der Hautanhangsgebilde
L80–L99	Sonstige Krankheiten der Haut und der Unterhaut

Dieses Kapitel enthält die folgenden Sternschlüsselnummern:

*L14**	*Bullöse Dermatosen bei anderenorts klassifizierten Krankheiten*
*L45**	*Papulosquamöse Hautkrankheiten bei anderenorts klassifizierten Krankheiten*
*L54.–**	*Erythem bei anderenorts klassifizierten Krankheiten*
*L62.–**	*Krankheiten der Nägel bei anderenorts klassifizierten Krankheiten*
*L86**	*Keratom bei anderenorts klassifizierten Krankheiten*
*L99.–**	*Sonstige Krankheiten der Haut und der Unterhaut bei anderenorts klassifizierten Krankheiten*

Dieses Kapitel enthält die folgenden Ausrufezeichenschlüsselnummern:

L40.7-!	*Schweregrad der Psoriasis*

Infektionen der Haut und der Unterhaut (L00–L08)

Soll der Infektionserreger angegeben werden, ist eine zusätzliche Schlüsselnummer (B95!–B98!) zu benutzen.

Exkl.: Angulus infectiosus oris (durch):
- Kandidose (B37.–)
- Riboflavinmangel (E53.0)
- o.n.A. (K13.0)

Granuloma pediculatum (L98.0)
Hordeolum (H00.0)
Infektiöse Dermatitis (L30.3)
Lokale Infektionen der Haut, die in Kapitel I klassifiziert sind, wie z.B.:
- Erysipel (A46)
- Erysipeloid (A26.–)
- Infektion durch Herpesviren [Herpes simplex] (B00.–)
- Infektion durch Herpesviren [Herpes simplex] im Anogenitalbereich (A60.–)
- Molluscum contagiosum (B08.1)
- Mykosen (B35–B49)
- Pedikulose, Akarinose und sonstiger Parasitenbefall der Haut (B85–B89)
- Virale Warzen (B07)

Pannikulitis:
- Lupus erythematodes (L93.2)
- Nacken- und Rücken- (M54.0-)
- rezidivierend [Pfeifer-Weber-Christian-Krankheit] (M35.6)
- o.n.A. (M79.3-)

Zoster (B02.–)

L00.– Staphylococcal scalded skin syndrome [SSS-Syndrom]

Inkl.: Dermatitis exfoliativa neonatorum [Ritter (-von-Rittershain)]
Pemphigus acutus neonatorum
Staphylogenes Lyell-Syndrom

Exkl.: Toxische epidermale Nekrolyse [Lyell-Syndrom] (L51.2-)

L00.0 Befall von weniger als 30 % der Körperoberfläche

Staphylococcal scalded skin syndrome [SSS-Syndrom] o.n.A.

L00.1 Befall von 30 % der Körperoberfläche und mehr

Schleimhautbefall

L01.– Impetigo

Exkl.: Impetigo herpetiformis (L40.1)
Pemphigus acutus neonatorum (L00.–)

L01.0 Impetigo contagiosa [jeder Erreger] [jede Lokalisation]

Folliculitis superficialis [Bockhart]

L01.1 Sekundäre Impetiginisation anderer Dermatosen

L02.– Hautabszess, Furunkel und Karbunkel

Inkl.: Eiterbeule
Furunkulose

Exkl.: Anal- und Rektalregion (K61.–)
Männliche Genitalorgane (äußere) (N48.2, N49.–)
Weibliche Genitalorgane (äußere) (N76.4)

L02.0 Hautabszess, Furunkel und Karbunkel im Gesicht

Exkl.: Augenlid (H00.0)
Kopf [jeder Teil, ausgenommen Gesicht] (L02.8)
Mund (K12.2-)
Nase (J34.0)
Ohr, äußeres (H60.0)
Orbita (H05.0)
Submandibulär (K12.21–K12.22)
Tränendrüse (H04.0)
Tränenwege (H04.3)

L02.1 Hautabszess, Furunkel und Karbunkel am Hals

L02.2 Hautabszess, Furunkel und Karbunkel am Rumpf

Bauchdecke
Brustwand
Damm
Leistenbeuge
Nabel
Rücken [jeder Teil, ausgenommen Gesäß]

Exkl.: Hüfte (L02.4)
Mamma (N61)
Omphalitis beim Neugeborenen (P38)

L02.3 Hautabszess, Furunkel und Karbunkel am Gesäß

Glutäalregion

Exkl.: Pilonidalzyste mit Abszess (L05.0)

L02.4 **Hautabszess, Furunkel und Karbunkel an Extremitäten**

Achselhöhle
Hüfte
Schulter

L02.8 **Hautabszess, Furunkel und Karbunkel an sonstigen Lokalisationen**

Behaarte Kopfhaut
Kopf [jeder Teil, ausgenommen Gesicht]

L02.9 **Hautabszess, Furunkel und Karbunkel, nicht näher bezeichnet**

Furunkulose o.n.A.

L03.– Phlegmone

Inkl.: Akute Lymphangitis

Exkl.: Akute febrile neutrophile Dermatose [Sweet-Syndrom] (L98.2)
Eosinophile Zellulitis [Wells-Syndrom] (L98.3)
Lymphangitis (chronisch) (subakut) (I89.1)
Phlegmone:
- äußere männliche Genitalorgane (N48.2, N49.–)
- äußere weibliche Genitalorgane (N76.4)
- äußerer Gehörgang (H60.1)
- Anal- und Rektalregion (K61.–)
- Augenlid (H00.0)
- Mund (K12.20)
- Nase (J34.0)
- Tränenapparat (H04.3)

L03.0- **Phlegmone an Fingern und Zehen**

Infektion des Nagels
Onychie
Paronychie
Perionychie

L03.01 Phlegmone an Fingern

L03.02 Phlegmone an Zehen

L03.1- **Phlegmone an sonstigen Teilen der Extremitäten**

L03.10 Phlegmone an der oberen Extremität

Achselhöhle
Hand o.n.A.
Handgelenk
Oberarm
Schulter
Unterarm

Exkl.: Finger (L03.01)

L03.11 Phlegmone an der unteren Extremität

Fuß o.n.A.
Hüfte
Knöchelregion
Oberschenkel
Unterschenkel

Exkl.: Zehe (L03.02)

L03.2 **Phlegmone im Gesicht**

L03.3 **Phlegmone am Rumpf**

Bauchdecke
Brustwand
Damm
Leistenbeuge
Nabel
Rücken [jeder Teil]

Exkl.: Omphalitis beim Neugeborenen (P38)

L

L03.8 **Phlegmone an sonstigen Lokalisationen**

Behaarte Kopfhaut
Kopf [jeder Teil, ausgenommen Gesicht]

L03.9 **Phlegmone, nicht näher bezeichnet**

L04.– Akute Lymphadenitis

Inkl.: Abszess (akut) | Lymphadenitis, akut — jeder Lymphknoten, ausgenommen mesenterial

Exkl.: Generalisierte Lymphadenopathie infolge HIV-Krankheit (B23.8)
Lymphadenitis:
- chronisch oder subakut, ausgenommen mesenterial (I88.1)
- mesenterial, unspezifisch (I88.0)
- o.n.A. (I88.9)

Lymphknotenvergrößerung (R59.–)

L04.0 **Akute Lymphadenitis an Gesicht, Kopf und Hals**

L04.1 **Akute Lymphadenitis am Rumpf**

L04.2 **Akute Lymphadenitis an der oberen Extremität**

Achselhöhle
Schulter

L04.3 **Akute Lymphadenitis an der unteren Extremität**

Hüfte

L04.8 **Akute Lymphadenitis an sonstigen Lokalisationen**

L04.9 **Akute Lymphadenitis, nicht näher bezeichnet**

L05.– Pilonidalzyste

Inkl.: Pilonidalfistel oder Pilonidalsinus
Sinus sacralis dermalis
Steißbeinfistel oder Steißbeinzyste

L05.0 **Pilonidalzyste mit Abszess**

L05.9 **Pilonidalzyste ohne Abszess**

Pilonidalzyste o.n.A.

L08.– Sonstige lokale Infektionen der Haut und der Unterhaut

L08.0 **Pyodermie**

Dermatitis:
- gangraenosa
- purulenta
- septica
- suppurativa

Exkl.: Pyoderma gangraenosum (L88)

L08.1 **Erythrasma**

L08.8 **Sonstige näher bezeichnete lokale Infektionen der Haut und der Unterhaut**

L08.9 **Lokale Infektion der Haut und der Unterhaut, nicht näher bezeichnet**

Bullöse Dermatosen
(L10–L14)

Exkl.: Pemphigus (chronicus benignus) familiaris [Hailey-Hailey] (Q82.8)
Staphylococcal scalded skin syndrome [SSS-Syndrom] (L00.–)
Toxische epidermale Nekrolyse [Lyell-Syndrom] (L51.2-)

L10.– Pemphiguskrankheiten

Exkl.: Pemphigus acutus neonatorum (L00.–)

L10.0 **Pemphigus vulgaris**

L10.1 **Pemphigus vegetans**

L10.2 **Pemphigus foliaceus**

L10.3 **Brasilianischer Pemphigus [fogo selvagem]**

L10.4 **Pemphigus erythematosus**

Senear-Usher-Syndrom

L10.5 **Arzneimittelinduzierter Pemphigus**

Soll die Substanz angegeben werden, ist eine zusätzliche Schlüsselnummer (Kapitel XX) zu benutzen.

L10.8 **Sonstige Pemphiguskrankheiten**

L10.9 **Pemphiguskrankheit, nicht näher bezeichnet**

L11.– Sonstige akantholytische Dermatosen

L11.0 **Erworbene Keratosis follicularis**

Exkl.: Dyskeratosis follicularis vegetans (angeboren) [Darier] (Q82.8)

L11.1 **Transitorische akantholytische Dermatose [Grover]**

L11.8 **Sonstige näher bezeichnete akantholytische Dermatosen**

L11.9 **Akantholytische Dermatose, nicht näher bezeichnet**

L12.– Pemphigoidkrankheiten

Exkl.: Herpes gestationis (O26.4)
Impetigo herpetiformis (L40.1)

L12.0 **Bullöses Pemphigoid**

L12.1 **Vernarbendes Pemphigoid**

Benignes Schleimhautpemphigoid

L12.2 **Chronisch-bullöse Dermatose des Kindesalters**

L12.3 **Erworbene Epidermolysis bullosa**

Exkl.: Epidermolysis bullosa (angeboren) (Q81.–)

L12.8 **Sonstige Pemphigoidkrankheiten**

L12.9 **Pemphigoidkrankheit, nicht näher bezeichnet**

L13.– Sonstige bullöse Dermatosen

L13.0 **Dermatitis herpetiformis [Duhring]**

L13.1 **Pustulosis subcornealis [Sneddon-Wilkinson]**

L13.8 **Sonstige näher bezeichnete bullöse Dermatosen**

L13.9 **Bullöse Dermatose, nicht näher bezeichnet**

*L14** *Bullöse Dermatosen bei anderenorts klassifizierten Krankheiten*

Dermatitis und Ekzem
(L20–L30)

Hinw.: In diesem Abschnitt sind die Begriffe Dermatitis und Ekzem gleichbedeutend und austauschbar zu benutzen.

Exkl.: Chronische Granulomatose (im Kindesalter) (D71)
Dermatitis:
- factitia (L98.1)
- gangraenosa (L08.0)
- herpetiformis (L13.0)
- perioral (L71.0)
- Stauungs- (I83.1–I83.2)
- ulcerosa (L88)

Krankheiten der Haut und der Unterhaut durch Strahleneinwirkung (L55–L59)
Xerodermie (L85.3)

L20.– Atopisches [endogenes] Ekzem

Exkl.: Neurodermitis chronica circumscripta (L28.0)

L20.0 Prurigo Besnier

L20.8 Sonstiges atopisches [endogenes] Ekzem

Ekzem der Säuglinge und Kinder (akut) (chronisch)
Ekzem, intrinsisch (allergisch)
Ekzema flexurarum, anderenorts nicht klassifiziert
Milchschorf, endogen
Neurodermitis:
- atopica
- diffusa

L20.9 Atopisches [endogenes] Ekzem, nicht näher bezeichnet

L21.– Seborrhoisches Ekzem

Inkl.: Seborrhoische Dermatitis

Exkl.: Infektiöse Dermatitis (L30.3)

L21.0 Seborrhoea capitis

Milchschorf, seborrhoisch

L21.1 Seborrhoisches Ekzem der Kinder

L21.8 Sonstiges seborrhoisches Ekzem

L21.9 Seborrhoisches Ekzem, nicht näher bezeichnet

L22 Windeldermatitis

Inkl.: Psoriasiforme Windeldermatitis
Windel-:
- Ausschlag
- Erythem

L23.– Allergische Kontaktdermatitis

Inkl.: Allergisches Kontaktekzem

Exkl.: Allergie o.n.A. (T78.4)
Dermatitis, Ekzem:
- Augenlid (H01.1)
- durch oral, enteral oder parenteral aufgenommene Substanzen (L27.–)
- Kontakt- o.n.A. (L25.9)
- Kontakt-, toxisch (L24.–)
- perioral (L71.0)
- Windel- (L22)
- o.n.A. (L30.9)

Ekzem am äußeren Ohr (H60.5)
Krankheiten der Haut und der Unterhaut durch Strahleneinwirkung (L55–L59)

L23.0 Allergische Kontaktdermatitis durch Metalle

Chrom
Nickel

L23.1 Allergische Kontaktdermatitis durch Klebstoffe

L23.2 Allergische Kontaktdermatitis durch Kosmetika

L23.3 Allergische Kontaktdermatitis durch Drogen oder Arzneimittel bei Hautkontakt

Soll die Substanz angegeben werden, ist eine zusätzliche Schlüsselnummer (Kapitel XX) zu benutzen.

Exkl.: Allergische Reaktion o.n.A. durch Drogen oder Arzneimittel (T88.7)
Dermatitis durch eingenommene Drogen oder Arzneimittel (L27.0–L27.1)

L23.4 Allergische Kontaktdermatitis durch Farbstoffe

L23.5 Allergische Kontaktdermatitis durch sonstige chemische Produkte

Gummi
Insektizid
Kunststoff
Zement

L23.6 Allergische Kontaktdermatitis durch Nahrungsmittel bei Hautkontakt

Exkl.: Dermatitis durch aufgenommene Nahrungsmittel (L27.2)

L23.7 Allergische Kontaktdermatitis durch Pflanzen, ausgenommen Nahrungsmittel

L23.8 Allergische Kontaktdermatitis durch sonstige Agenzien

L23.9 Allergische Kontaktdermatitis, nicht näher bezeichnete Ursache

Allergisches Kontaktekzem o.n.A.

L24.– Toxische Kontaktdermatitis

Inkl.: Nichtallergische Kontaktdermatitis
Toxisches (irritatives) Kontaktekzem

Exkl.: Allergie o.n.A. (T78.4)
Dermatitis, Ekzem:
- allergische Kontakt- (L23.–)
- Augenlid (H01.1)
- durch oral, enteral oder parenteral aufgenommene Substanzen (L27.–)
- Kontakt- o.n.A. (L25.9)
- perioral (L71.0)
- Windel- (L22)
- o.n.A. (L30.9)

Ekzem am äußeren Ohr (H60.5)
Krankheiten der Haut und der Unterhaut durch Strahleneinwirkung (L55–L59)

L24.0 Toxische Kontaktdermatitis durch Detergenzien

L24.1 Toxische Kontaktdermatitis durch Öle und Fette

L24.2 Toxische Kontaktdermatitis durch Lösungsmittel

Lösungsmittel:
- Chlorverbindung
- Cyclohexan
- Ester
- Glykol
- Keton
- Kohlenwasserstoff

L24.3 Toxische Kontaktdermatitis durch Kosmetika

L24.4 Toxische Kontaktdermatitis durch Drogen oder Arzneimittel bei Hautkontakt

Soll die Substanz angegeben werden, ist eine zusätzliche Schlüsselnummer (Kapitel XX) zu benutzen.

Exkl.: Allergische Reaktion o.n.A. durch Drogen oder Arzneimittel (T88.7)
Dermatitis durch eingenommene Drogen oder Arzneimittel (L27.0–L27.1)

L24.5 Toxische Kontaktdermatitis durch sonstige chemische Produkte

Insektizid
Zement

L24.6 Toxische Kontaktdermatitis durch Nahrungsmittel bei Hautkontakt

Exkl.: Dermatitis durch aufgenommene Nahrungsmittel (L27.2)

L24.7 Toxische Kontaktdermatitis durch Pflanzen, ausgenommen Nahrungsmittel

L24.8 Toxische Kontaktdermatitis durch sonstige Agenzien

Farbstoffe

L24.9 Toxische Kontaktdermatitis, nicht näher bezeichnete Ursache

Toxisches Kontaktekzem o.n.A.

L25.– Nicht näher bezeichnete Kontaktdermatitis

Inkl.: Nicht näher bezeichnetes Kontaktekzem

Exkl.: Allergie o.n.A. (T78.4)
Dermatitis:
- allergische Kontakt- (L23.–)
- Augenlid (H01.1)
- durch oral, enteral oder parenteral aufgenommene Substanzen (L27.–)
- perioral (L71.0)
- Kontakt-, toxisch (L24.–)
- o.n.A. (L30.9)

Ekzem am äußeren Ohr (H60.5)
Krankheiten der Haut und der Unterhaut durch Strahleneinwirkung (L55–L59)

L25.0 Nicht näher bezeichnete Kontaktdermatitis durch Kosmetika

L25.1 Nicht näher bezeichnete Kontaktdermatitis durch Drogen oder Arzneimittel bei Hautkontakt

Soll die Substanz angegeben werden, ist eine zusätzliche Schlüsselnummer (Kapitel XX) zu benutzen

Exkl.: Allergische Reaktion o.n.A. durch Drogen oder Arzneimittel (T88.7)
Dermatitis durch eingenommene Drogen oder Arzneimittel (L27.0–L27.1)

L25.2 Nicht näher bezeichnete Kontaktdermatitis durch Farbstoffe

L25.3 Nicht näher bezeichnete Kontaktdermatitis durch sonstige chemische Produkte

Insektizid
Zement

L25.4 Nicht näher bezeichnete Kontaktdermatitis durch Nahrungsmittel bei Hautkontakt

Exkl.: Dermatitis durch aufgenommene Nahrungsmittel (L27.2)

L25.5 Nicht näher bezeichnete Kontaktdermatitis durch Pflanzen, ausgenommen Nahrungsmittel

L25.8 Nicht näher bezeichnete Kontaktdermatitis durch sonstige Agenzien

L25.9 Nicht näher bezeichnete Kontaktdermatitis, nicht näher bezeichnete Ursache

Kontakt-:
- Dermatitis (berufsbedingt) o.n.A.
- Ekzem (berufsbedingt) o.n.A.

L26 Exfoliative Dermatitis

Inkl.: Pityriasis rubra [Hebra]

Exkl.: Dermatitis exfoliativa neonatorum [Ritter (von Rittershain)] (L00.–)

L27.– Dermatitis durch oral, enteral oder parenteral aufgenommene Substanzen

Exkl.: Allergie o.n.A. (T78.4)
Kontaktdermatitis (L23–L25)
Nahrungsmittelunverträglichkeit, ausgenommen Dermatitis (T78.0–T78.1)
Photoallergische Reaktion auf Drogen oder Arzneimittel (L56.1)
Phototoxische Reaktion auf Drogen oder Arzneimittel (L56.0)
Unerwünschte Nebenwirkung o.n.A. von Drogen oder Arzneimitteln (T88.7)
Urtikaria (L50.–)

L27.0 Generalisierte Hauteruption durch Drogen oder Arzneimittel

Soll die Substanz angegeben werden, ist eine zusätzliche Schlüsselnummer (Kapitel XX) zu benutzen.

L27.1 Lokalisierte Hauteruption durch Drogen oder Arzneimittel

Soll die Substanz angegeben werden, ist eine zusätzliche Schlüsselnummer (Kapitel XX) zu benutzen.

L27.2 Dermatitis durch aufgenommene Nahrungsmittel

Exkl.: Dermatitis durch Nahrungsmittel bei Hautkontakt (L23.6, L24.6, L25.4)

L27.8 Dermatitis durch sonstige oral, enteral oder parenteral aufgenommene Substanzen

L27.9 Dermatitis durch nicht näher bezeichnete oral, enteral oder parenteral aufgenommene Substanz

L28.– Lichen simplex chronicus und Prurigo

L28.0 Lichen simplex chronicus [Vidal]

Lichen o.n.A.
Neurodermitis chronica circumscripta

L28.1 Prurigo nodularis

L28.2 Sonstige Prurigo

Prurigo:
- Hebra
- mitis
- o.n.A.

Urticaria papulosa

L29.– Pruritus

Exkl.: Neurotische Exkoriation (L98.1)
Psychogener Pruritus (F45.8)

L29.0 Pruritus ani

L29.1 Pruritus scrotalis

L29.2 Pruritus vulvae

L29.3 Pruritus anogenitalis, nicht näher bezeichnet

L29.8 Sonstiger Pruritus

L29.9 Pruritus, nicht näher bezeichnet

Juckreiz o.n.A.

L

L30.– Sonstige Dermatitis

Exkl.: Kleinfleckige Parapsoriasis en plaques (L41.3)
Kontaktdermatitis (L23–L25)
Stauungsdermatitis (I83.1–I83.2)
Xerodermie (L85.3)

L30.0 Nummuläres Ekzem

L30.1 Dyshidrosis [Pompholyx]

L30.2 Autosensibilisierung der Haut [Id-Reaktion]

Candida-Mykid [Levurid]
Dermatophytid
Ekzematid

L30.3 Ekzematoide Dermatitis

Infektiöse Dermatitis
Superinfiziertes Ekzem

L30.4 Intertriginöses Ekzem

L30.5 Pityriasis alba faciei

L30.8 Sonstige näher bezeichnete Dermatitis

L30.9 Dermatitis, nicht näher bezeichnet

Ekzem o.n.A.

Papulosquamöse Hautkrankheiten (L40–L45)

L40.– Psoriasis

Soll das Vorliegen einer mittelschweren oder schweren Psoriasis angegeben werden, ist bei den Schlüsselnummern L40.0, L40.4 und L40.8 eine zusätzliche Schlüsselnummer L40.70! zu benutzen.

L40.0 Psoriasis vulgaris

Psoriasis nummularis

L40.1 **Generalisierte Psoriasis pustulosa**

Impetigo herpetiformis
Psoriasis pustulosa, Typ Zumbusch

L40.2 **Akrodermatitis continua suppurativa [Hallopeau]**

L40.3 **Psoriasis pustulosa palmoplantaris**

L40.4 **Psoriasis guttata**

L40.5† **Psoriasis-Arthropathie (M07.0–M07.3*, M09.0-*)**

L40.7-! ***Schweregrad der Psoriasis***

L40.70! *Mittelschwere bis schwere Psoriasis*

Body Surface Area [BSA] >10 und Dermatologischer Lebensqualitäts-Index [DLQI] >10
Psoriasis Area and Severity Index [PASI] >10 und Dermatologischer Lebensqualitäts-Index [DLQI] >10

L40.8 **Sonstige Psoriasis**

Psoriasis inversa

L40.9 **Psoriasis, nicht näher bezeichnet**

L41.– Parapsoriasis

Exkl.: Poikilodermia atrophicans vascularis [Jacobi] (L94.5)

L41.0 **Pityriasis lichenoides et varioliformis acuta [Mucha-Habermann]**

L41.1 **Parapsoriasis guttata**

L41.3 **Kleinfleckige Parapsoriasis en plaques**

L41.4 **Großfleckige Parapsoriasis en plaques**

L41.5 **Parapsoriasis mit Poikilodermie**

L41.8 **Sonstige Parapsoriasis**

L41.9 **Parapsoriasis, nicht näher bezeichnet**

L42 Pityriasis rosea

L43.– Lichen ruber planus

Exkl.: Lichen pilaris (L66.1)

L43.0 **Lichen ruber hypertrophicus**

L43.1 **Lichen ruber pemphigoides**

L43.2 **Lichenoide Arzneimittelreaktion**

Soll die Substanz angegeben werden, ist eine zusätzliche Schlüsselnummer (Kapitel XX) zu benutzen.

L43.3 **Subakuter Lichen ruber planus (aktiv)**

Lichen planus tropicus

L43.8 **Sonstiger Lichen ruber planus**

L43.9 **Lichen ruber planus, nicht näher bezeichnet**

L44.– Sonstige papulosquamöse Hautkrankheiten

L44.0 **Pityriasis rubra pilaris**

L44.1 **Lichen nitidus**

L44.2 **Lichen striatus**

L44.3 **Lichen ruber moniliformis**

L44.4 **Infantile papulöse Akrodermatitis [Gianotti-Crosti-Syndrom]**

L44.8 **Sonstige näher bezeichnete papulosquamöse Hautkrankheiten**

L44.9 **Papulosquamöse Hautkrankheit, nicht näher bezeichnet**

L45 Papulosquamöse Hautkrankheiten bei anderenorts klassifizierten Krankheiten*

Urtikaria und Erythem (L50–L54)

Exkl.: Lyme-Krankheit (A69.2)
Rosazea (L71.–)

L50.– Urtikaria

Exkl.: Allergische Kontaktdermatitis (L23.–)
Angioneurotisches Ödem (T78.3)
Hereditäres Angioödem (D84.1)
Quincke-Ödem (T78.3)
Serumurtikaria (T80.6)
Urticaria:
- gigantea (T78.3)
- neonatorum (P83.8)
- papulosa (L28.2)
- pigmentosa (Q82.2)
- solaris (L56.3)

L50.0 Allergische Urtikaria

L50.1 Idiopathische Urtikaria

L50.2 Urtikaria durch Kälte oder Wärme

L50.3 Urticaria factitia

Urtikarieller Dermographismus

L50.4 Urticaria mechanica

L50.5 Cholinergische Urtikaria

L50.6 Kontakturtikaria

L50.8 Sonstige Urtikaria

Urtikaria:
- chronisch
- rezidivierend, periodisch

L50.9 Urtikaria, nicht näher bezeichnet

L51.– Erythema exsudativum multiforme

L51.0 Nichtbullöses Erythema exsudativum multiforme

L51.1 Bullöses Erythema exsudativum multiforme

Stevens-Johnson-Syndrom

L51.2- Toxische epidermale Nekrolyse [Lyell-Syndrom]

L51.20 Befall von weniger als 30 % der Körperoberfläche

Toxische epidermale Nekrolyse [Lyell-Syndrom] o.n.A.

L51.21 Befall von 30 % der Körperoberfläche und mehr

Schleimhautbefall

L51.8 Sonstiges Erythema exsudativum multiforme

L51.9 Erythema exsudativum multiforme, nicht näher bezeichnet

L52 Erythema nodosum

L53.– Sonstige erythematöse Krankheiten

Exkl.: Erythema:
- ab igne (L59.0)
- durch äußere Agenzien bei Hautkontakt (L23–L25)
- intertrigo (L30.4)

L53.0 Erythema toxicum

Soll das exogene Agens angegeben werden, ist eine zusätzliche Schlüsselnummer (Kapitel XX) zu benutzen.

Exkl.: Erythema toxicum beim Neugeborenen (P83.1)

L53.1 **Erythema anulare centrifugum**

L53.2 **Erythema marginatum**

L53.3 **Sonstiges figuriertes chronisches Erythem**

L53.8 **Sonstige näher bezeichnete erythematöse Krankheiten**

L53.9 **Erythematöse Krankheit, nicht näher bezeichnet**

Erythem o.n.A.
Erythrodermie o.n.A.

L54.–* *Erythem bei anderenorts klassifizierten Krankheiten*

L54.0* ***Erythema marginatum bei akutem rheumatischem Fieber (I00†)***

L54.8* ***Erythem bei sonstigen anderenorts klassifizierten Krankheiten***

Krankheiten der Haut und der Unterhaut durch Strahleneinwirkung (L55–L59)

L55.– Dermatitis solaris acuta

Inkl.: Sonnenbrand

L55.0 **Dermatitis solaris acuta 1. Grades**

L55.1 **Dermatitis solaris acuta 2. Grades**

L55.2 **Dermatitis solaris acuta 3. Grades**

L55.8 **Sonstige Dermatitis solaris acuta**

L55.9 **Dermatitis solaris acuta, nicht näher bezeichnet**

L56.– Sonstige akute Hautveränderungen durch Ultraviolettstrahlen

L56.0 **Phototoxische Reaktion auf Arzneimittel**

Soll die Substanz angegeben werden, ist eine zusätzliche Schlüsselnummer (Kapitel XX) zu benutzen.

L56.1 **Photoallergische Reaktion auf Arzneimittel**

Soll die Substanz angegeben werden, ist eine zusätzliche Schlüsselnummer (Kapitel XX) zu benutzen.

L56.2 **Phototoxische Kontaktdermatitis**

Berloque-Dermatitis

L56.3 **Urticaria solaris**

L56.4 **Polymorphe Lichtdermatose**

L56.8 **Sonstige näher bezeichnete akute Hautveränderungen durch Ultraviolettstrahlen**

L56.9 **Akute Hautveränderung durch Ultraviolettstrahlen, nicht näher bezeichnet**

L57.– Hautveränderungen durch chronische Exposition gegenüber nichtionisierender Strahlung

L57.0 **Aktinische Keratose**

Keratose o.n.A.
Keratosis senilis
Keratosis solaris

L57.1 **Aktinisches Retikuloid**

L57.2 **Cutis rhomboidalis nuchae**

L57.3 **Poikilodermia reticularis [Civatte]**

L57.4 **Cutis laxa senilis**

Aktinische Elastose, senil
Elastosis senilis

L57.5 **Strahlengranulom**

L57.8 **Sonstige Hautveränderungen durch chronische Exposition gegenüber nichtionisierender Strahlung**

Landmannshaut
Seemannshaut
Sonnendermatitis durch chronische Lichtexposition

L57.9 **Hautveränderung durch chronische Exposition gegenüber nichtionisierender Strahlung, nicht näher bezeichnet**

L58.– Radiodermatitis

L58.0 **Akute Radiodermatitis**

L58.1 **Chronische Radiodermatitis**

L58.9 **Radiodermatitis, nicht näher bezeichnet**

L59.– Sonstige Krankheiten der Haut und der Unterhaut durch Strahleneinwirkung

L59.0 **Erythema ab igne**

Chronischer Wärmeschaden

L59.8 **Sonstige näher bezeichnete Krankheiten der Haut und der Unterhaut durch Strahleneinwirkung**

L59.9 **Krankheit der Haut und der Unterhaut durch Strahleneinwirkung, nicht näher bezeichnet**

Krankheiten der Hautanhangsgebilde (L60–L75)

Exkl.: Angeborene Fehlbildungen des Integumentum commune (Q84.–)

L60.– Krankheiten der Nägel

Exkl.: Onychie und Paronychie (L03.0-)
Uhrglasnägel (R68.3)

L60.0 **Unguis incarnatus**

Eingewachsener Nagel

L60.1 **Onycholysis**

L60.2 **Onychogryposis [Onychogryphosis]**

L60.3 **Nageldystrophie**

L60.4 **Beau-Reil-Querfurchen**

L60.5 **Yellow-nail-Syndrom [Syndrom der gelben Nägel]**

L60.8 **Sonstige Krankheiten der Nägel**

L60.9 **Krankheit der Nägel, nicht näher bezeichnet**

L62.– Krankheiten der Nägel bei anderenorts klassifizierten Krankheiten*

L62.0* ***Pachydermoperiostose mit Uhrglasnägeln (M89.4-†)***

L62.8* ***Krankheiten der Nägel bei sonstigen anderenorts klassifizierten Krankheiten***

L63.– Alopecia areata

L63.0 **Alopecia (cranialis) totalis**

L63.1 **Alopecia universalis**

L63.2 **Ophiasis**

L63.8 **Sonstige Alopecia areata**

L63.9 **Alopecia areata, nicht näher bezeichnet**

L64.– Alopecia androgenetica

Inkl.: Alopezie vom männlichen Typ

L64.0 Arzneimittelinduzierte Alopecia androgenetica

Soll die Substanz angegeben werden, ist eine zusätzliche Schlüsselnummer (Kapitel XX) zu benutzen.

L64.8 Sonstige Alopecia androgenetica

L64.9 Alopecia androgenetica, nicht näher bezeichnet

L65.– Sonstiger Haarausfall ohne Narbenbildung

Soll bei Arzneimittelinduktion die Substanz angegeben werden, ist eine zusätzliche Schlüsselnummer (Kapitel XX) zu benutzen.

Exkl.: Trichotillomanie (F63.3)

L65.0 Telogeneffluvium

L65.1 Anageneffluvium

L65.2 Alopecia mucinosa [Pinkus]

L65.8 Sonstiger näher bezeichneter Haarausfall ohne Narbenbildung

L65.9 Haarausfall ohne Narbenbildung, nicht näher bezeichnet

Alopecia o.n.A.

L66.– Narbige Alopezie [Haarausfall mit Narbenbildung]

L66.0 Pseudopelade Brocq

L66.1 Lichen planopilaris

Lichen ruber follicularis

L66.2 Folliculitis decalvans

L66.3 Folliculitis et Perifolliculitis capitis abscedens et suffodiens [Hoffmann]

L66.4 Atrophodermia vermiculata

Folliculitis ulerythematosa reticulata
Ulerythema acneiforme

L66.8 Sonstige narbige Alopezie

L66.9 Narbige Alopezie, nicht näher bezeichnet

L67.– Anomalien der Haarfarbe und des Haarschaftes

Exkl.: Monilethrix (Q84.1)
Pili anulati (Q84.1)
Telogeneffluvium (L65.0)

L67.0 Trichorrhexis nodosa

L67.1 Veränderungen der Haarfarbe

Canities
Ergrauen (vorzeitig)
Heterochromie der Haare
Poliosis:
- circumscripta, erworben
- o.n.A.

L67.8 Sonstige Anomalien der Haarfarbe und des Haarschaftes

Fragilitas crinium

L67.9 Anomalie der Haarfarbe und des Haarschaftes, nicht näher bezeichnet

L68.– Hypertrichose

Inkl.: Verstärkter Haarwuchs

Exkl.: Angeborene Hypertrichose (Q84.2)
Persistierende Lanugobehaarung (Q84.2)

L68.0 Hirsutismus

Soll bei Arzneimittelinduktion die Substanz angegeben werden, ist eine zusätzliche Schlüsselnummer (Kapitel XX) zu benutzen.

L68.1 Hypertrichosis lanuginosa acquisita

Soll bei Arzneimittelinduktion die Substanz angegeben werden, ist eine zusätzliche Schlüsselnummer (Kapitel XX) zu benutzen.

L68.2 Lokalisierte Hypertrichose

L68.3 Polytrichie

L68.8 Sonstige Hypertrichose

L68.9 Hypertrichose, nicht näher bezeichnet

L70.– Akne

Exkl.: Aknekeloid (L73.0)

L70.0 Acne vulgaris

L70.1 Acne conglobata

L70.2 Acne varioliformis

Acne necroticans miliaris

L70.3 Acne tropica

L70.4 Acne infantum

L70.5 Acné excoriée

Acné excoriée des jeunes filles

L70.8 Sonstige Akne

L70.9 Akne, nicht näher bezeichnet

L71.– Rosazea

L71.0 Periorale Dermatitis

Soll bei Arzneimittelinduktion die Substanz angegeben werden, ist eine zusätzliche Schlüsselnummer (Kapitel XX) zu benutzen.

L71.1 Rhinophym

L71.8 Sonstige Rosazea

L71.9 Rosazea, nicht näher bezeichnet

L72.– Follikuläre Zysten der Haut und der Unterhaut

L72.0 Epidermalzyste

L72.1 Trichilemmalzyste

Atherom
Pilarzyste

L72.2 Steatocystoma multiplex

L72.8 Sonstige follikuläre Zysten der Haut und der Unterhaut

L72.9 Follikuläre Zyste der Haut und der Unterhaut, nicht näher bezeichnet

L73.– Sonstige Krankheiten der Haarfollikel

L73.0 Aknekeloid [Folliculitis sclerotisans nuchae]

L73.1 Pseudofolliculitis barbae

L73.2 Hidradenitis suppurativa

L73.8 Sonstige näher bezeichnete Krankheiten der Haarfollikel

Folliculitis barbae

L73.9 Krankheit der Haarfollikel, nicht näher bezeichnet

L74.– Krankheiten der ekkrinen Schweißdrüsen

Exkl.: Hyperhidrose (R61.–)

L74.0 **Miliaria rubra**

L74.1 **Miliaria cristallina**

L74.2 **Miliaria profunda**

Miliaria tropica

L74.3 **Miliaria, nicht näher bezeichnet**

L74.4 **Anhidrosis**

Hypohidrosis

L74.8 **Sonstige Krankheiten der ekkrinen Schweißdrüsen**

L74.9 **Krankheit der ekkrinen Schweißdrüsen, nicht näher bezeichnet**

Krankheit der Schweißdrüsen o.n.A.

L75.– Krankheiten der apokrinen Schweißdrüsen

Exkl.: Dyshidrosis [Pompholyx] (L30.1)
Hidradenitis suppurativa (L73.2)

L75.0 **Bromhidrosis**

L75.1 **Chromhidrosis**

L75.2 **Apokrine Miliaria**

Fox-Fordyce-Krankheit

L75.8 **Sonstige Krankheiten der apokrinen Schweißdrüsen**

L75.9 **Krankheit der apokrinen Schweißdrüsen, nicht näher bezeichnet**

Sonstige Krankheiten der Haut und der Unterhaut (L80–L99)

L80 Vitiligo

L81.– Sonstige Störungen der Hautpigmentierung

Exkl.: Muttermal o.n.A. (Q82.5)
Naevus, Nävus - siehe Alphabetisches Verzeichnis
Peutz-Jeghers-Syndrom (Q85.8)

L81.0 **Postinflammatorische Hyperpigmentierung**

L81.1 **Chloasma [Melasma]**

L81.2 **Epheliden**

Sommersprossen

L81.3 **Café-au-lait-Flecken**

L81.4 **Sonstige Melanin-Hyperpigmentierung**

Lentigo

L81.5 **Leukoderm, anderenorts nicht klassifiziert**

L81.6 **Sonstige Störungen durch verminderte Melaninbildung**

L81.7 **Pigmentpurpura**

Angioma serpiginosum
Essentielle Teleangiektasie

L81.8 **Sonstige näher bezeichnete Störungen der Hautpigmentierung**

Pigmentierung durch Eisenablagerung
Tätowierung

L81.9 **Störung der Hautpigmentierung, nicht näher bezeichnet**

L82 Seborrhoische Keratose

Inkl.: Basalzellpapillom
Dermatosis papulosa nigra
Leser-Trélat-Syndrom

L83 Acanthosis nigricans

Inkl.: Papillomatosis confluens et reticularis [Gougerot-Carteaud]

L84 Hühneraugen und Horn-(Haut-)Schwielen

Inkl.: Kallus
Klavus

L85.– Sonstige Epidermisverdickung

Exkl.: Hypertrophe Hautkrankheiten (L91.–)

L85.0 Erworbene Ichthyosis

Exkl.: Ichthyosis congenita (Q80.–)

L85.1 Erworbene Keratosis palmoplantaris [Erworbenes Keratoma palmoplantare]

Exkl.: Hereditäre Palmoplantarkeratose (Q82.8)

L85.2 Keratosis punctata (palmoplantaris)

L85.3 Xerosis cutis

Xerodermie

L85.8 Sonstige näher bezeichnete Epidermisverdickungen

Cornu cutaneum

L85.9 Epidermisverdickung, nicht näher bezeichnet

L86 Keratom bei anderenorts klassifizierten Krankheiten*

Inkl.: Keratosis follicularis | durch Vitamin-A-Mangel (E50.8†)
Xeroderma | durch Vitamin-A-Mangel (E50.8†)

L87.– Störungen der transepidermalen Elimination

Exkl.: Granuloma anulare (perforans) (L92.0)

L87.0 Hyperkeratosis follicularis et parafollicularis in cutem penetrans [Kyrle]

Hyperkeratosis follicularis penetrans

L87.1 Reaktive perforierende Kollagenose

L87.2 Elastosis perforans serpiginosa

L87.8 Sonstige Störungen der transepidermalen Elimination

L87.9 Störung der transepidermalen Elimination, nicht näher bezeichnet

L88 Pyoderma gangraenosum

Inkl.: Dermatitis ulcerosa
Phagedänische Pyodermie

Exkl.: Dermatitis gangraenosa (L08.0)

L89.– Dekubitalgeschwür und Druckzone

Hinw.: Kann das Stadium/die Kategorie eines Dekubitalgeschwüres nicht sicher bestimmt werden, ist das niedrigere Stadium/die niedrigere Kategorie zu kodieren.

Inkl.: Dekubitus
Ulkus bei medizinischer Anwendung von Gips

Exkl.: Dekubitalgeschwür (trophisch) der Cervix (uteri) (N86)

L89.0- Dekubitus, Stadium 1

Dekubitus, Kategorie 1
Druckzone mit nicht wegdrückbarer Rötung bei intakter Haut

L

L89.00 Kopf

L89.01 Obere Extremität

L89.02 Dornfortsätze

L89.03 Beckenkamm

Spina iliaca

L89.04 Kreuzbein

Steißbein

L89.05 Sitzbein

L89.06 Trochanter

L89.07 Ferse

L89.08 Sonstige Lokalisationen der unteren Extremität

L89.09 Sonstige und nicht näher bezeichnete Lokalisationen

L89.1- Dekubitus, Stadium 2

Dekubitus, Kategorie 2
Dekubitus [Druckgeschwür] mit:
- Blase (serumgefüllt) (offen) (rupturiert)
- Teilverlust der Haut mit Einbeziehung von Epidermis und/oder Dermis

L89.10 Kopf

L89.11 Obere Extremität

L89.12 Dornfortsätze

L89.13 Beckenkamm

Spina iliaca

L89.14 Kreuzbein

Steißbein

L89.15 Sitzbein

L89.16 Trochanter

L89.17 Ferse

L89.18 Sonstige Lokalisationen der unteren Extremität

L89.19 Sonstige und nicht näher bezeichnete Lokalisationen

L89.2- Dekubitus, Stadium 3

Dekubitus, Kategorie 3
Dekubitus [Druckgeschwür] mit Verlust aller Hautschichten mit Schädigung oder Nekrose des subkutanen Gewebes, die bis auf die darunterliegende Faszie reichen kann

L89.20 Kopf

L89.21 Obere Extremität

L89.22 Dornfortsätze

L89.23 Beckenkamm

Spina iliaca

L89.24 Kreuzbein

Steißbein

L89.25 Sitzbein

L89.26 Trochanter

L89.27 Ferse

L89.28 Sonstige Lokalisationen der unteren Extremität

L89.29 Sonstige und nicht näher bezeichnete Lokalisationen

L89.3- Dekubitus, Stadium 4

Dekubitus, Kategorie 4
Dekubitus [Druckgeschwür] mit Nekrose von Muskeln, Knochen oder stützenden Strukturen (z.B. Sehnen oder Gelenkkapseln)

L89.30 Kopf
L89.31 Obere Extremität
L89.32 Dornfortsätze
L89.33 Beckenkamm
Spina iliaca
L89.34 Kreuzbein
Steißbein
L89.35 Sitzbein
L89.36 Trochanter
L89.37 Ferse
L89.38 Sonstige Lokalisationen der unteren Extremität
L89.39 Sonstige und nicht näher bezeichnete Lokalisationen

L89.9- Dekubitus, Stadium nicht näher bezeichnet

Dekubitus, Kategorie nicht näher bezeichnet
Dekubitus [Druckgeschwür] ohne Angabe eines Stadiums

L89.90 Kopf
L89.91 Obere Extremität
L89.92 Dornfortsätze
L89.93 Beckenkamm
Spina iliaca
L89.94 Kreuzbein
Steißbein
L89.95 Sitzbein
L89.96 Trochanter
L89.97 Ferse
L89.98 Sonstige Lokalisationen der unteren Extremität
L89.99 Sonstige und nicht näher bezeichnete Lokalisationen

L90.– Atrophische Hautkrankheiten

L90.0 Lichen sclerosus et atrophicus

Exkl.: Lichen sclerosus der äußeren Genitalorgane:
- Frau (N90.4)
- Mann (N48.0)

L90.1 Anetodermie, Typ Schweninger-Buzzi

L90.2 Anetodermie, Typ Jadassohn-Pellizzari

L90.3 Atrophodermia idiopathica, Typ Pasini-Pierini

L90.4 Akrodermatitis chronica atrophicans

Herxheimer-Krankheit

L90.5 Narben und Fibrosen der Haut

Entstellung durch Narbe
Hautnarbe
Narbe o.n.A.
Narbenverwachsung (Haut)

Exkl.: Hypertrophe Narbe (L91.0)
Narbenkeloid (L91.0)

L90.6 Striae cutis atrophicae

L90.8 Sonstige atrophische Hautkrankheiten

L90.9 Atrophische Hautkrankheit, nicht näher bezeichnet

L91.– Hypertrophe Hautkrankheiten

L91.0 Hypertrophe Narbe

Keloid
Narbenkeloid

Exkl.: Aknekeloid (L73.0)
Narbe o.n.A. (L90.5)

L91.8 Sonstige hypertrophe Hautkrankheiten

L91.9 Hypertrophe Hautkrankheit, nicht näher bezeichnet

L92.– Granulomatöse Krankheiten der Haut und der Unterhaut

Exkl.: Strahlengranulom (L57.5)

L92.0 Granuloma anulare

Granuloma anulare perforans

L92.1 Nekrobiosis lipoidica, anderenorts nicht klassifiziert

Exkl.: In Verbindung mit Diabetes mellitus (E10–E14)

L92.2 Granuloma faciale [Granuloma eosinophilicum faciei]

L92.3 Fremdkörpergranulom der Haut und der Unterhaut

L92.8 Sonstige granulomatöse Krankheiten der Haut und der Unterhaut

L92.9 Granulomatöse Krankheit der Haut und der Unterhaut, nicht näher bezeichnet

L93.– Lupus erythematodes

Soll bei Arzneimittelinduktion die Substanz angegeben werden, ist eine zusätzliche Schlüsselnummer (Kapitel XX) zu benutzen.

Exkl.: Lupus:
- exedens (A18.4)
- vulgaris (A18.4)

Sklerodermie (M34.–)
Systemischer Lupus erythematodes (M32.–)

L93.0 Diskoider Lupus erythematodes

Lupus erythematodes o.n.A.

L93.1 Subakuter Lupus erythematodes cutaneus

L93.2 Sonstiger lokalisierter Lupus erythematodes

Lupus erythematodes profundus
Lupus-Pannikulitis

L94.– Sonstige lokalisierte Krankheiten des Bindegewebes

Exkl.: Systemkrankheiten des Bindegewebes (M30–M36)

L94.0 Sclerodermia circumscripta [Morphaea]

Lokalisierte Sklerodermie

L94.1 Lineare oder bandförmige Sklerodermie

Sclérodermie en coup de sabre

L94.2 Calcinosis cutis

L94.3 Sklerodaktylie

L94.4 Gottron-Papeln

L94.5 Poikilodermia atrophicans vascularis [Jacobi]

L94.6 Ainhum

L94.8 Sonstige näher bezeichnete lokalisierte Krankheiten des Bindegewebes

L94.9 Lokalisierte Krankheit des Bindegewebes, nicht näher bezeichnet

L95.– Anderenorts nicht klassifizierte Vaskulitis, die auf die Haut begrenzt ist

Exkl.: Essentielle Teleangiektasie (L81.7)
Granulomatose mit Polyangiitis (M31.3)
Hypersensitivitätsangiitis (M31.0)
Panniculitis nodularis nonsuppurativa febrilis et recidivans [Pfeifer-Weber-Christian-Krankheit] (M35.6)
Pannikulitis:
- Lupus- (L93.2)
- Nacken- und Rücken- (M54.0-)
- o.n.A. (M79.3-)

Panarteriitis nodosa (M30.0)
Purpura Schoenlein-Henoch (D69.0)
Rheumatoide Vaskulitis (M05.2-)
Serumkrankheit (T80.6)
Urtikaria (L50.–)
Wegener-Granulomatose (M31.3)

L95.0 Livedo-Vaskulitis

Capillaritis alba

L95.1 Erythema elevatum et diutinum

L95.8 Sonstige Vaskulitis, die auf die Haut begrenzt ist

L95.9 Vaskulitis, die auf die Haut begrenzt ist, nicht näher bezeichnet

L97 Ulcus cruris, anderenorts nicht klassifiziert

Exkl.: Dekubitalgeschwür und Druckzone (L89.–)
Gangrän (R02.–)
Hautinfektionen (L00–L08)
Spezifische Infektionen, die unter A00–B99 klassifiziert sind
Ulcus cruris arteriosum (I70.24)
Ulcus cruris durch venöse Insuffizienz (I87.21)
Ulcus cruris varicosum (I83.0, I83.2)

L98.– Sonstige Krankheiten der Haut und der Unterhaut, anderenorts nicht klassifiziert

L98.0 Granuloma pediculatum [Granuloma pyogenicum]

L98.1 Dermatitis factitia

Artefakte
Neurotische Exkoriation

L98.2 Akute febrile neutrophile Dermatose [Sweet-Syndrom]

L98.3 Eosinophile Zellulitis [Wells-Syndrom]

L98.4 Chronisches Ulkus der Haut, anderenorts nicht klassifiziert

Chronisches Ulkus der Haut o.n.A.
Ulcus tropicum o.n.A.
Ulkus der Haut o.n.A.

Exkl.: Dekubitalgeschwür und Druckzone (L89.–)
Gangrän (R02.–)
Hautinfektionen (L00–L08)
Spezifische Infektionen, die unter A00–B99 klassifiziert sind
Ulcus cruris, anderenorts nicht klassifiziert (L97)
Ulcus cruris varicosum (I83.0, I83.2)

L98.5 Muzinose der Haut

Fokale Muzinose
Lichen myxoedematosus
Retikuläre erythematöse Muzinose

Exkl.: Fokale orale Muzinose (K13.7)
Myxödem (E03.9)

L98.6 **Sonstige infiltrative Krankheiten der Haut und der Unterhaut**

Exkl.: Hyalinosis cutis et mucosae (E78.88)

L98.7 **Überschüssige und erschlaffte Haut und Unterhaut**

Schlaffe oder hängende Haut:
- nach Gewichtsverlust (bariatrische Chirurgie) (Diät)
- o.n.A.

Exkl.: Hautveränderungen durch chronische Exposition gegenüber nichtionisierender Strahlung (L57.–)
Überschüssige oder erschlaffte Haut des Augenlids:
- angeboren (Q10.3)
- erworben (H02.3)

L98.8 **Sonstige näher bezeichnete Krankheiten der Haut und der Unterhaut**

L98.9 **Krankheit der Haut und der Unterhaut, nicht näher bezeichnet**

*L99.–** *Sonstige Krankheiten der Haut und der Unterhaut bei anderenorts klassifizierten Krankheiten*

L99.0* ***Kutane Amyloidose (E85.–†)***

Lichen amyloidosus
Makulöse Amyloidose

L99.1-* ***Beteiligung der Haut bei der akuten Graft-versus-Host-Krankheit (T86.01†, T86.02†)***

*L99.11** *Stadium 1 der akuten Haut-Graft-versus-Host-Krankheit*

*L99.12** *Stadium 2 der akuten Haut-Graft-versus-Host-Krankheit*

*L99.13** *Stadium 3 der akuten Haut-Graft-versus-Host-Krankheit*

*L99.14** *Stadium 4 der akuten Haut-Graft-versus-Host-Krankheit*

L99.2-* ***Beteiligung der Haut bei der chronischen Graft-versus-Host-Krankheit***

*L99.21** *Stadium 1 der chronischen Haut-Graft-versus-Host-Krankheit (T86.05†, T86.06†)*

*L99.22** *Stadium 2 der chronischen Haut-Graft-versus-Host-Krankheit (T86.06†)*

*L99.23** *Stadium 3 der chronischen Haut-Graft-versus-Host-Krankheit (T86.07†)*

L99.8* ***Sonstige näher bezeichnete Krankheiten der Haut und der Unterhaut bei anderenorts klassifizierten Krankheiten***

Syphilis:
- Alopezie (A51.3†)
- Leukoderm (A51.3†, A52.7†)

Kapitel XIII

Krankheiten des Muskel-Skelett-Systems und des Bindegewebes (M00–M99)

Exkl.: Angeborene Fehlbildungen, Deformitäten und Chromosomenanomalien (Q00–Q99)
Bestimmte infektiöse und parasitäre Krankheiten (A00–B99)
Bestimmte Störungen des Kiefergelenkes (K07.6)
Bestimmte Zustände, die ihren Ursprung in der Perinatalperiode haben (P00–P96)
Endokrine, Ernährungs- und Stoffwechselkrankheiten (E00–E90)
Kompartmentsyndrom (T79.6-)
Komplikationen der Schwangerschaft, der Geburt und des Wochenbettes (O00–O99)
Neubildungen (C00–D48)
Symptome und abnorme klinische und Laborbefunde, die anderenorts nicht klassifiziert sind (R00–R99)
Verletzungen, Vergiftungen und bestimmte andere Folgen äußerer Ursachen (S00–T98)

Dieses Kapitel gliedert sich in folgende Gruppen:

M00–M25 Arthropathien
- M00–M03 Infektiöse Arthropathien
- M05–M14 Entzündliche Polyarthropathien
- M15–M19 Arthrose
- M20–M25 Sonstige Gelenkkrankheiten

M30–M36 Systemkrankheiten des Bindegewebes

M40–M54 Krankheiten der Wirbelsäule und des Rückens
- M40–M43 Deformitäten der Wirbelsäule und des Rückens
- M45–M49 Spondylopathien
- M50–M54 Sonstige Krankheiten der Wirbelsäule und des Rückens

M60–M79 Krankheiten der Weichteilgewebe
- M60–M63 Krankheiten der Muskeln
- M65–M68 Krankheiten der Synovialis und der Sehnen
- M70–M79 Sonstige Krankheiten des Weichteilgewebes

M80–M94 Osteopathien und Chondropathien
- M80–M85 Veränderungen der Knochendichte und -struktur
- M86–M90 Sonstige Osteopathien
- M91–M94 Chondropathien

M95–M99 Sonstige Krankheiten des Muskel-Skelett-Systems und des Bindegewebes

Dieses Kapitel enthält die folgenden Sternschlüsselnummern:

*M01.–** *Direkte Gelenkinfektionen bei anderenorts klassifizierten infektiösen und parasitären Krankheiten*
*M03.–** *Postinfektiöse und reaktive Arthritiden bei anderenorts klassifizierten Krankheiten*
*M07.–** *Arthritis psoriatica und Arthritiden bei gastrointestinalen Grundkrankheiten*
*M09.–** *Juvenile Arthritis bei anderenorts klassifizierten Krankheiten*
*M14.–** *Arthropathien bei sonstigen anderenorts klassifizierten Krankheiten*
*M36.–** *Systemkrankheiten des Bindegewebes bei anderenorts klassifizierten Krankheiten*
*M49.–** *Spondylopathien bei anderenorts klassifizierten Krankheiten*
*M63.–** *Muskelkrankheiten bei anderenorts klassifizierten Krankheiten*
*M68.–** *Krankheiten der Synovialis und der Sehnen bei anderenorts klassifizierten Krankheiten*
*M73.–** *Krankheiten des Weichteilgewebes bei anderenorts klassifizierten Krankheiten*
*M82.–** *Osteoporose bei anderenorts klassifizierten Krankheiten*
*M90.–** *Osteopathien bei anderenorts klassifizierten Krankheiten*

M

Lokalisation der Muskel-Skelett-Beteiligung

Die folgenden **fünften Stellen zur Angabe des Beteiligungsortes** sind mit den passenden Schlüsselnummern dieses Kapitels XIX zu benutzen. Hiervon abweichende fünfte Stellen für Kniegelenkschäden, Rückenleiden und anderenorts nicht klassifizierte biomechanische Funktionsstörungen finden sich unter M23, in der Krankheitsgruppe M40–M54 und unter M99. Die jeweils gültigen fünften Stellen sind bei jeder Kategorie angegeben.

0 Mehrere Lokalisationen

1 Schulterregion
Klavikula
Skapula
Akromioklavikulargelenk
Schultergelenk
Sternoklavikulargelenk

2 Oberarm
Humerus
Ellenbogengelenk

3 Unterarm
Radius
Ulna
Handgelenk

4 Hand
Finger
Handwurzel
Mittelhand
Gelenke zwischen diesen Knochen

5 Beckenregion und Oberschenkel
Becken
Femur
Femur
Hüfte [Hüftgelenk]
Iliosakralgelenk

6 Unterschenkel
Fibula
Tibia
Kniegelenk

7 Knöchel und Fuß
Fußwurzel
Mittelfuß
Zehen
Sprunggelenk
Sonstige Gelenke des Fußes

8 Sonstige Lokalisationen
Hals
Kopf
Rippen
Rumpf
Schädel
Wirbelsäule

9 Nicht näher bezeichnete Lokalisation

Arthropathien
(M00–M25)

Inkl.: Krankheiten, die vorwiegend an den peripheren (Extremitäten-)Gelenken auftreten

Infektiöse Arthropathien
(M00–M03)

Hinw.: Diese Gruppe enthält Gelenkkrankheiten durch Mikroorganismen. Aufgrund der ätiologischen Zusammenhänge wird zwischen folgenden Typen unterschieden:

a) direkte Gelenkinfektion: Die Erreger wandern in das Synovialgewebe ein, ihre Antigene sind im Gelenk nachweisbar.

b) indirekte Gelenkinfektion: Es wird wiederum zwischen zwei Typen unterschieden:
- reaktive Arthritis: Es ist zwar eine Infektion des Gesamtorganismus erwiesen, aber im Gelenk können weder Erreger noch deren Antigene nachgewiesen werden.
- postinfektiöse Arthritis: Es lässt sich zwar ein Erregerantigen nachweisen, aber der Erreger selbst ist nur inkonstant und seine lokale Vermehrung nicht nachweisbar.

M00.– Eitrige Arthritis

Benutze eine zusätzliche Schlüsselnummer (T84.5–T84.7), um das Vorliegen einer Arthritis im Rahmen einer periimplantären (implantatassoziierten) Infektion zu kodieren.

Die Lokalisation ist bei den mit # markierten Kodes in der 5. Stelle nach folgender Liste zu kodieren:

0 Mehrere Lokalisationen **1 Schulterregion** Klavikula, Skapula, Akromioklavikulargelenk, Schultergelenk, Sternoklavikulargelenk **2 Oberarm** Humerus, Ellenbogengelenk **3 Unterarm** Radius, Ulna, Handgelenk	**4 Hand** Finger, Handwurzel, Mittelhand, Gelenke zwischen diesen Knochen **5 Beckenregion und Oberschenkel** Becken, Femur, Gesäß, Hüfte [Hüftgelenk], Iliosakralgelenk **6 Unterschenkel** Fibula, Tibia, Kniegelenk	**7 Knöchel und Fuß** Fußwurzel, Mittelfuß, Zehen, Sprunggelenk, sonstige Fußgelenke **8 Sonstige Lokalisationen** Hals, Kopf, Rippen, Rumpf, Schädel, Wirbelsäule **9 N.n.bez. Lokalisation**

 # M00.0- Arthritis und Polyarthritis durch Staphylokokken

 # M00.1- Arthritis und Polyarthritis durch Pneumokokken

 # M00.2- Arthritis und Polyarthritis durch sonstige Streptokokken

 # M00.8- Arthritis und Polyarthritis durch sonstige näher bezeichnete bakterielle Erreger

Soll der Infektionserreger angegeben werden, ist eine zusätzliche Schlüsselnummer (B95!–B98!) zu benutzen.

 # M00.9- Eitrige Arthritis, nicht näher bezeichnet

Infektiöse Arthritis o.n.A.

M01.-* Direkte Gelenkinfektionen bei anderenorts klassifizierten infektiösen und parasitären Krankheiten

Exkl.: Arthritis bei Sarkoidose (M14.8-*)
Postinfektiöse und reaktive Arthritis (M03.–*)

Die Lokalisation ist bei den mit # markierten Kodes in der 5. Stelle nach folgender Liste zu kodieren:

0 Mehrere Lokalisationen ***1 Schulterregion*** Klavikula, Skapula, Akromioklavikulargelenk, Schultergelenk, Sternoklavikulargelenk ***2 Oberarm*** Humerus, Ellenbogengelenk ***3 Unterarm*** Radius, Ulna, Handgelenk	***4 Hand*** Finger, Handwurzel, Mittelhand, Gelenke zwischen diesen Knochen ***5 Beckenregion und Oberschenkel*** Becken, Femur, Gesäß, Hüfte [Hüftgelenk], Iliosakralgelenk ***6 Unterschenkel*** Fibula, Tibia, Kniegelenk	***7 Knöchel und Fuß*** Fußwurzel, Mittelfuß, Zehen, Sprunggelenk, sonstige Fußgelenke ***8 Sonstige Lokalisationen*** Hals, Kopf, Rippen, Rumpf, Schädel, Wirbelsäule ***9 N.n.bez. Lokalisation***

 # M01.0-* Arthritis durch Meningokokken (A39.8†)

Exkl.: Arthritis nach Meningokokkeninfektion (M03.0-*)

 # M01.1-* Tuberkulöse Arthritis (A18.0†)

Exkl.: Wirbelsäule (M49.0-*)

 # M01.2-* Arthritis bei Lyme-Krankheit (A69.2†)

 # M01.3-* Arthritis bei sonstigen anderenorts klassifizierten bakteriellen Krankheiten

Arthritis bei:
- Lepra [Aussatz] (A30.–†)
- lokalisierter Salmonelleninfektion (A02.2†)
- Typhus abdominalis oder Paratyphus (A01.–†)

Arthritis durch Gonokokken (A54.4†)

 # M01.4-* Arthritis bei Röteln (B06.8†)

 # M01.5-* Arthritis bei sonstigen anderenorts klassifizierten Viruskrankheiten

Arthritis bei:
- Mumps (B26.8†)
- O'Nyong-nyong-Fieber (A92.1†)

 # M01.6-* Arthritis bei Mykosen (B35–B49†)

 # M01.8-* Arthritis bei sonstigen anderenorts klassifizierten infektiösen und parasitären Krankheiten

M02.– Reaktive Arthritiden

Exkl.: Behçet-Krankheit (M35.2)
Rheumatisches Fieber (I00)

Die Lokalisation ist bei den mit # markierten Kodes in der 5. Stelle nach folgender Liste zu kodieren:

0 Mehrere Lokalisationen **1 Schulterregion** Klavikula, Skapula, Akromioklavikulargelenk, Schultergelenk, Sternoklavikulargelenk **2 Oberarm** Humerus, Ellenbogengelenk **3 Unterarm** Radius, Ulna, Handgelenk	**4 Hand** Finger, Handwurzel, Mittelhand, Gelenke zwischen diesen Knochen **5 Beckenregion und Oberschenkel** Becken, Femur, Gesäß, Hüfte [Hüftgelenk], Iliosakralgelenk **6 Unterschenkel** Fibula, Tibia, Kniegelenk	**7 Knöchel und Fuß** Fußwurzel, Mittelfuß, Zehen, Sprunggelenk, sonstige Fußgelenke **8 Sonstige Lokalisationen** Hals, Kopf, Rippen, Rumpf, Schädel, Wirbelsäule **9 N.n.bez. Lokalisation**

 # M02.0- Arthritis nach intestinalem Bypass

 # M02.1- Postenteritische Arthritis

 # M02.2- Arthritis nach Impfung

 # M02.3- Reiter-Krankheit

 # M02.8- **Sonstige reaktive Arthritiden**

 # M02.9- **Reaktive Arthritis, nicht näher bezeichnet**

M03.–* *Postinfektiöse und reaktive Arthritiden bei anderenorts klassifizierten Krankheiten*

Exkl.: Direkte Gelenkinfektion bei anderenorts klassifizierten infektiösen und parasitären Krankheiten (M01.–*)

Die Lokalisation ist bei den mit # markierten Kodes in der 5. Stelle nach folgender Liste zu kodieren:

0 Mehrere Lokalisationen ***1 Schulterregion*** Klavikula, Skapula, Akromioklavikulargelenk, Schultergelenk, Sternoklavikulargelenk ***2 Oberarm*** Humerus, Ellenbogengelenk ***3 Unterarm*** Radius, Ulna, Handgelenk	***4 Hand*** Finger, Handwurzel, Mittelhand, Gelenke zwischen diesen Knochen ***5 Beckenregion und Oberschenkel*** Becken, Femur, Gesäß, Hüfte [Hüftgelenk], Iliosakralgelenk ***6 Unterschenkel*** Fibula, Tibia, Kniegelenk	***7 Knöchel und Fuß*** Fußwurzel, Mittelfuß, Zehen, Sprunggelenk, sonstige Fußgelenke ***8 Sonstige Lokalisationen*** Hals, Kopf, Rippen, Rumpf, Schädel, Wirbelsäule ***9 N.n.bez. Lokalisation***

 # M03.0-* ***Arthritis nach Meningokokkeninfektion (A39.8†)***

Exkl.: Arthritis durch Meningokokken (M01.0-*)

 # M03.1-* ***Postinfektiöse Arthritis bei Syphilis***

Clutton-Syndrom (A50.5†)

Exkl.: Charcot-Arthropathie oder tabische Arthropathie (M14.6-*)

 # M03.2-* ***Sonstige postinfektiöse Arthritiden bei anderenorts klassifizierten Krankheiten***

Postinfektiöse Arthritis bei:
- Enteritis durch Yersinia enterocolitica (A04.6†)
- Virushepatitis (B15–B19†)

Exkl.: Virale Arthritiden (M01.4-*, M01.5-*)

 # M03.6-* ***Reaktive Arthritis bei sonstigen anderenorts klassifizierten Krankheiten***

Arthritis bei infektiöser Endokarditis (I33.0†)

Entzündliche Polyarthropathien
(M05–M14)

M05.– Seropositive chronische Polyarthritis

Exkl.: Chronische Polyarthritis der Wirbelsäule (M45.0-)
Juvenile chronische Polyarthritis (M08.–)
Rheumatisches Fieber (I00)

Die Lokalisation ist bei den mit # markierten Kodes in der 5. Stelle nach folgender Liste zu kodieren:

0 Mehrere Lokalisationen **1 Schulterregion** Klavikula, Skapula, Akromioklavikulargelenk, Schultergelenk, Sternoklavikulargelenk **2 Oberarm** Humerus, Ellenbogengelenk **3 Unterarm** Radius, Ulna, Handgelenk	**4 Hand** Finger, Handwurzel, Mittelhand, Gelenke zwischen diesen Knochen **5 Beckenregion und Oberschenkel** Becken, Femur, Gesäß, Hüfte [Hüftgelenk], Iliosakralgelenk **6 Unterschenkel** Fibula, Tibia, Kniegelenk	**7 Knöchel und Fuß** Fußwurzel, Mittelfuß, Zehen, Sprunggelenk, sonstige Fußgelenke **8 Sonstige Lokalisationen** Hals, Kopf, Rippen, Rumpf, Schädel, Wirbelsäule **9 N.n.bez. Lokalisation**

 # M05.0- **Felty-Syndrom**

Chronische Polyarthritis mit Lymphosplenomegalie und Leukopenie

 # M05.1-† **Lungenmanifestation der seropositiven chronischen Polyarthritis (J99.0*)**

 # M05.2- **Vaskulitis bei seropositiver chronischer Polyarthritis**

 # M05.3-† **Seropositive chronische Polyarthritis mit Beteiligung sonstiger Organe und Organsysteme**

Endokarditis (I39.–*) Karditis (I52.8*) Myokarditis (I41.8*) Myopathie (G73.7*) Perikarditis (I32.8*) Polyneuropathie (G63.6*)	bei seropositiver chronischer Polyarthritis

 # M05.8- **Sonstige seropositive chronische Polyarthritis**

 # M05.9- **Seropositive chronische Polyarthritis, nicht näher bezeichnet**

M06.– Sonstige chronische Polyarthritis

Die Lokalisation ist bei den mit # markierten Kodes in der 5. Stelle nach folgender Liste zu kodieren:

0 Mehrere Lokalisationen **1 Schulterregion** Klavikula, Skapula, Akromioklavikulargelenk, Schultergelenk, Sternoklavikulargelenk **2 Oberarm** Humerus, Ellenbogengelenk **3 Unterarm** Radius, Ulna, Handgelenk	**4 Hand** Finger, Handwurzel, Mittelhand, Gelenke zwischen diesen Knochen **5 Beckenregion und Oberschenkel** Becken, Femur, Gesäß, Hüfte [Hüftgelenk], Iliosakralgelenk **6 Unterschenkel** Fibula, Tibia, Kniegelenk	**7 Knöchel und Fuß** Fußwurzel, Mittelfuß, Zehen, Sprunggelenk, sonstige Fußgelenke **8 Sonstige Lokalisationen** Hals, Kopf, Rippen, Rumpf, Schädel, Wirbelsäule **9 N.n.bez. Lokalisation**

 # M06.0- **Seronegative chronische Polyarthritis**

 # M06.1- **Adulte Form der Still-Krankheit**

Exkl.: Still-Krankheit o.n.A. (M08.2-)

 # M06.2- **Bursitis bei chronischer Polyarthritis**

 # M06.3- **Rheumaknoten**

 # M06.4- **Entzündliche Polyarthropathie**

Exkl.: Polyarthritis o.n.A. (M13.0)

 # M06.8- **Sonstige näher bezeichnete chronische Polyarthritis**

 # M06.9- **Chronische Polyarthritis, nicht näher bezeichnet**

M07.– Arthritis psoriatica und Arthritiden bei gastrointestinalen Grundkrankheiten*

Exkl.: Juvenile Arthritis psoriatica und juvenile Arthritiden bei gastrointestinalen Grundkrankheiten (M09.–*)

Die Lokalisation ist bei den mit # markierten Kodes in der 5. Stelle nach folgender Liste zu kodieren:

0 Mehrere Lokalisationen ***1 Schulterregion*** Klavikula, Skapula, Akromioklavikulargelenk, Schultergelenk, Sternoklavikulargelenk ***2 Oberarm*** Humerus, Ellenbogengelenk ***3 Unterarm*** Radius, Ulna, Handgelenk	***4 Hand*** Finger, Handwurzel, Mittelhand, Gelenke zwischen diesen Knochen ***5 Beckenregion und Oberschenkel*** Becken, Femur, Gesäß, Hüfte [Hüftgelenk], Iliosakralgelenk ***6 Unterschenkel*** Fibula, Tibia, Kniegelenk	***7 Knöchel und Fuß*** Fußwurzel, Mittelfuß, Zehen, Sprunggelenk, sonstige Fußgelenke ***8 Sonstige Lokalisationen*** Hals, Kopf, Rippen, Rumpf, Schädel, Wirbelsäule ***9 N.n.bez. Lokalisation***

M07.0-* ***Distale interphalangeale Arthritis psoriatica (L40.5†)***

*M07.00** *Mehrere Lokalisationen*

*M07.04** *Hand*

Finger, Handwurzel, Mittelhand, Gelenke zwischen diesen Knochen

*M07.07** *Knöchel und Fuß*

Fußwurzel, Mittelfuß, Zehen, Sprunggelenk, sonstige Fußgelenke

*M07.09** *N.n.bez. Lokalisation*

 # *M07.1-** ***Arthritis mutilans (L40.5†)***

M07.2* ***Spondylitis psoriatica (L40.5†)***

 # *M07.3-** ***Sonstige psoriatische Arthritiden (L40.5†)***

 # *M07.4-** ***Arthritis bei Crohn-Krankheit [Enteritis regionalis] (K50.–†)***

 # *M07.5-** ***Arthritis bei Colitis ulcerosa (K51.–†)***

 # *M07.6-** ***Sonstige Arthritiden bei gastrointestinalen Grundkrankheiten***

M08.– Juvenile Arthritis

Inkl.: Arthritis bei Kindern, Beginn vor Vollendung des 15. Lebensjahres, mit einer Dauer von mehr als 3 Monaten

Exkl.: Felty-Syndrom (M05.0-)
Juvenile Dermatomyositis (M33.0)

Die Lokalisation ist bei den mit # markierten Kodes in der 5. Stelle nach folgender Liste zu kodieren:

0 Mehrere Lokalisationen **1 Schulterregion** Klavikula, Skapula, Akromioklavikulargelenk, Schultergelenk, Sternoklavikulargelenk **2 Oberarm** Humerus, Ellenbogengelenk **3 Unterarm** Radius, Ulna, Handgelenk	**4 Hand** Finger, Handwurzel, Mittelhand, Gelenke zwischen diesen Knochen **5 Beckenregion und Oberschenkel** Becken, Femur, Gesäß, Hüfte [Hüftgelenk], Iliosakralgelenk **6 Unterschenkel** Fibula, Tibia, Kniegelenk	**7 Knöchel und Fuß** Fußwurzel, Mittelfuß, Zehen, Sprunggelenk, sonstige Fußgelenke **8 Sonstige Lokalisationen** Hals, Kopf, Rippen, Rumpf, Schädel, Wirbelsäule **9 N.n.bez. Lokalisation**

 # M08.0- **Juvenile chronische Polyarthritis, adulter Typ**

Juvenile chronische Polyarthritis vom Erwachsenentyp der chronischen Polyarthritis, mit oder ohne Rheumafaktor-Nachweis

 # M08.1- **Juvenile Spondylitis ankylosans**

Exkl.: Spondylitis ankylosans bei Erwachsenen (M45.0-)

 # M08.2- **Juvenile chronische Arthritis, systemisch beginnende Form**

Still-Krankheit o.n.A.

Exkl.: Adulte Form der Still-Krankheit (M06.1-)

M08.3 **Juvenile chronische Arthritis (seronegativ), polyartikuläre Form**

Juvenile chronische Polyarthritis
Oligoartikulär beginnende Form, im Verlauf polyartikulär [extended oligoarthritis]

Soll eine begleitende Vaskulitis angegeben werden, so ist eine zusätzliche Schlüsselnummer (M08.7) zu benutzen

 # M08.4- **Juvenile chronische Arthritis, oligoartikuläre Form**

Exkl.: Im Verlauf polyartikulär [extended oligoarthritis] (M08.3)

 # M08.7- **Vaskulitis bei juveniler Arthritis**

 # M08.8- **Sonstige juvenile Arthritis**

 # M08.9- **Juvenile Arthritis, nicht näher bezeichnet**

M09.–* *Juvenile Arthritis bei anderenorts klassifizierten Krankheiten*

Exkl.: Arthritis bei Whipple-Krankheit (M14.8-*)

Die Lokalisation ist bei den mit # markierten Kodes in der 5. Stelle nach folgender Liste zu kodieren:

0 Mehrere Lokalisationen ***1 Schulterregion*** Klavikula, Skapula, Akromioklavikulargelenk, Schultergelenk, Sternoklavikulargelenk ***2 Oberarm*** Humerus, Ellenbogengelenk ***3 Unterarm*** Radius, Ulna, Handgelenk	***4 Hand*** Finger, Handwurzel, Mittelhand, Gelenke zwischen diesen Knochen ***5 Beckenregion und Oberschenkel*** Becken, Femur, Gesäß, Hüfte [Hüftgelenk], Iliosakralgelenk ***6 Unterschenkel*** Fibula, Tibia, Kniegelenk	***7 Knöchel und Fuß*** Fußwurzel, Mittelfuß, Zehen, Sprunggelenk, sonstige Fußgelenke ***8 Sonstige Lokalisationen*** Hals, Kopf, Rippen, Rumpf, Schädel, Wirbelsäule ***9 N.n.bez. Lokalisation***

 # M09.0-* ***Juvenile Arthritis bei Psoriasis (L40.5†)***

 # M09.1-* ***Juvenile Arthritis bei Crohn-Krankheit [Enteritis regionalis] (K50.–†)***

 # M09.2-* ***Juvenile Arthritis bei Colitis ulcerosa (K51.–†)***

 # M09.8-* ***Juvenile Arthritis bei sonstigen anderenorts klassifizierten Krankheiten***

M10.– Gicht

Die Lokalisation ist bei den mit # markierten Kodes in der 5. Stelle nach folgender Liste zu kodieren:

0 Mehrere Lokalisationen **1 Schulterregion** Klavikula, Skapula, Akromioklavikulargelenk, Schultergelenk, Sternoklavikulargelenk **2 Oberarm** Humerus, Ellenbogengelenk **3 Unterarm** Radius, Ulna, Handgelenk	**4 Hand** Finger, Handwurzel, Mittelhand, Gelenke zwischen diesen Knochen **5 Beckenregion und Oberschenkel** Becken, Femur, Gesäß, Hüfte [Hüftgelenk], Iliosakralgelenk **6 Unterschenkel** Fibula, Tibia, Kniegelenk	**7 Knöchel und Fuß** Fußwurzel, Mittelfuß, Zehen, Sprunggelenk, sonstige Fußgelenke **8 Sonstige Lokalisationen** Hals, Kopf, Rippen, Rumpf, Schädel, Wirbelsäule **9 N.n.bez. Lokalisation**

 # M10.0- **Idiopathische Gicht**

Gicht-Bursitis
Gichttophi des Herzens† (I43.8*)
Primäre Gicht

 # M10.1- **Bleigicht**

 # M10.2- **Arzneimittelinduzierte Gicht**

Soll die Substanz angegeben werden, ist eine zusätzliche Schlüsselnummer (Kapitel XX) zu benutzen.

 # M10.3- **Gicht durch Nierenfunktionsstörung**

Soll die Art der Nierenfunktionsstörung angegeben werden, ist eine zusätzliche Schlüsselnummer (N17–N19) zu benutzen.

 # M10.4- **Sonstige sekundäre Gicht**

 # M10.9- **Gicht, nicht näher bezeichnet**

M11.– Sonstige Kristall-Arthropathien

Die Lokalisation ist bei den mit # markierten Kodes in der 5. Stelle nach folgender Liste zu kodieren:

0 Mehrere Lokalisationen **1 Schulterregion** Klavikula, Skapula, Akromioklavikulargelenk, Schultergelenk, Sternoklavikulargelenk **2 Oberarm** Humerus, Ellenbogengelenk **3 Unterarm** Radius, Ulna, Handgelenk	**4 Hand** Finger, Handwurzel, Mittelhand, Gelenke zwischen diesen Knochen **5 Beckenregion und Oberschenkel** Becken, Femur, Gesäß, Hüfte [Hüftgelenk], Iliosakralgelenk **6 Unterschenkel** Fibula, Tibia, Kniegelenk	**7 Knöchel und Fuß** Fußwurzel, Mittelfuß, Zehen, Sprunggelenk, sonstige Fußgelenke **8 Sonstige Lokalisationen** Hals, Kopf, Rippen, Rumpf, Schädel, Wirbelsäule **9 N.n.bez. Lokalisation**

 # M11.0- Apatitrheumatismus

 # M11.1- Familiäre Chondrokalzinose

 # M11.2- Sonstige Chondrokalzinose

Chondrokalzinose o.n.A.

 # M11.8- Sonstige näher bezeichnete Kristall-Arthropathien

 # M11.9- Kristall-Arthropathie, nicht näher bezeichnet

M12.– Sonstige näher bezeichnete Arthropathien

Exkl.: Arthropathie des Krikoarytänoid-Gelenkes (J38.7)
Arthropathie o.n.A. (M13.9-)
Arthrose (M15–M19)

Die Lokalisation ist bei den mit # markierten Kodes in der 5. Stelle nach folgender Liste zu kodieren:

0 Mehrere Lokalisationen **1 Schulterregion** Klavikula, Skapula, Akromioklavikulargelenk, Schultergelenk, Sternoklavikulargelenk **2 Oberarm** Humerus, Ellenbogengelenk **3 Unterarm** Radius, Ulna, Handgelenk	**4 Hand** Finger, Handwurzel, Mittelhand, Gelenke zwischen diesen Knochen **5 Beckenregion und Oberschenkel** Becken, Femur, Gesäß, Hüfte [Hüftgelenk], Iliosakralgelenk **6 Unterschenkel** Fibula, Tibia, Kniegelenk	**7 Knöchel und Fuß** Fußwurzel, Mittelfuß, Zehen, Sprunggelenk, sonstige Fußgelenke **8 Sonstige Lokalisationen** Hals, Kopf, Rippen, Rumpf, Schädel, Wirbelsäule **9 N.n.bez. Lokalisation**

 # M12.0- Chronische postrheumatische Arthritis [Jaccoud-Arthritis]

 # M12.1- Kaschin-Beck-Krankheit

 # M12.2- Villonoduläre Synovitis (pigmentiert)

 # M12.3- Palindromer Rheumatismus

 # M12.4- Hydrops intermittens

 # M12.5- Traumatische Arthropathie

Exkl.: Posttraumatische Arthrose:
- Daumensattelgelenk (M18.2–M18.3)
- Hüfte (M16.4–M16.5)
- Knie (M17.2–M17.3)
- sonstige einzelne Gelenke (M19.1-)
- o.n.A. (M19.1-)

 # M12.8- Sonstige näher bezeichnete Arthropathien, anderenorts nicht klassifiziert

Transitorische Arthropathie

M13.– Sonstige Arthritis

Exkl.: Arthrose (M15–M19)

Die Lokalisation ist bei den mit # markierten Kodes in der 5. Stelle nach folgender Liste zu kodieren:

0 Mehrere Lokalisationen **1 Schulterregion** Klavikula, Skapula, Akromioklavikulargelenk, Schultergelenk, Sternoklavikulargelenk **2 Oberarm** Humerus, Ellenbogengelenk **3 Unterarm** Radius, Ulna, Handgelenk	**4 Hand** Finger, Handwurzel, Mittelhand, Gelenke zwischen diesen Knochen **5 Beckenregion und Oberschenkel** Becken, Femur, Gesäß, Hüfte [Hüftgelenk], Iliosakralgelenk **6 Unterschenkel** Fibula, Tibia, Kniegelenk	**7 Knöchel und Fuß** Fußwurzel, Mittelfuß, Zehen, Sprunggelenk, sonstige Fußgelenke **8 Sonstige Lokalisationen** Hals, Kopf, Rippen, Rumpf, Schädel, Wirbelsäule **9 N.n.bez. Lokalisation**

M13.0 **Polyarthritis, nicht näher bezeichnet**

M13.1- **Monarthritis, anderenorts nicht klassifiziert**

M13.11 Schulterregion
Klavikula, Skapula, Akromioklavikulargelenk, Schultergelenk, Sternoklavikulargelenk

M13.12 Oberarm
Humerus, Ellenbogengelenk

M13.13 Unterarm
Radius, Ulna, Handgelenk

M13.14 Hand
Finger, Handwurzel, Mittelhand, Gelenke zwischen diesen Knochen

M13.15 Beckenregion und Oberschenkel
Becken, Femur, Gesäß, Hüfte [Hüftgelenk], Iliosakralgelenk

M13.16 Unterschenkel
Fibula, Tibia, Kniegelenk

M13.17 Knöchel und Fuß
Fußwurzel, Mittelfuß, Zehen, Sprunggelenk, sonstige Fußgelenke

M13.18 Sonstige Lokalisationen
Hals, Kopf, Rippen, Rumpf, Schädel, Wirbelsäule

M13.19 N.n.bez. Lokalisation

 # M13.8- **Sonstige näher bezeichnete Arthritis**
Allergische Arthritis

 # M13.9- **Arthritis, nicht näher bezeichnet**
Entzündliche Arthropathie o.n.A.

M14.–* Arthropathien bei sonstigen anderenorts klassifizierten Krankheiten

Exkl.: Arthritis psoriatica und Arthritiden bei gastrointestinalen Grundkrankheiten (M07.–*)
Arthritis psoriatica und Arthritiden bei gastrointestinalen Grundkrankheiten, juvenil (M09.–*)
Arthropathie bei:
- hämatologischen Krankheiten (M36.2–M36.3*)
- Hypersensitivitätsreaktionen (M36.4*)
- Neubildung (M36.1*)

Neuropathische Spondylopathie (M49.4-*)

Die Lokalisation ist bei den mit # markierten Kodes in der 5. Stelle nach folgender Liste zu kodieren:

0 Mehrere Lokalisationen ***1 Schulterregion*** Klavikula, Skapula, Akromioklavikulargelenk, Schultergelenk, Sternoklavikulargelenk ***2 Oberarm*** Humerus, Ellenbogengelenk ***3 Unterarm*** Radius, Ulna, Handgelenk	***4 Hand*** Finger, Handwurzel, Mittelhand, Gelenke zwischen diesen Knochen ***5 Beckenregion und Oberschenkel*** Becken, Femur, Gesäß, Hüfte [Hüftgelenk], Iliosakralgelenk ***6 Unterschenkel*** Fibula, Tibia, Kniegelenk	***7 Knöchel und Fuß*** Fußwurzel, Mittelfuß, Zehen, Sprunggelenk, sonstige Fußgelenke ***8 Sonstige Lokalisationen*** Hals, Kopf, Rippen, Rumpf, Schädel, Wirbelsäule ***9 N.n.bez. Lokalisation***

M14.0-* Gicht-Arthropathie durch Enzymdefekte und sonstige angeborene Krankheiten

Gicht-Arthropathie bei:
- Lesch-Nyhan-Syndrom (E79.1†)
- Sichelzellenkrankheiten (D57.–†)

M14.1-* Kristall-Arthropathie bei sonstigen Stoffwechselstörungen

Kristall-Arthropathie bei Hyperparathyreoidismus (E21.–†)

M14.2-* Diabetische Arthropathie (E10–E14, vierte Stelle .6†)

Exkl.: Neuropathische Arthropathie bei Diabetes mellitus (M14.6-*)

M14.3-* Multizentrische Retikulohistiozytose (E78.88†)

Lipoid-Dermatoarthritis

M14.4-* Arthropathie bei Amyloidose (E85.–†)

M14.5-* Arthropathien bei sonstigen endokrinen, Ernährungs- und Stoffwechselkrankheiten

Arthropathie bei:
- Akromegalie und hypophysärem Hochwuchs (E22.0†)
- Hämochromatose (E83.1†)
- Hyperthyreose [Thyreotoxikose] (E05.–†)
- Hypothyreose (E00–E03†)

M14.6-* Neuropathische Arthropathie

Charcot-Arthropathie:
- nicht syphilitisch (G98†)
- o.n.A. (G98†)
- syphilitisch (tabisch) (A52.1†)

Neuropathische Arthropathie bei Diabetes mellitus (E10–E14, vierte Stelle .6†)
Tabische Arthropathie (A52.1†)

M14.8-* Arthropathien bei sonstigen näher bezeichneten, anderenorts klassifizierten Krankheiten

Arthritis bei:
- Erythema:
  - exsudativum multiforme (L51.–†)
  - nodosum (L52†)
- Sarkoidose (D86.8†)
- Whipple-Krankheit (K90.8†)

Arthrose
(M15–M19)

Hinw.: In dieser Gruppe ist der englische Begriff "osteoarthritis" gleichbedeutend mit den deutschen Bezeichnungen Arthrose und Osteoarthrose. Der Begriff "primär" wird in seiner üblichen klinischen Bedeutung verwendet: ein Grundleiden oder eine auslösende Krankheit sind nicht nachgewiesen.

Exkl.: Arthrose der Wirbelsäule (M47.–)

M15.– Polyarthrose

Inkl.: Arthrose mit Angabe von mehr als einer Lokalisation

Exkl.: Beidseitige Beteiligung einzelner Gelenke (M16–M19)

M15.0 Primäre generalisierte (Osteo-) Arthrose

M15.1 Heberden-Knoten (mit Arthropathie)

M15.2 Bouchard-Knoten (mit Arthropathie)

M15.3 Sekundäre multiple Arthrose

Posttraumatische Polyarthrose

M15.4 Erosive (Osteo-) Arthrose

M15.8 Sonstige Polyarthrose

M15.9 Polyarthrose, nicht näher bezeichnet

Generalisierte (Osteo-) Arthrose o.n.A.

M16.– Koxarthrose [Arthrose des Hüftgelenkes]

M16.0 Primäre Koxarthrose, beidseitig

M16.1 Sonstige primäre Koxarthrose

Primäre Koxarthrose:
- einseitig
- o.n.A.

M16.2 Koxarthrose als Folge einer Dysplasie, beidseitig

M16.3 Sonstige dysplastische Koxarthrose

Dysplastische Koxarthrose:
- einseitig
- o.n.A.

M16.4 Posttraumatische Koxarthrose, beidseitig

M16.5 Sonstige posttraumatische Koxarthrose

Posttraumatische Koxarthrose:
- einseitig
- o.n.A.

M16.6 Sonstige sekundäre Koxarthrose, beidseitig

M16.7 Sonstige sekundäre Koxarthrose

Sekundäre Koxarthrose:
- einseitig
- o.n.A.

M16.9 Koxarthrose, nicht näher bezeichnet

M17.– Gonarthrose [Arthrose des Kniegelenkes]

M17.0 Primäre Gonarthrose, beidseitig

M17.1 Sonstige primäre Gonarthrose

Primäre Gonarthrose:
- einseitig
- o.n.A.

M17.2 Posttraumatische Gonarthrose, beidseitig

M17.3 Sonstige posttraumatische Gonarthrose

Posttraumatische Gonarthrose:
- einseitig
- o.n.A.

M17.4 Sonstige sekundäre Gonarthrose, beidseitig

M17.5 Sonstige sekundäre Gonarthrose

Sekundäre Gonarthrose:
- einseitig
- o.n.A.

M17.9 Gonarthrose, nicht näher bezeichnet

M18.– Rhizarthrose [Arthrose des Daumensattelgelenkes]

M18.0 Primäre Rhizarthrose, beidseitig

M18.1 Sonstige primäre Rhizarthrose

Primäre Rhizarthrose:
- einseitig
- o.n.A.

M18.2 Posttraumatische Rhizarthrose, beidseitig

M18.3 Sonstige posttraumatische Rhizarthrose

Posttraumatische Rhizarthrose:
- einseitig
- o.n.A.

M18.4 Sonstige sekundäre Rhizarthrose, beidseitig

M18.5 Sonstige sekundäre Rhizarthrose

Sekundäre Rhizarthrose:
- einseitig
- o.n.A.

M18.9 Rhizarthrose, nicht näher bezeichnet

M

M19.– Sonstige Arthrose

Exkl.: Arthrose der Wirbelsäule (M47.–)
Hallux rigidus (M20.2)
Polyarthrose (M15.–)

Die Lokalisation ist bei den mit # markierten Kodes in der 5. Stelle nach folgender Liste zu kodieren (die 5. Stellen 0 und 6 werden bei diesen Schlüsselnummern nicht verwendet und sind deshalb in der folgenden Tabelle nicht enthalten):

1 Schulterregion Klavikula, Skapula, Akromioklavikulargelenk, Schultergelenk, Sternoklavikulargelenk **2 Oberarm** Humerus, Ellenbogengelenk **3 Unterarm** Radius, Ulna, Handgelenk	**4 Hand** Finger, Handwurzel, Mittelhand, Gelenke zwischen diesen Knochen **5 Beckenregion und Oberschenkel** Becken, Femur, Gesäß, Hüfte [Hüftgelenk], Iliosakralgelenk	**7 Knöchel und Fuß** Fußwurzel, Mittelfuß, Zehen, Sprunggelenk, sonstige Fußgelenke **8 Sonstige Lokalisationen** Hals, Kopf, Rippen, Rumpf, Schädel, Wirbelsäule **9 N.n.bez. Lokalisation**

 # M19.0- Primäre Arthrose sonstiger Gelenke

Primäre Arthrose o.n.A.

 # M19.1- Posttraumatische Arthrose sonstiger Gelenke

Posttraumatische Arthrose o.n.A.

 # M19.2- Sonstige sekundäre Arthrose

Sekundäre Arthrose o.n.A.

 # M19.8- Sonstige näher bezeichnete Arthrose

 # M19.9- Arthrose, nicht näher bezeichnet

Sonstige Gelenkkrankheiten (M20–M25)

Exkl.: Gelenke der Wirbelsäule (M40–M54)

M20.– Erworbene Deformitäten der Finger und Zehen

Exkl.: Angeboren:
- Deformitäten und Fehlbildungen der Finger und Zehen (Q66.–, Q68–Q70, Q74.–)
- Fehlen von Fingern und Zehen (Q71.3, Q72.3)

Verlust von Fingern und Zehen (Z89.–)

M20.0 Deformität eines oder mehrerer Finger

Knopfloch- und Schwanenhalsdeformität

Exkl.: Fibromatose der Palmarfaszie [Dupuytren-Kontraktur] (M72.0)
Schnellender Finger (M65.3)
Trommelschlegelfinger (R68.3)

M20.1 Hallux valgus (erworben)

Fußballenentzündung

M20.2 Hallux rigidus

M20.3 Sonstige Deformität der Großzehe (erworben)

Hallux varus

M20.4 Sonstige Hammerzehe(n) (erworben)

M20.5 Sonstige Deformitäten der Zehe(n) (erworben)

M20.6 Erworbene Deformität der Zehe(n), nicht näher bezeichnet

M21.– Sonstige erworbene Deformitäten der Extremitäten

Exkl.: Angeboren:
- Deformitäten und Fehlbildungen der Extremitäten (Q65–Q66, Q68–Q74)
- Fehlen von Extremitäten (Q71–Q73)

Coxa plana (M91.2)
Erworbene Deformitäten der Finger und Zehen (M20.–)
Verlust von Extremitäten (Z89.–)

Die Lokalisation ist bei den mit # markierten Kodes in der 5. Stelle nach folgender Liste zu kodieren:

0 Mehrere Lokalisationen **1 Schulterregion** Klavikula, Skapula, Akromioklavikulargelenk, Schultergelenk, Sternoklavikulargelenk **2 Oberarm** Humerus, Ellenbogengelenk **3 Unterarm** Radius, Ulna, Handgelenk	**4 Hand** Finger, Handwurzel, Mittelhand, Gelenke zwischen diesen Knochen **5 Beckenregion und Oberschenkel** Becken, Femur, Gesäß, Hüfte [Hüftgelenk], Iliosakralgelenk **6 Unterschenkel** Fibula, Tibia, Kniegelenk	**7 Knöchel und Fuß** Fußwurzel, Mittelfuß, Zehen, Sprunggelenk, sonstige Fußgelenke **8 Sonstige Lokalisationen** Hals, Kopf, Rippen, Rumpf, Schädel, Wirbelsäule **9 N.n.bez. Lokalisation**

 # M21.0- Valgusdeformität, anderenorts nicht klassifiziert

Exkl.: Metatarsus valgus (Q66.6)
Pes calcaneovalgus congenitus (Q66.4)

 # M21.1- Varusdeformität, anderenorts nicht klassifiziert

Exkl.: Metatarsus varus (Q66.2)
Tibia vara (M92.5)

 # M21.2- Flexionsdeformität

M21.3- Fallhand oder Hängefuß (erworben)

M21.30 Mehrere Lokalisationen

M21.33 Unterarm

Radius, Ulna, Handgelenk

M21.37 Knöchel und Fuß

Fußwurzel, Mittelfuß, Zehen, Sprunggelenk, sonstige Fußgelenke

M21.4 Plattfuß [Pes planus] (erworben)

Exkl.: Pes planus congenitus (Q66.5)

M21.5- Erworbene Klauenhand, Klumphand, erworbener Klauenfuß und Klumpfuß

Exkl.: Klumpfuß, nicht als erworben bezeichnet (Q66.0)

M21.50 Mehrere Lokalisationen

M21.54 Hand

Finger, Handwurzel, Mittelhand, Gelenke zwischen diesen Knochen

M21.57 Knöchel und Fuß

Fußwurzel, Mittelfuß, Zehen, Sprunggelenk, sonstige Fußgelenke

M21.6- Sonstige erworbene Deformitäten des Knöchels und des Fußes

Exkl.: Deformitäten der Zehe (erworben) (M20.1–M20.6)

M21.60 Erworbener Hohlfuß [Pes cavus]

M21.61 Erworbener Knick-Plattfuß [Pes planovalgus]

M21.62 Erworbener Spitzfuß [Pes equinus]

Exkl.: Hängefuß (erworben) (M21.37)

M21.63 Erworbener Spreizfuß

M21.68 Sonstige erworbene Deformitäten des Knöchels und des Fußes

M21.7- Unterschiedliche Extremitätenlänge (erworben)

M21.70 Mehrere Lokalisationen

M21.71 Schulterregion

Klavikula, Skapula, Akromioklavikulargelenk, Schultergelenk, Sternoklavikulargelenk

M21.72 Oberarm

Humerus, Ellenbogengelenk

M21.73 Unterarm

Radius, Ulna, Handgelenk

M21.74 Hand

Finger, Handwurzel, Mittelhand, Gelenke zwischen diesen Knochen

M21.75 Beckenregion und Oberschenkel

Becken, femur, Gesäß, Hüfte [Hüftgelenk], Iliosakralgelenk

M21.76 Unterschenkel

Fibula, Tibia, Kniegelenk

M21.77 Knöchel und Fuß

Fußwurzel, Mittelfuß, Zehen, Sprunggelenk, sonstige Fußgelenke

M21.79 N.n.bez. Lokalisation

M21.8- Sonstige näher bezeichnete erworbene Deformitäten der Extremitäten

M21.80 Mehrere Lokalisationen

M21.81 Schulterregion

Klavikula, Skapula, Akromioklavikulargelenk, Schultergelenk, Sternoklavikulargelenk

M21.82 Oberarm

Humerus, Ellenbogengelenk

M21.83 Unterarm

Radius, Ulna, Handgelenk

M21.84 Hand

Finger, Handwurzel, Mittelhand, Gelenke zwischen diesen Knochen

M21.85 Beckenregion und Oberschenkel

Becken, Femur, Gesäß, Hüfte [Hüftgelenk], Iliosakralgelenk

M21.86 Unterschenkel
Fibula, Tibia, Kniegelenk
M21.89 N.n.bez. Lokalisation
M21.9- Erworbene Deformität einer Extremität, nicht näher bezeichnet
M21.90 Mehrere Lokalisationen
M21.91 Schulterregion
Klavikula, Skapula, Akromioklavikulargelenk, Schultergelenk, Sternoklavikulargelenk
M21.92 Oberarm
Humerus, Ellenbogengelenk
M21.93 Unterarm
Radius, Ulna, Handgelenk
M21.94 Hand
Finger, Handwurzel, Mittelhand, Gelenke zwischen diesen Knochen
M21.95 Beckenregion und Oberschenkel
Becken, Femur, Gesäß, Hüfte [Hüftgelenk], Iliosakralgelenk
M21.96 Unterschenkel
Fibula, Tibia, Kniegelenk
M21.97 Knöchel und Fuß
Fußwurzel, Mittelfuß, Zehen, Sprunggelenk, sonstige Fußgelenke
M21.99 N.n.bez. Lokalisation

M22.– Krankheiten der Patella

Exkl.: Luxation der Patella (S83.0)

M22.0 Habituelle Luxation der Patella
M22.1 Habituelle Subluxation der Patella
M22.2 Krankheiten im Patellofemoralbereich
M22.3 Sonstige Schädigungen der Patella
M22.4 Chondromalacia patellae
M22.8 Sonstige Krankheiten der Patella
M22.9 Krankheit der Patella, nicht näher bezeichnet

M23.– Binnenschädigung des Kniegelenkes [internal derangement]

Exkl.: Akute Verletzung - siehe Verletzungen des Knies und des Unterschenkels (S80–S89)
Ankylose (M24.6-)
Deformität des Knies (M21.–)
Habituelle Luxation oder Subluxation (M24.4-)
Habituelle Luxation oder Subluxation der Patella (M22.0–M22.1)
Krankheiten der Patella (M22.–)
Osteochondrosis dissecans (M93.2-)

M23.0- Meniskusganglion
M23.00 Mehrere Lokalisationen
M23.01 Vorderhorn des Innenmeniskus
M23.02 Hinterhorn des Innenmeniskus
M23.03 Sonstiger und nicht näher bezeichneter Teil des Innenmeniskus
M23.04 Vorderhorn des Außenmeniskus
M23.05 Hinterhorn des Außenmeniskus
M23.06 Sonstiger und nicht näher bezeichneter Teil des Außenmeniskus
M23.09 Nicht näher bezeichneter Meniskus
M23.1- Scheibenmeniskus (angeboren)
M23.10 Mehrere Lokalisationen

M23.13 Innenmeniskus
M23.16 Außenmeniskus
M23.19 Nicht näher bezeichneter Meniskus

M23.2- Meniskusschädigung durch alten Riss oder alte Verletzung

Alter Korbhenkelriss

M23.20 Mehrere Lokalisationen
M23.21 Vorderhorn des Innenmeniskus
M23.22 Hinterhorn des Innenmeniskus
M23.23 Sonstiger und nicht näher bezeichneter Teil des Innenmeniskus
M23.24 Vorderhorn des Außenmeniskus
M23.25 Hinterhorn des Außenmeniskus
M23.26 Sonstiger und nicht näher bezeichneter Teil des Außenmeniskus
M23.29 Nicht näher bezeichneter Meniskus

M23.3- Sonstige Meniskusschädigungen

Meniskus:
- abgerissen
- degeneriert
- retiniert

M23.30 Mehrere Lokalisationen
M23.31 Vorderhorn des Innenmeniskus
M23.32 Hinterhorn des Innenmeniskus
M23.33 Sonstiger und nicht näher bezeichneter Teil des Innenmeniskus
M23.34 Vorderhorn des Außenmeniskus
M23.35 Hinterhorn des Außenmeniskus
M23.36 Sonstiger und nicht näher bezeichneter Teil des Außenmeniskus
M23.39 Nicht näher bezeichneter Meniskus

M23.4 Freier Gelenkkörper im Kniegelenk

M23.5- Chronische Instabilität des Kniegelenkes

M23.50 Mehrere Lokalisationen
M23.51 Vorderes Kreuzband
M23.52 Hinteres Kreuzband
M23.53 Innenband [Lig. collaterale tibiale]
M23.54 Außenband [Lig. collaterale fibulare]
M23.57 Kapselband
M23.59 Nicht näher bezeichnetes Band

M23.6- Sonstige Spontanruptur eines oder mehrerer Bänder des Kniegelenkes

M23.60 Mehrere Lokalisationen
M23.61 Vorderes Kreuzband
M23.62 Hinteres Kreuzband
M23.63 Innenband [Lig. collaterale tibiale]
M23.64 Außenband [Lig. collaterale fibulare]
M23.67 Kapselband
M23.69 Nicht näher bezeichnetes Band

M23.8- Sonstige Binnenschädigungen des Kniegelenkes

Bänderschwäche des Kniegelenkes
Schnappendes Knie

M23.80 Mehrere Lokalisationen
M23.81 Vorderes Kreuzband
M23.82 Hinteres Kreuzband

M23.83 Innenband [Lig. collaterale tibiale]
M23.84 Außenband [Lig. collaterale fibulare]
M23.87 Kapselband
M23.89 Nicht näher bezeichnetes Band
M23.9- Binnenschädigung des Kniegelenkes, nicht näher bezeichnet
M23.90 Mehrere Lokalisationen
M23.91 Vorderes Kreuzband oder Vorderhorn des Innenmeniskus
M23.92 Hinteres Kreuzband oder Hinterhorn des Innenmeniskus
M23.93 Innenband [Lig. collaterale tibiale] oder sonstiger und nicht näher bezeichneter Teil des Innenmeniskus
M23.94 Außenband [Lig. collaterale fibulare] oder Vorderhorn des Außenmeniskus
M23.95 Hinterhorn des Außenmeniskus
M23.96 Sonstiger und nicht näher bezeichneter Teil des Außenmeniskus
M23.97 Kapselband
M23.99 Nicht näher bezeichnetes Band oder nicht näher bezeichneter Meniskus

M24.– Sonstige näher bezeichnete Gelenkschädigungen

Exkl.: Akute Verletzung – siehe Gelenkverletzung nach Körperregion
Ganglion (M67.4-)
Krankheiten des Kiefergelenkes (K07.6)
Schnappendes Knie (M23.8-)

Die Lokalisation ist bei den mit # markierten Kodes in der 5. Stelle nach folgender Liste zu kodieren:

0 Mehrere Lokalisationen **1 Schulterregion** Klavikula, Skapula, Akromioklavikulargelenk, Schultergelenk, Sternoklavikulargelenk **2 Oberarm** Humerus, Ellenbogengelenk **3 Unterarm** Radius, Ulna, Handgelenk	**4 Hand** Finger, Handwurzel, Mittelhand, Gelenke zwischen diesen Knochen **5 Beckenregion und Oberschenkel** Becken, Femur, Gesäß, Hüfte [Hüftgelenk], Iliosakralgelenk **6 Unterschenkel** Fibula, Tibia, Kniegelenk	**7 Knöchel und Fuß** Fußwurzel, Mittelfuß, Zehen, Sprunggelenk, sonstige Fußgelenke **8 Sonstige Lokalisationen** Hals, Kopf, Rippen, Rumpf, Schädel, Wirbelsäule **9 N.n.bez. Lokalisation**

M24.0- Freier Gelenkkörper

Exkl.: Freier Gelenkkörper im Kniegelenk (M23.4)

M24.00 Mehrere Lokalisationen
M24.01 Schulterregion
Klavikula, Skapula, Akromioklavikulargelenk, Schultergelenk, Sternoklavikulargelenk
M24.02 Oberarm
Humerus, Ellenbogengelenk
M24.03 Unterarm
Radius, Ulna, Handgelenk
M24.04 Hand
Finger, Handwurzel, Mittelhand, Gelenke zwischen diesen Knochen
M24.05 Beckenregion und Oberschenkel
Becken, Femur, Gesäß, Hüfte [Hüftgelenk], Iliosakralgelenk
M24.07 Knöchel und Fuß
Fußwurzel, Mittelfuß, Zehen, Sprunggelenk, sonstige Fußgelenke
M24.08 Sonstige Lokalisationen
Hals, Kopf, Rippen, Rumpf, Schädel, Wirbelsäule
M24.09 N.n.bez. Lokalisation

M24.1- **Sonstige Gelenkknorpelschädigungen**

Exkl.: Binnenschädigung des Kniegelenkes (M23.–)
Chondrokalzinose (M11.1–M11.2)
Metastatische Verkalkung (E83.58)
Ochronose (E70.2)

M24.10 Mehrere Lokalisationen

M24.11 Schulterregion

Klavikula, Skapula, Akromioklavikulargelenk, Schultergelenk, Sternoklavikulargelenk

M24.12 Oberarm

Humerus, Ellenbogengelenk

M24.13 Unterarm

Radius, Ulna, Handgelenk

M24.14 Hand

Finger, Handwurzel, Mittelhand, Gelenke zwischen diesen Knochen

M24.15 Beckenregion und Oberschenkel

Becken, Femur, Gesäß, Hüfte [Hüftgelenk], Iliosakralgelenk

M24.17 Knöchel und Fuß

Fußwurzel, Mittelfuß, Zehen, Sprunggelenk, sonstige Fußgelenke

M24.18 Sonstige Lokalisationen

Hals, Kopf, Rippen, Rumpf, Schädel, Wirbelsäule

M24.19 N.n.bez. Lokalisation

M24.2- **Krankheiten der Bänder**

Bänderschwäche o.n.A.
Instabilität nach einer alten Bandverletzung

Exkl.: Familiäre Bänderschwäche (M35.7)
Kniegelenk (M23.5–M23.8)

M24.20 Mehrere Lokalisationen

M24.21 Schulterregion

Klavikula, Skapula, Akromioklavikulargelenk, Schultergelenk, Sternoklavikulargelenk

M24.22 Oberarm

Humerus, Ellenbogengelenk

M24.23 Unterarm

Radius, Ulna, Handgelenk

M24.24 Hand

Finger, Handwurzel, Mittelhand, Gelenke zwischen diesen Knochen

M24.25 Beckenregion und Oberschenkel

Becken, Femur, Gesäß, Hüfte [Hüftgelenk], Iliosakralgelenk

M24.27 Knöchel und Fuß

Fußwurzel, Mittelfuß, Zehen, Sprunggelenk, sonstige Fußgelenke

M24.28 Sonstige Lokalisationen

Hals, Kopf, Rippen, Rumpf, Schädel, Wirbelsäule

M24.29 N.n.bez. Lokalisation

 # M24.3- **Pathologische Luxation und Subluxation eines Gelenkes, anderenorts nicht klassifiziert**

Exkl.: Luxation oder Subluxation:
- akute Verletzung – siehe Verletzung der Gelenke und Bänder nach Körperregion in Kapitel XIX
- angeboren – siehe angeborene Fehlbildungen und Deformitäten des Muskel-Skelett-Systems (Q65–Q79)
- habituell (M24.4-)

 # M24.4- Habituelle Luxation und Subluxation eines Gelenkes

Exkl.: Patella (M22.0–M22.1)
Wirbel-Subluxation (M43.3–M43.5)

 # M24.5- Gelenkkontraktur

Exkl.: Dupuytren-Kontraktur (M72.0)
Erworbene Deformitäten der Extremitäten (M20–M21)
Sehnen- (Scheiden-) Kontraktur ohne Gelenkkontraktur (M67.1-)

 # M24.6- Ankylose eines Gelenkes

Exkl.: Gelenksteife ohne Ankylose (M25.6-)
Wirbelsäule (M43.2-)

M24.7 Protrusio acetabuli

M24.8- Sonstige näher bezeichnete Gelenkschädigungen, anderenorts nicht klassifiziert

Exkl.: Tractus-iliotibialis-Scheuersyndrom [iliotibial band syndrome] (M76.3)

M24.80 Mehrere Lokalisationen

M24.81 Schulterregion

Klavikula, Skapula, Akromioklavikulargelenk, Schultergelenk, Sternoklavikulargelenk

M24.82 Oberarm

Humerus, Ellenbogengelenk

M24.83 Unterarm

Radius, Ulna, Handgelenk

M24.84 Hand

Finger, Handwurzel, Mittelhand, Gelenke zwischen diesen Knochen

M24.85 Beckenregion und Oberschenkel

Becken, Femur, Gesäß, Hüfte [Hüftgelenk], Iliosakralgelenk

M24.87 Knöchel und Fuß

Fußwurzel, Mittelfuß, Zehen, Sprunggelenk, sonstige Fußgelenke

M24.88 Sonstige Lokalisationen

Hals, Kopf, Rippen, Rumpf, Schädel, Wirbelsäule

M24.89 N.n.bez. Lokalisation

M24.9- Gelenkschädigung, nicht näher bezeichnet

M24.90 Mehrere Lokalisationen

M24.91 Schulterregion

Klavikula, Skapula, Akromioklavikulargelenk, Schultergelenk, Sternoklavikulargelenk

M24.92 Oberarm

Humerus, Ellenbogengelenk

M24.93 Unterarm

Radius, Ulna, Handgelenk

M24.94 Hand

Finger, Handwurzel, Mittelhand, Gelenke zwischen diesen Knochen

M24.95 Beckenregion und Oberschenkel

Becken, Femur, Gesäß, Hüfte [Hüftgelenk], Iliosakralgelenk

M24.97 Knöchel und Fuß

Fußwurzel, Mittelfuß, Zehen, Sprunggelenk, sonstige Fußgelenke

M24.98 Sonstige Lokalisation

Hals, Kopf, Rippen, Rumpf, Schädel, Wirbelsäule

M24.99 N.n.bez. Lokalisation

M25.– Sonstige Gelenkkrankheiten, anderenorts nicht klassifiziert

Exkl.: Deformitäten, die unter M20–M21 klassifiziert sind
Gehbeschwerden (R26.2)
Störung des Ganges und der Mobilität (R26.–)
Verkalkung:
- Schleimbeutel (M71.4-)
- Schulter-(Gelenk) (M75.3)
- Sehne (M65.2-)

Die Lokalisation ist bei den mit # markierten Kodes in der 5. Stelle nach folgender Liste zu kodieren:

0 Mehrere Lokalisationen **1 Schulterregion** Klavikula, Skapula, Akromioklavikulargelenk, Schultergelenk, Sternoklavikulargelenk **2 Oberarm** Humerus, Ellenbogengelenk **3 Unterarm** Radius, Ulna, Handgelenk	**4 Hand** Finger, Handwurzel, Mittelhand, Gelenke zwischen diesen Knochen **5 Beckenregion und Oberschenkel** Becken, Femur, Gesäß, Hüfte [Hüftgelenk], Iliosakralgelenk **6 Unterschenkel** Fibula, Tibia, Kniegelenk	**7 Knöchel und Fuß** Fußwurzel, Mittelfuß, Zehen, Sprunggelenk, sonstige Fußgelenke **8 Sonstige Lokalisationen** Hals, Kopf, Rippen, Rumpf, Schädel, Wirbelsäule **9 N.n.bez. Lokalisation**

 # M25.0- Hämarthros

Exkl.: Akute Verletzung – siehe Gelenkverletzung nach Körperregion in Kapitel XIX

 # M25.1- Gelenkfistel

 # M25.2- Schlottergelenk

 # M25.3- Sonstige Instabilität eines Gelenkes

Exkl.: Instabilität eines Gelenkes nach:
- alter Bandverletzung (M24.2-)
- Entfernen einer Gelenkprothese (M96.8-)

 # M25.4- Gelenkerguss

Exkl.: Hydrarthrose bei Frambösie (A66.6)

 # M25.5- Gelenkschmerz

 # M25.6- Gelenksteife, anderenorts nicht klassifiziert

Gelenksteife mit partieller oder vollständiger Bewegungseinschränkung

Exkl.: Ankylose eines Gelenkes (M24.6-)

 # M25.7- Osteophyt

 # M25.8- Sonstige näher bezeichnete Gelenkkrankheiten

 # M25.9- Gelenkkrankheit, nicht näher bezeichnet

Arthropathie o.n.A.

Systemkrankheiten des Bindegewebes (M30–M36)

Inkl.: Autoimmunkrankheit:
- systemisch
- o.n.A.

Kollagen-(Gefäß-)Krankheit:
- systemisch
- o.n.A.

Exkl.: Antiphospholipid-Syndrom (D68.6)
Autoimmunkrankheit eines einzelnen Organs oder eines einzelnen Zelltyps (Verschlüsselung des betreffenden Zustandes)

M30.– Panarteriitis nodosa und verwandte Zustände

M30.0 Panarteriitis nodosa

M30.1 **Panarteriitis mit Lungenbeteiligung**

Allergische Granulomatose [Churg-Strauss-Granulomatose]

M30.2 **Juvenile Panarteriitis**

M30.3 **Mukokutanes Lymphknotensyndrom [Kawasaki-Krankheit]**

M30.8 **Sonstige mit Panarteriitis nodosa verwandte Zustände**

Polyangiitis-Overlap-Syndrom

M31.– Sonstige nekrotisierende Vaskulopathien

M31.0 **Hypersensitivitätsangiitis**

Goodpasture-Syndrom

M31.1 **Thrombotische Mikroangiopathie**

Thrombotische thrombozytopenische Purpura [Moschcowitz]

M31.3 **Wegener-Granulomatose**

Granulomatose mit Polyangiitis mit:
- Lungenbeteiligung† (J99.1*)
- Nierenbeteiligung† (N08.5*)

Nekrotisierende Granulomatose der Atemwege

M31.4 **Aortenbogen-Syndrom [Takayasu-Syndrom]**

M31.5 **Riesenzellarteriitis bei Polymyalgia rheumatica**

M31.6 **Sonstige Riesenzellarteriitis**

M31.7 **Mikroskopische Polyangiitis**

Mikroskopische Polyarteriitis

Exkl.: Polyarteriitis nodosa (M30.0)

M31.8 **Sonstige näher bezeichnete nekrotisierende Vaskulopathien**

Hypokomplementämische (urtikarielle) Vaskulitis

M31.9 **Nekrotisierende Vaskulopathie, nicht näher bezeichnet**

M32.– Systemischer Lupus erythematodes

Exkl.: Lupus erythematodes (diskoid) (o.n.A.) (L93.0)

M32.0 **Arzneimittelinduzierter systemischer Lupus erythematodes**

Soll die Substanz angegeben werden, ist eine zusätzliche Schlüsselnummer (Kapitel XX) zu benutzen.

M32.1† **Systemischer Lupus erythematodes mit Beteiligung von Organen oder Organsystemen**

Libman-Sacks-Endokarditis (I39.–*)
Perikarditis bei systemischem Lupus erythematodes (I32.8*)
Systemischer Lupus erythematodes mit:
- Lungenbeteiligung (J99.1*)
- Nierenbeteiligung (N08.5*, N16.4*)

M32.8 **Sonstige Formen des systemischen Lupus erythematodes**

M32.9 **Systemischer Lupus erythematodes, nicht näher bezeichnet**

M33.– Dermatomyositis-Polymyositis

M33.0 **Juvenile Dermatomyositis**

M33.1 **Sonstige Dermatomyositis**

M33.2 **Polymyositis**

M33.9 **Dermatomyositis-Polymyositis, nicht näher bezeichnet**

M34.– Systemische Sklerose

Inkl.: Sklerodermie

Exkl.: Sclerodermia circumscripta (L94.0)
Sklerodermie beim Neugeborenen (P83.8)

M34.0 **Progressive systemische Sklerose**

M34.1 **CR(E)ST-Syndrom**

Kombination von Kalzinose, Raynaud-Phänomen, Ösophagusdysfunktion, Sklerodaktylie, Teleangiektasie

M34.2 **Systemische Sklerose, durch Arzneimittel oder chemische Substanzen induziert**

Soll die Substanz angegeben werden, ist eine zusätzliche Schlüsselnummer (Kapitel XX) zu benutzen.

M34.8 **Sonstige Formen der systemischen Sklerose**

Systemische Sklerose mit:
- Lungenbeteiligung† (J99.1*)
- Myopathie† (G73.7*)
- Polyneuropathie† (G63.5*)

M34.9 **Systemische Sklerose, nicht näher bezeichnet**

M35.– Sonstige Krankheiten mit Systembeteiligung des Bindegewebes

Exkl.: Reaktive perforierende Kollagenose (L87.1)

M35.0 **Sicca-Syndrom [Sjögren-Syndrom]**

Sjögren-Syndrom mit:
- Keratokonjunktivitis† (H19.3*)
- Lungenbeteiligung† (J99.1*)
- Myopathie† (G73.7*)
- tubulointerstitieller Nierenkrankheit† (N16.4*)

Exkl.: Trockenes Auge (H04.1)

Systemische Vaskulitis
(Kollagenose)
ANA Titer ↑
P-ANCA pos.
MPO Titer ↑

M35.1 **Sonstige Overlap-Syndrome**

Mixed connective tissue disease [Sharp-Syndrom]

Exkl.: Polyangiitis-Overlap-Syndrom (M30.8)

M35.2 **Behçet-Krankheit**

M35.3 **Polymyalgia rheumatica**

Exkl.: Polymyalgia rheumatica mit Riesenzellarteriitis (M31.5)

M35.4 **Eosinophile Fasziitis**

M35.5 **Multifokale Fibrosklerose**

M35.6 **Rezidivierende Pannikulitis [Pfeifer-Weber-Christian-Krankheit]**

Exkl.: Pannikulitis:
- Lupus- (L93.2)
- o.n.A. (M79.3-)

M35.7 **Hypermobilitäts-Syndrom**

Familiäre Bänderschwäche

Exkl.: Bänderschwäche o.n.A. (M24.2-)
Ehlers-Danlos-Syndrom (Q79.6)

M35.8 **Sonstige näher bezeichnete Krankheiten mit Systembeteiligung des Bindegewebes**

M35.9 **Krankheit mit Systembeteiligung des Bindegewebes, nicht näher bezeichnet**

Autoimmunkrankheit (systemisch) o.n.A.
Kollagen- (Gefäß-) Krankheit o.n.A.

M36.– Systemkrankheiten des Bindegewebes bei anderenorts klassifizierten Krankheiten*

Exkl.: Arthropathien bei anderenorts klassifizierten Krankheiten (M14.–*)

M36.0* ***Dermatomyositis-Polymyositis bei Neubildungen (C00–D48†)***

M36.1* ***Arthropathie bei Neubildungen (C00–D48†)***

Arthropathie bei:
- bösartiger Histiozytose (C96.8†)
- Leukämie (C91–C95†)
- Plasmozytom (C90.0-†)

M36.2* ***Arthropathia haemophilica (D66–D68†)***

M36.3* ***Arthropathie bei sonstigen anderenorts klassifizierten Blutkrankheiten (D50–D76†)***

Exkl.: Arthropathie bei Purpura Schoenlein-Henoch (M36.4*)

M36.4* ***Arthropathie bei anderenorts klassifizierten Hypersensitivitätsreaktionen***

Arthropathie bei Purpura Schoenlein-Henoch (D69.0†)

M36.5-* ***Beteiligung des Bindegewebes bei der chronischer Graft-versus-Host-Krankheit***

*M36.51** *Stadium 1 der chronischen Bindegewebe-Graft-versus-Host-Krankheit (T86.05†, T86.06†)*

*M36.52** *Stadium 2 der chronischen Bindegewebe-Graft-versus-Host-Krankheit (T86.06†)*

*M36.53** *Stadium 3 der chronischen Bindegewebe-Graft-versus-Host-Krankheit (T86.07†)*

M36.8* ***Systemkrankheiten des Bindegewebes bei sonstigen anderenorts klassifizierten Krankheiten***

Systemkrankheiten des Bindegewebes bei:
- Hypogammaglobulinämie (D80.–†)
- Ochronose (E70.2†)

Krankheiten der Wirbelsäule und des Rückens
(M40–M54)

Deformitäten der Wirbelsäule und des Rückens
(M40–M43)

M40.– Kyphose und Lordose

Exkl.: Kyphose und Lordose:
- angeboren (Q76.4)
- nach medizinischen Maßnahmen (M96.–)

Kyphoskoliose (M41.–)

Die Lokalisation ist bei den mit # markierten Kodes in der 5. Stelle nach folgender Liste zu kodieren:

0 Mehrere Lokalisationen der Wirbelsäule	**5 Thorakolumbalbereich**
1 Okzipito-Atlanto-Axialbereich	**6 Lumbalbereich**
2 Zervikalbereich	**7 Lumbosakralbereich**
3 Zervikothorakalbereich	**8 Sakral- und Sakrokokzygealbereich**
4 Thorakalbereich	**9 N.n.bez. Lokalisation**

 # M40.0- **Kyphose als Haltungsstörung**

Exkl.: Osteochondrose der Wirbelsäule (M42.–)

 # M40.1- **Sonstige sekundäre Kyphose**

 # M40.2- **Sonstige und nicht näher bezeichnete Kyphose**

 # M40.3- **Flachrücken**

 # M40.4- **Sonstige Lordose**

Lordose:
- als Haltungsstörung
- erworben

 # M40.5- **Lordose, nicht näher bezeichnet**

M41.– Skoliose

Inkl.: Kyphoskoliose

Exkl.: Angeborene Skoliose:
- durch Knochenfehlbildung (Q76.3)
- lagebedingt (Q67.5)
- o.n.A. (Q67.5)

Kyphoskoliotische Herzkrankheit (I27.1)
Nach medizinischen Maßnahmen (M96.–)

Die Lokalisation ist bei den mit # markierten Kodes in der 5. Stelle nach folgender Liste zu kodieren:

0 Mehrere Lokalisationen der Wirbelsäule	***5 Thorakolumbalbereich***
1 Okzipito-Atlanto-Axialbereich	***6 Lumbalbereich***
2 Zervikalbereich	***7 Lumbosakralbereich***
3 Zervikothorakalbereich	***8 Sakral- und Sakrokokzygealbereich***
4 Thorakalbereich	***9 N.n.bez. Lokalisation***

 # M41.0- Idiopathische Skoliose beim Kind

 # M41.1- Idiopathische Skoliose beim Jugendlichen

Adoleszentenskoliose

 # M41.2- Sonstige idiopathische Skoliose

 # M41.3- Thoraxbedingte Skoliose

 # M41.4- Neuromyopathische Skoliose

Skoliose nach Zerebralparese, Friedreich-Ataxie, Poliomyelitis und sonstigen neuromuskulären Krankheiten.

 # M41.5- Sonstige sekundäre Skoliose

 # M41.8- Sonstige Formen der Skoliose

 # M41.9- Skoliose, nicht näher bezeichnet

M

M42.– Osteochondrose der Wirbelsäule

Die Lokalisation ist bei den mit # markierten Kodes in der 5. Stelle nach folgender Liste zu kodieren:

0 Mehrere Lokalisationen der Wirbelsäule	**5 Thorakolumbalbereich**
1 Okzipito-Atlanto-Axialbereich	**6 Lumbalbereich**
2 Zervikalbereich	**7 Lumbosakralbereich**
3 Zervikothorakalbereich	**8 Sakral- und Sakrokokzygealbereich**
4 Thorakalbereich	**9 N.n.bez. Lokalisation**

 # M42.0- Juvenile Osteochondrose der Wirbelsäule

Scheuermann-Krankheit
Vertebra plana [Calvé-Krankheit]

Exkl.: Kyphose als Haltungsstörung (M40.0-)

 # M42.1- Osteochondrose der Wirbelsäule beim Erwachsenen

 # M42.9- Osteochondrose der Wirbelsäule, nicht näher bezeichnet

M43.– Sonstige Deformitäten der Wirbelsäule und des Rückens

Exkl.: Angeborene Spondylolisthesis (Q76.21)
Angeborene Spondylolyse (Q76.22)
Halbwirbel (Q76.3–Q76.4)
Klippel-Feil-Syndrom (Q76.1)
Lumbalisation und Sakralisation (Q76.4)
Platyspondylie (Q76.4)
Spina bifida occulta (Q76.0)
Wirbelsäulenverkrümmung bei:
- Osteodystrophia deformans [Paget-Krankheit] (M88.–)
- Osteoporose (M80–M81)

Die Lokalisation ist bei den mit # markierten Kodes in der 5. Stelle nach folgender Liste zu kodieren:

0 Mehrere Lokalisationen der Wirbelsäule	**5 Thorakolumbalbereich**
1 Okzipito-Atlanto-Axialbereich	**6 Lumbalbereich**
2 Zervikalbereich	**7 Lumbosakralbereich**
3 Zervikothorakalbereich	**8 Sakral- und Sakrokokzygealbereich**
4 Thorakalbereich	**9 N.n.bez. Lokalisation**

 # M43.0- Spondylolyse

 # M43.1- Spondylolisthesis

 # M43.2- Sonstige Wirbelfusion

Ankylose eines Wirbelgelenkes

Exkl.: Pseudarthrose nach Fusion oder Arthrodese (M96.0)
Spondylitis ankylosans (M45.0-)
Zustand nach Arthrodese (Z98.1)

M43.3 Habituelle atlanto-axiale Subluxation mit Myelopathie

M43.4 Sonstige habituelle atlanto-axiale Subluxation

M43.5- Sonstige habituelle Wirbelsubluxation

Exkl.: Biomechanische Funktionsstörungen, anderenorts nicht klassifiziert (M99.–)

M43.50 Mehrere Lokalisationen der Wirbelsäule
M43.52 Zervikalbereich
M43.53 Zervikothorakalbereich
M43.54 Thorakalbereich
M43.55 Thorakolumbalbereich
M43.56 Lumbalbereich
M43.57 Lumbosakralbereich
M43.58 Sakral- und Sakrokokzygealbereich
M43.59 N.n.bez. Lokalisation

M43.6 Tortikollis

Exkl.: Tortikollis:
- akute Verletzung – siehe Verletzung der Wirbelsäule nach Körperregion in Kapitel XIX
- angeboren (muskulär) (Q68.0)
- durch Geburtstrauma (P15.2)
- psychogen (F45.8)
- spastisch (G24.3)

 # M43.8- Sonstige näher bezeichnete Deformitäten der Wirbelsäule und des Rückens

Exkl.: Kyphose und Lordose (M40.–)
Skoliose (M41.–)

 # M43.9- Deformität der Wirbelsäule und des Rückens, nicht näher bezeichnet

Wirbelsäulenverkrümmung o.n.A.

Spondylopathien
(M45–M49)

M45.– Spondylitis ankylosans

Inkl.: Chronische Polyarthritis der Wirbelsäule
Nichtröntgenologische axiale Spondylarthritis

Exkl.: Arthropathie bei Reiter-Krankheit (M02.3-)
Behçet-Krankheit (M35.2)
Juvenile Spondylitis ankylosans (M08.1-)

M45.0- Spondylitis ankylosans

M45.00 Mehrere Lokalisationen der Wirbelsäule

M45.01 Okzipito-Atlanto-Axialbereich

M45.02 Zervikalbereich

M45.03 Zervikothorakalbereich

M45.04 Thorakalbereich

M45.05 Thorakolumbalbereich

M45.06 Lumbalbereich

M45.07 Lumbosakralbereich

M45.08 Sakral- und Sakrokokzygealbereich

M45.09 N.n.bez. Lokalisation

M46.– Sonstige entzündliche Spondylopathien

Die Lokalisation ist bei den mit # markierten Kodes in der 5. Stelle nach folgender Liste zu kodieren:

0 Mehrere Lokalisationen der Wirbelsäule **1 Okzipito-Atlanto-Axialbereich** **2 Zervikalbereich** **3 Zervikothorakalbereich** **4 Thorakalbereich**	**5 Thorakolumbalbereich** **6 Lumbalbereich** **7 Lumbosakralbereich** **8 Sakral- und Sakrokokzygealbereich** **9 N.n.bez. Lokalisation**

 # M46.0- Spinale Enthesopathie

Läsion an den Insertionsstellen von Bändern oder Muskeln an der Wirbelsäule

M46.1 Sakroiliitis, anderenorts nicht klassifiziert

 # M46.2- Wirbelosteomyelitis

 # M46.3- Bandscheibeninfektion (pyogen)

Soll der Infektionserreger angegeben werden, ist eine zusätzliche Schlüsselnummer (B95!–B98!) zu benutzen.

 # M46.4- Diszitis, nicht näher bezeichnet

 # M46.5- Sonstige infektiöse Spondylopathien

 # M46.8- Sonstige näher bezeichnete entzündliche Spondylopathien

 # M46.9- Entzündliche Spondylopathie, nicht näher bezeichnet

M

M47.– Spondylose

Inkl.: Arthrose oder Osteoarthrose der Wirbelsäule
Degeneration der Gelenkflächen

Die Lokalisation ist bei den mit # markierten Kodes in der 5. Stelle nach folgender Liste zu kodieren:

0 Mehrere Lokalisationen der Wirbelsäule	**5 Thorakolumbalbereich**
1 Okzipito-Atlanto-Axialbereich	**6 Lumbalbereich**
2 Zervikalbereich	**7 Lumbosakralbereich**
3 Zervikothorakalbereich	**8 Sakral- und Sakrokokzygealbereich**
4 Thorakalbereich	**9 N.n.bez. Lokalisation**

 # M47.0-† Arteria-spinalis-anterior-Kompressionssyndrom und Arteria-vertebralis-Kompressionssyndrom (G99.2*)

 # M47.1- Sonstige Spondylose mit Myelopathie

Spondylogene Kompression des Rückenmarkes† (G99.2*)

Exkl.: Wirbelsubluxation (M43.3–M43.5)

 # M47.2- Sonstige Spondylose mit Radikulopathie

 # M47.8- Sonstige Spondylose

Lumbosakrale Spondylose
Thorakale Spondylose | ohne Myelopathie oder Radikulopathie
Zervikale Spondylose

 # M47.9- Spondylose, nicht näher bezeichnet

M48.– Sonstige Spondylopathien

Die Lokalisation ist bei den mit # markierten Kodes in der 5. Stelle nach folgender Liste zu kodieren:

0 Mehrere Lokalisationen der Wirbelsäule	**5 Thorakolumbalbereich**
1 Okzipito-Atlanto-Axialbereich	**6 Lumbalbereich**
2 Zervikalbereich	**7 Lumbosakralbereich**
3 Zervikothorakalbereich	**8 Sakral- und Sakrokokzygealbereich**
4 Thorakalbereich	**9 N.n.bez. Lokalisation**

 # M48.0- Spinal(kanal)stenose

Lumbale Spinal(kanal)stenose

 # M48.1- Spondylitis hyperostotica [Forestier-Ott]

Diffuse idiopathische Skeletthyperostose [DISH]

 # M48.2- Baastrup-Syndrom

 # M48.3- Traumatische Spondylopathie

 # M48.4- Ermüdungsbruch eines Wirbels

Stressfraktur eines Wirbels

 # M48.5- Wirbelkörperkompression, anderenorts nicht klassifiziert

Keilwirbel o.n.A.
Wirbelkörperkompression o.n.A.

Exkl.: Akute Verletzung – siehe Verletzung der Wirbelsäule nach Körperregion in Kapitel XIX
Wirbelkörperkompression bei Osteoporose (M80.–)

 # M48.8- Sonstige näher bezeichnete Spondylopathien

Ossifikation des Lig. longitudinale posterius [OPLL-Syndrom]

 # M48.9- Spondylopathie, nicht näher bezeichnet

M49.–* Spondylopathien bei anderenorts klassifizierten Krankheiten

Exkl.: Arthritis psoriatica und Arthritiden bei gastrointestinalen Grundkrankheiten (M07.–*, M09.–*)

Die Lokalisation ist bei den mit # markierten Kodes in der 5. Stelle nach folgender Liste zu kodieren:

0 Mehrere Lokalisationen der Wirbelsäule	*5 Thorakolumbalbereich*
1 Okzipito-Atlanto-Axialbereich	*6 Lumbalbereich*
2 Zervikalbereich	*7 Lumbosakralbereich*
3 Zervikothorakalbereich	*8 Sakral- und Sakrokokzygealbereich*
4 Thorakalbereich	*9 N.n.bez. Lokalisation*

 # M49.0-* ***Tuberkulose der Wirbelsäule (A18.0†)***

Pott-Gibbus

 # M49.1-* ***Spondylitis brucellosa (A23.–†)***

 # M49.2-* ***Spondylitis durch bakterielle Darminfektion (A01–A04†)***

 # M49.3-* ***Spondylopathie bei sonstigen anderenorts klassifizierten infektiösen und parasitären Krankheiten***

Exkl.: Neuropathische Spondylopathie bei Tabes dorsalis (M49.4-*)

 # M49.4-* ***Neuropathische Spondylopathie***

Neuropathische Spondylopathie bei:
- Syringomyelie und Syringobulbie (G95.0†)
- Tabes dorsalis (A52.1†)

 # M49.5-* ***Wirbelkörperkompression bei anderenorts klassifizierten Krankheiten***

Wirbelfraktur infolge von Metastasen (C79.5†)

 # M49.8-* ***Spondylopathie bei sonstigen anderenorts klassifizierten Krankheiten***

Sonstige Krankheiten der Wirbelsäule und des Rückens (M50–M54)

Exkl.: Akute Verletzung – siehe Verletzung der Wirbelsäule nach Körperregion in Kapitel XIX
Diszitis o.n.A. (M46.4-)

M50.– Zervikale Bandscheibenschäden

Inkl.: Zervikale Bandscheibenschäden mit Zervikalneuralgie
Zervikothorakale Bandscheibenschäden

M50.0† Zervikaler Bandscheibenschaden mit Myelopathie (G99.2*)

M50.1 Zervikaler Bandscheibenschaden mit Radikulopathie

Exkl.: Brachiale Radikulitis o.n.A. (M54.13)

M50.2 Sonstige zervikale Bandscheibenverlagerung

M50.3 Sonstige zervikale Bandscheibendegeneration

M50.8 Sonstige zervikale Bandscheibenschäden

M50.9 Zervikaler Bandscheibenschaden, nicht näher bezeichnet

M51.– Sonstige Bandscheibenschäden

Inkl.: Thorakale, thorakolumbale und lumbosakrale Bandscheibenschäden

M51.0† Lumbale und sonstige Bandscheibenschäden mit Myelopathie (G99.2*)

M51.1† Lumbale und sonstige Bandscheibenschäden mit Radikulopathie (G55.1*)

Ischialgie durch Bandscheibenschaden

Exkl.: Lumbale Radikulitis o.n.A. (M54.16)

M51.2 Sonstige näher bezeichnete Bandscheibenverlagerung

Lumbago durch Bandscheibenverlagerung

M51.3 Sonstige näher bezeichnete Bandscheibendegeneration

M51.4 Schmorl-Knötchen

M51.8 Sonstige näher bezeichnete Bandscheibenschäden

M51.9 **Bandscheibenschaden, nicht näher bezeichnet**

M53.– Sonstige Krankheiten der Wirbelsäule und des Rückens, anderenorts nicht klassifiziert

Die Lokalisation ist bei den mit # markierten Kodes in der 5. Stelle nach folgender Liste zu kodieren:

0 Mehrere Lokalisationen der Wirbelsäule	**5 Thorakolumbalbereich**
1 Okzipito-Atlanto-Axialbereich	**6 Lumbalbereich**
2 Zervikalbereich	**7 Lumbosakralbereich**
3 Zervikothorakalbereich	**8 Sakral- und Sakrokokzygealbereich**
4 Thorakalbereich	**9 N.n.bez. Lokalisation**

M53.0 **Zervikozephales Syndrom**

Sympathisches hinteres Zervikal-Syndrom

M53.1 **Zervikobrachial-Syndrom**

Exkl.: Thoracic-outlet-Syndrom (G54.0)
Zervikaler Bandscheibenschaden (M50.–)

 # M53.2- **Instabilität der Wirbelsäule**

M53.3 **Krankheiten der Sakrokokzygealregion, anderenorts nicht klassifiziert**

Kokzygodynie

 # M53.8- **Sonstige näher bezeichnete Krankheiten der Wirbelsäule und des Rückens**

 # M53.9- **Krankheit der Wirbelsäule und des Rückens, nicht näher bezeichnet**

M54.– Rückenschmerzen

Exkl.: Psychogener Rückenschmerz (F45.40)

Die Lokalisation ist bei den mit # markierten Kodes in der 5. Stelle nach folgender Liste zu kodieren:

0 Mehrere Lokalisationen der Wirbelsäule	**5 Thorakolumbalbereich**
1 Okzipito-Atlanto-Axialbereich	**6 Lumbalbereich**
2 Zervikalbereich	**7 Lumbosakralbereich**
3 Zervikothorakalbereich	**8 Sakral- und Sakrokokzygealbereich**
4 Thorakalbereich	**9 N.n.bez. Lokalisation**

 # M54.0- **Pannikulitis in der Nacken- und Rückenregion**

Exkl.: Pannikulitis:
- Lupus- (L93.2)
- rezidivierend [Pfeifer-Weber-Christian-Krankheit] (M35.6)
- o.n.A. (M79.3-)

 # M54.1- **Radikulopathie**

Neuritis oder Radikulitis: o.n.A.
- brachial
- lumbal
- lumbosakral
- thorakal

Radikulitis o.n.A.

Exkl.: Neuralgie und Neuritis o.n.A. (M79.2-)
Radikulopathie bei:
- lumbalem und sonstigem Bandscheibenschaden (M51.1)
- Spondylose (M47.2-)
- zervikalem Bandscheibenschaden (M50.1)

M54.2 **Zervikalneuralgie**

Exkl.: Zervikalneuralgie durch zervikalen Bandscheibenschaden (M50.–)

M54.3 **Ischialgie**

Exkl.: Ischialgie:
- durch Bandscheibenschaden (M51.1)
- mit Lumbago (M54.4)

Läsion des N. ischiadicus (G57.0)

M54.4 **Lumboischialgie**

Exkl.: Durch Bandscheibenschaden (M51.1)

M54.5 **Kreuzschmerz**

Lendenschmerz
Lumbago o.n.A.
Überlastung in der Kreuzbeingegend

Exkl.: Flankenschmerz-Hämaturie-Syndrom (N39.81)
Lumbago durch Bandscheibenverlagerung (M51.2)
Lumboischialgie (M54.4)

M54.6 **Schmerzen im Bereich der Brustwirbelsäule**

Exkl.: Schmerzen durch Bandscheibenschaden (M51.–)

 # M54.8- **Sonstige Rückenschmerzen**

 # M54.9- **Rückenschmerzen, nicht näher bezeichnet**

Rückenschmerzen o.n.A.

Krankheiten der Weichteilgewebe (M60–M79)

Krankheiten der Muskeln (M60–M63)

Exkl.: Dermatomyositis-Polymyositis (M33.–)
Muskeldystrophien und Myopathien (G71–G72)
Myopathie bei:
- Amyloidose (E85.–)
- Panarteriitis nodosa (M30.0)
- seropositiver chronischer Polyarthritis (M05.3-)
- Sjögren-Syndrom (M35.0)
- Sklerodermie (M34.–)
- systemischem Lupus erythematodes (M32.–)

M

M60.– Myositis

Die Lokalisation ist bei den mit # markierten Kodes in der 5. Stelle nach folgender Liste zu kodieren:

0 Mehrere Lokalisationen **1 Schulterregion** Klavikula, Skapula, Akromioklavikulargelenk, Schultergelenk, Sternoklavikulargelenk **2 Oberarm** Humerus, Ellenbogengelenk **3 Unterarm** Radius, Ulna, Handgelenk	**4 Hand** Finger, Handwurzel, Mittelhand, Gelenke zwischen diesen Knochen **5 Beckenregion und Oberschenkel** Becken, Femur, Gesäß, Hüfte [Hüftgelenk], Iliosakralgelenk **6 Unterschenkel** Fibula, Tibia, Kniegelenk	**7 Knöchel und Fuß** Fußwurzel, Mittelfuß, Zehen, Sprunggelenk, sonstige Fußgelenke **8 Sonstige Lokalisationen** Hals, Kopf, Rippen, Rumpf, Schädel, Wirbelsäule **9 N.n.bez. Lokalisation**

 # M60.0- **Infektiöse Myositis**

Tropische Pyomyositis

Soll der Infektionserreger angegeben werden, ist eine zusätzliche Schlüsselnummer (B95!–B98!) zu benutzen.

 # M60.1- **Interstitielle Myositis**

 # M60.2- **Fremdkörpergranulom im Weichteilgewebe, anderenorts nicht klassifiziert**

Exkl.: Fremdkörpergranulom in der Haut und im Unterhautgewebe (L92.3)

 # M60.8- **Sonstige Myositis**

 # M60.9- **Myositis, nicht näher bezeichnet**

M61.– Kalzifikation und Ossifikation von Muskeln

Die Lokalisation ist bei den mit # markierten Kodes in der 5. Stelle nach folgender Liste zu kodieren:

0 Mehrere Lokalisationen **1 Schulterregion** Klavikula, Skapula, Akromioklavikulargelenk, Schultergelenk, Sternoklavikulargelenk **2 Oberarm** Humerus, Ellenbogengelenk **3 Unterarm** Radius, Ulna, Handgelenk	**4 Hand** Finger, Handwurzel, Mittelhand, Gelenke zwischen diesen Knochen **5 Beckenregion und Oberschenkel** Becken, Femur, Gesäß, Hüfte [Hüftgelenk], Iliosakralgelenk **6 Unterschenkel** Fibula, Tibia, Kniegelenk	**7 Knöchel und Fuß** Fußwurzel, Mittelfuß, Zehen, Sprunggelenk, sonstige Fußgelenke **8 Sonstige Lokalisationen** Hals, Kopf, Rippen, Rumpf, Schädel, Wirbelsäule **9 N.n.bez. Lokalisation**

 # M61.0- Traumatische Myositis ossificans

 # M61.1- Myositis ossificans progressiva

Fibrodysplasia ossificans progressiva

 # M61.2- Kalzifikation und Ossifikation von Muskeln bei Lähmungen

Myositis ossificans bei Tetraplegie oder Paraplegie

 # M61.3- Kalzifikation und Ossifikation von Muskeln bei Verbrennungen

Myositis ossificans bei Verbrennungen

 # M61.4- Sonstige Kalzifikation von Muskeln

Exkl.: Tendinitis calcarea (M65.2-)
Tendinitis calcarea im Schulterbereich (M75.3)

 # M61.5- Sonstige Ossifikation von Muskeln

 # M61.9- Kalzifikation und Ossifikation von Muskeln, nicht näher bezeichnet

M62.– Sonstige Muskelkrankheiten

Exkl.: Krämpfe und Spasmen der Muskulatur (R25.2)
Myalgie (M79.1-)
Myopathie:
- Alkohol- (G72.1)
- arzneimittelinduziert (G72.0)

Stiff-Person-Syndrom (G25.88)

Die Lokalisation ist bei den mit # markierten Kodes in der 5. Stelle nach folgender Liste zu kodieren:

0 Mehrere Lokalisationen **1 Schulterregion** Klavikula, Skapula, Akromioklavikulargelenk, Schultergelenk, Sternoklavikulargelenk **2 Oberarm** Humerus, Ellenbogengelenk **3 Unterarm** Radius, Ulna, Handgelenk	**4 Hand** Finger, Handwurzel, Mittelhand, Gelenke zwischen diesen Knochen **5 Beckenregion und Oberschenkel** Becken, Femur, Gesäß, Hüfte [Hüftgelenk], Iliosakralgelenk **6 Unterschenkel** Fibula, Tibia, Kniegelenk	**7 Knöchel und Fuß** Fußwurzel, Mittelfuß, Zehen, Sprunggelenk, sonstige Fußgelenke **8 Sonstige Lokalisationen** Hals, Kopf, Rippen, Rumpf, Schädel, Wirbelsäule **9 N.n.bez. Lokalisation**

 # M62.0- Muskeldiastase

 # M62.1- Sonstiger Muskelriss (nichttraumatisch)

Exkl.: Sehnenruptur (M66.–)
Traumatischer Muskelriss – siehe Muskelverletzung nach Körperregion in Kapitel XIX

 # M62.2- Ischämischer Muskelinfarkt (nichttraumatisch)

Nichttraumatisches Kompartmentsyndrom

Exkl.: Traumatische Muskelischämie (T79.6-)
Traumatisches Kompartmentsyndrom (T79.6-)
Volkmann-Kontraktur [ischämische Muskelkontraktur] (T79.60)

 # M62.3- Immobilitätssyndrom (paraplegisch)

 # M62.4- Muskelkontraktur

Exkl.: Gelenkkontraktur (M24.5-)

 # M62.5- Muskelschwund und -atrophie, anderenorts nicht klassifiziert

Inaktivitätsatrophie, anderenorts nicht klassifiziert
Sarkopenie

 # M62.6- Muskelzerrung

Exkl.: Akute Verletzung - siehe Muskelverletzung nach Körperregion

 # M62.8- Sonstige näher bezeichnete Muskelkrankheiten

Muskel- (Scheiden-) Hernie
Nichttraumatisches Muskelhämatom

 # M62.9- Muskelkrankheit, nicht näher bezeichnet

M63.–* *Muskelkrankheiten bei anderenorts klassifizierten Krankheiten*

Exkl.: Myopathie bei:
- endokrinen Krankheiten (G73.5*)
- Stoffwechselkrankheiten (G73.6*)

Die Lokalisation ist bei den mit # markierten Kodes in der 5. Stelle nach folgender Liste zu kodieren:

0 Mehrere Lokalisationen ***1 Schulterregion*** Klavikula, Skapula, Akromioklavikulargelenk, Schultergelenk, Sternoklavikulargelenk ***2 Oberarm*** Humerus, Ellenbogengelenk ***3 Unterarm*** Radius, Ulna, Handgelenk	***4 Hand*** Finger, Handwurzel, Mittelhand, Gelenke zwischen diesen Knochen ***5 Beckenregion und Oberschenkel*** Becken, Femur, Gesäß, Hüfte [Hüftgelenk], Iliosakralgelenk ***6 Unterschenkel*** Fibula, Tibia, Kniegelenk	***7 Knöchel und Fuß*** Fußwurzel, Mittelfuß, Zehen, Sprunggelenk, sonstige Fußgelenke ***8 Sonstige Lokalisationen*** Hals, Kopf, Rippen, Rumpf, Schädel, Wirbelsäule ***9 N.n.bez. Lokalisation***

M

 # M63.0-* Myositis bei anderenorts klassifizierten bakteriellen Krankheiten

Myositis bei:
- Lepra [Aussatz] (A30.–†)
- Syphilis (A51.4†, A52.7†)

 # M63.1-* Myositis bei anderenorts klassifizierten Protozoen- und Parasiteninfektionen

Myositis bei:
- Schistosomiasis [Bilharziose] (B65.–†)
- Toxoplasmose (B58.8†)
- Trichinellose (B75†)
- Zystizerkose (B69.8†)

 # M63.2-* Myositis bei sonstigen anderenorts klassifizierten Infektionskrankheiten

Myositis bei Mykosen (B35–B49†)

 # M63.3-* Myositis bei Sarkoidose (D86.8†)

 # M63.8-* Sonstige Muskelkrankheiten bei anderenorts klassifizierten Krankheiten

Krankheiten der Synovialis und der Sehnen (M65–M68)

M65.– Synovitis und Tenosynovitis

Exkl.: Akute Verletzung – siehe Bänder- und Sehnenverletzung nach Körperregion in Kapitel XIX
Chronische Tenosynovitis crepitans der Hand und des Handgelenkes (M70.0)
Krankheiten des Weichteilgewebes im Zusammenhang mit Beanspruchung, Überbeanspruchung und Druck (M70.–)

Die Lokalisation ist bei den mit # markierten Kodes in der 5. Stelle nach folgender Liste zu kodieren:

0 Mehrere Lokalisationen **1 Schulterregion** Klavikula, Skapula, Akromioklavikulargelenk, Schultergelenk, Sternoklavikulargelenk **2 Oberarm** Humerus, Ellenbogengelenk **3 Unterarm** Radius, Ulna, Handgelenk	**4 Hand** Finger, Handwurzel, Mittelhand, Gelenke zwischen diesen Knochen **5 Beckenregion und Oberschenkel** Becken, Femur, Gesäß, Hüfte [Hüftgelenk], Iliosakralgelenk **6 Unterschenkel** Fibula, Tibia, Kniegelenk	**7 Knöchel und Fuß** Fußwurzel, Mittelfuß, Zehen, Sprunggelenk, sonstige Fußgelenke **8 Sonstige Lokalisationen** Hals, Kopf, Rippen, Rumpf, Schädel, Wirbelsäule **9 N.n.bez. Lokalisation**

 # M65.0- Sehnenscheidenabszess

Soll der bakterielle Erreger angegeben werden, ist eine zusätzliche Schlüsselnummer (B95!–B96!) zu benutzen.

 # M65.1- Sonstige infektiöse (Teno-)Synovitis

M65.2- Tendinitis calcarea

Exkl.: Im Schulterbereich (M75.3)
Näher bezeichnete Tendinitis (M75–M77)

M65.20 Mehrere Lokalisationen

M65.22 Oberarm

Humerus, Ellenbogengelenk

M65.23 Unterarm

Radius, Ulna, Handgelenk

M65.24 Hand

Finger, Handwurzel, Mittelhand, Gelenke zwischen diesen Knochen

M65.25 Beckenregion und Oberschenkel

Becken, Femur, Gesäß, Hüfte [Hüftgelenk], Iliosakralgelenk

M65.26 Unterschenkel

Fibula, Tibia, Kniegelenk

M65.27 Knöchel und Fuß

Fußwurzel, Mittelfuß, Zehen, Sprunggelenk, sonstige Fußgelenke

M65.28 Sonstige Lokalisationen

Hals, Kopf, Rippen, Rumpf, Schädel, Wirbelsäule

M65.29 N.n.bez. Lokalisation

M65.3 Schnellender Finger

Tendopathia nodosa

M65.4 Tendovaginitis stenosans [de Quervain]

 # M65.8- Sonstige Synovitis und Tenosynovitis

Reizhüfte

 # M65.9- Synovitis und Tenosynovitis, nicht näher bezeichnet

M66.– Spontanruptur der Synovialis und von Sehnen

Inkl.: Rupturen, die durch Einwirken normaler Kräfte auf ein Gewebe eintreten, lassen auf eine verminderte Gewebefestigkeit schließen.

Exkl.: Läsionen der Rotatorenmanschette (M75.1)
Rupturen, die bei Einwirkung übernormaler Kräfte auf normal ausgebildetes Gewebe eintreten – siehe Sehnenverletzung nach Körperregion in Kapitel XIX

Die Lokalisation ist bei den mit # markierten Kodes in der 5. Stelle nach folgender Liste zu kodieren:

0 Mehrere Lokalisationen **1 Schulterregion** Klavikula, Skapula, Akromioklavikulargelenk, Schultergelenk, Sternoklavikulargelenk **2 Oberarm** Humerus, Ellenbogengelenk **3 Unterarm** Radius, Ulna, Handgelenk	**4 Hand** Finger, Handwurzel, Mittelhand, Gelenke zwischen diesen Knochen **5 Beckenregion und Oberschenkel** Becken, Femur, Gesäß, Hüfte [Hüftgelenk], Iliosakralgelenk **6 Unterschenkel** Fibula, Tibia, Kniegelenk	**7 Knöchel und Fuß** Fußwurzel, Mittelfuß, Zehen, Sprunggelenk, sonstige Fußgelenke **8 Sonstige Lokalisationen** Hals, Kopf, Rippen, Rumpf, Schädel, Wirbelsäule **9 N.n.bez. Lokalisation**

M66.0 Ruptur einer Poplitealzyste

 # M66.1- Ruptur der Synovialis

Ruptur einer Synovialzyste

Exkl.: Ruptur einer Poplitealzyste (M66.0)

 # M66.2- Spontanruptur von Strecksehnen

 # M66.3- Spontanruptur von Beugesehnen

 # M66.4- Spontanruptur sonstiger Sehnen

 # M66.5- Spontanruptur von nicht näher bezeichneten Sehnen

Ruptur der Muskel-Sehnen-Verbindung, nichttraumatisch

M

M67.– Sonstige Krankheiten der Synovialis und der Sehnen

Exkl.: Fibromatose der Palmarfaszie [Dupuytren-Kontraktur] (M72.0)
Tendinitis o.n.A. (M77.9)
Xanthomatose der Sehnen (E78.2)

Die Lokalisation ist bei den mit # markierten Kodes in der 5. Stelle nach folgender Liste zu kodieren:

0 Mehrere Lokalisationen **1 Schulterregion** Klavikula, Skapula, Akromioklavikulargelenk, Schultergelenk, Sternoklavikulargelenk **2 Oberarm** Humerus, Ellenbogengelenk **3 Unterarm** Radius, Ulna, Handgelenk	**4 Hand** Finger, Handwurzel, Mittelhand, Gelenke zwischen diesen Knochen **5 Beckenregion und Oberschenkel** Becken, Femur, Gesäß, Hüfte [Hüftgelenk], Iliosakralgelenk **6 Unterschenkel** Fibula, Tibia, Kniegelenk	**7 Knöchel und Fuß** Fußwurzel, Mittelfuß, Zehen, Sprunggelenk, sonstige Fußgelenke **8 Sonstige Lokalisationen** Hals, Kopf, Rippen, Rumpf, Schädel, Wirbelsäule **9 N.n.bez. Lokalisation**

M67.0 Achillessehnenverkürzung (erworben)

 # M67.1- Sonstige Sehnen- (Scheiden-) Kontraktur

Exkl.: Mit Gelenkkontraktur (M24.5-)

 # M67.2- Hypertrophie der Synovialis, anderenorts nicht klassifiziert

Exkl.: Villonoduläre Synovitis (pigmentiert) (M12.2-)

 # M67.3- Transitorische Synovitis

Toxische Synovitis

Exkl.: Palindromer Rheumatismus (M12.3-)

 # M67.4- Ganglion

Ganglion eines Gelenkes oder einer Sehne oder Sehnenscheide

Exkl.: Ganglion bei Frambösie (A66.6)
Schleimbeutelzyste (M71.2–M71.3)
Synovialzyste (M71.2–M71.3)

 # M67.8- Sonstige näher bezeichnete Krankheiten der Synovialis und der Sehnen

 # M67.9- Krankheit der Synovialis und der Sehnen, nicht näher bezeichnet

M68.–* *Krankheiten der Synovialis und der Sehnen bei anderenorts klassifizierten Krankheiten*

Die Lokalisation ist bei den mit # markierten Kodes in der 5. Stelle nach folgender Liste zu kodieren:

0 Mehrere Lokalisationen ***1 Schulterregion*** Klavikula, Skapula, Akromioklavikulargelenk, Schultergelenk, Sternoklavikulargelenk ***2 Oberarm*** Humerus, Ellenbogengelenk ***3 Unterarm*** Radius, Ulna, Handgelenk	***4 Hand*** Finger, Handwurzel, Mittelhand, Gelenke zwischen diesen Knochen ***5 Beckenregion und Oberschenkel*** Becken, Femur, Gesäß, Hüfte [Hüftgelenk], Iliosakralgelenk ***6 Unterschenkel*** Fibula, Tibia, Kniegelenk	***7 Knöchel und Fuß*** Fußwurzel, Mittelfuß, Zehen, Sprunggelenk, sonstige Fußgelenke ***8 Sonstige Lokalisationen*** Hals, Kopf, Rippen, Rumpf, Schädel, Wirbelsäule ***9 N.n.bez. Lokalisation***

 # M68.0-* Synovitis und Tenosynovitis bei anderenorts klassifizierten bakteriellen Krankheiten

Synovitis oder Tenosynovitis bei:
- Gonorrhoe (A54.4†)
- Syphilis (A52.7†)
- Tuberkulose (A18.0†)

 # M68.8-* Sonstige Krankheiten der Synovialis und der Sehnen bei anderenorts klassifizierten Krankheiten

Sonstige Krankheiten des Weichteilgewebes (M70–M79)

M70.– Krankheiten des Weichteilgewebes im Zusammenhang mit Beanspruchung, Überbeanspruchung und Druck

Inkl.: Krankheiten des Weichteilgewebes, berufsbedingt

Exkl.: Bursitis:
- im Schulterbereich (M75.5)
- o.n.A. (M71.9-)

Dekubitalgeschwür und Druckzone (L89.–)
Enthesopathien (M76–M77)

M70.0 Chronische Tenosynovitis crepitans der Hand und des Handgelenkes

M70.1 Bursitis im Bereich der Hand

M70.2 Bursitis olecrani

M70.3 Sonstige Bursitis im Bereich des Ellenbogens

M70.4 Bursitis praepatellaris

M70.5 Sonstige Bursitis im Bereich des Knies

M70.6 Bursitis trochanterica

Tendinitis trochanterica

M70.7 Sonstige Bursitis im Bereich der Hüfte

Bursitis im Bereich des Os ischii

M70.8 Sonstige Krankheiten des Weichteilgewebes durch Beanspruchung, Überbeanspruchung und Druck

M70.9 **Nicht näher bezeichnete Krankheit des Weichteilgewebes durch Beanspruchung, Überbeanspruchung und Druck**

M71.– Sonstige Bursopathien

Exkl.: Bursitis im Zusammenhang mit Beanspruchung, Überbeanspruchung und Druck (M70.–)
Enthesopathien (M76–M77)
Fußballenentzündung (M20.1)

Die Lokalisation ist bei den mit # markierten Kodes in der 5. Stelle nach folgender Liste zu kodieren:

0 Mehrere Lokalisationen **1 Schulterregion** Klavikula, Skapula, Akromioklavikulargelenk, Schultergelenk, Sternoklavikulargelenk **2 Oberarm** Humerus, Ellenbogengelenk **3 Unterarm** Radius, Ulna, Handgelenk	**4 Hand** Finger, Handwurzel, Mittelhand, Gelenke zwischen diesen Knochen **5 Beckenregion und Oberschenkel** Becken, Femur, Gesäß, Hüfte [Hüftgelenk], Iliosakralgelenk **6 Unterschenkel** Fibula, Tibia, Kniegelenk	**7 Knöchel und Fuß** Fußwurzel, Mittelfuß, Zehen, Sprunggelenk, sonstige Fußgelenke **8 Sonstige Lokalisationen** Hals, Kopf, Rippen, Rumpf, Schädel, Wirbelsäule **9 N.n.bez. Lokalisation**

 # M71.0- **Schleimbeutelabszess**

 # M71.1- **Sonstige infektiöse Bursitis**

M71.2 **Synovialzyste im Bereich der Kniekehle [Baker-Zyste]**
Exkl.: Bei Ruptur (M66.0)

 # M71.3- **Sonstige Schleimbeutelzyste**
Synovialzyste o.n.A.
Exkl.: Ruptur einer Synovialzyste (M66.1-)

M71.4- **Bursitis calcarea**
Exkl.: Im Schulterbereich (M75.3)

M71.40 Mehrere Lokalisationen

M71.42 Oberarm
Humerus, Ellenbogengelenk

M71.43 Unterarm
Radius, Ulna, Handgelenk

M71.44 Hand
Finger, Handwurzel, Mittelhand, Gelenke zwischen diesen Knochen

M71.45 Beckenregion und Oberschenkel
Becken, Femur, Gesäß, Hüfte [Hüftgelenk], Iliosakralgelenk

M71.46 Unterschenkel
Fibula, Tibia, Kniegelenk

M71.47 Knöchel und Fuß
Fußwurzel, Mittelfuß, Zehen, Sprunggelenk, sonstige Fußgelenke

M71.48 Sonstige Lokalisationen
Hals, Kopf, Rippen, Rumpf, Schädel, Wirbelsäule

M71.49 N.n.bez. Lokalisation

M71.5- **Sonstige Bursitis, anderenorts nicht klassifiziert**
Exkl.: Bursitis:
- im Bereich des Lig. collaterale tibiale [Stieda-Pellegrini] (M76.4)
- im Schulterbereich (M75.5)
- o.n.A. (M71.9-)

M71.50 Mehrere Lokalisationen

M71.52 Oberarm
Humerus, Ellenbogengelenk

M71.53 Unterarm
Radius, Ulna, Handgelenk

M71.54 Hand
Finger, Handwurzel, Mittelhand, Gelenke zwischen diesen Knochen

M71.55 Beckenregion und Oberschenkel
Becken, Femur, Gesäß, Hüfte [Hüftgelenk], Iliosakralgelenk

M71.56 Unterschenkel
Fibula, Tibia, Kniegelenk

M71.57 Knöchel und Fuß
Fußwurzel, Mittelfuß, Zehen, Sprunggelenk, sonstige Fußgelenke

M71.58 Sonstige Lokalisationen
Hals, Kopf, Rippen, Rumpf, Schädel, Wirbelsäule

M71.59 N.n.bez. Lokalisation

 # M71.8- Sonstige näher bezeichnete Bursopathien

 # M71.9- Bursopathie, nicht näher bezeichnet
Bursitis o.n.A.

M72.– Fibromatosen

Exkl.: Retroperitoneale Fibrose (D48.3)

Die Lokalisation ist bei den mit # markierten Kodes in der 5. Stelle nach folgender Liste zu kodieren:

0 Mehrere Lokalisationen **1 Schulterregion** Klavikula, Skapula, Akromioklavikulargelenk, Schultergelenk, Sternoklavikulargelenk **2 Oberarm** Humerus, Ellenbogengelenk **3 Unterarm** Radius, Ulna, Handgelenk	**4 Hand** Finger, Handwurzel, Mittelhand, Gelenke zwischen diesen Knochen **5 Beckenregion und Oberschenkel** Becken, Femur, Gesäß, Hüfte [Hüftgelenk], Iliosakralgelenk **6 Unterschenkel** Fibula, Tibia, Kniegelenk	**7 Knöchel und Fuß** Fußwurzel, Mittelfuß, Zehen, Sprunggelenk, sonstige Fußgelenke **8 Sonstige Lokalisationen** Hals, Kopf, Rippen, Rumpf, Schädel, Wirbelsäule **9 N.n.bez. Lokalisation**

M72.0 Fibromatose der Palmarfaszie [Dupuytren-Kontraktur]

M72.1 Fingerknöchelpolster [Knuckle pads]

M72.2 Fibromatose der Plantarfaszie [Ledderhose-Kontraktur]
Fasciitis plantaris

 # M72.4- Pseudosarkomatöse Fibromatose
Fasciitis nodularis

 # M72.6- Nekrotisierende Fasziitis
Soll der Infektionserreger angegeben werden, ist eine zusätzliche Schlüsselnummer (B95!–B98!) zu benutzen.

 # M72.8- Sonstige Fibromatosen
Faszienabszess

Exkl.: Fasziitis:
- diffus (eosinophil) (M35.4)
- nekrotisierend (M72.6-)
- nodulär (M72.4-)
- perirenal (K66.2)
- plantar (M72.2)

 # M72.9- Fibromatose, nicht näher bezeichnet
Fasziitis o.n.A.
Fibromatose o.n.A.

M73.-* *Krankheiten des Weichteilgewebes bei anderenorts klassifizierten Krankheiten*

Die Lokalisation ist bei den mit # markierten Kodes in der 5. Stelle nach folgender Liste zu kodieren:

0 Mehrere Lokalisationen ***1 Schulterregion*** Klavikula, Skapula, Akromioklavikulargelenk, Schultergelenk, Sternoklavikulargelenk ***2 Oberarm*** Humerus, Ellenbogengelenk ***3 Unterarm*** Radius, Ulna, Handgelenk	***4 Hand*** Finger, Handwurzel, Mittelhand, Gelenke zwischen diesen Knochen ***5 Beckenregion und Oberschenkel*** Becken, Femur, Gesäß, Hüfte [Hüftgelenk], Iliosakralgelenk ***6 Unterschenkel*** Fibula, Tibia, Kniegelenk	***7 Knöchel und Fuß*** Fußwurzel, Mittelfuß, Zehen, Sprunggelenk, sonstige Fußgelenke ***8 Sonstige Lokalisationen*** Hals, Kopf, Rippen, Rumpf, Schädel, Wirbelsäule ***9 N.n.bez. Lokalisation***

 # *M73.0-** ***Bursitis gonorrhoica (A54.4†)***

 # *M73.1-** ***Bursitis syphilitica (A52.7†)***

 # *M73.8-** ***Sonstige Krankheiten des Weichteilgewebes bei sonstigen anderenorts klassifizierten Krankheiten***

M75.– Schulterläsionen

Exkl.: Schulter-Hand-Syndrom (M89.0-)

M75.0 Adhäsive Entzündung der Schultergelenkkapsel

Frozen shoulder
Periarthropathia humeroscapularis

M75.1 Läsionen der Rotatorenmanschette

Ruptur (vollständig) (unvollständig) der Rotatorenmanschette oder der Supraspinatus-Sehne, nicht als traumatisch bezeichnet
Supraspinatus-Syndrom

M75.2 Tendinitis des M. biceps brachii

M75.3 Tendinitis calcarea im Schulterbereich

Bursitis calcarea im Schulterbereich

M75.4 Impingement-Syndrom der Schulter

M75.5 Bursitis im Schulterbereich

M75.6 Läsion des Labrums bei degenerativer Veränderung des Schultergelenkes

Läsion des Labrums, nicht als traumatisch bezeichnet

M75.8 Sonstige Schulterläsionen

M75.9 Schulterläsion, nicht näher bezeichnet

M76.– Enthesopathien der unteren Extremität mit Ausnahme des Fußes

Hinw.: Die scheinbar spezifischen Begriffe Bursitis, Kapsulitis und Tendinitis werden gewöhnlich ohne Unterschied für verschiedene Störungen der peripheren Band- und Muskelansätze benutzt; die Mehrzahl dieser Krankheitszustände ist unter dem Oberbegriff "Enthesopathien" zusammengeführt.

Exkl.: Bursitis durch Beanspruchung, Überbeanspruchung und Druck (M70.–)

M76.0 Tendinitis der Glutäus-Sehne(n)

M76.1 Tendinitis der Iliopsoas-Sehne

M76.2 Knochensporn am Darmbeinkamm

M76.3 Tractus-iliotibialis-Scheuersyndrom [Iliotibial band syndrome]

M76.4 Bursitis im Bereich des Lig. collaterale tibiale [Stieda-Pellegrini]

M76.5 Tendinitis der Patellarsehne

M76.6 Tendinitis der Achillessehne

Bursitis subachillea

M76.7 Tendinitis der Peronäussehne(n)

M76.8 Sonstige Enthesopathien der unteren Extremität mit Ausnahme des Fußes

Tendinitis des M. tibialis anterior
Tendinitis des M. tibialis posterior

M76.9 Enthesopathie der unteren Extremität, nicht näher bezeichnet

M77.– Sonstige Enthesopathien

Exkl.: Bursitis:
- durch Beanspruchung, Überbeanspruchung und Druck (M70.–)
- o.n.A. (M71.9-)

Osteophyt (M25.7-)
Spinale Enthesopathie (M46.0-)

M77.0 Epicondylitis ulnaris humeri

M77.1 Epicondylitis radialis humeri

Tennisellenbogen

M77.2 Periarthritis im Bereich des Handgelenkes

M77.3 Kalkaneussporn

M77.4 Metatarsalgie

Exkl.: Morton-Neuralgie [Morton-Metatarsalgie] (G57.6)

M77.5 Sonstige Enthesopathie des Fußes

M77.8 Sonstige Enthesopathien, anderenorts nicht klassifiziert

M77.9 Enthesopathie, nicht näher bezeichnet

Kapsulitis Knochensporn Periarthritis Tendinitis	o.n.A.

M79.– Sonstige Krankheiten des Weichteilgewebes, anderenorts nicht klassifiziert

Exkl.: Psychogene Schmerzen im Weichteilgewebe (F45.40)

Die Lokalisation ist bei den mit # markierten Kodes in der 5. Stelle nach folgender Liste zu kodieren:

0 Mehrere Lokalisationen **1 Schulterregion** Klavikula, Skapula, Akromioklavikulargelenk, Schultergelenk, Sternoklavikulargelenk **2 Oberarm** Humerus, Ellenbogengelenk **3 Unterarm** Radius, Ulna, Handgelenk	**4 Hand** Finger, Handwurzel, Mittelhand, Gelenke zwischen diesen Knochen **5 Beckenregion und Oberschenkel** Becken, Femur, Gesäß, Hüfte [Hüftgelenk], Iliosakralgelenk **6 Unterschenkel** Fibula, Tibia, Kniegelenk	**7 Knöchel und Fuß** Fußwurzel, Mittelfuß, Zehen, Sprunggelenk, sonstige Fußgelenke **8 Sonstige Lokalisationen** Hals, Kopf, Rippen, Rumpf, Schädel, Wirbelsäule **9 N.n.bez. Lokalisation**

 # M79.0- Rheumatismus, nicht näher bezeichnet

Exkl.: Fibromyalgie (M79.70)
Fibrositis (M79.70)
Palindromer Rheumatismus (M12.3-)

 # M79.1- Myalgie

Exkl.: Myositis (M60.–)

 # M79.2- Neuralgie und Neuritis, nicht näher bezeichnet

Exkl.: Ischialgie (M54.3–M54.4)
Mononeuropathien (G56–G58)
Radikulitis:
- brachial o.n.A. (M54.1-)
- lumbosakral o.n.A. (M54.17)
- o.n.A. (M54.19)

 # M79.3- Pannikulitis, nicht näher bezeichnet

Exkl.: Pannikulitis:
- Lupus- (L93.2)
- Nacken und Rücken (M54.0-)
- rezidivierend [Pfeifer-Weber-Christian-Krankheit] (M35.6)

M79.4- Hypertrophie des Corpus adiposum (infrapatellare) [Hoffa-Kastert-Syndrom]

M79.46 Unterschenkel

Fibula, Tibia, Kniegelenk

 # M79.5- Verbliebener Fremdkörper im Weichteilgewebe

Exkl.: Fremdkörpergranulom:
- Haut und Unterhaut (L92.3)
- Weichteilgewebe (M60.2-)

M79.6- Schmerzen in den Extremitäten

M79.60 Mehrere Lokalisationen

M79.61 Schulterregion

Klavikula, Skapula, Akromioklavikulargelenk, Schultergelenk, Sternoklavikulargelenk

M79.62 Oberarm

Humerus, Ellenbogengelenk

M79.63 Unterarm

Radius, Ulna, Handgelenk

M79.64 Hand

Finger, Handwurzel, Mittelhand, Gelenke zwischen diesen Knochen

M79.65 Beckenregion und Oberschenkel

Becken, Femur, Gesäß, Hüfte [Hüftgelenk], Iliosakralgelenk

M79.66 Unterschenkel

Fibula, Tibia, Kniegelenk

M79.67 Knöchel und Fuß

Fußwurzel, Mittelfuß, Zehen, Sprunggelenk, sonstige Fußgelenke

M79.69 N.n.bez. Lokalisation

M79.7- Fibromyalgie

Fibromyositis
Fibrositis
Juvenile Fibromyalgie
Myofibrositis

M79.70 Mehrere Lokalisationen

 # M79.8- Sonstige näher bezeichnete Krankheiten des Weichteilgewebes

 # M79.9- Krankheit des Weichteilgewebes, nicht näher bezeichnet

M

Osteopathien und Chondropathien (M80–M94)

Veränderungen der Knochendichte und -struktur (M80–M85)

M80.– Osteoporose mit pathologischer Fraktur

Inkl.: Osteoporotische Wirbelkörperkompression und Keilwirbel

Exkl.: Keilwirbel o.n.A. (M48.5-)
Pathologische Fraktur o.n.A. (M84.4-)
Wirbelkörperkompression o.n.A. (M48.5-)

Die Lokalisation ist bei den mit # markierten Kodes in der 5. Stelle nach folgender Liste zu kodieren:

0 Mehrere Lokalisationen **1 Schulterregion** Klavikula, Skapula, Akromioklavikulargelenk, Schultergelenk, Sternoklavikulargelenk **2 Oberarm** Humerus, Ellenbogengelenk **3 Unterarm** Radius, Ulna, Handgelenk	**4 Hand** Finger, Handwurzel, Mittelhand, Gelenke zwischen diesen Knochen **5 Beckenregion und Oberschenkel** Becken, Femur, Gesäß, Hüfte [Hüftgelenk], Iliosakralgelenk **6 Unterschenkel** Fibula, Tibia, Kniegelenk	**7 Knöchel und Fuß** Fußwurzel, Mittelfuß, Zehen, Sprunggelenk, sonstige Fußgelenke **8 Sonstige Lokalisationen** Hals, Kopf, Rippen, Rumpf, Schädel, Wirbelsäule **9 N.n.bez. Lokalisation**

 # M80.0- Postmenopausale Osteoporose mit pathologischer Fraktur

 # M80.1- Osteoporose mit pathologischer Fraktur nach Ovarektomie

 # M80.2- Inaktivitätsosteoporose mit pathologischer Fraktur

 # M80.3- Osteoporose mit pathologischer Fraktur infolge Malabsorption nach chirurgischem Eingriff

 # M80.4- Arzneimittelinduzierte Osteoporose mit pathologischer Fraktur

Soll die Substanz angegeben werden, ist eine zusätzliche Schlüsselnummer (Kapitel XX) zu benutzen.

 # M80.5- Idiopathische Osteoporose mit pathologischer Fraktur

 # M80.8- Sonstige Osteoporose mit pathologischer Fraktur

 # M80.9- Nicht näher bezeichnete Osteoporose mit pathologischer Fraktur

M81.– Osteoporose ohne pathologische Fraktur

Exkl.: Osteoporose mit pathologischer Fraktur (M80.–)

Die Lokalisation ist bei den mit # markierten Kodes in der 5. Stelle nach folgender Liste zu kodieren:

0 Mehrere Lokalisationen **1 Schulterregion** Klavikula, Skapula, Akromioklavikulargelenk, Schultergelenk, Sternoklavikulargelenk **2 Oberarm** Humerus, Ellenbogengelenk **3 Unterarm** Radius, Ulna, Handgelenk	**4 Hand** Finger, Handwurzel, Mittelhand, Gelenke zwischen diesen Knochen **5 Beckenregion und Oberschenkel** Becken, Femur, Gesäß, Hüfte [Hüftgelenk], Iliosakralgelenk **6 Unterschenkel** Fibula, Tibia, Kniegelenk	**7 Knöchel und Fuß** Fußwurzel, Mittelfuß, Zehen, Sprunggelenk, sonstige Fußgelenke **8 Sonstige Lokalisationen** Hals, Kopf, Rippen, Rumpf, Schädel, Wirbelsäule **9 N.n.bez. Lokalisation**

 # M81.0- Postmenopausale Osteoporose

 # M81.1- Osteoporose nach Ovarektomie

 # M81.2- Inaktivitätsosteoporose

Exkl.: Sudeck-Knochenatrophie (M89.0-)

 # M81.3- Osteoporose infolge Malabsorption nach chirurgischem Eingriff

 # M81.4- Arzneimittelinduzierte Osteoporose

Soll die Substanz angegeben werden, ist eine zusätzliche Schlüsselnummer (Kapitel XX) zu benutzen.

 # M81.5- Idiopathische Osteoporose

Idiopathische juvenile Osteoporose

M81.6- Lokalisierte Osteoporose [Lequesne]

Transitorische Osteoporose

Exkl.: Sudeck-Knochenatrophie (M89.0-)

M81.60 Mehrere Lokalisationen

M81.65 Beckenregion und Oberschenkel

Becken, Femur, Gesäß, Hüfte [Hüftgelenk], Iliosakralgelenk

M81.66 Unterschenkel

Fibula, Tibia, Kniegelenk

M81.67 Knöchel und Fuß

Fußwurzel, Mittelfuß, Zehen, Sprunggelenk, sonstige Fußgelenke

M81.69 N.n.bez. Lokalisation

 # M81.8- Sonstige Osteoporose

Senile Osteoporose

 # M81.9- Osteoporose, nicht näher bezeichnet

M82.– Osteoporose bei anderenorts klassifizierten Krankheiten*

Die Lokalisation ist bei den mit # markierten Kodes in der 5. Stelle nach folgender Liste zu kodieren:

0 Mehrere Lokalisationen ***1 Schulterregion*** Klavikula, Skapula, Akromioklavikulargelenk, Schultergelenk, Sternoklavikulargelenk ***2 Oberarm*** Humerus, Ellenbogengelenk ***3 Unterarm*** Radius, Ulna, Handgelenk	***4 Hand*** Finger, Handwurzel, Mittelhand, Gelenke zwischen diesen Knochen ***5 Beckenregion und Oberschenkel*** Becken, Femur, Gesäß, Hüfte [Hüftgelenk], Iliosakralgelenk ***6 Unterschenkel*** Fibula, Tibia, Kniegelenk	***7 Knöchel und Fuß*** Fußwurzel, Mittelfuß, Zehen, Sprunggelenk, sonstige Fußgelenke ***8 Sonstige Lokalisationen*** Hals, Kopf, Rippen, Rumpf, Schädel, Wirbelsäule ***9 N.n.bez. Lokalisation***

 # M82.0-* Osteoporose bei Plasmozytom (C90.0-†)

 # M82.1-* Osteoporose bei endokrinen Störungen (E00–E34†)

 # M82.8-* Osteoporose bei sonstigen anderenorts klassifizierten Krankheiten

M83.– Osteomalazie im Erwachsenenalter

Exkl.: Osteomalazie:
- familiär hypophosphatämisch (E83.30)
- im Kindes- und Jugendalter (E55.0)

Rachitis (floride) (E55.0)
Rachitis (floride), familiär hypophosphatämisch (E83.30)
Rachitis (floride), Folgen (E64.3)
Renale Osteodystrophie (N25.0)

Die Lokalisation ist bei den mit # markierten Kodes in der 5. Stelle nach folgender Liste zu kodieren:

0 Mehrere Lokalisationen **1 Schulterregion** Klavikula, Skapula, Akromioklavikulargelenk, Schultergelenk, Sternoklavikulargelenk **2 Oberarm** Humerus, Ellenbogengelenk **3 Unterarm** Radius, Ulna, Handgelenk	**4 Hand** Finger, Handwurzel, Mittelhand, Gelenke zwischen diesen Knochen **5 Beckenregion und Oberschenkel** Becken, Femur, Gesäß, Hüfte [Hüftgelenk], Iliosakralgelenk **6 Unterschenkel** Fibula, Tibia, Kniegelenk	**7 Knöchel und Fuß** Fußwurzel, Mittelfuß, Zehen, Sprunggelenk, sonstige Fußgelenke **8 Sonstige Lokalisationen** Hals, Kopf, Rippen, Rumpf, Schädel, Wirbelsäule **9 N.n.bez. Lokalisation**

 # M83.0- Osteomalazie im Wochenbett

 # M83.1- Senile Osteomalazie

 # M83.2- Osteomalazie im Erwachsenenalter durch Malabsorption

Osteomalazie bei Erwachsenen durch Malabsorption nach chirurgischem Eingriff

 # M83.3- Osteomalazie im Erwachsenenalter durch Fehl- oder Mangelernährung

 # M83.4- Aluminiumosteopathie

 # M83.5- Sonstige arzneimittelinduzierte Osteomalazie bei Erwachsenen

Soll die Substanz angegeben werden, ist eine zusätzliche Schlüsselnummer (Kapitel XX) zu benutzen.

 # M83.8- Sonstige Osteomalazie im Erwachsenenalter

 # M83.9- Osteomalazie im Erwachsenenalter, nicht näher bezeichnet

M84.– Veränderungen der Knochenkontinuität

Die Lokalisation ist bei den mit # markierten Kodes in der 5. Stelle nach folgender Liste zu kodieren:

0 Mehrere Lokalisationen **1 Schulterregion** Klavikula, Skapula, Akromioklavikulargelenk, Schultergelenk, Sternoklavikulargelenk **2 Oberarm** Humerus, Ellenbogengelenk **3 Unterarm** Radius, Ulna, Handgelenk	**4 Hand** Finger, Handwurzel, Mittelhand, Gelenke zwischen diesen Knochen **5 Beckenregion und Oberschenkel** Becken, Femur, Gesäß, Hüfte [Hüftgelenk], Iliosakralgelenk **6 Unterschenkel** Fibula, Tibia, Kniegelenk	**7 Knöchel und Fuß** Fußwurzel, Mittelfuß, Zehen, Sprunggelenk, sonstige Fußgelenke **8 Sonstige Lokalisationen** Hals, Kopf, Rippen, Rumpf, Schädel, Wirbelsäule **9 N.n.bez. Lokalisation**

 # M84.0- Frakturheilung in Fehlstellung

 # M84.1- Nichtvereinigung der Frakturenden [Pseudarthrose]

Exkl.: Pseudarthrose nach Fusion oder Arthrodese (M96.0)

 # M84.2- Verzögerte Frakturheilung

 # M84.3- Stressfraktur, anderenorts nicht klassifiziert

Stressfraktur o.n.A.

Exkl.: Stressfraktur eines Wirbels (M48.4-)

 # M84.4- Pathologische Fraktur, anderenorts nicht klassifiziert

Pathologische Fraktur o.n.A.

Exkl.: Pathologische Fraktur bei bösartiger Neubildung (M90.7-*)
Pathologische Fraktur bei Osteoporose (M80.–)
Wirbelkörperkompression, anderenorts nicht klassifiziert (M48.5-)

 # M84.8- Sonstige Veränderungen der Knochenkontinuität

Exkl.: Binnenschädigung des Kniegelenkes (M23.–)

 # M84.9- Veränderung der Knochenkontinuität, nicht näher bezeichnet

M85.– Sonstige Veränderungen der Knochendichte und -struktur

Exkl.: Marmorknochenkrankheit (Q78.2)
Osteogenesis imperfecta (Q78.0)
Osteopoikilie (Q78.8)
Polyostotische fibröse Dysplasie [Jaffé-Lichtenstein-Syndrom] (Q78.1)

Die Lokalisation ist bei den mit # markierten Kodes in der 5. Stelle nach folgender Liste zu kodieren:

0 Mehrere Lokalisationen **1 Schulterregion** Klavikula, Skapula, Akromioklavikulargelenk, Schultergelenk, Sternoklavikulargelenk **2 Oberarm** Humerus, Ellenbogengelenk **3 Unterarm** Radius, Ulna, Handgelenk	**4 Hand** Finger, Handwurzel, Mittelhand, Gelenke zwischen diesen Knochen **5 Beckenregion und Oberschenkel** Becken, Femur, Gesäß, Hüfte [Hüftgelenk], Iliosakralgelenk **6 Unterschenkel** Fibula, Tibia, Kniegelenk	**7 Knöchel und Fuß** Fußwurzel, Mittelfuß, Zehen, Sprunggelenk, sonstige Fußgelenke **8 Sonstige Lokalisationen** Hals, Kopf, Rippen, Rumpf, Schädel, Wirbelsäule **9 N.n.bez. Lokalisation**

 # M85.0- Fibröse Dysplasie (monostotisch)

Exkl.: Fibröse Dysplasie des Kiefers (K10.8)

 # M85.1- Skelettfluorose

M85.2 Hyperostose des Schädels

 # M85.3- Ostitis condensans

 # M85.4- Solitäre Knochenzyste

Exkl.: Solitäre Zyste des Kiefers (K09.1–K09.2)

 # M85.5- Aneurysmatische Knochenzyste

Exkl.: Aneurysmatische Zyste des Kiefers (K09.2)

 # M85.6- Sonstige Knochenzyste

Exkl.: Osteodystrophia fibrosa cystica generalisata [von-Recklinghausen-Krankheit des Knochens] (E21.0)
Zyste des Kiefers, anderenorts nicht klassifiziert (K09.1–K09.2)

 # M85.8- Sonstige näher bezeichnete Veränderungen der Knochendichte und -struktur

Hyperostose der Knochen, ausgenommen des Schädels
Osteosklerose, erworben

Exkl.: Diffuse idiopathische Skeletthyperostose [DISH] (M48.1-)
Osteosklerose:
- angeboren (Q77.4)
- myelofibrös (D47.4)

 # M85.9- Veränderung der Knochendichte und -struktur, nicht näher bezeichnet

Sonstige Osteopathien
(M86–M90)

Exkl.: Osteopathien nach medizinischen Maßnahmen (M96.–)

M86.– Osteomyelitis

Soll der Infektionserreger angegeben werden, ist eine zusätzliche Schlüsselnummer (B95!–B98!) zu benutzen.
Benutze eine zusätzliche Schlüsselnummer (T84.5–T84.7), um das Vorliegen einer Osteomyelitis im Rahmen einer periimplantären (implantatassoziierten) Infektion zu kodieren.

Exkl.: Osteomyelitis:
- durch Salmonellen (A01–A02)
- Kiefer (K10.2-)
- Wirbel (M46.2-)

Die Lokalisation ist bei den mit # markierten Kodes in der 5. Stelle nach folgender Liste zu kodieren:

0 Mehrere Lokalisationen **1 Schulterregion** Klavikula, Skapula, Akromioklavikulargelenk, Schultergelenk, Sternoklavikulargelenk **2 Oberarm** Humerus, Ellenbogengelenk **3 Unterarm** Radius, Ulna, Handgelenk	**4 Hand** Finger, Handwurzel, Mittelhand, Gelenke zwischen diesen Knochen **5 Beckenregion und Oberschenkel** Becken, Femur, Gesäß, Hüfte [Hüftgelenk], Iliosakralgelenk **6 Unterschenkel** Fibula, Tibia, Kniegelenk	**7 Knöchel und Fuß** Fußwurzel, Mittelfuß, Zehen, Sprunggelenk, sonstige Fußgelenke **8 Sonstige Lokalisationen** Hals, Kopf, Rippen, Rumpf, Schädel, Wirbelsäule **9 N.n.bez. Lokalisation**

 # M86.0- Akute hämatogene Osteomyelitis

 # M86.1- Sonstige akute Osteomyelitis

 # M86.2- Subakute Osteomyelitis

 # M86.3- Chronische multifokale Osteomyelitis

 # M86.4- Chronische Osteomyelitis mit Fistel

 # M86.5- Sonstige chronische hämatogene Osteomyelitis

 # M86.6- Sonstige chronische Osteomyelitis

 # M86.8- Sonstige Osteomyelitis

Brodie-Abszess

 # M86.9- Osteomyelitis, nicht näher bezeichnet

Knocheninfektion o.n.A.
Periostitis o.n.A.

M87.– Knochennekrose

Inkl.: Avaskuläre Knochennekrose

Exkl.: Osteochondropathien (M91–M93)
Osteonekrose des Kiefers (bestrahlungsinduziert) (medikamenteninduziert) (K10.2-)

Die Lokalisation ist bei den mit # markierten Kodes in der 5. Stelle nach folgender Liste zu kodieren:

0 Mehrere Lokalisationen **1 Schulterregion** Klavikula, Skapula, Akromioklavikulargelenk, Schultergelenk, Sternoklavikulargelenk **2 Oberarm** Humerus, Ellenbogengelenk **3 Unterarm** Radius, Ulna, Handgelenk	**4 Hand** Finger, Handwurzel, Mittelhand, Gelenke zwischen diesen Knochen **5 Beckenregion und Oberschenkel** Becken, Femur, Gesäß, Hüfte [Hüftgelenk], Iliosakralgelenk **6 Unterschenkel** Fibula, Tibia, Kniegelenk	**7 Knöchel und Fuß** Fußwurzel, Mittelfuß, Zehen, Sprunggelenk, sonstige Fußgelenke **8 Sonstige Lokalisationen** Hals, Kopf, Rippen, Rumpf, Schädel, Wirbelsäule **9 N.n.bez. Lokalisation**

 # M87.0- Idiopathische aseptische Knochennekrose

 # M87.1- Knochennekrose durch Arzneimittel

Soll die Substanz angegeben werden, ist eine zusätzliche Schlüsselnummer (Kapitel XX) zu benutzen.

 # M87.2- Knochennekrose durch vorangegangenes Trauma

 # M87.3- Sonstige sekundäre Knochennekrose

 # M87.8- Sonstige Knochennekrose

 # M87.9- Knochennekrose, nicht näher bezeichnet

M88.– Osteodystrophia deformans [Paget-Krankheit]

Die Lokalisation ist bei den mit # markierten Kodes in der 5. Stelle nach folgender Liste zu kodieren:

0 Mehrere Lokalisationen **1 Schulterregion** Klavikula, Skapula, Akromioklavikulargelenk, Schultergelenk, Sternoklavikulargelenk **2 Oberarm** Humerus, Ellenbogengelenk **3 Unterarm** Radius, Ulna, Handgelenk	**4 Hand** Finger, Handwurzel, Mittelhand, Gelenke zwischen diesen Knochen **5 Beckenregion und Oberschenkel** Becken, Femur, Gesäß, Hüfte [Hüftgelenk], Iliosakralgelenk **6 Unterschenkel** Fibula, Tibia, Kniegelenk	**7 Knöchel und Fuß** Fußwurzel, Mittelfuß, Zehen, Sprunggelenk, sonstige Fußgelenke **8 Sonstige Lokalisationen** Hals, Kopf, Rippen, Rumpf, Schädel, Wirbelsäule **9 N.n.bez. Lokalisation**

M88.0 Osteodystrophia deformans der Schädelknochen

 # M88.8- Osteodystrophia deformans sonstiger Knochen

 # M88.9- Osteodystrophia deformans, nicht näher bezeichnet

M89.– Sonstige Knochenkrankheiten

Die Lokalisation ist bei den mit # markierten Kodes in der 5. Stelle nach folgender Liste zu kodieren:

0 Mehrere Lokalisationen **1 Schulterregion** Klavikula, Skapula, Akromioklavikulargelenk, Schultergelenk, Sternoklavikulargelenk **2 Oberarm** Humerus, Ellenbogengelenk **3 Unterarm** Radius, Ulna, Handgelenk	**4 Hand** Finger, Handwurzel, Mittelhand, Gelenke zwischen diesen Knochen **5 Beckenregion und Oberschenkel** Becken, Femur, Gesäß, Hüfte [Hüftgelenk], Iliosakralgelenk **6 Unterschenkel** Fibula, Tibia, Kniegelenk	**7 Knöchel und Fuß** Fußwurzel, Mittelfuß, Zehen, Sprunggelenk, sonstige Fußgelenke **8 Sonstige Lokalisationen** Hals, Kopf, Rippen, Rumpf, Schädel, Wirbelsäule **9 N.n.bez. Lokalisation**

 # M89.0- Neurodystrophie [Algodystrophie]

Schulter-Hand-Syndrom

Exkl.: Sudeck-Knochenatrophie (G90.5-)
Sympathische Reflexdystrophie (G90.5-)

 # M89.1- Stillstand des Epiphysenwachstums

 # M89.2- Sonstige Störungen der Knochenentwicklung und des Knochenwachstums

 # M89.3- Hypertrophie des Knochens

 # M89.4- Sonstige hypertrophische Osteoarthropathie

Marie-Bamberger-Syndrom
Pachydermoperiostose

 # M89.5- Osteolyse

 # M89.6- Osteopathie nach Poliomyelitis

Soll die vorangegangene Poliomyelitis angegeben werden, ist zusätzlich die Schlüsselnummer B91 zu benutzen.

Exkl.: Postpolio-Syndrom (G14)

M

 # M89.8- Sonstige näher bezeichnete Knochenkrankheiten

Infantile kortikale Hyperostose
Posttraumatische subperiostale Ossifikation

 # M89.9- Knochenkrankheit, nicht näher bezeichnet

M90.– Osteopathien bei anderenorts klassifizierten Krankheiten*

Die Lokalisation ist bei den mit # markierten Kodes in der 5. Stelle nach folgender Liste zu kodieren:

0 Mehrere Lokalisationen ***1 Schulterregion*** Klavikula, Skapula, Akromioklavikulargelenk, Schultergelenk, Sternoklavikulargelenk ***2 Oberarm*** Humerus, Ellenbogengelenk ***3 Unterarm*** Radius, Ulna, Handgelenk	***4 Hand*** Finger, Handwurzel, Mittelhand, Gelenke zwischen diesen Knochen ***5 Beckenregion und Oberschenkel*** Becken, Femur, Gesäß, Hüfte [Hüftgelenk], Iliosakralgelenk ***6 Unterschenkel*** Fibula, Tibia, Kniegelenk	***7 Knöchel und Fuß*** Fußwurzel, Mittelfuß, Zehen, Sprunggelenk, sonstige Fußgelenke ***8 Sonstige Lokalisationen*** Hals, Kopf, Rippen, Rumpf, Schädel, Wirbelsäule ***9 N.n.bez. Lokalisation***

 # M90.0-* Knochentuberkulose (A18.0†)

Exkl.: Tuberkulose der Wirbelsäule (M49.0-*)

 # M90.1-* Periostitis bei sonstigen anderenorts klassifizierten Infektionskrankheiten

Sekundäre syphilitische Periostitis (A51.4†)

 # M90.2-* Osteopathie bei sonstigen anderenorts klassifizierten Infektionskrankheiten

Osteomyelitis durch:
- Echinokokken (B67.2†)
- Gonokokken (A54.4†)
- Salmonellen (A02.2†)

Syphilitische Osteopathie oder Osteochondropathie (A50.5†, A52.7†)

 # M90.3-* Knochennekrose bei Caissonkrankheit (T70.3†)

 # M90.4-* Knochennekrose durch Hämoglobinopathie (D50–D64†)

 # M90.5-* Knochennekrose bei sonstigen anderenorts klassifizierten Krankheiten

 # M90.6-* Osteodystrophia deformans bei Neubildungen (C00–D48†)

Osteodystrophia deformans bei bösartiger Neubildung des Knochens (C40–C41†)

 # M90.7-* Knochenfraktur bei Neubildungen (C00–D48†)

Exkl.: Wirbelkörperkompression bei Neubildungen (M49.5-*)

 # M90.8-* Osteopathie bei sonstigen anderenorts klassifizierten Krankheiten

Osteopathie bei renaler Osteodystrophie (N25.0†)

Chondropathien
(M91–M94)

Exkl.: Chondropathien nach medizinischen Maßnahmen (M96.–)

M91.– Juvenile Osteochondrose der Hüfte und des Beckens

Exkl.: Epiphyseolysis capitis femoris (nichttraumatisch) (M93.0)

M91.0 Juvenile Osteochondrose des Beckens

Osteochondrose (juvenile):
- Acetabulum
- Darmbeinkamm [Buchmann-Krankheit]
- Symphyse [Pierson-Krankheit]
- Synchondrosis ischiopubica [van-Neck-Krankheit]

M91.1 Juvenile Osteochondrose des Femurkopfes [Perthes-Legg-Calvé-Krankheit]

M91.2 Coxa plana

Hüftdeformität durch vorangegangene juvenile Osteochondrose

M91.3 **Pseudokoxalgie**

M91.8 **Sonstige juvenile Osteochondrose der Hüfte und des Beckens**

Juvenile Osteochondrose nach Korrektur einer angeborenen Hüftluxation

M91.9 **Juvenile Osteochondrose der Hüfte und des Beckens, nicht näher bezeichnet**

M92.– Sonstige juvenile Osteochondrosen

M92.0 **Juvenile Osteochondrose des Humerus**

Osteochondrose (juvenile):
- Capitulum humeri [Panner-Krankheit]
- Caput humeri [Hass-Krankheit]

M92.1 **Juvenile Osteochondrose des Radius und der Ulna**

Osteochondrose (juvenile):
- Caput radii [Hegemann-Krankheit]
- distale Ulnaepiphyse [Burns-Krankheit]

M92.2 **Juvenile Osteochondrose der Hand**

Osteochondrose (juvenile):
- Metakarpalköpfchen [Mauclaire-Krankheit]
- Os lunatum der Handwurzel [Kienböck-Krankheit]

M92.3 **Sonstige juvenile Osteochondrose der oberen Extremität**

M92.4 **Juvenile Osteochondrose der Patella**

Osteochondrose (juvenile):
- primäres Ossifikationszentrum [Köhler-Krankheit]
- Sekundäres Ossifikationszentrum [Larsen-Johansson-Krankheit]

M92.5 **Juvenile Osteochondrose der Tibia und der Fibula**

Osteochondrose (juvenile):
- Condylus medialis tibiae [Blount-Krankheit]
- Tuberositas tibiae [Osgood-Schlatter-Krankheit]

Tibia vara [Blount-Barber-Krankheit]

M92.6 **Juvenile Osteochondrose des Tarsus**

Osteochondrose (juvenile):
- Kalkaneus [Sever-Krankheit]
- Os naviculare [Köhler-(I-)Krankheit]
- Os tibiale externum [Haglund-Krankheit]
- Talus [Diaz-Krankheit]

M92.7 **Juvenile Osteochondrose des Metatarsus**

Osteochondrose (juvenile):
- Os metatarsale II [Freiberg-Köhler-(II-)Krankheit]
- Os metatarsale V [Iselin-Krankheit]

M92.8 **Sonstige näher bezeichnete juvenile Osteochondrose**

Apophysitis calcanei

M92.9 **Juvenile Osteochondrose, nicht näher bezeichnet**

Apophysitis
Epiphysitis
Osteochondritis
Osteochondrose | als juvenil bezeichnet, Lokalisation nicht näher bezeichnet

M93.– Sonstige Osteochondropathien

Exkl.: Osteochondrose der Wirbelsäule (M42.–)

M93.0 **Epiphyseolysis capitis femoris (nichttraumatisch)**

M93.1 **Kienböck-Krankheit bei Erwachsenen**

Erwachsenenosteochondrose des Os lunatum der Hand

M93.2- **Osteochondrosis dissecans**

M93.20 Mehrere Lokalisationen

M93.21 Schulterregion

Klavikula, Skapula, Akromioklavikulargelenk, Schultergelenk, Sternoklavikulargelenk

M93.22 Oberarm

Humerus, Ellenbogengelenk

M93.23 Unterarm

Radius, Ulna, Handgelenk

M93.24 Hand

Finger, Handwurzel, Mittelhand, Gelenke zwischen diesen Knochen

M93.25 Beckenregion und Oberschenkel

Becken, Femur, Gesäß, Hüfte [Hüftgelenk], Iliosakralgelenk

M93.26 Unterschenkel

Fibula, Tibia, Kniegelenk

M93.27 Knöchel und Fuß

Fußwurzel, Mittelfuß, Zehen, Sprunggelenk, sonstige Fußgelenke

M93.28 Sonstige Lokalisationen

Hals, Kopf, Rippen, Rumpf, Schädel, Wirbelsäule

M93.29 N.n.bez. Lokalisation

M93.8- Sonstige näher bezeichnete Osteochondropathien

M93.80 Mehrere Lokalisationen

M93.81 Schulterregion

Klavikula, Skapula, Akromioklavikulargelenk, Schultergelenk, Sternoklavikulargelenk

M93.82 Oberarm

Humerus, Ellenbogengelenk

M93.83 Unterarm

Radius, Ulna, Handgelenk

M93.84 Hand

Finger, Handwurzel, Mittelhand, Gelenke zwischen diesen Knochen

M93.85 Beckenregion und Oberschenkel

Becken, Femur, Gesäß, Hüfte [Hüftgelenk], Iliosakralgelenk

M93.86 Unterschenkel

Fibula, Tibia, Kniegelenk

M93.87 Knöchel und Fuß

Fußwurzel, Mittelfuß, Zehen, Sprunggelenk, sonstige Fußgelenke

M93.88 Sonstige Lokalisationen

Hals, Kopf, Rippen, Rumpf, Schädel, Wirbelsäule

M93.89 N.n.bez. Lokalisation

M93.9 Osteochondropathie, nicht näher bezeichnet

Apophysitis Epiphysitis Osteochondritis Osteochondrose	ohne Angabe, ob beim Erwachsenen oder beim Jugendlichen auftretend, Lokalisation nicht näher bezeichnet

M94.– Sonstige Knorpelkrankheiten

Die Lokalisation ist bei den mit # markierten Kodes in der 5. Stelle nach folgender Liste zu kodieren:

0 Mehrere Lokalisationen **1 Schulterregion** Klavikula, Skapula, Akromioklavikulargelenk, Schultergelenk, Sternoklavikulargelenk **2 Oberarm** Humerus, Ellenbogengelenk **3 Unterarm** Radius, Ulna, Handgelenk	**4 Hand** Finger, Handwurzel, Mittelhand, Gelenke zwischen diesen Knochen **5 Beckenregion und Oberschenkel** Becken, Femur, Gesäß, Hüfte [Hüftgelenk], Iliosakralgelenk **6 Unterschenkel** Fibula, Tibia, Kniegelenk	**7 Knöchel und Fuß** Fußwurzel, Mittelfuß, Zehen, Sprunggelenk, sonstige Fußgelenke **8 Sonstige Lokalisationen** Hals, Kopf, Rippen, Rumpf, Schädel, Wirbelsäule **9 N.n.bez. Lokalisation**

M94.0 **Tietze-Syndrom**
Kostochondritis

M94.1 **Panchondritis [Rezidivierende Polychondritis]**

M94.2- **Chondromalazie**
Exkl.: Chondromalacia patellae (M22.4)

M94.3- **Chondrolyse**

M94.8- **Sonstige näher bezeichnete Knorpelkrankheiten**
Exkl.: Binnenschädigung des Kniegelenkes (M23.–)

M94.9- **Knorpelkrankheit, nicht näher bezeichnet**

Sonstige Krankheiten des Muskel-Skelett-Systems und des Bindegewebes (M95–M99)

M

M95.– Sonstige erworbene Deformitäten des Muskel-Skelett-Systems und des Bindegewebes

Exkl.: Angeborene Fehlbildungen und Deformitäten des Muskel-Skelett-Systems (Q65–Q79)
Deformitäten der Wirbelsäule und des Rückens (M40–M43)
Dentofaziale Anomalien [einschließlich fehlerhafter Okklusion] (K07.–)
Erworbene Deformitäten von Extremitäten (M20–M21)
Krankheiten des Muskel-Skelett-Systems nach medizinischen Maßnahmen (M96.–)
Verlust von Extremitäten und Organen (Z89–Z90)

M95.0 **Erworbene Deformität der Nase**
Exkl.: Nasenseptumdeviation (J34.2)

M95.1 **Blumenkohlohr**
Exkl.: Sonstige erworbene Deformitäten des Ohres (H61.1)

M95.2 **Sonstige erworbene Deformität des Kopfes**

M95.3 **Erworbene Deformität des Halses**

M95.4 **Erworbene Deformität des Brustkorbes und der Rippen**

M95.5 **Erworbene Deformität des Beckens**
Exkl.: Betreuung der Mutter bei festgestelltem oder vermutetem Missverhältnis zwischen Fetus und Becken (O33.–)

M95.8 **Sonstige näher bezeichnete erworbene Deformitäten des Muskel-Skelett-Systems**

M95.9 **Erworbene Deformität des Muskel-Skelett-Systems, nicht näher bezeichnet**

M96.– Krankheiten des Muskel-Skelett-Systems nach medizinischen Maßnahmen, anderenorts nicht klassifiziert

Exkl.: Arthritis nach intestinalem Bypass (M02.0-)
Krankheiten in Verbindung mit Osteoporose (M80–M81)
Vorhandensein funktioneller Implantate und sonstiger Geräte (Z95–Z97)

M96.0 **Pseudarthrose nach Fusion oder Arthrodese**

Pseudarthrose nach Osteotomie

M96.1 **Postlaminektomie-Syndrom, anderenorts nicht klassifiziert**

M96.2 **Kyphose nach Bestrahlung**

M96.3 **Kyphose nach Laminektomie**

M96.4 **Postoperative Lordose**

M96.5 **Skoliose nach Bestrahlung**

M96.6 **Knochenfraktur nach Einsetzen eines orthopädischen Implantates, einer Gelenkprothese oder einer Knochenplatte**

Diese Schlüsselnummer ist nur bei einer beim Einsetzen eines orthopädischen Implantates, einer Gelenkprothese oder einer Knochenplatte aufgetretenen Fraktur anzugeben.

Exkl.: Andere Komplikation durch ein internes orthopädisches Gerät, durch Implantate oder Transplantate (T84.–)

M96.8- **Sonstige Krankheiten des Muskel-Skelett-Systems nach medizinischen Maßnahmen**

M96.80 Elektiv offen belassenes Sternum nach thoraxchirurgischem Eingriff

M96.81 Instabiler Thorax nach thoraxchirurgischem Eingriff

M96.82 Verzögerte Knochenheilung nach Fusion oder Arthrodese

Verzögerte Knochenheilung nach Osteotomie

M96.88 Sonstige Krankheiten des Muskel-Skelett-Systems nach medizinischen Maßnahmen

Instabilität eines Gelenkes nach Entfernen einer Gelenkprothese

M96.9 **Krankheit des Muskel-Skelett-Systems nach medizinischen Maßnahmen, nicht näher bezeichnet**

M99.– Biomechanische Funktionsstörungen, anderenorts nicht klassifiziert

Hinw.: Diese Kategorie sollte nicht zur Verschlüsselung benutzt werden, wenn der Krankheitszustand anderenorts klassifiziert werden kann.

M99.0- **Segmentale und somatische Funktionsstörungen**

M99.00 Kopfbereich

Okzipitozervikal

M99.01 Zervikalbereich

Zervikothorakal

M99.02 Thorakalbereich

Thorakolumbal

M99.03 Lumbalbereich

Lumbosakral

M99.04 Sakralbereich

Sakrokokzygeal
Sakroiliakal

M99.05 Beckenbereich

Hüft- oder Schambeinregion

M99.06 Untere Extremität

M99.07 Obere Extremität

Akromioklavikular
Sternoklavikular

M99.08 Brustkorb
Kostochondral
Kostovertebral
Sternochondral
M99.09 Abdomen und sonstige Lokalisationen
M99.1- Subluxation (der Wirbelsäule)
M99.10 Kopfbereich
Okzipitozervikal
M99.11 Zervikalbereich
Zervikothorakal
M99.12 Thorakalbereich
Thorakolumbal
M99.13 Lumbalbereich
Lumbosakral
M99.14 Sakralbereich
Sakrokokzygeal
Sakroiliakal
M99.19 Abdomen und sonstige Lokalisationen
M99.2- Subluxationsstenose des Spinalkanals
M99.20 Kopfbereich
Okzipitozervikal
M99.21 Zervikalbereich
Zervikothorakal
M99.22 Thorakalbereich
Thorakolumbal
M99.23 Lumbalbereich
Lumbosakral
M99.24 Sakralbereich
Sakrokokzygeal
Sakroiliakal
M99.29 Abdomen und sonstige Lokalisationen
M99.3- Knöcherne Stenose des Spinalkanals
M99.30 Kopfbereich
Okzipitozervikal
M99.31 Zervikalbereich
Zervikothorakal
M99.32 Thorakalbereich
Thorakolumbal
M99.33 Lumbalbereich
Lumbosakral
M99.34 Sakralbereich
Sakrokokzygeal
Sakroiliakal
M99.39 Abdomen und sonstige Lokalisationen
M99.4- Bindegewebige Stenose des Spinalkanals
M99.40 Kopfbereich
Okzipitozervikal
M99.41 Zervikalbereich
Zervikothorakal

M

M99.42 Thorakalbereich
Thorakolumbal
M99.43 Lumbalbereich
Lumbosakral
M99.44 Sakralbereich
Sakrokokzygeal
Sakroiliakal
M99.49 Abdomen und sonstige Lokalisationen
M99.5- Stenose des Spinalkanals durch Bandscheiben
M99.50 Kopfbereich
Okzipitozervikal
M99.51 Zervikalbereich
Zervikothorakal
M99.52 Thorakalbereich
Thorakolumbal
M99.53 Lumbalbereich
Lumbosakral
M99.59 Abdomen und sonstige Lokalisationen
M99.6- Stenose der Foramina intervertebralia, knöchern oder durch Subluxation
M99.60 Kopfbereich
Okzipitozervikal
M99.61 Zervikalbereich
Zervikothorakal
M99.62 Thorakalbereich
Thorakolumbal
M99.63 Lumbalbereich
Lumbosakral
M99.64 Sakralbereich
Sakrokokzygeal
Sakroiliakal
M99.69 Abdomen und sonstige Lokalisationen
M99.7- Stenose der Foramina intervertebralia, bindegewebig oder durch Bandscheiben
M99.70 Kopfbereich
Okzipitozervikal
M99.71 Zervikalbereich
Zervikothorakal
M99.72 Thorakalbereich
Thorakolumbal
M99.73 Lumbalbereich
Lumbosakral
M99.74 Sakralbereich
Sakrokokzygeal
Sakroiliakal
M99.79 Abdomen und sonstige Lokalisationen
M99.8- Sonstige biomechanische Funktionsstörungen
M99.80 Kopfbereich
Okzipitozervikal
M99.81 Zervikalbereich
Zervikothorakal

M99.82 Thorakalbereich
Thorakolumbal

M99.83 Lumbalbereich
Lumbosakral

M99.84 Sakralbereich
Sakrokokzygeal
Sakroiliakal

M99.85 Beckenbereich
Hüft- oder Schambeinregion

M99.86 Untere Extremität

M99.87 Obere Extremität
Akromioklavikular
Sternoklavikular

M99.88 Brustkorb
Kostochondral
Kostovertebral
Sternochondral

M99.89 Abdomen und sonstige Lokalisationen

M99.9- Biomechanische Funktionsstörung, nicht näher bezeichnet

M99.90 Kopfbereich
Okzipitozervikal

M99.91 Zervikalbereich
Zervikothorakal

M99.92 Thorakalbereich
Thorakolumbal

M99.93 Lumbalbereich
Lumbosakral

M99.94 Sakralbereich
Sakrokokzygeal
Sakroiliakal

M99.95 Beckenbereich
Hüft- oder Schambeinregion

M99.96 Untere Extremität

M99.97 Obere Extremität
Akromioklavikular
Sternoklavikular

M99.98 Brustkorb
Kostochondral
Kostovertebral
Sternochondral

M99.99 Abdomen und sonstige Lokalisationen

Kapitel XIV

Krankheiten des Urogenitalsystems (N00–N99)

Exkl.: Angeborene Fehlbildungen, Deformitäten und Chromosomenanomalien (Q00–Q99)
Bestimmte infektiöse und parasitäre Krankheiten (A00–B99)
Bestimmte Zustände, die ihren Ursprung in der Perinatalperiode haben (P00–P96)
Endokrine, Ernährungs- und Stoffwechselkrankheiten (E00–E90)
Neubildungen (C00–D48)
Schwangerschaft, Geburt und Wochenbett (O00–O99)
Symptome und abnorme klinische und Laborbefunde, die anderenorts nicht klassifiziert sind (R00–R99)
Verletzungen, Vergiftungen und bestimmte andere Folgen äußerer Ursachen (S00–T98)

Dieses Kapitel gliedert sich in folgende Gruppen:

N00–N08	Glomeruläre Krankheiten
N10–N16	Tubulointerstitielle Nierenkrankheiten
N17–N19	Niereninsuffizienz
N20–N23	Urolithiasis
N25–N29	Sonstige Krankheiten der Niere und des Ureters
N30–N39	Sonstige Krankheiten des Harnsystems
N40–N51	Krankheiten der männlichen Genitalorgane
N60–N64	Krankheiten der Mamma [Brustdrüse]
N70–N77	Entzündliche Krankheiten der weiblichen Beckenorgane
N80–N98	Nichtentzündliche Krankheiten des weiblichen Genitaltraktes
N99–N99	Sonstige Krankheiten des Urogenitalsystems

Dieses Kapitel enthält die folgenden Sternschlüsselnummern:

*N08.–**	*Glomeruläre Krankheiten bei anderenorts klassifizierten Krankheiten*
*N16.–**	*Tubulointerstitielle Nierenkrankheiten bei anderenorts klassifizierten Krankheiten*
*N22.–**	*Harnstein bei anderenorts klassifizierten Krankheiten*
*N29.–**	*Sonstige Krankheiten der Niere und des Ureters bei anderenorts klassifizierten Krankheiten*
*N33.–**	*Krankheiten der Harnblase bei anderenorts klassifizierten Krankheiten*
*N37.–**	*Krankheiten der Harnröhre bei anderenorts klassifizierten Krankheiten*
*N51.–**	*Krankheiten der männlichen Genitalorgane bei anderenorts klassifizierten Krankheiten*
*N74.–**	*Entzündung im weiblichen Becken bei anderenorts klassifizierten Krankheiten*
*N77.–**	*Vulvovaginale Ulzeration und Entzündung bei anderenorts klassifizierten Krankheiten*

Dieses Kapitel enthält die folgenden Ausrufezeichenschlüsselnummern:

N39.47! *Rezidivinkontinenz*

Glomeruläre Krankheiten (N00–N08)

Soll das Vorliegen einer hypertensiven Nierenkrankheit angegeben werden, ist eine zusätzliche Schlüsselnummer aus I12.– oder I13.– zu benutzen.

Soll eine chronische Nierenkrankheit angegeben werden, ist eine zusätzliche Schlüsselnummer (N18.–) zu benutzen.

Soll die äußere Ursache (Kapitel XX) oder eine vorliegende akute (N17.–) oder nicht näher bezeichnete (N19) Nierenkrankheit angegeben werden, ist eine zusätzliche Schlüsselnummer zu benutzen.

Die angegebenen vierten Stellen dienen zur Verschlüsselung morphologischer Veränderungen und finden bei den Kategorien N00–N07 Verwendung. Die vierten Stellen .0–.8 sollten normalerweise nur dann benutzt werden, wenn die entsprechenden Veränderungen speziell nachgewiesen wurden (z.B. durch Nierenbiopsie oder Autopsie). Die dreistelligen Kategorien beziehen sich auf klinische Syndrome.

N00.– Akutes nephritisches Syndrom

Inkl.: Akut:
- glomeruläre Krankheit
- Glomerulonephritis
- Nephritis
- Nierenkrankheit o.n.A.

Exkl.: Akute tubulointerstitielle Nephritis (N10)
Nephritisches Syndrom o.n.A. (N05.–)

N00.0 Minimale glomeruläre Läsion

Minimal changes glomerulonephritis

N00.1 Fokale und segmentale glomeruläre Läsionen

Fokal und segmental:
- Hyalinose
- Sklerose

Fokale Glomerulonephritis

N00.2 Diffuse membranöse Glomerulonephritis

N00.3 Diffuse mesangioproliferative Glomerulonephritis

N00.4 Diffuse endokapillär-proliferative Glomerulonephritis

N00.5 Diffuse mesangiokapilläre Glomerulonephritis

Membranoproliferative Glomerulonephritis, Typ I und III, oder o.n.A.

N00.6 Dense-deposit-Krankheit

Membranoproliferative Glomerulonephritis, Typ II

N00.7 Glomerulonephritis mit diffuser Halbmondbildung

Extrakapilläre Glomerulonephritis

N00.8 Sonstige morphologische Veränderungen

Proliferative Glomerulonephritis o.n.A.

N00.9 Art der morphologischen Veränderung nicht näher bezeichnet

N01.– Rapid-progressives nephritisches Syndrom

Inkl.: Rapid-progressiv:
- glomeruläre Krankheit
- Glomerulonephritis
- Nephritis

Exkl.: Nephritisches Syndrom o.n.A. (N05.–)

N01.0 Minimale glomeruläre Läsion

Minimal changes glomerulonephritis

N01.1 Fokale und segmentale glomeruläre Läsionen

Fokal und segmental:
- Hyalinose
- Sklerose

Fokale Glomerulonephritis

N01.2 Diffuse membranöse Glomerulonephritis

N01.3 Diffuse mesangioproliferative Glomerulonephritis

N01.4 Diffuse endokapillär-proliferative Glomerulonephritis

N01.5 Diffuse mesangiokapilläre Glomerulonephritis

Membranoproliferative Glomerulonephritis, Typ I und III, oder o.n.A.

N01.6 Dense-deposit-Krankheit

Membranoproliferative Glomerulonephritis, Typ II

N01.7 Glomerulonephritis mit diffuser Halbmondbildung

Extrakapilläre Glomerulonephritis

N01.8 **Sonstige morphologische Veränderungen**

Proliferative Glomerulonephritis o.n.A.

N01.9 **Art der morphologischen Veränderung nicht näher bezeichnet**

N02.– Rezidivierende und persistierende Hämaturie

Inkl.: Hämaturie:
- gutartig (familiär) (der Kindheit)
- mit morphologischen Veränderungen, wie unter .0–.8 am Anfang dieser Krankheitsgruppe ausgewiesen

Exkl.: Flankenschmerz-Hämaturie-Syndrom (N39.81)
Hämaturie o.n.A. (R31)

N02.0 **Minimale glomeruläre Läsion**

Minimal changes glomerulonephritis

N02.1 **Fokale und segmentale glomeruläre Läsionen**

Fokal und segmental:
- Hyalinose
- Sklerose

Fokale Glomerulonephritis

N02.2 **Diffuse membranöse Glomerulonephritis**

N02.3 **Diffuse mesangioproliferative Glomerulonephritis**

N02.4 **Diffuse endokapillär-proliferative Glomerulonephritis**

N02.5 **Diffuse mesangiokapilläre Glomerulonephritis**

Membranoproliferative Glomerulonephritis, Typ I und III, oder o.n.A.

N02.6 **Dense-deposit-Krankheit**

Membranoproliferative Glomerulonephritis, Typ II

N02.7 **Glomerulonephritis mit diffuser Halbmondbildung**

Extrakapilläre Glomerulonephritis

N02.8 **Sonstige morphologische Veränderungen**

Proliferative Glomerulonephritis o.n.A.

N02.9 **Art der morphologischen Veränderung nicht näher bezeichnet**

N03.– Chronisches nephritisches Syndrom

Inkl.: Chronisch:
- glomeruläre Krankheit
- Glomerulonephritis
- Nephritis

Exkl.: Chronische tubulointerstitielle Nephritis (N11.–)
Diffuse sklerosierende Glomerulonephritis (N18.–)
Nephritisches Syndrom o.n.A. (N05.–)

N03.0 **Minimale glomeruläre Läsion**

Minimal changes glomerulonephritis

N03.1 **Fokale und segmentale glomeruläre Läsionen**

Fokal und segmental:
- Hyalinose
- Sklerose

Fokale Glomerulonephritis

N03.2 **Diffuse membranöse Glomerulonephritis**

N03.3 **Diffuse mesangioproliferative Glomerulonephritis**

N03.4 **Diffuse endokapillär-proliferative Glomerulonephritis**

N03.5 **Diffuse mesangiokapilläre Glomerulonephritis**

Membranoproliferative Glomerulonephritis, Typ I und III, oder o.n.A.

N03.6 Dense-deposit-Krankheit

Membranoproliferative Glomerulonephritis, Typ II

N03.7 Glomerulonephritis mit diffuser Halbmondbildung

Extrakapilläre Glomerulonephritis

N03.8 Sonstige morphologische Veränderungen

Proliferative Glomerulonephritis o.n.A.

N03.9 Art der morphologischen Veränderung nicht näher bezeichnet

N04.– Nephrotisches Syndrom

Inkl.: Angeborenes nephrotisches Syndrom
Lipoidnephrose

N04.0 Minimale glomeruläre Läsion

Minimal changes glomerulonephritis

N04.1 Fokale und segmentale glomeruläre Läsionen

Fokal und segmental:
- Hyalinose
- Sklerose

Fokale Glomerulonephritis

N04.2 Diffuse membranöse Glomerulonephritis

N04.3 Diffuse mesangioproliferative Glomerulonephritis

N04.4 Diffuse endokapillär-proliferative Glomerulonephritis

N04.5 Diffuse mesangiokapilläre Glomerulonephritis

Membranoproliferative Glomerulonephritis, Typ I und III, oder o.n.A.

N04.6 Dense-deposit-Krankheit

Membranoproliferative Glomerulonephritis, Typ II

N04.7 Glomerulonephritis mit diffuser Halbmondbildung

Extrakapilläre Glomerulonephritis

N04.8 Sonstige morphologische Veränderungen

Proliferative Glomerulonephritis o.n.A.

N04.9 Art der morphologischen Veränderung nicht näher bezeichnet

N05.– Nicht näher bezeichnetes nephritisches Syndrom

Inkl.: Glomeruläre Krankheit | Glomerulonephritis | Nephritis – o.n.A.
Nephropathie o.n.A. und Nierenkrankheit o.n.A. mit morphologischen Veränderungen, wie unter .0–.8 am Anfang dieser Krankheitsgruppe ausgewiesen

Exkl.: Nephropathie o.n.A. und ohne Angabe der morphologischen Veränderungen (N28.9)
Nierenkrankheit o.n.A. und ohne Angabe der morphologischen Veränderungen (N28.9)
Tubulointerstitielle Nephritis o.n.A. (N12)

N05.0 Minimale glomeruläre Läsion

Minimal changes glomerulonephritis

N05.1 Fokale und segmentale glomeruläre Läsionen

Fokal und segmental:
- Hyalinose
- Sklerose

Fokale Glomerulonephritis

N05.2 Diffuse membranöse Glomerulonephritis

N05.3 Diffuse mesangioproliferative Glomerulonephritis

N05.4 Diffuse endokapillär-proliferative Glomerulonephritis

N05.5 Diffuse mesangiokapilläre Glomerulonephritis

Membranoproliferative Glomerulonephritis, Typ I und III, oder o.n.A.

N05.6 **Dense-deposit-Krankheit**
Membranoproliferative Glomerulonephritis, Typ II

N05.7 **Glomerulonephritis mit diffuser Halbmondbildung**
Extrakapilläre Glomerulonephritis

N05.8 **Sonstige morphologische Veränderungen**
Proliferative Glomerulonephritis o.n.A.

N05.9 **Art der morphologischen Veränderung nicht näher bezeichnet**

N06.– Isolierte Proteinurie mit Angabe morphologischer Veränderungen

Inkl.: Proteinurie (isoliert) (orthostatisch) (persistierend) mit morphologischen Veränderungen, wie unter .0–.8 am Anfang dieser Krankheitsgruppe ausgewiesen

Exkl.: Proteinurie:
- Bence-Jones- (R80)
- isoliert o.n.A. (R80)
- orthostatisch o.n.A. (N39.2)
- persistierend o.n.A. (N39.1)
- Schwangerschafts- (O12.1)
- o.n.A. (R80)

N06.0 **Minimale glomeruläre Läsion**
Minimal changes glomerulonephritis

N06.1 **Fokale und segmentale glomeruläre Läsionen**
Fokal und segmental:
- Hyalinose
- Sklerose

Fokale Glomerulonephritis

N06.2 **Diffuse membranöse Glomerulonephritis**

N06.3 **Diffuse mesangioproliferative Glomerulonephritis**

N06.4 **Diffuse endokapillär-proliferative Glomerulonephritis**

N06.5 **Diffuse mesangiokapilläre Glomerulonephritis**
Membranoproliferative Glomerulonephritis, Typ I und III, oder o.n.A.

N06.6 **Dense-deposit-Krankheit**
Membranoproliferative Glomerulonephritis, Typ II

N06.7 **Glomerulonephritis mit diffuser Halbmondbildung**
Extrakapilläre Glomerulonephritis

N06.8 **Sonstige morphologische Veränderungen**
Proliferative Glomerulonephritis o.n.A.

N06.9 **Art der morphologischen Veränderung nicht näher bezeichnet**

N07.– Hereditäre Nephropathie, anderenorts nicht klassifiziert

Exkl.: Alport-Syndrom (Q87.8)
Hereditäre Amyloidnephropathie (E85.0)
Nagel-Patella-Syndrom (Q87.2)
Nichtneuropathische heredofamiliäre Amyloidose (E85.0)

N07.0 **Minimale glomeruläre Läsion**
Minimal changes glomerulonephritis

N07.1 **Fokale und segmentale glomeruläre Läsionen**
Fokal und segmental:
- Hyalinose
- Sklerose

Fokale Glomerulonephritis

N07.2 **Diffuse membranöse Glomerulonephritis**

N07.3 **Diffuse mesangioproliferative Glomerulonephritis**

N07.4 Diffuse endokapillär-proliferative Glomerulonephritis

N07.5 Diffuse mesangiokapilläre Glomerulonephritis

Membranoproliferative Glomerulonephritis, Typ I und III, oder o.n.A.

N07.6 Dense-deposit-Krankheit

Membranoproliferative Glomerulonephritis, Typ II

N07.7 Glomerulonephritis mit diffuser Halbmondbildung

Extrakapilläre Glomerulonephritis

N07.8 Sonstige morphologische Veränderungen

Proliferative Glomerulonephritis o.n.A.

N07.9 Art der morphologischen Veränderung nicht näher bezeichnet

N08.–* Glomeruläre Krankheiten bei anderenorts klassifizierten Krankheiten

Inkl.: Nephropathie bei anderenorts klassifizierten Krankheiten

Exkl.: Tubulointerstitielle Nierenkrankheiten bei anderenorts klassifizierten Krankheiten (N16.–*)

N08.0* Glomeruläre Krankheiten bei anderenorts klassifizierten infektiösen und parasitären Krankheiten

Glomeruläre Krankheiten bei:
- Malaria quartana (B52.0†)
- Mumps (B26.8†)
- Schistosomiasis [Bilharziose] (B65.–†)
- Sepsis durch Bakterien (A40–A41†)
- Sepsis durch Pilze o.n.A. (B48.80†)
- Sepsis durch Protozoen o.n.A. (B60.80†)
- Sepsis durch Viren o.n.A. (B34.80†)
- Strongyloidiasis (B78.–†)
- Syphilis (A52.7†)

N08.1* Glomeruläre Krankheiten bei Neubildungen

Glomeruläre Krankheiten bei:
- Plasmozytom [Multiples Myelom] (C90.0-†)
- Makroglobulinämie Waldenström (C88.0-†)

N08.2* Glomeruläre Krankheiten bei Blutkrankheiten und Störungen mit Beteiligung des Immunsystems

Glomeruläre Krankheiten bei:
- disseminierter intravasaler Gerinnung [Defibrinationssyndrom] (D65.–†)
- hämolytisch-urämischem Syndrom (D59.3†)
- Kryoglobulinämie (D89.1†)
- Purpura Schoenlein-Henoch (D69.0†)
- Sichelzellenkrankheiten (D57.–†)

N08.3* Glomeruläre Krankheiten bei Diabetes mellitus (E10–E14, vierte Stelle .2†)

N08.4* Glomeruläre Krankheiten bei sonstigen endokrinen, Ernährungs- und Stoffwechselkrankheiten

Glomeruläre Krankheiten bei:
- Amyloidose (E85.–†)
- Fabry-(Anderson-)Krankheit (E75.2†)
- Lecithin-Cholesterin-Acyltransferase-Mangel (E78.6†)

N08.5* Glomeruläre Krankheiten bei Systemkrankheiten des Bindegewebes

Glomeruläre Krankheiten bei:
- Goodpasture-Syndrom (M31.0†)
- Granulomatose mit Polyangiitis (M31.3†)
- mikroskopischer Polyangiitis (M31.7†)
- systemischem Lupus erythematodes (M32.1†)
- thrombotischer thrombozytopenischer Purpura (M31.1†)
- Wegener-Granulomatose (M31.3†)

N08.8* Glomeruläre Krankheiten bei sonstigen anderenorts klassifizierten Krankheiten

Glomeruläre Krankheiten bei subakuter bakterieller Endokarditis (I33.0†)

Tubulointerstitielle Nierenkrankheiten (N10–N16)

Inkl.: Pyelonephritis

Soll eine chronische Nierenkrankheit angegeben werden, ist eine zusätzliche Schlüsselnummer (N18.–) zu benutzen.

Exkl.: Pyeloureteritis cystica (N28.88)

N10 Akute tubulointerstitielle Nephritis

Inkl.: Akut:
- infektiöse interstitielle Nephritis
- Pyelitis
- Pyelonephritis

Soll der Infektionserreger angegeben werden, ist eine zusätzliche Schlüsselnummer (B95!–B98!) zu benutzen.

N11.– Chronische tubulointerstitielle Nephritis

Inkl.: Chronisch:
- infektiöse interstitielle Nephritis
- Pyelitis
- Pyelonephritis

Soll der Infektionserreger angegeben werden, ist eine zusätzliche Schlüsselnummer (B95!–B98!) zu benutzen.

N11.0 Nichtobstruktive, mit Reflux verbundene chronische Pyelonephritis

Pyelonephritis (chronisch) in Verbindung mit Reflux (vesikoureteral)

Exkl.: Vesikoureteraler Reflux o.n.A. (N13.7)

N11.1 Chronische obstruktive Pyelonephritis

Pyelonephritis (chronisch) in Verbindung mit:

• Abknickung • Anomalie • Obstruktion • Striktur	pelviureteral pyeloureteral Ureter

Exkl.: Obstruktive Uropathie (N13.–)

N11.8 Sonstige chronische tubulointerstitielle Nephritis

Nichtobstruktive chronische Pyelonephritis o.n.A.

N11.9 Chronische tubulointerstitielle Nephritis, nicht näher bezeichnet

Chronisch:
- interstitielle Nephritis o.n.A.
- Pyelitis o.n.A.
- Pyelonephritis o.n.A.

N12 Tubulointerstitielle Nephritis, nicht als akut oder chronisch bezeichnet

Inkl.: Interstitielle Nephritis o.n.A.
Pyelitis o.n.A.
Pyelonephritis o.n.A.

N13.– Obstruktive Uropathie und Refluxuropathie

Exkl.: Angeborene obstruktive Defekte des Nierenbeckens und des Ureters (Q62.0–Q62.3)
Nieren- und Ureterstein ohne Hydronephrose (N20.–)
Obstruktive Pyelonephritis (N11.1)

N13.0 Hydronephrose bei ureteropelviner Obstruktion

Exkl.: Mit Infektion der Niere (N13.60)

N13.1 Hydronephrose bei Ureterstriktur, anderenorts nicht klassifiziert

Exkl.: Mit Infektion der Niere (N13.61)

N13.2- Hydronephrose bei Obstruktion durch Nieren- und Ureterstein

N13.20 Hydronephrose bei Obstruktion durch Nierenstein

Exkl.: Mit Infektion der Niere (N13.62)

N13.21 Hydronephrose bei Obstruktion durch Ureterstein

Exkl.: Mit Infektion der Niere (N13.63)

N13.29 Hydronephrose bei Obstruktion durch Nieren- und Ureterstein, Steinlokalisation nicht näher bezeichnet

Exkl.: Mit Infektion der Niere (N13.64)

N13.3 Sonstige und nicht näher bezeichnete Hydronephrose

Exkl.: Mit Infektion der Niere (N13.65)

N13.4 Hydroureter

Exkl.: Mit Infektion der Niere (N13.66)

N13.5 Abknickung und Striktur des Ureters ohne Hydronephrose

Soll die zugrunde liegende Krankheit angegeben werden, ist eine zusätzliche Schlüsselnummer zu benutzen.

Exkl.: Mit Infektion der Niere (N13.67)

N13.6- Pyonephrose

Soll der Infektionserreger angegeben werden, ist eine zusätzliche Schlüsselnummer (B95!–B98!) zu benutzen.

N13.60 Hydronephrose bei ureteropelviner Obstruktion mit Infektion der Niere

N13.61 Hydronephrose bei Ureterstriktur, anderenorts nicht klassifiziert, mit Infektion der Niere

N13.62 Hydronephrose bei Obstruktion durch Nierenstein mit Infektion der Niere

N13.63 Hydronephrose bei Obstruktion durch Ureterstein mit Infektion der Niere

N13.64 Hydronephrose bei Obstruktion durch Nieren- und Ureterstein, Steinlokalisation nicht näher bezeichnet, mit Infektion der Niere

N13.65 Sonstige und nicht näher bezeichnete Hydronephrose mit Infektion der Niere

N13.66 Hydroureter mit Infektion der Niere

N13.67 Abknickung und Striktur des Ureters ohne Hydronephrose mit Infektion der Niere

N13.68 Sonstige und nicht näher bezeichnete Pyonephrose

| Obstruktive Uropathie mit Infektion

N13.7 Uropathie in Zusammenhang mit vesikoureteralem Reflux

Vesikoureteraler Reflux:
- bei Narbenbildung
- o.n.A.

Exkl.: Pyelonephritis in Verbindung mit Reflux (N11.0)

N13.8 Sonstige obstruktive Uropathie und Refluxuropathie

N13.9 Obstruktive Uropathie und Refluxuropathie, nicht näher bezeichnet

Obstruktion der Harnwege o.n.A.

N14.– Arzneimittel- und schwermetallinduzierte tubulointerstitielle und tubuläre Krankheitszustände

Soll die toxische Substanz angegeben werden, ist eine zusätzliche Schlüsselnummer (Kapitel XX) zu benutzen.

N14.0 Analgetika-Nephropathie

N14.1 Nephropathie durch sonstige Arzneimittel, Drogen und biologisch aktive Substanzen

N14.2 Nephropathie durch nicht näher bezeichnete(s) Arzneimittel, Droge oder biologisch aktive Substanz

N14.3 Nephropathie durch Schwermetalle

N14.4 Toxische Nephropathie, anderenorts nicht klassifiziert

N15.– Sonstige tubulointerstitielle Nierenkrankheiten

N15.0 Balkan-Nephropathie

Chronische endemische Nephropathie

N15.1- Nierenabszess und perinephritischer Abszess

N15.10 Nierenabszess

N15.11 Perinephritischer Abszess

N15.8 Sonstige näher bezeichnete tubulointerstitielle Nierenkrankheiten

N15.9 Tubulointerstitielle Nierenkrankheit, nicht näher bezeichnet

Niereninfektion o.n.A.

Exkl.: Harnwegsinfektion o.n.A. (N39.0)

N16.– Tubulointerstitielle Nierenkrankheiten bei anderenorts klassifizierten Krankheiten*

N16.0* Tubulointerstitielle Nierenkrankheiten bei anderenorts klassifizierten infektiösen und parasitären Krankheiten

Tubulointerstitielle Nierenkrankheiten (durch) (bei):
- Brucellose (A23.–†)
- Diphtherie (A36.8†)
- Salmonelleninfektion (A02.2†)
- Sepsis durch Bakterien (A40–A41†)
- Sepsis durch Pilze o.n.A. (B48.80†)
- Sepsis durch Protozoen o.n.A. (B60.80†)
- Sepsis durch Viren o.n.A. (B34.80†)
- Toxoplasmose (B58.8†)

N16.1* Tubulointerstitielle Nierenkrankheiten bei Neubildungen

Tubulointerstitielle Nierenkrankheiten bei:
- Leukämie (C91–C95†)
- Lymphom (C81–C85†, C96.–†)
- Plasmozytom [Multiples Myelom] (C90.0-†)

N16.2* Tubulointerstitielle Nierenkrankheiten bei Blutkrankheiten und Störungen mit Beteiligung des Immunsystems

Tubulointerstitielle Nierenkrankheiten bei:
- gemischter Kryoglobulinämie (D89.1†)
- Sarkoidose (D86.–†)

N16.3* Tubulointerstitielle Nierenkrankheiten bei Stoffwechselkrankheiten

Tubulointerstitielle Nierenkrankheiten bei:
- Glykogenspeicherkrankheit (E74.0†)
- Wilson-Krankheit (E83.0†)
- Zystinose (E72.0†)

N16.4* Tubulointerstitielle Nierenkrankheiten bei systemischen Krankheiten des Bindegewebes

Tubulointerstitielle Nierenkrankheiten bei:
- Sicca-Syndrom [Sjögren-Syndrom] (M35.0†)
- systemischem Lupus erythematodes (M32.1†)

N16.5* Tubulointerstitielle Nierenkrankheiten bei Transplantatabstoßung (T86.–†)

N16.8* Tubulointerstitielle Nierenkrankheiten bei sonstigen anderenorts klassifizierten Krankheiten

Niereninsuffizienz (N17–N19)

Soll das exogene Agens angegeben werden, ist eine zusätzliche Schlüsselnummer (Kapitel XX) zu benutzen.

Exkl.: Angeborene Niereninsuffizienz (P96.0)
Arzneimittel- und schwermetallinduzierte tubulointerstitielle und tubuläre Krankheitszustände (N14.–)
Extrarenale Urämie (R39.2)
Hämolytisch-urämisches Syndrom (D59.3)
Hepatorenales Syndrom (K76.7)
Hepatorenales Syndrom, postpartal (O90.4)
Niereninsuffizienz:
- als Komplikation bei Abort, Extrauteringravidität oder Molenschwangerschaft (O00–O07, O08.4)
- nach medizinischen Maßnahmen (N99.0)
- nach Wehen und Entbindung (O90.4)

Prärenale Urämie (R39.2)

N17.– Akutes Nierenversagen

Inkl.: Acute Kidney Injury [AKI]
Akute Niereninsuffizienz
Akute Nierenschädigung
Akutes prärenales Nierenversagen

Nach den KDIGO-Leitlinien (Kidney Disease: Improving Global Outcomes, abgedruckt in Kidney International Supplements (2012) 2, 8–12) liegt ein akutes Nierenversagen vor, wenn mindestens eines der folgenden Kriterien erfüllt ist:
- Anstieg des Serum-Kreatinins über einen gemessenen Ausgangswert um mindestens 0,3 mg/dl innerhalb von 48 Stunden
- Anstieg des Serum-Kreatinins von einem gemessenen Ausgangswert oder anzunehmenden Grundwert des Patienten um mindestens 50 % innerhalb der vorangehenden 7 Tage
- Abfall der Urinausscheidung auf weniger als 0,5 ml/kg/h über mindestens 6 Stunden

Die genannten Kriterien entsprechen mindestens dem Stadium 1 des akuten Nierenversagens, bei dem ein adäquater, dem klinischen Zustand angepasster Hydratationszustand zum Zeitpunkt der Messungen vorausgesetzt wird.

Bei histologisch gesicherter Diagnose sind die genannten Kriterien als optional anzusehen, wenn eine Kodierung nur auf der vierten Stelle verpflichtend ist.
Die angegebenen fünften Stellen sind bei den Kategorien N17.0–N17.9 zu benutzen, um das Stadium des akuten Nierenversagens anzugeben.

Für die Anwendung der Kriterien bei Stadium 1 ist ein adäquater, dem klinischen Zustand angepasster Hydratationszustand zum Zeitpunkt der Messungen Voraussetzung, bei Stadium 2 und 3 gilt diese Voraussetzung nicht.

Die fünfte Stelle 9 ist bei den Kategorien N17.0–N17.8 nur zu verwenden, wenn das Stadium des akuten Nierenversagens bei histologisch gesicherter Diagnose nicht bestimmt werden kann.

N17.0- Akutes Nierenversagen mit Tubulusnekrose

Tubulusnekrose:
- akut
- renal
- o.n.A.

N17.01 Stadium 1

Anstieg des Serum-Kreatinins um mindestens 50 % bis unter 100 % gegenüber dem gemessenen Ausgangswert oder anzunehmenden Grundwert innerhalb von 7 Tagen oder um mindestens 0,3 mg/dl gegenüber dem gemessenen Ausgangswert innerhalb von 48 Stunden oder Abfall der Diurese auf unter 0,5 ml/kg/h über 6 bis unter 12 Stunden

N17.02 Stadium 2

Anstieg des Serum-Kreatinins um mindestens 100 % bis unter 200 % gegenüber dem gemessenen Ausgangswert oder anzunehmenden Grundwert innerhalb von 7 Tagen oder Abfall der Diurese auf unter 0,5 ml/kg/h über mindestens 12 Stunden

N17.03 Stadium 3

Anstieg des Serum-Kreatinins um mindestens 200 % gegenüber dem gemessenen Ausgangswert oder anzunehmenden Grundwert innerhalb von 7 Tagen oder Anstieg des Serum-Kreatinins auf mindestens 4,0 mg/dl oder Einleitung einer Nierenersatztherapie oder Abfall der glomerulären Filtrationsrate auf unter 35 ml/min/1,73 m² Körperoberfläche bei Patienten bis zur Vollendung des 18. Lebensjahres oder Abfall der Diurese auf unter 0,3 ml/kg/h über mindestens 24 Stunden oder Vorliegen einer Anurie über mindestens 12 Stunden

N17.09 Stadium nicht näher bezeichnet

N17.1- Akutes Nierenversagen mit akuter Rindennekrose

Rindennekrose:
- akut
- renal
- o.n.A.

N17.11 Stadium 1

Anstieg des Serum-Kreatinins um mindestens 50 % bis unter 100 % gegenüber dem gemessenen Ausgangswert oder anzunehmenden Grundwert innerhalb von 7 Tagen oder um mindestens 0,3 mg/dl gegenüber dem gemessenen Ausgangswert innerhalb von 48 Stunden oder Abfall der Diurese auf unter 0,5 ml/kg/h über 6 bis unter 12 Stunden

N17.12 Stadium 2

Anstieg des Serum-Kreatinins um mindestens 100 % bis unter 200 % gegenüber dem gemessenen Ausgangswert oder anzunehmenden Grundwert innerhalb von 7 Tagen oder Abfall der Diurese auf unter 0,5 ml/kg/h über mindestens 12 Stunden

N17.13 Stadium 3

Anstieg des Serum-Kreatinins um mindestens 200 % gegenüber dem gemessenen Ausgangswert oder anzunehmenden Grundwert innerhalb von 7 Tagen oder Anstieg des Serum-Kreatinins auf mindestens 4,0 mg/dl oder Einleitung einer Nierenersatztherapie oder Abfall der glomerulären Filtrationsrate auf unter 35 ml/min/1,73 m² Körperoberfläche bei Patienten bis zur Vollendung des 18. Lebensjahres oder Abfall der Diurese auf unter 0,3 ml/kg/h über mindestens 24 Stunden oder Vorliegen einer Anurie über mindestens 12 Stunden

N17.19 Stadium nicht näher bezeichnet

N17.2- Akutes Nierenversagen mit Marknekrose

Papillen-[Mark-]Nekrose:
- akut
- renal
- o.n.A.

N17.21 Stadium 1

Anstieg des Serum-Kreatinins um mindestens 50 % bis unter 100 % gegenüber dem gemessenen Ausgangswert oder anzunehmenden Grundwert innerhalb von 7 Tagen oder um mindestens 0,3 mg/dl gegenüber dem gemessenen Ausgangswert innerhalb von 48 Stunden oder Abfall der Diurese auf unter 0,5 ml/kg/h über 6 bis unter 12 Stunden

N17.22 Stadium 2

Anstieg des Serum-Kreatinins um mindestens 100 % bis unter 200 % gegenüber dem gemessenen Ausgangswert oder anzunehmenden Grundwert innerhalb von 7 Tagen oder Abfall der Diurese auf unter 0,5 ml/kg/h über mindestens 12 Stunden

N17.23 Stadium 3

Anstieg des Serum-Kreatinins um mindestens 200 % gegenüber dem gemessenen Ausgangswert oder anzunehmenden Grundwert innerhalb von 7 Tagen oder Anstieg des Serum-Kreatinins auf mindestens 4,0 mg/dl oder Einleitung einer Nierenersatztherapie oder Abfall der glomerulären Filtrationsrate auf unter 35 ml/min/1,73 m² Körperoberfläche bei Patienten bis zur Vollendung des 18. Lebensjahres oder Abfall der Diurese auf unter 0,3 ml/kg/h über mindestens 24 Stunden oder Vorliegen einer Anurie über mindestens 12 Stunden

N17.29 Stadium nicht näher bezeichnet

N17.8- Sonstiges akutes Nierenversagen

Akutes Nierenversagen mit sonstigen histologischen Befunden

N17.81 Stadium 1

Anstieg des Serum-Kreatinins um mindestens 50 % bis unter 100 % gegenüber dem gemessenen Ausgangswert oder anzunehmenden Grundwert innerhalb von 7 Tagen oder um mindestens 0,3 mg/dl gegenüber dem gemessenen Ausgangswert innerhalb von 48 Stunden oder Abfall der Diurese auf unter 0,5 ml/kg/h über 6 bis unter 12 Stunden

N17.82 Stadium 2

Anstieg des Serum-Kreatinins um mindestens 100 % bis unter 200 % gegenüber dem gemessenen Ausgangswert oder anzunehmenden Grundwert innerhalb von 7 Tagen oder Abfall der Diurese auf unter 0,5 ml/kg/h über mindestens 12 Stunden

N17.83 Stadium 3

Anstieg des Serum-Kreatinins um mindestens 200 % gegenüber dem gemessenen Ausgangswert oder anzunehmenden Grundwert innerhalb von 7 Tagen oder Anstieg des Serum-Kreatinins auf mindestens 4,0 mg/dl oder Einleitung einer Nierenersatztherapie oder Abfall der glomerulären Filtrationsrate auf unter 35 ml/min/1,73 m² Körperoberfläche bei Patienten bis zur Vollendung des 18. Lebensjahres oder Abfall der Diurese auf unter 0,3 ml/kg/h über mindestens 24 Stunden oder Vorliegen einer Anurie über mindestens 12 Stunden

N17.89 Stadium nicht näher bezeichnet

N17.9- Akutes Nierenversagen, nicht näher bezeichnet

Akutes Nierenversagen ohne Vorliegen eines histologischen Befundes

N17.91 Stadium 1

Anstieg des Serum-Kreatinins um mindestens 50 % bis unter 100 % gegenüber dem gemessenen Ausgangswert oder anzunehmenden Grundwert innerhalb von 7 Tagen oder um mindestens 0,3 mg/dl gegenüber dem gemessenen Ausgangswert innerhalb von 48 Stunden oder Abfall der Diurese auf unter 0,5 ml/kg/h über 6 bis unter 12 Stunden

N17.92 Stadium 2

Anstieg des Serum-Kreatinins um mindestens 100 % bis unter 200 % gegenüber dem gemessenen Ausgangswert oder anzunehmenden Grundwert innerhalb von 7 Tagen oder Abfall der Diurese auf unter 0,5 ml/kg/h über mindestens 12 Stunden

N17.93 Stadium 3

Anstieg des Serum-Kreatinins um mindestens 200 % gegenüber dem gemessenen Ausgangswert oder anzunehmenden Grundwert innerhalb von 7 Tagen oder Anstieg des Serum-Kreatinins auf mindestens 4,0 mg/dl oder Einleitung einer Nierenersatztherapie oder Abfall der glomerulären Filtrationsrate auf unter 35 ml/min/1,73 m² Körperoberfläche bei Patienten bis zur Vollendung des 18. Lebensjahres oder Abfall der Diurese auf unter 0,3 ml/kg/h über mindestens 24 Stunden oder Vorliegen einer Anurie über mindestens 12 Stunden

N17.99 Stadium nicht näher bezeichnet

N18.– Chronische Nierenkrankheit

Inkl.: Chronisches Nierenversagen
Renale Retinitis† (H32.8*)
Urämisch:
- Demenz† (F02.8*)
- Neuropathie† (G63.8*)
- Perikarditis† (I32.8*)

Soll die zugrunde liegende Krankheit angegeben werden, ist eine zusätzliche Schlüsselnummer zu benutzen. Soll das Vorliegen einer hypertensiven Nierenkrankheit angegeben werden, ist eine zusätzliche Schlüsselnummer aus I12.– oder I13.– zu benutzen.

N18.1 Chronische Nierenkrankheit, Stadium 1

Glomeruläre Filtrationsrate 90 ml/min/1,73 m² Körperoberfläche oder höher

N18.2 Chronische Nierenkrankheit, Stadium 2

Glomeruläre Filtrationsrate 60 bis unter 90 ml/min/1,73 m² Körperoberfläche

N18.3 Chronische Nierenkrankheit, Stadium 3

Glomeruläre Filtrationsrate 30 bis unter 60 ml/min/1,73 m² Körperoberfläche

N18.4 Chronische Nierenkrankheit, Stadium 4

Glomeruläre Filtrationsrate 15 bis unter 30 ml/min/1,73 m² Körperoberfläche
Präterminale Niereninsuffizienz

N18.5 Chronische Nierenkrankheit, Stadium 5

Dialysepflichtige chronische Niereninsuffizienz
Glomeruläre Filtrationsrate unter 15 ml/min/1,73 m² Körperoberfläche
Terminale Niereninsuffizienz

N18.8- Sonstige chronische Nierenkrankheit

N18.80 Einseitige chronische Nierenfunktionsstörung

Der relative Funktionsanteil der betroffenen Niere liegt unter 35 %.

N18.89 Sonstige chronische Nierenkrankheit, Stadium nicht näher bezeichnet

N18.9 Chronische Nierenkrankheit, nicht näher bezeichnet

Chronische Urämie, nicht näher bezeichnet
Diffuse sklerosierende Glomerulonephritis, nicht näher bezeichnet

N19 Nicht näher bezeichnete Niereninsuffizienz

Inkl.: Niereninsuffizienz, nicht als akut oder chronisch bezeichnet
Niereninsuffizienz o.n.A.
Urämie o.n.A.

Soll das Vorliegen einer hypertensiven Nierenkrankheit angegeben werden, ist eine zusätzliche Schlüsselnummer aus I12.– oder I13.– zu benutzen.

Exkl.: Urämie beim Neugeborenen (P96.0)

Urolithiasis
(N20–N23)

N20.– Nieren- und Ureterstein

Exkl.: Mit Hydronephrose (N13.2-)

N20.0 Nierenstein

Nephrolithiasis o.n.A.
Nierenausgussstein
Nierenkonkrement oder -stein
Parenchymstein

N20.1 Ureterstein

Harnleiterstein

N20.2 Nierenstein und Ureterstein gleichzeitig

N20.9 Harnstein, nicht näher bezeichnet

N21.– Stein in den unteren Harnwegen

Inkl.: Mit Zystitis und Urethritis

N21.0 Stein in der Harnblase

Blasenstein
Stein in Blasendivertikel

Exkl.: Nierenausgussstein (N20.0)

N21.1 Urethrastein

N21.8 Stein in sonstigen unteren Harnwegen

N21.9 Stein in den unteren Harnwegen, nicht näher bezeichnet

N22.– Harnstein bei anderenorts klassifizierten Krankheiten*

N22.0* Harnstein bei Schistosomiasis [Bilharziose] (B65.0†)

N22.8* Harnstein bei sonstigen anderenorts klassifizierten Krankheiten

N23 Nicht näher bezeichnete Nierenkolik

N

Sonstige Krankheiten der Niere und des Ureters (N25–N29)

Exkl.: Mit Urolithiasis (N20–N23)

N25.– Krankheiten infolge Schädigung der tubulären Nierenfunktion

Exkl.: Stoffwechselstörungen, unter E70–E90 klassifizierbar

N25.0 Renale Osteodystrophie

Azotämische Osteodystrophie
Renale Rachitis
Renaler Kleinwuchs
Tubulusschäden mit Phosphatverlust

N25.1 Renaler Diabetes insipidus

N25.8 Sonstige Krankheiten infolge Schädigung der tubulären Nierenfunktion

Azidose, renale tubuläre, Typ 1 [Lightwood-Albright-Syndrom]
Renale tubuläre Azidose o.n.A.
Sekundärer Hyperparathyreoidismus renalen Ursprungs

N25.9 Krankheit infolge Schädigung der tubulären Nierenfunktion, nicht näher bezeichnet

N26 Schrumpfniere, nicht näher bezeichnet

Inkl.: Atrophie der Niere (terminal)
Nephrofibrose o.n.A.

Soll das Vorliegen einer hypertensiven Nierenkrankheit angegeben werden, ist eine zusätzliche Schlüsselnummer aus I12.– oder I13.– zu benutzen.

Exkl.: Diffuse sklerosierende Glomerulonephritis (N18.–)
Kleine Niere unbekannter Ursache (N27.–)

N27.– Kleine Niere unbekannter Ursache

N27.0 Kleine Niere unbekannter Ursache, einseitig

N27.1 Kleine Niere unbekannter Ursache, beidseitig

N27.9 Kleine Niere unbekannter Ursache, nicht näher bezeichnet

N28.– Sonstige Krankheiten der Niere und des Ureters, anderenorts nicht klassifiziert

Exkl.: Abknickung und Striktur des Ureters:
- mit Hydronephrose (N13.1)
- ohne Hydronephrose (N13.5)

Hydroureter (N13.4)
Nierenkrankheit:
- akut o.n.A. (N00.9)
- chronisch o.n.A. (N03.9)

N28.0 Ischämie und Infarkt der Niere

Nierenarterie:
- Embolie
- Obstruktion
- Thrombose
- Verschluss

Niereninfarkt

Exkl.: Goldblatt-Niere (I70.1)
Nierenarterie (extrarenaler Teil):
- angeborene Stenose (Q27.1)
- Atherosklerose (I70.1)

N28.1 Zyste der Niere

Zyste der Niere (erworben) (multipel) (solitär)

Exkl.: Zystische Nierenkrankheit, angeboren (Q61.–)

N28.8- **Sonstige näher bezeichnete Krankheiten der Niere und des Ureters**

N28.80 Ruptur eines Nierenkelches, nichttraumatisch [Fornixruptur]

Ruptur des Nierenbeckens, nichttraumatisch

N28.88 Sonstige näher bezeichnete Krankheiten der Niere und des Ureters

Hypertrophie der Niere
Megaureter
Nephroptose
Pyelitis | cystica
Pyeloureteritis | cystica
Ureteritis | cystica
Ureterozele

N28.9 **Krankheit der Niere und des Ureters, nicht näher bezeichnet**

Nephropathie o.n.A.
Nierenkrankheit o.n.A.

Exkl.: Nephropathie o.n.A. und Nierenkrankheit o.n.A. mit morphologischen Veränderungen, wie unter .0–.8 bei den Kodes N00–N08 ausgewiesen (N05.–)

*N29.–** *Sonstige Krankheiten der Niere und des Ureters bei anderenorts klassifizierten Krankheiten*

N29.0* ***Spätsyphilis der Niere (A52.7†)***

N29.1* ***Sonstige Krankheiten der Niere und des Ureters bei anderenorts klassifizierten infektiösen und parasitären Krankheiten***

Krankheiten der Niere und des Ureters bei:
- Schistosomiasis [Bilharziose] (B65.–†)
- Tuberkulose (A18.1†)

N29.8* ***Sonstige Krankheiten der Niere und des Ureters bei sonstigen anderenorts klassifizierten Krankheiten***

Cystinspeicherkrankheit (E72.0†)

N

Sonstige Krankheiten des Harnsystems (N30–N39)

Exkl.: Harnwegsinfektion (als Komplikation bei):
- Abort, Extrauteringravidität oder Molenschwangerschaft (O00–O07, O08.8)
- bei Urolithiasis (N20–N23)
- Schwangerschaft, Geburt und Wochenbett (O23.–, O75.3, O86.2)

N30.– Zystitis

Soll der Infektionserreger (B95!–B98!) oder das verursachende exogene Agens (Kapitel XX) angegeben werden, ist eine zusätzliche Schlüsselnummer zu benutzen.

Exkl.: Prostatazystitis (N41.3)

N30.0 **Akute Zystitis**

Exkl.: Strahlenzystitis (N30.4)
Trigonumzystitis (N30.3)

N30.1 **Interstitielle Zystitis (chronisch)**

N30.2 **Sonstige chronische Zystitis**

N30.3 **Trigonumzystitis**

Urethrotrigonumzystitis

N30.4 **Strahlenzystitis**

N30.8 **Sonstige Zystitis**

Harnblasenabszess

N30.9 **Zystitis, nicht näher bezeichnet**

N31.– Neuromuskuläre Dysfunktion der Harnblase, anderenorts nicht klassifiziert

Exkl.: Durch Rückenmarkschädigung (G95.8-)
Enuresis:
- nichtorganisch (F98.0-)
- o.n.A. (R32)

Harninkontinenz:
- näher bezeichnet (N39.3–N39.4-)
- o.n.A. (R32)

Rückenmarkblase o.n.A. (G95.80)

N31.0 Ungehemmte neurogene Blasenentleerung, anderenorts nicht klassifiziert

Zerebral bedingte Instabilitäten des Detrusors
Zerebral enthemmte Harnblase

N31.1 Neurogene Reflexblase, anderenorts nicht klassifiziert

Harnblasenfunktionsstörung mit Detrusorinstabilität bei autonomer Neuropathie

N31.2 Schlaffe neurogene Harnblase, anderenorts nicht klassifiziert

Neurogene Harnblase:
- atonisch (motorisch) (sensorisch)
- autonom
- bei autonomer Neuropathie
- bei Frontalhirnsyndrom
- nach operativer Deafferenzierung
- nichtreflektorisch

N31.8- Sonstige neuromuskuläre Dysfunktion der Harnblase

N31.80 Neuromuskuläre Low-compliance-Blase, organisch fixiert

N31.81 Hypo- und Akontraktilität des Blasenmuskels ohne neurologisches Substrat

Lazy bladder

N31.82 Instabile Blase ohne neurologisches Substrat

Urgency

N31.88 Sonstige neuromuskuläre Dysfunktion der Harnblase

N31.9 Neuromuskuläre Dysfunktion der Harnblase, nicht näher bezeichnet

Neurogene Dysfunktion der Harnblase o.n.A.

N32.– Sonstige Krankheiten der Harnblase

Exkl.: Blasenhernie oder -prolaps bei der Frau (N81.1)
Blasenstein (N21.0)
Zystozele (N81.1)

N32.0 Blasenhalsobstruktion

Detrusor-Blasenhals-Dyssynergie
Harnblasenhalsstenose (erworben)

N32.1 Vesikointestinalfistel

Vesikorektalfistel

N32.2 Harnblasenfistel, anderenorts nicht klassifiziert

Exkl.: Fistel zwischen Harnblase und weiblichem Genitaltrakt (N82.0–N82.1)

N32.3 Harnblasendivertikel

Divertikulitis der Harnblase

Exkl.: Stein in Blasendivertikel (N21.0)

N32.4 Harnblasenruptur, nichttraumatisch

N32.8 Sonstige näher bezeichnete Krankheiten der Harnblase

Harnblase:
- kalzifiziert
- kontrahiert
- überaktiv

N32.9 **Krankheit der Harnblase, nicht näher bezeichnet**

N33.–* ***Krankheiten der Harnblase bei anderenorts klassifizierten Krankheiten***

N33.0* ***Tuberkulöse Zystitis (A18.1†)***

N33.8* ***Krankheiten der Harnblase bei sonstigen anderenorts klassifizierten Krankheiten***

Krankheit der Harnblase bei Schistosomiasis [Bilharziose] (B65.–†)

N34.– Urethritis und urethrales Syndrom

Soll der Infektionserreger angegeben werden, ist eine zusätzliche Schlüsselnummer (B95!–B98!) zu benutzen.

Exkl.: Reiter-Krankheit (M02.3-)
Urethritis bei Krankheiten, die vorwiegend durch Geschlechtsverkehr übertragen werden (A50–A64)
Urethrotrigonumzystitis (N30.3)

N34.0 **Harnröhrenabszess**

Abszess:
- Cowper-Drüse
- Littré-Drüsen
- periurethral
- urethral (Drüse)

Exkl.: Harnröhrenkarunkel (N36.2)

N34.1 **Unspezifische Urethritis**

Urethritis:
- nicht durch Gonokokken
- nicht venerisch

N34.2 **Sonstige Urethritis**

Meatitis, urethral
Ulkus der Urethra (Meatus)
Urethritis:
- postmenopausal
- o.n.A.

N34.3 **Urethrales Syndrom, nicht näher bezeichnet**

N35.– Harnröhrenstriktur

Exkl.: Harnröhrenstriktur nach medizinischen Maßnahmen (N99.1-)

N35.0 **Posttraumatische Harnröhrenstriktur**

Harnröhrenstriktur als Folge von:
- Geburt
- Verletzung

N35.1 **Postinfektiöse Harnröhrenstriktur, anderenorts nicht klassifiziert**

N35.8 **Sonstige Harnröhrenstriktur**

N35.9 **Harnröhrenstriktur, nicht näher bezeichnet**

Meatusstenose o.n.A.

N36.– Sonstige Krankheiten der Harnröhre

N36.0 **Harnröhrenfistel**

Fistel:
- Harnwege o.n.A.
- urethroperineal
- urethrorektal

Via falsa, Harnröhre

Exkl.: Fistel:
- urethroskrotal (N50.8)
- urethrovaginal (N82.1)

N

N36.1 **Harnröhrendivertikel**

N36.2 **Harnröhrenkarunkel**

N36.3 **Prolaps der Harnröhrenschleimhaut**

Harnröhrenprolaps
Urethrozele beim Mann

Exkl.: Urethrozele:
- angeboren (Q64.7)
- bei der Frau (N81.0)

N36.8 **Sonstige näher bezeichnete Krankheiten der Harnröhre**

N36.9 **Krankheit der Harnröhre, nicht näher bezeichnet**

*N37.–** *Krankheiten der Harnröhre bei anderenorts klassifizierten Krankheiten*

N37.0* ***Urethritis bei anderenorts klassifizierten Krankheiten***

Candida-Urethritis (B37.4†)

N37.8* ***Sonstige Krankheiten der Harnröhre bei anderenorts klassifizierten Krankheiten***

N39.– Sonstige Krankheiten des Harnsystems

Exkl.: Hämaturie:
- mit näher bezeichneter morphologischer Veränderung (N02.–)
- rezidivierend und persistierend (N02.–)
- o.n.A. (R31)

Proteinurie o.n.A. (R80)

N39.0 **Harnwegsinfektion, Lokalisation nicht näher bezeichnet**

Soll der Infektionserreger angegeben werden, ist eine zusätzliche Schlüsselnummer (B95!–B98!) zu benutzen.

N39.1 **Persistierende Proteinurie, nicht näher bezeichnet**

Exkl.: Als Komplikation bei Schwangerschaft, Geburt und Wochenbett (O11–O15)
Mit Angabe morphologischer Veränderungen (N06.–)

N39.2 **Orthostatische Proteinurie, nicht näher bezeichnet**

Exkl.: Mit Angabe morphologischer Veränderungen (N06.–)

N39.3 **Belastungsinkontinenz [Stressinkontinenz]**

Soll eine damit verbundene hyperaktive Blase [overactive bladder] oder Detrusorüberaktivität angegeben werden, ist eine zusätzliche Schlüsselnummer (N32.8) zu benutzen.
Soll nach einer durchgeführten Harninkontinenzoperation das erneute Auftreten der ursprünglich diagnostizierten Inkontinenz (Rezidivinkontinenz) angegeben werden, ist eine zusätzliche Schlüsselnummer (N39.47!) zu benutzen.

N39.4- **Sonstige näher bezeichnete Harninkontinenz**

Soll eine damit verbundene hyperaktive Blase [overactive bladder] oder Detrusorüberaktivität angegeben werden, ist eine zusätzliche Schlüsselnummer (N32.8) zu benutzen.
Soll nach einer durchgeführten Harninkontinenzoperation das erneute Auftreten der ursprünglich diagnostizierten Inkontinenz (Rezidivinkontinenz) angegeben werden, ist eine zusätzliche Schlüsselnummer (N39.47!) zu benutzen.

Exkl.: Enuresis o.n.A. (R32)
Harninkontinenz:
- nichtorganischer Ursprung (F98.0-)
- o.n.A. (R32)

N39.40 Reflexinkontinenz

N39.41 Überlaufinkontinenz

N39.42 Dranginkontinenz

N39.43 Extraurethrale Harninkontinenz

Urinverlust aus anderen Öffnungen als der Urethra

N39.47! *Rezidivinkontinenz*

N39.48 Sonstige näher bezeichnete Harninkontinenz

N39.8- **Sonstige näher bezeichnete Krankheiten des Harnsystems**

N39.81 Flankenschmerz-Hämaturie-Syndrom

N39.88 Sonstige näher bezeichnete Krankheiten des Harnsystems

N39.9 **Krankheit des Harnsystems, nicht näher bezeichnet**

Krankheiten der männlichen Genitalorgane (N40–N51)

N40 Prostatahyperplasie

Inkl.: Adenofibromatöse Prostatahypertrophie
Niedriggradige intraepitheliale Neoplasie der Prostata [low-grade PIN]
Prostatahypertrophie (gutartig)
Prostatavergrößerung (gutartig)
Querbarre am Harnblasenhals (Prostata)
Verschluss der prostatischen Harnröhre o.n.A.

Exkl.: Gutartige Neubildungen der Prostata (D29.1)
Hochgradige intraepitheliale Neoplasie der Prostata [high-grade PIN] (D07.5)

N41.– Entzündliche Krankheiten der Prostata

Soll der Infektionserreger angegeben werden, ist eine zusätzliche Schlüsselnummer (B95!–B98!) zu benutzen.

N41.0 **Akute Prostatitis**

N41.1 **Chronische Prostatitis**

N41.2 **Prostataabszess**

N41.3 **Prostatazystitis**

N41.8 **Sonstige entzündliche Krankheiten der Prostata**

N41.9 **Entzündliche Krankheit der Prostata, nicht näher bezeichnet**

Prostatitis o.n.A.

N42.– Sonstige Krankheiten der Prostata

N42.0 **Prostatastein**

Prostatakonkrement

N42.1 **Kongestion und Blutung der Prostata**

N42.2 **Prostataatrophie**

N42.3 **Prostatadysplasie**

Niedriggradige Prostatadysplasie

Exkl.: Hochgradige Prostatadysplasie (D07.5)

N42.8 **Sonstige näher bezeichnete Krankheiten der Prostata**

N42.9 **Krankheit der Prostata, nicht näher bezeichnet**

N43.– Hydrozele und Spermatozele

Inkl.: Hydrozele des Funiculus spermaticus, des Testis oder der Tunica vaginalis testis

Exkl.: Angeborene Hydrozele (P83.5)

N43.0 **Funikulozele**

N43.1 **Infizierte Hydrozele**

Soll der Infektionserreger angegeben werden, ist eine zusätzliche Schlüsselnummer (B95!–B98!) zu benutzen.

N43.2 **Sonstige Hydrozele**

N43.3 **Hydrozele, nicht näher bezeichnet**

N43.4 **Spermatozele**

N

N44.– Hodentorsion und Hydatidentorsion

N44.0 Hodentorsion

Torsion:
- Epididymis
- Funiculus spermaticus
- Nebenhoden
- Testis

N44.1 Hydatidentorsion

N45.– Orchitis und Epididymitis

Soll der Infektionserreger angegeben werden, ist eine zusätzliche Schlüsselnummer (B95!–B98!) zu benutzen.

N45.0 Orchitis, Epididymitis und Epididymoorchitis mit Abszess

Abszess der Nebenhoden oder Hoden

N45.9 Orchitis, Epididymitis und Epididymoorchitis ohne Abszess

Epididymitis o.n.A.
Orchitis o.n.A.

N46 Sterilität beim Mann

Inkl.: Azoospermie o.n.A.
Oligozoospermie o.n.A.

N47 Vorhauthypertrophie, Phimose und Paraphimose

Inkl.: Präputiale Adhäsion
Vorhautverengung

N48.– Sonstige Krankheiten des Penis

N48.0 Leukoplakie des Penis

Balanitis xerotica obliterans
Kraurosis des Penis

Exkl.: Carcinoma in situ des Penis (D07.4)

N48.1 Balanoposthitis

Balanitis

Soll der Infektionserreger angegeben werden, ist eine zusätzliche Schlüsselnummer (B95!–B98!) zu benutzen.

N48.2 Sonstige entzündliche Krankheiten des Penis

Abszess Furunkel Karbunkel Phlegmone	Corpus cavernosum und Penis

Kavernitis (Penis)

Soll der Infektionserreger angegeben werden, ist eine zusätzliche Schlüsselnummer (B95!–B98!) zu benutzen.

N48.3- Priapismus

Schmerzhafte Dauererektion

N48.30 Priapismus vom Low-Flow-Typ

N48.31 Priapismus vom High-Flow-Typ

N48.38 Sonstiger Priapismus

N48.39 Priapismus, nicht näher bezeichnet

N48.4 Impotenz organischen Ursprungs

Soll die Ursache angegeben werden, ist eine zusätzliche Schlüsselnummer zu benutzen.

Exkl.: Psychogene Impotenz (F52.2)

N48.5 Ulkus des Penis

N48.6 Induratio penis plastica

Peyronie-Krankheit

N48.8 Sonstige näher bezeichnete Krankheiten des Penis

Atrophie Hypertrophie Thrombose	Corpus cavernosum und Penis

N48.9 Krankheit des Penis, nicht näher bezeichnet

N49.– Entzündliche Krankheiten der männlichen Genitalorgane, anderenorts nicht klassifiziert

Soll der Infektionserreger angegeben werden, ist eine zusätzliche Schlüsselnummer (B95!–B98!) zu benutzen.

Exkl.: Entzündung des Penis (N48.1–N48.2)
Orchitis und Epididymitis (N45.–)

N49.0 Entzündliche Krankheiten der Vesicula seminalis

Vesikulitis o.n.A.

N49.1 Entzündliche Krankheiten des Funiculus spermaticus, der Tunica vaginalis testis und des Ductus deferens

Samenleiterentzündung

N49.2 Entzündliche Krankheiten des Skrotums

N49.8- Entzündliche Krankheiten sonstiger näher bezeichneter männlicher Genitalorgane

Entzündung der männlichen Genitalorgane an mehreren Lokalisationen

N49.80 Fournier-Gangrän beim Mann

N49.88 Entzündliche Krankheiten sonstiger näher bezeichneter männlicher Genitalorgane

N49.9 Entzündliche Krankheit eines nicht näher bezeichneten männlichen Genitalorgans

Abszess Furunkel Karbunkel Phlegmone	nicht näher bezeichnetes männliches Genitalorgan

N50.– Sonstige Krankheiten der männlichen Genitalorgane

Exkl.: Hodentorsion (N44.0)
Hydatidentorsion (N44.1)

N50.0 Hodenatrophie

N50.1 Gefäßkrankheiten der männlichen Genitalorgane

Blutung Hämatozele o.n.A. Thrombose	männliche Genitalorgane

N50.8 Sonstige näher bezeichnete Krankheiten der männlichen Genitalorgane

Atrophie Hypertrophie Ödem Ulkus	Vesicula seminalis, Funiculus spermaticus, Hoden [ausgenommen Atrophie], Skrotum, Tunica vaginalis testis und Ductus deferens

Chylozele, Tunica vaginalis testis (nicht durch Filarien) o.n.A.
Fistel, urethroskrotal
Striktur:
- Ductus deferens
- Funiculus spermaticus
- Tunica vaginalis testis

N50.9 Krankheit der männlichen Genitalorgane, nicht näher bezeichnet

N

N51.–* Krankheiten der männlichen Genitalorgane bei anderenorts klassifizierten Krankheiten

N51.0* ***Krankheiten der Prostata bei anderenorts klassifizierten Krankheiten***

Prostatitis:
- durch Gonokokken (A54.2†)
- durch Trichomonas (vaginalis) (A59.0†)
- tuberkulös (A18.1†)

N51.1* ***Krankheiten des Hodens und des Nebenhodens bei anderenorts klassifizierten Krankheiten***

Chlamydien-:
- Epididymitis (A56.1†)
- Orchitis (A56.1†)

Gonokokken-:
- Epididymitis (A54.2†)
- Orchitis (A54.2†)

Mumps-Orchitis (B26.0†)

Tuberkulose:
- Hoden (A18.1†)
- Nebenhoden (A18.1†)

N51.2* ***Balanitis bei anderenorts klassifizierten Krankheiten***

Balanitis:
- durch Amöben (A06.8†)
- durch Candida (B37.4†)

N51.8* ***Sonstige Krankheiten der männlichen Genitalorgane bei anderenorts klassifizierten Krankheiten***

Chylozele durch Filarien, Tunica vaginalis testis (B74.–†)
Infektion des männlichen Genitaltraktes durch Herpesviren [Herpes simplex] (A60.0†)
Tuberkulose der Vesicula seminalis (A18.1†)

Krankheiten der Mamma [Brustdrüse] (N60–N64)

Exkl.: Krankheiten der Mamma im Zusammenhang mit der Gestation (O91–O92)

N60.– Gutartige Mammadysplasie [Brustdrüsendysplasie]

Inkl.: Fibrozystische Mastopathie

N60.0 **Solitärzyste der Mamma**

Zyste der Mamma

N60.1 **Diffuse zystische Mastopathie**

Zystenmamma

Exkl.: Mit epithelialer Proliferation (N60.3)

N60.2 **Fibroadenose der Mamma**

Exkl.: Fibroadenom der Mamma (D24)

N60.3 **Fibrosklerose der Mamma**

Zystische Mastopathie mit epithelialer Proliferation

N60.4 **Ektasie der Ductus lactiferi**

N60.8 **Sonstige gutartige Mammadysplasien**

N60.9 **Gutartige Mammadysplasie, nicht näher bezeichnet**

N61 Entzündliche Krankheiten der Mamma [Brustdrüse]

Inkl.: Abszess (akut) (chronisch) (nichtpuerperal):
- Areola
- Mamma

Karbunkel der Mamma
Mastitis (akut) (subakut) (nichtpuerperal):
- infektiös
- o.n.A.

Exkl.: Infektiöse Mastitis beim Neugeborenen (P39.0)

N62 Hypertrophie der Mamma [Brustdrüse]

Inkl.: Gynäkomastie
Hypertrophie der Mamma:
- massiv, pubertätsbedingt
- o.n.A.

N63 Nicht näher bezeichnete Knoten in der Mamma [Brustdrüse]

Inkl.: Einer oder mehrere Knoten o.n.A. in der Mamma

N64.– Sonstige Krankheiten der Mamma [Brustdrüse]

N64.0 Fissur und Fistel der Brustwarze

N64.1 Fettgewebsnekrose der Mamma

Fettgewebsnekrose (segmentär) der Mamma

N64.2 Atrophie der Mamma

N64.3 Galaktorrhoe, nicht im Zusammenhang mit der Geburt

N64.4 Mastodynie

N64.5 Sonstige Symptome der Mamma

Absonderung aus der Brustwarze
Induration der Mamma
Retraktion der Brustwarze

N64.8 Sonstige näher bezeichnete Krankheiten der Mamma

Galaktozele
Mangelhafte Rückbildung der Mamma (nach Laktation)

N64.9 Krankheit der Mamma, nicht näher bezeichnet

Entzündliche Krankheiten der weiblichen Beckenorgane (N70–N77)

Exkl.: Als Komplikation bei:
- Abort, Extrauteringravidität oder Molenschwangerschaft (O00–O07, O08.0)
- Schwangerschaft, Geburt und Wochenbett (O23.–, O75.3, O85, O86.–)

N70.– Salpingitis und Oophoritis

Inkl.: Abszess:
- Ovar
- Tuba uterina
- tuboovarial

Pyosalpinx
Salpingo-Oophoritis
Tuboovarialentzündung

Soll der Infektionserreger angegeben werden, ist eine zusätzliche Schlüsselnummer (B95!–B98!) zu benutzen.

N70.0 Akute Salpingitis und Oophoritis

N70.1 Chronische Salpingitis und Oophoritis

Hydrosalpinx

N70.9 Salpingitis und Oophoritis, nicht näher bezeichnet

N

N71.– Entzündliche Krankheit des Uterus, ausgenommen der Zervix

Inkl.: Endo(myo)metritis
Metritis
Myometritis
Pyometra
Uterusabszess

Soll der Infektionserreger angegeben werden, ist eine zusätzliche Schlüsselnummer (B95!–B98!) zu benutzen.

N71.0 Akute entzündliche Krankheit des Uterus, ausgenommen der Zervix

N71.1 Chronische entzündliche Krankheit des Uterus, ausgenommen der Zervix

N71.9 Entzündliche Krankheit des Uterus, ausgenommen der Zervix, nicht näher bezeichnet

N72 Entzündliche Krankheit der Cervix uteri

Inkl.: Endozervizitis, Exozervizitis, Zervizitis – mit oder ohne Erosion oder Ektropium

Soll der Infektionserreger angegeben werden, ist eine zusätzliche Schlüsselnummer (B95!–B98!) zu benutzen.

Exkl.: Erosion und Ektropium der Cervix uteri ohne Zervizitis (N86)

N73.– Sonstige entzündliche Krankheiten im weiblichen Becken

Soll der Infektionserreger angegeben werden, ist eine zusätzliche Schlüsselnummer (B95!–B98!) zu benutzen.

N73.0 Akute Parametritis und Entzündung des Beckenbindegewebes

Abszess:
- Lig. latum uteri
- Parametrium

Bindegewebsentzündung im weiblichen Becken

– als akut bezeichnet

N73.1 Chronische Parametritis und Entzündung des Beckenbindegewebes

Jeder Zustand unter N73.0, als chronisch bezeichnet

N73.2 Nicht näher bezeichnete Parametritis und Entzündung des Beckenbindegewebes

Jeder Zustand unter N73.0 ohne Angabe, ob akut oder chronisch

N73.3 Akute Pelveoperitonitis bei der Frau

N73.4 Chronische Pelveoperitonitis bei der Frau

N73.5 Pelveoperitonitis bei der Frau, nicht näher bezeichnet

N73.6 Peritoneale Adhäsionen im weiblichen Becken

Exkl.: Peritoneale Adhäsionen im Becken nach medizinischen Maßnahmen (N99.4)

N73.8 Sonstige näher bezeichnete entzündliche Krankheiten im weiblichen Becken

N73.9 Entzündliche Krankheit im weiblichen Becken, nicht näher bezeichnet

Infektion oder Entzündung im weiblichen Becken o.n.A.

N74.– Entzündung im weiblichen Becken bei anderenorts klassifizierten Krankheiten*

N74.0* Tuberkulöse Infektion der Cervix uteri (A18.1†)

N74.1* Tuberkulöse Entzündung im weiblichen Becken (A18.1†)

Tuberkulöse Endometritis

N74.2* Syphilitische Entzündung im weiblichen Becken (A51.4†, A52.7†)

N74.3* Entzündung im weiblichen Becken durch Gonokokken (A54.2†)

N74.4* Entzündung im weiblichen Becken durch Chlamydien (A56.1†)

N74.8* Entzündung im weiblichen Becken bei sonstigen anderenorts klassifizierten Krankheiten

N75.– Krankheiten der Bartholin-Drüsen

N75.0 **Bartholin-Zyste**

N75.1 **Bartholin-Abszess**

N75.8 **Sonstige Krankheiten der Bartholin-Drüsen**

Bartholinitis

N75.9 **Krankheit der Bartholin-Drüsen, nicht näher bezeichnet**

N76.– Sonstige entzündliche Krankheit der Vagina und Vulva

Soll der Infektionserreger angegeben werden, ist eine zusätzliche Schlüsselnummer (B95!–B98!) zu benutzen.

Exkl.: Senile (atrophische) Kolpitis (N95.2)

N76.0 **Akute Kolpitis**

Kolpitis [Vaginitis] o.n.A.
Vulvovaginitis:
- akut
- o.n.A.

N76.1 **Subakute und chronische Kolpitis**

Vulvovaginitis:
- chronisch
- subakut

N76.2 **Akute Vulvitis**

Vulvitis o.n.A.

N76.3 **Subakute und chronische Vulvitis**

N76.4 **Abszess der Vulva**

Furunkel der Vulva

N76.5 **Ulzeration der Vagina**

N76.6 **Ulzeration der Vulva**

N76.8- **Sonstige näher bezeichnete entzündliche Krankheit der Vagina und Vulva**

N76.80 Fournier-Gangrän bei der Frau

N76.88 Sonstige näher bezeichnete entzündliche Krankheit der Vagina und Vulva

N77.– Vulvovaginale Ulzeration und Entzündung bei anderenorts klassifizierten Krankheiten*

N77.0* ***Ulzeration der Vulva bei anderenorts klassifizierten infektiösen und parasitären Krankheiten***

Ulzeration der Vulva bei:
- Infektion durch Herpesviren [Herpes simplex] (A60.0†)
- Tuberkulose (A18.1†)

N77.1* ***Vaginitis, Vulvitis oder Vulvovaginitis bei anderenorts klassifizierten infektiösen und parasitären Krankheiten***

Vaginitis, Vulvitis und Vulvovaginitis bei:
- Kandidose (B37.3†)
- Madenwurm-Infektion (B80†)
- Infektion durch Herpesviren [Herpes simplex] (A60.0†)

N77.2-* ***Vulvovaginale Ulzerationen und Entzündungen bei der chronischer Graft-versus-Host-Krankheit***

*N77.21** *Stadium 1 der chronischen Vulvovaginal-Graft-versus-Host-Krankheit (T86.05†, T86.06†)*

*N77.22** *Stadium 2 der chronischen Vulvovaginal-Graft-versus-Host-Krankheit (T86.06†)*

*N77.23** *Stadium 3 der chronischen Vulvovaginal-Graft-versus-Host-Krankheit (T86.07†)*

N77.8* ***Vulvovaginale Ulzeration und Entzündung bei sonstigen anderenorts klassifizierten Krankheiten***

Ulzeration der Vulva bei Behçet-Krankheit (M35.2†)

Nichtentzündliche Krankheiten des weiblichen Genitaltraktes (N80–N98)

N80.– Endometriose

N80.0 **Endometriose des Uterus**

Adenomyosis uteri

N80.1 **Endometriose des Ovars**

N80.2 **Endometriose der Tuba uterina**

N80.3 **Endometriose des Beckenperitoneums**

N80.4 **Endometriose des Septum rectovaginale und der Vagina**

N80.5 **Endometriose des Darmes**

N80.6 **Endometriose in Hautnarbe**

N80.8 **Sonstige Endometriose**

Thorakale Endometriose

N80.9 **Endometriose, nicht näher bezeichnet**

N81.– Genitalprolaps bei der Frau

Exkl.: Genitalprolaps als Komplikation bei Schwangerschaft, Wehen oder Entbindung (O34.5)
Prolaps des Scheidenstumpfes nach Hysterektomie (N99.3)
Prolaps oder Hernie des Ovars und der Tuba uterina (N83.4)

N81.0 **Urethrozele bei der Frau**

Exkl.: Urethrozele (mit):
- angeboren (Q64.7)
- Uterusprolaps (N81.2–N81.4)
- Zystozele (N81.1)

N81.1 **Zystozele**

Prolaps der (vorderen) Scheidenwand o.n.A.
Zystozele mit Urethrozele

Exkl.: Zystozele mit Uterusprolaps (N81.2–N81.4)

N81.2 **Partialprolaps des Uterus und der Vagina**

Prolaps der Cervix uteri o.n.A.
Uterusprolaps 1. und 2. Grades

N81.3 **Totalprolaps des Uterus und der Vagina**

Procidentia uteri o.n.A.
Uterusprolaps 3. und 4. Grades

N81.4 **Uterovaginalprolaps, nicht näher bezeichnet**

Uterusprolaps o.n.A.

N81.5 **Vaginale Enterozele**

Exkl.: Enterozele mit Uterusprolaps (N81.2–N81.4)

N81.6 **Rektozele**

Prolaps der hinteren Scheidenwand

Exkl.: Rektozele mit Uterusprolaps (N81.2–N81.4)
Rektumprolaps (K62.3)

N81.8 **Sonstiger Genitalprolaps bei der Frau**

Alte Verletzung der Beckenbodenmuskulatur
Insuffizienz des Perineums

N81.9 **Genitalprolaps bei der Frau, nicht näher bezeichnet**

N82.– Fisteln mit Beteiligung des weiblichen Genitaltraktes

Exkl.: Vesikointestinalfisteln (N32.1)

N82.0 Vesikovaginalfistel

N82.1 Sonstige Fisteln zwischen weiblichem Harn- und Genitaltrakt

Fistel:
- ureterovaginal
- urethrovaginal
- uteroureterin
- vesikouterin
- vesikozervikal

N82.2 Fistel zwischen Vagina und Dünndarm

N82.3 Fistel zwischen Vagina und Dickdarm

Rektovaginalfistel

N82.4 Sonstige Fisteln zwischen weiblichem Genital- und Darmtrakt

Intestinouterine Fistel

N82.5 Fisteln zwischen weiblichem Genitaltrakt und Haut

Fistel:
- Uterus-Bauchwand-
- vaginoperineal

N82.8- Sonstige Fisteln des weiblichen Genitaltraktes

N82.80 Fistel zwischen Vagina und Pouch als Rektumersatz

N82.81 Fistel zwischen Vagina und Ersatzharnblase

N82.88 Sonstige Fisteln des weiblichen Genitaltraktes

N82.9 Fistel des weiblichen Genitaltraktes, nicht näher bezeichnet

N83.– Nichtentzündliche Krankheiten des Ovars, der Tuba uterina und des Lig. latum uteri

Exkl.: Hydrosalpinx (N70.1)

N83.0 Follikelzyste des Ovars

Hämorrhagische Follikelzyste (Ovar)
Zyste des Graaf-Follikels

N83.1 Zyste des Corpus luteum

Hämorrhagische Zyste des Corpus luteum

N83.2 Sonstige und nicht näher bezeichnete Ovarialzysten

Einfache Zyste | Ovar
Retentionszyste | Ovar

Exkl.: Ovarialzyste:
- dysontogenetisch (Q50.1)
- neoplastisch (D27)

Syndrom polyzystischer Ovarien (E28.2)

N83.3 Erworbene Atrophie des Ovars und der Tuba uterina

N83.4 Prolaps oder Hernie des Ovars und der Tuba uterina

N83.5 Torsion des Ovars, des Ovarstieles und der Tuba uterina

Torsion:
- akzessorische Tube
- Morgagni-Hydatide

N83.6 Hämatosalpinx

Exkl.: Hämatosalpinx mit:
- Hämatokolpos (N89.7)
- Hämatometra (N85.7)

N83.7 Hämatom des Lig. latum uteri

N

N83.8 Sonstige nichtentzündliche Krankheiten des Ovars, der Tuba uterina und des Lig. latum uteri

Riss des Lig. latum uteri [Masters-Allen-Syndrom]

N83.9 Nichtentzündliche Krankheit des Ovars, der Tuba uterina und des Lig. latum uteri, nicht näher bezeichnet

N84.– Polyp des weiblichen Genitaltraktes

Exkl.: Adenomatöser Polyp (D28.–)
Plazentapolyp (O90.8)

N84.0 Polyp des Corpus uteri

Polyp:
- Endometrium
- Uterus o.n.A.

Exkl.: Polypoide Hyperplasie des Endometriums (N85.0)

N84.1 Polyp der Cervix uteri

Schleimhautpolyp der Zervix

N84.2 Polyp der Vagina

N84.3 Polyp der Vulva

Polyp der Labien

N84.8 Polyp an sonstigen Teilen des weiblichen Genitaltraktes

N84.9 Polyp des weiblichen Genitaltraktes, nicht näher bezeichnet

N85.– Sonstige nichtentzündliche Krankheiten des Uterus, ausgenommen der Zervix

Exkl.: Endometriose (N80.–)
Entzündliche Krankheiten des Uterus (N71.–)
Nichtentzündliche Krankheiten der Cervix uteri ohne Lageanomalien (N86–N88)
Polyp des Corpus uteri (N84.0)
Uterusprolaps (N81.–)

N85.0 Glanduläre Hyperplasie des Endometriums

Hyperplasie des Endometriums:
- glandulär-zystisch
- polypoid
- zystisch
- o.n.A.

N85.1 Adenomatöse Hyperplasie des Endometriums

Atypische (adenomatöse) Hyperplasie des Endometriums

N85.2 Hypertrophie des Uterus

Verdickter oder vergrößerter Uterus

Exkl.: Puerperale Hypertrophie des Uterus (O90.8)

N85.3 Subinvolution des Uterus

Exkl.: Puerperale Subinvolution des Uterus (O90.8)

N85.4 Lageanomalie des Uterus

Retroflexio uteri
Retroversio uteri
Verstärkte Anteversio uteri

Exkl.: Komplikation bei Schwangerschaft, Wehen oder Entbindung (O34.5, O65.5)

N85.5 Inversio uteri

Exkl.: Aktuelle Geburtsverletzung (O71.2)
Postpartale Inversio uteri (O71.2)

N85.6 Intrauterine Synechien

N85.7 **Hämatometra**

Hämatosalpinx mit Hämatometra

Exkl.: Hämatometra mit Hämatokolpos (N89.7)

N85.8 **Sonstige näher bezeichnete nichtentzündliche Krankheiten des Uterus**

Atrophie des Uterus, erworben
Fibrose des Uterus o.n.A.

N85.9 **Nichtentzündliche Krankheit des Uterus, nicht näher bezeichnet**

Krankheit des Uterus o.n.A.

N86 Erosion und Ektropium der Cervix uteri

Inkl.: Dekubitalgeschwür (trophisch) | Zervix
Eversion | Zervix

Exkl.: Mit Zervizitis (N72)

N87.– Dysplasie der Cervix uteri

Exkl.: Carcinoma in situ der Cervix uteri (D06.–)

N87.0 **Niedriggradige Dysplasie der Cervix uteri**

Niedriggradige squamöse intraepitheliale Läsion [LSIL]
Zervikale intraepitheliale Neoplasie [CIN] I. Grades

N87.1 **Mittelgradige Dysplasie der Cervix uteri**

Zervikale intraepitheliale Neoplasie [CIN] II. Grades

N87.2 **Hochgradige Dysplasie der Cervix uteri, anderenorts nicht klassifiziert**

Hochgradige zervikale Dysplasie o.n.A.

Exkl.: Zervikale intraepitheliale Neoplasie [CIN] III. Grades, mit oder ohne Angabe einer hochgradigen Dysplasie (D06.–)

N87.9 **Dysplasie der Cervix uteri, nicht näher bezeichnet**

N

N88.– Sonstige nichtentzündliche Krankheiten der Cervix uteri

Exkl.: Entzündliche Krankheit der Cervix uteri (N72)
Zervixpolyp (N84.1)

N88.0 **Leukoplakie der Cervix uteri**

N88.1 **Alter Riss der Cervix uteri**

Adhäsionen der Cervix uteri

Exkl.: Aktuelle Geburtsverletzung (O71.3)

N88.2 **Striktur und Stenose der Cervix uteri**

Exkl.: Als Geburtshindernis (O65.5)

N88.3 **Zervixinsuffizienz**

Untersuchung und Betreuung einer Nichtschwangeren bei (Verdacht auf) Zervixinsuffizienz

Exkl.: Schädigung des Fetus oder Neugeborenen durch Zervixinsuffizienz (P01.0)
Zervixinsuffizienz als Schwangerschaftskomplikation (O34.3-)

N88.4 **Elongatio cervicis uteri, hypertrophisch**

N88.8 **Sonstige näher bezeichnete nichtentzündliche Krankheiten der Cervix uteri**

Exkl.: Aktuelle Geburtsverletzung (O71.3)

N88.9 **Nichtentzündliche Krankheit der Cervix uteri, nicht näher bezeichnet**

N89.– Sonstige nichtentzündliche Krankheiten der Vagina

Exkl.: Carcinoma in situ der Vagina (D07.2)
Entzündung der Vagina (N76.–)
Leukorrhoe durch Trichomonaden (A59.0)
Senile (atrophische) Kolpitis (N95.2)

N89.0 **Niedriggradige Dysplasie der Vagina**

Vaginale intraepitheliale Neoplasie [VAIN] I. Grades

N89.1 Mittelgradige Dysplasie der Vagina

Vaginale intraepitheliale Neoplasie [VAIN] II. Grades

N89.2 Hochgradige Dysplasie der Vagina, anderenorts nicht klassifiziert

Hochgradige Dysplasie der Vagina o.n.A.

Exkl.: Vaginale intraepitheliale Neoplasie [VAIN] III. Grades, mit oder ohne Angabe einer hochgradigen Dysplasie (D07.2)

N89.3 Dysplasie der Vagina, nicht näher bezeichnet

N89.4 Leukoplakie der Vagina

N89.5 Striktur und Atresie der Vagina

Adhäsionen der Vagina
Stenose der Vagina

Exkl.: Postoperative Adhäsionen der Vagina (N99.2)

N89.6 Fester Hymenalring

Enger Introitus vaginae
Rigider Hymen

Exkl.: Hymenalatresie (Q52.3)

N89.7 Hämatokolpos

Hämatokolpos mit Hämatometra oder Hämatosalpinx

N89.8 Sonstige näher bezeichnete nichtentzündliche Krankheiten der Vagina

Alter Scheidenriss
Leukorrhoe o.n.A.
Scheidenulkus durch Pessar

Exkl.: Aktuelle Geburtsverletzung (O70.–, O71.4, O71.7–O71.8)
Alte Verletzung der Beckenbodenmuskulatur (N81.8)

N89.9 Nichtentzündliche Krankheit der Vagina, nicht näher bezeichnet

N90.– Sonstige nichtentzündliche Krankheiten der Vulva und des Perineums

Exkl.: Aktuelle Geburtsverletzung (O70.–, O71.7–O71.8)
Carcinoma in situ der Vulva (D07.1)
Entzündung der Vulva (N76.–)

N90.0 Niedriggradige Dysplasie der Vulva

Intraepitheliale Neoplasie der Vulva [VIN] I. Grades

N90.1 Mittelgradige Dysplasie der Vulva

Intraepitheliale Neoplasie der Vulva [VIN] II. Grades

N90.2 Hochgradige Dysplasie der Vulva, anderenorts nicht klassifiziert

Hochgradige Dysplasie der Vulva o.n.A.

Exkl.: Intraepitheliale Neoplasie der Vulva [VIN] III. Grades, mit oder ohne Angabe einer hochgradigen Dysplasie (D07.1)

N90.3 Dysplasie der Vulva, nicht näher bezeichnet

N90.4 Leukoplakie der Vulva

Craurosis vulvae
Dystrophie der Vulva

N90.5 Atrophie der Vulva

Stenose der Vulva

N90.6 Hypertrophie der Vulva

Hypertrophie der Labien

N90.7 Zyste der Vulva

N90.8 Sonstige näher bezeichnete nichtentzündliche Krankheiten der Vulva und des Perineums

Adhäsionen der Vulva
Hypertrophie der Klitoris

Exkl.: Weibliche Genitalverstümmelung (Z91.7-)

N90.9 **Nichtentzündliche Krankheit der Vulva und des Perineums, nicht näher bezeichnet**

N91.– Ausgebliebene, zu schwache oder zu seltene Menstruation

Exkl.: Ovarielle Dysfunktion (E28.–)

N91.0 **Primäre Amenorrhoe**

Nichteintreten der Menarche im Pubertätsalter.

N91.1 **Sekundäre Amenorrhoe**

Ausbleiben der Menstruation nach bereits erfolgter Menarche

N91.2 **Amenorrhoe, nicht näher bezeichnet**

Ausbleiben der Menstruation o.n.A.

N91.3 **Primäre Oligomenorrhoe**

Zu schwache oder zu seltene Menstruation seit der Menarche.

N91.4 **Sekundäre Oligomenorrhoe**

Zu schwache oder zu seltene Menstruation nach vorangegangenen normalen Menstruationen.

N91.5 **Oligomenorrhoe, nicht näher bezeichnet**

Hypomenorrhoe o.n.A.

N92.– Zu starke, zu häufige oder unregelmäßige Menstruation

Exkl.: Postmenopausenblutung (N95.0)

N92.0 **Zu starke oder zu häufige Menstruation bei regelmäßigem Menstruationszyklus**

Hypermenorrhoe o.n.A.
Menorrhagie o.n.A.
Polymenorrhoe

N92.1 **Zu starke oder zu häufige Menstruation bei unregelmäßigem Menstruationszyklus**

Menometrorrhagie
Metrorrhagie
Unregelmäßige intermenstruelle Blutung
Unregelmäßige, verkürzte Intervalle zwischen den Menstruationsblutungen

N92.2 **Zu starke Menstruation im Pubertätsalter**

Pubertätsblutung
Pubertätsmenorrhagie
Zu starke Blutung bei Auftreten der Menstruationsblutungen

N92.3 **Ovulationsblutung**

Regelmäßige intermenstruelle Blutung

N92.4 **Zu starke Blutung in der Prämenopause**

Menorrhagie oder Metrorrhagie:
- klimakterisch
- menopausal
- präklimakterisch
- prämenopausal

N92.5 **Sonstige näher bezeichnete unregelmäßige Menstruation**

N92.6 **Unregelmäßige Menstruation, nicht näher bezeichnet**

Unregelmäßige:
- Blutung o.n.A.
- Menstruationszyklen o.n.A.

Exkl.: Unregelmäßige Menstruation mit:
- verkürzten Intervallen oder zu starker Blutung (N92.1)
- verlängerten Intervallen oder zu schwacher Blutung (N91.3–N91.5)

N93.– Sonstige abnorme Uterus- oder Vaginalblutung

Exkl.: Blutung aus der Vagina beim Neugeborenen (P54.6)
Pseudomenstruation (P54.6)

N93.0 **Postkoitale Blutung und Kontaktblutung**

N

N93.8 **Sonstige näher bezeichnete abnorme Uterus- oder Vaginalblutung**

Dysfunktionelle oder funktionelle Uterus- oder Vaginalblutung o.n.A.

N93.9 **Abnorme Uterus- oder Vaginalblutung, nicht näher bezeichnet**

N94.– Schmerz und andere Zustände im Zusammenhang mit den weiblichen Genitalorganen und dem Menstruationszyklus

N94.0 **Mittelschmerz**

N94.1 **Dyspareunie**

Exkl.: Psychogene Dyspareunie (F52.6)

N94.2 **Vaginismus**

Exkl.: Psychogener Vaginismus (F52.5)

N94.3 **Prämenstruelle Beschwerden**

N94.4 **Primäre Dysmenorrhoe**

N94.5 **Sekundäre Dysmenorrhoe**

N94.6 **Dysmenorrhoe, nicht näher bezeichnet**

N94.8 **Sonstige näher bezeichnete Zustände im Zusammenhang mit den weiblichen Genitalorganen und dem Menstruationszyklus**

N94.9 **Nicht näher bezeichneter Zustand im Zusammenhang mit den weiblichen Genitalorganen und dem Menstruationszyklus**

N95.– Klimakterische Störungen

Exkl.: Postmenopausal:
- Osteoporose (M81.0-)
- Osteoporose mit pathologischer Fraktur (M80.0-)
- Urethritis (N34.2)

Vorzeitige Menopause o.n.A. (E28.3)
Zu starke Blutung in der Prämenopause (N92.4)

N95.0 **Postmenopausenblutung**

Exkl.: Im Zusammenhang mit artifizieller Menopause (N95.3)

N95.1 **Zustände im Zusammenhang mit der Menopause und dem Klimakterium**

Symptome, wie z.B. Hitzewallungen, Schlaflosigkeit, Kopfschmerz, Konzentrationsschwäche im Zusammenhang mit der Menopause

Exkl.: Im Zusammenhang mit artifizieller Menopause (N95.3)

N95.2 **Atrophische Kolpitis in der Postmenopause**

Senile (atrophische) Kolpitis

Exkl.: Im Zusammenhang mit artifizieller Menopause (N95.3)

N95.3 **Zustände im Zusammenhang mit artifizieller Menopause**

Postartifizielles Menopausensyndrom

N95.8 **Sonstige näher bezeichnete klimakterische Störungen**

N95.9 **Klimakterische Störung, nicht näher bezeichnet**

N96 Neigung zu habituellem Abort

Inkl.: Infertilität
Untersuchung oder Betreuung einer Frau mit Neigung zu habituellem Abort ohne bestehende Schwangerschaft

Exkl.: Bei ablaufendem Abort (O03–O06)
Bei gegenwärtiger Schwangerschaft (O26.2)

N97.– Sterilität der Frau

Inkl.: Nichteintreten einer Schwangerschaft
Sterilität o.n.A. bei der Frau

Exkl.: Infertilität (N96)

N97.0 Sterilität der Frau in Verbindung mit fehlender Ovulation

N97.1 Sterilität tubaren Ursprungs bei der Frau

Im Zusammenhang mit angeborener Anomalie der Tuba uterina
Tubenspasmus
Tubenstenose
Tubenverschluss

N97.2 Sterilität uterinen Ursprungs bei der Frau

Im Zusammenhang mit angeborener Anomalie des Uterus
Nichtimplantation einer Eizelle

N97.3 Sterilität zervikalen Ursprungs bei der Frau

N97.4 Sterilität der Frau im Zusammenhang mit Faktoren des Partners

N97.8 Sterilität sonstigen Ursprungs bei der Frau

N97.9 Sterilität der Frau, nicht näher bezeichnet

N98.– Komplikationen im Zusammenhang mit künstlicher Befruchtung

N98.0 Infektion im Zusammenhang mit artifizieller Insemination

N98.1 Hyperstimulation der Ovarien

Hyperstimulation der Ovarien:
- im Zusammenhang mit induzierter Ovulation
- o.n.A.

N98.2 Komplikationen bei versuchter Einführung eines befruchteten Eies nach In-vitro-Fertilisation

N98.3 Komplikationen bei versuchter Implantation eines Embryos bei Embryotransfer

N98.8 Sonstige Komplikationen im Zusammenhang mit künstlicher Befruchtung

Komplikationen bei artifizieller Insemination:
- Fremdsamen
- Samen des Ehemannes oder Partners

N98.9 Komplikation im Zusammenhang mit künstlicher Befruchtung, nicht näher bezeichnet

Sonstige Krankheiten des Urogenitalsystems (N99–N99)

N99.– Krankheiten des Urogenitalsystems nach medizinischen Maßnahmen, anderenorts nicht klassifiziert

Exkl.: Krankheitszustände im Zusammenhang mit artifizieller Menopause (N95.3)
Osteoporose nach Ovarektomie (M81.1-)
Osteoporose nach Ovarektomie mit pathologischer Fraktur (M80.1-)
Strahlenzystitis (N30.4)

N99.0 Nierenversagen nach medizinischen Maßnahmen

N99.1- Harnröhrenstriktur nach medizinischen Maßnahmen

N99.10 Harnröhrenstriktur-Rezidiv nach vorangegangener Operation einer Harnröhrenstriktur

N99.18 Harnröhrenstriktur nach sonstigen medizinischen Maßnahmen

Harnröhrenstriktur als Folge von:
- Katheterisierung
- Kondylomabtragung
- Strahlentherapie
- Transurethraler Operation
- Zirkumzision

N99.2 **Postoperative Adhäsionen der Vagina**

N99.3 **Prolaps des Scheidenstumpfes nach Hysterektomie**

N99.4 **Peritoneale Adhäsionen im Becken nach medizinischen Maßnahmen**

N99.5 **Funktionsstörung eines äußeren Stomas des Harntraktes**

N99.8 **Sonstige Krankheiten des Urogenitalsystems nach medizinischen Maßnahmen**

Residual ovary syndrome

N99.9 **Krankheit des Urogenitalsystems nach medizinischen Maßnahmen, nicht näher bezeichnet**

Kapitel XV

Schwangerschaft, Geburt und Wochenbett (O00–O99)

Hinw.: Gestation wird in diesem Kapitel als Oberbegriff für Schwangerschaft, Geburt und Wochenbett verwendet, Mutter als Oberbegriff für die Frau während dieser Gestationsabschnitte.

Exkl.: Osteomalazie im Wochenbett (M83.0-)
Postpartale Hypophysennekrose (E23.0)
Psychische und Verhaltensstörungen im Wochenbett (F53.–)
Tetanus während der Schwangerschaft, der Geburt und des Wochenbettes (A34)
Überwachung bei:
- normaler Schwangerschaft (Z34)
- Risikoschwangerschaft (Z35.–)

Verletzungen, Vergiftungen und bestimmte andere Folgen äußerer Ursachen (S00–T88.1, T88.6–T98)

Dieses Kapitel gliedert sich in folgende Gruppen:

O00–O08	Schwangerschaft mit abortivem Ausgang
O09!–O09!	*Schwangerschaftsdauer*
O10–O16	Ödeme, Proteinurie und Hypertonie während der Schwangerschaft, der Geburt und des Wochenbettes
O20–O29	Sonstige Krankheiten der Mutter, die vorwiegend mit der Schwangerschaft verbunden sind
O30–O48	Betreuung der Mutter im Hinblick auf den Fetus und die Amnionhöhle sowie mögliche Entbindungskomplikationen
O60–O75	Komplikationen bei Wehentätigkeit und Entbindung
O80–O82	Entbindung
O85–O92	Komplikationen, die vorwiegend im Wochenbett auftreten
O94–O99	Sonstige Krankheitszustände während der Gestationsperiode, die anderenorts nicht klassifiziert sind

Dieses Kapitel enthält die folgenden Ausrufezeichenschlüsselnummern:

O09.–! *Schwangerschaftsdauer*

Schwangerschaft mit abortivem Ausgang (O00–O08)

O

Hinw.: Soll das Vorliegen einer Blutgerinnungsstörung angegeben werden, ist bei Zuständen, die mit O00–O07 und O08.1 verschlüsselt werden, eine zusätzliche Schlüsselnummer (D65–D69) zu benutzen.

Exkl.: Fortbestehen der Schwangerschaft bei Mehrlingsschwangerschaft nach Fehlgeburt eines oder mehrerer Feten (O31.1)

O00.– Extrauteringravidität

Inkl.: Rupturierte Extrauteringravidität

Soll eine begleitende Komplikation angegeben werden, ist zusätzlich eine Schlüsselnummer aus O08.– zu benutzen.

O00.0 Abdominalgravidität

Exkl.: Betreuung der Mutter wegen eines lebensfähigen Fetus bei Abdominalgravidität (O36.7)

O00.1 Tubargravidität

Ruptur der Tuba (uterina) durch eine Schwangerschaft
Tubarabort
Tubenschwangerschaft

O00.2 Ovarialgravidität

O00.8 Sonstige Extrauteringravidität

Gravidität:
- im Uterushorn
- intraligamentär
- intramural
- zervikal

O00.9 Extrauteringravidität, nicht näher bezeichnet

O01.– Blasenmole

Soll eine begleitende Komplikation angegeben werden, ist zusätzlich eine Schlüsselnummer aus O08.– zu benutzen.

Exkl.: Maligne Blasenmole (D39.2)

O01.0 Klassische Blasenmole

Komplette Blasenmole

O01.1 Partielle oder inkomplette Blasenmole

O01.9 Blasenmole, nicht näher bezeichnet

Traubenmole o.n.A.
Trophoblastkrankheit o.n.A.

O02.– Sonstige abnorme Konzeptionsprodukte

Soll eine begleitende Komplikation angegeben werden, ist zusätzlich eine Schlüsselnummer aus O08.– zu benutzen.

Exkl.: Fetus papyraceus (O31.0)

O02.0 Abortivei und sonstige Molen

Mole:
- Blut-
- Fleisch-
- intrauterin o.n.A.
- Wind-

Pathologische Eizelle

O02.1 Missed abortion [Verhaltene Fehlgeburt]

Früher Fetaltod mit Retention des toten Fetus

Exkl.: Missed abortion mit:
- Abortivei (O02.0)
- Mole:
  - Blasen- (O01.–)
  - sonstige (O02.0)

O02.8 Sonstige näher bezeichnete abnorme Konzeptionsprodukte

Exkl.: Abnorme Konzeptionsprodukte mit:
- Abortivei (O02.0)
- Mole:
  - Blasen- (O01.–)
  - sonstige (O02.0)

O02.9 Anomales Konzeptionsprodukt, nicht näher bezeichnet

O03.– Spontanabort

Inkl.: Fehlgeburt

O03.0 Inkomplett, kompliziert durch Infektion des Genitaltraktes und des Beckens

Mit Zuständen, die unter O08.0 aufgeführt sind

O03.1 Inkomplett, kompliziert durch Spätblutung oder verstärkte Blutung

Mit Zuständen, die unter O08.1 aufgeführt sind

O03.2 Inkomplett, kompliziert durch Embolie

Mit Zuständen, die unter O08.2 aufgeführt sind

O03.3 Inkomplett, mit sonstigen und nicht näher bezeichneten Komplikationen

Mit Zuständen, die unter O08.3–O08.9 aufgeführt sind

O03.4 Inkomplett, ohne Komplikation

O03.5 Komplett oder nicht näher bezeichnet, kompliziert durch Infektion des Genitaltraktes und des Beckens

Mit Zuständen, die unter O08.0 aufgeführt sind

O03.6 **Komplett oder nicht näher bezeichnet, kompliziert durch Spätblutung oder verstärkte Blutung**

Mit Zuständen, die unter O08.1 aufgeführt sind

O03.7 **Komplett oder nicht näher bezeichnet, kompliziert durch Embolie**

Mit Zuständen, die unter O08.2 aufgeführt sind

O03.8 **Komplett oder nicht näher bezeichnet, mit sonstigen und nicht näher bezeichneten Komplikationen**

Mit Zuständen, die unter O08.3–O08.9 aufgeführt sind

O03.9 **Komplett oder nicht näher bezeichnet, ohne Komplikation**

O04.– Ärztlich eingeleiteter Abort

Inkl.: Schwangerschaftsabbruch:
- legal
- therapeutisch

Therapeutischer Abort

O04.0 **Inkomplett, kompliziert durch Infektion des Genitaltraktes und des Beckens**

Mit Zuständen, die unter O08.0 aufgeführt sind

O04.1 **Inkomplett, kompliziert durch Spätblutung oder verstärkte Blutung**

Mit Zuständen, die unter O08.1 aufgeführt sind

O04.2 **Inkomplett, kompliziert durch Embolie**

Mit Zuständen, die unter O08.2 aufgeführt sind

O04.3 **Inkomplett, mit sonstigen und nicht näher bezeichneten Komplikationen**

Mit Zuständen, die unter O08.3–O08.9 aufgeführt sind

O04.4 **Inkomplett, ohne Komplikation**

O04.5 **Komplett oder nicht näher bezeichnet, kompliziert durch Infektion des Genitaltraktes und des Beckens**

Mit Zuständen, die unter O08.0 aufgeführt sind

O04.6 **Komplett oder nicht näher bezeichnet, kompliziert durch Spätblutung oder verstärkte Blutung**

Mit Zuständen, die unter O08.1 aufgeführt sind

O04.7 **Komplett oder nicht näher bezeichnet, kompliziert durch Embolie**

Mit Zuständen, die unter O08.2 aufgeführt sind

O04.8 **Komplett oder nicht näher bezeichnet, mit sonstigen und nicht näher bezeichneten Komplikationen**

Mit Zuständen, die unter O08.3–O08.9 aufgeführt sind

O04.9 **Komplett oder nicht näher bezeichnet, ohne Komplikation**

O05.– Sonstiger Abort

O05.0 **Inkomplett, kompliziert durch Infektion des Genitaltraktes und des Beckens**

Mit Zuständen, die unter O08.0 aufgeführt sind

O05.1 **Inkomplett, kompliziert durch Spätblutung oder verstärkte Blutung**

Mit Zuständen, die unter O08.1 aufgeführt sind

O05.2 **Inkomplett, kompliziert durch Embolie**

Mit Zuständen, die unter O08.2 aufgeführt sind

O05.3 **Inkomplett, mit sonstigen und nicht näher bezeichneten Komplikationen**

Mit Zuständen, die unter O08.3–O08.9 aufgeführt sind

O05.4 **Inkomplett, ohne Komplikation**

O05.5 **Komplett oder nicht näher bezeichnet, kompliziert durch Infektion des Genitaltraktes und des Beckens**

Mit Zuständen, die unter O08.0 aufgeführt sind

O05.6 Komplett oder nicht näher bezeichnet, kompliziert durch Spätblutung oder verstärkte Blutung

Mit Zuständen, die unter O08.1 aufgeführt sind

O05.7 Komplett oder nicht näher bezeichnet, kompliziert durch Embolie

Mit Zuständen, die unter O08.2 aufgeführt sind

O05.8 Komplett oder nicht näher bezeichnet, mit sonstigen und nicht näher bezeichneten Komplikationen

Mit Zuständen, die unter O08.3–O08.9 aufgeführt sind

O05.9 Komplett oder nicht näher bezeichnet, ohne Komplikation

O06.– Nicht näher bezeichneter Abort

Inkl.: Eingeleiteter Abort o.n.A.

O06.0 Inkomplett, kompliziert durch Infektion des Genitaltraktes und des Beckens

Mit Zuständen, die unter O08.0 aufgeführt sind

O06.1 Inkomplett, kompliziert durch Spätblutung oder verstärkte Blutung

Mit Zuständen, die unter O08.1 aufgeführt sind

O06.2 Inkomplett, kompliziert durch Embolie

Mit Zuständen, die unter O08.2 aufgeführt sind

O06.3 Inkomplett, mit sonstigen und nicht näher bezeichneten Komplikationen

Mit Zuständen, die unter O08.3–O08.9 aufgeführt sind

O06.4 Inkomplett, ohne Komplikation

O06.5 Komplett oder nicht näher bezeichnet, kompliziert durch Infektion des Genitaltraktes und des Beckens

Mit Zuständen, die unter O08.0 aufgeführt sind

O06.6 Komplett oder nicht näher bezeichnet, kompliziert durch Spätblutung oder verstärkte Blutung

Mit Zuständen, die unter O08.1 aufgeführt sind

O06.7 Komplett oder nicht näher bezeichnet, kompliziert durch Embolie

Mit Zuständen, die unter O08.2 aufgeführt sind

O06.8 Komplett oder nicht näher bezeichnet, mit sonstigen und nicht näher bezeichneten Komplikationen

Mit Zuständen, die unter O08.3–O08.9 aufgeführt sind

O06.9 Komplett oder nicht näher bezeichnet, ohne Komplikation

O07.– Misslungene Aborteinleitung

Inkl.: Misslungene Abortinduktion

Exkl.: Inkompletter Abort (O03–O06)

O07.0 Misslungene ärztliche Aborteinleitung, kompliziert durch Infektion des Genitaltraktes und des Beckens

Mit Zuständen, die unter O08.0 aufgeführt sind

O07.1 Misslungene ärztliche Aborteinleitung, kompliziert durch Spätblutung oder verstärkte Blutung

Mit Zuständen, die unter O08.1 aufgeführt sind

O07.2 Misslungene ärztliche Aborteinleitung, kompliziert durch Embolie

Mit Zuständen, die unter O08.2 aufgeführt sind

O07.3 Misslungene ärztliche Aborteinleitung mit sonstigen oder nicht näher bezeichneten Komplikationen

Mit Zuständen, die unter O08.3–O08.9 aufgeführt sind

O07.4 Misslungene ärztliche Aborteinleitung ohne Komplikation

Misslungene ärztliche Aborteinleitung o.n.A.

O07.5 Misslungene sonstige oder nicht näher bezeichnete Aborteinleitung, kompliziert durch Infektion des Genitaltraktes und des Beckens

Mit Zuständen, die unter O08.0 aufgeführt sind

O07.6 Misslungene sonstige oder nicht näher bezeichnete Aborteinleitung, kompliziert durch Spätblutung oder verstärkte Blutung

Mit Zuständen, die unter O08.1 aufgeführt sind

O07.7 Misslungene sonstige oder nicht näher bezeichnete Aborteinleitung, kompliziert durch Embolie

Mit Zuständen, die unter O08.2 aufgeführt sind

O07.8 Misslungene sonstige oder nicht näher bezeichnete Aborteinleitung mit sonstigen oder nicht näher bezeichneten Komplikationen

Mit Zuständen, die unter O08.3–O08.9 aufgeführt sind

O07.9 Misslungene sonstige oder nicht näher bezeichnete Aborteinleitung ohne Komplikation

Misslungener Abortversuch o.n.A.

O08.– Komplikationen nach Abort, Extrauteringravidität und Molenschwangerschaft

Hinw.: Diese Kategorie ist in erster Linie zur Verschlüsselung der Morbidität vorgesehen. Für den Gebrauch dieser Kategorie sollten die Regeln und Richtlinien zur Verschlüsselung der Morbidität und Mortalität in Band 2 (Regelwerk) herangezogen werden.

O08.0 Infektion des Genitaltraktes und des Beckens nach Abort, Extrauteringravidität und Molenschwangerschaft

Endometritis Oophoritis Parametritis Pelveoperitonitis Salpingitis Salpingo-Oophoritis Sepsis	nach Zuständen, die unter O00–O07 klassifizierbar sind

Soll das Vorliegen eines septischen Schocks angegeben werden, ist eine zusätzliche Schlüsselnummer (R57.2) zu benutzen.

Exkl.: Harnwegsinfektion (O08.8)
Septische oder septikopyämische Embolie (O08.2)

O08.1 Spätblutung oder verstärkte Blutung nach Abort, Extrauteringravidität und Molenschwangerschaft

Afibrinogenämie Defibrinierungssyndrom Intravasale Gerinnung	nach Zuständen, die unter O00–O07 klassifizierbar sind

O08.2 Embolie nach Abort, Extrauteringravidität und Molenschwangerschaft

Embolie: • Fruchtwasser- • Luft- • Lungen- • nach Seifenspülung • pyämisch • septisch oder septikopyämisch • Thrombo- • o.n.A.	nach Zuständen, die unter O00–O07 klassifizierbar sind

O08.3 Schock nach Abort, Extrauteringravidität und Molenschwangerschaft

Kreislaufkollaps Schock (postoperativ)	nach Zuständen, die unter O00–O07 klassifizierbar sind

Exkl.: Septischer Schock (R57.2)

O08.4 Niereninsuffizienz nach Abort, Extrauteringravidität und Molenschwangerschaft

Nierenversagen (akut) Oligurie Renale tubuläre Nekrose Schockniere Urämie	nach Zuständen, die unter O00–O07 klassifizierbar sind

Soll das Stadium des akuten Nierenversagens angegeben werden, ist eine zusätzliche Schlüsselnummer aus N17.– zu benutzen.

O08.5 Stoffwechselstörungen nach Abort, Extrauteringravidität und Molenschwangerschaft

Störungen des Elektrolythaushaltes nach Zuständen, die unter O00–O07 klassifizierbar sind

O08.6 Verletzung von Beckenorganen und -geweben nach Abort, Extrauteringravidität und Molenschwangerschaft

Lazeration, Perforation, Riss oder chemische Verätzung: • Cervix uteri • Darm • Harnblase • Lig. latum uteri • periurethrales Gewebe • Uterus	nach Zuständen, die unter O00–O07 klassifizierbar sind

O08.7 Sonstige Venenkrankheiten als Komplikation nach Abort, Extrauteringravidität und Molenschwangerschaft

O08.8 Sonstige Komplikationen nach Abort, Extrauteringravidität und Molenschwangerschaft

Harnwegsinfektion Herzstillstand	nach Zuständen, die unter O00–O07 klassifizierbar sind

O08.9 Komplikation nach Abort, Extrauteringravidität und Molenschwangerschaft, nicht näher bezeichnet

Nicht näher bezeichnete Komplikation nach Zuständen, die unter O00–O07 klassifizierbar sind

Schwangerschaftsdauer
(O09!–O09!)

O09.–! Schwangerschaftsdauer

O09.0! Weniger als 5 vollendete Wochen

Weniger als 35 vollendete Tage

O09.1! 5 bis 13 vollendete Wochen

35 bis 91 vollendete Tage

O09.2! 14. Woche bis 19 vollendete Wochen

92. Tag bis 133 vollendete Tage

O09.3! 20. Woche bis 25 vollendete Wochen

134. Tag bis 175 vollendete Tage

O09.4! 26. Woche bis 33 vollendete Wochen

176. Tag bis 231 vollendete Tage

O09.5! 34. Woche bis 36 vollendete Wochen

232. Tag bis 252 vollendete Tage

O09.6! 37. Woche bis 41 vollendete Wochen

253. Tag bis 287 vollendete Tage

O09.7! Mehr als 41 vollendete Wochen

Mehr als 287 vollendete Tage

O09.9! Nicht näher bezeichnet

Ödeme, Proteinurie und Hypertonie während der Schwangerschaft, der Geburt und des Wochenbettes (O10–O16)

O10.– Vorher bestehende Hypertonie, die Schwangerschaft, Geburt und Wochenbett kompliziert

Inkl.: Aufgeführte Zustände mit vorher bestehender Proteinurie

Exkl.: Aufgeführte Zustände mit aufgepfropfter Präeklampsie (O11)

O10.0 Vorher bestehende essentielle Hypertonie, die Schwangerschaft, Geburt und Wochenbett kompliziert

Jeder Zustand in I10 als Betreuungsgrund während der Schwangerschaft, der Geburt oder des Wochenbettes

O10.1 Vorher bestehende hypertensive Herzkrankheit, die Schwangerschaft, Geburt und Wochenbett kompliziert

Jeder Zustand in I11.– als Betreuungsgrund während der Schwangerschaft, der Geburt oder des Wochenbettes

O10.2 Vorher bestehende hypertensive Nierenkrankheit, die Schwangerschaft, Geburt und Wochenbett kompliziert

Jeder Zustand in I12.– als Betreuungsgrund während der Schwangerschaft, der Geburt oder des Wochenbettes

O10.3 Vorher bestehende hypertensive Herz- und Nierenkrankheit, die Schwangerschaft, Geburt und Wochenbett kompliziert

Jeder Zustand in I13.– als Betreuungsgrund während der Schwangerschaft, der Geburt oder des Wochenbettes

O10.4 Vorher bestehende sekundäre Hypertonie, die Schwangerschaft, Geburt und Wochenbett kompliziert

Jeder Zustand in I15.– als Betreuungsgrund während der Schwangerschaft, der Geburt oder des Wochenbettes

O10.9 Nicht näher bezeichnete, vorher bestehende Hypertonie, die Schwangerschaft, Geburt und Wochenbett kompliziert

O11 Chronische Hypertonie mit aufgepfropfter Präeklampsie

Inkl.: Aufgepfropfte Präeklampsie mit:
- Hypertonie o.n.A.
- vorher bestehender Hypertonie

Pfropf-Präeklampsie

Unter O10.– aufgeführte Zustände, kompliziert durch Präeklampsie

O12.– Gestationsödeme und Gestationsproteinurie [schwangerschaftsinduziert] ohne Hypertonie

O12.0 Schwangerschaftsödeme

O12.1 Schwangerschaftsproteinurie

O12.2 Schwangerschaftsödeme mit Proteinurie

O13 Gestationshypertonie [schwangerschaftsinduzierte Hypertonie]

Inkl.: Schwangerschaftsbedingte (transiente) Hypertonie o.n.A.

O14.– Präeklampsie

Exkl.: Pfropf-Präeklampsie (O11)

O14.0 Leichte bis mäßige Präeklampsie

O14.1 Schwere Präeklampsie

O14.2 HELLP-Syndrom

Kombination von Hämolyse, erhöhten Leberenzymen und verminderter Thrombozytenzahl

O14.9 Präeklampsie, nicht näher bezeichnet

O15.– Eklampsie

Inkl.: Eklampsie mit schwangerschaftsinduzierter oder vorher bestehender Hypertonie
Krämpfe, die bei den unter O10–O14 und O16 aufgeführten Zuständen auftreten

O15.0 Eklampsie während der Schwangerschaft

O15.1 Eklampsie unter der Geburt

O15.2 Eklampsie im Wochenbett

O15.9 Eklampsie, bei der der zeitliche Bezug nicht angegeben ist

Eklampsie o.n.A.

O16 Nicht näher bezeichnete Hypertonie der Mutter

Sonstige Krankheiten der Mutter, die vorwiegend mit der Schwangerschaft verbunden sind
(O20–O29)

Hinw.: Die Schlüsselnummern O24.– und O25 gelten auch dann, wenn die aufgeführten Zustände unter der Geburt oder im Wochenbett auftreten.

Exkl.: Betreuung der Mutter im Hinblick auf den Fetus und die Amnionhöhle sowie mögliche Entbindungskomplikationen (O30–O48)
Krankheiten der Mutter, die anderenorts klassifizierbar sind, die jedoch Schwangerschaft, Wehen, Entbindung und Wochenbett komplizieren (O98–O99)

O20.– Blutung in der Frühschwangerschaft

Exkl.: Schwangerschaft mit abortivem Ausgang (O00–O08)

O20.0 Drohender Abort

Blutung mit der Angabe, dass sie durch drohenden Abort bedingt ist

O20.8 Sonstige Blutung in der Frühschwangerschaft

O20.9 Blutung in der Frühschwangerschaft, nicht näher bezeichnet

O21.– Übermäßiges Erbrechen während der Schwangerschaft

O21.0 Leichte Hyperemesis gravidarum

Hyperemesis gravidarum, leicht oder nicht näher bezeichnet, Beginn vor Beendigung der 20. Schwangerschaftswoche

O21.1 Hyperemesis gravidarum mit Stoffwechselstörung

Hyperemesis gravidarum, Beginn vor Beendigung der 20. Schwangerschaftswoche, mit Stoffwechselstörung, wie z.B.:
- Dehydratation
- Hypoglykämie
- Störung des Elektrolythaushaltes

O21.2 Späterbrechen während der Schwangerschaft

Übermäßiges Erbrechen, Beginn nach 20 vollendeten Schwangerschaftswochen

O21.8 Sonstiges Erbrechen, das die Schwangerschaft kompliziert

Erbrechen durch anderenorts klassifizierte Krankheiten, das die Schwangerschaft kompliziert

Soll die Ursache angegeben werden, ist eine zusätzliche Schlüsselnummer zu benutzen.

O21.9 Erbrechen während der Schwangerschaft, nicht näher bezeichnet

O22.– Venenkrankheiten und Hämorrhoiden als Komplikationen in der Schwangerschaft

Exkl.: Aufgeführte Zustände als Komplikationen von:
- Abort, Extrauteringravidität oder Molenschwangerschaft (O00–O07, O08.7)
- Geburt und Wochenbett (O87.–)

Lungenembolie während der Gestationsperiode (O88.–)

O22.0 Varizen der unteren Extremitäten in der Schwangerschaft

Varizen o.n.A. in der Schwangerschaft

O22.1 Varizen der Genitalorgane in der Schwangerschaft

Varizen des Perineums, der Vagina und der Vulva in der Schwangerschaft

O22.2 Oberflächliche Thrombophlebitis in der Schwangerschaft

Thrombophlebitis der Beine in der Schwangerschaft

O22.3 Tiefe Venenthrombose in der Schwangerschaft

Thrombophlebitis der Beckenvenen, präpartal
Tiefe Venenthrombose, präpartal

O22.4 Hämorrhoiden in der Schwangerschaft

O22.5 Hirnvenenthrombose in der Schwangerschaft

Zerebrovenöse Sinusthrombose in der Schwangerschaft

O22.8 Sonstige Venenkrankheiten als Komplikation in der Schwangerschaft

O22.9 Venenkrankheit als Komplikation in der Schwangerschaft, nicht näher bezeichnet

Schwangerschaftsbedingt:
- Phlebitis o.n.A.
- Phlebopathie o.n.A.
- Thrombose o.n.A.

O23.– Infektionen des Urogenitaltraktes in der Schwangerschaft

Exkl.: Geschlechtskrankheit, nicht näher bezeichnet (O98.3)
Gonorrhoe (O98.2)
Infektionen, hauptsächlich durch Geschlechtsverkehr übertragen, nicht näher bezeichnet (O98.3)
Syphilis (O98.1)
Tuberkulose des Urogenitalsystems (O98.0)
| die Schwangerschaft, Geburt und Wochenbett komplizieren

O23.0 Infektionen der Niere in der Schwangerschaft

O23.1 Infektionen der Harnblase in der Schwangerschaft

O23.2 Infektionen der Urethra in der Schwangerschaft

O23.3 Infektionen von sonstigen Teilen der Harnwege in der Schwangerschaft

O23.4 Nicht näher bezeichnete Infektion der Harnwege in der Schwangerschaft

O23.5 Infektionen des Genitaltraktes in der Schwangerschaft

O23.9 Sonstige und nicht näher bezeichnete Infektion des Urogenitaltraktes in der Schwangerschaft

Infektion des Urogenitaltraktes in der Schwangerschaft o.n.A.

O24.– Diabetes mellitus in der Schwangerschaft

Inkl.: Bei Geburt und im Wochenbett

O24.0 Vorher bestehender Diabetes mellitus, Typ 1

O24.1 Vorher bestehender Diabetes mellitus, Typ 2

O24.2 Vorher bestehender Diabetes mellitus durch Fehl- oder Mangelernährung [Malnutrition]

O24.3 Vorher bestehender Diabetes mellitus, nicht näher bezeichnet

O24.4 Diabetes mellitus, während der Schwangerschaft auftretend

Gestationsbedingter Diabetes mellitus o.n.A.

O24.9 Diabetes mellitus in der Schwangerschaft, nicht näher bezeichnet

O25 Fehl- und Mangelernährung in der Schwangerschaft

Inkl.: Fehl- und Mangelernährung bei der Geburt und im Wochenbett

O

O26.– Betreuung der Mutter bei sonstigen Zuständen, die vorwiegend mit der Schwangerschaft verbunden sind

O26.0 **Übermäßige Gewichtszunahme in der Schwangerschaft**

Exkl.: Schwangerschaftsödeme (O12.0, O12.2)

O26.1 **Geringe Gewichtszunahme in der Schwangerschaft**

O26.2 **Schwangerschaftsbetreuung bei Neigung zu habituellem Abort**

Exkl.: Habituelle Abortneigung:
- mit ablaufendem Abort (O03–O06)
- ohne bestehende Schwangerschaft (N96)

O26.3 **Schwangerschaft bei liegendem Intrauterinpessar**

O26.4 **Herpes gestationis**

O26.5 **Hypotonie-Syndrom der Mutter**

Vena-cava-Kompressionssyndrom

O26.6- **Leberkrankheiten während der Schwangerschaft, der Geburt und des Wochenbettes**

Exkl.: Hepatorenales Syndrom nach Wehen und Entbindung (O90.4)

O26.60 Schwangerschaftscholestase

Cholestase (intrahepatisch) in der Schwangerschaft

O26.68 Sonstige Leberkrankheiten während der Schwangerschaft, der Geburt und des Wochenbettes

O26.7 **Subluxation der Symphysis (pubica) während der Schwangerschaft, der Geburt und des Wochenbettes**

Exkl.: Traumatische Symphysensprengung (Symphysis pubica) unter der Geburt (O71.6)

O26.8- **Sonstige näher bezeichnete Zustände, die mit der Schwangerschaft verbunden sind**

O26.81 Nierenkrankheit, mit der Schwangerschaft verbunden

O26.82 Karpaltunnel-Syndrom während der Schwangerschaft

O26.83 Periphere Neuritis während der Schwangerschaft

Neuralgie

O26.88 Sonstige näher bezeichnete Zustände, die mit der Schwangerschaft verbunden sind

Erschöpfung und Ermüdung

O26.9 **Mit der Schwangerschaft verbundener Zustand, nicht näher bezeichnet**

O28.– Abnorme Befunde bei der Screeninguntersuchung der Mutter zur pränatalen Diagnostik

Exkl.: Anderenorts klassifizierte diagnostische Befunde – siehe Alphabetisches Verzeichnis
Betreuung der Mutter im Hinblick auf den Fetus und die Amnionhöhle sowie mögliche Entbindungskomplikationen (O30–O48)

O28.0 **Abnormer hämatologischer Befund bei der pränatalen Screeninguntersuchung der Mutter**

O28.1 **Abnormer biochemischer Befund bei der pränatalen Screeninguntersuchung der Mutter**

O28.2 **Abnormer zytologischer Befund bei der pränatalen Screeninguntersuchung der Mutter**

O28.3 **Abnormer Ultraschallbefund bei der pränatalen Screeninguntersuchung der Mutter**

O28.4 **Abnormer radiologischer Befund bei der pränatalen Screeninguntersuchung der Mutter**

O28.5 **Abnormer Chromosomen- oder genetischer Befund bei der pränatalen Screeninguntersuchung der Mutter**

O28.8 **Sonstige abnorme Befunde bei der pränatalen Screeninguntersuchung der Mutter**

O28.9 **Anomaler Befund bei der pränatalen Screeninguntersuchung der Mutter, nicht näher bezeichnet**

O29.– Komplikationen bei Anästhesie in der Schwangerschaft

Inkl.: Komplikationen bei der Mutter durch Verabreichung von Allgemein- oder Lokalanästhetikum, Analgetikum oder durch sonstige Beruhigungsmaßnahme während der Schwangerschaft

Exkl.: Komplikationen bei Anästhesie während:
- Abort, Extrauteringravidität oder Molenschwangerschaft (O00–O08)
- Wehentätigkeit und Entbindung (O74.–)
- Wochenbett (O89.–)

O29.0 Pulmonale Komplikationen bei Anästhesie in der Schwangerschaft

Aspirationspneumonie
Aspiration von Mageninhalt oder -sekret o.n.A.
Chemische Pneumonitis durch Aspiration
Mendelson-Syndrom
Pneumothorax
} durch Anästhesie in der Schwangerschaft

O29.1 Kardiale Komplikationen bei Anästhesie in der Schwangerschaft

Herz:
- Stillstand
- Versagen

} durch Anästhesie in der Schwangerschaft

O29.2 Komplikationen des Zentralnervensystems bei Anästhesie in der Schwangerschaft

Zerebrale Anoxie durch Anästhesie in der Schwangerschaft

O29.3 Toxische Reaktion auf Lokalanästhesie in der Schwangerschaft

O29.4 Kopfschmerzen nach Spinal- oder Periduralanästhesie in der Schwangerschaft

O29.5 Sonstige Komplikationen nach Spinal- oder Periduralanästhesie in der Schwangerschaft

O29.6 Misslingen oder Schwierigkeiten bei der Intubation in der Schwangerschaft

O29.8 Sonstige Komplikationen bei Anästhesie in der Schwangerschaft

O29.9 Komplikation bei Anästhesie in der Schwangerschaft, nicht näher bezeichnet

Betreuung der Mutter im Hinblick auf den Fetus und die Amnionhöhle sowie mögliche Entbindungskomplikationen
(O30–O48)

O

O30.– Mehrlingsschwangerschaft

Exkl.: Komplikationen, die für eine Mehrlingsschwangerschaft spezifisch sind (O31.–)

O30.0 Zwillingsschwangerschaft

O30.1 Drillingsschwangerschaft

O30.2 Vierlingsschwangerschaft

O30.8 Sonstige Mehrlingsschwangerschaft

O30.9 Mehrlingsschwangerschaft, nicht näher bezeichnet

Mehrlingsschwangerschaft o.n.A.

O31.– Komplikationen, die für eine Mehrlingsschwangerschaft spezifisch sind

Exkl.: Doppelfehlbildung [zusammengewachsene Zwillinge] als Ursache für ein Missverhältnis zwischen Fetus und Becken (O33.7)
Geburtshindernis (O64–O66)
Lage- und Einstellungsanomalien eines oder mehrerer Feten (O32.5)
Protrahierte Geburt des zweiten Zwillings, Drillings usw. (O63.2)

O31.0 Fetus papyraceus

Fetus compressus

O31.1 Fortbestehen der Schwangerschaft nach Fehlgeburt eines oder mehrerer Feten

O31.2 Fortbestehen der Schwangerschaft nach intrauterinem Absterben eines oder mehrerer Feten

O31.8 Sonstige Komplikationen, die für eine Mehrlingsschwangerschaft spezifisch sind

O32.– Betreuung der Mutter bei festgestellter oder vermuteter Lage- und Einstellungsanomalie des Fetus

Inkl.: Aufgeführte Zustände als Grund für Beobachtung, stationäre Behandlung oder sonstige geburtshilfliche Betreuung der Mutter oder für Schnittentbindung vor Wehenbeginn

Exkl.: Aufgeführte Zustände im Zusammenhang mit Geburtshindernis (O64.–)

O32.0 Betreuung der Mutter wegen wechselnder Kindslage

O32.1 Betreuung der Mutter wegen Beckenendlage

O32.2 Betreuung der Mutter bei Quer- und Schräglage

Querlage
Schräglage

O32.3 Betreuung der Mutter bei Gesichts-, Stirn- und Kinnlage

O32.4 Betreuung der Mutter bei Nichteintreten des Kopfes zum Termin

Fehlender Eintritt des Kopfes in den Beckeneingang

O32.5 Betreuung der Mutter bei Mehrlingsschwangerschaft mit Lage- und Einstellungsanomalie eines oder mehrerer Feten

O32.6 Betreuung der Mutter bei kombinierten Lage- und Einstellungsanomalien

O32.8 Betreuung der Mutter bei sonstigen Lage- und Einstellungsanomalien des Fetus

O32.9 Betreuung der Mutter bei Lage- und Einstellungsanomalie des Fetus, nicht näher bezeichnet

O33.– Betreuung der Mutter bei festgestelltem oder vermutetem Missverhältnis zwischen Fetus und Becken

Inkl.: Aufgeführte Zustände als Grund für Beobachtung, stationäre Behandlung oder sonstige geburtshilfliche Betreuung der Mutter oder für Schnittentbindung vor Wehenbeginn

Exkl.: Aufgeführte Zustände im Zusammenhang mit Geburtshindernis (O65–O66)

O33.0 Betreuung der Mutter bei Missverhältnis durch Deformität des mütterlichen knöchernen Beckens

Beckendeformität o.n.A. als Ursache für ein Missverhältnis

O33.1 Betreuung der Mutter bei Missverhältnis durch allgemein verengtes Becken

Beckenverengung o.n.A. als Ursache für ein Missverhältnis

O33.2 Betreuung der Mutter bei Missverhältnis durch Beckeneingangsverengung

Verengung im Beckeneingang als Ursache für ein Missverhältnis

O33.3 Betreuung der Mutter bei Missverhältnis durch Beckenausgangsverengung

Verengung im Beckenausgang | als Ursache für ein Missverhältnis
Verengung in Beckenmitte |

O33.4 Betreuung der Mutter wegen Missverhältnis bei kombinierter mütterlicher und fetaler Ursache

O33.5 Betreuung der Mutter bei Missverhältnis durch ungewöhnlich großen Fetus

Fetales Missverhältnis o.n.A.
Missverhältnis fetaler Ursache bei normal ausgebildetem Fetus

O33.6 Betreuung der Mutter bei Missverhältnis durch Hydrozephalus des Fetus

O33.7 Betreuung der Mutter bei Missverhältnis durch sonstige Deformitäten des Fetus

Doppelfehlbildung [zusammengewachsene Zwillinge] | als Ursache für ein Missverhältnis
Fetal:
- Aszites
- Hydrops
- Myelomeningozele
- Steißteratom
- Tumor

O33.8 Betreuung der Mutter bei Missverhältnis sonstigen Ursprungs

O33.9 Betreuung der Mutter bei Missverhältnis, nicht näher bezeichnet

Missverhältnis zwischen Fetus und Becken o.n.A.
Missverhältnis zwischen Kopf und Becken o.n.A.

O34.– Betreuung der Mutter bei festgestellter oder vermuteter Anomalie der Beckenorgane

Inkl.: Aufgeführte Zustände als Grund für Beobachtung, stationäre Behandlung oder sonstige geburtshilfliche Betreuung der Mutter oder für Schnittentbindung vor Wehenbeginn

Exkl.: Aufgeführte Zustände im Zusammenhang mit Geburtshindernis (O65.5)

O34.0 Betreuung der Mutter bei angeborener Fehlbildung des Uterus

Betreuung der Mutter bei:
- Uterus bicornis
- Uterus duplex

O34.1 Betreuung der Mutter bei Tumor des Corpus uteri

Betreuung der Mutter bei:
- Leiomyom des Uterus
- Polyp des Corpus uteri

Exkl.: Betreuung der Mutter bei Tumor der Cervix uteri (O34.4)

O34.2 Betreuung der Mutter bei Uterusnarbe durch vorangegangenen chirurgischen Eingriff

Betreuung der Mutter bei Narbe durch vorangegangene Schnittentbindung

Exkl.: Vaginale Entbindung nach vorangegangener Schnittentbindung o.n.A. (O75.7)

O34.3- Betreuung der Mutter bei Zervixinsuffizienz

Jeder Zustand mit vorzeitiger Zervixverkürzung oder -eröffnung in der Schwangerschaft, unabhängig von der Angabe von Wehen oder anderen Ursachen

Betreuung der Mutter bei:
- Cerclage
- Shirodkar-Naht

} mit oder ohne Angabe von Zervixinsuffizienz

O34.30 Betreuung der Mutter bei vaginalsonographisch dokumentierter Zervixlänge unter 10 mm oder Trichterbildung

O34.31 Betreuung der Mutter bei Fruchtblasenprolaps

O34.38 Betreuung der Mutter bei sonstiger Zervixinsuffizienz

O34.39 Betreuung der Mutter bei Zervixinsuffizienz, nicht näher bezeichnet

O34.4 Betreuung der Mutter bei sonstigen Anomalien der Cervix uteri

Betreuung der Mutter bei:
- Polyp der Cervix uteri
- Striktur oder Stenose der Cervix uteri
- Tumor der Cervix uteri
- vorangegangenem chirurgischem Eingriff an der Cervix uteri

O34.5 Betreuung der Mutter bei sonstigen Anomalien des graviden Uterus

Betreuung der Mutter bei:
- Inkarzeration
- Prolaps
- Retroversion

} des graviden Uterus

O34.6 Betreuung der Mutter bei Anomalie der Vagina

Betreuung der Mutter bei:
- Stenose der Vagina (erworben) (angeboren)
- Striktur der Vagina
- Tumor der Vagina
- Vaginalseptum
- vorangegangenem chirurgischem Eingriff an der Vagina

Exkl.: Betreuung der Mutter bei Varizen der Vagina in der Schwangerschaft (O22.1)

O34.7 Betreuung der Mutter bei Anomalie der Vulva und des Perineums

Betreuung der Mutter bei:
- Fibrose des Perineums
- Rigidität des Perineums
- Tumor der Vulva
- vorangegangenem chirurgischem Eingriff an Perineum oder Vulva

Exkl.: Betreuung der Mutter bei Varizen des Perineums und der Vulva in der Schwangerschaft (O22.1)

O34.8 Betreuung der Mutter bei sonstigen Anomalien der Beckenorgane

Betreuung der Mutter bei:
- Beckenbodenplastik (vorangegangen)
- Hängebauch
- Rektozele
- Rigidität des Beckenbodens
- Zystozele

O34.9 Betreuung der Mutter bei Anomalie der Beckenorgane, nicht näher bezeichnet

O35.– Betreuung der Mutter bei festgestellter oder vermuteter Anomalie oder Schädigung des Fetus

Inkl.: Aufgeführte Zustände beim Fetus als Grund für Beobachtung, stationäre Behandlung oder sonstige geburtshilfliche Betreuung der Mutter oder für Schwangerschaftsabbruch

Exkl.: Betreuung der Mutter bei festgestelltem oder vermutetem Missverhältnis zwischen Fetus und Becken (O33.–)

O35.0 Betreuung der Mutter bei (Verdacht auf) Fehlbildung des Zentralnervensystems beim Fetus

Betreuung der Mutter bei (Verdacht auf):
- Anenzephalus | beim Fetus
- Spina bifida | beim Fetus

Exkl.: Chromosomenanomalie beim Fetus (O35.1)

O35.1 Betreuung der Mutter bei (Verdacht auf) Chromosomenanomalie beim Fetus

O35.2 Betreuung der Mutter bei (Verdacht auf) hereditäre Krankheit beim Fetus

Exkl.: Chromosomenanomalie beim Fetus (O35.1)

O35.3 Betreuung der Mutter bei (Verdacht auf) Schädigung des Fetus durch Viruskrankheit der Mutter

Betreuung der Mutter bei (Verdacht auf) Schädigung des Fetus durch mütterliche:
- Röteln
- Zytomegalie

O35.4 Betreuung der Mutter bei (Verdacht auf) Schädigung des Fetus durch Alkohol

O35.5 Betreuung der Mutter bei (Verdacht auf) Schädigung des Fetus durch Arzneimittel oder Drogen

Betreuung der Mutter bei (Verdacht auf) Schädigung des Fetus durch Arzneimittel- oder Drogenabhängigkeit

Exkl.: Fetaler Distress [fetal distress] bei Wehen und Entbindung durch Verabreichung von Arzneimitteln (O68.–)

O35.6 Betreuung der Mutter bei (Verdacht auf) Schädigung des Fetus durch Strahleneinwirkung

O35.7 Betreuung der Mutter bei (Verdacht auf) Schädigung des Fetus durch sonstige medizinische Maßnahmen

Betreuung der Mutter bei (Verdacht auf) Schädigung des Fetus durch:
- Amniozentese
- Biopsie
- hämatologische Untersuchung
- intrauterine Operation
- Intrauterinpessar

O35.8 Betreuung der Mutter bei (Verdacht auf) sonstige Anomalie oder Schädigung des Fetus

Betreuung der Mutter bei (Verdacht auf) Schädigung des Fetus durch mütterliche:
- Listeriose
- Toxoplasmose

O35.9 Betreuung der Mutter bei (Verdacht auf) Anomalie oder Schädigung des Fetus, nicht näher bezeichnet

O36.– Betreuung der Mutter wegen sonstiger festgestellter oder vermuteter Komplikationen beim Fetus

Inkl.: Aufgeführte Zustände beim Fetus als Grund für Beobachtung, stationäre Behandlung oder sonstige geburtshilfliche Betreuung der Mutter oder für Schwangerschaftsabbruch

Exkl.: Transplazentare Transfusionssyndrome (O43.0)
Wehen und Entbindung, kompliziert durch fetalen Distress [fetal distress] (O68.–)

O36.0 Betreuung der Mutter wegen Rhesus-Isoimmunisierung

Anti-D-Antikörper [Rh-Antikörper]
Rh-Inkompatibilität (mit Hydrops fetalis)

O36.1 Betreuung der Mutter wegen sonstiger Isoimmunisierung

AB0-Isoimmunisierung
Isoimmunisierung o.n.A. (mit Hydrops fetalis)

O36.2 Betreuung der Mutter wegen Hydrops fetalis

Hydrops fetalis:
- nicht in Verbindung mit Isoimmunisierung
- o.n.A.

O36.3 Betreuung der Mutter wegen Anzeichen für fetale Hypoxie

O36.4 Betreuung der Mutter wegen intrauterinen Fruchttodes

Exkl.: Missed abortion (O02.1)

O36.5 Betreuung der Mutter wegen fetaler Wachstumsretardierung

Betreuung der Mutter wegen festgestellter oder vermuteter fetaler Retardierung:
- Plazentainsuffizienz
- zu klein für das Gestationsalter [Small-for-dates]
- zu leicht für das Gestationsalter [Light-for-dates]

O36.6 Betreuung der Mutter wegen fetaler Hypertrophie

Betreuung der Mutter wegen festgestellter oder vermuteter fetaler Hypertrophie [zu groß für das Gestationsalter] [Large-for-dates]

O36.7 Betreuung der Mutter wegen eines lebensfähigen Fetus bei Abdominalgravidität

O36.8 Betreuung der Mutter wegen sonstiger näher bezeichneter Komplikationen beim Fetus

O36.9 Betreuung der Mutter wegen Komplikation beim Fetus, nicht näher bezeichnet

O

O40 Polyhydramnion

Inkl.: Hydramnion

O41.– Sonstige Veränderungen des Fruchtwassers und der Eihäute

Exkl.: Vorzeitiger Blasensprung (O42.–)

O41.0 Oligohydramnion

Oligohydramnion ohne Angabe von Blasensprung

O41.1 Infektion der Fruchtblase und der Eihäute

Amnionitis
Chorioamnionitis
Entzündung der Eihäute
Plazentitis

O41.8 Sonstige näher bezeichnete Veränderungen des Fruchtwassers und der Eihäute

O41.9 Veränderung des Fruchtwassers und der Eihäute, nicht näher bezeichnet

O42.– Vorzeitiger Blasensprung

O42.0 Vorzeitiger Blasensprung, Wehenbeginn innerhalb von 24 Stunden

Exkl.: Bei Wehenhemmung durch Therapie (O42.2-)

O42.1- Vorzeitiger Blasensprung, Wehenbeginn nach Ablauf von 24 Stunden

Exkl.: Bei Wehenhemmung durch Therapie (O42.2-)

O42.11 Vorzeitiger Blasensprung, Wehenbeginn nach Ablauf von 1 bis 7 Tagen

O42.12 Vorzeitiger Blasensprung, Wehenbeginn nach Ablauf von mehr als 7 Tagen

O42.2- Vorzeitiger Blasensprung, Wehenhemmung durch Therapie

O42.20 Vorzeitiger Blasensprung, Wehenhemmung durch Therapie, Wehenbeginn innerhalb von 24 Stunden

O42.21 Vorzeitiger Blasensprung, Wehenhemmung durch Therapie, Wehenbeginn nach Ablauf von 1 bis 7 Tagen

O42.22 Vorzeitiger Blasensprung, Wehenhemmung durch Therapie, Wehenbeginn nach Ablauf von mehr als 7 Tagen

O42.29 Vorzeitiger Blasensprung, Wehenhemmung durch Therapie, ohne Angabe des Wehenbeginns

O42.9 Vorzeitiger Blasensprung, nicht näher bezeichnet

O43.– Pathologische Zustände der Plazenta

Exkl.: Betreuung der Mutter wegen fetaler Wachstumsretardierung infolge Plazentainsuffizienz (O36.5)
Placenta praevia (O44.–)
Vorzeitige Plazentalösung [Abruptio placentae] (O45.–)

O43.0 Transplazentare Transfusionssyndrome

Transfusion:
- fetofetal
- fetomaternal
- maternofetal

O43.1 Fehlbildung der Plazenta

Anomalie der Plazenta o.n.A.
Placenta circumvallata

O43.2- Krankhaft anhaftende Plazenta

Soll einer der folgenden Krankheitszustände angegeben werden, ist eine zusätzliche Schlüsselnummer zu benutzen:
- Blutung in der Nachgeburtsperiode (O72.0)
- Retention der Plazenta ohne Blutung (O73.0)

O43.20 Placenta accreta

Placenta adhaerens

O43.21 Placenta increta oder percreta

O43.8 Sonstige pathologische Zustände der Plazenta

Plazentainfarkt
Plazentare Dysfunktion

O43.9 Pathologischer Zustand der Plazenta, nicht näher bezeichnet

O44.– Placenta praevia

Hinw.: Als aktuelle Blutung gilt eine Blutung innerhalb der letzten 24 Stunden.

O44.0- Placenta praevia und tiefer Sitz der Plazenta ohne (aktuelle) Blutung

Placenta praevia und tiefer Sitz der Plazenta o.n.A.

O44.00 Tiefer Sitz der Plazenta ohne (aktuelle) Blutung

O44.01 Placenta praevia ohne (aktuelle) Blutung

O44.1- Placenta praevia und tiefer Sitz der Plazenta mit aktueller Blutung

Exkl.: Wehen und Entbindung, kompliziert durch Blutung bei Vasa praevia (O69.4)

O44.10 Tiefer Sitz der Plazenta mit aktueller Blutung

O44.11 Placenta praevia mit aktueller Blutung

O45.– Vorzeitige Plazentalösung [Abruptio placentae]

O45.0 Vorzeitige Plazentalösung bei Gerinnungsstörung

Abruptio [Ablatio] placentae mit (verstärkter) Blutung im Zusammenhang mit:
- Afibrinogenämie
- disseminierter intravasaler Gerinnung
- Hyperfibrinolyse
- Hypofibrinogenämie

Benutze eine zusätzliche Schlüsselnummer (D65–D69), um die Art der Blutgerinnungsstörung anzugeben.

O45.8 Sonstige vorzeitige Plazentalösung

O45.9 Vorzeitige Plazentalösung, nicht näher bezeichnet

Abruptio placentae o.n.A.

O46.– Präpartale Blutung, anderenorts nicht klassifiziert

Exkl.: Blutung in der Frühschwangerschaft (O20.–)
Intrapartale Blutung, anderenorts nicht klassifiziert (O67.–)
Placenta praevia (O44.–)
Vorzeitige Plazentalösung [Abruptio placentae] (O45.–)

O46.0 Präpartale Blutung bei Gerinnungsstörung

Präpartale Blutung (verstärkt) im Zusammenhang mit:
- Afibrinogenämie
- disseminierter intravasaler Gerinnung
- Hyperfibrinolyse
- Hypofibrinogenämie

Benutze eine zusätzliche Schlüsselnummer (D65–D69), um die Art der Blutgerinnungsstörung anzugeben.

O46.8 Sonstige präpartale Blutung

O46.9 Präpartale Blutung, nicht näher bezeichnet

O47.– Frustrane Kontraktionen [Unnütze Wehen]

O47.0 Frustrane Kontraktionen vor 37 vollendeten Schwangerschaftswochen

O47.1 Frustrane Kontraktionen ab 37 oder mehr vollendeten Schwangerschaftswochen

O47.9 Frustrane Kontraktionen, nicht näher bezeichnet

O48 Übertragene Schwangerschaft

Inkl.: Tragzeitüberschreitung

Komplikationen bei Wehentätigkeit und Entbindung (O60–O75)

O60.– Vorzeitige Wehen und Entbindung

Wehenbeginn (spontan) vor 37 vollendeten Schwangerschaftswochen

O60.0 Vorzeitige Wehen ohne Entbindung

Vorzeitige Wehen:
- induziert
- spontan

O60.1 Vorzeitige spontane Wehen mit vorzeitiger Entbindung

Vorzeitige spontane Wehen mit vorzeitiger Entbindung durch Kaiserschnitt
Vorzeitige Wehen mit Entbindung o.n.A.

O60.2 Vorzeitige Wehen mit termingerechter Entbindung

Vorzeitige spontane Wehen mit termingerechter Entbindung durch Kaiserschnitt

O60.3 Vorzeitige Entbindung ohne spontane Wehen

Vorzeitige Entbindung (durch):
- induziert
- Kaiserschnitt, ohne spontane Wehen

O61.– Misslungene Geburtseinleitung

O61.0 Misslungene medikamentöse Geburtseinleitung

Misslungene Induktion (von Wehen) durch:
- Oxytozin [Ocytocin]
- Prostaglandine

O61.1 Misslungene instrumentelle Geburtseinleitung

Misslungene Geburtseinleitung:
- mechanisch
- operativ

O61.8 Sonstige misslungene Geburtseinleitung

O61.9 Misslungene Geburtseinleitung, nicht näher bezeichnet

O62.– Abnorme Wehentätigkeit

O62.0 Primäre Wehenschwäche

Ausbleiben der Eröffnung der Cervix uteri
Primäre hypotone uterine Dysfunktion
Wehenschwäche während der Latenzphase

O62.1 Sekundäre Wehenschwäche

Sekundäre hypotone uterine Dysfunktion
Unterbrochene aktive Wehenphase

O62.2 Sonstige Wehenschwäche

Geringe Kontraktionen
Hypotone uterine Dysfunktion o.n.A.
Sporadische Wehen
Unregelmäßige Wehen
Uterusatonie unter der Geburt
Wehenschwäche o.n.A.

Exkl.: Atonische postpartale Blutung (O72.1)

O62.3 Überstürzte Geburt

O62.4 Hypertone, unkoordinierte und anhaltende Uteruskontraktionen

Dyskoordinierte Wehentätigkeit
Hypertone uterine Dysfunktion
Pathologischer Retraktionsring
Sanduhrkontraktion des Uterus
Tetanus uteri
Unkoordinierte Wehentätigkeit
Uterine Dystokie o.n.A.

Exkl.: Dystokie (fetal) (mütterlich) o.n.A. (O66.9)

O62.8 Sonstige abnorme Wehentätigkeit

O62.9 Abnorme Wehentätigkeit, nicht näher bezeichnet

O63.– Protrahierte Geburt

O63.0 Protrahiert verlaufende Eröffnungsperiode (bei der Geburt)

O63.1 Protrahiert verlaufende Austreibungsperiode (bei der Geburt)

O63.2 Protrahierte Geburt des zweiten Zwillings, Drillings usw.

O63.9 Protrahierte Geburt, nicht näher bezeichnet

Protrahierte Geburt o.n.A.

O64.– Geburtshindernis durch Lage-, Haltungs- und Einstellungsanomalien des Fetus

O64.0 Geburtshindernis durch unvollständige Drehung des kindlichen Kopfes

Geburtshindernis durch persistierende Kindslage:
- hintere Hinterhauptslage
- okzipitoiliakal
- okzipitosakral
- okzipitotransversal

Tiefer Querstand

O64.1 Geburtshindernis durch Beckenendlage

O64.2 Geburtshindernis durch Gesichtslage

Geburtshindernis durch Kinnlage

O64.3 Geburtshindernis durch Stirnlage

O64.4 Geburtshindernis durch Querlage

Armvorfall

Exkl.: Eingekeilte Schultern (O66.0)
Schulterdystokie (O66.0)

O64.5 Geburtshindernis durch kombinierte Einstellungsanomalien

O64.8 Geburtshindernis durch sonstige Lage-, Haltungs- und Einstellungsanomalien

O64.9 Geburtshindernis durch Lage-, Haltungs- und Einstellungsanomalien, nicht näher bezeichnet

O65.– Geburtshindernis durch Anomalie des mütterlichen Beckens

O65.0 Geburtshindernis durch Beckendeformität

O65.1 Geburtshindernis durch allgemein verengtes Becken

O65.2 Geburtshindernis durch Beckeneingangsverengung

O65.3 Geburtshindernis durch Beckenausgangsverengung und Verengung in Beckenmitte

O65.4 Geburtshindernis durch Missverhältnis zwischen Fetus und Becken, nicht näher bezeichnet

Exkl.: Dystokie durch Anomalie des Fetus (O66.2–O66.3)

O65.5 Geburtshindernis durch Anomalie der mütterlichen Beckenorgane

Geburtshindernis durch Zustände, die unter O34.– aufgeführt sind

O65.8 Geburtshindernis durch sonstige Anomalien des mütterlichen Beckens

O65.9 Geburtshindernis durch Anomalie des mütterlichen Beckens, nicht näher bezeichnet

O66.– Sonstiges Geburtshindernis

O66.0 Geburtshindernis durch Schulterdystokie

Eingekeilte Schultern

O66.1 Geburtshindernis durch verhakte Zwillinge

O66.2 Geburtshindernis durch ungewöhnlich großen Fetus

O66.3 Geburtshindernis durch sonstige Anomalien des Fetus

Dystokie durch:
- Doppelfehlbildung [zusammengewachsene Zwillinge]
- fetal:
  - Aszites
  - Hydrops
  - Myelomeningozele
  - Steißteratom
  - Tumor
- Hydrozephalus beim Fetus

O66.4 Misslungener Versuch der Geburtsbeendigung, nicht näher bezeichnet

Misslungener Versuch der Geburtsbeendigung mit nachfolgender Schnittentbindung

O66.5 Misslungener Versuch einer Vakuum- oder Zangenextraktion, nicht näher bezeichnet

Misslungene Anwendung von Vakuumextraktor oder Zange mit nachfolgender Zangen- oder Schnittentbindung

O66.8 Sonstiges näher bezeichnetes Geburtshindernis

O66.9 Geburtshindernis, nicht näher bezeichnet

Dystokie:
- durch fetale Ursachen o.n.A.
- durch mütterliche Ursachen o.n.A.
- o.n.A.

O67.– Komplikationen bei Wehen und Entbindung durch intrapartale Blutung, anderenorts nicht klassifiziert

Exkl.: Placenta praevia (O44.–)
Postpartale Blutung (O72.–)
Präpartale Blutung, anderenorts nicht klassifiziert (O46.–)
Vorzeitige Plazentalösung [Abruptio placentae] (O45.–)

O67.0 Intrapartale Blutung bei Gerinnungsstörung

Intrapartale Blutung (verstärkt) im Zusammenhang mit:
- Afibrinogenämie
- disseminierter intravasaler Gerinnung
- Hyperfibrinolyse
- Hypofibrinogenämie

Benutze eine zusätzliche Schlüsselnummer (D65–D69), um die Art der Blutgerinnungsstörung anzugeben.

O67.8 Sonstige intrapartale Blutung

Verstärkte intrapartale Blutung

O67.9 Intrapartale Blutung, nicht näher bezeichnet

O68.– Komplikationen bei Wehen und Entbindung durch fetalen Distress [fetal distress] [fetaler Gefahrenzustand]

Inkl.: Fetaler Distress bei Wehen oder Entbindung durch Verabreichung von Arzneimitteln

O68.0 Komplikationen bei Wehen und Entbindung durch abnorme fetale Herzfrequenz

Fetal:
- Bradykardie
- Tachykardie
- unregelmäßige Herzfrequenz

Exkl.: Mit Mekonium im Fruchtwasser (O68.2)

O68.1 Komplikationen bei Wehen und Entbindung durch Mekonium im Fruchtwasser

Exkl.: Mit abnormer fetaler Herzfrequenz (O68.2)

O68.2 Komplikationen bei Wehen und Entbindung durch abnorme fetale Herzfrequenz mit Mekonium im Fruchtwasser

O68.3 Komplikationen bei Wehen und Entbindung durch fetalen Distress, biochemisch nachgewiesen

Azidose | beim Fetus
Gestörter Säure-Basen-Haushalt | beim Fetus

O68.8 Komplikationen bei Wehen und Entbindung durch fetalen Distress, mittels anderer Untersuchungsmethoden nachgewiesen

Nachweis von fetalem Distress durch:
- Elektrokardiogramm
- Ultraschall

O68.9 Komplikation bei Wehen und Entbindung durch fetalen Distress, nicht näher bezeichnet

O69.– Komplikationen bei Wehen und Entbindung durch Nabelschnurkomplikationen

O69.0 Komplikationen bei Wehen und Entbindung durch Nabelschnurvorfall

O69.1 Komplikationen bei Wehen und Entbindung durch Nabelschnurumschlingung des Halses mit Kompression der Nabelschnur

O69.2 Komplikationen bei Wehen und Entbindung durch sonstige Nabelschnurverschlingung, mit Kompression

Nabelschnurknoten
Nabelschnurkompression o.n.A.
Nabelschnurverschlingung bei monoamniotischen Zwillingen

O69.3 Komplikationen bei Wehen und Entbindung durch zu kurze Nabelschnur

O69.4 Komplikationen bei Wehen und Entbindung durch Vasa praevia

Blutung bei Vasa praevia

O69.5 Komplikationen bei Wehen und Entbindung durch Gefäßverletzung der Nabelschnur

Nabelschnur:
- Hämatom
- Quetschung

Thrombose der Nabelschnurgefäße

O69.8 Komplikationen bei Wehen und Entbindung durch sonstige Nabelschnurkomplikationen

Nabelschnurumschlingung ohne Kompression

O69.9 Komplikation bei Wehen und Entbindung durch Nabelschnurkomplikation, nicht näher bezeichnet

O70.– Dammriss unter der Geburt

Inkl.: Episiotomie mit nachfolgendem Weiterreißen

Exkl.: Hoher Scheidenriss unter der Geburt (O71.4)

O70.0 Dammriss 1. Grades unter der Geburt

Verletzung, Ruptur oder Riss des Perineums (mit Beteiligung von):
- Frenulum labiorum pudendi
- geringfügig
- Haut
- Labien
- Vagina
- Vulva

Verletzung, Ruptur oder Riss des periurethralen Gewebes

} unter der Geburt

Exkl.: Periurethraler Einriss mit Beteiligung der Urethra (O71.5)

O70.1 Dammriss 2. Grades unter der Geburt

Verletzung, Ruptur oder Riss des Perineums, wie unter O70.0 angegeben, außerdem mit Beteiligung von:
- Beckenboden
- Dammmuskulatur
- Vaginalmuskulatur

} unter der Geburt

Exkl.: Dammriss mit Beteiligung des Sphincter ani (O70.2)

O70.2 Dammriss 3. Grades unter der Geburt

Verletzung, Ruptur oder Riss des Perineums, wie unter O70.1 angegeben, außerdem mit Beteiligung von:
- Septum rectovaginale
- Sphincter ani
- Sphinkter o.n.A.

} unter der Geburt

Exkl.: Dammriss mit Beteiligung der Anal- oder Rektumschleimhaut (O70.3)

O70.3 Dammriss 4. Grades unter der Geburt

Verletzung, Ruptur oder Riss des Perineums, wie unter O70.2 angegeben, außerdem mit Beteiligung von: • Analschleimhaut • Rektumschleimhaut	unter der Geburt

O70.9 Dammriss unter der Geburt, nicht näher bezeichnet

O71.– Sonstige Verletzungen unter der Geburt

Inkl.: Schädigung durch Instrumente

O71.0 Uterusruptur vor Wehenbeginn

O71.1 Uterusruptur während der Geburt

Uterusruptur ohne Angabe, ob vor Wehenbeginn eingetreten

O71.2 Inversio uteri, postpartal

O71.3 Zervixriss unter der Geburt

Ringförmige Zervixabtrennung

O71.4 Hoher Scheidenriss unter der Geburt

O71.5 Sonstige Verletzung von Beckenorganen unter der Geburt

Verletzung unter der Geburt:
- Harnblase
- Urethra

Exkl.: Verletzung (geringfügig) mit ausschließlicher Beteiligung des periurethralen Gewebes (O70.0)

O71.6 Schädigung von Beckengelenken und -bändern unter der Geburt

Abriss des inneren Symphysenknorpels Schädigung des Steißbeins Traumatische Symphysensprengung	unter der Geburt

O71.7 Beckenhämatom unter der Geburt

Hämatom unter der Geburt:
- Perineum
- Vagina
- Vulva

O71.8 Sonstige näher bezeichnete Verletzungen unter der Geburt

O71.9 Verletzung unter der Geburt, nicht näher bezeichnet

O72.– Postpartale Blutung

Inkl.: Blutung nach Ausstoßung des Fetus oder Geburt des Kindes

O72.0 Blutung in der Nachgeburtsperiode

Blutung, verbunden mit Plazentaretention oder Placenta adhaerens
Plazentaretention o.n.A.

Soll das Vorliegen einer krankhaft anhaftenden Plazenta angegeben werden, ist eine zusätzliche Schlüsselnummer (O43.2-) zu benutzen.

O72.1 Sonstige unmittelbar postpartal auftretende Blutung

Blutung nach Ausstoßung der Plazenta
Postpartale Blutung (atonisch) o.n.A.

O72.2 Spätblutung und späte Nachgeburtsblutung

Blutung in Verbindung mit Retention von Plazenta- oder Eihautresten
Retention von Konzeptionsprodukten o.n.A., nach Entbindung

O72.3 Postpartale Gerinnungsstörungen

Postpartal:
- Afibrinogenämie
- Fibrinolyse

Benutze eine zusätzliche Schlüsselnummer (D65–D69), um die Art der Blutgerinnungsstörung anzugeben.

O73.– Retention der Plazenta und der Eihäute ohne Blutung

O73.0 Retention der Plazenta ohne Blutung

Soll das Vorliegen einer krankhaft anhaftenden Plazenta angegeben werden, ist eine zusätzliche Schlüsselnummer (O43.2-) zu benutzen.

O73.1 Retention von Plazenta- oder Eihautresten ohne Blutung

Retention von Konzeptionsprodukten nach Entbindung, ohne Blutung

O74.– Komplikationen bei Anästhesie während der Wehentätigkeit und bei der Entbindung

Inkl.: Komplikationen bei der Mutter durch Verabreichung von Allgemein- oder Lokalanästhetikum, Analgetikum oder durch sonstige Beruhigungsmaßnahme während der Wehentätigkeit und bei der Entbindung

O74.0 Aspirationspneumonie durch Anästhesie während der Wehentätigkeit und bei der Entbindung

Aspiration von Mageninhalt oder -sekret o.n.A. Chemische Pneumonitis durch Aspiration Mendelson-Syndrom	durch Anästhesie während der Wehentätigkeit und bei der Entbindung

O74.1 Sonstige pulmonale Komplikationen bei Anästhesie während der Wehentätigkeit und bei der Entbindung

Pneumothorax durch Anästhesie während der Wehentätigkeit und bei der Entbindung

O74.2 Kardiale Komplikationen bei Anästhesie während der Wehentätigkeit und bei der Entbindung

Herz: • Stillstand • Versagen	durch Anästhesie während der Wehentätigkeit und bei der Entbindung

O74.3 Komplikationen des Zentralnervensystems bei Anästhesie während der Wehentätigkeit und bei der Entbindung

Zerebrale Anoxie durch Anästhesie während der Wehentätigkeit und bei der Entbindung

O74.4 Toxische Reaktion auf Lokalanästhesie während der Wehentätigkeit und bei der Entbindung

O74.5 Kopfschmerzen nach Spinal- oder Periduralanästhesie während der Wehentätigkeit und bei der Entbindung

O74.6 Sonstige Komplikationen bei Spinal- oder Periduralanästhesie während der Wehentätigkeit und bei der Entbindung

O74.7 Misslingen oder Schwierigkeiten bei der Intubation während der Wehentätigkeit und bei der Entbindung

O74.8 Sonstige Komplikationen bei Anästhesie während der Wehentätigkeit und bei der Entbindung

O74.9 Komplikation bei Anästhesie während der Wehentätigkeit und bei der Entbindung, nicht näher bezeichnet

O75.– Sonstige Komplikationen bei Wehentätigkeit und Entbindung, anderenorts nicht klassifiziert

Exkl.: Puerperalsepsis (O85)
Wochenbettinfektion (O86.–)

O75.0 Mütterlicher Gefahrenzustand während der Wehentätigkeit und bei der Entbindung

Maternaler Distress

O75.1 Schock während oder nach Wehentätigkeit und Entbindung

Geburtsschock

Soll die Art des Schocks näher angegeben werden, ist eine zusätzliche Schlüsselnummer aus R57.– zu benutzen.

O75.2 Fieber unter der Geburt, anderenorts nicht klassifiziert

O75.3 Sonstige Infektion unter der Geburt

Sepsis unter der Geburt

O75.4 Sonstige Komplikationen bei geburtshilflichen Operationen und Maßnahmen

Herz: • Stillstand • Versagen Zerebrale Anoxie	nach Schnittentbindung oder anderen geburtshilflichen Operationen oder Maßnahmen, einschließlich Entbindung o.n.A.

Exkl.: Geburtshilfliche Operationswunde:
- Dehiszenz (O90.0–O90.1)
- Hämatom (O90.2)
- Infektion (O86.0)

Komplikationen bei Anästhesie während der Wehentätigkeit und bei der Entbindung (O74.–)

O75.5 Protrahierte Geburt nach Blasensprengung

O75.6 Protrahierte Geburt nach spontanem oder nicht näher bezeichnetem Blasensprung

Exkl.: Spontaner vorzeitiger Blasensprung (O42.–)

O75.7 Vaginale Entbindung nach vorangegangener Schnittentbindung

O75.8 Sonstige näher bezeichnete Komplikationen bei Wehentätigkeit und Entbindung

O75.9 Komplikation bei Wehentätigkeit und Entbindung, nicht näher bezeichnet

Entbindung
(O80–O82)

O80 Spontangeburt eines Einlings

Inkl.: Keine oder minimale geburtshilfliche Maßnahmen
Normale Entbindung
Spontangeburt aus Schädellage
Spontane Vaginalgeburt eines Einlings

O81 Geburt eines Einlings durch Zangen- oder Vakuumextraktion

Hinw.: Diese Kategorie ist anzuwenden, wenn kein Zustand aus diesem Kapitel verschlüsselt werden kann, um den Grund für die Zangen- oder Vakuumextraktion anzugeben.

Exkl.: Misslungener Versuch einer Vakuum- oder Zangenextraktion (O66.5)

O82 Geburt eines Einlings durch Schnittentbindung [Sectio caesarea]

Hinw.: Diese Kategorie ist anzuwenden, wenn kein Zustand aus diesem Kapitel verschlüsselt werden kann, um den Grund für die Schnittentbindung anzugeben.

Komplikationen, die vorwiegend im Wochenbett auftreten
(O85–O92)

Hinw.: Die Schlüsselnummern O88.–, O91.– und O92.– gelten auch dann, wenn die aufgeführten Zustände während der Schwangerschaft und bei der Entbindung auftreten.

Exkl.: Osteomalazie im Wochenbett (M83.0-)
Psychische und Verhaltensstörungen im Wochenbett (F53.–)
Tetanus während der Schwangerschaft, der Geburt und des Wochenbettes (A34)

O85 Puerperalfieber

Inkl.: Kindbettfieber
Puerperal:
- Endometritis
- Peritonitis
- Sepsis

Soll der Infektionserreger angegeben werden, ist eine zusätzliche Schlüsselnummer (B95!–B98!) zu benutzen.

Exkl.: Pyämische und septische Embolie während der Gestationsperiode (O88.3)
Sepsis unter der Geburt (O75.3)

O86.– Sonstige Wochenbettinfektionen

Soll der Infektionserreger angegeben werden, ist eine zusätzliche Schlüsselnummer (B95!–B98!) zu benutzen.

Exkl.: Infektion unter der Geburt (O75.3)

O86.0 Infektion der Wunde nach operativem geburtshilflichem Eingriff

Infiziert:
- Dammnaht | nach Entbindung
- Schnittentbindungswunde | nach Entbindung

O86.1 Sonstige Infektion des Genitaltraktes nach Entbindung

Vaginitis | nach Entbindung
Zervizitis | nach Entbindung

O86.2 Infektion des Harntraktes nach Entbindung

Krankheitszustände unter N10–N12, N15.–, N30.–, N34.–, N39.0 nach Entbindung

O86.3 Sonstige Infektionen des Urogenitaltraktes nach Entbindung

Wochenbettinfektion des Urogenitaltraktes o.n.A.

O86.4 Fieber unbekannten Ursprungs nach Entbindung

Fieber o.n.A. | im Wochenbett
Infektion o.n.A. | im Wochenbett

Exkl.: Fieber unter der Geburt (O75.2)
Puerperalfieber (O85)

O86.8 Sonstige näher bezeichnete Wochenbettinfektionen

O87.– Venenkrankheiten und Hämorrhoiden als Komplikationen im Wochenbett

Inkl.: Während der Wehentätigkeit, der Geburt und im Wochenbett

Exkl.: Embolie während der Gestationsperiode (O88.–)
Venenkrankheiten und Hämorrhoiden als Komplikationen in der Schwangerschaft (O22.–)

O87.0 Oberflächliche Thrombophlebitis im Wochenbett

O87.1 Tiefe Venenthrombose im Wochenbett

Thrombophlebitis der Beckenvenen, postpartal
Tiefe Venenthrombose, postpartal

O87.2 Hämorrhoiden im Wochenbett

O87.3 Hirnvenenthrombose im Wochenbett

Zerebrovenöse Sinusthrombose im Wochenbett

O87.8 Sonstige Venenkrankheiten als Komplikation im Wochenbett

Genitalvarizen im Wochenbett

O87.9 Venenkrankheit als Komplikation im Wochenbett, nicht näher bezeichnet

Puerperal:
- Phlebitis o.n.A.
- Phlebopathie o.n.A.
- Thrombose o.n.A.

O88.– Embolie während der Gestationsperiode

Inkl.: Lungenembolie während der Schwangerschaft, unter der Geburt oder im Wochenbett

Exkl.: Embolie als Komplikation von Abort, Extrauteringravidität oder Molenschwangerschaft (O00–O07, O08.2)

O88.0 Luftembolie während der Gestationsperiode

O88.1 Fruchtwasserembolie

Anaphylaktoides Syndrom der Schwangerschaft

O88.2- Thromboembolie während der Gestationsperiode

O88.20 Lungenembolie während der Gestationsperiode

Lungenembolie im Wochenbett

O88.28 Sonstige Thromboembolie während der Gestationsperiode

Embolie o.n.A. im Wochenbett
Embolie o.n.A. während der Gestationsperiode

O88.3 Pyämische und septische Embolie während der Gestationsperiode

O88.8 Sonstige Embolie während der Gestationsperiode

Fettembolie während der Gestationsperiode

O89.– Komplikationen bei Anästhesie im Wochenbett

Inkl.: Komplikationen bei der Mutter durch Verabreichung von Allgemein- oder Lokalanästhetikum, Analgetikum oder durch sonstige Beruhigungsmaßnahme während des Wochenbettes

O89.0 Pulmonale Komplikationen bei Anästhesie im Wochenbett

Aspiration von Mageninhalt oder -sekret o.n.A. Aspirationspneumonie Chemische Pneumonitis durch Aspiration Mendelson-Syndrom Pneumothorax	durch Anästhesie im Wochenbett

O89.1 Kardiale Komplikationen bei Anästhesie im Wochenbett

Herz: • Stillstand • Versagen	durch Anästhesie im Wochenbett

O89.2 Komplikationen des Zentralnervensystems bei Anästhesie im Wochenbett

Zerebrale Anoxie durch Anästhesie im Wochenbett

O89.3 Toxische Reaktion auf Lokalanästhesie im Wochenbett

O89.4 Kopfschmerzen nach Spinal- oder Periduralanästhesie im Wochenbett

O89.5 Sonstige Komplikationen nach Spinal- oder Periduralanästhesie im Wochenbett

O89.6 Misslingen oder Schwierigkeiten bei der Intubation im Wochenbett

O89.8 Sonstige Komplikationen bei Anästhesie im Wochenbett

O89.9 Komplikation bei Anästhesie im Wochenbett, nicht näher bezeichnet

O90.– Wochenbettkomplikationen, anderenorts nicht klassifiziert

O90.0 Dehiszenz einer Schnittentbindungswunde

O90.1 Dehiszenz einer geburtshilflichen Dammwunde

Dehiszenz einer Wunde:
• Dammriss
• Episiotomie
Sekundärer Dammriss

O90.2 Hämatom einer geburtshilflichen Wunde

O90.3 Kardiomyopathie im Wochenbett

Krankheitszustände unter I42.–

O90.4 Postpartales akutes Nierenversagen

Hepatorenales Syndrom nach Wehen und Entbindung

Soll das Stadium des akuten Nierenversagens angegeben werden, ist eine zusätzliche Schlüsselnummer aus N17.– zu benutzen.

O90.5 Postpartale Thyreoiditis

O90.8 Sonstige Wochenbettkomplikationen, anderenorts nicht klassifiziert

Plazentapolyp

O90.9 Wochenbettkomplikation, nicht näher bezeichnet

O91.– Infektionen der Mamma [Brustdrüse] im Zusammenhang mit der Gestation

Inkl.: Aufgeführte Zustände während der Schwangerschaft, im Wochenbett oder während der Laktation

O91.0- Infektion der Brustwarze im Zusammenhang mit der Gestation

Abszess der Brustwarze:
- im Wochenbett
- schwangerschaftsbedingt

O91.00 Ohne Angabe von Schwierigkeiten beim Anlegen

O91.01 Mit Angabe von Schwierigkeiten beim Anlegen

O91.1- Abszess der Mamma im Zusammenhang mit der Gestation

Eitrige Mastitis | schwangerschaftsbedingt oder im Wochenbett
Mammaabszess | schwangerschaftsbedingt oder im Wochenbett
Subareolarabszess | schwangerschaftsbedingt oder im Wochenbett

O91.10 Ohne Angabe von Schwierigkeiten beim Anlegen

O91.11 Mit Angabe von Schwierigkeiten beim Anlegen

O91.2- Nichteitrige Mastitis im Zusammenhang mit der Gestation

Lymphangitis der Mamma | schwangerschaftsbedingt oder im Wochenbett
Mastitis: | schwangerschaftsbedingt oder im Wochenbett
- interstitiell
- parenchymatös
- o.n.A.

O91.20 Ohne Angabe von Schwierigkeiten beim Anlegen

O91.21 Mit Angabe von Schwierigkeiten beim Anlegen

O92.– Sonstige Krankheiten der Mamma [Brustdrüse] im Zusammenhang mit der Gestation und Laktationsstörungen

Inkl.: Aufgeführte Zustände während der Schwangerschaft, im Wochenbett oder während der Laktation

O92.0- Hohlwarze im Zusammenhang mit der Gestation

O92.00 Ohne Angabe von Schwierigkeiten beim Anlegen

O92.01 Mit Angabe von Schwierigkeiten beim Anlegen

O92.1- Rhagade der Brustwarze im Zusammenhang mit der Gestation

Fissur der Brustwarze, schwangerschaftsbedingt oder im Wochenbett

O92.10 Ohne Angabe von Schwierigkeiten beim Anlegen

O92.11 Mit Angabe von Schwierigkeiten beim Anlegen

O92.2- Sonstige und nicht näher bezeichnete Krankheiten der Mamma im Zusammenhang mit der Gestation

O92.20 Ohne Angabe von Schwierigkeiten beim Anlegen

O92.21 Mit Angabe von Schwierigkeiten beim Anlegen

O92.3- Agalaktie

Ausbleibende Laktation
Primäre Agalaktie

O92.30 Ohne Angabe von Schwierigkeiten beim Anlegen

O92.31 Mit Angabe von Schwierigkeiten beim Anlegen

O92.4- Hypogalaktie

O92.40 Ohne Angabe von Schwierigkeiten beim Anlegen

O92.41 Mit Angabe von Schwierigkeiten beim Anlegen

O92.5- Hemmung der Laktation

Agalaktie:
- sekundär
- therapeutisch

O92.50 Ohne Angabe von Schwierigkeiten beim Anlegen

O92.51 Mit Angabe von Schwierigkeiten beim Anlegen

O92.6- **Galaktorrhoe**

Exkl.: Galaktorrhoe, nicht im Zusammenhang mit der Geburt (N64.3)

O92.60 Ohne Angabe von Schwierigkeiten beim Anlegen

O92.61 Mit Angabe von Schwierigkeiten beim Anlegen

O92.7- **Sonstige und nicht näher bezeichnete Laktationsstörungen**

Puerperale Galaktozele

O92.70 Ohne Angabe von Schwierigkeiten beim Anlegen

O92.71 Mit Angabe von Schwierigkeiten beim Anlegen

Sonstige Krankheitszustände während der Gestationsperiode, die anderenorts nicht klassifiziert sind (O94–O99)

O94 Folgen von Komplikationen während Schwangerschaft, Geburt und Wochenbett

Hinw.: Die Kategorie O94 ist nur zur Verschlüsselung der Morbidität vorgesehen, um bei vorangegangenen Zuständen aus O00–O75 und O85–O92 anzuzeigen, dass sie anderenorts klassifizierte Spätfolgen verursacht haben. Zu den "Folgen" zählen Zustände, die als Folgen oder Spätfolgen bezeichnet sind oder die ein Jahr oder länger seit Beginn des verursachenden Leidens bestehen.

Exkl.: Folgen, die zum Tod führen (O96.–, O97.–)

O95 Sterbefall während der Gestationsperiode nicht näher bezeichneter Ursache

Inkl.: Tod der Mutter infolge nicht näher bezeichneter Ursache während der Schwangerschaft, der Wehen und Geburt oder im Wochenbett

O96.– Tod infolge jeder gestationsbedingten Ursache nach mehr als 42 Tagen bis unter einem Jahr nach der Entbindung

Hinw.: Die Kategorie O96 ist vorgesehen, um den Tod infolge jeder gestationsbedingten Ursache (Zustände aus O00–O75, O85–O92 und O98–O99) nach mehr als 42 Tagen bis unter einem Jahr nach der Entbindung anzuzeigen.

Soll die (direkt oder indirekt) gestationsbedingte Todesursache angegeben werden, ist eine zusätzliche Schlüsselnummer zu benutzen.

Exkl.: Folgen, die nicht zum Tod führen (O94)
Tod infolge von Zuständen, die als Folgen oder Spätfolgen gestationsbedingter Ursachen bezeichnet sind (O97.–)

O96.0 **Tod infolge direkt gestationsbedingter Ursachen nach mehr als 42 Tagen bis unter einem Jahr nach der Entbindung**

O96.1 **Tod infolge indirekt gestationsbedingter Ursachen nach mehr als 42 Tagen bis unter einem Jahr nach der Entbindung**

O96.9 **Tod infolge nicht näher bezeichneter gestationsbedingter Ursachen nach mehr als 42 Tagen bis unter einem Jahr nach der Entbindung**

O97.– Tod an den Folgen gestationsbedingter Ursachen

Hinw.: Die Kategorie O97 ist vorgesehen, um den Tod infolge gestationsbedingter Ursache (Zustände aus O00–O75, O85–O92 und O98–O99) ein Jahr oder mehr nach der Entbindung anzuzeigen. Zu den "Folgen" zählen Zustände, die als Folgen oder Spätfolgen bezeichnet sind oder die ein Jahr oder mehr nach der Entbindung bestehen.

Soll die (direkt oder indirekt) gestationsbedingte Ursache angegeben werden, ist eine zusätzliche Schlüsselnummer zu benutzen.

Exkl.: Folgen, die nicht zum Tod führen (O94)

O97.0 **Tod an den Folgen direkt gestationsbedingter Ursachen**

O97.1 **Tod an den Folgen indirekt gestationsbedingter Ursachen**

O97.9 **Tod an den Folgen nicht näher bezeichneter gestationsbedingter Ursachen**

O98.– Infektiöse und parasitäre Krankheiten der Mutter, die anderenorts klassifizierbar sind, die jedoch Schwangerschaft, Geburt und Wochenbett komplizieren

Inkl.: Aufgeführte Zustände, wenn sie die Schwangerschaft komplizieren, durch die Schwangerschaft verschlechtert werden oder wenn sie der Grund für eine geburtshilfliche Betreuung sind

Soll der spezifische Krankheitszustand angegeben werden, ist eine zusätzliche Schlüsselnummer (Kapitel I) zu benutzen.

Exkl.: Asymptomatische HIV-Infektion (Z21)
Laborhinweis auf HIV (R75)
Puerperalsepsis (O85)
Tetanus während der Schwangerschaft, der Geburt und des Wochenbettes (A34)
Wenn die Betreuung der Mutter wegen einer Krankheit erfolgt, von der bekannt ist oder angenommen wird, dass sie den Fetus geschädigt hat (O35–O36)
Wochenbettinfektion (O86.–)

O98.0 Tuberkulose, die Schwangerschaft, Geburt und Wochenbett kompliziert

Krankheitszustände unter A15–A19

O98.1 Syphilis, die Schwangerschaft, Geburt und Wochenbett kompliziert

Krankheitszustände unter A50–A53

O98.2 Gonorrhoe, die Schwangerschaft, Geburt und Wochenbett kompliziert

Krankheitszustände unter A54.–

O98.3 Sonstige Infektionen, hauptsächlich durch Geschlechtsverkehr übertragen, die Schwangerschaft, Geburt und Wochenbett komplizieren

Krankheitszustände unter A55–A64

O98.4 Virushepatitis, die Schwangerschaft, Geburt und Wochenbett kompliziert

Krankheitszustände unter B15–B19

O98.5 Sonstige Viruskrankheiten, die Schwangerschaft, Geburt und Wochenbett komplizieren

Krankheitszustände unter A80–B09, B25–B34

O98.6 Protozoenkrankheiten, die Schwangerschaft, Geburt oder Wochenbett komplizieren

Krankheitszustände unter B50–B64

O98.7 HIV-Krankheit [Humane Immundefizienz-Viruskrankheit], die Schwangerschaft, Geburt und Wochenbett kompliziert

Krankheitszustände unter B20–B24

O98.8 Sonstige infektiöse und parasitäre Krankheiten der Mutter, die Schwangerschaft, Geburt und Wochenbett komplizieren

O98.9 Nicht näher bezeichnete infektiöse oder parasitäre Krankheit der Mutter, die Schwangerschaft, Geburt und Wochenbett kompliziert

O99.– Sonstige Krankheiten der Mutter, die anderenorts klassifizierbar sind, die jedoch Schwangerschaft, Geburt und Wochenbett komplizieren

Hinw.: Diese Kategorie schließt Zustände ein, die die Schwangerschaft komplizieren, durch die Schwangerschaft verschlechtert werden oder den Hauptgrund für eine geburtshilfliche Betreuung darstellen, vorausgesetzt, das Alphabetische Verzeichnis verweist nicht auf eine spezifische Schlüsselnummer aus Kapitel XV.

Soll der spezifische Krankheitszustand angegeben werden, ist eine zusätzliche Schlüsselnummer zu benutzen.

Exkl.: Infektiöse und parasitäre Krankheiten (O98.–)
Verletzungen, Vergiftungen und bestimmte andere Folgen äußerer Ursachen (S00–T98)
Wenn die Betreuung der Mutter wegen eines Zustandes erfolgt, von dem bekannt ist oder angenommen wird, dass er den Fetus geschädigt hat (O35–O36)

O99.0 Anämie, die Schwangerschaft, Geburt und Wochenbett kompliziert

Krankheitszustände unter D50–D64

O99.1 Sonstige Krankheiten des Blutes und der blutbildenden Organe sowie bestimmte Störungen mit Beteiligung des Immunsystems, die Schwangerschaft, Geburt und Wochenbett komplizieren

Krankheitszustände unter D65–D89

Exkl.: Blutung bei Gerinnungsstörungen (O46.0, O67.0, O72.3)

O99.2 Endokrine, Ernährungs- und Stoffwechselkrankheiten, die Schwangerschaft, Geburt und Wochenbett komplizieren

Krankheitszustände unter E00–E90

Exkl.: Diabetes mellitus (O24.–)
Fehl- und Mangelernährung (O25)
Postpartale Thyreoiditis (O90.5)

O99.3 Psychische Krankheiten sowie Krankheiten des Nervensystems, die Schwangerschaft, Geburt und Wochenbett komplizieren

Krankheitszustände unter F00–F99 und G00–G99

Exkl.: Periphere Neuritis während der Schwangerschaft (O26.83)
Postpartale Depression (F53.0)
Wochenbettpsychose (F53.1)

O99.4 Krankheiten des Kreislaufsystems, die Schwangerschaft, Geburt und Wochenbett komplizieren

Krankheitszustände unter I00–I99

Exkl.: Embolie während der Gestationsperiode (O88.–)
Hypertonie (O10–O16)
Kardiomyopathie im Wochenbett (O90.3)
Venenkrankheiten und zerebrovenöse Sinusthrombose als Komplikation:
- in der Schwangerschaft (O22.–)
- während der Wehentätigkeit, der Geburt und im Wochenbett (O87.–)

O99.5 Krankheiten des Atmungssystems, die Schwangerschaft, Geburt und Wochenbett komplizieren

Krankheitszustände unter J00–J99

O99.6 Krankheiten des Verdauungssystems, die Schwangerschaft, Geburt und Wochenbett komplizieren

Krankheitszustände unter K00–K93

Exkl.: Hämorrhoiden in der Schwangerschaft (O22.4)
Leberkrankheiten während der Schwangerschaft, der Geburt und des Wochenbettes (O26.6-)

O99.7 Krankheiten der Haut und des Unterhautgewebes, die Schwangerschaft, Geburt und Wochenbett komplizieren

Krankheitszustände unter L00–L99

Exkl.: Herpes gestationis (O26.4)
Juckreiz in der Schwangerschaft (O26.88)

O99.8 Sonstige näher bezeichnete Krankheiten und Zustände, die Schwangerschaft, Geburt und Wochenbett komplizieren

Kombination von Krankheitszuständen klassifizierbar bei O99.0–O99.7

Krankheitszustände unter C00–D48, H00–H95, M00–M99, N00–N99 und Q00–Q99, anderenorts nicht klassifiziert

Exkl.: Betreuung der Mutter bei festgestellter oder vermuteter Anomalie der Beckenorgane (O34.–)
Infektion des Urogenitaltraktes nach Entbindung (O86.0–O86.3)
Infektionen der Urogenitalorgane in der Schwangerschaft (O23.–)
Postpartale Nephritis (O90.8)
Postpartales akutes Nierenversagen (O90.4)

Kapitel XVI

Bestimmte Zustände, die ihren Ursprung in der Perinatalperiode haben (P00–P96)

Inkl.: Zustände, die ihren Ursprung in der Perinatalperiode haben, auch wenn Tod oder Krankheit erst später eintreten

Exkl.: Angeborene Fehlbildungen, Deformitäten und Chromosomenanomalien (Q00–Q99)
Endokrine, Ernährungs- und Stoffwechselkrankheiten (E00–E90)
Keuchhusten (A37.–)
Neubildungen (C00–D48)
Tetanus neonatorum (A33)
Verletzungen, Vergiftungen und bestimmte andere Folgen äußerer Ursachen (S00–T98)

Dieses Kapitel gliedert sich in folgende Gruppen:

P00–P04 Schädigung des Fetus und Neugeborenen durch mütterliche Faktoren und durch Komplikationen bei Schwangerschaft, Wehentätigkeit und Entbindung
P05–P08 Störungen im Zusammenhang mit der Schwangerschaftsdauer und dem fetalen Wachstum
P10–P15 Geburtstrauma
P20–P29 Krankheiten des Atmungs- und Herz-Kreislaufsystems, die für die Perinatalperiode spezifisch sind
P35–P39 Infektionen, die für die Perinatalperiode spezifisch sind
P50–P61 Hämorrhagische und hämatologische Krankheiten beim Fetus und Neugeborenen
P70–P74 Transitorische endokrine und Stoffwechselstörungen, die für den Fetus und das Neugeborene spezifisch sind
P75–P78 Krankheiten des Verdauungssystems beim Fetus und Neugeborenen
P80–P83 Krankheitszustände mit Beteiligung der Haut und der Temperaturregulation beim Fetus und Neugeborenen
P90–P96 Sonstige Störungen, die ihren Ursprung in der Perinatalperiode haben

Dieses Kapitel enthält die folgenden Sternschlüsselnummern:

P75 Mekoniumileus bei zystischer Fibrose*

Schädigung des Fetus und Neugeborenen durch mütterliche Faktoren und durch Komplikationen bei Schwangerschaft, Wehentätigkeit und Entbindung (P00–P04)

P

Inkl.: Aufgeführte Zustände der Mutter nur dann, wenn sie als Ursache von Tod oder Krankheit des Fetus oder Neugeborenen angegeben sind

P00.– Schädigung des Fetus und Neugeborenen durch Zustände der Mutter, die zur vorliegenden Schwangerschaft keine Beziehung haben müssen

Exkl.: Schädigung des Fetus und Neugeborenen durch:
- endokrine und Stoffwechselstörungen der Mutter (P70–P74)
- mütterliche Schwangerschaftskomplikationen (P01.–)
- Noxen, die transplazentar oder mit der Muttermilch übertragen werden (P04.–)

P00.0 Schädigung des Fetus und Neugeborenen durch hypertensive Krankheiten der Mutter

Schädigung des Fetus oder Neugeborenen durch Zustände der Mutter, die unter O10–O11 und O13–O16 klassifizierbar sind

P00.1 Schädigung des Fetus und Neugeborenen durch Nieren- und Harnwegskrankheiten der Mutter

Schädigung des Fetus oder Neugeborenen durch Zustände der Mutter, die unter N00–N39 klassifizierbar sind

P00.2 Schädigung des Fetus und Neugeborenen durch infektiöse und parasitäre Krankheiten der Mutter

Schädigung des Fetus oder Neugeborenen durch eine Infektionskrankheit der Mutter, die unter A00–B99 und J09–J11 klassifizierbar ist, aber ohne Manifestation dieser Krankheit beim Fetus oder Neugeborenen

Exkl.: Infektionen des Genitaltraktes der Mutter und mütterliche Infektionen an sonstigen Lokalisationen (P00.8)
Infektionen, die für die Perinatalperiode spezifisch sind (P35–P39)

P00.3 Schädigung des Fetus und Neugeborenen durch sonstige Kreislauf- und Atemwegskrankheiten der Mutter

Schädigung des Fetus oder Neugeborenen durch Zustände der Mutter, die unter I00–I99, J00–J99 und Q20–Q34 klassifizierbar sind und nicht in P00.0 und P00.2 enthalten sind

P00.4 Schädigung des Fetus und Neugeborenen durch Ernährungsstörung der Mutter

Fehl- und Mangelernährung der Mutter o.n.A.
Schädigung des Fetus oder Neugeborenen durch Krankheiten der Mutter, die unter E40–E64 klassifizierbar sind

P00.5 Schädigung des Fetus und Neugeborenen durch Verletzung der Mutter

Schädigung des Fetus oder Neugeborenen durch Zustände der Mutter, die unter S00–T79 klassifizierbar sind

P00.6 Schädigung des Fetus und Neugeborenen durch chirurgischen Eingriff bei der Mutter

Exkl.: Schädigung der Plazenta durch Amniozentese, Schnittentbindung oder durch operative Geburtseinleitung (P02.1)
Schwangerschaftsabbruch als Ursache von Zuständen beim Fetus und Neugeborenem (P96.4)
Sectio caesarea bei der gegenwärtigen Entbindung (P03.4)
Vorangegangener chirurgischer Eingriff am Uterus oder an den Beckenorganen (P03.8)

P00.7 Schädigung des Fetus und Neugeborenen durch sonstige medizinische Maßnahmen bei der Mutter, anderenorts nicht klassifiziert

Schädigung des Fetus oder Neugeborenen durch radiologische Maßnahmen bei der Mutter

Exkl.: Schädigung der Plazenta durch Amniozentese, Schnittentbindung oder durch operative Geburtseinleitung (P02.1)
Schädigung des Fetus oder Neugeborenen durch sonstige Komplikationen bei Wehen und Entbindung (P03.–)

P00.8 Schädigung des Fetus und Neugeborenen durch sonstige Zustände der Mutter

Schädigung des Fetus oder Neugeborenen durch:
- Infektionen des Genitaltraktes der Mutter und mütterliche Infektionen an sonstigen Lokalisationen
- systemischen Lupus erythematodes der Mutter
- Zustände, die unter T80–T88 klassifizierbar sind

Exkl.: Transitorische endokrine und Stoffwechselstörungen beim Neugeborenen (P70–P74)

P00.9 Schädigung des Fetus und Neugeborenen durch nicht näher bezeichneten Zustand der Mutter

P01.– Schädigung des Fetus und Neugeborenen durch mütterliche Schwangerschaftskomplikationen

P01.0 Schädigung des Fetus und Neugeborenen durch Zervixinsuffizienz

P01.1 Schädigung des Fetus und Neugeborenen durch vorzeitigen Blasensprung

P01.2 Schädigung des Fetus und Neugeborenen durch Oligohydramnion

Exkl.: Durch vorzeitigen Blasensprung (P01.1)

P01.3 Schädigung des Fetus und Neugeborenen durch Polyhydramnion

Hydramnion

P01.4 Schädigung des Fetus und Neugeborenen bei Extrauteringravidität

Abdominalgravidität

P01.5 Schädigung des Fetus und Neugeborenen bei Mehrlingsschwangerschaft

Drillingsschwangerschaft
Zwillingsschwangerschaft

P01.6 Schädigung des Fetus und Neugeborenen durch Tod der Mutter

P01.7 Schädigung des Fetus und Neugeborenen durch Lageanomalie vor Wehenbeginn

<table>
<tr><td>Äußere Wendung
Beckenendlage
Gesichtslage
Querlage
Wechselnde Kindslage</td><td>vor Wehenbeginn</td></tr>
</table>

P01.8 Schädigung des Fetus und Neugeborenen durch sonstige mütterliche Schwangerschaftskomplikationen

Spontanabort, Fetus

P01.9 Schädigung des Fetus und Neugeborenen durch mütterliche Schwangerschaftskomplikation, nicht näher bezeichnet

P02.– Schädigung des Fetus und Neugeborenen durch Komplikationen von Plazenta, Nabelschnur und Eihäuten

P02.0 Schädigung des Fetus und Neugeborenen durch Placenta praevia

P02.1 Schädigung des Fetus und Neugeborenen durch sonstige Formen der Plazentalösung und -blutung

Abruptio placentae
Akzidentelle Blutung
Blutverlust der Mutter
Präpartale Blutung
Schädigung der Plazenta durch Amniozentese, Schnittentbindung oder durch operative Geburtseinleitung
Vorzeitige Plazentalösung

P02.2 Schädigung des Fetus und Neugeborenen durch sonstige und nicht näher bezeichnete morphologische und funktionelle Plazentaanomalien

Plazenta-:
- Dysfunktion
- Infarkt
- Insuffizienz

P02.3 Schädigung des Fetus und Neugeborenen durch transplazentare Transfusionssyndrome

Fetofetale oder sonstige transplazentare Transfusion als Folge von Anomalien der Plazenta und der Nabelschnur

Soll der beim Fetus oder Neugeborenen aufgetretene Zustand angegeben werden, ist eine zusätzliche Schlüsselnummer zu benutzen.

P02.4 Schädigung des Fetus und Neugeborenen durch Nabelschnurvorfall

P02.5 Schädigung des Fetus und Neugeborenen durch sonstige Formen der Nabelschnurkompression

Nabelschnur (straff) um den Hals
Nabelschnurknoten
Nabelschnurverschlingung

P02.6 Schädigung des Fetus und Neugeborenen durch sonstige und nicht näher bezeichnete Zustände der Nabelschnur

Vasa praevia
Zu kurze Nabelschnur

Exkl.: Singuläre Nabelarterie (Q27.0)

P02.7 Schädigung des Fetus und Neugeborenen durch Chorioamnionitis

Amnionitis
Entzündung der Eihäute
Plazentitis

P02.8 Schädigung des Fetus und Neugeborenen durch sonstige Anomalien der Eihäute

P02.9 Schädigung des Fetus und Neugeborenen durch Anomalie der Eihäute, nicht näher bezeichnet

P03.– Schädigung des Fetus und Neugeborenen durch sonstige Komplikationen bei Wehen und Entbindung

P03.0 Schädigung des Fetus und Neugeborenen durch Entbindung und Extraktion aus Beckenendlage

P

P03.1 Schädigung des Fetus und Neugeborenen durch sonstige Lage-, Haltungs- und Einstellungsanomalien sowie Missverhältnis während Wehen und Entbindung

Beckenverengung
Persistierende hintere Hinterhauptslage
Querlage
Schädigung des Fetus oder Neugeborenen durch Zustände, die unter O64–O66 klassifizierbar sind

P03.2 Schädigung des Fetus und Neugeborenen durch Zangenentbindung

P03.3 Schädigung des Fetus und Neugeborenen durch Entbindung mittels Vakuumextraktors [Saugglocke]

P03.4 Schädigung des Fetus und Neugeborenen durch Schnittentbindung

P03.5 Schädigung des Fetus und Neugeborenen durch überstürzte Geburt

Verkürzte Austreibungsperiode

P03.6 Schädigung des Fetus und Neugeborenen durch abnorme Uteruskontraktionen

Hypertone Wehenform
Schädigung des Fetus oder Neugeborenen durch Zustände, die unter O62.–, ausgenommen O62.3, klassifizierbar sind
Wehenschwäche

P03.8 Schädigung des Fetus und Neugeborenen durch sonstige näher bezeichnete Komplikationen bei Wehen und Entbindung

Anomalie der Weichteile der Mutter
Geburtseinleitung
Schädigung des Fetus oder Neugeborenen durch Zustände, die unter O60–O75 klassifizierbar sind, sowie durch angewandte Maßnahmen bei Wehen und Entbindung, die nicht in P02.– und P03.0–P03.6 enthalten sind
Zerstückelnde Operation zur Geburtsermöglichung

P03.9 Schädigung des Fetus und Neugeborenen durch Komplikation bei Wehen und Entbindung, nicht näher bezeichnet

P04.– Schädigung des Fetus und Neugeborenen durch Noxen, die transplazentar oder mit der Muttermilch übertragen werden

Inkl.: Nichtteratogene Wirkungen von Substanzen, die durch die Plazenta übertragen werden

Exkl.: Angeborene Fehlbildungen (Q00–Q99)
Ikterus beim Neugeborenen durch verabreichte Arzneimittel oder Toxine, von der Mutter übertragen (P58.4)

P04.0 Schädigung des Fetus und Neugeborenen durch Anästhesie und Analgesie bei der Mutter während Schwangerschaft, Wehen und Entbindung

Reaktionen und Intoxikationen des Fetus oder Neugeborenen durch Opiate und Tranquilizer, die der Mutter während der Wehen und Entbindung verabreicht wurden

P04.1 Schädigung des Fetus und Neugeborenen durch sonstige Medikation bei der Mutter

Chemotherapie bei Krebs
Zytotoxische Arzneimittel

Exkl.: Einnahme von abhängigkeitserzeugenden Arzneimitteln oder Drogen durch die Mutter (P04.4)
Embryofetales Hydantoin-Syndrom (Q86.1)
Warfarin-Embryopathie (Q86.2)

P04.2 Schädigung des Fetus und Neugeborenen durch Tabakkonsum der Mutter

P04.3 Schädigung des Fetus und Neugeborenen durch Alkoholkonsum der Mutter

Exkl.: Alkohol-Embryopathie (Q86.0)

P04.4 Schädigung des Fetus und Neugeborenen durch Einnahme von abhängigkeitserzeugenden Arzneimitteln oder Drogen durch die Mutter

Exkl.: Entzugssymptome bei Einnahme von abhängigkeitserzeugenden Arzneimitteln oder Drogen durch die Mutter (P96.1)
Schädigung durch Anästhesie und Analgesie bei der Mutter (P04.0)

P04.5 Schädigung des Fetus und Neugeborenen durch chemische Substanzen, die mit der Nahrung der Mutter aufgenommen wurden

P04.6 **Schädigung des Fetus und Neugeborenen durch Exposition der Mutter gegenüber chemischen Substanzen aus der Umwelt**

P04.8 **Schädigungen des Fetus und Neugeborenen durch sonstige Noxen, von der Mutter übertragen**

P04.9 **Schädigung des Fetus und Neugeborenen durch nicht näher bezeichnete Noxen, von der Mutter übertragen**

Störungen im Zusammenhang mit der Schwangerschaftsdauer und dem fetalen Wachstum
(P05–P08)

P05.– Intrauterine Mangelentwicklung und fetale Mangelernährung

P05.0 **Für das Gestationsalter zu leichte Neugeborene**

Bezugsgrößen sind das Körpergewicht unterhalb der 10. Perzentile und die Körperlänge oberhalb der 10. Perzentile.

Zu leicht für das Gestationsalter [Light-for-dates]

P05.1 **Für das Gestationsalter zu kleine Neugeborene**

Bezugsgrößen sind das Körpergewicht und die Körperlänge unterhalb der 10. Perzentile.

Zu klein für das Gestationsalter [Small-for-dates]
Zu klein und zu leicht für das Gestationsalter [Small-and-light-for-dates]

P05.2 **Fetale Mangelernährung des Neugeborenen ohne Angabe von zu leicht oder zu klein für das Gestationsalter [light or small for gestational age]**

Neugeborene, die für ihr Gestationsalter nicht zu leicht oder zu klein sind, aber Zeichen einer fetalen Mangelernährung aufweisen, wie trockene, abschilfernde Haut und reduziertes subkutanes Fettgewebe.

Exkl.: Fetale Mangelernährung mit der Angabe:
- zu leicht für das Gestationsalter (P05.0)
- zu klein für das Gestationsalter (P05.1)

P05.9 **Intrauterine Mangelentwicklung, nicht näher bezeichnet**

Fetale Wachstumsretardierung o.n.A.

P07.– Störungen im Zusammenhang mit kurzer Schwangerschaftsdauer und niedrigem Geburtsgewicht, anderenorts nicht klassifiziert

P

Hinw.: Liegen Angaben zum Geburtsgewicht und zum Gestationsalter vor, sollte primär nach dem Geburtsgewicht verschlüsselt werden.

Inkl.: Aufgeführte Zustände, ohne weitere Spezifizierung, als Ursache von Tod, Krankheit oder zusätzlicher Betreuung des Neugeborenen

Exkl.: Niedriges Geburtsgewicht infolge fetaler Wachstumsretardierung und fetaler Mangelernährung (P05.–)

P07.0- **Neugeborenes mit extrem niedrigem Geburtsgewicht**

Geburtsgewicht von 999 Gramm oder weniger.

P07.00 Geburtsgewicht unter 500 Gramm

P07.01 Geburtsgewicht 500 bis unter 750 Gramm

P07.02 Geburtsgewicht 750 bis unter 1000 Gramm

P07.1- **Neugeborenes mit sonstigem niedrigem Geburtsgewicht**

Geburtsgewicht von 1000 bis 2499 Gramm.

P07.10 Geburtsgewicht 1000 bis unter 1250 Gramm

P07.11 Geburtsgewicht 1250 bis unter 1500 Gramm

P07.12 Geburtsgewicht 1500 bis unter 2500 Gramm

P07.2 **Neugeborenes mit extremer Unreife**

Gestationsalter von weniger als 28 vollendeten Wochen (von weniger als 196 vollendeten Tagen).

P07.3 Sonstige vor dem Termin Geborene

Gestationsalter von 28 oder mehr vollendeten Wochen, jedoch weniger als 37 vollendeten Wochen (ab 196 vollendete Tage bis unter 259 vollendete Tage).

Frühgeburt o.n.A.

P08.– Störungen im Zusammenhang mit langer Schwangerschaftsdauer und hohem Geburtsgewicht

Hinw.: Liegen Angaben zum Geburtsgewicht und zum Gestationsalter vor, sollte primär nach dem Geburtsgewicht verschlüsselt werden.

Inkl.: Aufgeführte Zustände, ohne weitere Spezifizierung, als Ursache von Tod, Krankheit oder zusätzlicher Betreuung des Fetus oder Neugeborenen

P08.0 Übergewichtige Neugeborene

Ein Kind mit einem Geburtsgewicht von 4500 Gramm oder mehr.

Exkl.: Syndrom des Kindes einer diabetischen Mutter (P70.1)
Syndrom des Kindes einer Mutter mit gestationsbedingtem Diabetes mellitus (P70.0)

P08.1 Sonstige für das Gestationsalter zu schwere Neugeborene

Sonstige Feten oder Neugeborene, die für das Gestationsalter zu schwer oder zu groß sind, ungeachtet der Schwangerschaftsdauer.

Sonstige Heavy-or-large-for-dates

Exkl.: Neugeborenes mit einem Geburtsgewicht von 4500 Gramm oder mehr (P08.0)
Syndrom des Kindes einer diabetischen Mutter (P70.1)
Syndrom des Kindes einer Mutter mit gestationsbedingtem Diabetes mellitus (P70.0)

P08.2 Nach dem Termin Geborenes, nicht zu schwer für das Gestationsalter

Fetus oder Neugeborenes mit einem Gestationsalter von 42 oder mehr vollendeten Wochen (294 Tage oder mehr), für sein Gestationsalter nicht zu schwer oder zu groß.

Übertragung o.n.A.

Geburtstrauma
(P10–P15)

P10.– Intrakranielle Verletzung und Blutung durch Geburtsverletzung

Exkl.: Intrakranielle (nichttraumatische) Blutung beim Fetus oder Neugeborenen:
- durch Anoxie oder Hypoxie (P52.–)
- o.n.A. (P52.9)

P10.0 Subdurale Blutung durch Geburtsverletzung

Subdurales Hämatom (lokalisiert) durch Geburtsverletzung

Exkl.: Subdurale Blutung bei Tentoriumriss (P10.4)

P10.1 Zerebrale Blutung durch Geburtsverletzung

P10.2 Intraventrikuläre Blutung durch Geburtsverletzung

P10.3 Subarachnoidale Blutung durch Geburtsverletzung

P10.4 Tentoriumriss durch Geburtsverletzung

P10.8 Sonstige intrakranielle Verletzungen und Blutungen durch Geburtsverletzung

P10.9 Nicht näher bezeichnete intrakranielle Verletzung und Blutung durch Geburtsverletzung

P11.– Sonstige Geburtsverletzungen des Zentralnervensystems

P11.0 Hirnödem durch Geburtsverletzung

P11.1 Sonstige näher bezeichnete Hirnschädigung durch Geburtsverletzung

P11.2 Nicht näher bezeichnete Hirnschädigung durch Geburtsverletzung

P11.3 Geburtsverletzung des N. facialis [VII. Hirnnerv]

Fazialislähmung durch Geburtsverletzung

P11.4 Geburtsverletzung sonstiger Hirnnerven

P11.5- **Geburtsverletzung der Wirbelsäule und des Rückenmarkes**
Wirbelsäulenfraktur durch Geburtsverletzung
P11.50 Mit akuter Querschnittlähmung
P11.51 Mit chronischer Querschnittlähmung
P11.59 Nicht näher bezeichnet
Geburtsverletzung der Wirbelsäule und des Rückenmarkes ohne Querschnittlähmung
P11.9 **Geburtsverletzung des Zentralnervensystems, nicht näher bezeichnet**

P12.– Geburtsverletzung der behaarten Kopfhaut

P12.0 **Kephalhämatom durch Geburtsverletzung**
P12.1 **Geburtsgeschwulst durch Geburtsverletzung**
P12.2 **Epikranielle subaponeurotische Blutung durch Geburtsverletzung**
Subgaleales Hämatom durch Geburtsverletzung
P12.3 **Quetschwunde der behaarten Kopfhaut durch Geburtsverletzung**
P12.4 **Überwachungsbedingte Verletzung der behaarten Kopfhaut beim Neugeborenen**
Probeinzision
Verletzung durch Kopfschwartenklammer (Elektrode)
P12.8 **Sonstige Geburtsverletzungen der behaarten Kopfhaut**
P12.9 **Geburtsverletzung der behaarten Kopfhaut, nicht näher bezeichnet**

P13.– Geburtsverletzung des Skeletts

Exkl.: Geburtsverletzung der Wirbelsäule (P11.5-)
P13.0 **Fraktur des Schädels durch Geburtsverletzung**
P13.1 **Sonstige Geburtsverletzung des Schädels**
Exkl.: Kephalhämatom (P12.0)
P13.2 **Geburtsverletzung des Femurs**
P13.3 **Geburtsverletzung sonstiger Röhrenknochen**
P13.4 **Klavikulafraktur durch Geburtsverletzung**
P13.8 **Geburtsverletzungen an sonstigen Teilen des Skeletts**
P13.9 **Geburtsverletzung des Skeletts, nicht näher bezeichnet**

P

P14.– Geburtsverletzung des peripheren Nervensystems

P14.0 **Erb-Lähmung durch Geburtsverletzung**
Obere Armplexuslähmung
P14.1 **Klumpke-Lähmung durch Geburtsverletzung**
Untere Armplexuslähmung
P14.2 **Lähmung des N. phrenicus durch Geburtsverletzung**
P14.3 **Sonstige Geburtsverletzungen des Plexus brachialis**
P14.8 **Geburtsverletzungen sonstiger Teile des peripheren Nervensystems**
P14.9 **Geburtsverletzung des peripheren Nervensystems, nicht näher bezeichnet**

P15.– Sonstige Geburtsverletzungen

P15.0 **Geburtsverletzung der Leber**
Leberruptur durch Geburtsverletzung
P15.1 **Geburtsverletzung der Milz**
Milzruptur durch Geburtsverletzung
P15.2 **Verletzung des M. sternocleidomastoideus durch Geburtsverletzung**
P15.3 **Geburtsverletzung des Auges**
Subkonjunktivale Blutung | durch Geburtsverletzung
Traumatisches Glaukom | durch Geburtsverletzung

P15.4 **Geburtsverletzung des Gesichtes**

Blutstauung des Gesichtes durch Geburtsverletzung

P15.5 **Geburtsverletzung der äußeren Genitalorgane**

P15.6 **Adiponecrosis subcutanea neonatorum durch Geburtsverletzung**

P15.8 **Sonstige näher bezeichnete Geburtsverletzungen**

P15.9 **Geburtsverletzung, nicht näher bezeichnet**

Krankheiten des Atmungs- und Herz-Kreislaufsystems, die für die Perinatalperiode spezifisch sind
(P20–P29)

P20.– Intrauterine Hypoxie

Inkl.: Abnorme fetale Herzfrequenz
Fetal oder intrauterin:
- Anoxie
- Asphyxie
- Azidose
- Distress
- Gefahrenzustand
- Hypoxie

Mekonium im Fruchtwasser
Mekoniumabgang

Exkl.: Intrakranielle Blutung durch Anoxie oder Hypoxie (P52.–)

P20.0 **Intrauterine Hypoxie, erstmals vor Wehenbeginn festgestellt**

P20.1 **Intrauterine Hypoxie, erstmals während Wehen und Entbindung festgestellt**

P20.9 **Intrauterine Hypoxie, nicht näher bezeichnet**

P21.– Asphyxie unter der Geburt

Hinw.: Diese Kategorie ist nicht zu benutzen bei niedrigem Apgarwert ohne Hinweis auf Asphyxie oder sonstige Atmungsprobleme

Exkl.: Intrauterine Hypoxie oder Asphyxie (P20.–)

P21.0 **Schwere Asphyxie unter der Geburt**

Pulsfrequenz weniger als 100 pro Minute bei Geburt und abfallend oder gleich bleibend, Schnappatmung oder fehlende Atmung, blasse Hautfarbe, fehlender Muskeltonus.

Asphyxia pallida [Weiße Asphyxie]
Asphyxie mit Apgar-Wert 1 Minute postnatal: 0–3

P21.1 **Leichte oder mäßige Asphyxie unter der Geburt**

Nichteinsetzen der normalen Atmung innerhalb einer Minute, Herzfrequenz 100 oder mehr, geringer Muskeltonus, geringe Reaktion auf Reize.

Asphyxia livida [Blaue Asphyxie]
Asphyxie mit Apgar-Wert 1 Minute postnatal: 4–7

P21.9 **Asphyxie unter der Geburt, nicht näher bezeichnet**

Anoxie Asphyxie Hypoxie	o.n.A.

P22.– Atemnot [Respiratory distress] beim Neugeborenen

Exkl.: Respiratorisches Versagen beim Neugeborenen (P28.5)

P22.0 **Atemnotsyndrom [Respiratory distress syndrome] des Neugeborenen**

Atemnotsyndrom [Respiratory distress syndrome] des Säuglings
Hyaline Membranenkrankheit

P22.1 **Transitorische Tachypnoe beim Neugeborenen**

P22.8 **Sonstige Atemnot [Respiratory distress] beim Neugeborenen**

P22.9 **Atemnot [Respiratory distress] beim Neugeborenen, nicht näher bezeichnet**

P23.– Angeborene Pneumonie

Inkl.: Infektionsbedingte Pneumonie, in utero oder unter der Geburt erworben
Exkl.: Pneumonie beim Neugeborenen durch Aspiration (P24.–)

P23.0 **Angeborene Pneumonie durch Viren**

Exkl.: Kongenitale Röteln-Pneumonie (P35.0)

P23.1 **Angeborene Pneumonie durch Chlamydien**

P23.2 **Angeborene Pneumonie durch Staphylokokken**

P23.3 **Angeborene Pneumonie durch Streptokokken, Gruppe B**

P23.4 **Angeborene Pneumonie durch Escherichia coli**

P23.5 **Angeborene Pneumonie durch Pseudomonasarten**

P23.6 **Angeborene Pneumonie durch sonstige Bakterien**

Haemophilus influenzae
Klebsiella pneumoniae
Mykoplasma
Streptokokkus, ausgenommen Gruppe B

P23.8 **Angeborene Pneumonie durch sonstige Erreger**

P23.9 **Angeborene Pneumonie, nicht näher bezeichnet**

P24.– Aspirationssyndrome beim Neugeborenen

Inkl.: Pneumonie beim Neugeborenen durch Aspiration

P24.0 **Mekoniumaspiration durch das Neugeborene**

P24.1 **Fruchtwasser- und Schleimaspiration durch das Neugeborene**

Aspiration von Liquor (amnii)

P24.2 **Blutaspiration durch das Neugeborene**

P24.3 **Aspiration von Milch und regurgitierter Nahrung durch das Neugeborene**

P24.8 **Sonstige Aspirationssyndrome beim Neugeborenen**

P24.9 **Aspirationssyndrom beim Neugeborenen, nicht näher bezeichnet**

Neonatale Aspirationspneumonie o.n.A.

P

P25.– Interstitielles Emphysem und verwandte Zustände mit Ursprung in der Perinatalperiode

P25.0 **Interstitielles Emphysem mit Ursprung in der Perinatalperiode**

P25.1 **Pneumothorax mit Ursprung in der Perinatalperiode**

Exkl.: Iatrogener Pneumothorax (J95.80)

P25.2 **Pneumomediastinum mit Ursprung in der Perinatalperiode**

P25.3 **Pneumoperikard mit Ursprung in der Perinatalperiode**

P25.8 **Sonstige Zustände in Verbindung mit interstitiellem Emphysem mit Ursprung in der Perinatalperiode**

P26.– Lungenblutung mit Ursprung in der Perinatalperiode

P26.0 **Tracheobronchiale Blutung mit Ursprung in der Perinatalperiode**

P26.1 **Massive Lungenblutung mit Ursprung in der Perinatalperiode**

P26.8 **Sonstige Lungenblutung mit Ursprung in der Perinatalperiode**

P26.9 **Nicht näher bezeichnete Lungenblutung mit Ursprung in der Perinatalperiode**

P27.– Chronische Atemwegskrankheit mit Ursprung in der Perinatalperiode

P27.0 Mikity-Wilson-Syndrom

Pulmonale Dysmaturität

P27.1 Bronchopulmonale Dysplasie mit Ursprung in der Perinatalperiode

P27.8 Sonstige chronische Atemwegskrankheiten mit Ursprung in der Perinatalperiode

Angeborene Lungenfibrose
Beatmungslunge beim Neugeborenen

P27.9 Nicht näher bezeichnete chronische Atemwegskrankheit mit Ursprung in der Perinatalperiode

P28.– Sonstige Störungen der Atmung mit Ursprung in der Perinatalperiode

Exkl.: Angeborene Fehlbildungen des Atmungssystems (Q30–Q34)

P28.0 Primäre Atelektase beim Neugeborenen

Fehlende Entfaltung der terminalen Lungenabschnitte
Pulmonale Hypoplasie verbunden mit kurzer Schwangerschaftsdauer
Unreife der Lungen o.n.A.

P28.1 Sonstige und nicht näher bezeichnete Atelektase beim Neugeborenen

Atelektase:
- partiell
- sekundär
- o.n.A.

Resorptionsatelektase ohne Atemnotsyndrom

P28.2 Zyanoseanfälle beim Neugeborenen

Exkl.: Apnoe beim Neugeborenen (P28.3, P28.4)

P28.3 Primäre Schlafapnoe beim Neugeborenen

Schlafapnoe beim Neugeborenen:
- obstruktiv
- o.n.A.
- zentral

P28.4 Sonstige Apnoe beim Neugeborenen

Apnoe bei Prämaturität
Obstruktive Apnoe beim Neugeborenen

Exkl.: Obstruktive Schlafapnoe beim Neugeborenen (P28.3)

P28.5 Respiratorisches Versagen beim Neugeborenen

P28.8 Sonstige näher bezeichnete Störungen der Atmung beim Neugeborenen

Schnupfen beim Neugeborenen
Stridor congenitus (laryngis) o.n.A.

Exkl.: Angeborene frühsyphilitische Rhinitis (A50.0)

P28.9 Störung der Atmung beim Neugeborenen, nicht näher bezeichnet

P29.– Kardiovaskuläre Krankheiten mit Ursprung in der Perinatalperiode

Exkl.: Angeborene Fehlbildungen des Kreislaufsystems (Q20–Q28)

P29.0 Herzinsuffizienz beim Neugeborenen

P29.1 Herzrhythmusstörung beim Neugeborenen

P29.2 Hypertonie beim Neugeborenen

P29.3 Persistierender Fetalkreislauf

(Persistierende) pulmonale Hypertonie beim Neugeborenen
Verzögerter Verschluss des Ductus arteriosus

P29.4 Transitorische Myokardischämie beim Neugeborenen

P29.8 Sonstige kardiovaskuläre Krankheiten mit Ursprung in der Perinatalperiode

P29.9 Kardiovaskuläre Krankheit mit Ursprung in der Perinatalperiode, nicht näher bezeichnet

Infektionen, die für die Perinatalperiode spezifisch sind (P35–P39)

Inkl.: Infektionen, die in utero oder unter der Geburt erworben wurden

Exkl.: Angeboren:
- Gonokokkeninfektion (A54.–)
- Pneumonie (P23.–)
- Syphilis (A50.–)

Asymptomatische HIV-Infektion (Z21)
HIV-Krankheit (B20–B24)
Infektiöse Darmkrankheiten (A00–A09)
Infektionskrankheit der Mutter als Ursache von Tod oder Krankheit des Fetus oder Neugeborenen ohne Manifestation dieser Krankheit beim Fetus oder Neugeborenen (P00.2)
Keuchhusten (A37.–)
Laborhinweis auf HIV (R75)
Nach der Geburt erworbene Infektionskrankheiten (A00–B99, J09–J11)
Tetanus neonatorum (A33)

P35.– Angeborene Viruskrankheiten

P35.0 Rötelnembryopathie

Kongenitale Röteln-Pneumonie

P35.1 Angeborene Zytomegalie

P35.2 Angeborene Infektion durch Herpesviren [Herpes simplex]

P35.3 Angeborene Virushepatitis

P35.4 Angeborene Zika-Viruskrankheit

Mikrozephalie durch kongenitale Zika-Viruskrankheit

P35.8 Sonstige angeborene Viruskrankheiten

Angeborene Varizellen [Windpocken]

P35.9 Angeborene Viruskrankheit, nicht näher bezeichnet

P36.– Bakterielle Sepsis beim Neugeborenen

Inkl.: Angeborene Sepsis

P36.0 Sepsis beim Neugeborenen durch Streptokokken, Gruppe B

P36.1 Sepsis beim Neugeborenen durch sonstige und nicht näher bezeichnete Streptokokken

P36.2 Sepsis beim Neugeborenen durch Staphylococcus aureus

P36.3 Sepsis beim Neugeborenen durch sonstige und nicht näher bezeichnete Staphylokokken

P36.4 Sepsis beim Neugeborenen durch Escherichia coli

P36.5 Sepsis beim Neugeborenen durch Anaerobier

P36.8 Sonstige bakterielle Sepsis beim Neugeborenen

P36.9 Bakterielle Sepsis beim Neugeborenen, nicht näher bezeichnet

P37.– Sonstige angeborene infektiöse und parasitäre Krankheiten

Exkl.: Diarrhoe beim Neugeborenen:
- infektiös (A09.0)
- nichtinfektiös (P78.3)
- o.n.A. (A09.9)

Enterocolitis necroticans beim Fetus und Neugeborenen (P77)
Keuchhusten (A37.–)
Ophthalmia neonatorum durch Gonokokken (A54.3)
Syphilis connata (A50.–)
Tetanus neonatorum (A33)

P37.0 Angeborene Tuberkulose

P37.1 Angeborene Toxoplasmose

Hydrozephalus durch angeborene Toxoplasmose

P37.2 Neugeborenenlisteriose (disseminiert)

P

P37.3 **Angeborene Malaria tropica**

P37.4 **Sonstige angeborene Malaria**

P37.5 **Kandidose beim Neugeborenen**

P37.8 **Sonstige näher bezeichnete angeborene infektiöse und parasitäre Krankheiten**

P37.9 **Angeborene infektiöse oder parasitäre Krankheit, nicht näher bezeichnet**

P38 Omphalitis beim Neugeborenen mit oder ohne leichte Blutung

P39.– Sonstige Infektionen, die für die Perinatalperiode spezifisch sind

P39.0 **Infektiöse Mastitis beim Neugeborenen**

Exkl.: Brustdrüsenschwellung beim Neugeborenen (P83.4)
Nichtinfektiöse Mastitis beim Neugeborenen (P83.4)

P39.1 **Konjunktivitis und Dakryozystitis beim Neugeborenen**

Konjunktivitis durch Chlamydien beim Neugeborenen
Ophthalmia neonatorum o.n.A.

Exkl.: Konjunktivitis durch Gonokokken (A54.3)

P39.2 **Intraamniale Infektion des Fetus, anderenorts nicht klassifiziert**

P39.3 **Harnwegsinfektion beim Neugeborenen**

P39.4 **Hautinfektion beim Neugeborenen**

Pyodermie beim Neugeborenen

Exkl.: Staphylococcal scalded skin syndrome [SSS-Syndrom] (L00.–)
Pemphigus neonatorum (L00.–)

P39.8 **Sonstige näher bezeichnete Infektionen, die für die Perinatalperiode spezifisch sind**

P39.9 **Infektion, die für die Perinatalperiode spezifisch ist, nicht näher bezeichnet**

Hämorrhagische und hämatologische Krankheiten beim Fetus und Neugeborenen (P50–P61)

Exkl.: Angeborene Stenose und Striktur der Gallengänge (Q44.3)
Crigler-Najjar-Syndrom (E80.5)
Dubin-Johnson-Syndrom (E80.6)
Gilbert-Meulengracht-Syndrom (E80.4)
Hereditäre hämolytische Anämien (D55–D58)

P50.– Fetaler Blutverlust

Exkl.: Angeborene Anämie durch fetalen Blutverlust (P61.3)

P50.0 **Fetaler Blutverlust bei Insertio velamentosa [Vasa praevia]**

P50.1 **Fetaler Blutverlust aus der rupturierten Nabelschnur**

P50.2 **Fetaler Blutverlust aus der Plazenta**

P50.3 **Blutung in den anderen Mehrling (fetofetal)**

P50.4 **Blutung in den Kreislauf der Mutter (fetomaternal)**

P50.5 **Fetaler Blutverlust aus dem durchtrennten Ende der Nabelschnur eines anderen Mehrlings**

P50.8 **Sonstiger fetaler Blutverlust**

P50.9 **Fetaler Blutverlust, nicht näher bezeichnet**

Fetale Blutung o.n.A.

P51.– Nabelblutung beim Neugeborenen

Exkl.: Omphalitis mit leichter Blutung (P38)

P51.0 **Massive Nabelblutung beim Neugeborenen**

P51.8 **Sonstige Nabelblutungen beim Neugeborenen**

Sichlösen einer Nabelschnurligatur o.n.A.

P51.9 **Nabelblutung beim Neugeborenen, nicht näher bezeichnet**

P52.– Intrakranielle nichttraumatische Blutung beim Fetus und Neugeborenen

Inkl.: Intrakranielle Blutung durch Anoxie oder Hypoxie

Exkl.: Intrakranielle Blutung durch:
- Geburtsverletzung (P10.–)
- sonstige Verletzung (S06.–)
- Verletzung der Mutter (P00.5)

P52.0 Intrakranielle (nichttraumatische) Blutung 1. Grades beim Fetus und Neugeborenen

Subependymblutung (ohne intraventrikuläre Ausdehnung)

P52.1 Intraventrikuläre (nichttraumatische) Blutung 2. Grades beim Fetus und Neugeborenen

Leichte bis mäßige Ventrikeleinbruchsblutung von weniger als 50 % des Ventrikelvolumens
Subependymblutung mit intraventrikulärer Ausdehnung 2. Grades

P52.2 Intraventrikuläre (nichttraumatische) Blutung 3. Grades beim Fetus und Neugeborenen

Schwere Ventrikeleinbruchsblutung von 50 % oder mehr des Ventrikelvolumens
Subependymblutung mit intraventrikulärer Ausdehnung 3. Grades

P52.3 Nicht näher bezeichnete intraventrikuläre (nichttraumatische) Blutung beim Fetus und Neugeborenen

P52.4 Intrazerebrale (nichttraumatische) Blutung beim Fetus und Neugeborenen

P52.5 Subarachnoidalblutung (nichttraumatisch) beim Fetus und Neugeborenen

P52.6 Kleinhirnblutung (nichttraumatisch) und Blutung in die Fossa cranii posterior beim Fetus und Neugeborenen

P52.8 Sonstige intrakranielle (nichttraumatische) Blutungen beim Fetus und Neugeborenen

P52.9 Intrakranielle (nichttraumatische) Blutung beim Fetus und Neugeborenen, nicht näher bezeichnet

P53 Hämorrhagische Krankheit beim Fetus und Neugeborenen

Inkl.: Vitamin-K-Mangel beim Neugeborenen

Benutze für Zwecke der Abrechnung der Zusatzentgelte entsprechend Anlage 7 zur FPV eine zusätzliche Schlüsselnummer, um das Vorliegen einer "dauerhaft erworbenen" (U69.11!) oder "temporären" (U69.12!) Blutgerinnungsstörung anzuzeigen.

P54.– Sonstige Blutungen beim Neugeborenen

Exkl.: Fetaler Blutverlust (P50.–)
Lungenblutung mit Ursprung in der Perinatalperiode (P26.–)

P54.0 Hämatemesis beim Neugeborenen

Exkl.: Hämatemesis durch Verschlucken mütterlichen Blutes (P78.2)

P54.1 Meläna beim Neugeborenen

Exkl.: Meläna durch Verschlucken mütterlichen Blutes (P78.2)

P54.2 Rektumblutung beim Neugeborenen

P54.3 Sonstige gastrointestinale Blutung beim Neugeborenen

P54.4 Nebennierenblutung beim Neugeborenen

P54.5 Hautblutung beim Neugeborenen

Ekchymosen | beim Fetus oder Neugeborenen
Oberflächliche Hämatome | beim Fetus oder Neugeborenen
Petechien | beim Fetus oder Neugeborenen
Quetschwunde | beim Fetus oder Neugeborenen

Exkl.: Kephalhämatom durch Geburtsverletzung (P12.0)
Quetschwunde der behaarten Kopfhaut durch Geburtsverletzung (P12.3)

P54.6 Blutung aus der Vagina beim Neugeborenen

Pseudomenstruation

P54.8 Sonstige näher bezeichnete Blutungen beim Neugeborenen

P54.9 Blutung beim Neugeborenen, nicht näher bezeichnet

P

P55.– Hämolytische Krankheit beim Fetus und Neugeborenen

P55.0 **Rh-Isoimmunisierung beim Fetus und Neugeborenen**

P55.1 **AB0-Isoimmunisierung beim Fetus und Neugeborenen**

P55.8 **Sonstige hämolytische Krankheiten beim Fetus und Neugeborenen**

P55.9 **Hämolytische Krankheit beim Fetus und Neugeborenen, nicht näher bezeichnet**

P56.– Hydrops fetalis durch hämolytische Krankheit

Exkl.: Hydrops fetalis o.n.A. (P83.2)
Hydrops fetalis o.n.A. nicht durch hämolytische Krankheit (P83.2)

P56.0 **Hydrops fetalis durch Isoimmunisierung**

P56.9 **Hydrops fetalis durch sonstige und nicht näher bezeichnete hämolytische Krankheit**

P57.– Kernikterus

P57.0 **Kernikterus durch Isoimmunisierung**

P57.8 **Sonstiger näher bezeichneter Kernikterus**

Exkl.: Crigler-Najjar-Syndrom (E80.5)

P57.9 **Kernikterus, nicht näher bezeichnet**

P58.– Neugeborenenikterus durch sonstige gesteigerte Hämolyse

Exkl.: Ikterus durch Isoimmunisierung (P55–P57)

P58.0 **Neugeborenenikterus durch Quetschwunde**

P58.1 **Neugeborenenikterus durch Blutung**

P58.2 **Neugeborenenikterus durch Infektion**

P58.3 **Neugeborenenikterus durch Polyglobulie**

P58.4 **Neugeborenenikterus durch Arzneimittel oder Toxine, die von der Mutter übertragen oder dem Neugeborenen verabreicht wurden**

Soll bei Arzneimittelinduktion die Substanz angegeben werden, ist eine zusätzliche Schlüsselnummer (Kapitel XX) zu benutzen.

P58.5 **Neugeborenenikterus durch Verschlucken mütterlichen Blutes**

P58.8 **Neugeborenenikterus durch sonstige näher bezeichnete gesteigerte Hämolyse**

P58.9 **Neugeborenenikterus durch gesteigerte Hämolyse, nicht näher bezeichnet**

P59.– Neugeborenenikterus durch sonstige und nicht näher bezeichnete Ursachen

Exkl.: Durch angeborene Stoffwechselstörungen (E70–E90)
Kernikterus (P57.–)

P59.0 **Neugeborenenikterus in Verbindung mit vorzeitiger Geburt**

Hyperbilirubinämie bei Prämaturität
Ikterus infolge verzögerter Konjugation in Verbindung mit vorzeitiger Geburt

P59.1 **Gallepfropf-Syndrom**

P59.2 **Neugeborenenikterus durch sonstige und nicht näher bezeichnete Leberzellschädigung**

Fetale oder neonatale (idiopathische) Hepatitis
Fetale oder neonatale Riesenzellhepatitis

Exkl.: Angeborene Virushepatitis (P35.3)

P59.3 **Neugeborenenikterus durch Muttermilch-Inhibitor**

P59.8 **Neugeborenenikterus durch sonstige näher bezeichnete Ursachen**

P59.9 **Neugeborenenikterus, nicht näher bezeichnet**

Physiologischer Ikterus (verstärkt) (verlängert) o.n.A.

P60 Disseminierte intravasale Gerinnung beim Fetus und Neugeborenen

Inkl.: Defibrinationssyndrom beim Fetus oder Neugeborenen

Benutze für Zwecke der Abrechnung der Zusatzentgelte entsprechend Anlage 7 zur FPV eine zusätzliche Schlüsselnummer, um das Vorliegen einer "dauerhaft erworbenen" (U69.11!) oder "temporären" (U69.12!) Blutgerinnungsstörung anzuzeigen.

P61.– Sonstige hämatologische Krankheiten in der Perinatalperiode

Exkl.: Transitorische Hypogammaglobulinämie im Kindesalter (D80.7)

P61.0 Transitorische Thrombozytopenie beim Neugeborenen

Thrombozytopenie beim Neugeborenen durch:
- Austauschtransfusion
- idiopathische Thrombozytopenie der Mutter
- Isoimmunisierung

P61.1 Polyglobulie beim Neugeborenen

P61.2 Anämie bei Prämaturität

P61.3 Angeborene Anämie durch fetalen Blutverlust

P61.4 Sonstige angeborene Anämien, anderenorts nicht klassifiziert

Angeborene Anämie o.n.A.

P61.5 Transitorische Neutropenie beim Neugeborenen

P61.6 Sonstige transitorische Gerinnungsstörungen beim Neugeborenen

P61.8 Sonstige näher bezeichnete hämatologische Krankheiten in der Perinatalperiode

P61.9 Hämatologische Krankheit in der Perinatalperiode, nicht näher bezeichnet

Transitorische endokrine und Stoffwechselstörungen, die für den Fetus und das Neugeborene spezifisch sind
(P70–P74)

Inkl.: Transitorische endokrine und Stoffwechselstörungen, die durch Reaktion des Kindes auf endokrine und Stoffwechselfaktoren der Mutter oder durch Anpassung an das extrauterine Leben verursacht werden

P70.– Transitorische Störungen des Kohlenhydratstoffwechsels, die für den Fetus und das Neugeborene spezifisch sind

P

P70.0 Syndrom des Kindes einer Mutter mit gestationsbedingtem Diabetes mellitus

P70.1 Syndrom des Kindes einer diabetischen Mutter

Diabetes mellitus der Mutter (vorher bestehend), der sich auf den Fetus oder das Neugeborene auswirkt (mit Hypoglykämie)

P70.2 Diabetes mellitus beim Neugeborenen

P70.3 Iatrogene Hypoglykämie beim Neugeborenen

P70.4 Sonstige Hypoglykämie beim Neugeborenen

Transitorische Hypoglykämie beim Neugeborenen

P70.8 Sonstige transitorische Störungen des Kohlenhydratstoffwechsels beim Fetus und Neugeborenen

P70.9 Transitorische Störung des Kohlenhydratstoffwechsels beim Fetus und Neugeborenen, nicht näher bezeichnet

P71.– Transitorische Störungen des Kalzium- und Magnesiumstoffwechsels beim Neugeborenen

P71.0 Kuhmilch-Hypokalzämie beim Neugeborenen

P71.1 Sonstige Hypokalzämie beim Neugeborenen

Exkl.: Hypoparathyreoidismus beim Neugeborenen (P71.4)

P71.2 Hypomagnesiämie beim Neugeborenen

P71.3 **Tetanie beim Neugeborenen, ohne Kalzium- oder Magnesiummangel**

Tetanie beim Neugeborenen o.n.A.

P71.4 **Transitorischer Hypoparathyreoidismus beim Neugeborenen**

P71.8 **Sonstige transitorische Störungen des Kalzium- und Magnesiumstoffwechsels beim Neugeborenen**

P71.9 **Transitorische Störung des Kalzium- und Magnesiumstoffwechsels beim Neugeborenen, nicht näher bezeichnet**

P72.– Sonstige transitorische endokrine Krankheiten beim Neugeborenen

Exkl.: Angeborene Hypothyreose mit oder ohne Struma (E03.0–E03.1)
Dyshormogene Struma (E07.1)
Pendred-Syndrom (E07.1)

P72.0 **Struma beim Neugeborenen, anderenorts nicht klassifiziert**

Transitorische Struma congenita mit normaler Funktion

P72.1 **Transitorische Hyperthyreose beim Neugeborenen**

Thyreotoxikose beim Neugeborenen

P72.2 **Sonstige transitorische Störungen der Schilddrüsenfunktion beim Neugeborenen, anderenorts nicht klassifiziert**

Transitorische Hypothyreose beim Neugeborenen

P72.8 **Sonstige näher bezeichnete transitorische endokrine Krankheiten beim Neugeborenen**

P72.9 **Transitorische endokrine Krankheit beim Neugeborenen, nicht näher bezeichnet**

P74.– Sonstige transitorische Störungen des Elektrolythaushaltes und des Stoffwechsels beim Neugeborenen

P74.0 **Metabolische Spätazidose beim Neugeborenen**

P74.1 **Dehydratation beim Neugeborenen**

P74.2 **Störungen des Natriumgleichgewichtes beim Neugeborenen**

P74.3 **Störungen des Kaliumgleichgewichtes beim Neugeborenen**

P74.4 **Sonstige transitorische Störungen des Elektrolythaushaltes beim Neugeborenen**

P74.5 **Transitorische Hypertyrosinämie beim Neugeborenen**

P74.8 **Sonstige transitorische Stoffwechselstörungen beim Neugeborenen**

P74.9 **Transitorische Stoffwechselstörung beim Neugeborenen, nicht näher bezeichnet**

Krankheiten des Verdauungssystems beim Fetus und Neugeborenen (P75–P78)

P75 Mekoniumileus bei zystischer Fibrose (E84.1†)*

P76.– Sonstiger Darmverschluss beim Neugeborenen

P76.0 **Mekoniumpfropf-Syndrom**

Mekoniumileus in Fällen, bei denen eine zystische Fibrose ausgeschlossen ist

Exkl.: Mekoniumileus bei zystischer Fibrose (E84.1)

P76.1 **Transitorischer Ileus beim Neugeborenen**

Exkl.: Hirschsprung-Krankheit (Q43.1)

P76.2 **Darmverschluss beim Neugeborenen durch eingedickte Milch**

P76.8 **Sonstiger näher bezeichneter Darmverschluss beim Neugeborenen**

P76.9 **Darmverschluss beim Neugeborenen, nicht näher bezeichnet**

P77 Enterocolitis necroticans beim Fetus und Neugeborenen

P78.– Sonstige Krankheiten des Verdauungssystems in der Perinatalperiode

Exkl.: Gastrointestinale Blutungen beim Neugeborenen (P54.0–P54.3)

P78.0 **Darmperforation in der Perinatalperiode**

Mekoniumperitonitis

P78.1 **Sonstige Peritonitis beim Neugeborenen**

Neonatale Peritonitis o.n.A.

P78.2 **Hämatemesis und Meläna beim Neugeborenen durch Verschlucken mütterlichen Blutes**

P78.3 **Nichtinfektiöse Diarrhoe beim Neugeborenen**

Exkl.: Neonatale Diarrhoe:
- infektiös (A09.0)
- o.n.A. (A09.9)

P78.8 **Sonstige näher bezeichnete Krankheiten des Verdauungssystems in der Perinatalperiode**

Angeborene Zirrhose (der Leber)
Neonataler ösophagealer Reflux
Ulcus pepticum beim Neugeborenen

P78.9 **Krankheit des Verdauungssystems in der Perinatalperiode, nicht näher bezeichnet**

Krankheitszustände mit Beteiligung der Haut und der Temperaturregulation beim Fetus und Neugeborenen
(P80–P83)

P80.– Hypothermie beim Neugeborenen

P80.0 **Kältesyndrom beim Neugeborenen**

Schwere und gewöhnlich chronische Hypothermie in Verbindung mit Rötung von Gesicht und Akren, Ödemen, neurologischen und biochemischen Auffälligkeiten.

Exkl.: Geringgradige Hypothermie beim Neugeborenen (P80.8)

P80.8 **Sonstige Hypothermie beim Neugeborenen**

Geringgradige Hypothermie beim Neugeborenen

P80.9 **Hypothermie beim Neugeborenen, nicht näher bezeichnet**

P81.– Sonstige Störungen der Temperaturregulation beim Neugeborenen

P81.0 **Umweltbedingte Hyperthermie beim Neugeborenen**

P81.8 **Sonstige näher bezeichnete Störungen der Temperaturregulation beim Neugeborenen**

P81.9 **Störung der Temperaturregulation beim Neugeborenen, nicht näher bezeichnet**

Fieber beim Neugeborenen o.n.A.

P83.– Sonstige Krankheitszustände mit Beteiligung der Haut, die für den Fetus und das Neugeborene spezifisch sind

Exkl.: Angeborene Fehlbildungen der Haut und des Integumentes (Q80–Q84)
Hautinfektion beim Neugeborenen (P39.4)
Hydrops fetalis durch hämolytische Krankheit (P56.–)
Milchschorf, seborrhoisch (L21.0)
Staphylococcal scalded skin syndrome [SSS-Syndrom] (L00.–)
Windeldermatitis (L22)

P83.0 **Sclerema neonatorum**

P83.1 **Erythema toxicum neonatorum**

P83.2 **Hydrops fetalis, nicht durch hämolytische Krankheit bedingt**

Hydrops fetalis o.n.A.

P83.3 **Sonstiges und nicht näher bezeichnetes Ödem, das für den Fetus und das Neugeborene spezifisch ist**

P83.4 **Brustdrüsenschwellung beim Neugeborenen**

Nichtinfektiöse Mastitis beim Neugeborenen

P83.5 Angeborene Hydrozele

P83.6 Umbilikaler Polyp beim Neugeborenen

P83.8 Sonstige näher bezeichnete Krankheitszustände der Haut, die für den Fetus und das Neugeborene spezifisch sind

Bronze-Baby
Sklerodermie beim Neugeborenen
Urticaria neonatorum

P83.9 Krankheitszustand der Haut, der für den Fetus und das Neugeborene spezifisch ist, nicht näher bezeichnet

Sonstige Störungen, die ihren Ursprung in der Perinatalperiode haben (P90–P96)

P90 Krämpfe beim Neugeborenen

Exkl.: Gutartige Neugeborenenkrämpfe (familiär) (G40.3)

P91.– Sonstige zerebrale Störungen beim Neugeborenen

P91.0 Zerebrale Ischämie beim Neugeborenen

P91.1 Erworbene periventrikuläre Zysten beim Neugeborenen

P91.2 Zerebrale Leukomalazie beim Neugeborenen

P91.3 Zerebrale Übererregbarkeit des Neugeborenen

P91.4 Zerebraler Depressionszustand des Neugeborenen

P91.5 Koma beim Neugeborenen

P91.6 Hypoxisch-ischämische Enzephalopathie beim Neugeborenen [HIE]

P91.7 Erworbener Hydrozephalus beim Neugeborenen

Posthämorrhagischer Hydrozephalus beim Neugeborenen

P91.8- Sonstige näher bezeichnete zerebrale Störungen beim Neugeborenen

P91.80 Locked-in-Syndrom und apallisches Syndrom beim Neugeborenen

P91.88 Sonstige näher bezeichnete zerebrale Störungen beim Neugeborenen

P91.9 Zerebrale Störung beim Neugeborenen, nicht näher bezeichnet

P92.– Ernährungsprobleme beim Neugeborenen

P92.0 Erbrechen beim Neugeborenen

P92.1 Regurgitation und Rumination beim Neugeborenen

P92.2 Trinkunlust beim Neugeborenen

P92.3 Unterernährung beim Neugeborenen

P92.4 Überernährung beim Neugeborenen

P92.5 Schwierigkeit beim Neugeborenen bei Brusternährung

P92.8 Sonstige Ernährungsprobleme beim Neugeborenen

P92.9 Ernährungsproblem beim Neugeborenen, nicht näher bezeichnet

P93 Reaktionen und Intoxikationen durch Arzneimittel oder Drogen, die dem Fetus und Neugeborenen verabreicht wurden

Inkl.: Grey-Syndrom beim Neugeborenen durch Chloramphenicolgabe

Exkl.: Entzugssymptome:
- bei Einnahme von abhängigkeitserzeugenden Arzneimitteln oder Drogen durch die Mutter (P96.1)
- bei therapeutischer Anwendung von Arzneimitteln beim Neugeborenen (P96.2)

Ikterus durch Arzneimittel oder Toxine, die von der Mutter übertragen oder dem Neugeborenen verabreicht wurden (P58.4)

Reaktionen und Intoxikationen durch Opiate, Tranquilizer und andere Arzneimittel, die der Mutter verabreicht oder von ihr eingenommen wurden (P04.0–P04.1, P04.4)

P94.– Störungen des Muskeltonus beim Neugeborenen

P94.0 Transitorische Myasthenia gravis beim Neugeborenen

Exkl.: Myasthenia gravis (G70.0)

P94.1 Angeborene Muskelhypertonie

P94.2 Angeborene Muskelhypotonie

Unspezifisches Floppy-Infant-Syndrom

P94.8 Sonstige Störungen des Muskeltonus beim Neugeborenen

P94.9 Störung des Muskeltonus beim Neugeborenen, nicht näher bezeichnet

P95 Fetaltod nicht näher bezeichneter Ursache

Inkl.: Totgeborener Fetus o.n.A.
Totgeburt o.n.A.

P96.– Sonstige Zustände, die ihren Ursprung in der Perinatalperiode haben

P96.0 Angeborene Niereninsuffizienz

Urämie beim Neugeborenen

P96.1 Entzugssymptome beim Neugeborenen bei Einnahme von abhängigkeitserzeugenden Arzneimitteln oder Drogen durch die Mutter

Drogenentzugssyndrom beim Kind einer abhängigen Mutter
Neonatales Abstinenzsyndrom

Exkl.: Reaktionen und Intoxikationen durch Opiate und Tranquilizer, die der Mutter während der Wehen und Entbindung verabreicht wurden (P04.0)

P96.2 Entzugssymptome bei therapeutischer Anwendung von Arzneimitteln beim Neugeborenen

P96.3 Weite Schädelnähte beim Neugeborenen

Kraniotabes beim Neugeborenen

P96.4 Schwangerschaftsabbruch als Ursache von Zuständen beim Fetus und Neugeborenem

Exkl.: Schwangerschaftsabbruch (Mutter) (O04.–)

P96.5 Komplikationen bei intrauterinen Eingriffen, anderenorts nicht klassifiziert, als Ursache von Zuständen beim Fetus und Neugeborenem

P96.8 Sonstige näher bezeichnete Zustände, die ihren Ursprung in der Perinatalperiode haben

P96.9 Zustand, der seinen Ursprung in der Perinatalperiode hat, nicht näher bezeichnet

Angeborene Schwäche o.n.A.

Kapitel XVII

Angeborene Fehlbildungen, Deformitäten und Chromosomenanomalien (Q00–Q99)

Exkl.: Angeborene Stoffwechselkrankheiten (E70–E90)

Dieses Kapitel gliedert sich in folgende Gruppen:

Q00–Q07	Angeborene Fehlbildungen des Nervensystems
Q10–Q18	Angeborene Fehlbildungen des Auges, des Ohres, des Gesichtes und des Halses
Q20–Q28	Angeborene Fehlbildungen des Kreislaufsystems
Q30–Q34	Angeborene Fehlbildungen des Atmungssystems
Q35–Q37	Lippen-, Kiefer- und Gaumenspalte
Q38–Q45	Sonstige angeborene Fehlbildungen des Verdauungssystems
Q50–Q56	Angeborene Fehlbildungen der Genitalorgane
Q60–Q64	Angeborene Fehlbildungen des Harnsystems
Q65–Q79	Angeborene Fehlbildungen und Deformitäten des Muskel-Skelett-Systems
Q80–Q89	Sonstige angeborene Fehlbildungen
Q90–Q99	Chromosomenanomalien, anderenorts nicht klassifiziert

Angeborene Fehlbildungen des Nervensystems (Q00–Q07)

Q00.– Anenzephalie und ähnliche Fehlbildungen

Q00.0 Anenzephalie

Akranie
Amyelenzephalie
Azephalie
Hemienzephalie
Hemizephalie

Q00.1 Kraniorhachischisis

Q00.2 Inienzephalie

Q01.– Enzephalozele

Inkl.: Enzephalomyelozele
Hydroenzephalozele
Hydromeningozele, kranial
Meningoenzephalozele
Meningozele, zerebral

Exkl.: Erworbene Enzephalozele (G93.5)
Meckel-Gruber-Syndrom (Q61.9)

Q01.0 Frontale Enzephalozele

Q01.1 Nasofrontale Enzephalozele

Q01.2 Okzipitale Enzephalozele

Q01.8 Enzephalozele sonstiger Lokalisationen

Q01.9 Enzephalozele, nicht näher bezeichnet

Q02 Mikrozephalie

Inkl.: Hydromikrozephalie
Mikrenzephalie

Exkl.: Meckel-Gruber-Syndrom (Q61.9)

Q03.– Angeborener Hydrozephalus

Inkl.: Hydrozephalus beim Neugeborenen

Exkl.: Arnold-Chiari-Syndrom (Q07.0)
Hydrozephalus:
- durch angeborene Toxoplasmose (P37.1)
- erworben, beim Neugeborenen (P91.7)
- erworben o.n.A. (G91.–)
- mit Spina bifida (Q05.0–Q05.4)

Q03.0 Fehlbildungen des Aquaeductus cerebri

Aquaeductus cerebri:
- Anomalie
- Obstruktion, angeboren
- Stenose

Q03.1 Atresie der Apertura mediana [Foramen Magendii] oder der Aperturae laterales [Foramina Luschkae] des vierten Ventrikels

Dandy-Walker-Syndrom

Q03.8 Sonstiger angeborener Hydrozephalus

Q03.9 Angeborener Hydrozephalus, nicht näher bezeichnet

Q04.– Sonstige angeborene Fehlbildungen des Gehirns

Exkl.: Makrozephalie (Q75.3)
Zyklopie (Q87.0)

Q04.0 Angeborene Fehlbildungen des Corpus callosum

Agenesie des Corpus callosum

Q04.1 Arrhinenzephalie

Q04.2 Holoprosenzephalie-Syndrom

Q04.3 Sonstige Reduktionsdeformitäten des Gehirns

Agenesie | eines Gehirnteils
Aplasie | eines Gehirnteils
Fehlen | eines Gehirnteils
Hypoplasie | eines Gehirnteils
Agyrie
Hydranenzephalie
Lissenzephalie
Mikrogyrie
Pachygyrie

Exkl.: Angeborene Fehlbildungen des Corpus callosum (Q04.0)

Q04.4 Septooptische Dysplasie

Q04.5 Megalenzephalie

Q04.6 Angeborene Gehirnzysten

Porenzephalie
Schizenzephalie

Exkl.: Erworbene porenzephalische Zyste (G93.0)

Q04.8 Sonstige näher bezeichnete angeborene Fehlbildungen des Gehirns

Makrogyrie

Q04.9 Angeborene Fehlbildung des Gehirns, nicht näher bezeichnet

Angeboren:	
• Anomalie	Gehirn o.n.A.
• Deformität	
• Krankheit oder Schädigung	
• multiple Anomalien	

Q05.– Spina bifida

Inkl.: Hydromeningozele (spinal)
Meningomyelozele
Meningozele (spinal)
Myelomeningozele
Myelozele
Rhachischisis
Spina bifida (aperta) (cystica)
Syringomyelozele

Exkl.: Arnold-Chiari-Syndrom (Q07.0)
Spina bifida occulta (Q76.0)

Q05.0 Zervikale Spina bifida mit Hydrozephalus

Q05.1 Thorakale Spina bifida mit Hydrozephalus

Spina bifida:	
• dorsal	mit Hydrozephalus
• thorakolumbal	

Q05.2 Lumbale Spina bifida mit Hydrozephalus

Lumbosakrale Spina bifida mit Hydrozephalus

Q05.3 Sakrale Spina bifida mit Hydrozephalus

Q05.4 Nicht näher bezeichnete Spina bifida mit Hydrozephalus

Q05.5 Zervikale Spina bifida ohne Hydrozephalus

Q05.6 Thorakale Spina bifida ohne Hydrozephalus

Spina bifida:
- dorsal o.n.A.
- thorakolumbal o.n.A.

Q05.7 Lumbale Spina bifida ohne Hydrozephalus

Lumbosakrale Spina bifida o.n.A.

Q05.8 Sakrale Spina bifida ohne Hydrozephalus

Exkl.: Sinus sacralis dermalis (L05.–)

Q05.9 Spina bifida, nicht näher bezeichnet

Q06.– Sonstige angeborene Fehlbildungen des Rückenmarks

Q06.0 Amyelie

Q06.1 Hypoplasie und Dysplasie des Rückenmarks

Atelomyelie
Myelatelie
Myelodysplasie des Rückenmarks

Q06.2 Diastematomyelie

Q06.3 Sonstige angeborene Fehlbildungen der Cauda equina

Q06.4 Hydromyelie

Hydrorrhachis

Q06.8 Sonstige näher bezeichnete angeborene Fehlbildungen des Rückenmarks

Q

Q06.9 Angeborene Fehlbildung des Rückenmarks, nicht näher bezeichnet

Angeboren:
- Anomalie
- Deformität
- Krankheit oder Schädigung

} Rückenmark oder Rückenmarkhäute o.n.A.

Q07.– Sonstige angeborene Fehlbildungen des Nervensystems

Exkl.: Familiäre Dysautonomie [Riley-Day-Syndrom] (G90.1)
Neurofibromatose (nicht bösartig) (Q85.0)

Q07.0 Arnold-Chiari-Syndrom

Q07.8 Sonstige näher bezeichnete angeborene Fehlbildungen des Nervensystems

Agenesie von Nerven
Kiefer-Lid-Syndrom
(Marcus-)Gunn-Syndrom
Verlagerung des Plexus brachialis

Q07.9 Angeborene Fehlbildung des Nervensystems, nicht näher bezeichnet

Angeboren:
- Anomalie
- Deformität
- Krankheit oder Schädigung

} Nervensystem o.n.A.

Angeborene Fehlbildungen des Auges, des Ohres, des Gesichtes und des Halses (Q10–Q18)

Exkl.: Angeborene Fehlbildung:
- Halswirbelsäule (Q05.0, Q05.5, Q67.5, Q76.0–Q76.4)
- Larynx (Q31.–)
- Lippe, anderenorts nicht klassifiziert (Q38.0)
- Nase (Q30.–)
- Nebenschilddrüse (Q89.2)
- Schilddrüse (Q89.2)

Lippen-, Kiefer- und Gaumenspalte (Q35–Q37)

Q10.– Angeborene Fehlbildungen des Augenlides, des Tränenapparates und der Orbita

Exkl.: Kryptophthalmus o.n.A. (Q11.2)
Kryptophthalmus-Syndrom (Q87.0)

Q10.0 Angeborene Ptose

Q10.1 Angeborenes Ektropium

Q10.2 Angeborenes Entropium

Q10.3 Sonstige angeborene Fehlbildungen des Augenlides

Ablepharie
Akzessorisch:
- Augenlid
- Augenmuskel

Angeborene Fehlbildung des Augenlides o.n.A.
Blepharophimose, angeboren
Fehlen oder Agenesie:
- Augenlid
- Augenwimpern

Lidkolobom

Q10.4 Fehlen und Agenesie des Tränenapparates

Fehlen des Punctum lacrimale

Q10.5 Angeborene Stenose und Striktur des Canaliculus lacrimalis

Q10.6 Sonstige angeborene Fehlbildungen des Tränenapparates

Angeborene Fehlbildung des Tränenapparates o.n.A.

Q10.7 Angeborene Fehlbildung der Orbita

Q11.– Anophthalmus, Mikrophthalmus und Makrophthalmus

Q11.0 Zystenauge [cystic eyeball]

Q11.1 Sonstiger Anophthalmus

Agenesie | Auge
Aplasie | Auge

Q11.2 Mikrophthalmus

Dysplasie des Auges
Hypoplasie des Auges
Kryptophthalmus o.n.A.
Rudimentäres Auge
Exkl.: Kryptophthalmus-Syndrom (Q87.0)

Q11.3 Makrophthalmus

Exkl.: Makrophthalmus bei angeborenem Glaukom (Q15.0)

Q12.– Angeborene Fehlbildungen der Linse

Q12.0 Cataracta congenita

Q12.1 Angeborene Linsenverlagerung

Q12.2 Linsenkolobom

Q12.3 Angeborene Aphakie

Q12.4 Sphärophakie

Q12.8 Sonstige angeborene Fehlbildungen der Linse

Q12.9 Angeborene Fehlbildung der Linse, nicht näher bezeichnet

Q13.– Angeborene Fehlbildungen des vorderen Augenabschnittes

Q13.0 Iriskolobom

Kolobom o.n.A.

Q13.1 Fehlen der Iris (angeboren)

Aniridie

Q13.2 Sonstige angeborene Fehlbildungen der Iris

Angeborene Fehlbildung der Iris o.n.A.
Anisokorie, angeboren
Atresie der Pupille
Korektopie

Q13.3 Angeborene Hornhauttrübung

Q13.4 Sonstige angeborene Fehlbildungen der Kornea

Angeborene Fehlbildung der Kornea o.n.A.
Mikrokornea
Peters-Anomalie

Q13.5 Blaue Sklera

Q13.8 Sonstige angeborene Fehlbildungen des vorderen Augenabschnittes

Axenfeld-Rieger-Syndrom
Rieger-Anomalie

Q13.9 Angeborene Fehlbildung des vorderen Augenabschnittes, nicht näher bezeichnet

Q14.– Angeborene Fehlbildung des hinteren Augenabschnittes

Q14.0 Angeborene Fehlbildung des Glaskörpers

Angeborene Glaskörpertrübung

Q14.1 Angeborene Fehlbildung der Retina

Angeborenes Aneurysma der Retina

Q14.2 Angeborene Fehlbildung der Papille

Kolobom der Papille

Q14.3 Angeborene Fehlbildung der Chorioidea

Q14.8 Sonstige angeborene Fehlbildungen des hinteren Augenabschnittes

Kolobom des Augenhintergrundes

Q14.9 Angeborene Fehlbildung des hinteren Augenabschnittes, nicht näher bezeichnet

Q15.– Sonstige angeborene Fehlbildungen des Auges

Exkl.: Angeborener Nystagmus (H55)
Okulärer Albinismus (E70.3)
Retinitis pigmentosa (H35.5)

Q15.0 Angeborenes Glaukom

Buphthalmus
Glaukom beim Neugeborenen
Hydrophthalmus
Keratoglobus, angeboren, mit Glaukom
Makrokornea mit Glaukom
Makrophthalmus bei angeborenem Glaukom
Megalokornea mit Glaukom

Q15.8 Sonstige näher bezeichnete angeborene Fehlbildungen des Auges

Q15.9 Angeborene Fehlbildung des Auges, nicht näher bezeichnet

Angeboren:
- Anomalie
- Deformität

} Auge o.n.A.

Q16.– Angeborene Fehlbildungen des Ohres, die eine Beeinträchtigung des Hörvermögens verursachen

Exkl.: Angeborene Schwerhörigkeit oder Taubheit (H90.–)

Q16.0 Angeborenes Fehlen der Ohrmuschel

Q16.1 Angeborene(s) Fehlen, Atresie und Striktur des (äußeren) Gehörganges

Atresie oder Striktur des knöchernen Gehörganges

Q16.2 Fehlen der Tuba auditiva (angeboren)

Q16.3 Angeborene Fehlbildung der Gehörknöchelchen

Verschmelzung der Gehörknöchelchen

Q16.4 Sonstige angeborene Fehlbildungen des Mittelohres

Angeborene Fehlbildung des Mittelohres o.n.A.

Q16.5 Angeborene Fehlbildung des Innenohres

Anomalie:
- Corti-Organ
- häutiges Labyrinth

Q16.9 Angeborene Fehlbildung des Ohres als Ursache einer Beeinträchtigung des Hörvermögens, nicht näher bezeichnet

Angeborenes Fehlen eines Ohres o.n.A.

Q17.– Sonstige angeborene Fehlbildungen des Ohres

Exkl.: Präaurikuläre Zyste (Q18.1)

Q17.0 Akzessorische Ohrmuschel

Akzessorischer Tragus
Aurikularanhang
Polyotie
Überzählig:
- Ohr
- Ohrläppchen

Q17.1 Makrotie

Q17.2 Mikrotie

Q17.3 Sonstiges fehlgebildetes Ohr

Spitzohr

Q17.4 Lageanomalie des Ohres

Ohrtiefstand

Exkl.: Halsanhang (Q18.2)

Q17.5 Abstehendes Ohr

Q17.8 Sonstige näher bezeichnete angeborene Fehlbildungen des Ohres

Angeborenes Fehlen des Ohrläppchens

Q17.9 Angeborene Fehlbildung des Ohres, nicht näher bezeichnet

Angeborene Anomalie des Ohres o.n.A.

Q18.– Sonstige angeborene Fehlbildungen des Gesichtes und des Halses

Exkl.: Angeborene Fehlbildung der Schädel- und Gesichtsschädelknochen (Q75.–)
Dentofaziale Anomalien [einschließlich fehlerhafter Okklusion] (K07.–)
Fehlbildungssyndrome mit vorwiegender Beteiligung des Gesichtes (Q87.0)
Lippen-, Kiefer- und Gaumenspalte (Q35–Q37)
Persistenz des Ductus thyreoglossus (Q89.2)
Zustände, die unter Q67.0–Q67.4 klassifiziert sind
Zyklopie (Q87.0)

Q18.0 Branchiogene(r) Sinus, Fistel und Zyste

Branchiogenes Überbleibsel

Q18.1 Präaurikuläre(r) Sinus und Zyste

Fistel:
- aurikulär, angeboren
- zervikoaurikulär

Prätragale(r) Sinus und Zyste

Q18.2 Sonstige branchiogene Fehlbildungen

Branchiogene Fehlbildung o.n.A.
Halsanhang
Otozephalie

Q18.3 Flügelfell des Halses

Pterygium colli

Q18.4 Makrostomie

Q18.5 Mikrostomie

Q18.6 Makrocheilie

Lippenverdickung, angeboren

Q18.7 Mikrocheilie

Q18.8 Sonstige näher bezeichnete angeborene Fehlbildungen des Gesichtes und des Halses

Medial:
- Fistel
- Sinus
- Zyste

} an Gesicht und Hals

Q18.9 Angeborene Fehlbildung des Gesichtes und des Halses, nicht näher bezeichnet

Angeborene Anomalie o.n.A. an Gesicht und Hals

Q

Angeborene Fehlbildungen des Kreislaufsystems (Q20–Q28)

Q20.– Angeborene Fehlbildungen der Herzhöhlen und verbindender Strukturen

Exkl.: Dextrokardie mit Situs inversus (Q89.3)
Spiegelbildliche Anordnung der Vorhöfe mit Situs inversus (Q89.3)

Q20.0 Truncus arteriosus communis

Persistierender Truncus arteriosus

Q20.1 Rechter Doppelausstromventrikel [Double outlet right ventricle]

Taussig-Bing-Syndrom

Q20.2 Linker Doppelausstromventrikel [Double outlet left ventricle]

Q20.3 Diskordante ventrikuloarterielle Verbindung

Dextrotransposition der Aorta
Transposition der großen Gefäße (vollständig)

Q20.4 Doppeleinstromventrikel [Double inlet ventricle]

Cor triloculare biatriatum
Gemeinsamer Ventrikel
Singulärer Ventrikel

Q20.5 Diskordante atrioventrikuläre Verbindung

Korrigierte Transposition der großen Gefäße
Lävotransposition
Ventrikelinversion

Q20.6 Vorhofisomerismus

Vorhofisomerismus mit Asplenie oder Polysplenie

Q20.8 Sonstige angeborene Fehlbildungen der Herzhöhlen und verbindender Strukturen

Q20.9 Angeborene Fehlbildung der Herzhöhlen und verbindender Strukturen, nicht näher bezeichnet

Q21.– Angeborene Fehlbildungen der Herzsepten

Exkl.: Erworbener Herzseptumdefekt (I51.0)

Q21.0 Ventrikelseptumdefekt

Q21.1 Vorhofseptumdefekt

Offen oder persistierend:
- Foramen ovale
- Ostium secundum

Ostium-secundum-Defekt (ASD II)
Sinus-coronarius-Defekt
Sinus-venosus-Defekt

Q21.2 Defekt des Vorhof- und Kammerseptums

Canalis atrioventricularis communis
Endokardkissendefekt
Ostium-primum-Defekt (ASD I)

Q21.3 Fallot-Tetralogie

Ventrikelseptumdefekt mit Pulmonalstenose oder -atresie, Dextroposition der Aorta und Hypertrophie des rechten Ventrikels

Q21.4 Aortopulmonaler Septumdefekt

Aortopulmonales Fenster
Defekt des Septum aorticopulmonale

Q21.8- Sonstige angeborene Fehlbildungen der Herzsepten

Q21.80 Fallot-Pentalogie

Q21.88 Sonstige angeborene Fehlbildungen der Herzsepten

Eisenmenger-Defekt

Exkl.: Eisenmenger:
- Komplex (I27.8)
- Syndrom (I27.8)

Q21.9 Angeborene Fehlbildung des Herzseptums, nicht näher bezeichnet

(Herz-)Septumdefekt o.n.A.

Q22.– Angeborene Fehlbildungen der Pulmonal- und der Trikuspidalklappe

Q22.0 Pulmonalklappenatresie

Q22.1 Angeborene Pulmonalklappenstenose

Q22.2 Angeborene Pulmonalklappeninsuffizienz

Regurgitation bei angeborener Pulmonalklappeninsuffizienz

Q22.3 Sonstige angeborene Fehlbildungen der Pulmonalklappe

Angeborene Fehlbildung der Pulmonalklappe o.n.A.

Q22.4 Angeborene Trikuspidalklappenstenose

Trikuspidalatresie

Q22.5 Ebstein-Anomalie

Q22.6 Hypoplastisches Rechtsherzsyndrom

Q22.8 Sonstige angeborene Fehlbildungen der Trikuspidalklappe

Q22.9 Angeborene Fehlbildung der Trikuspidalklappe, nicht näher bezeichnet

Q23.– Angeborene Fehlbildungen der Aorten- und der Mitralklappe

Q23.0 Angeborene Aortenklappenstenose

Angeborene Aortenatresie
Angeborene Aortenstenose

Exkl.: Angeborene subvalvuläre Aortenstenose (Q24.4)
Bei hypoplastischem Linksherzsyndrom (Q23.4)

Q23.1 Angeborene Aortenklappeninsuffizienz

Angeborene Aorteninsuffizienz
Bikuspidale Aortenklappe

Q23.2 Angeborene Mitralklappenstenose

Angeborene Mitralatresie

Q23.3 Angeborene Mitralklappeninsuffizienz

Q23.4 Hypoplastisches Linksherzsyndrom

Atresie oder deutliche Hypoplasie des Aortenostiums oder der Aortenklappe, mit Hypoplasie der Aorta ascendens und fehlerhafter Entwicklung des linken Ventrikels (mit Mitralklappenstenose oder -atresie).

Q23.8 Sonstige angeborene Fehlbildungen der Aorten- und Mitralklappe

Q23.9 Angeborene Fehlbildung der Aorten- und Mitralklappe, nicht näher bezeichnet

Q24.– Sonstige angeborene Fehlbildungen des Herzens

Exkl.: Endokardfibroelastose (I42.4)

Q24.0 Dextrokardie

Exkl.: Dextrokardie mit Situs inversus (Q89.3)
Spiegelbildliche Anordnung der Vorhöfe mit Situs inversus (Q89.3)
Vorhofisomerismus (mit Asplenie oder Polysplenie) (Q20.6)

Q24.1 Lävokardie

Das Herz befindet sich in der linken Thoraxhälfte, die Herzspitze zeigt nach links; aber diese Lage ist verbunden mit einem Situs inversus anderer Organe, mit anderen Fehlbildungen des Herzens oder einer korrigierten Transposition der großen Gefäße.

Q24.2 Cor triatriatum

Q24.3 Infundibuläre Pulmonalstenose

Q24.4 Angeborene subvalvuläre Aortenstenose

Q24.5 Fehlbildung der Koronargefäße

Angeborenes Koronar-(Arterien-)Aneurysma

Q24.6 Angeborener Herzblock

Q24.8 Sonstige näher bezeichnete angeborene Fehlbildungen des Herzens

Angeborene Fehlbildung:
- Myokard
- Perikard

Angeborenes Divertikel des linken Ventrikels
Malposition des Herzens
Uhl-Anomalie

Q24.9 Angeborene Fehlbildung des Herzens, nicht näher bezeichnet

Angeboren: • Anomalie • Krankheit	Herz o.n.A.

Q25.– Angeborene Fehlbildungen der großen Arterien

Q25.0 Offener Ductus arteriosus

Offener Ductus Botalli
Persistierender Ductus arteriosus

Q25.1 Koarktation der Aorta

Aortenisthmusstenose (präduktal) (postduktal)

Q25.2 Atresie der Aorta

Q25.3 Stenose der Aorta (angeboren)

Supravalvuläre Aortenstenose

Exkl.: Angeborene Aortenklappenstenose (Q23.0)

Q25.4 Sonstige angeborene Fehlbildungen der Aorta

Aneurysma des Sinus Valsalvae (rupturiert)

Angeboren: • Aneurysma • Dilatation Aplasie Fehlen	Aorta

Doppelter Aortenbogen [Gefäßring der Aorta]
Hypoplasie der Aorta
Persistenz:
- Gefäßkonvolute im Bereich des Aortenbogens
- rechter Aortenbogen

Exkl.: Hypoplasie der Aorta bei hypoplastischem Linksherzsyndrom (Q23.4)

Q25.5 Atresie der A. pulmonalis

Q25.6 Stenose der A. pulmonalis (angeboren)

Supravalvuläre Pulmonalarterienstenose

Q25.7 Sonstige angeborene Fehlbildungen der A. pulmonalis

Aberrierende A. pulmonalis

Agenesie Aneurysma Anomalie Hypoplasie	A. pulmonalis, angeboren

Pulmonales arteriovenöses Aneurysma

Q25.8 Sonstige angeborene Fehlbildungen der großen Arterien

Q25.9 Angeborene Fehlbildung der großen Arterien, nicht näher bezeichnet

Q26.– Angeborene Fehlbildungen der großen Venen

Q26.0 Angeborene Stenose der V. cava

Angeborene Stenose der V. cava (inferior) (superior)

Q26.1 Persistenz der linken V. cava superior

Q26.2 Totale Fehleinmündung der Lungenvenen

Q26.3 Partielle Fehleinmündung der Lungenvenen

Q26.4 Fehleinmündung der Lungenvenen, nicht näher bezeichnet

Q26.5 Fehleinmündung der Pfortader

Q26.6 Fistel zwischen V. portae und A. hepatica (angeboren)

Q26.8 Sonstige angeborene Fehlbildungen der großen Venen

Azygos-Kontinuation der V. cava inferior
Fehlen der V. cava (inferior) (superior)
Persistenz der linken V. cardinalis posterior
Scimitar-Anomalie

Q26.9 Angeborene Fehlbildung einer großen Vene, nicht näher bezeichnet

Anomalie der V. cava (inferior) (superior) o.n.A.

Q27.– Sonstige angeborene Fehlbildungen des peripheren Gefäßsystems

Exkl.: Angeborenes Aneurysma der Retina (Q14.1)
Anomalien:
- A. pulmonalis (Q25.5–Q25.7)
- intrakranielle und extrakranielle hirnversorgende Gefäße (Q28.0–Q28.3)
- Koronargefäße (Q24.5)

Hämangiom und Lymphangiom (D18.–)

Q27.0 Angeborenes Fehlen oder Hypoplasie der A. umbilicalis

Singuläre A. umbilicalis

Q27.1 Angeborene Nierenarterienstenose

Q27.2 Sonstige angeborene Fehlbildungen der Nierenarterie

Angeborene Fehlbildung der Nierenarterie o.n.A.
Multiple Nierenarterien

Q27.3 Arteriovenöse Fehlbildung der peripheren Gefäße

Arteriovenöses Aneurysma
Exkl.: Erworbenes arteriovenöses Aneurysma (I77.0)

Q27.4 Angeborene Phlebektasie

Q27.8 Sonstige näher bezeichnete angeborene Fehlbildungen des peripheren Gefäßsystems

Aberrierende A. subclavia
Angeboren:
- Aneurysma (peripher)
- Striktur, Arterie
- Varix

Atresie | Fehlen — Arterie oder Vene, anderenorts nicht klassifiziert

Q27.9 Angeborene Fehlbildung des peripheren Gefäßsystems, nicht näher bezeichnet

Anomalie einer Arterie oder Vene o.n.A.

Q

Q28.– Sonstige angeborene Fehlbildungen des Kreislaufsystems

Soll das Vorliegen einer Hirnblutung angegeben werden, ist zunächst eine Schlüsselnummer aus I60–I62 zu verwenden.

Exkl.: Angeborenes Aneurysma:
- koronar (Q24.5)
- peripher (Q27.8)
- pulmonal (Q25.7)
- retinal (Q14.1)
- o.n.A. (Q27.8)

Q28.0- Arteriovenöse Fehlbildung der präzerebralen Gefäße
Q28.00 Angeborenes arteriovenöses Aneurysma der präzerebralen Gefäße
Q28.01 Angeborene arteriovenöse Fistel der präzerebralen Gefäße
Q28.08 Sonstige angeborene arteriovenöse Fehlbildungen der präzerebralen Gefäße
Q28.09 Angeborene arteriovenöse Fehlbildung der präzerebralen Gefäße, nicht näher bezeichnet

Q28.1- Sonstige Fehlbildungen der präzerebralen Gefäße
Q28.10 Angeborenes Aneurysma der präzerebralen Gefäße
Q28.11 Angeborene Fistel der präzerebralen Gefäße
Q28.18 Sonstige angeborene Fehlbildungen der präzerebralen Gefäße
Q28.19 Angeborene Fehlbildung der präzerebralen Gefäße, nicht näher bezeichnet

Q28.2- Arteriovenöse Fehlbildung der zerebralen Gefäße
Q28.20 Angeborenes arteriovenöses Aneurysma der zerebralen Gefäße
Q28.21 Angeborene arteriovenöse Fistel der zerebralen Gefäße
Q28.28 Sonstige angeborene arteriovenöse Fehlbildungen der zerebralen Gefäße
Q28.29 Angeborene arteriovenöse Fehlbildung der zerebralen Gefäße, nicht näher bezeichnet

Q28.3- Sonstige Fehlbildungen der zerebralen Gefäße
Q28.30 Angeborenes Aneurysma der zerebralen Gefäße
Q28.31 Angeborene Fistel der zerebralen Gefäße
Q28.38 Sonstige angeborene Fehlbildungen der zerebralen Gefäße
Q28.39 Angeborene Fehlbildung der zerebralen Gefäße, nicht näher bezeichnet

Q28.8- Sonstige näher bezeichnete angeborene Fehlbildungen des Kreislaufsystems
Q28.80 Sonstiges angeborenes Aneurysma
Q28.81 Sonstige angeborene Fistel des Kreislaufsystems
Q28.88 Sonstige näher bezeichnete angeborene Fehlbildungen des Kreislaufsystems

Q28.9 Angeborene Fehlbildung des Kreislaufsystems, nicht näher bezeichnet

Angeborene Fehlbildungen des Atmungssystems
(Q30–Q34)

Q30.– Angeborene Fehlbildungen der Nase

Exkl.: Angeborene Deviation des Nasenseptums (Q67.4)

Q30.0 Choanalatresie

Angeborene Stenose | Nasenöffnungen (vordere) (hintere)
Atresie |

Q30.1 Agenesie und Unterentwicklung der Nase

Angeborenes Fehlen der Nase

Q30.2 Nasenfurche, Naseneinkerbung und Spaltnase

Q30.3 Angeborene Perforation des Nasenseptums

Q30.8 Sonstige angeborene Fehlbildungen der Nase

Akzessorische Nase
Angeborene Anomalie der Nasennebenhöhlenwand

Q30.9 Angeborene Fehlbildung der Nase, nicht näher bezeichnet

Q31.– Angeborene Fehlbildungen des Kehlkopfes

Exkl.: Stridor congenitus (laryngis) o.n.A. (P28.8)

Q31.0 Kehlkopfsegel

Kehlkopfsegel:
- glottisch
- subglottisch
- o.n.A.

Q31.1 Angeborene subglottische Stenose

Q31.2 Hypoplasie des Kehlkopfes

Q31.3 Laryngozele (angeboren)

Q31.5 Angeborene Laryngomalazie

Q31.8 Sonstige angeborene Fehlbildungen des Kehlkopfes

Agenesie Atresie Fehlen	Ringknorpel, Epiglottis, Glottis, Kehlkopf, Schildknorpel

Angeborene Kehlkopfstenose, anderenorts nicht klassifiziert
Fissur der Epiglottis
Hintere Ringknorpelspalte
Schildknorpelspalte

Q31.9 Angeborene Fehlbildung des Kehlkopfes, nicht näher bezeichnet

Q32.– Angeborene Fehlbildungen der Trachea und der Bronchien

Exkl.: Angeborene Bronchiektasen (Q33.4)

Q32.0 Angeborene Tracheomalazie

Q32.1 Sonstige angeborene Fehlbildungen der Trachea

Angeboren:
- Dilatation der Trachea
- Fehlbildung der Trachea
- Stenose der Trachea
- Tracheozele

Anomalie des Trachealknorpels
Atresie der Trachea

Q32.2 Angeborene Bronchomalazie

Q32.3 Angeborene Bronchusstenose

Q32.4 Sonstige angeborene Fehlbildungen der Bronchien

Agenesie Angeborene Fehlbildung o.n.A. Atresie Divertikel Fehlen	Bronchus

Q33.– Angeborene Fehlbildungen der Lunge

Q33.0 Angeborene Zystenlunge

Angeboren:
- Lungenkrankheit:
  - – polyzystisch
  - – zystisch
- Wabenlunge

Exkl.: Zystische Lungenkrankheit, erworben oder nicht näher bezeichnet (J98.4)

Q33.1 Akzessorischer Lungenlappen

Q33.2 Lungensequestration (angeboren)

Q33.3 Agenesie der Lunge

Fehlen der Lunge(n) (-Lappen)

Q33.4 Angeborene Bronchiektasie

Q33.5 Ektopisches Gewebe in der Lunge (angeboren)

Q33.6 Hypoplasie und Dysplasie der Lunge

Exkl.: Pulmonale Hypoplasie verbunden mit kurzer Schwangerschaftsdauer (P28.0)

Q33.8 Sonstige angeborene Fehlbildungen der Lunge

Q33.9 Angeborene Fehlbildung der Lunge, nicht näher bezeichnet

Q34.– Sonstige angeborene Fehlbildungen des Atmungssystems

Q34.0 Anomalie der Pleura

Q34.1 Angeborene Mediastinalzyste

Q34.8 Sonstige näher bezeichnete angeborene Fehlbildungen des Atmungssystems

Atresie des Nasopharynx

Q34.9 Angeborene Fehlbildung des Atmungssystems, nicht näher bezeichnet

Angeboren:
- Anomalie o.n.A. | Atmungsorgan
- Fehlen | Atmungsorgan

Lippen-, Kiefer- und Gaumenspalte (Q35–Q37)

Hinw.: Bei den folgenden Schlüsselnummern wird zur eindeutigen Definition der Inhalte der **LAHS-Kode** angeführt. **Die Buchstaben bezeichnen den betroffenen anatomischen Teil:**
L = Lippenspalte,
A = Kieferspalte (Alveolus),
H = Hartgaumenspalte,
S = Segelspalte.
Nicht betroffene anatomische Teile werden durch ein Minuszeichen dargestellt.
Der linke Teil des Kodes bezeichnet die rechte Gesichtshälfte und umgekehrt.
[Kriens, O: LAHSHAL – A concise documentation system for cleft lip, alveolus and palate diagnoses. In: Kriens, O. (Hrsg.), What is a cleft lip and palate? Proceedings of an Advanced Workshop, Bremen 1987. Georg Thieme Verlag, Stuttgart 1989.]

Soll eine assoziierte Fehlbildung der Nase angegeben werden, ist eine zusätzliche Schlüsselnummer (Q30.2) zu benutzen.

Exkl.: Robin-Syndrom (Q87.0)

Q35.– Gaumenspalte

Inkl.: Gaumenfissur
Palatoschisis

Exkl.: Gaumenspalte mit Lippenspalte (Q37.–)

Q35.1 Spalte des harten Gaumens

LAHS-Kodes: - - H - - - -
- - - - H - -
- - H - H - -

Q35.3 Spalte des weichen Gaumens

LAHS-Kode: - - - S - - -

Gaumensegelspalte

Q35.5 Spalte des harten und des weichen Gaumens

LAHS-Kode: - - H S H - -

Q35.7 Uvulaspalte

LAHS-Kode: - - - S - - -

Q35.9 Gaumenspalte, nicht näher bezeichnet

Q36.– Lippenspalte

Inkl.: Angeborene Lippenfissur
Cheiloschisis

Exkl.: Lippenspalte mit Gaumenspalte (Q37.–)

Q36.0 Lippenspalte, beidseitig

LAHS-Kode: L - - - - - L

Q36.1 Lippenspalte, median

Q36.9 Lippenspalte, einseitig

LAHS-Kodes: L - - - - - -
- - - - - - L

Lippenspalte o.n.A.

Q37.– Gaumenspalte mit Lippenspalte

Q37.0 Spalte des harten Gaumens mit beidseitiger Lippenspalte

LAHS-Kode: L A - - - A L
Lippen-Kieferspalte, beidseitig

Q37.1 Spalte des harten Gaumens mit einseitiger Lippenspalte

LAHS-Kodes: L A - - - - -
- - - - - A L

Lippen-Kieferspalte, einseitig oder o.n.A.
Spalte des harten Gaumens mit Lippenspalte o.n.A.

Q37.2 Spalte des weichen Gaumens mit beidseitiger Lippenspalte

LAHS-Kode: L - - S - - L

Q37.3 Spalte des weichen Gaumens mit einseitiger Lippenspalte

LAHS-Kodes: L - - S - - -
- - - S - - L

Spalte des weichen Gaumens mit Lippenspalte o.n.A.

Q37.4 Spalte des harten und des weichen Gaumens mit beidseitiger Lippenspalte

LAHS-Kode: L A H S H A L
Lippen-Kiefer-Gaumenspalte, beidseitig

Q37.5 Spalte des harten und des weichen Gaumens mit einseitiger Lippenspalte

LAHS-Kodes: L A H S - - -
- - - S H A L

Lippen-Kiefer-Gaumenspalte, einseitig oder o.n.A.
Spalte des harten und des weichen Gaumens mit Lippenspalte o.n.A.

Q37.8 Gaumenspalte, nicht näher bezeichnet, mit beidseitiger Lippenspalte

Q37.9 Gaumenspalte, nicht näher bezeichnet, mit einseitiger Lippenspalte

Gaumenspalte mit Lippenspalte o.n.A.

Sonstige angeborene Fehlbildungen des Verdauungssystems (Q38–Q45)

Q38.– Sonstige angeborene Fehlbildungen der Zunge, des Mundes und des Rachens

Exkl.: Makrostomie (Q18.4)
Mikrostomie (Q18.5)

Q38.0 Angeborene Fehlbildungen der Lippen, anderenorts nicht klassifiziert

Angeboren:
- Fehlbildung der Lippe o.n.A.
- Fistel der Lippe

van-der-Woude-Syndrom

Q

Exkl.: Lippenspalte (Q36.–)
Lippenspalte mit Gaumenspalte (Q37.–)
Makrocheilie (Q18.6)
Mikrocheilie (Q18.7)

Q38.1 Ankyloglosson

Verkürzung des Zungenbändchens

Q38.2 Makroglossie (angeboren)

Q38.3 Sonstige angeborene Fehlbildungen der Zunge

Aglossie
Angeboren:
- Adhäsion | Zunge
- Fehlbildung o.n.A. | Zunge
- Fissur | Zunge

Hypoglossie
Hypoplasie der Zunge
Mikroglossie
Spaltzunge

Q38.4 Angeborene Fehlbildungen der Speicheldrüsen und Speicheldrüsenausführungsgänge

Akzessorisch | Speicheldrüse oder Speicheldrüsenausführungsgänge
Atresie | Speicheldrüse oder Speicheldrüsenausführungsgänge
Fehlen | Speicheldrüse oder Speicheldrüsenausführungsgänge
Angeborene Fistel der Speicheldrüse

Q38.5 Angeborene Fehlbildungen des Gaumens, anderenorts nicht klassifiziert

Angeborene Fehlbildung des Gaumens o.n.A.
Fehlen der Uvula
Hoher Gaumen

Exkl.: Gaumenspalte (Q35.–)
Gaumenspalte mit Lippenspalte (Q37.–)

Q38.6 Sonstige angeborene Fehlbildungen des Mundes

Angeborene Fehlbildung des Mundes o.n.A.

Q38.7 Schlundtasche

Rachendivertikel

Exkl.: Syndrom des vierten Kiemenbogens (D82.1)

Q38.8 Sonstige angeborene Fehlbildungen des Rachens

Angeborene Fehlbildung des Rachens o.n.A.

Q39.– Angeborene Fehlbildungen des Ösophagus

Q39.0 Ösophagusatresie ohne Fistel

Ösophagusatresie o.n.A.

Q39.1 Ösophagusatresie mit Ösophagotrachealfistel

Ösophagusatresie mit Ösophagobronchialfistel

Q39.2 Angeborene Ösophagotrachealfistel ohne Atresie

Angeborene Ösophagotrachealfistel o.n.A.

Q39.3 Angeborene Ösophagusstenose und -striktur

Q39.4 Angeborene Ösophagusmembran

Exkl.: Ösophagusmembran (erworben) (K22.2)

Q39.5 Angeborene Dilatation des Ösophagus

Q39.6 Ösophagusdivertikel (angeboren)

Ösophagustasche

Q39.8 Sonstige angeborene Fehlbildungen des Ösophagus

Angeborene Verlagerung | Ösophagus
Duplikatur | Ösophagus
Fehlen | Ösophagus

Q39.9 **Angeborene Fehlbildung des Ösophagus, nicht näher bezeichnet**

Q40.– Sonstige angeborene Fehlbildungen des oberen Verdauungstraktes

Q40.0 **Angeborene hypertrophische Pylorusstenose**

Angeboren oder infantil:	
• Hypertrophie	Pylorus
• Konstriktion	
• Spasmus	
• Stenose	
• Striktur	

Q40.1 **Angeborene Hiatushernie**

Verlagerung der Kardia durch den Hiatus oesophageus

Exkl.: Angeborene Zwerchfellhernie (Q79.0)

Q40.2 **Sonstige näher bezeichnete angeborene Fehlbildungen des Magens**

Angeboren:
- Magendivertikel
- Sanduhrmagen
- Verlagerung des Magens

Duplikatur des Magens
Magenerweiterung
Mikrogastrie

Q40.3 **Angeborene Fehlbildung des Magens, nicht näher bezeichnet**

Q40.8 **Sonstige näher bezeichnete angeborene Fehlbildungen des oberen Verdauungstraktes**

Q40.9 **Angeborene Fehlbildung des oberen Verdauungstraktes, nicht näher bezeichnet**

Angeboren:	
• Anomalie	oberer Verdauungstrakt o.n.A.
• Deformität	

Q41.– Angeborene(s) Fehlen, Atresie und Stenose des Dünndarmes

Inkl.: Angeborene Obstruktion, Okklusion und Striktur des Dünndarmes oder des Darmes o.n.A.

Soll das Vorliegen einer Malabsorption angegeben werden, so ist eine zusätzliche Schlüsselnummer (K90.8, K91.2) zu benutzen.

Exkl.: Mekoniumileus (E84.1)

Q41.0 **Angeborene(s) Fehlen, Atresie und Stenose des Duodenums**

Q41.1 **Angeborene(s) Fehlen, Atresie und Stenose des Jejunums**

Hereditäre Jejunalatresie [Apple-peel-Syndrom]
Jejunum imperforatum

Q41.2 **Angeborene(s) Fehlen, Atresie und Stenose des Ileums**

Q41.8 **Angeborene(s) Fehlen, Atresie und Stenose sonstiger näher bezeichneter Teile des Dünndarmes**

Q41.9 **Angeborene(s) Fehlen, Atresie und Stenose des Dünndarmes, Teil nicht näher bezeichnet**

Angeborene(s) Fehlen, Atresie und Stenose des Darmes o.n.A.

Q42.– Angeborene(s) Fehlen, Atresie und Stenose des Dickdarmes

Inkl.: Angeborene Obstruktion, Okklusion und Striktur des Dickdarmes

Q42.0 **Angeborene(s) Fehlen, Atresie und Stenose des Rektums mit Fistel**

Q42.1 **Angeborene(s) Fehlen, Atresie und Stenose des Rektums ohne Fistel**

Rectum imperforatum

Q42.2 **Angeborene(s) Fehlen, Atresie und Stenose des Anus mit Fistel**

Q42.3 **Angeborene(s) Fehlen, Atresie und Stenose des Anus ohne Fistel**

Anus imperforatus

Q42.8 **Angeborene(s) Fehlen, Atresie und Stenose sonstiger Teile des Dickdarmes**

Q42.9 **Angeborene(s) Fehlen, Atresie und Stenose des Dickdarmes, Teil nicht näher bezeichnet**

Q43.– Sonstige angeborene Fehlbildungen des Darmes

Q43.0 Meckel-Divertikel

Persistenz:
- Dottergang
- Ductus omphaloentericus

Q43.1 Hirschsprung-Krankheit

Aganglionose
Megacolon congenitum (aganglionär)

Q43.2 Sonstige angeborene Funktionsstörungen des Kolons

Angeborene Dilatation des Kolons

Q43.3 Angeborene Fehlbildungen, die die Darmfixation betreffen

Angeborene Adhäsionen [Bänder]:
- vom Netz ausgehend, anomal
- vom Peritoneum ausgehend

Jackson-Membran
Malrotation des Kolons
Mesenterium ileocolicum commune

Rotation: – Zäkum und Kolon
- ausbleibend
- ungenügend
- unvollständig

Q43.4- Duplikatur des Darmes

Q43.40 Duplikatur des Dünndarmes

Q43.41 Duplikatur des Kolons

Q43.42 Duplikatur des Rektums

Q43.49 Duplikatur des Darmes, nicht näher bezeichnet

Q43.5 Ektopia ani

Q43.6 Angeborene Fistel des Rektums und des Anus

Exkl.: Angeborene Fistel:
- rektovaginal (Q52.2)
- urethrorektal (Q64.7)

Mit Fehlen, Atresie und Stenose (Q42.0, Q42.2)
Pilonidalfistel oder Pilonidalsinus (L05.–)

Q43.7 Kloakenpersistenz

Kloake o.n.A.

Q43.8 Sonstige näher bezeichnete angeborene Fehlbildungen des Darmes

Angeboren:
- Divertikel des Darmes
- Divertikulitis des Kolons
- Syndrom der blinden Schlinge

Dolichokolon
Megaloappendix
Megaloduodenum
Mikrokolon
Transposition:
- Appendix
- Darm
- Kolon

Q43.9 Angeborene Fehlbildung des Darmes, nicht näher bezeichnet

Q44.– Angeborene Fehlbildungen der Gallenblase, der Gallengänge und der Leber

Q44.0 Agenesie, Aplasie und Hypoplasie der Gallenblase

Angeborenes Fehlen der Gallenblase

Q44.1 Sonstige angeborene Fehlbildungen der Gallenblase

Angeborene Fehlbildung der Gallenblase o.n.A.
Intrahepatische Gallenblase

Q44.2 Atresie der Gallengänge

Q44.3 Angeborene Stenose und Striktur der Gallengänge

Q44.4 Choledochuszyste

Q44.5 Sonstige angeborene Fehlbildungen der Gallengänge

Akzessorischer Ductus hepaticus
Angeborene Fehlbildung des Gallenganges o.n.A.
Duplikatur:
- Gallenblasengang
- Gallengang

Q44.6 Zystische Leberkrankheit [Zystenleber]

Fibrozystische Leberkrankheit

Q44.7 Sonstige angeborene Fehlbildungen der Leber

Akzessorische Leber
Alagille-Syndrom
Angeboren:
- Fehlbildung der Leber o.n.A.
- Fehlen der Leber
- Hepatomegalie

Q45.– Sonstige angeborene Fehlbildungen des Verdauungssystems

Exkl.: Angeboren:
- Hiatushernie (Q40.1)
- Zwerchfellhernie (Q79.0)

Q45.0 Agenesie, Aplasie und Hypoplasie des Pankreas

Angeborenes Fehlen des Pankreas

Q45.1 Pancreas anulare

Q45.2 Angeborene Pankreaszyste

Q45.3 Sonstige angeborene Fehlbildungen des Pankreas und des Ductus pancreaticus

Akzessorisches Pankreas
Angeborene Fehlbildung des Pankreas oder des Ductus pancreaticus o.n.A.

Exkl.: Diabetes mellitus:
- angeboren (E10.–)
- beim Neugeborenen (P70.2)

Zystische Pankreasfibrose (E84.–)

Q45.8 Sonstige näher bezeichnete angeborene Fehlbildungen des Verdauungssystems

Fehlen (vollständig) (teilweise) des Verdauungskanals o.n.A.

Duplikatur Malposition, angeboren	Verdauungsorgane o.n.A.

Q45.9 Angeborene Fehlbildung des Verdauungssystems, nicht näher bezeichnet

Angeboren: • Anomalie • Deformität	Verdauungssystem o.n.A.

Angeborene Fehlbildungen der Genitalorgane (Q50–Q56)

Exkl.: Androgenresistenz-Syndrom (E34.5-)
Testikuläre Feminisierung (Syndrom) (E34.51)
Syndrome in Verbindung mit numerischen und strukturellen Chromosomenanomalien (Q90–Q99)

Q50.– Angeborene Fehlbildungen der Ovarien, der Tubae uterinae und der Ligg. lata uteri

Q50.0 Angeborenes Fehlen des Ovars

Exkl.: Turner-Syndrom (Q96.–)

Q50.1 Dysontogenetische Ovarialzyste

Q50.2 Angeborene Torsion des Ovars

Q50.3 Sonstige angeborene Fehlbildungen des Ovars

Akzessorisches Ovar
Angeborene Fehlbildung des Ovars o.n.A.
Streak-Ovar

Q50.4 Embryonale Zyste der Tuba uterina

Fimbrienzyste

Q50.5 Embryonale Zyste des Lig. latum uteri

Zyste:
- Epoophoron
- Gartner-Gang
- Parovarial-

Q50.6 Sonstige angeborene Fehlbildungen der Tuba uterina und des Lig. latum uteri

Akzessorisch | Tuba uterina und Lig. latum uteri
Atresie | Tuba uterina und Lig. latum uteri
Fehlen | Tuba uterina und Lig. latum uteri
Angeborene Fehlbildung der Tuba uterina und des Lig. latum uteri o.n.A.

Q51.– Angeborene Fehlbildungen des Uterus und der Cervix uteri

Q51.0 Agenesie und Aplasie des Uterus

Angeborenes Fehlen des Uterus

Q51.1 Uterus duplex mit Uterus bicollis und Vagina duplex

Q51.2 Sonstige Formen des Uterus duplex

Uterus duplex o.n.A.

Q51.3 Uterus bicornis

Q51.4 Uterus unicornis

Q51.5 Agenesie und Aplasie der Cervix uteri

Angeborenes Fehlen der Cervix uteri

Q51.6 Embryonale Zyste der Cervix uteri

Q51.7 Angeborene Fisteln zwischen Uterus und Verdauungs- oder Harntrakt

Q51.8 Sonstige angeborene Fehlbildungen des Uterus und der Cervix uteri

Hypoplasie des Uterus und der Cervix uteri

Q51.9 Angeborene Fehlbildung des Uterus und der Cervix uteri, nicht näher bezeichnet

Q52.– Sonstige angeborene Fehlbildungen der weiblichen Genitalorgane

Q52.0 Angeborenes Fehlen der Vagina

Q52.1 Vagina duplex

Vagina septa

Exkl.: Vagina duplex mit Uterus duplex und Uterus bicollis (Q51.1)

Q52.2 Angeborene rektovaginale Fistel

Exkl.: Kloake (Q43.7)

Q52.3 Hymenalatresie

Q52.4 Sonstige angeborene Fehlbildungen der Vagina

Angeborene Fehlbildung der Vagina o.n.A.
Zyste:
- embryonal, vaginal
- Processus vaginalis peritonei [Nuck-Kanal], angeboren

Q52.5 Verschmelzung der Labien

Q52.6 Angeborene Fehlbildungen der Klitoris

Q52.7 Sonstige angeborene Fehlbildungen der Vulva

Angeboren:
- Fehlbildung o.n.A. | Vulva
- Fehlen | Vulva
- Zyste | Vulva

Q52.8 Sonstige näher bezeichnete angeborene Fehlbildungen der weiblichen Genitalorgane

Q52.9 Angeborene Fehlbildung der weiblichen Genitalorgane, nicht näher bezeichnet

Q53.– Nondescensus testis

Q53.0 Ektopia testis

Ektopia testis, einseitig oder beidseitig

Q53.1 Nondescensus testis, einseitig

Q53.2 Nondescensus testis, beidseitig

Q53.9 Nondescensus testis, nicht näher bezeichnet

Kryptorchismus o.n.A.

Q54.– Hypospadie

Exkl.: Epispadie (Q64.0)

Q54.0 Glanduläre Hypospadie

Hypospadia:
- coronaria
- glandularis

Q54.1 Penile Hypospadie

Q54.2 Penoskrotale Hypospadie

Q54.3 Perineale Hypospadie

Q54.4 Angeborene Ventralverkrümmung des Penis

Q54.8 Sonstige Formen der Hypospadie

Q54.9 Hypospadie, nicht näher bezeichnet

Q55.– Sonstige angeborene Fehlbildungen der männlichen Genitalorgane

Exkl.: Angeborene Hydrozele (P83.5)
Hypospadie (Q54.–)

Q55.0 Fehlen und Aplasie des Hodens

Monorchie

Q55.1 Hypoplasie des Hodens und des Skrotums

Hodenverschmelzung

Q55.2 Sonstige angeborene Fehlbildungen des Hodens und des Skrotums

Angeborene Fehlbildung des Hodens oder des Skrotums o.n.A.
Pendelhoden
Polyorchie
Wanderhoden

Q55.3 Atresie des Ductus deferens

Q55.4 Sonstige angeborene Fehlbildungen des Ductus deferens, des Nebenhodens, der Vesiculae seminales und der Prostata

Angeborene Fehlbildung des Ductus deferens, des Nebenhodens, der Vesiculae seminales oder der Prostata o.n.A.
Fehlen oder Aplasie:
- Funiculus spermaticus
- Prostata

Q55.5 Angeborenes Fehlen und Aplasie des Penis

Q55.6 Sonstige angeborene Fehlbildungen des Penis

Angeborene Fehlbildung des Penis o.n.A.
Hypoplasie des Penis
Penisverkrümmung (lateral)

Q55.8 Sonstige näher bezeichnete angeborene Fehlbildungen der männlichen Genitalorgane

Q55.9 Angeborene Fehlbildung der männlichen Genitalorgane, nicht näher bezeichnet

Angeboren:
- Anomalie | männliche Genitalorgane o.n.A.
- Deformität |

Q56.– Unbestimmtes Geschlecht und Pseudohermaphroditismus

Exkl.: Pseudohermaphroditismus:
- femininus mit Störung der Nebennierenrinden-Funktion (E25.–)
- masculinus mit Androgenresistenz (E34.5-)
- mit näher bezeichneter Chromosomenanomalie (Q96–Q99)

Q56.0 Hermaphroditismus, anderenorts nicht klassifiziert

Ovotestis

Q56.1 Pseudohermaphroditismus masculinus, anderenorts nicht klassifiziert

Pseudohermaphroditismus masculinus o.n.A.

Q56.2 Pseudohermaphroditismus femininus, anderenorts nicht klassifiziert

Pseudohermaphroditismus femininus o.n.A.

Q56.3 Pseudohermaphroditismus, nicht näher bezeichnet

Q56.4 Unbestimmtes Geschlecht, nicht näher bezeichnet

Nicht eindeutig differenzierbare Genitalien

Angeborene Fehlbildungen des Harnsystems
(Q60–Q64)

Q60.– Nierenagenesie und sonstige Reduktionsdefekte der Niere

Inkl.: Angeborenes Fehlen der Niere
Nierenatrophie:
- angeboren
- infantil

Q60.0 Nierenagenesie, einseitig

Q60.1 Nierenagenesie, beidseitig

Q60.2 Nierenagenesie, nicht näher bezeichnet

Q60.3 Nierenhypoplasie, einseitig

Q60.4 Nierenhypoplasie, beidseitig

Q60.5 Nierenhypoplasie, nicht näher bezeichnet

Q60.6 Potter-Syndrom

Q61.– Zystische Nierenkrankheit

Exkl.: Zyste der Niere (erworben) (N28.1)
Potter-Syndrom (Q60.6)

Q61.0 Angeborene solitäre Nierenzyste

Angeborene Zyste der Niere (solitär)

Q61.1 Polyzystische Niere, autosomal-rezessiv

Polyzystische Niere, infantiler Typ

Q61.2 Polyzystische Niere, autosomal-dominant

Polyzystische Niere, Erwachsenentyp

Q61.3 Polyzystische Niere, nicht näher bezeichnet

Q61.4 Nierendysplasie

Multizystisch:
- Nieren (entwicklungsbedingt)
- Nierendysplasie
- Nierenkrankheit
- Renale Dysplasie

Exkl.: Polyzystische Nierenkrankheit (Q61.1–Q61.3)

Q61.5 Medulläre Zystenniere

Schwammniere o.n.A.

Q61.8 Sonstige zystische Nierenkrankheiten

Fibrozystisch:
- Niere
- Nierendegeneration oder -krankheit

Q61.9 Zystische Nierenkrankheit, nicht näher bezeichnet

Meckel-Gruber-Syndrom

Q62.– Angeborene obstruktive Defekte des Nierenbeckens und angeborene Fehlbildungen des Ureters

Q62.0 Angeborene Hydronephrose

Q62.1 Atresie und (angeborene) Stenose des Ureters

Angeborener Verschluss:
- Ureter
- Uretermündung
- ureteropelviner Übergang

Undurchgängigkeit des Ureters

Q62.2 Angeborener Megaureter

Angeborene Dilatation des Ureters

Q62.3 Sonstige (angeborene) obstruktive Defekte des Nierenbeckens und des Ureters

Angeborene Ureterozele

Q62.4 Agenesie des Ureters

Fehlen des Ureters

Q62.5 Duplikatur des Ureters

Ureter:
- akzessorisch
- doppelt

Q62.6 Lageanomalie des Ureters

Deviation Ektopie Implantation, anomal Verlagerung	Ureter oder Uretermündung

Q62.7 Angeborener vesiko-uretero-renaler Reflux

Q62.8 Sonstige angeborene Fehlbildungen des Ureters

Anomalie des Ureters o.n.A.

Q63.– Sonstige angeborene Fehlbildungen der Niere

Exkl.: Angeborenes nephrotisches Syndrom (N04.–)

Q63.0 Akzessorische Niere

Q63.1 Gelappte Niere, verschmolzene Niere und Hufeisenniere

Q63.2 Ektope Niere

Angeborene Nierenverlagerung
Malrotation der Niere

Q63.3 Hyperplastische Niere und Riesenniere

Q63.8 Sonstige näher bezeichnete angeborene Fehlbildungen der Niere

Angeborene Nierensteine

Q63.9 Angeborene Fehlbildung der Niere, nicht näher bezeichnet

Q64.– Sonstige angeborene Fehlbildungen des Harnsystems

Q64.0 Epispadie

Exkl.: Hypospadie (Q54.–)

Q64.1 Ekstrophie der Harnblase

Ektopie der Harnblase
Extroversion der Harnblase

Q64.2 Angeborene Urethralklappen im hinteren Teil der Harnröhre

Q64.3 Sonstige Atresie und (angeborene) Stenose der Urethra und des Harnblasenhalses

Angeboren:
- Harnblasenhalsobstruktion
- Striktur:
  - – Meatus urethrae
  - – Urethra
  - – Vesikourethrale Öffnung

Undurchgängigkeit der Urethra

Q64.4 Fehlbildung des Urachus

Prolaps des Urachus
Urachusfistel
Urachuszyste

Q64.5 Angeborenes Fehlen der Harnblase und der Urethra

Q64.6 Angeborenes Divertikel der Harnblase

Q64.7 Sonstige angeborene Fehlbildungen der Harnblase und der Urethra

Akzessorisch:
- Harnblase
- Urethra

Angeboren:
- Fehlbildung der Harnblase oder der Urethra o.n.A.
- Hernie der Harnblase
- Prolaps:
  - – Harnblase (Schleimhaut)
  - – Meatus
  - – Urethra
- urethrorektale Fistel

Duplikatur:
- Meatus
- Urethra

Q64.8 Sonstige näher bezeichnete angeborene Fehlbildungen des Harnsystems

Q64.9 Angeborene Fehlbildung des Harnsystems, nicht näher bezeichnet

Angeboren:
- Anomalie
- Deformität

} Harnsystem o.n.A.

Angeborene Fehlbildungen und Deformitäten des Muskel-Skelett-Systems (Q65–Q79)

Q65.– Angeborene Deformitäten der Hüfte

Exkl.: Schnappende Hüfte (R29.4)

Q65.0 Angeborene Luxation des Hüftgelenkes, einseitig

Q65.1 Angeborene Luxation des Hüftgelenkes, beidseitig

Q65.2 Angeborene Luxation des Hüftgelenkes, nicht näher bezeichnet

Q65.3 Angeborene Subluxation des Hüftgelenkes, einseitig

Q65.4 Angeborene Subluxation des Hüftgelenkes, beidseitig

Q65.5 Angeborene Subluxation des Hüftgelenkes, nicht näher bezeichnet

Q65.6 Instabiles Hüftgelenk (angeboren)

Luxierbare Hüfte
Subluxierbare Hüfte

Q65.8 Sonstige angeborene Deformitäten der Hüfte

Angeborene Azetabulumdysplasie

Coxa:
- valga
- vara

} congenita

Vermehrte Antetorsion des Schenkelhalses

Q65.9 Angeborene Deformität der Hüfte, nicht näher bezeichnet

Q66.– Angeborene Deformitäten der Füße

Exkl.: Reduktionsdefekte der Füße (Q72.–)
Valgusdeformitäten (erworben) (M21.0-)
Varusdeformitäten (erworben) (M21.1-)

Q66.0 Pes equinovarus congenitus

Klumpfuß o.n.A.

Q66.1 Pes calcaneovarus congenitus

Q66.2 Pes adductus (congenitus)

Q66.3 Sonstige angeborene Varusdeformitäten der Füße

Hallux varus congenitus

Q66.4 Pes calcaneovalgus congenitus

Q66.5 Pes planus congenitus

Plattfuß:
- angeboren
- kontrakt
- spastisch (evertiert)

Q66.6 Sonstige angeborene Valgusdeformitäten der Füße

Metatarsus valgus

Q66.7 Pes cavus

Q66.8 Sonstige angeborene Deformitäten der Füße

Hammerzehe, angeboren

Talipes:
- asymmetrisch
- o.n.A.

Talus verticalis
Verschmelzung tarsaler Knochenkerne [tarsal coalition]

Q66.9 Angeborene Deformität der Füße, nicht näher bezeichnet

Q67.– Angeborene Muskel-Skelett-Deformitäten des Kopfes, des Gesichtes, der Wirbelsäule und des Thorax

Exkl.: Angeborene Fehlbildungssyndrome, die unter Q87.– klassifiziert sind
Potter-Syndrom (Q60.6)

Q67.0 Gesichtsasymmetrie

Q67.1 Flach gedrücktes Gesicht [Compression facies]

Q67.2 Dolichozephalie

Q67.3 Plagiozephalie

Q67.4 Sonstige angeborene Deformitäten des Schädels, des Gesichtes und des Kiefers

Deviation des Nasenseptums, angeboren
Eindellungen des Schädels
Hemiatrophie oder -hypertrophie des Gesichtes
Platt- oder Hakennase, angeboren

Exkl.: Dentofaziale Anomalien [einschließlich fehlerhafter Okklusion] (K07.–)
Syphilitische Sattelnase (A50.5)

Q67.5 Angeborene Deformitäten der Wirbelsäule

Angeborene Skoliose:
- lagebedingt
- o.n.A.

Exkl.: Idiopathische Skoliose beim Kind (M41.0-)
Skoliose durch angeborene Knochenfehlbildung (Q76.3)

Q67.6 Pectus excavatum

Angeborene Trichterbrust

Q67.7 Pectus carinatum

Angeborene Kielbrust

Q67.8 Sonstige angeborene Deformitäten des Thorax

Angeborene Deformität der Thoraxwand o.n.A.

Q68.– Sonstige angeborene Muskel-Skelett-Deformitäten

Exkl.: Reduktionsdefekte der Extremität(en) (Q71–Q73)

Q68.0 Angeborene Deformitäten des M. sternocleidomastoideus

Kontraktur des M. sternocleidomastoideus
Kopfnickerhämatom (angeboren)
Torticollis congenitus (muscularis)

Q68.1 Angeborene Deformität der Hand

Angeborene Klumpfinger
Löffelhand (angeboren)

Q68.2 Angeborene Deformität des Knies

Angeboren:
- Genu recurvatum
- Kniegelenkluxation

Q68.3 Angeborene Verbiegung des Femurs

Exkl.: Vermehrte Antetorsion des Schenkelhalses (Q65.8)

Q68.4 Angeborene Verbiegung der Tibia und der Fibula

Q68.5 Angeborene Verbiegung der langen Beinknochen, nicht näher bezeichnet

Q68.8 Sonstige näher bezeichnete angeborene Muskel-Skelett-Deformitäten

Angeboren:
- Deformität:
  - Ellenbogen
  - Klavikula

  - Skapula
  - Unterarm
- Luxation:
  - Ellenbogen
  - Schulter

Q69.– Polydaktylie

Q69.0 **Akzessorische(r) Finger**

Q69.1 **Akzessorische(r) Daumen**

Q69.2 **Akzessorische Zehe(n)**

Akzessorische Großzehe

Q69.9 **Polydaktylie, nicht näher bezeichnet**

Überzählige(r) Finger oder Zehe(n) o.n.A.

Q70.– Syndaktylie

Q70.0 **Miteinander verwachsene Finger**

Knöcherne Syndaktylie von Fingern

Q70.1 **Schwimmhautbildung an den Fingern**

Häutige Syndaktylie von Fingern

Q70.2 **Miteinander verwachsene Zehen**

Knöcherne Syndaktylie von Zehen

Q70.3 **Schwimmhautbildung an den Zehen**

Häutige Syndaktylie von Zehen

Q70.4 **Polysyndaktylie**

Q70.9 **Syndaktylie, nicht näher bezeichnet**

Symphalangie o.n.A.

Q71.– Reduktionsdefekte der oberen Extremität

Q71.0 **Angeborenes vollständiges Fehlen der oberen Extremität(en)**

Q71.1 **Angeborenes Fehlen des Ober- und Unterarmes bei vorhandener Hand**

Q71.2 **Angeborenes Fehlen sowohl des Unterarmes als auch der Hand**

Q71.3 **Angeborenes Fehlen der Hand oder eines oder mehrerer Finger**

Q71.4 **Longitudinaler Reduktionsdefekt des Radius**

Klumphand (angeboren)
Radiale Klumphand

Q71.5 **Longitudinaler Reduktionsdefekt der Ulna**

Q71.6 **Spalthand**

Q71.8 **Sonstige Reduktionsdefekte der oberen Extremität(en)**

Angeborene Verkürzung der oberen Extremität(en)

Q71.9 **Reduktionsdefekt der oberen Extremität, nicht näher bezeichnet**

Q72.– Reduktionsdefekte der unteren Extremität

Q72.0 **Angeborenes vollständiges Fehlen der unteren Extremität(en)**

Q72.1 **Angeborenes Fehlen des Ober- und Unterschenkels bei vorhandenem Fuß**

Q72.2 **Angeborenes Fehlen sowohl des Unterschenkels als auch des Fußes**

Q72.3 **Angeborenes Fehlen des Fußes oder einer oder mehrerer Zehen**

Q72.4 **Longitudinaler Reduktionsdefekt des Femurs**

Femur-Fibula-Ulna-Komplex [proximal femoral focal deficiency]

Q72.5 **Longitudinaler Reduktionsdefekt der Tibia**

Q72.6 **Longitudinaler Reduktionsdefekt der Fibula**

Q

Q72.7 Spaltfuß

Q72.8 Sonstige Reduktionsdefekte der unteren Extremität(en)

Angeborene Verkürzung der unteren Extremität(en)

Q72.9 Reduktionsdefekt der unteren Extremität, nicht näher bezeichnet

Q73.– Reduktionsdefekte nicht näher bezeichneter Extremität(en)

Q73.0 Angeborenes Fehlen nicht näher bezeichneter Extremität(en)

Amelie o.n.A.

Q73.1 Phokomelie nicht näher bezeichneter Extremität(en)

Phokomelie o.n.A.

Q73.8 Sonstige Reduktionsdefekte nicht näher bezeichneter Extremität(en)

Longitudinale Reduktionsdeformität nicht näher bezeichneter Extremität(en)

Ektromelie o.n.A. Hemimelie o.n.A. Reduktionsdefekt	Extremität(en) o.n.A.

Q74.– Sonstige angeborene Fehlbildungen der Extremität(en)

Exkl.: Polydaktylie (Q69.–)
Reduktionsdefekt einer Extremität (Q71–Q73)
Syndaktylie (Q70.–)

Q74.0 Sonstige angeborene Fehlbildungen der oberen Extremität(en) und des Schultergürtels

Akzessorische Handwurzelknochen
Angeborene Pseudoarthrose der Klavikula
Dysostosis cleidocranialis
Madelung-Deformität
Makrodaktylie (Finger)
Sprengel-Deformität
Synostosis radioulnaris
Triphalangie des Daumens

Q74.1 Angeborene Fehlbildung des Knies

Angeboren:
- Fehlen der Patella
- Genu:
  - valgum
  - varum
- Luxation der Patella

Rudimentäre Patella

Exkl.: Angeboren:
- Genu recurvatum (Q68.2)
- Kniegelenkluxation (Q68.2)
- Nagel-Patella-Syndrom (Q87.2)

Q74.2 Sonstige angeborene Fehlbildungen der unteren Extremität(en) und des Beckengürtels

Angeboren:
- Fehlbildung:
  - Knöchel (Sprunggelenk)
  - Iliosakralgelenk
- Verschmelzung des Iliosakralgelenkes

Exkl.: Vermehrte Antetorsion des Schenkelhalses (Q65.8)

Q74.3 Arthrogryposis multiplex congenita

Q74.8 Sonstige näher bezeichnete angeborene Fehlbildungen der Extremität(en)

Q74.9 Nicht näher bezeichnete angeborene Fehlbildung der Extremität(en)

Angeborene Anomalie der Extremität(en) o.n.A.

Q75.– Sonstige angeborene Fehlbildungen der Schädel- und Gesichtsschädelknochen

Exkl.: Angeborene Fehlbildung des Gesichtes o.n.A. (Q18.–)
Angeborene Fehlbildungssyndrome, die unter Q87.– klassifiziert sind
Dentofaziale Anomalien [einschließlich fehlerhafter Okklusion] (K07.–)
Muskel-Skelett-Deformitäten des Kopfes und des Gesichtes (Q67.0–Q67.4)
Schädeldefekte in Verbindung mit angeborenen Gehirnanomalien, wie z.B.:
- Anenzephalie (Q00.0)
- Enzephalozele (Q01.–)
- Hydrozephalus (Q03.–)
- Mikrozephalie (Q02)

Q75.0 Kraniosynostose

Akrozephalie
Oxyzephalie
Trigonozephalie
Unvollständige Verschmelzung von Schädelknochen

Q75.1 Dysostosis craniofacialis

Crouzon-Syndrom

Q75.2 Hypertelorismus

Q75.3 Makrozephalie

Q75.4 Dysostosis mandibulofacialis

Franceschetti-I-Syndrom [(Treacher-)Collins-Syndrom]

Q75.5 Okulo-mandibulo-faziales Syndrom

Q75.8 Sonstige näher bezeichnete angeborene Fehlbildungen der Schädel- und Gesichtsschädelknochen

Angeborene Stirndeformität
Fehlen von Schädelknochen, angeboren
Platybasie

Q75.9 Angeborene Fehlbildung der Schädel- und Gesichtsschädelknochen, nicht näher bezeichnet

Angeborene Anomalie:
- Gesichtsschädelknochen o.n.A.
- Schädel o.n.A.

Q76.– Angeborene Fehlbildungen der Wirbelsäule und des knöchernen Thorax

Exkl.: Angeborene Muskel-Skelett-Deformitäten der Wirbelsäule und des Thorax (Q67.5–Q67.8)

Q76.0 Spina bifida occulta

Exkl.: Meningozele (spinal) (Q05.–)
Spina bifida (aperta) (cystica) (Q05.–)

Q76.1 Klippel-Feil-Syndrom

Verschmelzung von Halswirbelkörpern

Q76.2- Angeborene Spondylolisthesis und Spondylolyse

Exkl.: Spondylolisthesis (erworben) (M43.1-)
Spondylolyse (erworben) (M43.0-)

Q76.21 Angeborene Spondylolisthesis

Q76.22 Angeborene Spondylolyse

Q76.3 Angeborene Skoliose durch angeborene Knochenfehlbildung

Halbwirbelverschmelzung oder Segmentationsfehler mit Skoliose

Q76.4 Sonstige angeborene Fehlbildungen der Wirbelsäule ohne Skoliose

Angeboren:
- Fehlbildung, lumbosakral (Gelenk) (Region)
- Fehlen von Wirbeln
- Kyphose
- Lordose
- Wirbelsäulenfusion

Fehlbildung der Wirbelsäule
Halbwirbel
Platyspondylie
Überzähliger Wirbel

} nicht näher bezeichnet oder ohne Skoliose

Q76.5 Halsrippe

Überzählige Rippe in der Halsregion

Q76.6 Sonstige angeborene Fehlbildungen der Rippen

Akzessorische Rippe
Angeboren:
- Fehlen einer Rippe
- Rippenfehlbildung o.n.A.
- Verschmelzung von Rippen

Exkl.: Kurzripp-Polydaktylie-Syndrome (Q77.2)

Q76.7 Angeborene Fehlbildung des Sternums

Angeborenes Fehlen des Sternums
Sternumspalte

Q76.8 Sonstige angeborene Fehlbildungen des knöchernen Thorax

Q76.9 Angeborene Fehlbildung des knöchernen Thorax, nicht näher bezeichnet

Q77.– Osteochondrodysplasie mit Wachstumsstörungen der Röhrenknochen und der Wirbelsäule

Exkl.: Mukopolysaccharidose (E76.0–E76.3)

Q77.0 Achondrogenesie

Hypochondrogenesie

Q77.1 Thanatophore Dysplasie

Q77.2 Kurzripp-Polydaktylie-Syndrome

Asphyxierende Thoraxdysplasie [Jeune]

Q77.3 Chondrodysplasia-punctata-Syndrome

Q77.4 Achondroplasie

Hypochondroplasie

Q77.5 Diastrophische Dysplasie

Q77.6 Chondroektodermale Dysplasie

Ellis-van-Creveld-Syndrom

Q77.7 Dysplasia spondyloepiphysaria

Q77.8 Sonstige Osteochondrodysplasien mit Wachstumsstörungen der Röhrenknochen und der Wirbelsäule

Q77.9 Osteochondrodysplasie mit Wachstumsstörungen der Röhrenknochen und der Wirbelsäule, nicht näher bezeichnet

Q78.– Sonstige Osteochondrodysplasien

Q78.0 Osteogenesis imperfecta

Fragilitas ossium
Osteopsathyrosis

Q78.1 Polyostotische fibröse Dysplasie [Jaffé-Lichtenstein-Syndrom]

McCune-Albright-Syndrom

Q78.2 **Marmorknochenkrankheit**

Albers-Schönberg-Syndrom

Q78.3 **Progrediente diaphysäre Dysplasie**

Camurati-Engelmann-Syndrom

Q78.4 **Enchondromatose**

Maffucci-Syndrom
Ollier-Krankheit

Q78.5 **Metaphysäre Dysplasie**

Pyle-Syndrom

Q78.6 **Angeborene multiple Exostosen**

Multiple kartilaginäre Exostosen

Q78.8 **Sonstige näher bezeichnete Osteochondrodysplasien**

Osteopoikilie

Q78.9 **Osteochondrodysplasie, nicht näher bezeichnet**

Chondrodystrophie o.n.A.
Osteodystrophie o.n.A.

Q79.– Angeborene Fehlbildungen des Muskel-Skelett-Systems, anderenorts nicht klassifiziert

Exkl.: Torticollis congenitus (muscularis) (Q68.0)

Q79.0 **Angeborene Zwerchfellhernie**

Exkl.: Angeborene Hiatushernie (Q40.1)

Q79.1 **Sonstige angeborene Fehlbildungen des Zwerchfells**

Angeborene Fehlbildung des Zwerchfells o.n.A.
Eventratio diaphragmatica
Fehlen des Zwerchfells

Q79.2 **Exomphalus**

Omphalozele

Exkl.: Hernia umbilicalis (K42.–)

Q79.3 **Gastroschisis**

Q79.4 **Bauchdeckenaplasie-Syndrom**

Q79.5 **Sonstige angeborene Fehlbildungen der Bauchdecke**

Exkl.: Hernia umbilicalis (K42.–)

Q79.6 **Ehlers-Danlos-Syndrom**

Q79.8 **Sonstige angeborene Fehlbildungen des Muskel-Skelett-Systems**

Akzessorischer Muskel
Amniotische Schnürfurchen
Angeborene Sehnenverkürzung
Fehlen:
- Muskel
- Sehne

Myatrophia congenita
Poland-Syndrom

Q79.9 **Angeborene Fehlbildung des Muskel-Skelett-Systems, nicht näher bezeichnet**

Angeboren:
- Anomalie o.n.A. | Muskel-Skelett-System o.n.A.
- Deformität o.n.A. |

Sonstige angeborene Fehlbildungen (Q80–Q89)

Q80.– Ichthyosis congenita

Exkl.: Refsum-Krankheit (G60.1)

Q80.0 **Ichthyosis vulgaris**

Q80.1 **X-chromosomal-rezessive Ichthyosis**

Q80.2 **Lamelläre Ichthyosis**

Kollodium-Baby

Q80.3 **Bullöse kongenitale ichthyosiforme Erythrodermie**

Q80.4 **Ichthyosis congenita gravis [Harlekinfetus]**

Q80.8 **Sonstige Ichthyosis congenita**

Q80.9 **Ichthyosis congenita, nicht näher bezeichnet**

Q81.– Epidermolysis bullosa

Q81.0 **Epidermolysis bullosa simplex**

Exkl.: Cockayne-Syndrom (Q87.1)

Q81.1 **Epidermolysis bullosa atrophicans gravis**

Herlitz-Syndrom

Q81.2 **Epidermolysis bullosa dystrophica**

Q81.8 **Sonstige Epidermolysis bullosa**

Q81.9 **Epidermolysis bullosa, nicht näher bezeichnet**

Q82.– Sonstige angeborene Fehlbildungen der Haut

Exkl.: Acrodermatitis enteropathica (E83.2)
Angeborene erythropoetische Porphyrie (E80.0)
Pilonidalzyste oder Pilonidalsinus (L05.–)
Sturge-Weber- (Dimitri-) Syndrom (Q85.8)

Q82.0- **Hereditäres Lymphödem**

Benutze zusätzliche Schlüsselnummern, um das Vorliegen einer kutanen Lymphfistel, einer subkutanen Lymphozele, einer dermalen Lymphzyste, eines chylösen Refluxes (I89.8 oder eines lymphogenen Ulkus , L97, L98.4) zu kodieren.

Ein gleichzeitig vorhandenes Lipödem ist gesondert zu kodieren (E88.2-).

Exkl.: Erworbenes Lymphödem (I89.0-)
Lymphödem nach (partieller) Mastektomie (I97.2-)
Lymphödem nach medizinischen Maßnahmen anderenorts nicht klassifiziert (I97.8-)

Q82.00 Hereditäres Lymphödem der oberen und unteren Extremität(en), Stadium I

Q82.01 Hereditäres Lymphödem der oberen und unteren Extremität(en), Stadium II

Q82.02 Hereditäres Lymphödem der oberen und unteren Extremität(en), Stadium III

Q82.03 Hereditäres Lymphödem, sonstige Lokalisation, Stadium I

Kopf, Hals, Thoraxwand, Genitalbereich

Q82.04 Hereditäres Lymphödem, sonstige Lokalisation, Stadium II

Kopf, Hals, Thoraxwand, Genitalbereich

Q82.05 Hereditäres Lymphödem, sonstige Lokalisation, Stadium III

Kopf, Hals, Thoraxwand, Genitalbereich

Q82.08 Sonstiges hereditäres Lymphödem

Q82.09 Hereditäres Lymphödem, nicht näher bezeichnet

Q82.1 **Xeroderma pigmentosum**

Q82.2 **Mastozytose (angeboren)**

Urticaria pigmentosa

Exkl.: Bösartige Mastozytose (C96.2)

Q82.3 **Incontinentia pigmenti**

Q82.4 **Ektodermale Dysplasie (anhidrotisch)**

Exkl.: Ellis-van-Creveld-Syndrom (Q77.6)

Q82.5 **Angeborener nichtneoplastischer Nävus**

Feuermal
Muttermal o.n.A.
Naevus:
- flammeus
- vasculosus o.n.A.
- verrucosus

Portweinfleck

Exkl.: Café-au-lait-Flecken (L81.3)
Lentigo (L81.4)
Naevus:
- araneus (I78.1)
- pigmentosus (D22.–)
- stellatus (I78.1)

Nävus:
- Melanozyten- (D22.–)
- o.n.A. (D22.–)

Spinnennävus [Spider-Nävus] (I78.1)

Q82.8 **Sonstige näher bezeichnete angeborene Fehlbildungen der Haut**

Abnorme Handfurchen
Cutis laxa (hyperelastica)
Dyskeratosis follicularis vegetans [Darier]
Familiärer benigner chronischer Pemphigus [Gougerot-Hailey-Hailey-Syndrom]
Hautleistenanomalien
Hereditäre Palmoplantarkeratose
Zusätzliche Hautanhängsel

Exkl.: Ehlers-Danlos-Syndrom (Q79.6)

Q82.9 **Angeborene Fehlbildung der Haut, nicht näher bezeichnet**

Q83.– Angeborene Fehlbildungen der Mamma [Brustdrüse]

Exkl.: Fehlen des M. pectoralis (Q79.8)

Q83.0 **Angeborenes Fehlen der Mamma verbunden mit fehlender Brustwarze**

Q83.1 **Akzessorische Mamma**

Überzählige Mamma

Q83.2 **Fehlen der Brustwarze (angeboren)**

Q83.3 **Akzessorische Brustwarze**

Überzählige Brustwarze

Q83.8- **Sonstige angeborene Fehlbildungen der Mamma**

Q83.80 Tubuläre Brust

Q83.88 Sonstige angeborene Fehlbildungen der Mamma

Hypoplasie der Mamma

Q83.9 **Angeborene Fehlbildung der Mamma, nicht näher bezeichnet**

Q84.– Sonstige angeborene Fehlbildungen des Integumentes

Q84.0 **Angeborene Alopezie**

Angeborene Atrichie

Q84.1 **Angeborene morphologische Störungen der Haare, anderenorts nicht klassifiziert**

Monilethrix
Pili anulati
Spindelhaare

Exkl.: Menkes-Syndrom [Kinky-hair-Syndrom] (E83.0)

Q84.2 Sonstige angeborene Fehlbildungen der Haare

Angeboren:
- Fehlbildung der Haare o.n.A.
- Hypertrichose

Persistierende Lanugobehaarung

Q84.3 Anonychie

Exkl.: Nagel-Patella-Syndrom (Q87.2)

Q84.4 Angeborene Leukonychie

Q84.5 Vergrößerte und hypertrophierte Nägel (angeboren)

Angeborene Onychauxis
Pachyonychie

Q84.6 Sonstige angeborene Fehlbildungen der Nägel

Angeboren:
- Fehlbildung des Nagels o.n.A.
- Klumpnägel
- Koilonychie

Q84.8 Sonstige näher bezeichnete angeborene Fehlbildungen des Integumentes

Aplasia cutis congenita

Q84.9 Angeborene Fehlbildung des Integumentes, nicht näher bezeichnet

Angeboren:
- Anomalie o.n.A. | Integument o.n.A.
- Deformität o.n.A. | Integument o.n.A.

Q85.– Phakomatosen, anderenorts nicht klassifiziert

Exkl.: Ataxia teleangiectatica [Louis-Bar-Syndrom] (G11.3)
Familiäre Dysautonomie [Riley-Day-Syndrom] (G90.1)

Q85.0 Neurofibromatose (nicht bösartig)

von-Recklinghausen-Krankheit

Q85.1 Tuberöse (Hirn-) Sklerose

Bourneville-(Pringle-)Syndrom
Epiloia

Q85.8 Sonstige Phakomatosen, anderenorts nicht klassifiziert

Syndrom:
- von-Hippel-Lindau-
- Peutz-Jeghers-
- Sturge-Weber-(Dimitri-)

Exkl.: Meckel-Gruber-Syndrom (Q61.9)

Q85.9 Phakomatose, nicht näher bezeichnet

Hamartose o.n.A.

Q86.– Angeborene Fehlbildungssyndrome durch bekannte äußere Ursachen, anderenorts nicht klassifiziert

Exkl.: Jodmangelbedingte Hypothyreose (E00–E02)
Nichtteratogene Wirkungen von Substanzen, die transplazentar oder mit der Muttermilch übertragen werden (P04.–)

Q86.0 Alkohol-Embryopathie (mit Dysmorphien)

Q86.1 Antiepileptika-Embryopathie

Embryofetales Hydantoin-Syndrom

Q86.2 Warfarin-Embryopathie

Embryopathie durch Cumarine

Q86.8- **Sonstige angeborene Fehlbildungssyndrome durch bekannte äußere Ursachen**

Q86.80 Thalidomid-Embryopathie

Q86.88 Sonstige angeborene Fehlbildungssyndrome durch bekannte äußere Ursachen

Q87.– Sonstige näher bezeichnete angeborene Fehlbildungssyndrome mit Beteiligung mehrerer Systeme

Q87.0 **Angeborene Fehlbildungssyndrome mit vorwiegender Beteiligung des Gesichtes**

Akrozephalopolysyndaktylie-Syndrome
Akrozephalosyndaktylie-Syndrome [Apert]
Freeman-Sheldon-Syndrom [Whistling-face-Syndrom]
Goldenhar-Syndrom
Kryptophthalmus-Syndrom
Moebius-Syndrom
Orofaziodigitale Syndrome
Robin-Syndrom
Zyklopie

Q87.1 **Angeborene Fehlbildungssyndrome, die vorwiegend mit Kleinwuchs einhergehen**

Aarskog-Syndrom
Cockayne-Syndrom
(Cornelia-de-)Lange-I-Syndrom
Dubowitz-Syndrom
Noonan-Syndrom
Prader-Willi-Syndrom
Robinow-(Silverman-Smith-)Syndrom
Seckel-Syndrom
Silver-Russell-Syndrom
Smith-Lemli-Opitz-Syndrom

Exkl.: Ellis-van-Creveld-Syndrom (Q77.6)

Q87.2 **Angeborene Fehlbildungssyndrome mit vorwiegender Beteiligung der Extremitäten**

Holt-Oram-Syndrom
Klippel-Trénaunay-(Weber-)Syndrom
Nagel-Patella-Syndrom
Rubinstein-Taybi-Syndrom
Sirenomelie
TAR-Syndrom [Radiusaplasie-Thrombozytopenie-Syndrom]
VATER-Syndrom

Q87.3 **Angeborene Fehlbildungssyndrome mit vermehrtem Gewebewachstum im frühen Kindesalter**

Sotos-Syndrom
Weaver-Syndrom
Wiedemann-Beckwith-Syndrom

Q87.4 **Marfan-Syndrom**

Q87.5 **Sonstige angeborene Fehlbildungssyndrome mit sonstigen Skelettveränderungen**

Q87.8 **Sonstige näher bezeichnete angeborene Fehlbildungssyndrome, anderenorts nicht klassifiziert**

Alport-Syndrom
Laurence-Moon-Biedl-Bardet-Syndrom
Zellweger-Syndrom

Q89.– Sonstige angeborene Fehlbildungen, anderenorts nicht klassifiziert

Q89.0- **Angeborene Fehlbildungen der Milz**

Exkl.: Vorhofisomerismus (mit Asplenie oder Polysplenie) (Q20.6)

Q89.00 Angeborene Splenomegalie

Q89.01 Asplenie (angeboren)

Q89.08 Sonstige angeborene Fehlbildungen der Milz

Q89.1 Angeborene Fehlbildungen der Nebenniere

Exkl.: Angeborene Nebennierenrindenhyperplasie (E25.0-)

Q89.2 Angeborene Fehlbildungen sonstiger endokriner Drüsen

Angeborene Fehlbildung der Nebenschilddrüse oder Schilddrüse
Persistenz des Ductus thyreoglossus
Thyreoglossuszyste

Q89.3 Situs inversus

Dextrokardie mit Situs inversus
Situs inversus sive transversus:
- abdominalis
- thoracalis

Spiegelbildliche Anordnung der Vorhöfe mit Situs inversus
Transpositio viscerum:
- abdominalis
- thoracalis

Exkl.: Dextrokardie o.n.A. (Q24.0)
Lävokardie (Q24.1)

Q89.4 Siamesische Zwillinge

Dizephalus
Doppelfehlbildung
Kraniopagus
Pygopagus
Thorakopagus

Q89.7 Multiple angeborene Fehlbildungen, anderenorts nicht klassifiziert

Multipel, angeboren:
- Anomalien o.n.A.
- Deformitäten o.n.A.

Exkl.: Angeborene Fehlbildungssyndrome mit Beteiligung mehrerer Systeme (Q87.–)

Q89.8 Sonstige näher bezeichnete angeborene Fehlbildungen

Q89.9 Angeborene Fehlbildung, nicht näher bezeichnet

Angeboren:
- Anomalie o.n.A.
- Deformität o.n.A.

Chromosomenanomalien, anderenorts nicht klassifiziert (Q90–Q99)

Q90.– Down-Syndrom

Q90.0 Trisomie 21, meiotische Non-disjunction

Q90.1 Trisomie 21, Mosaik (mitotische Non-disjunction)

Q90.2 Trisomie 21, Translokation

Q90.9 Down-Syndrom, nicht näher bezeichnet

Trisomie 21 o.n.A.

Q91.– Edwards-Syndrom und Patau-Syndrom

Q91.0 Trisomie 18, meiotische Non-disjunction

Q91.1 Trisomie 18, Mosaik (mitotische Non-disjunction)

Q91.2 Trisomie 18, Translokation

Q91.3 Edwards-Syndrom, nicht näher bezeichnet

Q91.4 Trisomie 13, meiotische Non-disjunction

Q91.5 Trisomie 13, Mosaik (mitotische Non-disjunction)

Q91.6 Trisomie 13, Translokation

Q91.7 Patau-Syndrom, nicht näher bezeichnet

Q92.– Sonstige Trisomien und partielle Trisomien der Autosomen, anderenorts nicht klassifiziert

Inkl.: Unbalancierte Translokationen und Insertionen

Exkl.: Trisomie der Chromosomen 13, 18, 21 (Q90–Q91)

Q92.0 Vollständige Trisomie, meiotische Non-disjunction

Q92.1 Vollständige Trisomie, Mosaik (mitotische Non-disjunction)

Q92.2 Partielle Trisomie, Majorform

Ein ganzer Arm oder mehr verdoppelt

Q92.3 Partielle Trisomie, Minorform

Weniger als ein ganzer Arm verdoppelt

Q92.4 Chromosomenduplikationen, die nur in der Prometaphase sichtbar werden

Q92.5 Chromosomenduplikationen mit sonstigen komplexen Rearrangements

Q92.6 Überzählige Marker-Chromosomen

Q92.7 Triploidie und Polyploidie

Q92.8 Sonstige näher bezeichnete Trisomien und partielle Trisomien der Autosomen

Q92.9 Trisomie und partielle Trisomie der Autosomen, nicht näher bezeichnet

Q93.– Monosomien und Deletionen der Autosomen, anderenorts nicht klassifiziert

Q93.0 Vollständige Monosomie, meiotische Non-disjunction

Q93.1 Vollständige Monosomie, Mosaik (mitotische Non-disjunction)

Q93.2 Ringchromosomen und dizentrische Chromosomen

Q93.3 Deletion des kurzen Armes des Chromosoms 4

Wolf-Hirschhorn-Syndrom

Q93.4 Deletion des kurzen Armes des Chromosoms 5

Q93.5 Sonstige Deletionen eines Chromosomenteils

Angelman-Syndrom

Q93.6 Deletionen, die nur in der Prometaphase sichtbar werden

Q93.7 Deletionen mit sonstigen komplexen Rearrangements

Q93.8 Sonstige Deletionen der Autosomen

Q93.9 Deletion der Autosomen, nicht näher bezeichnet

Q95.– Balancierte Chromosomen-Rearrangements und Struktur-Marker, anderenorts nicht klassifiziert

Inkl.: Robertsonsche und balancierte reziproke Translokationen und Insertionen

Q95.0 Balancierte Translokation und Insertion beim normalen Individuum

Q95.1 Chromosomen-Inversion beim normalen Individuum

Q95.2 Balanciertes Rearrangement der Autosomen beim abnormen Individuum

Q95.3 Balanciertes Rearrangement zwischen Gonosomen und Autosomen beim abnormen Individuum

Q95.4 Individuen mit Marker-Heterochromatin

Q95.5 Individuen mit autosomaler Bruchstelle

Q95.8 Sonstige balancierte Chromosomen-Rearrangements und Struktur-Marker

Q95.9 Balanciertes Chromosomen-Rearrangement und Struktur-Marker, nicht näher bezeichnet

Q96.– Turner-Syndrom

Exkl.: Noonan-Syndrom (Q87.1)

Q96.0 Karyotyp 45,X

Q96.1 Karyotyp 46,X iso (Xq)

Q

Q96.2 **Karyotyp 46,X mit Gonosomenanomalie, ausgenommen iso (Xq)**
Q96.3 **Mosaik, 45,X/46,XX oder 45,X/46,XY**
Q96.4 **Mosaik, 45,X/sonstige Zelllinie(n) mit Gonosomenanomalie**
Q96.8 **Sonstige Varianten des Turner-Syndroms**
Q96.9 **Turner-Syndrom, nicht näher bezeichnet**

Q97.– Sonstige Anomalien der Gonosomen bei weiblichem Phänotyp, anderenorts nicht klassifiziert

Exkl.: Turner-Syndrom (Q96.–)

Q97.0 **Karyotyp 47,XXX**
Q97.1 **Weiblicher Phänotyp mit mehr als drei X-Chromosomen**
Q97.2 **Mosaik, Zelllinien mit unterschiedlicher Anzahl von X-Chromosomen**
Q97.3 **Weiblicher Phänotyp mit Karyotyp 46,XY**
Q97.8 **Sonstige näher bezeichnete Anomalien der Gonosomen bei weiblichem Phänotyp**
Q97.9 **Anomalie der Gonosomen bei weiblichem Phänotyp, nicht näher bezeichnet**

Q98.– Sonstige Anomalien der Gonosomen bei männlichem Phänotyp, anderenorts nicht klassifiziert

Q98.0 **Klinefelter-Syndrom, Karyotyp 47,XXY**
Q98.1 **Klinefelter-Syndrom, männlicher Phänotyp mit mehr als zwei X-Chromosomen**
Q98.2 **Klinefelter-Syndrom, männlicher Phänotyp mit Karyotyp 46,XX**
Q98.3 **Sonstiger männlicher Phänotyp mit Karyotyp 46,XX**
Q98.4 **Klinefelter-Syndrom, nicht näher bezeichnet**
Q98.5 **Karyotyp 47,XYY**
Q98.6 **Männlicher Phänotyp mit Strukturanomalie der Gonosomen**
Q98.7 **Männlicher Phänotyp mit Gonosomen-Mosaik**
Q98.8 **Sonstige näher bezeichnete Anomalien der Gonosomen bei männlichem Phänotyp**
Q98.9 **Anomalie der Gonosomen bei männlichem Phänotyp, nicht näher bezeichnet**

Q99.– Sonstige Chromosomenanomalien, anderenorts nicht klassifiziert

Q99.0 **Chimäre 46,XX/46,XY**

Chimäre 46,XX/46,XY mit Hermaphroditismus verus

Q99.1 **Hermaphroditismus verus mit Karyotyp 46,XX**

Reine Gonadendysgenesie
46,XX mit Streak-Gonaden
46,XY mit Streak-Gonaden

Q99.2 **Fragiles X-Chromosom**

Syndrom des fragilen X-Chromosoms

Q99.8 **Sonstige näher bezeichnete Chromosomenanomalien**
Q99.9 **Chromosomenanomalie, nicht näher bezeichnet**

Kapitel XVIII

Symptome und abnorme klinische und Laborbefunde, die anderenorts nicht klassifiziert sind (R00–R99)

Dieses Kapitel umfasst (subjektive und objektive) Symptome, abnorme Ergebnisse von klinischen oder sonstigen Untersuchungen sowie ungenau bezeichnete Zustände, für die an anderer Stelle keine klassifizierbare Diagnose vorliegt.
Diejenigen Symptome, die mit ziemlicher Sicherheit auf eine bestimmte Diagnose hindeuten, sind unter den entsprechenden Kategorien in anderen Kapiteln der Klassifikation aufgeführt. Die Kategorien dieses Kapitels enthalten im Allgemeinen weniger genau bezeichnete Zustände und Symptome, die ohne die zur Feststellung einer endgültigen Diagnose notwendigen Untersuchungen des Patienten mit etwa gleicher Wahrscheinlichkeit auf zwei oder mehr Krankheiten oder auf zwei oder mehr Organsysteme hindeuten. Im Grunde genommen könnten alle Kategorien in diesem Kapitel mit dem Zusatz "ohne nähere Angabe", "unbekannter Ätiologie" oder "vorübergehend" versehen werden. Um festzustellen, welche Symptome in dieses Kapitel und welche in die anderen Kapitel einzuordnen sind, sollte das Alphabetische Verzeichnis benutzt werden. Die übrigen, mit .8 bezifferten Subkategorien, sind im Allgemeinen für sonstige relevante Symptome vorgesehen, die an keiner anderen Stelle der Klassifikation eingeordnet werden können.

Die unter den Kategorien R00–R99 klassifizierten Zustände und Symptome betreffen:

a) Patienten, bei denen keine genauere Diagnose gestellt werden kann, obwohl alle für den Krankheitsfall bedeutungsvollen Fakten untersucht worden sind;
b) zum Zeitpunkt der Erstkonsultation vorhandene Symptome, die sich als vorübergehend erwiesen haben und deren Ursachen nicht festgestellt werden konnten;
c) vorläufige Diagnosen bei einem Patienten, der zur weiteren Diagnostik oder Behandlung nicht erschienen ist;
d) Patienten, die vor Abschluss der Diagnostik an eine andere Stelle zur Untersuchung oder zur Behandlung überwiesen wurden;
e) Patienten, bei denen aus irgendeinem anderen Grunde keine genauere Diagnose gestellt wurde;
f) bestimmte Symptome, zu denen zwar ergänzende Information vorliegt, die jedoch eigenständige, wichtige Probleme für die medizinische Betreuung darstellen.

Exkl.: Abnorme Befunde bei der pränatalen Screeninguntersuchung der Mutter (O28.–)
Bestimmte Zustände, die ihren Ursprung in der Perinatalperiode haben (P00–P96)

Dieses Kapitel gliedert sich in folgende Gruppen:

R00–R09	Symptome, die das Kreislaufsystem und das Atmungssystem betreffen
R10–R19	Symptome, die das Verdauungssystem und das Abdomen betreffen
R20–R23	Symptome, die die Haut und das Unterhautgewebe betreffen
R25–R29	Symptome, die das Nervensystem und das Muskel-Skelett-System betreffen
R30–R39	Symptome, die das Harnsystem betreffen
R40–R46	Symptome, die das Erkennungs- und Wahrnehmungsvermögen, die Stimmung und das Verhalten betreffen
R47–R49	Symptome, die die Sprache und die Stimme betreffen
R50–R69	Allgemeinsymptome
R70–R79	Abnorme Blutuntersuchungsbefunde ohne Vorliegen einer Diagnose
R80–R82	Abnorme Urinuntersuchungsbefunde ohne Vorliegen einer Diagnose
R83–R89	Abnorme Befunde ohne Vorliegen einer Diagnose bei der Untersuchung anderer Körperflüssigkeiten, Substanzen und Gewebe
R90–R94	Abnorme Befunde ohne Vorliegen einer Diagnose bei bildgebender Diagnostik und Funktionsprüfungen
R95–R99	Ungenau bezeichnete und unbekannte Todesursachen

Dieses Kapitel enthält die folgenden Ausrufezeichenschlüsselnummern:

R65.–! *Systemisches inflammatorisches Response-Syndrom [SIRS]*

Symptome, die das Kreislaufsystem und das Atmungssystem betreffen (R00–R09)

R00.– Störungen des Herzschlages

Exkl.: Näher bezeichnete Arrhythmien (I47–I49)
Störungen, die ihren Ursprung in der Perinatalperiode haben (P29.1)

R00.0 Tachykardie, nicht näher bezeichnet

Beschleunigung des Herzschlages
Tachykardie:
- sinuaurikulär o.n.A.
- Sinus- o.n.A.

R00.1 Bradykardie, nicht näher bezeichnet

Verlangsamung des Herzschlages
Bradykardie:
- sinuatrial
- Sinus-
- vagal

Soll bei Arzneimittelinduktion die Substanz angegeben werden, ist eine zusätzliche Schlüsselnummer (Kapitel XX) zu benutzen.

R00.2 Palpitationen

Herzklopfen

R00.3 Pulslose elektrische Aktivität, anderenorts nicht klassifiziert

Exkl.: Herzstillstand (I46.–)

R00.8 Sonstige und nicht näher bezeichnete Störungen des Herzschlages

R01.– Herzgeräusche und andere Herz-Schallphänomene

Exkl.: Mit Ursprung in der Perinatalperiode (P29.8)

R01.0 Benigne und akzidentelle Herzgeräusche

Funktionelles Herzgeräusch

R01.1 Herzgeräusch, nicht näher bezeichnet

Herzgeräusch (systolisch) o.n.A.

R01.2 Sonstige Herz-Schallphänomene

Herzdämpfung, verbreitert oder verringert
Präkordiales Reiben

R02.– Gangrän, anderenorts nicht klassifiziert

Inkl.: Posttraumatische Nekrose der Haut und Unterhaut, anderenorts nicht klassifiziert

Exkl.: Dekubitalgeschwür (L89.–)
Gangrän an bestimmten Lokalisationen – siehe Alphabetisches Verzeichnis
Gangrän bei:
- Atherosklerose (I70.25)
- Diabetes mellitus (E10–E14, vierte Stelle .5)
- sonstigen peripheren Gefäßkrankheiten (I73.–)

Gasbrand (A48.0)
Nekrose der Haut und Unterhaut bei Atherosklerose (I70.24)
Pyoderma gangraenosum (L88)

R02.0- Nekrose der Haut und Unterhaut, anderenorts nicht klassifiziert

R02.00 Kopf und Hals

R02.01 Schulterregion, Oberarm und Ellenbogen

R02.02 Unterarm und Handgelenk

R02.03 Hand und Finger

R02.04 Rumpf

Bauchdecke
Brustwand
Rücken [jeder Teil, ausgenommen Gesäß]

R02.05 Beckenregion und Oberschenkel

Gesäß
Hüfte

R02.06 Unterschenkel und Knie

R02.07 Knöchelregion, Fuß und Zehen

R02.09 Lokalisation nicht näher bezeichnet

R02.8 Sonstige und nicht näher bezeichnete Gangrän, anderenorts nicht klassifiziert

R03.– Abnormer Blutdruckwert ohne Diagnose

R03.0 Erhöhter Blutdruckwert ohne Diagnose eines Bluthochdrucks

Hinw.: Diese Subkategorie dient zur Angabe einer kurzzeitigen Blutdruckerhöhung bei einem Patienten ohne ausdrückliche Hochdruckdiagnose oder zur Angabe eines isolierten Zufallsbefundes.

R03.1 Unspezifischer niedriger Blutdruckwert

Exkl.: Hypotonie (I95.–)
Hypotonie-Syndrom der Mutter (O26.5)
Neurogene orthostatische Hypotonie (G23.8)

R04.– Blutung aus den Atemwegen

R04.0 Epistaxis

Blutung aus der Nase
Nasenbluten

R04.1 Blutung aus dem Rachen

Exkl.: Hämoptoe (R04.2)

R04.2 Hämoptoe

Bluthusten
Blut im Sputum

R04.8 Blutung aus sonstigen Lokalisationen in den Atemwegen

Lungenblutung o.n.A.

Exkl.: Lungenblutung in der Perinatalperiode (P26.–)

R04.9 Blutung aus den Atemwegen, nicht näher bezeichnet

R05 Husten

Soll das Vorliegen eines chronisch idiopathischen und/oder chronisch refraktären Hustens angegeben werden, ist eine zusätzliche Schlüsselnummer (U69.6!) zu benutzen.

Exkl.: Bluthusten (R04.2)
Psychogener Husten (F45.33)

R06.– Störungen der Atmung

Exkl.: Atemnot beim Neugeborenen (P22.–)
Atemnotsyndrom des Erwachsenen (J80.–)
Atemstillstand (R09.2)
Respiratorische Insuffizienz (J96.–)
Respiratorische Insuffizienz beim Neugeborenen (P28.5)

R06.0 Dyspnoe

Kurzatmigkeit
Orthopnoe

Exkl.: Transitorische Tachypnoe beim Neugeborenen (P22.1)

R06.1 Stridor

Exkl.: Stridor congenitus (laryngis) (P28.8)
Laryngismus (stridulus) (J38.5)

R06.2 Ziehende Atmung

R06.3 Periodische Atmung

Cheyne-Stokes-Atmung

R06.4 Hyperventilation

Exkl.: Psychogene Hyperventilation (F45.33)

R06.5 Mundatmung

Schnarchen

Exkl.: Mundtrockenheit o.n.A. (R68.2)

R06.6 Singultus

Exkl.: Psychogener Singultus (F45.33)

R06.7 Niesen

R06.8- Sonstige und nicht näher bezeichnete Störungen der Atmung

Exkl.: Apnoe beim Neugeborenen (P28.4)
Schlafapnoe (G47.3-)
Schlafapnoe beim Neugeborenen (primär) (P28.3)

R06.80 Akutes lebensbedrohliches Ereignis im Säuglingsalter

Apparent life-threatening event [ALTE]
Near-missed SIDS [sudden infant death syndrome]

R06.88 Sonstige und nicht näher bezeichnete Störungen der Atmung

Apnoe o.n.A.
Erstickungsgefühl
Respiratorische Affektkrämpfe
Seufzen

R07.– Hals- und Brustschmerzen

Exkl.: Dysphagie (R13.–)
Myalgia epidemica (B33.0)
Nackenschmerzen (M54.2)
Rachenentzündung (akut) o.n.A. (J02.9)
Schmerzen in der Mamma (N64.4)

R07.0 Halsschmerzen

R07.1 Brustschmerzen bei der Atmung

Schmerzhafte Atmung

R07.2 Präkordiale Schmerzen

R07.3 Sonstige Brustschmerzen

Schmerzen in der vorderen Brustwand o.n.A.

R07.4 Brustschmerzen, nicht näher bezeichnet

R09.– Sonstige Symptome, die das Kreislaufsystem und das Atmungssystem betreffen

Exkl.: Atemnotsyndrom:
- des Erwachsenen (J80.–)
- des Neugeborenen (P22.–)

Respiratorische Insuffizienz (J96.–)
Respiratorische Insuffizienz beim Neugeborenen (P28.5)

R09.0 Asphyxie

Exkl.: Asphyxie (durch):
- beim Neugeborenen (P21.–)
- Fremdkörper in den Atemwegen (T17.–)

- intrauterin (P20.–)
- Kohlenmonoxid (T58)
- traumatisch (T71)

R09.1 **Pleuritis**

Exkl.: Pleuritis mit Erguss (J90)

R09.2 **Atemstillstand**

Herz-Lungen-Versagen

R09.3 **Abnormes Sputum**

Abnorm: • Farbe • Geruch • Menge Vermehrt	Sputum

Exkl.: Blut im Sputum (R04.2)

R09.8 **Sonstige näher bezeichnete Symptome, die das Kreislaufsystem und das Atmungssystem betreffen**

Arteriengeräusch
Rasselgeräusche
Schwacher Puls
Thorax:
- Reibegeräusche
- Tympanitischer Klopfschall
- Veränderter Klopfschall

Symptome, die das Verdauungssystem und das Abdomen betreffen (R10–R19)

Exkl.: Gastrointestinale Blutung (K92.0–K92.2)
Gastrointestinale Blutung beim Neugeborenen (P54.0–P54.3)
Ileus (K56.–)
Ileus beim Neugeborenen (P76.–)
Pylorospasmus (K31.3)
Pylorospasmus angeboren oder infantil (Q40.0)
Symptome, die das Harnsystem betreffen (R30–R39)
Symptome, die die Genitalorgane betreffen:
- männlich (N48–N50)
- weiblich (N94.–)

R10.– Bauch- und Beckenschmerzen

R

Exkl.: Flatulenz und verwandte Zustände (R14)
Nierenkolik (N23)
Rückenschmerzen (M54.–)

R10.0 **Akutes Abdomen**

Starke Bauchschmerzen (generalisiert) (lokalisiert) (mit Bauchdeckenspannung)

R10.1 **Schmerzen im Bereich des Oberbauches**

Dyspepsie o.n.A.
Schmerzen im Epigastrium

Exkl.: Funktionelle Dyspepsie (K30)

R10.2 **Schmerzen im Becken und am Damm**

R10.3 **Schmerzen mit Lokalisation in anderen Teilen des Unterbauches**

R10.4 **Sonstige und nicht näher bezeichnete Bauchschmerzen**

Druckschmerzhaftigkeit des Bauches o.n.A.
Kolik:
- beim Säugling und Kleinkind
- o.n.A.

R11 Übelkeit und Erbrechen

Exkl.: Erbrechen:
- beim Neugeborenen (P92.0)
- nach gastrointestinalem chirurgischem Eingriff (K91.0)
- psychogen (F50.5)
- übermäßig, während der Schwangerschaft (O21.–)

Hämatemesis (K92.0)
Hämatemesis beim Neugeborenen (P54.0)

R12 Sodbrennen

Exkl.: Dyspepsie:
- funktionell (K30)
- o.n.A. (R10.1)

R13.– Dysphagie

R13.0 Dysphagie mit Beaufsichtigungspflicht während der Nahrungsaufnahme

R13.1 Dysphagie bei absaugpflichtigem Tracheostoma mit (teilweise) geblockter Trachealkanüle

R13.9 Sonstige und nicht näher bezeichnete Dysphagie

Schluckbeschwerden o.n.A.

R14 Flatulenz und verwandte Zustände

Inkl.: Aufstoßen
Blähbauch
Blähungen
Meteorismus

Exkl.: Aerophagie, psychogen (F45.31)

R15 Stuhlinkontinenz

Inkl.: Enkopresis o.n.A.

Exkl.: Nichtorganische Enkopresis (F98.1)

R16.– Hepatomegalie und Splenomegalie, anderenorts nicht klassifiziert

R16.0 Hepatomegalie, anderenorts nicht klassifiziert

Hepatomegalie o.n.A.

R16.1 Splenomegalie, anderenorts nicht klassifiziert

Splenomegalie o.n.A.

R16.2 Hepatomegalie verbunden mit Splenomegalie, anderenorts nicht klassifiziert

Hepatosplenomegalie o.n.A.

R17.– Hyperbilirubinämie, mit oder ohne Gelbsucht, anderenorts nicht klassifiziert

Exkl.: Ikterus beim Neugeborenen (P55.–, P57–P59)

R17.0 Hyperbilirubinämie mit Angabe von Gelbsucht, anderenorts nicht klassifiziert

Gelbsucht o.n.A.

R17.9 Hyperbilirubinämie ohne Angabe von Gelbsucht, anderenorts nicht klassifiziert

Hyperbilirubinämie o.n.A.

R18 Aszites

Inkl.: Flüssigkeitsansammlung in der Bauchhöhle

R19.– Sonstige Symptome, die das Verdauungssystem und das Abdomen betreffen

Exkl.: Akutes Abdomen (R10.0)

R19.0 Schwellung, Raumforderung und Knoten im Abdomen und Becken

Diffuse oder generalisierte Schwellung oder Raumforderung:
- intraabdominal o.n.A.
- pelvin o.n.A.
- umbilikal

Exkl.: Aszites (R18)
Meteorismus (R14)

R19.1 Abnorme Darmgeräusche

Fehlende Darmgeräusche
Übermäßige Darmgeräusche

R19.2 Sichtbare Peristaltik

Hyperperistaltik

R19.3 Bauchdeckenspannung

Exkl.: Mit starken Bauchschmerzen (R10.0)

R19.4 Veränderungen der Stuhlgewohnheiten

Exkl.: Funktionelle Diarrhoe (K59.1)
Obstipation (K59.0-)

R19.5 Sonstige Stuhlveränderungen

Abnorme Stuhlfarbe
Erhöhte Stuhlmenge
Okkultes Blut im Stuhl
Schleimiger Stuhl

Exkl.: Meläna (K92.1)
Meläna beim Neugeborenen (P54.1)

R19.6 Mundgeruch

R19.8- Sonstige näher bezeichnete Symptome, die das Verdauungssystem und das Abdomen betreffen

R19.80 Abdominales Kompartmentsyndrom

Benutze zusätzliche Schlüsselnummern, um die zugrunde liegenden Zustände anzugeben

R19.88 Sonstige näher bezeichnete Symptome, die das Verdauungssystem und das Abdomen betreffen

Symptome, die die Haut und das Unterhautgewebe betreffen (R20–R23)

R

R20.– Sensibilitätsstörungen der Haut

Exkl.: Dissoziative Sensibilitäts- und Empfindungsstörungen (F44.6)
Psychogene Störungen (F45.8)

R20.0 Anästhesie der Haut

R20.1 Hypästhesie der Haut

R20.2 Parästhesie der Haut

Ameisenlaufen
Kribbelgefühl
Nadelstichgefühl

Exkl.: Akroparästhesie (I73.8)

R20.3 Hyperästhesie der Haut

R20.8 Sonstige und nicht näher bezeichnete Sensibilitätsstörungen der Haut

R21 Hautausschlag und sonstige unspezifische Hauteruptionen

R22.– Lokalisierte Schwellung, Raumforderung und Knoten der Haut und der Unterhaut

Inkl.: Subkutane Knötchen (lokalisiert) (oberflächlich)

Exkl.: Abnorme Befunde bei der bildgebenden Diagnostik (R90–R93)
Geschwulst oder Knoten:
- Abdomen oder Becken (R19.0)
- Mamma (N63)

Lokalisierte Adipositas (E65)
Lymphknotenvergrößerung (R59.–)
Ödem (R60.–)
Schwellung:
- Abdomen oder Becken (R19.0)
- Gelenk- (M25.4-)

R22.0 Lokalisierte Schwellung, Raumforderung und Knoten der Haut und der Unterhaut am Kopf

R22.1 Lokalisierte Schwellung, Raumforderung und Knoten der Haut und der Unterhaut am Hals

R22.2 Lokalisierte Schwellung, Raumforderung und Knoten der Haut und der Unterhaut am Rumpf

R22.3 Lokalisierte Schwellung, Raumforderung und Knoten der Haut und der Unterhaut an den oberen Extremitäten

R22.4 Lokalisierte Schwellung, Raumforderung und Knoten der Haut und der Unterhaut an den unteren Extremitäten

R22.7 Lokalisierte Schwellung, Raumforderung und Knoten der Haut und der Unterhaut an mehreren Lokalisationen

R22.9 Lokalisierte Schwellung, Raumforderung und Knoten der Haut und der Unterhaut, nicht näher bezeichnet

R23.– Sonstige Hautveränderungen

R23.0 Zyanose

Exkl.: Akrozyanose (I73.8)
Zyanoseanfälle beim Neugeborenen (P28.2)

R23.1 Blässe

Feuchtkalte Haut

R23.2 Gesichtsrötung [Flush]

Übermäßiges Erröten

Exkl.: Zustände im Zusammenhang mit der Menopause und dem Klimakterium (N95.1)

R23.3 Spontane Ekchymosen

Petechien

Exkl.: Ekchymosen beim Fetus und Neugeborenen (P54.5)
Purpura (D69.–)

R23.4 Veränderungen des Hautreliefs

Abschuppung Desquamation Verhärtung	Haut

Exkl.: Epidermisverdickung o.n.A. (L85.9)

R23.8 Sonstige und nicht näher bezeichnete Hautveränderungen

Symptome, die das Nervensystem und das Muskel-Skelett-System betreffen (R25–R29)

R25.– Abnorme unwillkürliche Bewegungen

Exkl.: Spezifische Bewegungsstörungen (G20–G26)
Stereotype Bewegungsstörungen (F98.4-)
Ticstörungen (F95.–)

R25.0 Abnorme Kopfbewegungen

R25.1 Tremor, nicht näher bezeichnet

Exkl.: Chorea o.n.A. (G25.5)
Tremor:
- essentiell (G25.0)
- hysterisch (F44.4)
- Intentions- (G25.2)

R25.2 Krämpfe und Spasmen der Muskulatur

Exkl.: Karpopedalspasmen (R29.0)
Krämpfe im Kindesalter (G40.4)

R25.3 Faszikulation

Zuckungen o.n.A.

R25.8 Sonstige und nicht näher bezeichnete abnorme unwillkürliche Bewegungen

R26.– Störungen des Ganges und der Mobilität

Exkl.: Ataxie:
- hereditär (G11.–)
- lokomotorisch (syphilitisch) (A52.1)
- o.n.A. (R27.0)

Immobilitätssyndrom (paraplegisch) (M62.3-)

R26.0 Ataktischer Gang

Taumelnder Gang

R26.1 Paretischer Gang

Spastischer Gang

R26.2 Gehbeschwerden, anderenorts nicht klassifiziert

R26.3 Immobilität

Angewiesensein auf (Kranken-)Stuhl
Bettlägerigkeit

R26.8 Sonstige und nicht näher bezeichnete Störungen des Ganges und der Mobilität

Standunsicherheit o.n.A.

R27.– Sonstige Koordinationsstörungen

Exkl.: Ataktischer Gang (R26.0)
Hereditäre Ataxie (G11.–)
Vertigo o.n.A. (R42)

R27.0 Ataxie, nicht näher bezeichnet

R27.8 Sonstige und nicht näher bezeichnete Koordinationsstörungen

R29.– Sonstige Symptome, die das Nervensystem und das Muskel-Skelett-System betreffen

R29.0 Tetanie

Karpopedalspasmen

Exkl.: Tetanie:
- beim Neugeborenen (P71.3)
- hysterisch (F44.5)
- nach Thyreoidektomie (E89.2)
- parathyreogen (E20.9)

R29.1 Meningismus

R29.2 Abnorme Reflexe

Exkl.: Abnorme Pupillenreaktion (H57.0)
Übermäßiger Würgereflex (J39.2)
Vasovagale Reaktion oder Synkope (R55)

R29.3 Abnorme Körperhaltung

R29.4 Schnappende Hüfte

Ortolani-Phänomen

Exkl.: Angeborene Deformitäten der Hüfte (Q65.–)
Coxa saltans (M24.85)

R29.5 Neurologischer Neglect

Asomatognosie
Halbseitige Vernachlässigung
Hemiakinesie
Hemineglect
Linksseitiger Neglect
Sensorische Extinktion
Sensorischer Neglect
Visuell-räumlicher Neglect

R29.6 Sturzneigung, anderenorts nicht klassifiziert

Sturzneigung auf Grund sonstiger unklarer Krankheitszustände
Sturzneigung beim älteren Menschen

Exkl.: Gehbeschwerden (R26.2)
Schwindel und Taumel (R42)
Sturzneigung bei anderenorts klassifizierten Krankheiten
Synkope und Kollaps (R55)

R29.8 Sonstige und nicht näher bezeichnete Symptome, die das Nervensystem und das Muskel-Skelett-System betreffen

Symptome, die das Harnsystem betreffen
(R30–R39)

R30.– Schmerzen beim Wasserlassen

Exkl.: Psychogener Schmerz (F45.34)

R30.0 Dysurie

Strangurie

R30.1 Tenesmus vesicae

R30.9 Schmerzen beim Wasserlassen, nicht näher bezeichnet

Schmerzen beim Wasserlassen o.n.A.

R31 Nicht näher bezeichnete Hämaturie

Exkl.: Rezidivierende oder persistierende Hämaturie (N02.–)

R32 Nicht näher bezeichnete Harninkontinenz

Inkl.: Enuresis o.n.A.

Exkl.: Nichtorganische Enuresis (F98.0-)
Stressinkontinenz und sonstige näher bezeichnete Harninkontinenz (N39.3–N39.4-)

R33 Harnverhaltung

R34 Anurie und Oligurie

Exkl.: Als Komplikation bei:
- Abort, Extrauteringravidität oder Molenschwangerschaft (O00–O07, O08.4)
- Schwangerschaft, Geburt und Wochenbett (O26.88, O90.4)

R35.– Polyurie, Pollakisurie und Nykturie

Exkl.: Psychogene Polyurie (F45.34)

R35.0 Polyurie

R35.1 Pollakisurie

Häufige Miktion

R35.2 Nykturie

R36 Ausfluss aus der Harnröhre

Inkl.: Ausfluss aus dem Penis
Urethrorrhoe

R39.– Sonstige Symptome, die das Harnsystem betreffen

R39.0 Urin-Extravasation

R39.1 Sonstige Miktionsstörungen

Gespaltener Harnstrahl
Schwacher Harnstrahl
Verzögerte Miktion

R39.2 Extrarenale Urämie

Prärenale Urämie

R39.8 Sonstige und nicht näher bezeichnete Symptome, die das Harnsystem betreffen

Symptome, die das Erkennungs- und Wahrnehmungsvermögen, die Stimmung und das Verhalten betreffen (R40–R46)

Exkl.: Als Teil des Symptombildes einer psychischen Störung (F00–F99)

R40.– Somnolenz, Sopor und Koma

Exkl.: Koma:
- beim Neugeborenen (P91.5)
- bei Verletzungen des Kopfes, die in Kap. XIX klassifiziert sind (S06.7-)
- diabetisch (E10–E14, vierte Stelle .0)
- hepatisch (K72.–)
- hypoglykämisch (nichtdiabetisch) (E15)
- urämisch (N19)

R40.0 Somnolenz

Benommenheit

R40.1 Sopor

Präkoma

Exkl.: Stupor:
- depressiv (F31–F33)
- dissoziativ (F44.2)
- kataton (F20.2)
- manisch (F30.2)

R40.2 Koma, nicht näher bezeichnet

Bewusstlosigkeit o.n.A.

R41.– Sonstige Symptome, die das Erkennungsvermögen und das Bewusstsein betreffen

Exkl.: Dissoziative Störungen [Konversionsstörungen] (F44.–)

R41.0 Orientierungsstörung, nicht näher bezeichnet

Verwirrtheit o.n.A.

Exkl.: Psychogene Orientierungsstörung (F44.88)

R41.1 Anterograde Amnesie

R41.2 Retrograde Amnesie

R41.3 Sonstige Amnesie

Amnesie o.n.A.

Exkl.: Amnestisches Syndrom:
- durch Einnahme psychotroper Substanzen (F10–F19, vierte Stelle .6)
- organisch (F04)

Transiente globale Amnesie (G45.4-)

R41.8 Sonstige und nicht näher bezeichnete Symptome, die das Erkennungsvermögen und das Bewusstsein betreffen

R42 Schwindel und Taumel

Inkl.: Vertigo o.n.A.

Exkl.: Schwindelsyndrome (H81.–)

R43.– Störungen des Geruchs- und Geschmackssinnes

R43.0 Anosmie

R43.1 Parosmie

R43.2 Parageusie

R43.8 Sonstige und nicht näher bezeichnete Störungen des Geruchs- und Geschmackssinnes

Kombinierte Störung des Geruchs- und Geschmackssinnes

R44.– Sonstige Symptome, die die Sinneswahrnehmungen und das Wahrnehmungsvermögen betreffen

Exkl.: Sensibilitätsstörungen der Haut (R20.–)

R44.0 Akustische Halluzinationen

R44.1 Optische Halluzinationen

R44.2 Sonstige Halluzinationen

R44.3 Halluzinationen, nicht näher bezeichnet

R44.8 Sonstige und nicht näher bezeichnete Symptome, die die Sinneswahrnehmungen und das Wahrnehmungsvermögen betreffen

R45.– Symptome, die die Stimmung betreffen

R45.0 Nervosität

Nervöser Spannungszustand

R45.1 Ruhelosigkeit und Erregung

R45.2 Unglücklichsein

Sorgen o.n.A.

R45.3 Demoralisierung und Apathie

R45.4 Reizbarkeit und Wut

R45.5 Feindseligkeit

R45.6 Körperliche Gewalt

R45.7 Emotioneller Schock oder Stress, nicht näher bezeichnet

R45.8 Sonstige Symptome, die die Stimmung betreffen

Suizidalität
Suizidgedanken

Exkl.: Im Rahmen einer psychischen oder Verhaltensstörung (F00–F99)

R46.– Symptome, die das äußere Erscheinungsbild und das Verhalten betreffen

R46.0 Stark vernachlässigte Körperpflege

R46.1 Besonders auffälliges äußeres Erscheinungsbild

R46.2 Seltsames und unerklärliches Verhalten

R46.3 Hyperaktivität

R46.4 Verlangsamung und herabgesetztes Reaktionsvermögen

Exkl.: Sopor (R40.1)

R46.5 Misstrauen oder ausweichendes Verhalten

R46.6 Unangemessene Betroffenheit und Beschäftigung mit Stressereignissen

R46.7 Wortschwall oder umständliche Detailschilderung, die die Gründe für eine Konsultation oder Inanspruchnahme verschleiern

R46.8 Sonstige Symptome, die das äußere Erscheinungsbild und das Verhalten betreffen

Vernachlässigung der eigenen Person o.n.A.

Exkl.: Ungenügende Aufnahme von Nahrung und Flüssigkeit (infolge Vernachlässigung der eigenen Person) (R63.6)

Symptome, die die Sprache und die Stimme betreffen (R47–R49)

R47.– Sprech- und Sprachstörungen, anderenorts nicht klassifiziert

Exkl.: Autismus (F84.0–F84.1)
Poltern (F98.6)
Stottern [Stammeln] (F98.5)
Umschriebene entwicklungsbedingte Störungen des Sprechens und der Sprache (F80.–)

R47.0 Dysphasie und Aphasie

Exkl.: Progressive isolierte Aphasie (G31.0)

R47.1 Dysarthrie und Anarthrie

R47.8 Sonstige und nicht näher bezeichnete Sprech- und Sprachstörungen

R48.– Dyslexie und sonstige Werkzeugstörungen, anderenorts nicht klassifiziert

Exkl.: Umschriebene Entwicklungsstörungen schulischer Fertigkeiten (F81.–)

R48.0 Dyslexie und Alexie

R48.1 Agnosie

R48.2 Apraxie

R48.8 Sonstige und nicht näher bezeichnete Werkzeugstörungen

Agraphie
Akalkulie

R49.– Störungen der Stimme

Exkl.: Psychogene Stimmstörung (F44.4)

R49.0 Dysphonie

Heiserkeit

R49.1 Aphonie

Stimmlosigkeit

R49.2 Rhinophonia (aperta) (clausa)

R49.8 Sonstige und nicht näher bezeichnete Störungen der Stimme

Veränderung der Stimme o.n.A.

Allgemeinsymptome
(R50–R69)

R50.– Fieber sonstiger und unbekannter Ursache

Exkl.: Fieber unbekannter Ursache:
- beim Neugeborenen (P81.9)
- unter der Geburt (O75.2)

Fieber o.n.A. im Wochenbett (O86.4)

R50.2 Medikamenten-induziertes Fieber [Drug fever]

Soll die Substanz angegeben werden, ist eine zusätzliche Schlüsselnummer (Kapitel XX) zu benutzen.

R50.8- Sonstiges näher bezeichnetes Fieber

R50.80 Fieber unbekannter Ursache

R50.88 Sonstiges näher bezeichnetes Fieber

Anhaltendes Fieber
Fieber mit Schüttelfrost

R50.9 Fieber, nicht näher bezeichnet

Hyperpyrexie o.n.A.
Pyrexie o.n.A.

Exkl.: Maligne Hyperthermie durch Anästhesie (T88.3)

R51 Kopfschmerz

Inkl.: Gesichtsschmerz o.n.A.

Exkl.: Atypischer Gesichtsschmerz (G50.1)
Migräne und sonstige Kopfschmerzsyndrome (G43–G44)
Trigeminusneuralgie (G50.0)

R52.– Schmerz, anderenorts nicht klassifiziert

Inkl.: Schmerz, der keinem bestimmten Organ oder keiner bestimmten Körperregion zugeordnet werden kann

Exkl.: Chronisches Schmerzsyndrom mit andauernder Persönlichkeitsänderung (F62.80)
Kopfschmerz (R51)
Nierenkolik (N23)
Schmerzen:
- Abdomen (R10.–)
- Auge (H57.1)
- Becken und Damm (R10.2)
- Extremität (M79.6-)
- Gelenk (M25.5-)
- Hals (R07.0)
- Lumbalregion (M54.5)
- Mamma (N64.4)
- Ohr (H92.0)
- psychogen (F45.40)
- Rücken (M54.9-)

- Schulter (M25.51)
- Thorax (R07.1–R07.4)
- Wirbelsäule (M54.–)
- Zahn (K08.88)
- Zunge (K14.6)

R52.0 Akuter Schmerz

R52.1 Chronischer unbeeinflussbarer Schmerz

R52.2 Sonstiger chronischer Schmerz

R52.9 Schmerz, nicht näher bezeichnet

Diffuser Schmerz o.n.A.

R53 Unwohlsein und Ermüdung

Inkl.: Allgemeiner körperlicher Abbau
Asthenie o.n.A.
Lethargie
Müdigkeit
Schwäche:
- chronisch
- o.n.A.

Exkl.: Altersschwäche (R54)
Angeborene Schwäche (P96.9)
Ermüdungssyndrom (F48.0)
Erschöpfung und Ermüdung (durch) (bei):
- Hitze (T67.–)
- Kriegsneurose (F43.0)
- Neurasthenie (F48.0)
- Schwangerschaft (O26.88)
- übermäßige Anstrengung (T73.3)
- Witterungsunbilden (T73.2)

Chronisches Fatigue-Syndrom (G93.3)

R54 Senilität

Inkl.: Altersschwäche
Frailty-Syndrom
Hohes Alter | ohne Angabe einer Psychose
Seneszenz | ohne Angabe einer Psychose

Exkl.: Sarkopenie (M62.5-)
Senile Psychose (F03)

R55 Synkope und Kollaps

Inkl.: Blackout
Ohnmacht

Exkl.: Adams-Stokes-Anfall [Morgagni-Adams-Stokes-Syndrom] (I45.9)
Bewusstlosigkeit o.n.A. (R40.2)
Neurozirkulatorische Asthenie (F45.30)
Orthostatische Hypotonie (I95.1)
Neurogene orthostatische Hypotonie (G23.8)
Schock:
- als Komplikation bei oder Folge von:
  - Abort, Extrauteringravidität oder Molenschwangerschaft (O00–O07, O08.3)
  - Wehen und Entbindung (O75.1)
- kardiogen (R57.0)
- postoperativ (T81.1)
- o.n.A. (R57.9)

Synkope (durch):
- Hitze (T67.1)
- Karotissinus (G90.00)
- psychogen (F48.8)

R56.– Krämpfe, anderenorts nicht klassifiziert

Exkl.: Krämpfe und Anfälle:
- beim Neugeborenen (P90)
- dissoziativ (F44.5)
- Epilepsie (G40–G41)

R56.0 Fieberkrämpfe

R56.8 Sonstige und nicht näher bezeichnete Krämpfe

Anfall o.n.A.
Krampfanfall o.n.A.

R57.– Schock, anderenorts nicht klassifiziert

Exkl.: Schock (durch):
- als Komplikation bei oder Folge von Abort, Extrauteringravidität oder Molenschwangerschaft (O00–O07, O08.3)
- Anästhesie (T88.2)
- anaphylaktisch (durch):
  - Nahrungsmittelunverträglichkeit (T78.0)
  - Serum (T80.5)
  - o.n.A. (T78.2)
- Blitzschlag (T75.0)
- elektrischen Strom (T75.4)
- Geburts- (O75.1)
- postoperativ (T81.1)
- psychisch (F43.0)
- traumatisch (T79.4)

Syndrom des toxischen Schocks (A48.3)

R57.0 Kardiogener Schock

R57.1 Hypovolämischer Schock

R57.2 Septischer Schock

Benutze für vollstationär im Krankenhaus behandelte, erwachsene Personen (18 Jahre und älter) eine zusätzliche Schlüsselnummer (U69.83!–U69.85!), um den zeitlichen Bezug des septischen Schocks zur stationären Krankenhausaufnahme anzugeben.

R57.8 Sonstige Formen des Schocks

Endotoxinschock

R57.9 Schock, nicht näher bezeichnet

Peripheres Kreislaufversagen o.n.A.

R58 Blutung, anderenorts nicht klassifiziert

Inkl.: Blutung o.n.A.

R59.– Lymphknotenvergrößerung

Inkl.: Drüsenschwellung

Exkl.: Lymphadenitis:
- akut (L04.–)
- chronisch (I88.1)
- mesenterial (akut) (chronisch) (I88.0)
- o.n.A. (I88.9)

R59.0 Lymphknotenvergrößerung, umschrieben

R59.1 Lymphknotenvergrößerung, generalisiert

Lymphadenopathie o.n.A.

R59.9 Lymphknotenvergrößerung, nicht näher bezeichnet

R60.– Ödem, anderenorts nicht klassifiziert

Exkl.: Aszites (R18)
Hirnödem (G93.6)
Hirnödem durch Geburtstrauma (P11.0)
Hydrops fetalis o.n.A. (P83.2)
Hydrothorax o.n.A. (J94.8)
Ödem:
- angioneurotisch (T78.3)
- beim Neugeborenen (P83.3)
- durch Mangelernährung (E40–E46)
- hereditär (Q82.0-)
- Larynx- (J38.4)
- Lungen- (J81)
- Nasopharynx- (J39.2)
- Rachen- (J39.2)
- Schwangerschafts- (O12.0)

R60.0 Umschriebenes Ödem

R60.1 Generalisiertes Ödem

R60.9 Ödem, nicht näher bezeichnet

Flüssigkeitsretention o.n.A.

R61.– Hyperhidrose

R61.0 Hyperhidrose, umschrieben

R61.1 Hyperhidrose, generalisiert

R61.9 Hyperhidrose, nicht näher bezeichnet

Nachtschweiß
Übermäßiges Schwitzen

R62.– Ausbleiben der erwarteten normalen physiologischen Entwicklung

Exkl.: Verzögerte Pubertät (E30.0)

R62.0 Verzögertes Erreichen von Entwicklungsstufen

Spätes Laufenlernen
Spätes Sprechenlernen
Verzögertes Eintreten einer erwarteten physiologischen Entwicklungsstufe

R62.8 Sonstiges Ausbleiben der erwarteten physiologischen Entwicklung

Gedeihstörung
Infantilismus o.n.A.
Körperliches Zurückbleiben
Mangelhaftes Wachstum
Mangelnde Gewichtszunahme

Exkl.: Körperliche Retardation durch Mangelernährung (E45)

R62.9 Ausbleiben der erwarteten physiologischen Entwicklung, nicht näher bezeichnet

R63.– Symptome, die die Nahrungs- und Flüssigkeitsaufnahme betreffen

Exkl.: Bulimie o.n.A. (F50.2)
Essstörungen nichtorganischen Ursprungs (F50.–)
Mangelernährung (E40–E46)

R63.0 Anorexie

Appetitverlust

Exkl.: Anorexia nervosa (F50.0-)
Appetitverlust nichtorganischen Ursprungs (F50.8)

R63.1 Polydipsie

Übermäßiger Durst

R63.2 Polyphagie

Überernährung o.n.A.
Übermäßige Nahrungsaufnahme

R63.3 Ernährungsprobleme und unsachgemäße Ernährung

Ernährungsproblem o.n.A.

Exkl.: Ernährungsprobleme beim Neugeborenen (P92.–)
Fütterstörung nichtorganischen Ursprungs beim Kleinkind (F98.2)

R63.4 Abnorme Gewichtsabnahme

R63.5 Abnorme Gewichtszunahme

Exkl.: Adipositas (E66.–)
Übermäßige Gewichtszunahme in der Schwangerschaft (O26.0)

R63.6 Ungenügende Aufnahme von Nahrung und Flüssigkeit

Ungenügende Aufnahme von Nahrung und Flüssigkeit infolge Vernachlässigung der eigenen Person

Exkl.: Verhungern infolge Anorexie (R63.0)
Verhungern infolge Nahrungsmittelmangels (T73.0)
Verdursten infolge Flüssigkeitsmangels (T73.1)
Vernachlässigung der eigenen Person o.n.A. (R46.8)

R63.8 Sonstige Symptome, die die Nahrungs- und Flüssigkeitsaufnahme betreffen

R64 Kachexie

Exkl.: Alimentärer Marasmus (E41)

R65.–! Systemisches inflammatorisches Response-Syndrom [SIRS]

Hinw.: Kodiere zunächst die ein SIRS auslösende Grundkrankheit.

Soll das Vorliegen von Organkomplikationen angegeben werden, sind zusätzliche Schlüsselnummern zu benutzen.

R65.0! Systemisches inflammatorisches Response-Syndrom [SIRS] infektiöser Genese ohne Organkomplikationen

R65.1! Systemisches inflammatorisches Response-Syndrom [SIRS] infektiöser Genese mit Organkomplikationen

R65.2! Systemisches inflammatorisches Response-Syndrom [SIRS] nichtinfektiöser Genese ohne Organkomplikationen

R65.3! Systemisches inflammatorisches Response-Syndrom [SIRS] nichtinfektiöser Genese mit Organkomplikationen

R65.9! Systemisches inflammatorisches Response-Syndrom [SIRS], nicht näher bezeichnet

R68.– Sonstige Allgemeinsymptome

R68.0 Hypothermie, nicht in Verbindung mit niedriger Umgebungstemperatur

Exkl.: Hypothermie:
- beim Neugeborenen (P80.–)
- durch Anästhesie (T88.5)
- durch niedrige Umgebungstemperatur (T68)
- o.n.A. (akzidentell) (T68)

R68.1 Unspezifische Symptome im Kleinkindalter

Reizbares Kleinkind
Ungewöhnlich häufiges und starkes Schreien des Kleinkindes

Exkl.: Dentitionskrankheit (K00.7)
Zerebrale Übererregbarkeit des Neugeborenen (P91.3)

R68.2 Mundtrockenheit, nicht näher bezeichnet

Exkl.: Mundtrockenheit bei:
- Dehydration (E86)
- Sicca-Syndrom [Sjögren-Syndrom] (M35.0)

Unterfunktion der Speicheldrüsen (K11.7)

R68.3 **Trommelschlegelfinger**

Uhrglasnägel

Exkl.: Angeborene Klumpfinger (Q68.1)
Angeborene Klumpnägel (Q84.6)

R68.8 **Sonstige näher bezeichnete Allgemeinsymptome**

R69 Unbekannte und nicht näher bezeichnete Krankheitsursachen

Inkl.: Krankheit o.n.A.
Nichtdiagnostizierte Krankheit ohne Angabe der betroffenen Lokalisation oder des betroffenen Systems

Abnorme Blutuntersuchungsbefunde ohne Vorliegen einer Diagnose (R70–R79)

Exkl.: Abnorme Befunde:
- bei der pränatalen Screeninguntersuchung der Mutter (O28.–)
- Blutgerinnung (D65–D68)
- Leukozyten, anderenorts klassifiziert (D70–D72)
- Lipide (E78.–)
- Thrombozyten (D69.–)

Abnorme Befunde, anderenorts klassifiziert – siehe Alphabetisches Verzeichnis
Hämorrhagische und hämatologische Krankheiten beim Fetus und Neugeborenen (P50–P61)

R70.– Beschleunigte Blutkörperchensenkungsreaktion und Veränderungen der Plasmaviskosität

R70.0 **Beschleunigte Blutkörperchensenkungsreaktion**

R70.1 **Veränderte Plasmaviskosität**

R71 Veränderung der Erythrozyten

Inkl.: Anisozytose
Poikilozytose
Verändert:
- Erythrozytenmorphologie o.n.A.
- Erythrozytenvolumen o.n.A.

Exkl.: Anämien (D50–D64)
Polycythaemia vera (D45)
Polyglobulie:
- beim Neugeborenen (P61.1)
- o.n.A. (D75.1)
- Pseudo- (familiär) (D75.0)
- sekundär (D75.1)

R

R72 Veränderung der Leukozyten, anderenorts nicht klassifiziert

Inkl.: Auffälliges Differentialblutbild o.n.A.

Exkl.: Leukozytose (D72.8)

R73.– Erhöhter Blutglukosewert

Exkl.: Störungen beim Neugeborenen (P70.0–P70.2)
Diabetes mellitus (E10–E14)
Diabetes mellitus während der Schwangerschaft, der Geburt und des Wochenbettes (O24.–)
Postoperative Hypoinsulinämie, außer pankreopriver Diabetes mellitus (E89.1)

R73.0 **Abnormer Glukosetoleranztest**

Diabetes:
- subklinisch
- latent

Pathologische Glukosetoleranz
Prädiabetes

R73.9 **Hyperglykämie, nicht näher bezeichnet**

R74.– Abnorme Serumenzymwerte

R74.0 Erhöhung der Transaminasenwerte und des Laktat-Dehydrogenase-Wertes [LDH]

R74.8 Sonstige abnorme Serumenzymwerte

Abnormer Wert:
- alkalische Phosphatase
- Amylase
- Lipase [Triacylglyzerinlipase]
- saure Phosphatase

R74.9 Abnormer Wert nicht näher bezeichneter Serumenzyme

R75 Laborhinweis auf Humanes Immundefizienz-Virus [HIV]

Inkl.: Nicht eindeutiger Befund des HIV-Tests beim Kleinkind

Exkl.: Asymptomatische HIV-Infektion (Z21)
HIV-Krankheit (B20–B24)
HIV-Krankheit als Komplikation bei Schwangerschaft, Geburt und Wochenbett (O98.7)

R76.– Sonstige abnorme immunologische Serumbefunde

R76.0 Erhöhter Antikörpertiter

Exkl.: Isoimmunisierung während der Schwangerschaft (O36.0–O36.1)
Isoimmunisierung während der Schwangerschaft mit Auswirkung auf den Fetus oder das Neugeborene (P55.–)

R76.1 Abnorme Reaktion auf Tuberkulintest

Abnormes Ergebnis der Mendel-Mantoux-Tuberkulinprobe

R76.2 Falsch-positiver serologischer Syphilistest

Falsch-positive Wassermann-Reaktion

R76.8 Sonstige näher bezeichnete abnorme immunologische Serumbefunde

Erhöhter Immunglobulinwert o.n.A.

R76.9 Abnormer immunologischer Serumbefund, nicht näher bezeichnet

R77.– Sonstige Veränderungen der Plasmaproteine

Exkl.: Störungen des Plasmaprotein-Stoffwechsels (E88.0)

R77.0 Veränderungen der Albumine

R77.1 Veränderungen der Globuline

Hyperglobulinämie o.n.A.

R77.2 Veränderungen des Alpha-Fetoproteins

R77.8- Sonstige näher bezeichnete Veränderungen der Plasmaproteine

R77.80 Veränderung des prostataspezifischen Antigens [PSA]

R77.88 Sonstige näher bezeichnete Veränderungen der Plasmaproteine

R77.9 Veränderung eines Plasmaproteins, nicht näher bezeichnet

R78.– Nachweis von Drogen und anderen Substanzen, die normalerweise nicht im Blut vorhanden sind

Exkl.: Psychische und Verhaltensstörungen durch psychotrope Substanzen (F10–F19)

R78.0 Nachweis von Alkohol im Blut

R78.1 Nachweis von Opiaten im Blut

R78.2 Nachweis von Kokain im Blut

R78.3 Nachweis von Halluzinogenen im Blut

R78.4 Nachweis sonstiger Drogen mit Abhängigkeitspotential im Blut

R78.5 Nachweis psychotroper Drogen im Blut

R78.6 Nachweis von Steroiden im Blut

R78.7 **Nachweis eines abnormen Schwermetall-Blutwertes**

R78.8 **Nachweis sonstiger näher bezeichneter Substanzen, die normalerweise nicht im Blut vorhanden sind**

Nachweis eines abnormen Lithium-Blutwertes

R78.9 **Nachweis einer nicht näher bezeichneten Substanz, die normalerweise nicht im Blut vorhanden ist**

R79.– Sonstige abnorme Befunde der Blutchemie

Exkl.: Asymptomatische Hyperurikämie (E79.0)
Hyperglykämie o.n.A. (R73.9)
Hypoglykämie o.n.A. (E16.2)
Hypoglykämie o.n.A. beim Neugeborenen (P70.3–P70.4)
Spezifische Befunde mit Hinweis auf eine Störung des:
- Aminosäurestoffwechsels (E70–E72)
- Fettstoffwechsels (E75.–)
- Kohlenhydratstoffwechsels (E73–E74)

Störung des Wasser- und Elektrolythaushaltes oder des Säure-Basen-Gleichgewichtes (E86–E87)

R79.0 **Abnormer Mineral-Blutwert**

Abnormer Blutwert:
- Eisen
- Kobalt
- Kupfer
- Magnesium
- Minerale, anderenorts nicht klassifiziert
- Zink

Exkl.: Abnormer Lithiumwert (R78.8)
Alimentärer Mangel an Mineralstoffen (E58–E61)
Hypomagnesiämie beim Neugeborenen (P71.2)
Störungen des Mineralstoffwechsels (E83.–)

R79.8 **Sonstige näher bezeichnete abnorme Befunde der Blutchemie**

Abnormer Blutgaswert

R79.9 **Abnormer Befund der Blutchemie, nicht näher bezeichnet**

Abnorme Urinuntersuchungsbefunde ohne Vorliegen einer Diagnose (R80–R82)

Exkl.: Abnorme Befunde bei der Screeninguntersuchung der Mutter zur pränatalen Diagnostik (O28.–)
Abnorme diagnostische Befunde, anderenorts klassifiziert – siehe Alphabetisches Verzeichnis
Spezifische Befunde mit Hinweis auf eine Störung des:
- Aminosäurestoffwechsels (E70–E72)
- Kohlenhydratstoffwechsels (E73–E74)

R80 Isolierte Proteinurie

Inkl.: Albuminurie o.n.A.
Bence-Jones-Proteinurie
Proteinurie o.n.A.

Exkl.: Proteinurie:
- isoliert, mit Angabe morphologischer Veränderungen (N06.–)
- orthostatisch (N39.2)
- persistierend (N39.1)
- Schwangerschafts- (O12.1)

R81 Glukosurie

Exkl.: Renale Glukosurie (E74.8)

R82.– Sonstige abnorme Urinbefunde

Exkl.: Flankenschmerz-Hämaturie-Syndrom (N39.81)
Hämaturie (R31)

R82.0 Chylurie

Exkl.: Chylurie durch Filarien (B74.–)

R82.1 Myoglobinurie

R82.2 Bilirubinurie

R82.3 Hämoglobinurie

Exkl.: Hämoglobinurie:
- durch Hämolyse infolge äußerer Ursachen, anderenorts nicht klassifiziert (D59.6)
- paroxysmale nächtliche [Marchiafava-Micheli] (D59.5)

R82.4 Azetonurie

Ketonurie

R82.5 Erhöhte Urinwerte für Drogen, Arzneimittel und biologisch aktive Substanzen

Erhöhter Urinwert:
- Indolessigsäure
- Katecholamine
- 17-Ketosteroide
- Steroide

R82.6 Abnorme Urinwerte für Substanzen vorwiegend nichtmedizinischer Herkunft

Abnormer Urinwert für Schwermetalle

R82.7 Abnorme Befunde bei der mikrobiologischen Urinuntersuchung

Positive Kulturen

R82.8 Abnorme Befunde bei der zytologischen und histologischen Urinuntersuchung

R82.9 Sonstige und nicht näher bezeichnete abnorme Urinbefunde

Kristallurie
Melanurie
Zellen und Zylinder im Urin

Abnorme Befunde ohne Vorliegen einer Diagnose bei der Untersuchung anderer Körperflüssigkeiten, Substanzen und Gewebe (R83–R89)

Exkl.: Abnorme Befunde bei der:
- Screeninguntersuchung der Mutter zur pränatalen Diagnostik (O28.–)
- Untersuchung von:
  - Blut, ohne Vorliegen einer Diagnose (R70–R79)
  - Urin, ohne Vorliegen einer Diagnose (R80–R82)

Abnorme diagnostische Befunde, anderenorts klassifiziert – siehe Alphabetisches Verzeichnis

R83.– Abnorme Liquorbefunde

R83.0 Abnormer Enzymwert

R83.1 Abnormer Hormonwert

R83.2 Abnormer Wert für sonstige Drogen, Arzneimittel und biologisch aktive Substanzen

R83.3 Abnormer Wert für Substanzen vorwiegend nichtmedizinischer Herkunft

R83.4 Abnorme immunologische Befunde

R83.5 Abnorme mikrobiologische Befunde

Positive Kulturen

R83.6 Abnorme zytologische Befunde

Abnormer Papanicolaou-Abstrich

R83.7 Abnorme histologische Befunde

R83.8 **Sonstige abnorme Befunde**

Abnorme Chromosomenbefunde

R83.9 **Nicht näher bezeichneter abnormer Befund**

R84.– Abnorme Befunde in Untersuchungsmaterialien aus Atemwegen und Thorax

Inkl.: Abnorme Befunde in:
- Bronchiallavage
- Nasenschleimhautsekret
- Pleuraflüssigkeit
- Rachenabstrich
- Sputum

Exkl.: Blut im Sputum (R04.2)

R84.0 **Abnormer Enzymwert**

R84.1 **Abnormer Hormonwert**

R84.2 **Abnormer Wert für sonstige Drogen, Arzneimittel und biologisch aktive Substanzen**

R84.3 **Abnormer Wert für Substanzen vorwiegend nichtmedizinischer Herkunft**

R84.4 **Abnorme immunologische Befunde**

R84.5 **Abnorme mikrobiologische Befunde**

Positive Kulturen

R84.6 **Abnorme zytologische Befunde**

Abnormer Papanicolaou-Abstrich

R84.7 **Abnorme histologische Befunde**

R84.8 **Sonstige abnorme Befunde**

Abnorme Chromosomenbefunde

R84.9 **Nicht näher bezeichneter abnormer Befund**

R85.– Abnorme Befunde in Untersuchungsmaterialien aus Verdauungsorganen und Bauchhöhle

Inkl.: Abnorme Befunde in:
- Peritonealflüssigkeit
- Speichel

Exkl.: Stuhlveränderungen (R19.5)

R85.0 **Abnormer Enzymwert**

R85.1 **Abnormer Hormonwert**

R85.2 **Abnormer Wert für sonstige Drogen, Arzneimittel und biologisch aktive Substanzen**

R85.3 **Abnormer Wert für Substanzen vorwiegend nichtmedizinischer Herkunft**

R85.4 **Abnorme immunologische Befunde**

R85.5 **Abnorme mikrobiologische Befunde**

Positive Kulturen

R85.6 **Abnorme zytologische Befunde**

Abnormer Papanicolaou-Abstrich

R85.7 **Abnorme histologische Befunde**

R85.8 **Sonstige abnorme Befunde**

Abnorme Chromosomenbefunde

R85.9 **Nicht näher bezeichneter abnormer Befund**

R86.– Abnorme Befunde in Untersuchungsmaterialien aus den männlichen Genitalorganen

Inkl.: Abnorme Befunde in:
- Prostatasekret
- Sperma

Veränderte Spermien

Exkl.: Azoospermie (N46)
Oligozoospermie (N46)

R86.0 Abnormer Enzymwert

R86.1 Abnormer Hormonwert

R86.2 Abnormer Wert für sonstige Drogen, Arzneimittel und biologisch aktive Substanzen

R86.3 Abnormer Wert für Substanzen vorwiegend nichtmedizinischer Herkunft

R86.4 Abnorme immunologische Befunde

R86.5 Abnorme mikrobiologische Befunde

Positive Kulturen

R86.6 Abnorme zytologische Befunde

Abnormer Papanicolaou-Abstrich

R86.7 Abnorme histologische Befunde

R86.8 Sonstige abnorme Befunde

Abnorme Chromosomenbefunde

R86.9 Nicht näher bezeichneter abnormer Befund

R87.– Abnorme Befunde in Untersuchungsmaterialien aus den weiblichen Genitalorganen

Inkl.: Abnorme Befunde in Sekreten und Abstrichen aus:
- Cervix uteri
- Vagina
- Vulva

Exkl.: Carcinoma in situ (D05–D07.3)
Dysplasie:
- Cervix uteri (N87.–)
- Vagina (N89.0–N89.3)
- Vulva (N90.0–N90.3)

R87.0 Abnormer Enzymwert

R87.1 Abnormer Hormonwert

R87.2 Abnormer Wert für sonstige Drogen, Arzneimittel und biologisch aktive Substanzen

R87.3 Abnormer Wert für Substanzen vorwiegend nichtmedizinischer Herkunft

R87.4 Abnorme immunologische Befunde

R87.5 Abnorme mikrobiologische Befunde

Positive Kulturen

R87.6 Abnorme zytologische Befunde

Abnormer Papanicolaou-Abstrich

R87.7 Abnorme histologische Befunde

R87.8 Sonstige abnorme Befunde

Abnorme Chromosomenbefunde

R87.9 Nicht näher bezeichneter abnormer Befund

R89.– Abnorme Befunde in Untersuchungsmaterialien aus anderen Körperorganen, -systemen und -geweben

Inkl.: Abnorme Befunde in:
- Absonderung der Brustwarze
- Synovialflüssigkeit
- Wundsekret

R89.0 **Abnormer Enzymwert**

R89.1 **Abnormer Hormonwert**

R89.2 **Abnormer Wert für sonstige Drogen, Arzneimittel und biologisch aktive Substanzen**

R89.3 **Abnormer Wert für Substanzen vorwiegend nichtmedizinischer Herkunft**

R89.4 **Abnorme immunologische Befunde**

R89.5 **Abnorme mikrobiologische Befunde**

Positive Kulturen

R89.6 **Abnorme zytologische Befunde**

Abnormer Papanicolaou-Abstrich

R89.7 **Abnorme histologische Befunde**

R89.8 **Sonstige abnorme Befunde**

Abnorme Chromosomenbefunde

R89.9 **Nicht näher bezeichneter abnormer Befund**

Abnorme Befunde ohne Vorliegen einer Diagnose bei bildgebender Diagnostik und Funktionsprüfungen (R90–R94)

Inkl.: Unspezifische abnorme Befunde bei der bildgebenden Diagnostik:
- Computertomographie [CT]
- Kernspintomographie [MRI] [MRT] [NMR]
- Positronen-Emissions-Tomographie [PET]
- Röntgenuntersuchung
- Thermographie
- Ultraschall [Sonographie]

Exkl.: Abnorme Befunde bei der Screeninguntersuchung der Mutter zur pränatalen Diagnostik (O28.–)
Abnorme diagnostische Befunde, anderenorts klassifiziert – siehe Alphabetisches Verzeichnis

R90.– Abnorme Befunde bei der bildgebenden Diagnostik des Zentralnervensystems

R90.0 **Intrakranielle Raumforderung**

R90.8 **Sonstige abnorme Befunde bei der bildgebenden Diagnostik des Zentralnervensystems**

Abnormes Echoenzephalogramm
Krankheit der weißen Substanz o.n.A. [White matter disease]

R91 Abnorme Befunde bei der bildgebenden Diagnostik der Lunge

Inkl.: Lungenraumforderung o.n.A.
Rundherd o.n.A.

R92 Abnorme Befunde bei der bildgebenden Diagnostik der Mamma [Brustdrüse]

R93.– Abnorme Befunde bei der bildgebenden Diagnostik sonstiger Körperstrukturen

R93.0 **Abnorme Befunde bei der bildgebenden Diagnostik des Schädels und des Kopfes, anderenorts nicht klassifiziert**

Exkl.: Intrakranielle Raumforderung (R90.0)

R

R93.1 **Abnorme Befunde bei der bildgebenden Diagnostik des Herzens und des Koronarkreislaufes**

Abnorm:
- Echokardiogramm o.n.A.
- Herzschatten

R93.2 **Abnorme Befunde bei der bildgebenden Diagnostik der Leber und der Gallenwege**

Nichtdarstellung der Gallenblase

R93.3 **Abnorme Befunde bei der bildgebenden Diagnostik sonstiger Teile des Verdauungstraktes**

R93.4 **Abnorme Befunde bei der bildgebenden Diagnostik der Harnorgane**

Füllungsdefekt:
- Harnblase
- Niere
- Ureter

Exkl.: Hypertrophie der Niere (N28.88)

R93.5 **Abnorme Befunde bei der bildgebenden Diagnostik sonstiger Abdominalregionen, einschließlich des Retroperitoneums**

R93.6 **Abnorme Befunde bei der bildgebenden Diagnostik der Extremitäten**

Exkl.: Abnorme Befunde der Haut und des Unterhautgewebes (R93.8)

R93.7 **Abnorme Befunde bei der bildgebenden Diagnostik sonstiger Abschnitte des Muskel-Skelett-Systems**

Exkl.: Abnorme Befunde bei der bildgebenden Diagnostik des Schädels (R93.0)

R93.8 **Abnorme Befunde bei der bildgebenden Diagnostik an sonstigen näher bezeichneten Körperstrukturen**

Abnormer radiologischer Befund der Haut und des Unterhautgewebes
Mediastinalverlagerung

R94.– Abnorme Ergebnisse von Funktionsprüfungen

Inkl.: Abnorme Ergebnisse von:
- Szintigraphie
- Untersuchung durch Einbringen von Radionukliden [Radioisotopen]

R94.0 **Abnorme Ergebnisse von Funktionsprüfungen des Zentralnervensystems**

Abnormes Elektroenzephalogramm [EEG]

R94.1 **Abnorme Ergebnisse von Funktionsprüfungen des peripheren Nervensystems und bestimmter Sinnesorgane**

Abnorm:
- Elektromyogramm [EMG]
- Elektrookulogramm [EOG]
- Elektroretinogramm [ERG]
- Reaktion auf Nervenstimulation
- Visuell evozierte Potentiale [VEP]

R94.2 **Abnorme Ergebnisse von Lungenfunktionsprüfungen**

Vermindert:
- Ventilation
- Vitalkapazität

R94.3 **Abnorme Ergebnisse von kardiovaskulären Funktionsprüfungen**

Abnorm:
- Elektrokardiogramm [EKG]
- intrakardiale elektrophysiologische Untersuchungsergebnisse
- Phonokardiogramm
- Vektorkardiogramm

R94.4 **Abnorme Ergebnisse von Nierenfunktionsprüfungen**

Nierenfunktionstest mit abnormem Befund

R94.5 **Abnorme Ergebnisse von Leberfunktionsprüfungen**

R94.6 **Abnorme Ergebnisse von Schilddrüsenfunktionsprüfungen**

R94.7 **Abnorme Ergebnisse von sonstigen endokrinen Funktionsprüfungen**

Exkl.: Abnormer Glukosetoleranztest (R73.0)

R94.8 **Abnorme Ergebnisse von Funktionsprüfungen sonstiger Organe und Organsysteme**

Abnorm:
- Grundumsatzwert [GU]
- Harnblasenfunktionstest
- Milzfunktionstest

Ungenau bezeichnete und unbekannte Todesursachen (R95–R99)

Exkl.: Fetaltod nicht näher bezeichneter Ursache (P95)
Tod während der Gestationsperiode o.n.A. (O95)

R95.– Plötzlicher Kindstod

Inkl.: Plötzlicher ungeklärter Tod (Kindstod), vor Vollendung des ersten Lebensjahres
Sudden infant death syndrome [SIDS]

Exkl.: Plötzlicher ungeklärter Tod (Kindstod), nach Vollendung des ersten Lebensjahres (R96.0)

R95.0 **Plötzlicher Kindstod mit Angabe einer Obduktion**

R95.9 **Plötzlicher Kindstod ohne Angabe einer Obduktion**

Plötzlicher Kindstod o.n.A.

R96.– Sonstiger plötzlicher Tod unbekannter Ursache

Exkl.: Plötzlicher:
- Herztod, so bezeichnet (I46.1)
- Kindstod (R95.–)

R96.0 **Plötzlich eingetretener Tod**

Plötzlicher ungeklärter Tod (Kindstod), nach Vollendung des ersten Lebensjahres

Exkl.: Plötzlicher Tod bekannter Ursache (A00.0–Q99.9, U04.9, V99–Y84.9)

R96.1 **Todeseintritt innerhalb von weniger als 24 Stunden nach Beginn der Symptome, ohne anderweitige Angabe**

Tod, der nachweislich weder gewaltsam noch plötzlich eintrat und dessen Ursache nicht festgestellt werden kann
Tod ohne Anhalt für eine Krankheit

R98 Tod ohne Anwesenheit anderer Personen

Inkl.: Aufgefundene Leiche
Aufgefundener Toter, dessen Todesursache nicht festgestellt werden konnte

R99 Sonstige ungenau oder nicht näher bezeichnete Todesursachen

Inkl.: Tod o.n.A.
Unbekannte Todesursache

Kapitel XIX

Verletzungen, Vergiftungen und bestimmte andere Folgen äußerer Ursachen (S00–T98)

Exkl.: Frakturheilung in Fehlstellung (M84.0-)
Geburtstrauma beim Neugeborenen (P10–P15)
Nichtvereinigung der Frakturenden [Pseudarthrose] (M84.1-)
Pathologische Fraktur (M84.4-)
Pathologische Fraktur bei Osteoporose (M80.–)
Stressfraktur (M84.3-)
Verletzungen der Mutter unter der Geburt (O70–O71)

Dieses Kapitel gliedert sich in folgende Gruppen:

S00–S09	Verletzungen des Kopfes	
S10–S19	Verletzungen des Halses	
S20–S29	Verletzungen des Thorax	
S30–S39	Verletzungen des Abdomens, der Lumbosakralgegend, der Lendenwirbelsäule und des Beckens	
S40–S49	Verletzungen der Schulter und des Oberarmes	
S50–S59	Verletzungen des Ellenbogens und des Unterarmes	
S60–S69	Verletzungen des Handgelenkes und der Hand	
S70–S79	Verletzungen der Hüfte und des Oberschenkels	
S80–S89	Verletzungen des Knies und des Unterschenkels	
S90–S99	Verletzungen der Knöchelregion und des Fußes	
T00–T07	Verletzungen mit Beteiligung mehrerer Körperregionen	
T08–T14	Verletzungen nicht näher bezeichneter Teile des Rumpfes, der Extremitäten oder anderer Körperregionen	
T15–T19	Folgen des Eindringens eines Fremdkörpers durch eine natürliche Körperöffnung	
T20–T32	Verbrennungen oder Verätzungen	
	T20–T25	Verbrennungen oder Verätzungen der äußeren Körperoberfläche, Lokalisation bezeichnet
	T26–T28	Verbrennungen oder Verätzungen, die auf das Auge und auf innere Organe begrenzt sind
	T29–T32	Verbrennungen oder Verätzungen mehrerer und nicht näher bezeichneter Körperregionen
T33–T35	Erfrierungen	
T36–T50	Vergiftungen durch Arzneimittel, Drogen und biologisch aktive Substanzen	
T51–T65	Toxische Wirkungen von vorwiegend nicht medizinisch verwendeten Substanzen	
T66–T78	Sonstige und nicht näher bezeichnete Schäden durch äußere Ursachen	
T79–T79	Bestimmte Frühkomplikationen eines Traumas	
T80–T88	Komplikationen bei chirurgischen Eingriffen und medizinischer Behandlung, anderenorts nicht klassifiziert	
T89–T89	Sonstige Komplikationen eines Traumas, anderenorts nicht klassifiziert	
T90–T98	Folgen von Verletzungen, Vergiftungen und sonstigen Auswirkungen äußerer Ursachen	

Dieses Kapitel enthält die folgenden Ausrufezeichenschlüsselnummern:

S01.83!–S01.89!	*(S01.8-: Offene Wunde sonstiger Teile des Kopfes)*
S06.7-!	*Bewusstlosigkeit bei Schädel-Hirn-Trauma*
S11.84!–S11.89!	*(S11.8-: Offene Wunde sonstiger Teile des Halses)*
S14.7-!	*Funktionale Höhe einer Verletzung des zervikalen Rückenmarkes*
S21.83!–S21.89!	*(S21.8-: Offene Wunde sonstiger Teile des Thorax)*
S24.7-!	*Funktionale Höhe einer Verletzung des thorakalen Rückenmarkes*
S31.83!–S31.89!	*(S31.8-: Offene Wunde sonstiger und nicht näher bezeichneter Teile des Abdomens)*
S34.7-!	*Funktionale Höhe einer Verletzung des lumbosakralen Rückenmarkes*
S41.84!–S41.89!	*(S41.8-: Offene Wunde sonstiger und nicht näher bezeichneter Teile des Schultergürtels)*
S51.84!–S51.89!	*(S51.8-: Offene Wunde sonstiger Teile des Unterarmes)*
S61.84!–S61.89!	*(S61.8-: Offene Wunde sonstiger Teile des Handgelenkes und der Hand)*
S71.84!–S71.89!	*(S71.8-: Offene Wunde sonstiger und nicht näher bezeichneter Teile des Beckengürtels)*
S81.84!–S81.89!	*(S81.8-: Offene Wunde sonstiger Teile des Unterschenkels)*
S91.84!–S91.89!	*(S91.8-: Offene Wunde sonstiger Teile der Knöchelregion und des Fußes)*
T31.–!	*Verbrennungen, klassifiziert nach dem Ausmaß der betroffenen Körperoberfläche*
T32.–!	*Verätzungen, klassifiziert nach dem Ausmaß der betroffenen Körperoberfläche*

In diesem Kapitel wird Teil S zur Kodierung unterschiedlicher Verletzungen einzelner Körperregionen benutzt. Teil T dient zur Kodierung von Verletzungen mehrerer oder nicht näher bezeichneter Körperregionen, aber auch zur Verschlüsselung von Vergiftungen sowie von bestimmten anderen Folgen äußerer Ursachen.
In der Überschrift von Kategorien, die Verletzungen mehrerer Lokalisationen aufführen, bedeutet das Wort "mit", dass beide Regionen betroffen sind, während das Wort "und" bedeutet, dass eine der beiden oder beide Regionen betroffen sind.
Das Prinzip der multiplen Verschlüsselung von Verletzungen sollte befolgt werden, wo immer dies möglich ist. Kombinationskategorien für multiple Verletzungen sollen benutzt werden, wenn die einzelnen Zustände unzureichend bezeichnet sind oder wenn zur primären Klassifizierung die Angabe einer einzelnen Schlüsselnummer geeigneter erscheint. Ansonsten sollten die einzelnen Verletzungen getrennt verschlüsselt werden. Die Regeln und Richtlinien zur Verschlüsselung der Morbidität oder Mortalität in Band 2 (Regelwerk) sollten ebenfalls herangezogen werden.
Teil S und die Schlüsselnummern T00–T14 sowie T90–T98 enthalten auf der dreistelligen Ebene die Art der Verletzung, wie nachstehend aufgeführt:

Oberflächliche Verletzung, einschließlich:

Blasenbildung (nichtthermisch)
Insektenbiss oder -stich (ungiftig)
Prellung [Kontusion], einschließlich Quetschwunde und Hämatom
Schürfwunde
Subkutanes (geschlossenes) Décollement
Verletzung durch oberflächlichen Fremdkörper (Splitter) ohne größere offene Wunde

Offene Wunde, einschließlich:

Risswunde
Schnittwunde
Stichwunde:
- mit (penetrierendem) Fremdkörper (außer bei Beteiligung tieferer Strukturen)
- o.n.A.

Tierbiss

Fraktur, einschließlich:

Dislokationsfraktur

Geschlossene: • einfache Fraktur • eingekeilte Fraktur • Elevationsfraktur • Fissur • Grünholzfraktur • Impressionsfraktur • Längsfraktur • Spiralfraktur • Torsionsfraktur • traumatische Epiphysenlösung • Trümmerfraktur	mit oder ohne verzögerte Heilung

Knochenkontusion [bone bruise] – Für den Gebrauch der entsprechenden Kategorien sind in der stationären Versorgung die Deutschen Kodierrichtlinien heranzuziehen.

Luxationsfraktur

Offene: • Durchspießungsfraktur • Fraktur mit Fremdkörper • infizierte Fraktur • komplizierte Fraktur • Lochfraktur • Schussfraktur	mit oder ohne verzögerte Heilung

Exkl.: Frakturheilung in Fehlstellung (M84.0-)
Nichtvereinigung der Frakturenden [Pseudarthrose] (M84.1-)
Pathologische Fraktur (M84.4-)
Pathologische Fraktur bei Osteoporose (M80.–)
Stressfraktur (M84.3-)

Luxation, Verstauchung und Zerrung, einschließlich:

Abriss Distorsion Riss Traumatisch: • Hämarthros • Riss • Ruptur • Subluxation Verstauchung Zerrung	Gelenk (-Kapsel) Knorpel Ligament

Verletzung der Nerven und des Rückenmarkes, einschließlich:

Kontinuitätsverletzung des Rückenmarkes und der Nerven
Rückenmarkläsion, komplett oder inkomplett
Traumatisch:
• Hämatomyelie
• Lähmung (vorübergehend)
• Nervendurchtrennung
• Paraplegie
• Tetraplegie

S

Verletzung von Blutgefäßen, einschließlich:

Abriss Riss Schnittverletzung Traumatisch: • Aneurysma oder Fistel (arteriovenös) • arterielles Hämatom • Ruptur	Blutgefäße

Verletzung von Muskeln und Sehnen, einschließlich:

Abriss Riss Schnittverletzung Traumatische Ruptur Verstauchung Zerrung	Sehne, Muskel oder Faszie

Zerquetschung, einschließlich:

Crush-Verletzung
Zermalmung

Traumatische Amputation

Verletzung innerer Organe, einschließlich:

Explosionstrauma Kontusion Prellung Rissverletzung Traumatisch: • Hämatom • Riss • Ruptur • Stichverletzung • Zerquetschung	innere Organe

Sonstige und nicht näher bezeichnete Verletzungen

Verletzungen des Kopfes
(S00–S09)

Inkl.: Verletzungen:
- Auge
- behaarte Kopfhaut
- Gaumen
- Gesicht [jeder Teil]
- Kiefer
- Kiefergelenkregion
- Mundhöhle
- Ohr
- Periokularregion
- Zahn
- Zahnfleisch
- Zunge

Exkl.: Auswirkungen eines Fremdkörpers auf das äußere Auge (T15.–)
Auswirkungen eines Fremdkörpers in:
- Kehlkopf (T17.3)
- Mund (T18.0)
- Nase (T17.0–T17.1)
- Ohr (T16)
- Rachen (T17.2)

Erfrierungen (T33–T35)
Insektenbiss oder -stich, giftig (T63.4)
Verbrennungen und Verätzungen (T20–T32)

S00.– Oberflächliche Verletzung des Kopfes

Exkl.: Hirnkontusion (diffus) (S06.21)
Hirnkontusion, umschrieben (S06.31)
Verletzung des Auges und der Orbita (S05.–)

S00.0- Oberflächliche Verletzung der behaarten Kopfhaut

S00.00 Art der Verletzung nicht näher bezeichnet
S00.01 Schürfwunde
S00.02 Blasenbildung (nichtthermisch)
S00.03 Insektenbiss oder -stich (ungiftig)
S00.04 Oberflächlicher Fremdkörper (Splitter)
S00.05 Prellung
S00.08 Sonstige

S00.1 Prellung des Augenlides und der Periokularregion

Augenbraue
Blaues Auge
Exkl.: Prellung des Augapfels und des Orbitagewebes (S05.1)

S00.2- Sonstige oberflächliche Verletzungen des Augenlides und der Periokularregion

Orbitaregion
Exkl.: Oberflächliche Verletzung der Konjunktiva und der Kornea (S05.0)

S00.20 Art der Verletzung nicht näher bezeichnet
S00.21 Schürfwunde
S00.22 Blasenbildung (nichtthermisch)
S00.23 Insektenbiss oder -stich (ungiftig)
S00.24 Oberflächlicher Fremdkörper (Splitter)
S00.28 Sonstige

S00.3- Oberflächliche Verletzung der Nase

S00.30 Art der Verletzung nicht näher bezeichnet
S00.31 Schürfwunde

S

S00.32 Blasenbildung (nichtthermisch)
S00.33 Insektenbiss oder -stich (ungiftig)
S00.34 Oberflächlicher Fremdkörper (Splitter)
S00.35 Prellung
S00.38 Sonstige

S00.4- Oberflächliche Verletzung des Ohres

S00.40 Art der Verletzung nicht näher bezeichnet
S00.41 Schürfwunde
S00.42 Blasenbildung (nichtthermisch)
S00.43 Insektenbiss oder -stich (ungiftig)
S00.44 Oberflächlicher Fremdkörper (Splitter)
S00.45 Prellung
S00.48 Sonstige

S00.5- Oberflächliche Verletzung der Lippe und der Mundhöhle

S00.50 Art der Verletzung nicht näher bezeichnet
S00.51 Schürfwunde
S00.52 Blasenbildung (nichtthermisch)
S00.53 Insektenbiss oder -stich (ungiftig)
S00.54 Oberflächlicher Fremdkörper (Splitter)
S00.55 Prellung
S00.58 Sonstige

S00.7 Multiple oberflächliche Verletzungen des Kopfes

S00.8- Oberflächliche Verletzung sonstiger Teile des Kopfes

S00.80 Art der Verletzung nicht näher bezeichnet
S00.81 Schürfwunde
S00.82 Blasenbildung (nichtthermisch)
S00.83 Insektenbiss oder -stich (ungiftig)
S00.84 Oberflächlicher Fremdkörper (Splitter)
S00.85 Prellung
S00.88 Sonstige

S00.9- Oberflächliche Verletzung des Kopfes, Teil nicht näher bezeichnet

S00.90 Art der Verletzung nicht näher bezeichnet
S00.91 Schürfwunde
S00.92 Blasenbildung (nichtthermisch)
S00.93 Insektenbiss oder -stich (ungiftig)
S00.94 Oberflächlicher Fremdkörper (Splitter)
S00.95 Prellung
S00.98 Sonstige

S01.– Offene Wunde des Kopfes

Inkl.: Offene Wunde des Kopfes o.n.A.
Offene Wunde mit Verbindung zu einer Fraktur, einer Luxation oder einer intrakraniellen Verletzung

Benutze zusätzlich T89.0-, um das Vorliegen von Komplikationen wie Fremdkörper, Infektion oder verzögerte Heilung und Behandlung anzuzeigen.

Exkl.: Dekapitation (S18)
Traumatische Amputation von Teilen des Kopfes (S08.–)
Verletzung des Auges und der Orbita (S05.–)

S01.0 Offene Wunde der behaarten Kopfhaut

Augenbraue

Exkl.: Skalpierungsverletzung (S08.0)

S01.1 **Offene Wunde des Augenlides und der Periokularregion**

Offene Wunde des Augenlides und der Periokularregion mit oder ohne Beteiligung der Tränenwege

S01.2- **Offene Wunde der Nase**

S01.20 Teil nicht näher bezeichnet

S01.21 Äußere Haut der Nase

S01.22 Nasenlöcher

S01.23 Nasenseptum

S01.29 Sonstige und mehrere Teile der Nase

S01.3- **Offene Wunde des Ohres und der Gehörstrukturen**

S01.30 Teil nicht näher bezeichnet

Ohr o.n.A.

S01.31 Ohrmuschel

S01.33 Tragus

S01.34 Äußerer Gehörgang

S01.35 Tuba auditiva

S01.36 Gehörknöchelchen

S01.37 Trommelfell

Exkl.: Traumatische Trommelfellruptur (S09.2)

S01.38 Innenohr

Kochlea

S01.39 Sonstige und mehrere Teile des Ohres und der Gehörstrukturen

S01.4- **Offene Wunde der Wange und der Temporomandibularregion**

S01.41 Wange

S01.42 Oberkieferregion

S01.43 Unterkieferregion

S01.49 Sonstige und mehrere Teile der Wange und der Temporomandibularregion

S01.5- **Offene Wunde der Lippe und der Mundhöhle**

Exkl.: Zahnfraktur (S02.5)
Zahnluxation (S03.2)

S01.50 Mund, Teil nicht näher bezeichnet

S01.51 Lippe

S01.52 Wangenschleimhaut

S01.53 Zahnfleisch (Processus alveolaris)

S01.54 Zunge und Mundboden

S01.55 Gaumen

S01.59 Sonstige und mehrere Teile der Lippe und der Mundhöhle

S01.7 **Multiple offene Wunden des Kopfes**

S01.8- **Offene Wunde sonstiger Teile des Kopfes**

Hinw.: Bei den Schlüsselnummern S01.84!–S01.89! erfolgt die Einteilung des Weichteilschadens nach Tscherne und Oestern. Kodiere jeweils zuerst die Fraktur (S02.–) oder die Luxation (S03.–).

S01.80 Nicht näher bezeichnete offene Wunde sonstiger Teile des Kopfes

Gesicht o.n.A.
Kinn
Schädel
Stirn o.n.A.

S01.83! *Offene Wunde (jeder Teil des Kopfes) mit Verbindung zu einer intrakraniellen Verletzung*

Kodiere zuerst die intrakranielle Verletzung (S06.–)

S

S01.84! *Weichteilschaden I. Grades bei geschlossener Fraktur oder Luxation des Kopfes*

Oberflächliche Schürfung, einfache bis mittelschwere Bruchform

Hinw.: Geschlossene Frakturen oder Luxationen mit Weichteilschaden 0. Grades (geringer Weichteilschaden, einfache Bruchform) oder nicht näher bezeichneten Grades erhalten keine zusätzliche Schlüsselnummer.

S01.85! *Weichteilschaden II. Grades bei geschlossener Fraktur oder Luxation des Kopfes*

Tiefe kontaminierte Schürfung, lokalisierte Haut- und Muskelkontusion, alle Bruchformen

S01.86! *Weichteilschaden III. Grades bei geschlossener Fraktur oder Luxation des Kopfes*

Ausgedehnte Hautkontusion, Hautquetschung oder Zerstörung der Muskulatur, subkutanes Décollement, dekompensiertes Kompartmentsyndrom

S01.87! *Weichteilschaden I. Grades bei offener Fraktur oder Luxation des Kopfes*

Fehlende oder geringe Kontusion, unbedeutende bakterielle Kontamination, einfache bis mittelschwere Bruchformen
Offene Fraktur oder Luxation nicht näher bezeichneten Grades

S01.88! *Weichteilschaden II. Grades bei offener Fraktur oder Luxation des Kopfes*

Umschrieben Haut- und Weichteilkontusion, mittelschwere Kontamination

S01.89! *Weichteilschaden III. Grades bei offener Fraktur oder Luxation des Kopfes*

Ausgedehnte Weichteildestruktion, häufig zusätzliche Gefäß- und Nervenverletzungen, starke Wundkontamination

Hinw.: Offene Frakturen mit Weichteilschaden IV. Grades (subtotale und totale Amputation) werden als Amputation nach deren Lokalisation kodiert.

S01.9 **Offene Wunde des Kopfes, Teil nicht näher bezeichnet**

S02.– Fraktur des Schädels und der Gesichtsschädelknochen

Benutze eine zusätzliche Schlüsselnummer aus S01.84!–S01.89! zusammen mit S02.–, um den Schweregrad des Weichteilschadens bei einer Fraktur zu verschlüsseln. Dies gilt nicht, wenn die Fraktur mit einer intrakraniellen Verletzung einhergeht. In diesem Fall ist S01.83! zu verwenden.
Ein Bewusstseinsverlust bei einer Schädelfraktur ist mit einer zusätzlichen Schlüsselnummer aus S06.7-! zu verschlüsseln.

S02.0 **Schädeldachfraktur**

Os frontale
Os parietale
Os temporale, Pars squamosa

S02.1 **Schädelbasisfraktur**

Orbitadach
Os occipitale
Os sphenoidale
Os temporale mit Ausnahme der Pars squamosa
Schädelgrube:
- hintere
- mittlere
- vordere

Sinus:
- ethmoidalis
- frontalis

Exkl.: Orbita o.n.A. (S02.8)
Orbitaboden (S02.3)
Os temporale, Pars squamosa (S02.0)

S02.2 **Nasenbeinfraktur**

S02.3 **Fraktur des Orbitabodens**

Blow-out-Fraktur

Exkl.: Orbita o.n.A. (S02.8)
Orbitadach (S02.1)

S02.4 Fraktur des Jochbeins und des Oberkiefers

Maxilla
Oberkiefer (-Knochen)
Os zygomaticum

S02.5 Zahnfraktur

Gebrochener Zahn

Exkl.: Pathologische Zahnfraktur (K08.81)

S02.6- Unterkieferfraktur

Mandibula
Unterkiefer (-Knochen)

S02.60 Teil nicht näher bezeichnet

S02.61 Processus condylaris

S02.62 Subkondylär

S02.63 Processus coronoideus

S02.64 Ramus mandibulae, nicht näher bezeichnet

S02.65 Angulus mandibulae

S02.66 Symphysis mandibulae

S02.67 Pars alveolaris

S02.68 Corpus mandibulae, sonstige und nicht näher bezeichnete Teile

S02.69 Mehrere Teile

S02.7 Multiple Frakturen der Schädel- und Gesichtsschädelknochen

S02.8 Frakturen sonstiger Schädel- und Gesichtsschädelknochen

Alveolarfortsatz
Gaumen
Orbita o.n.A.

Exkl.: Orbitaboden (S02.3)
Orbitadach (S02.1)

S02.9 Fraktur des Schädels und der Gesichtsschädelknochen, Teil nicht näher bezeichnet

Gesicht o.n.A.

S03.– Luxation, Verstauchung und Zerrung von Gelenken und Bändern des Kopfes

Benutze eine zusätzliche Schlüsselnummer aus S01.84!–S01.89! zusammen mit S03.0–S03.3, um den Schweregrad des Weichteilschadens bei einer Luxation zu verschlüsseln.

S03.0 Kieferluxation

Kiefer (-Knorpel) (-Diskus)
Kiefergelenk
Mandibula

S03.1 Luxation des knorpeligen Nasenseptums

S03.2 Zahnluxation

S03.3 Luxation sonstiger und nicht näher bezeichneter Teile des Kopfes

S03.4 Verstauchung und Zerrung des Kiefers

Kiefer (-Gelenk) (-Band)

S03.5 Verstauchung und Zerrung von Gelenken und Bändern sonstiger und nicht näher bezeichneter Teile des Kopfes

S04.– Verletzung von Hirnnerven

S04.0 Sehnerv- und Sehbahnenverletzung

II. Hirnnerv
Chiasma opticum
Sehrinde

S

S04.1 Verletzung des N. oculomotorius

III. Hirnnerv

S04.2 Verletzung des N. trochlearis

IV. Hirnnerv

S04.3 Verletzung des N. trigeminus

V. Hirnnerv

S04.4 Verletzung des N. abducens

VI. Hirnnerv

S04.5 Verletzung des N. facialis

VII. Hirnnerv

S04.6 Verletzung des N. vestibulocochlearis

VIII. Hirnnerv
Hörnerv
N. acusticus [N. statoacusticus]

S04.7 Verletzung des N. accessorius

XI. Hirnnerv

S04.8 Verletzung sonstiger Hirnnerven

N. glossopharyngeus [IX. Hirnnerv]
N. hypoglossus [XII. Hirnnerv]
N. vagus [X. Hirnnerv]
Nn. olfactorii [I. Hirnnerv]

S04.9 Verletzung eines nicht näher bezeichneten Hirnnervs

S05.– Verletzung des Auges und der Orbita

Exkl.: Fraktur von Knochen der Orbita (S02.1, S02.3, S02.8)
Oberflächliche Verletzung des Augenlides (S00.1–S00.2)
Offene Wunde des Augenlides und der Periokularregion (S01.1)
Verletzung:
- N. oculomotorius [III. Hirnnerv] (S04.1)
- Sehnerv [II. Hirnnerv] (S04.0)

S05.0 Verletzung der Konjunktiva und Abrasio corneae ohne Angabe eines Fremdkörpers

Exkl.: Fremdkörper in:
- Konjunktivalsack (T15.1)
- Kornea (T15.0)

S05.1 Prellung des Augapfels und des Orbitagewebes

Hyphäma, traumatisch

Exkl.: Blaues Auge (S00.1)
Prellung des Augenlides und der Periokularregion (S00.1)

S05.2 Rissverletzung und Ruptur des Auges mit Prolaps oder Verlust intraokularen Gewebes

S05.3 Rissverletzung des Auges ohne Prolaps oder Verlust intraokularen Gewebes

Rissverletzung des Auges o.n.A.

S05.4 Penetrierende Wunde der Orbita mit oder ohne Fremdkörper

Exkl.: Verbliebener (alter) Fremdkörper nach perforierender Verletzung der Orbita (H05.5)

S05.5 Penetrierende Wunde des Augapfels mit Fremdkörper

Exkl.: Verbliebener (alter) intraokularer Fremdkörper (H44.6–H44.7)

S05.6 Penetrierende Wunde des Augapfels ohne Fremdkörper

Penetrierende Augenverletzung o.n.A.

S05.7 Abriss des Augapfels

Traumatische Enukleation

S05.8 Sonstige Verletzungen des Auges und der Orbita

Verletzung des Ductus nasolacrimalis

S05.9 **Verletzung des Auges und der Orbita, nicht näher bezeichnet**

Verletzung des Auges o.n.A.

S06.– Intrakranielle Verletzung

Benutze die zusätzliche Schlüsselnummer S01.83! zusammen mit S06.–, um eine offene intrakranielle Verletzung zu verschlüsseln.
Bei den Subkategorien S06.0–S06.6, S06.8 und S06.9 ist ein Bewusstseinsverlust mit einer zusätzlichen Schlüsselnummer aus S06.7–! zu verschlüsseln.

S06.0 **Gehirnerschütterung**

Commotio cerebri
Schädel-Hirn-Trauma 1. Grades

S06.1 **Traumatisches Hirnödem**

S06.2- **Diffuse Hirnverletzung**

Großer Hirngewebebereich betroffen

S06.20 Diffuse Hirn- und Kleinhirnverletzung, nicht näher bezeichnet

S06.21 Diffuse Hirnkontusionen

S06.22 Diffuse Kleinhirnkontusionen

S06.23 Multiple intrazerebrale und zerebellare Hämatome

Multiple intrazerebrale Blutungen

S06.28 Sonstige diffuse Hirn- und Kleinhirnverletzungen

Multiple Rissverletzungen des Groß- und Kleinhirns

S06.3- **Umschriebene Hirnverletzung**

Begrenzter oder umschriebener Hirngewebebereich betroffen

S06.30 Umschriebene Hirn- und Kleinhirnverletzung, nicht näher bezeichnet

S06.31 Umschriebene Hirnkontusion

S06.32 Umschriebene Kleinhirnkontusion

S06.33 Umschriebenes zerebrales Hämatom

Intrazerebrale Blutung
Intrazerebrales Hämatom

S06.34 Umschriebenes zerebellares Hämatom

Kleinhirnblutung
Zerebellare Blutung

S06.38 Sonstige umschriebene Hirn- und Kleinhirnverletzungen

Rissverletzung des Groß- und Kleinhirns

S06.4 **Epidurale Blutung**

Epidurales [extradurales] Hämatom
Extradurale Blutung (traumatisch)

S06.5 **Traumatische subdurale Blutung**

S06.6 **Traumatische subarachnoidale Blutung**

S06.7-! ***Bewusstlosigkeit bei Schädel-Hirn-Trauma***

S06.70! *Weniger als 30 Minuten*

S06.71! *30 Minuten bis 24 Stunden*

S06.72! *Mehr als 24 Stunden, mit Rückkehr zum vorher bestehenden Bewusstseinsgrad*

S06.73! *Mehr als 24 Stunden, ohne Rückkehr zum vorher bestehenden Bewusstseinsgrad*

S06.79! *Dauer nicht näher bezeichnet*

S06.8 **Sonstige intrakranielle Verletzungen**

Traumatische Blutung, traumatisches Hämatom, Kontusion:
- intrakraniell o.n.A.
- Kleinhirn

S06.9 Intrakranielle Verletzung, nicht näher bezeichnet

Hirnstammverletzung o.n.A.
Hirnverletzung o.n.A.
Intrakranielle Verletzung o.n.A.

Exkl.: Verletzung des Kopfes o.n.A. (S09.9)

S07.– Zerquetschung des Kopfes

Verschlüssele gegebenenfalls auch Crush-Syndrom (T79.5).

Exkl.: Wenn die Art der Verletzung bekannt ist (z.B. Prellung, Fraktur, Luxation, innere Verletzung), verschlüssele nur nach der Art der Verletzung

S07.0 Zerquetschung des Gesichtes

S07.1 Zerquetschung des Schädels

S07.8 Zerquetschung sonstiger Teile des Kopfes

S07.9 Zerquetschung des Kopfes, Teil nicht näher bezeichnet

S08.– Traumatische Amputation von Teilen des Kopfes

S08.0 Skalpierungsverletzung

S08.1 Traumatische Amputation des Ohres

S08.8 Traumatische Amputation sonstiger Teile des Kopfes

S08.9 Traumatische Amputation eines nicht näher bezeichneten Teiles des Kopfes

Exkl.: Dekapitation (S18)

S09.– Sonstige und nicht näher bezeichnete Verletzungen des Kopfes

S09.0 Verletzung von Blutgefäßen des Kopfes, anderenorts nicht klassifiziert

Exkl.: Verletzung:
- extrakranielle hirnversorgende Gefäße (S15.–)
- intrakranielle Gefäße (S06.–)

S09.1 Verletzung von Muskeln und Sehnen des Kopfes

S09.2 Traumatische Trommelfellruptur

S09.7 Multiple Verletzungen des Kopfes

Verletzungen, die in mehr als einer der Kategorien S00–S09.2 klassifizierbar sind

Bezüglich der Verschlüsselung multipler Verletzungen sind in der stationären Versorgung die Deutschen Kodierrichtlinien heranzuziehen.

S09.8 Sonstige näher bezeichnete Verletzungen des Kopfes

S09.9 Nicht näher bezeichnete Verletzung des Kopfes

Verletzung:
- Gesicht o.n.A.
- Nase o.n.A.
- Ohr o.n.A.

Verletzungen des Halses
(S10–S19)

Inkl.: Verletzungen:
- Nacken
- Rachen
- Supraklavikularregion

Exkl.: Auswirkungen eines Fremdkörpers in:
- Kehlkopf (T17.3)
- Ösophagus (T18.1)
- Rachen (T17.2)
- Trachea (T17.4)

Erfrierungen (T33–T35)
Fraktur der Wirbelsäule o.n.A. (T08.–)

Insektenbiss oder -stich, giftig (T63.4)
Verbrennungen und Verätzungen (T20–T32)
Verletzung:
- Rückenmark o.n.A. (T09.3)
- Rumpf o.n.A. (T09.–)

S10.– Oberflächliche Verletzung des Halses

S10.0 **Prellung des Rachens**

Kehlkopf
Ösophagus, Pars cervicalis
Rachen
Trachea

S10.1- **Sonstige und nicht näher bezeichnete oberflächliche Verletzungen des Rachens**

S10.10 Art der Verletzung nicht näher bezeichnet
S10.11 Schürfwunde
S10.12 Blasenbildung (nichtthermisch)
S10.13 Insektenbiss oder -stich (ungiftig)
S10.14 Oberflächlicher Fremdkörper (Splitter)
S10.18 Sonstige

S10.7 **Multiple oberflächliche Verletzungen des Halses**

S10.8- **Oberflächliche Verletzung sonstiger Teile des Halses**

S10.80 Art der Verletzung nicht näher bezeichnet
S10.81 Schürfwunde
S10.82 Blasenbildung (nichtthermisch)
S10.83 Insektenbiss oder -stich (ungiftig)
S10.84 Oberflächlicher Fremdkörper (Splitter)
S10.85 Prellung
S10.86 Subkutanes (geschlossenes) Décollement
S10.88 Sonstige

S10.9- **Oberflächliche Verletzung des Halses, Teil nicht näher bezeichnet**

S10.90 Art der Verletzung nicht näher bezeichnet
S10.91 Schürfwunde
S10.92 Blasenbildung (nichtthermisch)
S10.93 Insektenbiss oder -stich (ungiftig)
S10.94 Oberflächlicher Fremdkörper (Splitter)
S10.95 Prellung
S10.96 Subkutanes (geschlossenes) Décollement
S10.98 Sonstige

S11.– Offene Wunde des Halses

Inkl.: Offene Wunde des Halses o.n.A.
Offene Wunde mit Verbindung zu einer Fraktur oder einer Luxation

Benutze zusätzlich T89.0-, um das Vorliegen von Komplikationen wie Fremdkörper, Infektion oder verzögerte Heilung und Behandlung anzuzeigen.

Exkl.: Dekapitation (S18)

S11.0- **Offene Wunde mit Beteiligung des Kehlkopfes und der Trachea**

S11.01 Kehlkopf

Epiglottis

S11.02 Trachea, Pars cervicalis

Trachea o.n.A.

Exkl.: Trachea, Pars thoracica (S27.5)

S

S11.1 **Offene Wunde mit Beteiligung der Schilddrüse**

S11.2- **Offene Wunde mit Beteiligung des Rachens und des Ösophagus, Pars cervicalis**

Exkl.: Ösophagus o.n.A. (S27.83)

S11.21 Rachen

S11.22 Ösophagus, Pars cervicalis

S11.7 **Multiple offene Wunden des Halses**

S11.8- **Offene Wunde sonstiger Teile des Halses**

Hinw.: Bei den Schlüsselnummern S11.84!–S11.89! erfolgt die Einteilung des Weichteilschadens nach Tscherne und Oestern. Kodiere jeweils zuerst die Fraktur (S12.–) oder die Luxation (S13.–).

S11.80 Nicht näher bezeichnete offene Wunde sonstiger Teile des Halses

Supraklavikularregion

S11.84! *Weichteilschaden I. Grades bei geschlossener Fraktur oder Luxation des Halses*

Oberflächliche Schürfung, einfache bis mittelschwere Bruchform

Hinw.: Geschlossene Frakturen oder Luxationen mit Weichteilschaden 0. Grades (geringer Weichteilschaden, einfache Bruchform) oder nicht näher bezeichneten Grades erhalten keine zusätzliche Schlüsselnummer.

S11.85! *Weichteilschaden II. Grades bei geschlossener Fraktur oder Luxation des Halses*

Tiefe kontaminierte Schürfung, lokalisierte Haut- und Muskelkontusion, alle Bruchformen

S11.86! *Weichteilschaden III. Grades bei geschlossener Fraktur oder Luxation des Halses*

Ausgedehnte Hautkontusion, Hautquetschung oder Zerstörung der Muskulatur, subkutanes Décollement, dekompensiertes Kompartmentsyndrom

S11.87! *Weichteilschaden I. Grades bei offener Fraktur oder Luxation des Halses*

Fehlende oder geringe Kontusion, unbedeutende bakterielle Kontamination, einfache bis mittelschwere Bruchformen
Offene Fraktur oder Luxation nicht näher bezeichneten Grades

S11.88! *Weichteilschaden II. Grades bei offener Fraktur oder Luxation des Halses*

Umschrieben Haut- und Weichteilkontusion, mittelschwere Kontamination

S11.89! *Weichteilschaden III. Grades bei offener Fraktur oder Luxation des Halses*

Ausgedehnte Weichteildestruktion, häufig zusätzliche Gefäß- und Nervenverletzungen, starke Wundkontamination

Hinw.: Offene Frakturen mit Weichteilschaden IV. Grades (subtotale und totale Amputation) werden als Amputation nach deren Lokalisation kodiert.

S11.9 **Offene Wunde des Halses, Teil nicht näher bezeichnet**

S12.– Fraktur im Bereich des Halses

Inkl.: Zervikal:
- Dornfortsatz
- Querfortsatz
- Wirbel
- Wirbelbogen
- Wirbelsäule

Benutze eine zusätzliche Schlüsselnummer aus S11.84!–S11.89! zusammen mit S12.–, um den Schweregrad des Weichteilschadens bei einer Fraktur zu verschlüsseln.
Benutze die zusätzliche Schlüsselnummer M96.6, um anzugeben, dass die Fraktur beim Einsetzen eines orthopädischen Implantates, einer Gelenkprothese oder einer Knochenplatte aufgetreten ist.
Benutze eine zusätzliche Schlüsselnummer aus Z96.6-, um anzugeben, dass es sich um eine Fraktur bei bereits vorhandenem orthopädischen Gelenkimplantat handelt.
Eine Verletzung des zervikalen Rückenmarks ist zusätzlich mit S14.– zu verschlüsseln.
Das Vorliegen einer Luxation bei einer Halswirbelfraktur ist zusätzlich mit S13.– zu verschlüsseln. Ist die Zahl der zusammen mit der Luxation gebrochenen Halswirbel nicht bekannt, so ist die Fraktur auf der höchsten Ebene zu verschlüsseln.

S12.0 **Fraktur des 1. Halswirbels**

Atlas

S12.1 **Fraktur des 2. Halswirbels**
Axis

S12.2- **Fraktur eines sonstigen näher bezeichneten Halswirbels**

S12.21 Fraktur des 3. Halswirbels

S12.22 Fraktur des 4. Halswirbels

S12.23 Fraktur des 5. Halswirbels

S12.24 Fraktur des 6. Halswirbels

S12.25 Fraktur des 7. Halswirbels

S12.7 **Multiple Frakturen der Halswirbelsäule**
Exkl.: Multiple Frakturen der Halswirbelsäule bei Angabe der Höhe (S12.0, S12.1, S12.2-). Kodiere jede Fraktur einzeln.

S12.8 **Fraktur sonstiger Teile im Bereich des Halses**
Kehlkopf
Ringknorpel
Schildknorpel
Trachea
Zungenbein

S12.9 **Fraktur im Bereich des Halses, Teil nicht näher bezeichnet**
Fraktur:
- Halswirbel o.n.A.
- Halswirbelsäule o.n.A.

S13.– Luxation, Verstauchung und Zerrung von Gelenken und Bändern in Halshöhe

Benutze eine zusätzliche Schlüsselnummer aus S11.84!–S11.89! zusammen mit S13.0–S13.3, um den Schweregrad des Weichteilschadens bei einer Luxation zu verschlüsseln.
Eine Verletzung des zervikalen Rückenmarks ist zusätzlich mit S14.– zu verschlüsseln.
Das Vorliegen von Halswirbelfrakturen bei einer Luxation ist zusätzlich mit S12.– zu verschlüsseln. Ist die Zahl der zusammen mit der Luxation gebrochenen Halswirbel nicht bekannt, so ist die Fraktur auf der höchsten Ebene zu verschlüsseln.

Exkl.: Ruptur oder Verlagerung (nichttraumatisch) einer zervikalen Bandscheibe (M50.–)
Verstauchung und Zerrung von Muskeln und Sehnen in Halshöhe (S16)

S13.0 **Traumatische Ruptur einer zervikalen Bandscheibe**

S13.1- **Luxation eines Halswirbels**

S13.10 Höhe nicht näher bezeichnet

S13.11 C1/C2

S13.12 C2/C3

S13.13 C3/C4

S13.14 C4/C5

S13.15 C5/C6

S13.16 C6/C7

S13.17 C7/T1

S13.18 Sonstige

S13.2 **Luxation sonstiger und nicht näher bezeichneter Teile im Bereich des Halses**

S13.3 **Multiple Luxationen im Bereich des Halses**

S13.4 **Verstauchung und Zerrung der Halswirbelsäule**
Atlantoaxial (-Gelenk)
Atlantookzipital (-Gelenk)
Lig. longitudinale anterius, zervikal
Schleudertrauma der Halswirbelsäule

S13.5 Verstauchung und Zerrung in der Schilddrüsenregion

Krikoarytänoidal (-Gelenk) (-Band)
Krikothyreoidal (-Gelenk) (-Band)
Schildknorpel

S13.6 Verstauchung und Zerrung von Gelenken und Bändern sonstiger und nicht näher bezeichneter Teile des Halses

S14.– Verletzung der Nerven und des Rückenmarkes in Halshöhe

Benutze zusätzlich die Schlüsselnummer S19.80, um eine Verletzung zervikaler Rückenmarkhäute anzugeben.

S14.0 Kontusion und Ödem des zervikalen Rückenmarkes

S14.1- Sonstige und nicht näher bezeichnete Verletzungen des zervikalen Rückenmarkes

Verschlüssele auch die funktionale Höhe einer Verletzung des zervikalen Rückenmarks (S14.7-!)

S14.10 Verletzungen des zervikalen Rückenmarkes, nicht näher bezeichnet

S14.11 Komplette Querschnittverletzung des zervikalen Rückenmarkes

S14.12 Zentrale Halsmarkverletzung (inkomplette Querschnittverletzung)

S14.13 Sonstige inkomplette Querschnittverletzungen des zervikalen Rückenmarkes

S14.2 Verletzung von Nervenwurzeln der Halswirbelsäule

S14.3 Verletzung des Plexus brachialis

S14.4 Verletzung peripherer Nerven des Halses

S14.5 Verletzung zervikaler sympathischer Nerven

S14.6 Verletzung sonstiger und nicht näher bezeichneter Nerven des Halses

S14.7-! Funktionale Höhe einer Verletzung des zervikalen Rückenmarkes

Diese Subkategorie dient zur Verschlüsselung der funktionalen Höhe einer Rückenmarksverletzung. Unter der funktionalen Höhe einer Rückenmarksverletzung wird das unterste intakte Rückenmarkssegment verstanden (so bedeutet z.B. "komplette C4-Läsion des Rückenmarks", dass die Funktionen des 4. und der höheren Zervikalnerven intakt sind und dass unterhalb C4 keine Funktion mehr vorhanden ist).

Kodiere zuerst die Art der zervikalen Rückenmarksverletzung.

S14.70! Höhe nicht näher bezeichnet

Halsmark o.n.A.

S14.71! C1

S14.72! C2

S14.73! C3

S14.74! C4

S14.75! C5

S14.76! C6

S14.77! C7

S14.78! C8

S15.– Verletzung von Blutgefäßen in Halshöhe

S15.0- Verletzung der A. carotis

S15.00 A. carotis, Teil nicht näher bezeichnet

S15.01 A. carotis communis

S15.02 A. carotis externa

S15.03 A. carotis interna

S15.1 Verletzung der A. vertebralis

S15.2 Verletzung der V. jugularis externa

S15.3 Verletzung der V. jugularis interna

S15.7 Verletzung mehrerer Blutgefäße in Höhe des Halses

S15.8- Verletzung sonstiger Blutgefäße in Höhe des Halses

S15.80 Verletzung epiduraler Blutgefäße in Höhe des Halses

S15.81 Verletzung subduraler Blutgefäße in Höhe des Halses

S15.82 Verletzung subarachnoidaler Blutgefäße in Höhe des Halses

S15.88 Verletzung sonstiger Blutgefäße in Höhe des Halses

S15.9 Verletzung eines nicht näher bezeichneten Blutgefäßes in Höhe des Halses

S16 Verletzung von Muskeln und Sehnen in Halshöhe

Inkl.: Verstauchung und Zerrung

S17.– Zerquetschung des Halses

Hinw.: Verschlüssele gegebenenfalls auch Crush-Syndrom (T79.5).

Exkl.: Wenn die Art der Verletzung bekannt ist (z.B. Prellung, Fraktur, Luxation, innere Verletzung), verschlüssele nur nach der Art der Verletzung

S17.0 Zerquetschung des Kehlkopfes und der Trachea

S17.8 Zerquetschung sonstiger Teile des Halses

S17.9 Zerquetschung des Halses, Teil nicht näher bezeichnet

S18 Traumatische Amputation in Halshöhe

Inkl.: Dekapitation

S19.– Sonstige und nicht näher bezeichnete Verletzungen des Halses

S19.7 Multiple Verletzungen des Halses

Verletzungen, die in mehr als einer der Kategorien S10–S18 klassifizierbar sind

Bezüglich der Verschlüsselung multipler Verletzungen sind in der stationären Versorgung die Deutschen Kodierrichtlinien heranzuziehen.

S19.8- Sonstige näher bezeichnete Verletzungen des Halses

S19.80 Verletzung zervikaler Rückenmarkhäute

S19.88 Sonstige näher bezeichnete Verletzungen des Halses

S19.9 Nicht näher bezeichnete Verletzung des Halses

Verletzungen des Thorax (S20–S29)

Inkl.: Verletzungen:
- Interskapularregion
- Mamma
- Thorax (-Wand)

Exkl.: Auswirkungen eines Fremdkörpers in:
- Bronchus (T17.5)
- Lunge (T17.8)
- Ösophagus (T18.1)
- Trachea (T17.4)

Erfrierungen (T33–T35)
Fraktur der Wirbelsäule o.n.A. (T08.–)
Insektenbiss oder -stich, giftig (T63.4)
Verbrennungen und Verätzungen (T20–T32)
Verletzungen:
- Achselhöhle (S40–S49)
- Klavikula (S40–S49)
- Schulter (S40–S49)
- Skapularregion (S40–S49)
- Rückenmark o.n.A. (T09.3)
- Rumpf o.n.A. (T09.–)

S20.– Oberflächliche Verletzung des Thorax

S20.0 **Prellung der Mamma [Brustdrüse]**

S20.1- **Sonstige und nicht näher bezeichnete oberflächliche Verletzungen der Mamma [Brustdrüse]**

S20.10 Art der Verletzung nicht näher bezeichnet

S20.11 Schürfwunde

S20.12 Blasenbildung (nichtthermisch)

S20.13 Insektenbiss oder -stich (ungiftig)

S20.14 Oberflächlicher Fremdkörper (Splitter)

S20.16 Subkutanes (geschlossenes) Décollement

S20.18 Sonstige

S20.2 **Prellung des Thorax**

S20.3- **Sonstige oberflächliche Verletzungen der vorderen Thoraxwand**

S20.30 Art der Verletzung nicht näher bezeichnet

S20.31 Schürfwunde

S20.32 Blasenbildung (nichtthermisch)

S20.33 Insektenbiss oder -stich (ungiftig)

S20.34 Oberflächlicher Fremdkörper (Splitter)

S20.36 Subkutanes (geschlossenes) Décollement

S20.38 Sonstige

S20.4- **Sonstige oberflächliche Verletzungen der hinteren Thoraxwand**

S20.40 Art der Verletzung nicht näher bezeichnet

S20.41 Schürfwunde

S20.42 Blasenbildung (nichtthermisch)

S20.43 Insektenbiss oder -stich (ungiftig)

S20.44 Oberflächlicher Fremdkörper (Splitter)

S20.46 Subkutanes (geschlossenes) Décollement

S20.48 Sonstige

S20.7 **Multiple oberflächliche Verletzungen des Thorax**

S20.8- **Oberflächliche Verletzung sonstiger und nicht näher bezeichneter Teile des Thorax**

Brustwand o.n.A.
Rippenregion
Thoraxwand o.n.A.

S20.80 Art der Verletzung nicht näher bezeichnet

S20.81 Schürfwunde

S20.82 Blasenbildung (nichtthermisch)

S20.83 Insektenbiss oder -stich (ungiftig)

S20.84 Oberflächlicher Fremdkörper (Splitter)

S20.86 Subkutanes (geschlossenes) Décollement

S20.88 Sonstige

S21.– Offene Wunde des Thorax

Inkl.: Offene Wunde des Thorax o.n.A.
Offene Wunde mit Verbindung zu einer Fraktur, einer Luxation oder einer intrathorakalen Verletzung

Benutze zusätzlich T89.0-, um das Vorliegen von Komplikationen wie Fremdkörper, Infektion oder verzögerte Heilung und Behandlung anzuzeigen.

Exkl.: Traumatisch:
- Hämatopneumothorax (S27.2)
- Hämatothorax (S27.1)
- Pneumothorax (S27.0)

S21.0 **Offene Wunde der Mamma [Brustdrüse]**

S21.1 Offene Wunde der vorderen Thoraxwand

S21.2 Offene Wunde der hinteren Thoraxwand

S21.7 Multiple offene Wunden der Thoraxwand

S21.8- Offene Wunde sonstiger Teile des Thorax

Hinw.: Bei den Schlüsselnummern S21.84!–S21.89! erfolgt die Einteilung des Weichteilschadens nach Tscherne und Oestern. Kodiere jeweils zuerst die Fraktur (S22.–) oder die Luxation (S23.–).

S21.80 Nicht näher bezeichnete offene Wunde sonstiger Teile des Thorax

S21.83! Offene Wunde (jeder Teil des Thorax) mit Verbindung zu einer intrathorakalen Verletzung

Kodiere zuerst die intrathorakale Verletzung (S26–S27)

S21.84! Weichteilschaden I. Grades bei geschlossener Fraktur oder Luxation des Thorax

Oberflächliche Schürfung, einfache bis mittelschwere Bruchform

Hinw.: Geschlossene Frakturen oder Luxationen mit Weichteilschaden 0. Grades (geringer Weichteilschaden, einfache Bruchform) oder nicht näher bezeichneten Grades erhalten keine zusätzliche Schlüsselnummer.

S21.85! Weichteilschaden II. Grades bei geschlossener Fraktur oder Luxation des Thorax

Tiefe kontaminierte Schürfung, lokalisierte Haut- und Muskelkontusion, alle Bruchformen

S21.86! Weichteilschaden III. Grades bei geschlossener Fraktur oder Luxation des Thorax

Ausgedehnte Hautkontusion, Hautquetschung oder Zerstörung der Muskulatur, subkutanes Décollement, dekompensiertes Kompartmentsyndrom

S21.87! Weichteilschaden I. Grades bei offener Fraktur oder Luxation des Thorax

Fehlende oder geringe Kontusion, unbedeutende bakterielle Kontamination, einfache bis mittelschwere Bruchformen
Offene Fraktur oder Luxation nicht näher bezeichneten Grades

S21.88! Weichteilschaden II. Grades bei offener Fraktur oder Luxation des Thorax

Umschrieben Haut- und Weichteilkontusion, mittelschwere Kontamination

S21.89! Weichteilschaden III. Grades bei offener Fraktur oder Luxation des Thorax

Ausgedehnte Weichteildestruktion, häufig zusätzliche Gefäß- und Nervenverletzungen, starke Wundkontamination

Hinw.: Offene Frakturen mit Weichteilschaden IV. Grades (subtotale und totale Amputation) werden als Amputation nach deren Lokalisation kodiert.

S21.9 Offene Wunde des Thorax, Teil nicht näher bezeichnet

(Äußere) Brustwand o.n.A.
Thoraxwand o.n.A.

S22.– Fraktur der Rippe(n), des Sternums und der Brustwirbelsäule

Inkl.: Thorakal:
- Dornfortsatz
- Querfortsatz
- Wirbel
- Wirbelbogen

Benutze eine zusätzliche Schlüsselnummer aus S21.84!–S21.89!, zusammen mit S22.–, um den Schweregrad des Weichteilschadens bei einer Fraktur zu verschlüsseln.
Benutze die zusätzliche Schlüsselnummer M96.6, um anzugeben, dass die Fraktur beim Einsetzen eines orthopädischen Implantates, einer Gelenkprothese oder einer Knochenplatte aufgetreten ist.
Benutze eine zusätzliche Schlüsselnummer aus Z96.6-, um anzugeben, dass es sich um eine Fraktur bei bereits vorhandenem orthopädischen Gelenkimplantat handelt.
Eine Verletzung des thorakalen Rückenmarks ist zusätzlich mit S24.– zu verschlüsseln.
Das Vorliegen einer Luxation bei einer Brustwirbelfraktur ist zusätzlich mit S23.– zu verschlüsseln. Ist die Zahl der zusammen mit der Luxation gebrochenen Brustwirbel nicht bekannt, so ist die Fraktur auf der höchsten Ebene zu verschlüsseln.

Exkl.: Fraktur:
- Klavikula (S42.0-)
- Skapula (S42.1-)

S22.0- Fraktur eines Brustwirbels

S22.00 Höhe nicht näher bezeichnet

S22.01 T1 und T2

S22.02 T3 und T4

S22.03 T5 und T6

S22.04 T7 und T8

S22.05 T9 und T10

S22.06 T11 und T12

S22.1 Multiple Frakturen der Brustwirbelsäule

Exkl.: Multiple Frakturen der Brustwirbelsäule bei Angabe der Höhe (S22.0-). Kodiere jede Fraktur einzeln.

S22.2- Fraktur des Sternums

S22.20 Nicht näher bezeichnet

S22.21 Manubrium sterni

S22.22 Corpus sterni

S22.23 Processus xiphoideus

S22.3- Rippenfraktur

S22.31 Fraktur der ersten Rippe

Exkl.: Beteiligung der ersten Rippe bei Rippenserienfraktur (S22.41)

S22.32 Fraktur einer sonstigen Rippe

Rippenfraktur o.n.A.

S22.4- Rippenserienfraktur

S22.40 Nicht näher bezeichnet

S22.41 Mit Beteiligung der ersten Rippe

Jede Fraktur multipler Rippen mit Beteiligung der ersten Rippe

S22.42 Mit Beteiligung von zwei Rippen

Exkl.: Fraktur multipler Rippen mit Beteiligung der ersten Rippe (S22.41)

S22.43 Mit Beteiligung von drei Rippen

Exkl.: Fraktur multipler Rippen mit Beteiligung der ersten Rippe (S22.41)

S22.44 Mit Beteiligung von vier und mehr Rippen

Exkl.: Fraktur multipler Rippen mit Beteiligung der ersten Rippe (S22.41)

S22.5 Instabiler Thorax

Kodiere zusätzlich:
- Fraktur der Rippen (S22.4-)
- Fraktur des Sternums (S22.2-)

S22.8 Fraktur sonstiger Teile des knöchernen Thorax

S22.9 Fraktur des knöchernen Thorax, Teil nicht näher bezeichnet

S23.– Luxation, Verstauchung und Zerrung von Gelenken und Bändern im Bereich des Thorax

Benutze eine zusätzliche Schlüsselnummer aus S21.84!–S21.89! zusammen mit S23.0–S23.2, um den Schweregrad des Weichteilschadens bei einer Luxation zu verschlüsseln.
Eine Verletzung des thorakalen Rückenmarks ist zusätzlich mit S24.– zu verschlüsseln.
Das Vorliegen von Brustwirbelfrakturen bei einer Luxation ist zusätzlich mit S22.– zu verschlüsseln. Ist die Zahl der zusammen mit der Luxation gebrochenen Brustwirbel nicht bekannt, so ist die Fraktur auf der höchsten Ebene zu verschlüsseln.

Exkl.: Luxation, Verstauchung und Zerrung des Sternoklavikulargelenkes (S43.2, S43.6)
Ruptur oder Verlagerung (nichttraumatisch) einer thorakalen Bandscheibe (M51.–)
Verstauchung und Zerrung von Muskeln und Sehnen in Brusthöhe (S29.0)

S23.0 Traumatische Ruptur einer thorakalen Bandscheibe

S23.1- Luxation eines Brustwirbels

S23.10 Höhe nicht näher bezeichnet

Brustwirbelsäule o.n.A.

S23.11 T1/T2 und T2/T3

S23.12 T3/T4 und T4/T5

S23.13 T5/T6 und T6/T7

S23.14 T7/T8 und T8/T9

S23.15 T9/T10 und T10/T11

S23.16 T11/T12

S23.17 T12/L1

S23.2 Luxation sonstiger und nicht näher bezeichneter Teile des Thorax

S23.3 Verstauchung und Zerrung der Brustwirbelsäule

S23.4 Verstauchung und Zerrung der Rippen und des Sternums

S23.5 Verstauchung und Zerrung sonstiger und nicht näher bezeichneter Teile des Thorax

S24.– Verletzung der Nerven und des Rückenmarkes in Thoraxhöhe

Benutze zusätzlich die Schlüsselnummer S29.80, um eine Verletzung thorakaler Rückenmarkhäute anzugeben.

Exkl.: Verletzung des Plexus brachialis (S14.3)

S24.0 Kontusion und Ödem des thorakalen Rückenmarkes

S24.1- Sonstige und nicht näher bezeichnete Verletzungen des thorakalen Rückenmarkes

Verschlüssele auch die funktionale Höhe einer Verletzung des thorakalen Rückenmarks (S24.7-).

S24.10 Verletzung des thorakalen Rückenmarkes, nicht näher bezeichnet

S24.11 Komplette Querschnittverletzung des thorakalen Rückenmarkes

S24.12 Inkomplette Querschnittverletzung des thorakalen Rückenmarkes

Hinterhornsyndrom
Inkompletter thorakaler Querschnitt o.n.A.
Vorderhornsyndrom
Zentrales Rückenmarksyndrom

S24.2 Verletzung von Nervenwurzeln der Brustwirbelsäule

S24.3 Verletzung peripherer Nerven des Thorax

S24.4 Verletzung thorakaler sympathischer Nerven

Ganglia thoracica
Ganglion cervicothoracicum [Ganglion stellatum]
Plexus cardiacus
Plexus oesophageus
Plexus pulmonalis

S24.5 Verletzung sonstiger Nerven des Thorax

S24.6 Verletzung eines nicht näher bezeichneten Nervs des Thorax

S24.7-! Funktionale Höhe einer Verletzung des thorakalen Rückenmarkes

Diese Subkategorie dient zur Verschlüsselung der funktionalen Höhe einer Rückenmarksverletzung. Unter der funktionalen Höhe einer Rückenmarksverletzung wird das unterste intakte Rückenmarkssegment verstanden (so bedeutet z.B. "komplette T4-Läsion des Rückenmarks", dass die Funktionen des 4. und der höheren Thorakalnerven intakt sind und dass unterhalb T4 keine Funktion mehr vorhanden ist).

Kodiere zuerst die Art der thorakalen Rückenmarksverletzung.

S24.70! Höhe nicht näher bezeichnet

Brustmark o.n.A.

S24.71! T1

S24.72! T2/T3

S24.73! T4/T5

S24.74! T6/T7

S

S24.75! *T8/T9*
S24.76! *T10/T11*
S24.77! *T12*

S25.– Verletzung von Blutgefäßen des Thorax

S25.0 **Verletzung der Aorta thoracica**
Aorta o.n.A.
S25.1 **Verletzung des Truncus brachiocephalicus oder der A. subclavia**
S25.2 **Verletzung der V. cava superior**
V. cava o.n.A.
S25.3 **Verletzung der V. brachiocephalica oder der V. subclavia**
S25.4 **Verletzung von Pulmonalgefäßen**
S25.5 **Verletzung von Interkostalgefäßen**
S25.7 **Verletzung mehrerer Blutgefäße des Thorax**
S25.8- **Verletzung sonstiger Blutgefäße des Thorax**
S25.80 Verletzung epiduraler Blutgefäße in Höhe des Thorax
S25.81 Verletzung subduraler Blutgefäße in Höhe des Thorax
S25.82 Verletzung subarachnoidaler Blutgefäße in Höhe des Thorax
S25.88 Verletzung sonstiger Blutgefäße des Thorax
A. mammaria oder V. mammaria
V. azygos
S25.9 **Verletzung eines nicht näher bezeichneten Blutgefäßes des Thorax**

S26.– Verletzung des Herzens

Benutze die zusätzliche Schlüsselnummer S21.83! zusammen mit S26.–, um eine offene intrathorakale Verletzung zu verschlüsseln.

S26.0 **Traumatisches Hämoperikard**
S26.8- **Sonstige Verletzungen des Herzens**
S26.81 Prellung des Herzens
S26.82 Rissverletzung des Herzens ohne Eröffnung einer Herzhöhle
S26.83 Rissverletzung des Herzens mit Eröffnung einer Herzhöhle
S26.88 Sonstige Verletzungen des Herzens
S26.9 **Verletzung des Herzens, nicht näher bezeichnet**

S27.– Verletzung sonstiger und nicht näher bezeichneter intrathorakaler Organe

Benutze die zusätzliche Schlüsselnummer S21.83! zusammen mit S27.–, um eine offene intrathorakale Verletzung zu verschlüsseln.

Exkl.: Verletzung:
- Ösophagus, Pars cervicalis (S10–S19)
- Trachea (Pars cervicalis) (S10–S19)

S27.0 **Traumatischer Pneumothorax**
Exkl.: Iatrogener Pneumothorax (J95.80)
S27.1 **Traumatischer Hämatothorax**
S27.2 **Traumatischer Hämatopneumothorax**
S27.3- **Sonstige Verletzungen der Lunge**
S27.31 Prellung und Hämatom der Lunge
S27.32 Rissverletzung der Lunge
S27.38 Sonstige und nicht näher bezeichnete Verletzungen der Lunge
S27.4 **Verletzung eines Bronchus**
S27.5 **Verletzung der Trachea, Pars thoracica**

S27.6 **Verletzung der Pleura**

S27.7 **Multiple Verletzungen intrathorakaler Organe**

S27.8- **Verletzung sonstiger näher bezeichneter intrathorakaler Organe und Strukturen**

S27.81 Zwerchfell

S27.82 Ductus thoracicus

S27.83 Ösophagus, Pars thoracica

S27.84 Thymus

S27.88 Sonstige näher bezeichnete intrathorakale Organe und Strukturen

S27.9 **Verletzung eines nicht näher bezeichneten intrathorakalen Organs**

S28.– Zerquetschung des Thorax und traumatische Amputation von Teilen des Thorax

S28.0 **Brustkorbzerquetschung**

Verschlüssele gegebenenfalls auch Crush-Syndrom (T79.5).

Exkl.: Instabiler Thorax (S22.5)
Wenn die Art der Verletzung bekannt ist (z.B. Prellung, Fraktur, Luxation, innere Verletzung), verschlüssele nur nach der Art der Verletzung

S28.1 **Traumatische Amputation eines Teiles des Thorax**

Exkl.: Querschnittverletzung in Höhe des Thorax (T05.8)

S29.– Sonstige und nicht näher bezeichnete Verletzungen des Thorax

S29.0 **Verletzung von Muskeln und Sehnen in Thoraxhöhe**

S29.7 **Multiple Verletzungen des Thorax**

Verletzungen, die in mehr als einer der Kategorien S20–S29.0 klassifizierbar sind

Bezüglich der Verschlüsselung multipler Verletzungen sind in der stationären Versorgung die Deutschen Kodierrichtlinien heranzuziehen.

S29.8- **Sonstige näher bezeichnete Verletzungen des Thorax**

S29.80 Verletzung thorakaler Rückenmarkhäute

S29.88 Sonstige näher bezeichnete Verletzungen des Thorax

S29.9 **Nicht näher bezeichnete Verletzung des Thorax**

Verletzungen des Abdomens, der Lumbosakralgegend, der Lendenwirbelsäule und des Beckens (S30–S39)

Inkl.: Äußere Genitalorgane
Anus
Bauchdecke
Flanke
Gesäß
Leiste

Exkl.: Auswirkungen eines Fremdkörpers in:
- Anus und Rektum (T18.5)
- Magen, Dünndarm und Dickdarm (T18.2–T18.4)
- Urogenitaltrakt (T19.–)

Erfrierungen (T33–T35)
Fraktur der Wirbelsäule o.n.A. (T08.–)
Insektenbiss oder -stich, giftig (T63.4)
Verbrennungen und Verätzungen (T20–T32)
Verletzungen:
- Rücken o.n.A. (T09.–)
- Rückenmark o.n.A. (T09.3)
- Rumpf o.n.A. (T09.–)

S30.– Oberflächliche Verletzung des Abdomens, der Lumbosakralgegend und des Beckens

Exkl.: Oberflächliche Verletzung der Hüfte (S70.–)

S30.0 Prellung der Lumbosakralgegend und des Beckens

Gesäß
Lumbalgegend
Sakralgegend

S30.1 Prellung der Bauchdecke

Epigastrium
Flanke
Iliakalregion
Inguinalregion
Leiste

S30.2 Prellung der äußeren Genitalorgane

Labium (majus) (minus)
Penis
Perineum
Skrotum
Testis
Vulva

Exkl.: Vagina (S37.88)

S30.7 Multiple oberflächliche Verletzungen des Abdomens, der Lumbosakralgegend und des Beckens

S30.8- Sonstige oberflächliche Verletzungen des Abdomens, der Lumbosakralgegend und des Beckens

S30.81 Schürfwunde
S30.82 Blasenbildung (nichtthermisch)
S30.83 Insektenbiss oder -stich (ungiftig)
S30.84 Oberflächlicher Fremdkörper (Splitter)
S30.85 Prellung
S30.86 Subkutanes (geschlossenes) Décollement
S30.88 Sonstige

S30.9 Oberflächliche Verletzung des Abdomens, der Lumbosakralgegend und des Beckens, nicht näher bezeichnet

S31.– Offene Wunde des Abdomens, der Lumbosakralgegend und des Beckens

Inkl.: Offene Wunde des Abdomens, der Lumbosakralgegend und des Beckens o.n.A.
Offene Wunde mit Verbindung zu einer Fraktur, einer Luxation oder einer intraabdominalen Verletzung

Benutze zusätzlich T89.0-, um das Vorliegen von Komplikationen wie Fremdkörper, Infektion oder verzögerte Heilung und Behandlung anzuzeigen.

Exkl.: Offene Wunde der Hüfte (S71.0)
Traumatische Amputation von Teilen des Abdomens, der Lumbosakralgegend und des Beckens (S38.2–S38.3)

S31.0 Offene Wunde der Lumbosakralgegend und des Beckens

Beckenboden
Gesäß
Perineum
Sakralgegend

S31.1 Offene Wunde der Bauchdecke

Epigastrium
Flanke
Iliakalregion
Inguinalregion
Leiste
Schambeinregion

S31.2 Offene Wunde des Penis

S31.3 Offene Wunde des Skrotums und der Testes

S31.4 Offene Wunde der Vagina und der Vulva

S31.5 Offene Wunde sonstiger und nicht näher bezeichneter äußerer Genitalorgane

Pudendum

Exkl.: Traumatische Amputation der äußeren Genitalorgane (S38.2)

S31.7 Multiple offene Wunden des Abdomens, der Lumbosakralgegend und des Beckens

S31.8- Offene Wunde sonstiger und nicht näher bezeichneter Teile des Abdomens

Hinw.: Bei den Schlüsselnummern S31.84!–S31.89! erfolgt die Einteilung des Weichteilschadens nach Tscherne und Oestern. Kodiere jeweils zuerst die Fraktur (S32.–) oder die Luxation (S33.–).

S31.80 Offene Wunde sonstiger und nicht näher bezeichneter Teile des Abdomens

Analsphinkter
Anus
Septum rectovaginale

S31.83! Offene Wunde (jeder Teil des Abdomens, der Lumbosakralgegend und des Beckens) mit Verbindung zu einer intraabdominalen Verletzung

Kodiere zuerst die intraabdominale Verletzung (S36–S37)

S31.84! Weichteilschaden I. Grades bei geschlossener Fraktur oder Luxation der Lendenwirbelsäule und des Beckens

Oberflächliche Schürfung, einfache bis mittelschwere Bruchform

Hinw.: Geschlossene Frakturen oder Luxationen mit Weichteilschaden 0. Grades (geringer Weichteilschaden, einfache Bruchform) oder nicht näher bezeichneten Grades erhalten keine zusätzliche Schlüsselnummer.

S31.85! Weichteilschaden II. Grades bei geschlossener Fraktur oder Luxation der Lendenwirbelsäule und des Beckens

Tiefe kontaminierte Schürfung, lokalisierte Haut- und Muskelkontusion, alle Bruchformen

S31.86! Weichteilschaden III. Grades bei geschlossener Fraktur oder Luxation der Lendenwirbelsäule und des Beckens

Ausgedehnte Hautkontusion, Hautquetschung oder Zerstörung der Muskulatur, subkutanes Décollement, dekompensiertes Kompartmentsyndrom

S31.87! Weichteilschaden I. Grades bei offener Fraktur oder Luxation der Lendenwirbelsäule und des Beckens

Fehlende oder geringe Kontusion, unbedeutende bakterielle Kontamination, einfache bis mittelschwere Bruchformen
Offene Fraktur oder Luxation nicht näher bezeichneten Grades

S31.88! Weichteilschaden II. Grades bei offener Fraktur oder Luxation der Lendenwirbelsäule und des Beckens

Umschriebene Haut- und Weichteilkontusion, mittelschwere Kontamination

S31.89! Weichteilschaden III. Grades bei offener Fraktur oder Luxation der Lendenwirbelsäule und des Beckens

Ausgedehnte Weichteildestruktion, häufig zusätzliche Gefäß- und Nervenverletzungen, starke Wundkontamination

Hinw.: Offene Frakturen mit Weichteilschaden IV. Grades (subtotale und totale Amputation) werden als Amputation nach deren Lokalisation kodiert.

S32.– Fraktur der Lendenwirbelsäule und des Beckens

Inkl.: Lumbosakral:
- Dornfortsatz
- Querfortsatz
- Wirbel
- Wirbelbogen

Benutze eine zusätzliche Schlüsselnummer aus S31.84!–S31.89! zusammen mit S32.–, um den Schweregrad des Weichteilschadens bei einer Fraktur zu verschlüsseln.
Benutze die zusätzliche Schlüsselnummer M96.6, um anzugeben, dass die Fraktur beim Einsetzen eines orthopädischen Implantates, einer Gelenkprothese oder einer Knochenplatte aufgetreten ist.
Benutze eine zusätzliche Schlüsselnummer aus Z96.6-, um anzugeben, dass es sich um eine Fraktur bei bereits vorhandenem orthopädischen Gelenkimplantat handelt.
Eine Verletzung des lumbalen Rückenmarks ist zusätzlich mit S34.– zu verschlüsseln.
Das Vorliegen einer Luxation bei einer Lendenwirbelfraktur ist zusätzlich mit S33.– zu verschlüsseln. Ist die Zahl der zusammen mit der Luxation gebrochenen Lendenwirbel nicht bekannt, so ist die Fraktur auf der höchsten Ebene zu verschlüsseln.

Exkl.: Fraktur der Hüfte o.n.A. (S72.08)

S32.0- Fraktur eines Lendenwirbels

S32.00 Höhe nicht näher bezeichnet
Lendenwirbelsäule o.n.A.

S32.01 L1

S32.02 L2

S32.03 L3

S32.04 L4

S32.05 L5

S32.1 Fraktur des Os sacrum

S32.2 Fraktur des Os coccygis

S32.3 Fraktur des Os ilium

S32.4 Fraktur des Acetabulums

S32.5 Fraktur des Os pubis

S32.7 Multiple Frakturen mit Beteiligung der Lendenwirbelsäule und des Beckens

Laterale Kompressionsfraktur
Malgaigne-Fraktur
Schmetterlingsbruch
Sonstige komplexe Beckenfrakturen
Vertikale Abscher-Fraktur [Vertical shear fracture]

S32.8- Fraktur sonstiger und nicht näher bezeichneter Teile der Lendenwirbelsäule und des Beckens

S32.81 Os ischium

S32.82 Lendenwirbelsäule und Kreuzbein, Teil nicht näher bezeichnet

S32.89 Sonstige und nicht näher bezeichnete Teile des Beckens

S33.– Luxation, Verstauchung und Zerrung von Gelenken und Bändern der Lendenwirbelsäule und des Beckens

Benutze eine zusätzliche Schlüsselnummer aus S31.84!–S31.89! zusammen mit S33.0–S33.3, um den Schweregrad des Weichteilschadens bei einer Luxation zu verschlüsseln.
Eine Verletzung des lumbalen Rückenmarks ist zusätzlich mit S34.– zu verschlüsseln.
Das Vorliegen von Lendenwirbelfrakturen bei einer Luxation ist zusätzlich mit S32.– zu verschlüsseln. Ist die Zahl der zusammen mit der Luxation gebrochenen Lendenwirbel nicht bekannt, so ist die Fraktur auf der höchsten Ebene zu verschlüsseln.

Exkl.: Luxation, Verstauchung und Zerrung des Hüftgelenkes und von Bändern der Hüfte (S73.–)
Ruptur oder Verlagerung (nichttraumatisch) einer lumbalen Bandscheibe (M51.–)
Schädigung von Beckengelenken und -bändern unter der Geburt (O71.6)
Verstauchung und Zerrung von Muskeln und Sehnen des Abdomens, der Lumbosakralgegend und des Beckens (S39.0)

S33.0 **Traumatische Ruptur einer lumbalen Bandscheibe**

S33.1- **Luxation eines Lendenwirbels**

S33.10 Höhe nicht näher bezeichnet

Luxation der Lendenwirbelsäule o.n.A.

S33.11 L1/L2

S33.12 L2/L3

S33.13 L3/L4

S33.14 L4/L5

S33.15 L5/S1

S33.2 **Luxation des Iliosakral- und des Sakro-Kokzygeal-Gelenkes**

S33.3 **Luxation sonstiger und nicht näher bezeichneter Teile der Lendenwirbelsäule und des Beckens**

S33.4 **Traumatische Symphysensprengung**

S33.5- **Verstauchung und Zerrung der Lendenwirbelsäule**

S33.50 Verstauchung und Zerrung der Lendenwirbelsäule, nicht näher bezeichnet

S33.51 Verstauchung und Zerrung der Junctura lumbosacralis und ihrer Bänder

S33.6 **Verstauchung und Zerrung des Iliosakralgelenkes**

S33.7 **Verstauchung und Zerrung sonstiger und nicht näher bezeichneter Teile der Lendenwirbelsäule und des Beckens**

S34.– Verletzung der Nerven und des lumbalen Rückenmarkes in Höhe des Abdomens, der Lumbosakralgegend und des Beckens

Benutze zusätzlich die Schlüsselnummer S39.81, um eine Verletzung lumbosakraler Rückenmarkhäute anzugeben.

S34.0 **Kontusion und Ödem des lumbalen Rückenmarkes [Conus medullaris]**

S34.1- **Sonstige Verletzung des lumbalen Rückenmarkes**

S34.10 Komplette Querschnittverletzung des lumbalen Rückenmarkes

S34.11 Inkomplette Querschnittverletzung des lumbalen Rückenmarkes

S34.18 Sonstige Verletzung des lumbalen Rückenmarkes

S34.2 **Verletzung von Nervenwurzeln der Lendenwirbelsäule und des Kreuzbeins**

S34.3- **Verletzung der Cauda equina**

S34.30 Komplettes traumatisches Cauda-(equina-)Syndrom

S34.31 Inkomplettes traumatisches Cauda-(equina-)Syndrom

S34.38 Sonstige und nicht näher bezeichnete Verletzungen der Cauda equina

S34.4 **Verletzung des Plexus lumbosacralis**

S34.5 **Verletzung sympathischer Nerven der Lendenwirbel-, Kreuzbein- und Beckenregion**

Ganglia coeliaca oder Plexus coeliacus
Nn. splanchnici
Plexus hypogastricus
Plexus mesentericus (inferior) (superior)

S34.6 **Verletzung eines oder mehrerer peripherer Nerven des Abdomens, der Lumbosakralgegend und des Beckens**

S34.7-! ***Funktionale Höhe einer Verletzung des lumbosakralen Rückenmarkes***

Diese Subkategorie dient zur Verschlüsselung der funktionalen Höhe einer Rückenmarksverletzung. Unter der funktionalen Höhe einer Rückenmarksverletzung wird das unterste intakte Rückenmarkssegment verstanden (so bedeutet z.B. "komplette L4-Läsion des Rückenmarks", dass die Funktionen des 4. und der höheren Lumbalnerven intakt sind und dass unterhalb L4 keine Funktion mehr vorhanden ist).

Kodiere zuerst die Art der lumbosakralen Rückenmarksverletzung.

S34.70! *Höhe nicht näher bezeichnet*

Lumbalmark o.n.A.

S34.71! *L1*

S

S34.72! *L2*
S34.73! *L3*
S34.74! *L4*
S34.75! *L5*
S34.76! *S1*
S34.77! *S2–S5*

S34.8 **Verletzung sonstiger und nicht näher bezeichneter Nerven in Höhe des Abdomens, der Lumbosakralgegend und des Beckens**

S35.– Verletzung von Blutgefäßen in Höhe des Abdomens, der Lumbosakralgegend und des Beckens

S35.0 **Verletzung der Aorta abdominalis**

Exkl.: Aorta o.n.A. (S25.0)

S35.1 **Verletzung der V. cava inferior**

Vv. hepaticae

Exkl.: V. cava o.n.A. (S25.2)

S35.2 **Verletzung des Truncus coeliacus oder der A. mesenterica**

Arteria:
- gastrica
- gastroduodenalis
- hepatica
- lienalis
- mesenterica (inferior) (superior)

Exkl.: Abriss des Milzhilus (S36.04)

S35.3 **Verletzung der V. portae oder der V. lienalis**

V. mesenterica (inferior) (superior)

Exkl.: Abriss des Milzhilus (S36.04)

S35.4 **Verletzung von Blutgefäßen der Niere**

A. renalis oder V. renalis

S35.5 **Verletzung von Blutgefäßen der Iliakalregion**

Arteria oder Vena iliaca

S35.7 **Verletzung mehrerer Blutgefäße in Höhe des Abdomens, der Lumbosakralgegend und des Beckens**

S35.8- **Verletzung sonstiger Blutgefäße in Höhe des Abdomens, der Lumbosakralgegend und des Beckens**

S35.80 Verletzung epiduraler Blutgefäße in Höhe des Abdomens, der Lumbosakralgegend und des Beckens

S35.81 Verletzung subduraler Blutgefäße in Höhe des Abdomens, der Lumbosakralgegend und des Beckens

S35.82 Verletzung subarachnoidaler Blutgefäße in Höhe des Abdomens, der Lumbosakralgegend und des Beckens

S35.88 Verletzung sonstiger Blutgefäße in Höhe des Abdomens, der Lumbosakralgegend und des Beckens

Arteria oder Vena:
- hypogastrica
- ovarica
- uterina

S35.9 **Verletzung eines nicht näher bezeichneten Blutgefäßes in Höhe des Abdomens, der Lumbosakralgegend und des Beckens**

S36.– Verletzung von intraabdominalen Organen

Benutze die zusätzliche Schlüsselnummer S31.83! zusammen mit S36.–, um eine offene intraabdominale Verletzung zu verschlüsseln.

S36.0- Verletzung der Milz

S36.00 Verletzung der Milz, nicht näher bezeichnet

S36.01 Hämatom der Milz

S36.02 Kapselriss der Milz, ohne größeren Einriss des Parenchyms

S36.03 Rissverletzung der Milz mit Beteiligung des Parenchyms

S36.04 Massive Parenchymruptur der Milz

Abriss des Milzhilus

Exkl.: Verletzung der A. lienalis (S35.2)
Verletzung der V. lienalis (S35.3)

S36.08 Sonstige Verletzungen der Milz

S36.1- Verletzung der Leber oder der Gallenblase

S36.10 Verletzung der Leber, nicht näher bezeichnet

S36.11 Prellung und Hämatom der Leber

S36.12 Rissverletzung der Leber, nicht näher bezeichnet

S36.13 Leichte Rissverletzung der Leber

Rissverletzung, die nur die Kapsel betrifft oder ohne bedeutendere Beteiligung des Leberparenchyms (weniger als 1 cm tief)

S36.14 Mittelschwere Rissverletzung der Leber

Rissverletzung mit Beteiligung des Leberparenchyms, aber ohne größere Zerreißung des Parenchyms (weniger als 10 cm lang und weniger als 3 cm tief)

S36.15 Schwere Rissverletzung der Leber

Rissverletzung mit bedeutender Zerreißung des Leberparenchyms (mindestens 10 cm lang und mindestens 3 cm tief)
Multiple mittelschwere Rissverletzungen, mit oder ohne Hämatom

S36.16 Sonstige Verletzungen der Leber

S36.17 Gallenblase

S36.18 Gallengang

S36.2- Verletzung des Pankreas

S36.20 Teil nicht näher bezeichnet

S36.21 Kopf

S36.22 Körper

S36.23 Schwanz

S36.29 Sonstige und mehrere Teile

S36.3 Verletzung des Magens

S36.4- Verletzung des Dünndarmes

S36.40 Dünndarm, Teil nicht näher bezeichnet

S36.41 Duodenum

S36.49 Sonstiger und mehrere Teile des Dünndarmes

S36.5- Verletzung des Dickdarmes

S36.50 Dickdarm, Teil nicht näher bezeichnet

S36.51 Colon ascendens

S36.52 Colon transversum

S36.53 Colon descendens

S36.54 Colon sigmoideum

S36.59 Sonstige und mehrere Teile des Dickdarmes

S36.6 Verletzung des Rektums

S

S36.7 **Verletzung mehrerer intraabdominaler Organe**

S36.8- **Verletzung sonstiger intraabdominaler Organe**

S36.81 Peritoneum

S36.82 Mesenterium

S36.83 Retroperitoneum

S36.88 Sonstige intraabdominale Organe

S36.9 **Verletzung eines nicht näher bezeichneten intraabdominalen Organs**

S37.– Verletzung der Harnorgane und der Beckenorgane

Benutze die zusätzliche Schlüsselnummer S31.83! zusammen mit S37.–, um eine offene intraabdominale Verletzung zu verschlüsseln.

Exkl.: Peritoneum (S36.81)
Retroperitoneum (S36.83)

S37.0- **Verletzung der Niere**

S37.00 Verletzung der Niere, nicht näher bezeichnet

S37.01 Prellung und Hämatom der Niere

S37.02 Rissverletzung der Niere

Mit Beteiligung von Nierenkapsel und Nierenbecken
Kapselriss

S37.03 Komplette Ruptur des Nierenparenchyms

Nierenruptur

S37.1 **Verletzung des Harnleiters**

S37.2- **Verletzung der Harnblase**

S37.20 Verletzung der Harnblase, nicht näher bezeichnet

S37.21 Prellung der Harnblase

S37.22 Ruptur der Harnblase

Extraperitoneal
Intraperitoneal

S37.28 Sonstige Verletzungen der Harnblase

S37.3- **Verletzung der Harnröhre**

S37.30 Nicht näher bezeichnet

S37.31 Pars membranacea

S37.32 Pars spongiosa

S37.33 Pars prostatica

S37.38 Sonstige Teile

S37.4 **Verletzung des Ovars**

S37.5 **Verletzung der Tuba uterina**

S37.6 **Verletzung des Uterus**

S37.7 **Verletzung mehrerer Harnorgane und Beckenorgane**

S37.8- **Verletzung sonstiger Harnorgane und Beckenorgane**

Exkl.: Offene Wunde sonstiger und nicht näher bezeichneter äußerer Genitalorgane (S31.5)

S37.81 Nebenniere

S37.82 Prostata

S37.83 Bläschendrüse [Vesicula seminalis]

S37.84 Samenleiter

S37.88 Sonstige Beckenorgane

S37.9 **Verletzung eines nicht näher bezeichneten Harnorgans oder Beckenorgans**

S38.– Zerquetschung und traumatische Amputation von Teilen des Abdomens, der Lumbosakralgegend und des Beckens

Verschlüssele gegebenenfalls auch Crush-Syndrom (T79.5).

Exkl.: Wenn die Art der Verletzung bekannt ist (z.B. Prellung, Fraktur, Luxation, innere Verletzung), verschlüssele nur nach der Art der Verletzung

S38.0 Zerquetschung der äußeren Genitalorgane

S38.1 Zerquetschung sonstiger und nicht näher bezeichneter Teile des Abdomens, der Lumbosakralgegend und des Beckens

S38.2 Traumatische Amputation der äußeren Genitalorgane

Labium (majus) (minus)
Penis
Skrotum
Testis
Vulva

S38.3 Traumatische Abtrennung sonstiger und nicht näher bezeichneter Teile des Abdomens, der Lumbosakralgegend und des Beckens

Exkl.: Querschnittverletzung in Höhe des Abdomens (T05.8)

S39.– Sonstige und nicht näher bezeichnete Verletzungen des Abdomens, der Lumbosakralgegend und des Beckens

S39.0 Verletzung von Muskeln und Sehnen des Abdomens, der Lumbosakralgegend und des Beckens

S39.6 Verletzung eines oder mehrerer intraabdominaler Organe mit Beteiligung eines oder mehrerer Beckenorgane

S39.7 Multiple Verletzungen des Abdomens, der Lumbosakralgegend und des Beckens

Verletzungen, die in mehr als einer der Kategorien S30–S39.6 klassifizierbar sind

Bezüglich der Verschlüsselung multipler Verletzungen sind in der stationären Versorgung die Deutschen Kodierrichtlinien heranzuziehen.

Exkl.: Verletzungen aus S36.– in Kombination mit Verletzungen aus S37.– (S39.6)

S39.8- Sonstige näher bezeichnete Verletzungen des Abdomens, der Lumbosakralgegend und des Beckens

S39.80 Penisfraktur

Verletzung der Tunica albuginea des Penisschwellkörpers

S39.81 Verletzung lumbosakraler Rückenmarkhäute

S39.88 Sonstige näher bezeichnete Verletzungen des Abdomens, der Lumbosakralgegend und des Beckens

S39.9 Nicht näher bezeichnete Verletzung des Abdomens, der Lumbosakralgegend und des Beckens

S

Verletzungen der Schulter und des Oberarmes (S40–S49)

Inkl.: Verletzung:
- Achselhöhle
- Oberarm
- Schulter
- Skapularregion

Exkl.: Beidseitige Beteiligung von Schulter und Oberarm (T00–T07)
Erfrierungen (T33–T35)
Insektenbiss oder -stich, giftig (T63.4)
Verbrennungen und Verätzungen (T20–T32)
Verletzungen:
- Arm, Höhe nicht näher bezeichnet (T10–T11)
- Ellenbogen (S50–S59)

S40.– Oberflächliche Verletzung der Schulter und des Oberarmes

S40.0 **Prellung der Schulter und des Oberarmes**

S40.7 **Multiple oberflächliche Verletzungen der Schulter und des Oberarmes**

S40.8- **Sonstige oberflächliche Verletzungen der Schulter und des Oberarmes**

S40.81 Schürfwunde

S40.82 Blasenbildung (nichtthermisch)

S40.83 Insektenbiss oder -stich (ungiftig)

S40.84 Oberflächlicher Fremdkörper (Splitter)

S40.86 Subkutanes (geschlossenes) Décollement

S40.88 Sonstige

S40.9 **Oberflächliche Verletzung der Schulter und des Oberarmes, nicht näher bezeichnet**

S41.– Offene Wunde der Schulter und des Oberarmes

Inkl.: Offene Wunde der Schulter und des Oberarmes o.n.A.
Offene Wunde mit Verbindung zu einer Fraktur oder einer Luxation

Benutze zusätzlich T89.0-, um das Vorliegen von Komplikationen wie Fremdkörper, Infektion oder verzögerte Heilung und Behandlung anzuzeigen.

Exkl.: Traumatische Amputation an Schulter und Oberarm (S48.–)

S41.0 **Offene Wunde der Schulter**

S41.1 **Offene Wunde des Oberarmes**

S41.7 **Multiple offene Wunden der Schulter und des Oberarmes**

S41.8- **Offene Wunde sonstiger und nicht näher bezeichneter Teile des Schultergürtels**

Hinw.: Bei den Schlüsselnummern S41.84!–S41.89! erfolgt die Einteilung des Weichteilschadens nach Tscherne und Oestern. Kodiere jeweils zuerst die Fraktur (S42.–) oder die Luxation (S43.–).

S41.80 Nicht näher bezeichnete offene Wunde sonstiger und nicht näher bezeichneter Teile des Schultergürtels

Axilla
Schulterblattregion

S41.84! *Weichteilschaden I. Grades bei geschlossener Fraktur oder Luxation des Oberarmes*

Oberflächliche Schürfung, einfache bis mittelschwere Bruchform

Hinw.: Geschlossene Frakturen oder Luxationen mit Weichteilschaden 0. Grades (geringer Weichteilschaden, einfache Bruchform) oder nicht näher bezeichneten Grades erhalten keine zusätzliche Schlüsselnummer.

S41.85! *Weichteilschaden II. Grades bei geschlossener Fraktur oder Luxation des Oberarmes*

Tiefe kontaminierte Schürfung, lokalisierte Haut- und Muskelkontusion, alle Bruchformen

S41.86! *Weichteilschaden III. Grades bei geschlossener Fraktur oder Luxation des Oberarmes*

Ausgedehnte Hautkontusion, Hautquetschung oder Zerstörung der Muskulatur, subkutanes Décollement, dekompensiertes Kompartmentsyndrom

S41.87! *Weichteilschaden I. Grades bei offener Fraktur oder Luxation des Oberarmes*

Fehlende oder geringe Kontusion, unbedeutende bakterielle Kontamination, einfache bis mittelschwere Bruchformen
Offene Fraktur oder Luxation nicht näher bezeichneten Grades

S41.88! *Weichteilschaden II. Grades bei offener Fraktur oder Luxation des Oberarmes*

Umschriebene Haut- und Weichteilkontusion, mittelschwere Kontamination

S41.89! *Weichteilschaden III. Grades bei offener Fraktur oder Luxation des Oberarmes*

Ausgedehnte Weichteildestruktion, häufig zusätzliche Gefäß- und Nervenverletzungen, starke Wundkontamination

Hinw.: Offene Frakturen mit Weichteilschaden IV. Grades (subtotale und totale Amputation) werden als Amputation nach deren Lokalisation kodiert.

S42.– Fraktur im Bereich der Schulter und des Oberarmes

Benutze eine zusätzliche Schlüsselnummer aus S41.84!–S41.89! zusammen mit S42.–, um den Schweregrad des Weichteilschadens bei einer Fraktur zu verschlüsseln.
Benutze die zusätzliche Schlüsselnummer M96.6, um anzugeben, dass die Fraktur beim Einsetzen eines orthopädischen Implantates, einer Gelenkprothese oder einer Knochenplatte aufgetreten ist.
Benutze eine zusätzliche Schlüsselnummer aus Z96.6-, um anzugeben, dass es sich um eine Fraktur bei bereits vorhandenem orthopädischen Gelenkimplantat handelt.

S42.0- Fraktur der Klavikula

S42.00 Teil nicht näher bezeichnet

Klavikula o.n.A.
Schlüsselbein o.n.A.

S42.01 Mediales Drittel

S42.02 Mittleres Drittel

S42.03 Laterales Drittel

S42.09 Multipel

S42.1- Fraktur der Skapula

S42.10 Teil nicht näher bezeichnet

Schulterblatt o.n.A.
Skapula o.n.A.

S42.11 Korpus

S42.12 Akromion

Spina scapulae

S42.13 Processus coracoideus

S42.14 Cavitas glenoidalis und Collum scapulae

S42.19 Multipel

S42.2- Fraktur des proximalen Endes des Humerus

S42.20 Teil nicht näher bezeichnet

S42.21 Kopf

Proximale Epiphyse
Humeruskopffraktur mit zwei bis vier Fragmenten

S42.22 Collum chirurgicum

S42.23 Collum anatomicum

S42.24 Tuberculum majus

S42.29 Sonstige und multiple Teile

Tuberculum minus

S42.3 Fraktur des Humerusschaftes

Humerus o.n.A.
Multiple Schaftfrakturen
Oberarm o.n.A.

S42.4- Fraktur des distalen Endes des Humerus

Exkl.: Fraktur des Ellenbogens o.n.A. (S52.00)

S42.40 Teil nicht näher bezeichnet

Distales Ende o.n.A.

S42.41 Suprakondylär

S42.42 Epicondylus lateralis

S42.43 Epicondylus medialis

S42.44 Epicondylus, Epicondyli, nicht näher bezeichnet

Distale Epiphyse

S42.45 Transkondylär (T- oder Y-Form)

S42.49 Sonstige und multiple Teile

Trochlea

S42.7 Multiple Frakturen der Klavikula, der Skapula und des Humerus

S42.8 Fraktur sonstiger Teile der Schulter und des Oberarmes

S42.9 Fraktur des Schultergürtels, Teil nicht näher bezeichnet

Fraktur der Schulter o.n.A.

S43.– Luxation, Verstauchung und Zerrung von Gelenken und Bändern des Schultergürtels

Benutze eine zusätzliche Schlüsselnummer aus S41.84!–S41.89! zusammen mit S43.0–S43.3, um den Schweregrad des Weichteilschadens bei einer Luxation zu verschlüsseln.

S43.0- Luxation des Schultergelenkes [Glenohumeralgelenk]

Proximales Ende des Humerus

S43.00 Luxation des Schultergelenkes [Glenohumeralgelenk], nicht näher bezeichnet

S43.01 Luxation des Humerus nach vorne

S43.02 Luxation des Humerus nach hinten

S43.03 Luxation des Humerus nach unten

S43.08 Luxation sonstiger Teile der Schulter

S43.1 Luxation des Akromioklavikulargelenkes

S43.2 Luxation des Sternoklavikulargelenkes

S43.3 Luxation sonstiger und nicht näher bezeichneter Teile des Schultergürtels

Luxation der Skapula
Luxation des Schultergürtels o.n.A.

S43.4 Verstauchung und Zerrung des Schultergelenkes

Kapselanteil der Rotatorenmanschette
Lig. coracohumerale
Lig. glenohumerale (superius) (medius) (inferius)
Verletzung des Labrums des Schultergelenkes

S43.5 Verstauchung und Zerrung des Akromioklavikulargelenkes

Lig. acromioclaviculare

S43.6 Verstauchung und Zerrung des Sternoklavikulargelenkes

S43.7 Verstauchung und Zerrung sonstiger und nicht näher bezeichneter Teile des Schultergürtels

Verstauchung und Zerrung des Schultergürtels o.n.A.

S44.– Verletzung von Nerven in Höhe der Schulter und des Oberarmes

Exkl.: Verletzung des Plexus brachialis (S14.3)

S44.0 Verletzung des N. ulnaris in Höhe des Oberarmes

Exkl.: N. ulnaris o.n.A. (S54.0)

S44.1 Verletzung des N. medianus in Höhe des Oberarmes

Exkl.: N. medianus o.n.A. (S54.1)

S44.2 Verletzung des N. radialis in Höhe des Oberarmes

Exkl.: N. radialis o.n.A. (S54.2)

S44.3 Verletzung des N. axillaris

S44.4 Verletzung des N. musculocutaneus

S44.5 Verletzung sensibler Hautnerven in Höhe der Schulter und des Oberarmes

S44.7 Verletzung mehrerer Nerven in Höhe der Schulter und des Oberarmes

S44.8 Verletzung sonstiger Nerven in Höhe der Schulter und des Oberarmes

S44.9 Verletzung eines nicht näher bezeichneten Nervs in Höhe der Schulter und des Oberarmes

S45.– Verletzung von Blutgefäßen in Höhe der Schulter und des Oberarmes

Exkl.: Verletzung:
- A. subclavia (S25.1)
- V. subclavia (S25.3)

S45.0 Verletzung der A. axillaris

S45.1 Verletzung der A. brachialis

S45.2 Verletzung der V. axillaris oder der V. brachialis

S45.3 Verletzung oberflächlicher Venen in Höhe der Schulter und des Oberarmes

S45.7 Verletzung mehrerer Blutgefäße in Höhe der Schulter und des Oberarmes

S45.8 Verletzung sonstiger Blutgefäße in Höhe der Schulter und des Oberarmes

S45.9 Verletzung eines nicht näher bezeichneten Blutgefäßes in Höhe der Schulter und des Oberarmes

S46.– Verletzung von Muskeln und Sehnen in Höhe der Schulter und des Oberarmes

Inkl.: Verstauchung und Zerrung

Exkl.: Verletzung von Muskeln und Sehnen am Ellenbogen oder weiter distal (S56.–)
Verstauchung und Zerrung der Gelenkkapsel (Band) (S43.–)

S46.0 Verletzung der Muskeln und der Sehnen der Rotatorenmanschette

S46.1 Verletzung des Muskels und der Sehne des Caput longum des M. biceps brachii

S46.2 Verletzung des Muskels und der Sehne an sonstigen Teilen des M. biceps brachii

S46.3 Verletzung des Muskels und der Sehne des M. triceps brachii

S46.7 Verletzung mehrerer Muskeln und Sehnen in Höhe der Schulter und des Oberarmes

S46.8 Verletzung sonstiger Muskeln und Sehnen in Höhe der Schulter und des Oberarmes

S46.9 Verletzung nicht näher bezeichneter Muskeln und Sehnen in Höhe der Schulter und des Oberarmes

S47 Zerquetschung der Schulter und des Oberarmes

Verschlüssele gegebenenfalls auch Crush-Syndrom (T79.5).

Exkl.: Wenn die Art der Verletzung bekannt ist (z.B. Prellung, Fraktur, Luxation, innere Verletzung), verschlüssele nur nach der Art der Verletzung
Zerquetschung des Ellenbogens (S57.0)

S48.– Traumatische Amputation an Schulter und Oberarm

Exkl.: Traumatische Amputation:
- obere Extremität, Höhe nicht näher bezeichnet (T11.6)
- in Höhe des Ellenbogens (S58.0)

S48.0 Traumatische Amputation im Schultergelenk

S48.1 Traumatische Amputation zwischen Schulter und Ellenbogen

S48.9 Traumatische Amputation an Schulter und Oberarm, Höhe nicht näher bezeichnet

S49.– Sonstige und nicht näher bezeichnete Verletzungen der Schulter und des Oberarmes

S49.7 Multiple Verletzungen der Schulter und des Oberarmes

Verletzungen, die in mehr als einer der Kategorien S40–S48 klassifizierbar sind

Bezüglich der Verschlüsselung multipler Verletzungen sind in der stationären Versorgung die Deutschen Kodierrichtlinien heranzuziehen.

S49.8 Sonstige näher bezeichnete Verletzungen der Schulter und des Oberarmes

S49.9 Nicht näher bezeichnete Verletzung der Schulter und des Oberarmes

Verletzungen des Ellenbogens und des Unterarmes (S50–S59)

Exkl.: Beidseitige Beteiligung von Ellenbogen und Unterarm (T00–T07)
Erfrierungen (T33–T35)
Insektenbiss oder -stich, giftig (T63.4)
Verbrennungen und Verätzungen (T20–T32)
Verletzungen:
- Arm, Höhe nicht näher bezeichnet (T10–T11)
- Handgelenk und Hand (S60–S69)

S50.– Oberflächliche Verletzung des Unterarmes

Exkl.: Oberflächliche Verletzung des Handgelenkes und der Hand (S60.–)

S50.0 Prellung des Ellenbogens

S50.1 Prellung sonstiger und nicht näher bezeichneter Teile des Unterarmes

S50.7 Multiple oberflächliche Verletzungen des Unterarmes

S50.8- Sonstige oberflächliche Verletzungen des Unterarmes

S50.81 Schürfwunde

S50.82 Blasenbildung (nichtthermisch)

S50.83 Insektenbiss oder -stich (ungiftig)

S50.84 Oberflächlicher Fremdkörper (Splitter)

S50.86 Subkutanes (geschlossenes) Décollement

S50.88 Sonstige

Sonstige oberflächliche Verletzungen des Ellenbogens

S50.9 Oberflächliche Verletzung des Unterarmes, nicht näher bezeichnet

Oberflächliche Verletzung des Ellenbogens o.n.A.

S51.– Offene Wunde des Unterarmes

Inkl.: Offene Wunde des Unterarmes o.n.A.
Offene Wunde mit Verbindung zu einer Fraktur oder einer Luxation

Benutze zusätzlich T89.0-, um das Vorliegen von Komplikationen wie Fremdkörper, Infektion oder verzögerte Heilung und Behandlung anzuzeigen.

Exkl.: Traumatische Amputation am Unterarm (S58.–)
Offene Wunde des Handgelenkes und der Hand (S61.–)

S51.0 Offene Wunde des Ellenbogens

S51.7 Multiple offene Wunden des Unterarmes

S51.8- Offene Wunde sonstiger Teile des Unterarmes

Hinw.: Bei den Schlüsselnummern S51.84!–S51.89! erfolgt die Einteilung des Weichteilschadens nach Tscherne und Oestern. Kodiere jeweils zuerst die Fraktur (S52.–) oder die Luxation (S53.–).

S51.80 Nicht näher bezeichnete offene Wunde sonstiger Teile des Unterarmes

S51.84! Weichteilschaden I. Grades bei geschlossener Fraktur oder Luxation des Unterarmes

Oberflächliche Schürfung, einfache bis mittelschwere Bruchform

Hinw.: Geschlossene Frakturen oder Luxationen mit Weichteilschaden 0. Grades (geringer Weichteilschaden, einfache Bruchform) oder nicht näher bezeichneten Grades erhalten keine zusätzliche Schlüsselnummer.

S51.85! Weichteilschaden II. Grades bei geschlossener Fraktur oder Luxation des Unterarmes

Tiefe kontaminierte Schürfung, lokalisierte Haut- und Muskelkontusion, alle Bruchformen

S51.86! Weichteilschaden III. Grades bei geschlossener Fraktur oder Luxation des Unterarmes

Ausgedehnte Hautkontusion, Hautquetschung oder Zerstörung der Muskulatur, subkutanes Décollement, dekompensiertes Kompartmentsyndrom

S51.87! *Weichteilschaden I. Grades bei offener Fraktur oder Luxation des Unterarmes*

Fehlende oder geringe Kontusion, unbedeutende bakterielle Kontamination, einfache bis mittelschwere Bruchformen
Offene Fraktur oder Luxation nicht näher bezeichneten Grades

S51.88! *Weichteilschaden II. Grades bei offener Fraktur oder Luxation des Unterarmes*

Umschriebene Haut- und Weichteilkontusion, mittelschwere Kontamination

S51.89! *Weichteilschaden III. Grades bei offener Fraktur oder Luxation des Unterarmes*

Ausgedehnte Weichteildestruktion, häufig zusätzliche Gefäß- und Nervenverletzungen, starke Wundkontamination

Hinw.: Offene Frakturen mit Weichteilschaden IV. Grades (subtotale und totale Amputation) werden als Amputation nach deren Lokalisation kodiert.

S51.9 **Offene Wunde des Unterarmes, Teil nicht näher bezeichnet**

S52.– Fraktur des Unterarmes

Benutze eine zusätzliche Schlüsselnummer aus S51.84!–S51.89! zusammen mit S52.–, um den Schweregrad des Weichteilschadens bei einer Fraktur zu verschlüsseln.
Benutze die zusätzliche Schlüsselnummer M96.6, um anzugeben, dass die Fraktur beim Einsetzen eines orthopädischen Implantates, einer Gelenkprothese oder einer Knochenplatte aufgetreten ist.
Benutze eine zusätzliche Schlüsselnummer aus Z96.6-, um anzugeben, dass es sich um eine Fraktur bei bereits vorhandenem orthopädischen Gelenkimplantat handelt.

Exkl.: Fraktur im Bereich des Handgelenkes und der Hand (S62.–)

S52.0- **Fraktur des proximalen Endes der Ulna**

S52.00 Teil nicht näher bezeichnet

Ellenbogen o.n.A.
Proximales Ende der Ulna o.n.A.

S52.01 Olekranon

S52.02 Processus coronoideus ulnae

S52.09 Sonstige und multiple Teile

S52.1- **Fraktur des proximalen Endes des Radius**

S52.10 Teil nicht näher bezeichnet

Proximales Ende des Radius o.n.A.

S52.11 Kopf

S52.12 Kollum

S52.19 Sonstige und multiple Teile

S52.2- **Fraktur des Ulnaschaftes**

S52.20 Fraktur des Ulnaschaftes, Teil nicht näher bezeichnet

Ulna o.n.A.

S52.21 Fraktur des proximalen Ulnaschaftes mit Luxation des Radiuskopfes

Monteggia-Fraktur

S52.3- **Fraktur des Radiusschaftes**

S52.30 Fraktur des Radiusschaftes, Teil nicht näher bezeichnet

Radius o.n.A.

S52.31 Fraktur des distalen Radiusschaftes mit Luxation des Ulnakopfes

Galeazzi-Fraktur

S52.4 **Fraktur des Ulna- und Radiusschaftes, kombiniert**

S52.5- **Distale Fraktur des Radius**

S52.50 Nicht näher bezeichnet

Distales Ende o.n.A.

S52.51 Extensionsfraktur

Colles-Fraktur

S52.52 Flexionsfraktur

Barton-Fraktur
Smith-Fraktur

S52.59 Sonstige und multiple Teile

Intraartikuläre Fraktur

S52.6 Distale Fraktur der Ulna und des Radius, kombiniert

S52.7 Multiple Frakturen des Unterarmes

Exkl.: Fraktur von Ulna und Radius, kombiniert:
- distales Ende (S52.6)
- Schäfte (S52.4)

S52.8 Fraktur sonstiger Teile des Unterarmes

Caput ulnae
Distaler Unterarm o.n.A.
Distales Ende der Ulna
Processus styloideus ulnae
Proximaler Unterarm o.n.A.

S52.9 Fraktur des Unterarmes, Teil nicht näher bezeichnet

S53.– Luxation, Verstauchung und Zerrung des Ellenbogengelenkes und von Bändern des Ellenbogens

Benutze eine zusätzliche Schlüsselnummer aus S51.84!–S51.89! zusammen mit S53.0–S53.1, um den Schweregrad des Weichteilschadens bei einer Luxation zu verschlüsseln.

Exkl.: Verstauchung und Zerrung von Muskeln und Sehnen in Höhe des Unterarmes (S56.–)

S53.0 Luxation des Radiuskopfes

Articulatio humeroradialis

Exkl.: Monteggia-(Luxations-)Fraktur (S52.21)

S53.1- Luxation sonstiger und nicht näher bezeichneter Teile des Ellenbogens

Articulatio humeroulnaris

Exkl.: Galeazzi-(Luxations-)Fraktur (S52.31)
Luxation des Radiuskopfes, isoliert (S53.0)

S53.10 Nicht näher bezeichnet

S53.11 Nach vorne

S53.12 Nach hinten

S53.13 Nach medial

S53.14 Nach lateral

S53.18 Sonstige

S53.2 Traumatische Ruptur des Lig. collaterale radiale

S53.3 Traumatische Ruptur des Lig. collaterale ulnare

S53.4- Verstauchung und Zerrung des Ellenbogens

S53.40 Teil nicht näher bezeichnet

S53.41 Lig. collaterale radiale

S53.42 Lig. collaterale ulnare

S53.43 Humeroradial (-Gelenk)

S53.44 Humeroulnar (-Gelenk)

S53.48 Sonstige Teile

S54.– Verletzung von Nerven in Höhe des Unterarmes

Exkl.: Verletzungen von Nerven in Höhe des Handgelenkes und der Hand (S64.–)

S54.0 Verletzung des N. ulnaris in Höhe des Unterarmes

N. ulnaris o.n.A.

S54.1 **Verletzung des N. medianus in Höhe des Unterarmes**

N. medianus o.n.A.

S54.2 **Verletzung des N. radialis in Höhe des Unterarmes**

N. radialis o.n.A.

S54.3 **Verletzung sensibler Hautnerven in Höhe des Unterarmes**

S54.7 **Verletzung mehrerer Nerven in Höhe des Unterarmes**

S54.8 **Verletzung sonstiger Nerven in Höhe des Unterarmes**

S54.9 **Verletzung eines nicht näher bezeichneten Nervs in Höhe des Unterarmes**

S55.– Verletzung von Blutgefäßen in Höhe des Unterarmes

Exkl.: Verletzung:
- A. brachialis oder V. brachialis (S45.1–S45.2)
- Blutgefäße in Höhe des Handgelenkes und der Hand (S65.–)

S55.0 **Verletzung der A. ulnaris in Höhe des Unterarmes**

S55.1 **Verletzung der A. radialis in Höhe des Unterarmes**

S55.2 **Verletzung von Venen in Höhe des Unterarmes**

S55.7 **Verletzung mehrerer Blutgefäße in Höhe des Unterarmes**

S55.8 **Verletzung sonstiger Blutgefäße in Höhe des Unterarmes**

S55.9 **Verletzung eines nicht näher bezeichneten Blutgefäßes in Höhe des Unterarmes**

S56.– Verletzung von Muskeln und Sehnen in Höhe des Unterarmes

Inkl.: Verstauchungen und Zerrungen

Exkl.: Verletzung von Muskeln und Sehnen am Handgelenk oder weiter distal (S66.–)
Verstauchungen und Zerrungen der Gelenkkapsel (Band) (S53.4-)

S56.0 **Verletzung von Beugemuskeln und -sehnen des Daumens in Höhe des Unterarmes**

S56.1 **Verletzung von Beugemuskeln und -sehnen eines oder mehrerer sonstiger Finger in Höhe des Unterarmes**

S56.2 **Verletzung von sonstigen Beugemuskeln und -sehnen in Höhe des Unterarmes**

S56.3 **Verletzung von Streck- oder Abduktormuskeln und -sehnen des Daumens in Höhe des Unterarmes**

S56.4 **Verletzung von Streckmuskeln und -sehnen eines oder mehrerer sonstiger Finger in Höhe des Unterarmes**

S56.5 **Verletzung von sonstigen Streckmuskeln und -sehnen in Höhe des Unterarmes**

S56.7 **Verletzung mehrerer Muskeln und Sehnen in Höhe des Unterarmes**

S56.8 **Verletzung sonstiger und nicht näher bezeichneter Sehnen und Muskeln in Höhe des Unterarmes**

S57.– Zerquetschung des Unterarmes

Verschlüssele gegebenenfalls auch Crush-Syndrom (T79.5)

Exkl.: Wenn die Art der Verletzung bekannt ist (z.B. Prellung, Fraktur, Luxation, innere Verletzung), verschlüssele nur nach der Art der Verletzung
Zerquetschung des Handgelenkes und der Hand (S67.–)

S57.0 **Zerquetschung des Ellenbogens**

S57.8 **Zerquetschung sonstiger Teile des Unterarmes**

S57.9 **Zerquetschung des Unterarmes, Teil nicht näher bezeichnet**

S58.– Traumatische Amputation am Unterarm

Exkl.: Traumatische Amputation an Handgelenk und Hand (S68.–)

S58.0 **Traumatische Amputation im Ellenbogengelenk**

S58.1 **Traumatische Amputation zwischen Ellenbogen und Handgelenk**

S58.9 **Traumatische Amputation am Unterarm, Höhe nicht näher bezeichnet**

S59.– Sonstige und nicht näher bezeichnete Verletzungen des Unterarmes

Exkl.: Sonstige und nicht näher bezeichnete Verletzungen des Handgelenkes und der Hand (S69.–)

S59.7 Multiple Verletzungen des Unterarmes

Verletzungen, die in mehr als einer der Kategorien S50–S58 klassifizierbar sind

Bezüglich der Verschlüsselung multipler Verletzungen sind in der stationären Versorgung die Deutschen Kodierrichtlinien heranzuziehen.

S59.8 Sonstige näher bezeichnete Verletzungen des Unterarmes

S59.9 Nicht näher bezeichnete Verletzung des Unterarmes

Verletzungen des Handgelenkes und der Hand (S60–S69)

Exkl.: Beidseitige Beteiligung von Handgelenk und Hand (T00–T07)
Erfrierungen (T33–T35)
Insektenbiss oder -stich, giftig (T63.4)
Verbrennungen und Verätzungen (T20–T32)
Verletzungen des Armes, Höhe nicht näher bezeichnet (T10–T11)

S60.– Oberflächliche Verletzung des Handgelenkes und der Hand

S60.0 Prellung eines oder mehrerer Finger ohne Schädigung des Nagels

Prellung eines oder mehrerer Finger o.n.A.

Exkl.: Prellung mit Beteiligung des Nagels oder der Nagelmatrix (S60.1)

S60.1 Prellung eines oder mehrerer Finger mit Schädigung des Nagels

S60.2 Prellung sonstiger Teile des Handgelenkes und der Hand

S60.7 Multiple oberflächliche Verletzungen des Handgelenkes und der Hand

S60.8- Sonstige oberflächliche Verletzungen des Handgelenkes und der Hand

S60.81 Schürfwunde

S60.82 Blasenbildung (nichtthermisch)

S60.83 Insektenbiss oder -stich (ungiftig)

S60.84 Oberflächlicher Fremdkörper (Splitter)

S60.86 Subkutanes (geschlossenes) Décollement

S60.88 Sonstige

S60.9 Oberflächliche Verletzung des Handgelenkes und der Hand, nicht näher bezeichnet

S61.– Offene Wunde des Handgelenkes und der Hand

Inkl.: Offene Wunde des Handgelenkes und der Hand o.n.A.
Offene Wunde mit Verbindung zu einer Fraktur oder einer Luxation

Benutze zusätzlich T89.0-, um das Vorliegen von Komplikationen wie Fremdkörper, Infektion oder verzögerte Heilung und Behandlung anzuzeigen.

Exkl.: Traumatische Amputation an Handgelenk und Hand (S68.–)

S61.0 Offene Wunde eines oder mehrerer Finger ohne Schädigung des Nagels

Offene Wunde eines oder mehrerer Finger o.n.A.
Offene Wunde des Daumens

Exkl.: Offene Wunde mit Beteiligung des Nagels oder der Nagelmatrix (S61.1)

S61.1 Offene Wunde eines oder mehrerer Finger mit Schädigung des Nagels

S61.7 Multiple offene Wunden des Handgelenkes und der Hand

S61.8- Offene Wunde sonstiger Teile des Handgelenkes und der Hand

Hinw.: Bei den Schlüsselnummern S61.84!–S61.89! erfolgt die Einteilung des Weichteilschadens nach Tscherne und Oestern. Kodiere jeweils zuerst die Fraktur (S62.–) oder die Luxation (S63.–).

S61.80 Nicht näher bezeichnete offene Wunde sonstiger Teile des Handgelenkes und der Hand

Handfläche

S61.84! *Weichteilschaden I. Grades bei geschlossener Fraktur oder Luxation des Handgelenkes und der Hand*

Oberflächliche Schürfung, einfache bis mittelschwere Bruchform

Hinw.: Geschlossene Frakturen oder Luxationen mit Weichteilschaden 0. Grades (geringer Weichteilschaden, einfache Bruchform) oder nicht näher bezeichneten Grades erhalten keine zusätzliche Schlüsselnummer.

S61.85! *Weichteilschaden II. Grades bei geschlossener Fraktur oder Luxation des Handgelenkes und der Hand*

Tiefe kontaminierte Schürfung, lokalisierte Haut- und Muskelkontusion, alle Bruchformen

S61.86! *Weichteilschaden III. Grades bei geschlossener Fraktur oder Luxation des Handgelenkes und der Hand*

Ausgedehnte Hautkontusion, Hautquetschung oder Zerstörung der Muskulatur, subkutanes Décollement, dekompensiertes Kompartmentsyndrom

S61.87! *Weichteilschaden I. Grades bei offener Fraktur oder Luxation des Handgelenkes und der Hand*

Fehlende oder geringe Kontusion, unbedeutende bakterielle Kontamination, einfache bis mittelschwere Bruchformen
Offene Fraktur oder Luxation nicht näher bezeichneten Grades

S61.88! *Weichteilschaden II. Grades bei offener Fraktur oder Luxation des Handgelenkes und der Hand*

Umschriebene Haut- und Weichteilkontusion, mittelschwere Kontamination

S61.89! *Weichteilschaden III. Grades bei offener Fraktur oder Luxation des Handgelenkes und der Hand*

Ausgedehnte Weichteildestruktion, häufig zusätzliche Gefäß- und Nervenverletzungen, starke Wundkontamination

Hinw.: Offene Frakturen mit Weichteilschaden IV. Grades (subtotale und totale Amputation) werden als Amputation nach deren Lokalisation kodiert.

S61.9 **Offene Wunde des Handgelenkes und der Hand, Teil nicht näher bezeichnet**

S62.– Fraktur im Bereich des Handgelenkes und der Hand

Benutze eine zusätzliche Schlüsselnummer aus S61.84!–S61.89! zusammen mit S62.–, um den Schweregrad des Weichteilschadens bei einer Fraktur zu verschlüsseln.
Benutze die zusätzliche Schlüsselnummer M96.6, um anzugeben, dass die Fraktur beim Einsetzen eines orthopädischen Implantates, einer Gelenkprothese oder einer Knochenplatte aufgetreten ist.
Benutze eine zusätzliche Schlüsselnummer aus Z96.6-, um anzugeben, dass es sich um eine Fraktur bei bereits vorhandenem orthopädischen Gelenkimplantat handelt.

Exkl.: Distale Fraktur der Ulna und des Radius (S52.–)

S62.0 **Fraktur des Os scaphoideum der Hand**

Os naviculare [Kahnbein]

S62.1- **Fraktur eines oder mehrerer sonstiger Handwurzelknochen**

S62.10 Handwurzelknochen, nicht näher bezeichnet

S62.11 Os lunatum

S62.12 Os triquetrum

S62.13 Os pisiforme

S62.14 Os trapezium

S62.15 Os trapezoideum

S62.16 Os capitatum

S62.17 Os hamatum

S62.19 Fraktur sonstiger oder mehrerer Handwurzelknochen

S62.2- **Fraktur des 1. Mittelhandknochens**

S62.20 Teil nicht näher bezeichnet

S62.21 Basis

Bennett-Fraktur

S62.22 Schaft

S

S62.23 Kollum
S62.24 Kopf
S62.3- Fraktur eines sonstigen Mittelhandknochens
S62.30 Teil nicht näher bezeichnet
S62.31 Basis
S62.32 Schaft
S62.33 Kollum
S62.34 Kopf
S62.4 Multiple Frakturen der Mittelhandknochen
S62.5- Fraktur des Daumens
S62.50 Teil nicht näher bezeichnet
S62.51 Proximale Phalanx
S62.52 Distale Phalanx
S62.6- Fraktur eines sonstigen Fingers
S62.60 Teil nicht näher bezeichnet
S62.61 Proximale Phalanx
S62.62 Mittlere Phalanx
S62.63 Distale Phalanx
S62.7 Multiple Frakturen der Finger
S62.8 Fraktur sonstiger und nicht näher bezeichneter Teile des Handgelenkes und der Hand

S63.– Luxation, Verstauchung und Zerrung von Gelenken und Bändern in Höhe des Handgelenkes und der Hand

Benutze eine zusätzliche Schlüsselnummer aus S61.84!–S61.89! zusammen mit S63.0–S63.3, um den Schweregrad des Weichteilschadens bei einer Luxation zu verschlüsseln.

Exkl.: Verstauchung und Zerrung von Muskeln und Sehnen in Höhe des Handgelenkes und der Hand (S66.–)

S63.0- Luxation des Handgelenkes
S63.00 Teil nicht näher bezeichnet
S63.01 Radioulnar (-Gelenk)
S63.02 Radiokarpal (-Gelenk)
S63.03 Mediokarpal (-Gelenk)
S63.04 Karpometakarpal (-Gelenk)
S63.08 Sonstige
S63.1- Luxation eines Fingers
S63.10 Teil nicht näher bezeichnet
S63.11 Metakarpophalangeal (-Gelenk)
S63.12 Interphalangeal (-Gelenk)
S63.2 Multiple Luxationen der Finger
S63.3 Traumatische Ruptur von Bändern des Handgelenkes und der Handwurzel

Lig. collaterale carpi (radiale) (ulnare)
Lig. radiocarpeum (dorsale) (palmare)
Lig. ulnocarpeum palmare
Triangulärer fibrokartilaginärer Komplex [TFCC]

S63.4 Traumatische Ruptur von Bändern der Finger im Metakarpophalangeal- und Interphalangealgelenk

Kollateral
Palmar
Volar

S63.5- **Verstauchung und Zerrung des Handgelenkes**
S63.50 Teil nicht näher bezeichnet
S63.51 Karpal (-Gelenk)
S63.52 Radiokarpal (-Band) (-Gelenk)
S63.53 Karpometakarpal (-Gelenk)
S63.58 Sonstige Teile
S63.6- **Verstauchung und Zerrung eines oder mehrerer Finger**
S63.60 Teil nicht näher bezeichnet
S63.61 Metakarpophalangeal (-Gelenk)
S63.62 Interphalangeal (-Gelenk)
S63.68 Sonstige Teile
S63.7 **Verstauchung und Zerrung sonstiger und nicht näher bezeichneter Teile der Hand**

S64.– Verletzung von Nerven in Höhe des Handgelenkes und der Hand

S64.0 **Verletzung des N. ulnaris in Höhe des Handgelenkes und der Hand**
S64.1 **Verletzung des N. medianus in Höhe des Handgelenkes und der Hand**
S64.2 **Verletzung des N. radialis in Höhe des Handgelenkes und der Hand**
S64.3 **Verletzung der Nn. digitales des Daumens**
S64.4 **Verletzung der Nn. digitales sonstiger Finger**
S64.7 **Verletzung mehrerer Nerven in Höhe des Handgelenkes und der Hand**
S64.8 **Verletzung sonstiger Nerven in Höhe des Handgelenkes und der Hand**
S64.9 **Verletzung eines nicht näher bezeichneten Nervs in Höhe des Handgelenkes und der Hand**

S65.– Verletzung von Blutgefäßen in Höhe des Handgelenkes und der Hand

S65.0 **Verletzung der A. ulnaris in Höhe des Handgelenkes und der Hand**
S65.1 **Verletzung der A. radialis in Höhe des Handgelenkes und der Hand**
S65.2 **Verletzung von Gefäßen des Arcus palmaris superficialis**
S65.3 **Verletzung von Gefäßen des Arcus palmaris profundus**
S65.4 **Verletzung eines oder mehrerer Blutgefäße des Daumens**
S65.5 **Verletzung eines oder mehrerer Blutgefäße sonstiger Finger**
S65.7 **Verletzung mehrerer Blutgefäße in Höhe des Handgelenkes und der Hand**
S65.8 **Verletzung sonstiger Blutgefäße in Höhe des Handgelenkes und der Hand**
S65.9 **Verletzung eines nicht näher bezeichneten Blutgefäßes im Bereich des Handgelenkes und der Hand**

S66.– Verletzung von Muskeln und Sehnen in Höhe des Handgelenkes und der Hand

Inkl.: Verstauchung und Zerrung

S66.0 **Verletzung der langen Beugemuskeln und -sehnen des Daumens in Höhe des Handgelenkes und der Hand**
S66.1 **Verletzung der Beugemuskeln und -sehnen sonstiger Finger in Höhe des Handgelenkes und der Hand**
S66.2 **Verletzung der Streckmuskeln und -sehnen des Daumens in Höhe des Handgelenkes und der Hand**
S66.3 **Verletzung der Streckmuskeln und -sehnen sonstiger Finger in Höhe des Handgelenkes und der Hand**
S66.4 **Verletzung der kurzen Muskeln und Sehnen des Daumens in Höhe des Handgelenkes und der Hand**
S66.5 **Verletzung der kurzen Muskeln und Sehnen sonstiger Finger in Höhe des Handgelenkes und der Hand**
S66.6 **Verletzung mehrerer Beugemuskeln und -sehnen in Höhe des Handgelenkes und der Hand**

S

S66.7 **Verletzung mehrerer Streckmuskeln und -sehnen in Höhe des Handgelenkes und der Hand**

S66.8 **Verletzung sonstiger Muskeln und Sehnen in Höhe des Handgelenkes und der Hand**

S66.9 **Verletzung eines nicht näher bezeichneten Muskels oder einer nicht näher bezeichneten Sehne in Höhe des Handgelenkes und der Hand**

S67.– Zerquetschung des Handgelenkes und der Hand

Verschlüssele gegebenenfalls auch Crush-Syndrom (T79.5).

Exkl.: Wenn die Art der Verletzung bekannt ist (z.B. Prellung, Fraktur, Luxation, innere Verletzung), verschlüssele nur nach der Art der Verletzung

S67.0 **Zerquetschung des Daumens und eines oder mehrerer sonstiger Finger**

S67.8 **Zerquetschung sonstiger und nicht näher bezeichneter Teile des Handgelenkes und der Hand**

S68.– Traumatische Amputation an Handgelenk und Hand

S68.0 **Traumatische Amputation des Daumens (komplett) (partiell)**

S68.1 **Traumatische Amputation eines sonstigen einzelnen Fingers (komplett) (partiell)**

S68.2 **Isolierte traumatische Amputation von zwei oder mehr Fingern (komplett) (partiell)**

S68.3 **Kombinierte traumatische Amputation (von Teilen) eines oder mehrerer Finger mit anderen Teilen des Handgelenkes und der Hand**

S68.4 **Traumatische Amputation der Hand in Höhe des Handgelenkes**

S68.8 **Traumatische Amputation sonstiger Teile des Handgelenkes und der Hand**

S68.9 **Traumatische Amputation an Handgelenk und Hand, Höhe nicht näher bezeichnet**

S69.– Sonstige und nicht näher bezeichnete Verletzungen des Handgelenkes und der Hand

S69.7 **Multiple Verletzungen des Handgelenkes und der Hand**

Verletzungen, die in mehr als einer der Kategorien S60–S68 klassifizierbar sind

Bezüglich der Verschlüsselung multipler Verletzungen sind in der stationären Versorgung die Deutschen Kodierrichtlinien heranzuziehen.

S69.8 **Sonstige näher bezeichnete Verletzungen des Handgelenkes und der Hand**

S69.9 **Nicht näher bezeichnete Verletzung des Handgelenkes und der Hand**

Verletzungen der Hüfte und des Oberschenkels
(S70–S79)

Exkl.: Beidseitige Beteiligung von Hüfte und Oberschenkel (T00–T07)
Erfrierungen (T33–T35)
Insektenbiss oder -stich, giftig (T63.4)
Verbrennungen und Verätzungen (T20–T32)
Verletzungen des Beines, Höhe nicht näher bezeichnet (T12–T13)

S70.– Oberflächliche Verletzung der Hüfte und des Oberschenkels

S70.0 **Prellung der Hüfte**

S70.1 **Prellung des Oberschenkels**

S70.7 **Multiple oberflächliche Verletzungen der Hüfte und des Oberschenkels**

S70.8- **Sonstige oberflächliche Verletzungen der Hüfte und des Oberschenkels**

S70.81 Schürfwunde

S70.82 Blasenbildung (nichtthermisch)

S70.83 Insektenbiss oder -stich (ungiftig)

S70.84 Oberflächlicher Fremdkörper (Splitter)

S70.86 Subkutanes (geschlossenes) Décollement

S70.88 Sonstige

S70.9 **Oberflächliche Verletzung der Hüfte und des Oberschenkels, nicht näher bezeichnet**

S71.– Offene Wunde der Hüfte und des Oberschenkels

Inkl.: Offene Wunde der Hüfte und des Oberschenkels o.n.A.
Offene Wunde mit Verbindung zu einer Fraktur oder einer Luxation

Benutze zusätzlich T89.0-, um das Vorliegen von Komplikationen wie Fremdkörper, Infektion oder verzögerte Heilung und Behandlung anzuzeigen.

Exkl.: Traumatische Amputation an Hüfte und Oberschenkel (S78.–)

S71.0 **Offene Wunde der Hüfte**

S71.1 **Offene Wunde des Oberschenkels**

S71.7 **Multiple offene Wunden der Hüfte und des Oberschenkels**

S71.8- **Offene Wunde sonstiger und nicht näher bezeichneter Teile des Beckengürtels**

Hinw.: Bei den Schlüsselnummern S71.84!–S71.89! erfolgt die Einteilung des Weichteilschadens nach Tscherne und Oestern. Kodiere jeweils zuerst die Fraktur (S72.–) oder die Luxation (S73.–).

S71.80 Offene Wunde sonstiger und nicht näher bezeichneter Teile des Beckengürtels

S71.84! *Weichteilschaden I. Grades bei geschlossener Fraktur oder Luxation der Hüfte und des Oberschenkels*

Oberflächliche Schürfung, einfache bis mittelschwere Bruchform

Hinw.: Geschlossene Frakturen oder Luxationen mit Weichteilschaden 0. Grades (geringer Weichteilschaden, einfache Bruchform) oder nicht näher bezeichneten Grades erhalten keine zusätzliche Schlüsselnummer.

S71.85! *Weichteilschaden II. Grades bei geschlossener Fraktur oder Luxation der Hüfte und des Oberschenkels*

Tiefe kontaminierte Schürfung, lokalisierte Haut- und Muskelkontusion, alle Bruchformen

S71.86! *Weichteilschaden III. Grades bei geschlossener Fraktur oder Luxation der Hüfte und des Oberschenkels*

Ausgedehnte Hautkontusion, Hautquetschung oder Zerstörung der Muskulatur, subkutanes Décollement, dekompensiertes Kompartmentsyndrom

S71.87! *Weichteilschaden I. Grades bei offener Fraktur oder Luxation der Hüfte und des Oberschenkels*

Fehlende oder geringe Kontusion, unbedeutende bakterielle Kontamination, einfache bis mittelschwere Bruchformen
Offene Fraktur oder Luxation nicht näher bezeichneten Grades

S71.88! *Weichteilschaden II. Grades bei offener Fraktur oder Luxation der Hüfte und des Oberschenkels*

Umschriebene Haut- und Weichteilkontusion, mittelschwere Kontamination

S71.89! *Weichteilschaden III. Grades bei offener Fraktur oder Luxation der Hüfte und des Oberschenkels*

Ausgedehnte Weichteildestruktion, häufig zusätzliche Gefäß- und Nervenverletzungen, starke Wundkontamination

Hinw.: Offene Frakturen mit Weichteilschaden IV. Grades (subtotale und totale Amputation) werden als Amputation nach deren Lokalisation kodiert.

S72.– Fraktur des Femurs

Benutze eine zusätzliche Schlüsselnummer aus S71.84!–S71.89! zusammen mit S72.–, um den Schweregrad des Weichteilschadens bei einer Fraktur zu verschlüsseln.
Benutze die zusätzliche Schlüsselnummer M96.6, um anzugeben, dass die Fraktur beim Einsetzen eines orthopädischen Implantates, einer Gelenkprothese oder einer Knochenplatte aufgetreten ist.
Benutze eine zusätzliche Schlüsselnummer aus Z96.6-, um anzugeben, dass es sich um eine Fraktur bei bereits vorhandenem orthopädischen Gelenkimplantat handelt.

S72.0- **Schenkelhalsfraktur**

S72.00 Teil nicht näher bezeichnet

S72.01 Intrakapsulär

S72.02 (Proximale) Epiphyse, Epiphysenlösung

S72.03 Subkapital

S72.04 Mediozervikal

Transzervikal o.n.A.

S72.05 Basis

Zervikotrochantärer Abschnitt

S72.08 Sonstige Teile

Femurkopf o.n.A.
Fraktur der Hüfte o.n.A.

S72.1- Pertrochantäre Fraktur

S72.10 Trochantär, nicht näher bezeichnet

Transtrochantär
Trochanter major
Trochanter minor

S72.11 Intertrochantär

S72.2 Subtrochantäre Fraktur

S72.3 Fraktur des Femurschaftes

S72.4- Distale Fraktur des Femurs

S72.40 Teil nicht näher bezeichnet

S72.41 Condylus (lateralis) (medialis)

S72.42 Epiphyse, Epiphysenlösung

S72.43 Suprakondylär

S72.44 Interkondylär

S72.7 Multiple Frakturen des Femurs

S72.8 Frakturen sonstiger Teile des Femurs

S72.9 Fraktur des Femurs, Teil nicht näher bezeichnet

S73.– Luxation, Verstauchung und Zerrung des Hüftgelenkes und von Bändern der Hüfte

Benutze eine zusätzliche Schlüsselnummer aus S71.84!–S71.89! zusammen mit S73.0-, um den Schweregrad des Weichteilschadens bei einer Luxation zu verschlüsseln.

Exkl.: Verstauchung und Zerrung von Muskeln und Sehnen in Höhe der Hüfte und des Oberschenkels (S76.–)

S73.0- Luxation der Hüfte

S73.00 Nicht näher bezeichnet

S73.01 Nach posterior

S73.02 Nach anterior

S73.08 Sonstige

S73.1- Verstauchung und Zerrung des Hüftgelenkes

S73.10 Teil nicht näher bezeichnet

S73.11 Iliofemoral (Band)

S73.12 Ischiokapsulär (Band)

S73.18 Sonstige Teile

S74.– Verletzung von Nerven in Höhe der Hüfte und des Oberschenkels

S74.0 Verletzung des N. ischiadicus in Höhe der Hüfte und des Oberschenkels

S74.1 Verletzung des N. femoralis in Höhe der Hüfte und des Oberschenkels

S74.2 Verletzung sensibler Hautnerven in Höhe der Hüfte und des Oberschenkels

S74.7 Verletzung mehrerer Nerven in Höhe der Hüfte und des Oberschenkels

S74.8 Verletzung sonstiger Nerven in Höhe der Hüfte und des Oberschenkels

S74.9 Verletzung eines nicht näher bezeichneten Nervs in Höhe der Hüfte und des Oberschenkels

S75.– Verletzung von Blutgefäßen in Höhe der Hüfte und des Oberschenkels

Exkl.: A. poplitea (S85.0)

S75.0 **Verletzung der A. femoralis**

S75.1 **Verletzung der V. femoralis in Höhe der Hüfte und des Oberschenkels**

S75.2 **Verletzung der V. saphena magna in Höhe der Hüfte und des Oberschenkels**

Exkl.: V. saphena magna o.n.A. (S85.3)

S75.7 **Verletzung mehrerer Blutgefäße in Höhe der Hüfte und des Oberschenkels**

S75.8 **Verletzung sonstiger Blutgefäße in Höhe der Hüfte und des Oberschenkels**

S75.9 **Verletzung eines nicht näher bezeichneten Blutgefäßes in Höhe der Hüfte und des Oberschenkels**

S76.– Verletzung von Muskeln und Sehnen in Höhe der Hüfte und des Oberschenkels

Inkl.: Verstauchung und Zerrung

S76.0 **Verletzung von Muskeln und Sehnen der Hüfte**

S76.1 **Verletzung des Muskels und der Sehne des M. quadriceps femoris**

Lig. patellae

S76.2 **Verletzung von Muskeln und Sehnen der Adduktorengruppe des Oberschenkels**

S76.3 **Verletzung von Muskeln und Sehnen der posterioren Muskelgruppe in Höhe des Oberschenkels**

S76.4 **Verletzung sonstiger und nicht näher bezeichneter Muskeln und Sehnen in Höhe des Oberschenkels**

S76.7 **Verletzung mehrerer Muskeln und Sehnen in Höhe der Hüfte und des Oberschenkels**

S77.– Zerquetschung der Hüfte und des Oberschenkels

Verschlüssele gegebenenfalls auch Crush-Syndrom (T79.5).

Exkl.: Wenn die Art der Verletzung bekannt ist (z.B. Prellung, Fraktur, Luxation, innere Verletzung), verschlüssele nur nach der Art der Verletzung

S77.0 **Zerquetschung der Hüfte**

S77.1 **Zerquetschung des Oberschenkels**

S77.2 **Zerquetschung mit Beteiligung der Hüfte und des Oberschenkels**

S78.– Traumatische Amputation an Hüfte und Oberschenkel

Exkl.: Traumatische Amputation der unteren Extremität, Höhe nicht näher bezeichnet (T13.6)

S78.0 **Traumatische Amputation im Hüftgelenk**

S78.1 **Traumatische Amputation zwischen Hüfte und Knie**

S78.9 **Traumatische Amputation an Hüfte und Oberschenkel, Höhe nicht näher bezeichnet**

S79.– Sonstige und nicht näher bezeichnete Verletzungen der Hüfte und des Oberschenkels

S79.7 **Multiple Verletzungen der Hüfte und des Oberschenkels**

Verletzungen, die in mehr als einer der Kategorien S70–S78 klassifizierbar sind

Bezüglich der Verschlüsselung multipler Verletzungen sind in der stationären Versorgung die Deutschen Kodierrichtlinien heranzuziehen.

S79.8 **Sonstige näher bezeichnete Verletzungen der Hüfte und des Oberschenkels**

S79.9 **Nicht näher bezeichnete Verletzung der Hüfte und des Oberschenkels**

Verletzungen des Knies und des Unterschenkels (S80–S89)

Inkl.: Fraktur des oberen Sprunggelenkes und des Knöchels
Knie
Unterschenkel

Exkl.: Beidseitige Beteiligung von Knie und Unterschenkel (T00–T07)
Erfrierungen (T33–T35)
Insektenbiss oder -stich, giftig (T63.4)
Verbrennungen und Verätzungen (T20–T32)
Verletzungen:
- Bein, Höhe nicht näher bezeichnet (T12–T13)
- Knöchel und Fuß, ausgenommen Fraktur des oberen Sprunggelenkes und des Knöchels (S90–S99)

S80.– Oberflächliche Verletzung des Unterschenkels

Exkl.: Oberflächliche Verletzung der Knöchelregion und des Fußes (S90.–)

S80.0 **Prellung des Knies**

S80.1 **Prellung sonstiger und nicht näher bezeichneter Teile des Unterschenkels**

S80.7 **Multiple oberflächliche Verletzungen des Unterschenkels**

S80.8- **Sonstige oberflächliche Verletzungen des Unterschenkels**

S80.81 Schürfwunde

S80.82 Blasenbildung (nichtthermisch)

S80.83 Insektenbiss oder -stich (ungiftig)

S80.84 Oberflächlicher Fremdkörper (Splitter)

S80.86 Subkutanes (geschlossenes) Décollement

S80.88 Sonstige

S80.9 **Oberflächliche Verletzung des Unterschenkels, nicht näher bezeichnet**

S81.– Offene Wunde des Unterschenkels

Inkl.: Offene Wunde des Unterschenkels o.n.A.
Offene Wunde mit Verbindung zu einer Fraktur oder einer Luxation

Benutze zusätzlich T89.0-, um das Vorliegen von Komplikationen wie Fremdkörper, Infektion oder verzögerte Heilung und Behandlung anzuzeigen.

Exkl.: Offene Wunde der Knöchelregion und des Fußes (S91.–)
Traumatische Amputation am Unterschenkel (S88.–)

S81.0 **Offene Wunde des Knies**

S81.7 **Multiple offene Wunden des Unterschenkels**

S81.8- **Offene Wunde sonstiger Teile des Unterschenkels**

Hinw.: Bei den Schlüsselnummern S81.84!–S81.89! erfolgt die Einteilung des Weichteilschadens nach Tscherne und Oestern. Kodiere jeweils zuerst die Fraktur (S82.–) oder die Luxation (S83.–).

S81.80 Nicht näher bezeichnete offene Wunde sonstiger Teile des Unterschenkels

S81.84! *Weichteilschaden I. Grades bei geschlossener Fraktur oder Luxation des Unterschenkels*

Oberflächliche Schürfung, einfache bis mittelschwere Bruchform

Hinw.: Geschlossene Frakturen oder Luxationen mit Weichteilschaden 0. Grades (geringer Weichteilschaden, einfache Bruchform) oder nicht näher bezeichneten Grades erhalten keine zusätzliche Schlüsselnummer.

S81.85! *Weichteilschaden II. Grades bei geschlossener Fraktur oder Luxation des Unterschenkels*

Tiefe kontaminierte Schürfung, lokalisierte Haut- und Muskelkontusion, alle Bruchformen

S81.86! *Weichteilschaden III. Grades bei geschlossener Fraktur oder Luxation des Unterschenkels*

Ausgedehnte Hautkontusion, Hautquetschung oder Zerstörung der Muskulatur, subkutanes Décollement, dekompensiertes Kompartmentsyndrom

S81.87! *Weichteilschaden I. Grades bei offener Fraktur oder Luxation des Unterschenkels*

Fehlende oder geringe Kontusion, unbedeutende bakterielle Kontamination, einfache bis mittelschwere Bruchformen
Offene Fraktur oder Luxation nicht näher bezeichneten Grades

S81.88! *Weichteilschaden II. Grades bei offener Fraktur oder Luxation des Unterschenkels*

Umschriebene Haut- und Weichteilkontusion, mittelschwere Kontamination

S81.89! *Weichteilschaden III. Grades bei offener Fraktur oder Luxation des Unterschenkels*

Ausgedehnte Weichteildestruktion, häufig zusätzliche Gefäß- und Nervenverletzungen, starke Wundkontamination

Hinw.: Offene Frakturen mit Weichteilschaden IV. Grades (subtotale und totale Amputation) werden als Amputation nach deren Lokalisation kodiert.

S81.9 **Offene Wunde des Unterschenkels, Teil nicht näher bezeichnet**

S82.– Fraktur des Unterschenkels, einschließlich des oberen Sprunggelenkes

Inkl.: Knöchel

Benutze eine zusätzliche Schlüsselnummer aus S81.84!–S81.89! zusammen mit S82.–, um den Schweregrad des Weichteilschadens bei einer Fraktur zu verschlüsseln.
Benutze die zusätzliche Schlüsselnummer M96.6, um anzugeben, dass die Fraktur beim Einsetzen eines orthopädischen Implantates, einer Gelenkprothese oder einer Knochenplatte aufgetreten ist.
Benutze eine zusätzliche Schlüsselnummer aus Z96.6-, um anzugeben, dass es sich um eine Fraktur bei bereits vorhandenem orthopädischen Gelenkimplantat handelt.

Exkl.: Fraktur des Fußes, ausgenommen oberes Sprunggelenk (S92.–)

S82.0 **Fraktur der Patella**

Kniescheibe

S82.1- **Fraktur des proximalen Endes der Tibia**

Condylus lateralis tibiae oder Condylus medialis tibiae
Proximales Ende der Tibia
Tibiakopf
Tibiaplateau
Tuberositas tibiae

S82.11 Mit Fraktur der Fibula (jeder Teil)

S82.18 Sonstige

Proximales Ende der Tibia, isoliert
Proximales Ende der Tibia o.n.A.

S82.2- **Fraktur des Tibiaschaftes**

S82.21 Mit Fraktur der Fibula (jeder Teil)

S82.28 Sonstige

Tibia o.n.A.
Tibiaschaft, isoliert
Tibiaschaft o.n.A.

S82.3- **Distale Fraktur der Tibia**

Exkl.: Innenknöchel (S82.5)

S82.31 Mit Fraktur der Fibula (jeder Teil)

S82.38 Sonstige

Distale Tibiafraktur, isoliert
Distale Tibiafraktur o.n.A.

S82.4- **Fraktur der Fibula, isoliert**

Exkl.: Außenknöchel (S82.6)
Distale Fibula (S82.6)
Fraktur der Fibula mit Fraktur der Tibia, jeder Teil (S82.11, S82.21, S82.31)

S82.40 Teil nicht näher bezeichnet

S82.41 Proximales Ende

Kollum
Kopf

S82.42 Schaft

S82.49 Multipel

S82.5 Fraktur des Innenknöchels

Tibia, mit Beteiligung des:
- Knöchels
- oberen Sprunggelenkes

S82.6 Fraktur des Außenknöchels

Fibula, mit Beteiligung des:
- Knöchels
- oberen Sprunggelenkes

S82.7 Multiple Frakturen des Unterschenkels

Exkl.: Fraktur der Tibia und der Fibula, kombiniert:
- distales Ende (S82.31)
- proximales Ende (S82.11)
- Schäfte (S82.21)

S82.8- Frakturen sonstiger Teile des Unterschenkels

S82.81 Bimalleolarfraktur

S82.82 Trimalleolarfraktur

S82.88 Frakturen sonstiger Teile des Unterschenkels

Knöchel o.n.A.
Malleolus o.n.A.

S82.9 Fraktur des Unterschenkels, Teil nicht näher bezeichnet

S83.– Luxation, Verstauchung und Zerrung des Kniegelenkes und von Bändern des Kniegelenkes

Benutze eine zusätzliche Schlüsselnummer aus S81.84!–S81.89! zusammen mit S83.0–S83.3, um den Schweregrad des Weichteilschadens bei einer Luxation zu verschlüsseln.

Exkl.: Binnenschädigung des Kniegelenkes (M23.–)
Luxation des Kniegelenkes:
- alt (M24.3-)
- pathologisch (M24.3-)
- rezidivierend (M24.4-)

Patella-Schäden (M22.0–M22.3)
Verstauchung und Zerrung von Muskeln und Sehen in Höhe des Unterschenkels (S86.–)

S83.0 Luxation der Patella

S83.1- Luxation des Kniegelenkes

Articulatio tibiofibularis

S83.10 Nicht näher bezeichnet

S83.11 Luxation der proximalen Tibia nach anterior

Luxation des distalen Femur nach posterior

S83.12 Luxation der proximalen Tibia nach posterior

S83.13 Luxation der proximalen Tibia nach medial

S83.14 Luxation der proximalen Tibia nach lateral

S83.18 Sonstige

S83.2 Meniskusriss, akut

Korbhenkelriss:
- Außenmeniskus
- Innenmeniskus
- o.n.A.

Exkl.: Alter Korbhenkelriss (M23.2-)

S83.3 Riss des Kniegelenkknorpels, akut

S83.4- Verstauchung und Zerrung des Kniegelenkes mit Beteiligung des (fibularen) (tibialen) Seitenbandes

S83.40 Nicht näher bezeichnetes Seitenband
Seitenbandriss o.n.A.

S83.41 Distorsion des fibularen Seitenbandes [Außenband]

S83.42 Distorsion des tibialen Seitenbandes [Innenband]

S83.43 Riss des fibularen Seitenbandes [Außenband]
Partieller oder kompletter Riss

S83.44 Riss des tibialen Seitenbandes [Innenband]
Partieller oder kompletter Riss

S83.5- Verstauchung und Zerrung des Kniegelenkes mit Beteiligung des (vorderen) (hinteren) Kreuzbandes

S83.50 Nicht näher bezeichnetes Kreuzband
Kreuzbandriss o.n.A.

S83.51 Distorsion des vorderen Kreuzbandes

S83.52 Distorsion des hinteren Kreuzbandes

S83.53 Riss des vorderen Kreuzbandes
Partieller oder kompletter Riss

S83.54 Riss des hinteren Kreuzbandes
Partieller oder kompletter Riss

S83.6 Verstauchung und Zerrung sonstiger und nicht näher bezeichneter Teile des Knies
Tibiofibular (-Gelenk) (-Band), proximal
Exkl.: Zerrung des Lig. patellae (S76.1)

S83.7 Verletzung mehrerer Strukturen des Knies
Verletzung des (Außen-) (Innen-)Meniskus in Kombination mit (Seiten-) (Kreuz-)Bändern

S84.– Verletzung von Nerven in Höhe des Unterschenkels

Exkl.: Verletzung von Nerven in Höhe des Knöchels und des Fußes (S94.–)

S84.0 Verletzung des N. tibialis in Höhe des Unterschenkels

S84.1 Verletzung des N. peronaeus in Höhe des Unterschenkels

S84.2 Verletzung sensibler Hautnerven in Höhe des Unterschenkels

S84.7 Verletzung mehrerer Nerven in Höhe des Unterschenkels

S84.8 Verletzung sonstiger Nerven in Höhe des Unterschenkels

S84.9 Verletzung eines nicht näher bezeichneten Nervs in Höhe des Unterschenkels

S85.– Verletzung von Blutgefäßen in Höhe des Unterschenkels

Exkl.: Verletzung von Blutgefäßen in Höhe des Knöchels und des Fußes (S95.–)

S85.0 Verletzung der A. poplitea

S85.1 Verletzung der A. tibialis (anterior) (posterior)

S85.2 Verletzung der A. peronaea

S85.3 Verletzung der V. saphena magna in Höhe des Unterschenkels
V. saphena magna o.n.A.

S85.4 Verletzung der V. saphena parva in Höhe des Unterschenkels

S85.5 Verletzung der V. poplitea

S85.7 Verletzung mehrerer Blutgefäße in Höhe des Unterschenkels

S85.8 Verletzung sonstiger Blutgefäße in Höhe des Unterschenkels

S85.9 Verletzung eines nicht näher bezeichneten Blutgefäßes in Höhe des Unterschenkels

S86.– Verletzung von Muskeln und Sehnen in Höhe des Unterschenkels

Inkl.: Verstauchungen und Zerrungen

Exkl.: Verletzung von Muskeln und Sehnen in Höhe des Knöchels oder weiter distal (S96.–)
Verletzungen des Lig. patellae (S76.1)
Verstauchungen und Zerrungen der Gelenkkapsel (Band) (S83.–)

S86.0 Verletzung der Achillessehne

S86.1 Verletzung sonstiger Muskeln und Sehnen der posterioren Muskelgruppe in Höhe des Unterschenkels

S86.2 Verletzung von Muskeln und Sehnen der anterioren Muskelgruppe in Höhe des Unterschenkels

S86.3 Verletzung von Muskeln und Sehnen der peronäalen Muskelgruppe in Höhe des Unterschenkels

S86.7 Verletzung mehrerer Muskeln und Sehnen in Höhe des Unterschenkels

S86.8 Verletzung sonstiger Muskeln und Sehnen in Höhe des Unterschenkels

S86.9 Verletzung eines nicht näher bezeichneten Muskels oder einer nicht näher bezeichneten Sehne in Höhe des Unterschenkels

S87.– Zerquetschung des Unterschenkels

Verschlüssele gegebenenfalls auch Crush-Syndrom (T79.5).

Exkl.: Wenn die Art der Verletzung bekannt ist (z.B. Prellung, Fraktur, Luxation, innere Verletzung), verschlüssele nur nach der Art der Verletzung
Zerquetschung des oberen Sprunggelenkes und des Fußes (S97.–)

S87.0 Zerquetschung des Knies

S87.8 Zerquetschung sonstiger und nicht näher bezeichneter Teile des Unterschenkels

S88.– Traumatische Amputation am Unterschenkel

Exkl.: Traumatische Amputation:
- untere Extremität, Höhe nicht näher bezeichnet (T13.6)
- oberes Sprunggelenk und Fuß (S98.–)

S88.0 Traumatische Amputation im Kniegelenk

S88.1 Traumatische Amputation zwischen Knie und oberem Sprunggelenk

S88.9 Traumatische Amputation am Unterschenkel, Höhe nicht näher bezeichnet

S89.– Sonstige und nicht näher bezeichnete Verletzungen des Unterschenkels

Exkl.: Sonstige und nicht näher bezeichnete Verletzungen der Knöchelregion und des Fußes (S99.–)

S89.7 Multiple Verletzungen des Unterschenkels

Verletzungen, die in mehr als einer der Kategorien S80–S88 klassifizierbar sind

Bezüglich der Verschlüsselung multipler Verletzungen sind in der stationären Versorgung die Deutschen Kodierrichtlinien heranzuziehen.

S89.8 Sonstige näher bezeichnete Verletzungen des Unterschenkels

S89.9 Nicht näher bezeichnete Verletzung des Unterschenkels

Verletzungen der Knöchelregion und des Fußes (S90–S99)

Exkl.: Beidseitige Beteiligung von Knöchelregion und Fuß (T00–T07)
Erfrierungen (T33–T35)
Fraktur des oberen Sprunggelenkes und des Knöchels (S82.–)
Insektenbiss oder -stich, giftig (T63.4)
Verbrennungen und Verätzungen (T20–T32)
Verletzungen des Beines, Höhe nicht näher bezeichnet (T12–T13)

S90.– Oberflächliche Verletzung der Knöchelregion und des Fußes

S90.0 **Prellung der Knöchelregion**

S90.1 **Prellung einer oder mehrerer Zehen ohne Schädigung des Nagels**

Prellung einer oder mehrerer Zehen o.n.A.

S90.2 **Prellung einer oder mehrerer Zehen mit Schädigung des Nagels**

S90.3 **Prellung sonstiger und nicht näher bezeichneter Teile des Fußes**

S90.7 **Multiple oberflächliche Verletzungen der Knöchelregion und des Fußes**

S90.8- **Sonstige oberflächliche Verletzungen der Knöchelregion und des Fußes**

S90.81 Schürfwunde

S90.82 Blasenbildung (nichtthermisch)

S90.83 Insektenbiss oder -stich (ungiftig)

S90.84 Oberflächlicher Fremdkörper (Splitter)

S90.86 Subkutanes (geschlossenes) Décollement

S90.88 Sonstige

S90.9 **Oberflächliche Verletzung der Knöchelregion und des Fußes, nicht näher bezeichnet**

S91.– Offene Wunde der Knöchelregion und des Fußes

Inkl.: Offene Wunde der Knöchelregion und des Fußes o.n.A.
Offene Wunde mit Verbindung zu einer Fraktur oder einer Luxation

Benutze zusätzlich T89.0-, um das Vorliegen von Komplikationen wie Fremdkörper, Infektion oder verzögerte Heilung und Behandlung anzuzeigen.

Exkl.: Traumatische Amputation am oberen Sprunggelenk und Fuß (S98.–)

S91.0 **Offene Wunde der Knöchelregion**

S91.1 **Offene Wunde einer oder mehrerer Zehen ohne Schädigung des Nagels**

Offene Wunde einer oder mehrerer Zehen o.n.A.

S91.2 **Offene Wunde einer oder mehrerer Zehen mit Schädigung des Nagels**

S91.3 **Offene Wunde sonstiger Teile des Fußes**

Ferse
Offene Wunde des Fußes o.n.A.

S91.7 **Multiple offene Wunden der Knöchelregion und des Fußes**

S91.8- **Offene Wunde sonstiger Teile der Knöchelregion und des Fußes**

Hinw.: Bei den Schlüsselnummern S91.84!–S91.89! erfolgt die Einteilung des Weichteilschadens nach Tscherne und Oestern. Kodiere jeweils zuerst die Fraktur (S92.–) oder die Luxation (S93.–).

S91.80 Offene Wunde sonstiger Teile der Knöchelregion und des Fußes

S91.84! *Weichteilschaden I. Grades bei geschlossener Fraktur oder Luxation des Fußes*

Oberflächliche Schürfung, einfache bis mittelschwere Bruchform

Hinw.: Geschlossene Frakturen oder Luxationen mit Weichteilschaden 0. Grades (geringer Weichteilschaden, einfache Bruchform) oder nicht näher bezeichneten Grades erhalten keine zusätzliche Schlüsselnummer.

S91.85! *Weichteilschaden II. Grades bei geschlossener Fraktur oder Luxation des Fußes*

Tiefe kontaminierte Schürfung, lokalisierte Haut- und Muskelkontusion, alle Bruchformen

S91.86! *Weichteilschaden III. Grades bei geschlossener Fraktur oder Luxation des Fußes*

Ausgedehnte Hautkontusion, Hautquetschung oder Zerstörung der Muskulatur, subkutanes Décollement, dekompensiertes Kompartmentsyndrom

S91.87! *Weichteilschaden I. Grades bei offener Fraktur oder Luxation des Fußes*

Fehlende oder geringe Kontusion, unbedeutende bakterielle Kontamination, einfache bis mittelschwere Bruchformen
Offene Fraktur oder Luxation nicht näher bezeichneten Grades

S91.88! *Weichteilschaden II. Grades bei offener Fraktur oder Luxation des Fußes*

Umschriebene Haut- und Weichteilkontusion, mittelschwere Kontamination

S91.89! *Weichteilschaden III. Grades bei offener Fraktur oder Luxation des Fußes*

Ausgedehnte Weichteildestruktion, häufig zusätzliche Gefäß- und Nervenverletzungen, starke Wundkontamination

Hinw.: Offene Frakturen mit Weichteilschaden IV. Grades (subtotale und totale Amputation) werden als Amputation nach deren Lokalisation kodiert.

S92.– Fraktur des Fußes [ausgenommen oberes Sprunggelenk]

Benutze eine zusätzliche Schlüsselnummer aus S91.84!–S91.89! zusammen mit S92.–, um den Schweregrad des Weichteilschadens bei einer Fraktur zu verschlüsseln.
Benutze die zusätzliche Schlüsselnummer M96.6, um anzugeben, dass die Fraktur beim Einsetzen eines orthopädischen Implantates, einer Gelenkprothese oder einer Knochenplatte aufgetreten ist.
Benutze eine zusätzliche Schlüsselnummer aus Z96.6-, um anzugeben, dass es sich um eine Fraktur bei bereits vorhandenem orthopädischen Gelenkimplantat handelt.

Exkl.: Knöchel (S82.–)
Oberes Sprunggelenk (S82.–)

S92.0 **Fraktur des Kalkaneus**

Fersenbein

S92.1 **Fraktur des Talus**

Sprungbein

S92.2- **Fraktur eines oder mehrerer sonstiger Fußwurzelknochen**

S92.20 Ein oder mehrere sonstige Fußwurzelknochen, nicht näher bezeichnet

S92.21 Os naviculare pedis

S92.22 Os cuboideum

S92.23 Os cuneiforme (intermedium) (laterale) (mediale)

S92.28 Sonstige Fußwurzelknochen

S92.3 **Fraktur der Mittelfußknochen**

S92.4 **Fraktur der Großzehe**

S92.5 **Fraktur einer sonstigen Zehe**

S92.7 **Multiple Frakturen des Fußes**

S92.9 **Fraktur des Fußes, nicht näher bezeichnet**

S93.– Luxation, Verstauchung und Zerrung der Gelenke und Bänder in Höhe des oberen Sprunggelenkes und des Fußes

Benutze eine zusätzliche Schlüsselnummer aus S91.84!–S91.89! zusammen mit S93.0–S93.3, um den Schweregrad des Weichteilschadens bei einer Luxation zu verschlüsseln.

Exkl.: Verstauchung und Zerrung von Muskeln und Sehnen in Höhe des Knöchels und des Fußes (S96.–)

S93.0 **Luxation des oberen Sprunggelenkes**

Fibula, distales Ende
Talus
Tibia, distales Ende

S93.1- **Luxation einer oder mehrerer Zehen**

S93.10 Nicht näher bezeichnet

S93.11 Metatarsophalangeal (-Gelenk)

S93.12 Interphalangeal (-Gelenk)

S93.2 Traumatische Ruptur von Bändern in Höhe des oberen Sprunggelenkes und des Fußes

S93.3- Luxation sonstiger und nicht näher bezeichneter Teile des Fußes

S93.30 Teil nicht näher bezeichnet

S93.31 Fußwurzel (-Knochen), Gelenk nicht näher bezeichnet

S93.32 Mediotarsal (-Gelenk)

S93.33 Tarsometatarsal (-Gelenk)

S93.34 Metatarsal (-Knochen), Gelenk nicht näher bezeichnet

S93.38 Sonstige

S93.4- Verstauchung und Zerrung des oberen Sprunggelenkes

Exkl.: Verletzung der Achillessehne (S86.0)

S93.40 Teil nicht näher bezeichnet

S93.41 Lig. deltoideum

S93.42 Lig. calcaneofibulare

S93.43 Lig. tibiofibulare (anterius) (posterius), distal

S93.48 Sonstige Teile

S93.5 Verstauchung und Zerrung einer oder mehrerer Zehen

Interphalangeal (-Gelenk(e))
Metatarsophalangeal (-Gelenk(e))

S93.6 Verstauchung und Zerrung sonstiger und nicht näher bezeichneter Teile des Fußes

Tarsal (-Band)
Tarsometatarsal (-Band)

S94.– Verletzung von Nerven in Höhe des Knöchels und des Fußes

S94.0 Verletzung des N. plantaris lateralis

S94.1 Verletzung des N. plantaris medialis

S94.2 Verletzung des N. peronaeus profundus in Höhe des Knöchels und des Fußes

Lateraler Endast des N. peronaeus profundus

S94.3 Verletzung sensibler Hautnerven in Höhe des Knöchels und des Fußes

S94.7 Verletzung mehrerer Nerven in Höhe des Knöchels und des Fußes

S94.8 Verletzung sonstiger Nerven in Höhe des Knöchels und des Fußes

S94.9 Verletzung eines nicht näher bezeichneten Nervs in Höhe des Knöchels und des Fußes

S95.– Verletzung von Blutgefäßen in Höhe des Knöchels und des Fußes

Exkl.: Verletzung der A. tibialis posterior oder der V. tibialis posterior (S85.–)

S95.0 Verletzung der A. dorsalis pedis

S95.1 Verletzung der A. plantaris pedis

S95.2 Verletzung von Venen des Fußrückens

S95.7 Verletzung mehrerer Blutgefäße in Höhe des Knöchels und des Fußes

S95.8 Verletzung sonstiger Blutgefäße in Höhe des Knöchels und des Fußes

S95.9 Verletzung eines nicht näher bezeichneten Blutgefäßes in Höhe des Knöchels und des Fußes

S96.– Verletzung von Muskeln und Sehnen in Höhe des Knöchels und des Fußes

Inkl.: Verstauchungen und Zerrungen

Exkl.: Verletzung der Achillessehne (S86.0)
Verstauchungen und Zerrungen der Gelenkkapsel (Band) (S93.–)

S96.0 Verletzung von Muskeln und Sehnen der langen Beugemuskeln der Zehen in Höhe des Knöchels und des Fußes

S96.1 **Verletzung von Muskeln und Sehnen der langen Streckmuskeln der Zehen in Höhe des Knöchels und des Fußes**

S96.2 **Verletzung von kurzen Muskeln und Sehnen in Höhe des Knöchels und des Fußes**

S96.7 **Verletzung mehrerer Muskeln und Sehnen in Höhe des Knöchels und des Fußes**

S96.8 **Verletzung sonstiger Muskeln und Sehnen in Höhe des Knöchels und des Fußes**

S96.9 **Verletzung eines nicht näher bezeichneten Muskels oder einer nicht näher bezeichneten Sehne in Höhe des Knöchels und des Fußes**

S97.– Zerquetschung des oberen Sprunggelenkes und des Fußes

Verschlüssele gegebenenfalls auch Crush-Syndrom (T79.5).

Exkl.: Wenn die Art der Verletzung bekannt ist (z.B. Prellung, Fraktur, Luxation, innere Verletzung), verschlüssele nur nach der Art der Verletzung

S97.0 **Zerquetschung des oberen Sprunggelenkes**

S97.1 **Zerquetschung einer oder mehrerer Zehen**

S97.8 **Zerquetschung sonstiger Teile des oberen Sprunggelenkes und des Fußes**

Zerquetschung des Fußes o.n.A.

S98.– Traumatische Amputation am oberen Sprunggelenk und Fuß

S98.0 **Traumatische Amputation des Fußes in Höhe des oberen Sprunggelenkes**

S98.1 **Traumatische Amputation einer einzelnen Zehe**

S98.2 **Traumatische Amputation von zwei oder mehr Zehen**

S98.3 **Traumatische Amputation sonstiger Teile des Fußes**

Kombinierte traumatische Amputation einer oder mehrerer Zehen mit anderen Teilen des Fußes

S98.4 **Traumatische Amputation am Fuß, Höhe nicht näher bezeichnet**

S99.– Sonstige und nicht näher bezeichnete Verletzungen der Knöchelregion und des Fußes

S99.7 **Multiple Verletzungen der Knöchelregion und des Fußes**

Verletzungen, die in mehr als einer der Kategorien S90–S98 klassifizierbar sind

Bezüglich der Verschlüsselung multipler Verletzungen sind in der stationären Versorgung die Deutschen Kodierrichtlinien heranzuziehen.

S99.8 **Sonstige näher bezeichnete Verletzungen der Knöchelregion und des Fußes**

S99.9 **Nicht näher bezeichnete Verletzung der Knöchelregion und des Fußes**

Verletzungen mit Beteiligung mehrerer Körperregionen
(T00–T07)

Inkl.: Beidseitige Beteiligung von Extremitäten derselben Körperregion
Verletzungen der unter S00–S99 klassifizierbaren Arten an zwei oder mehr Körperregionen

Exkl.: Erfrierungen (T33–T35)
Insektenbiss oder -stich, giftig (T63.4)
Multiple Verletzungen an nur einer Körperregion – siehe Teil S dieses Kapitels
Sonnenbrand (L55.–)
Verbrennungen und Verätzungen (T20–T32)

T00.– Oberflächliche Verletzungen mit Beteiligung mehrerer Körperregionen

T00.0 **Oberflächliche Verletzungen mit Beteiligung von Kopf und Hals**

Oberflächliche Verletzungen an Lokalisationen, die unter S00.– und S10.– klassifizierbar sind

Exkl.: Mit Beteiligung sonstiger Körperregion(en) (T00.8)

T00.1 **Oberflächliche Verletzungen mit Beteiligung von Thorax und Abdomen, von Thorax und Lumbosakralgegend oder von Thorax und Becken**

Oberflächliche Verletzungen an Lokalisationen, die unter S20.–, S30.– und T09.0- klassifizierbar sind

Exkl.: Mit Beteiligung sonstiger Körperregion(en) (T00.8)

T00.2 Oberflächliche Verletzungen mit Beteiligung mehrerer Regionen der oberen Extremität(en)

Oberflächliche Verletzungen an Lokalisationen, die unter S40.–, S50.–, S60.– und T11.0- klassifizierbar sind

Exkl.: Mit Beteiligung der unteren Extremität(en) (T00.6)
Mit Beteiligung des Thorax, des Abdomens, der Lumbosakralgegend oder des Beckens (T00.8)

T00.3 Oberflächliche Verletzungen mit Beteiligung mehrerer Regionen der unteren Extremität(en)

Oberflächliche Verletzungen an Lokalisationen, die unter S70.–, S80.–, S90.– und T13.0 klassifizierbar sind

Exkl.: Mit Beteiligung der oberen Extremität(en) (T00.6)
Mit Beteiligung des Thorax, des Abdomens, der Lumbosakralgegend oder des Beckens (T00.8)

T00.6 Oberflächliche Verletzungen mit Beteiligung mehrerer Regionen der oberen Extremität(en) und mehrerer Regionen der unteren Extremität(en)

Oberflächliche Verletzungen an Lokalisationen, die unter T00.2 und T00.3 klassifizierbar sind

Exkl.: Mit Beteiligung des Thorax, des Abdomens, der Lumbosakralgegend oder des Beckens (T00.8)

T00.8 Oberflächliche Verletzungen mit Beteiligung sonstiger Kombinationen von Körperregionen

T00.9 Multiple oberflächliche Verletzungen, nicht näher bezeichnet

Multiple:
- Blasenbildungen (nichtthermisch)
- Hämatome
- Insektenbisse oder -stiche (ungiftig)
- Prellungen [Kontusionen]
- Quetschwunden
- Schürfwunden

o.n.A.

T01.– Offene Wunden mit Beteiligung mehrerer Körperregionen

Benutze zusätzlich T89.0- um das Vorliegen von Komplikationen wie Fremdkörper, Infektion oder verzögerte Heilung und Behandlung anzuzeigen.

Exkl.: Traumatische Amputationen mit Beteiligung mehrerer Körperregionen (T05.–)

T01.0 Offene Wunden mit Beteiligung von Kopf und Hals

Offene Wunden an Lokalisationen, die unter S01.– und S11.– klassifizierbar sind

Exkl.: Mit Beteiligung sonstiger Körperregion(en) (T01.8)

T01.1 Offene Wunden mit Beteiligung von Thorax und Abdomen, von Thorax und Lumbosakralgegend oder von Thorax und Becken

Offene Wunden an Lokalisationen, die unter S21.–, S31.– und T09.1 klassifizierbar sind

Exkl.: Mit Beteiligung sonstiger Körperregion(en) (T01.8)

T01.2 Offene Wunden mit Beteiligung mehrerer Regionen der oberen Extremität(en)

Offene Wunden an Lokalisationen, die unter S41.–, S51.–, S61.– und T11.1 klassifizierbar sind

Exkl.: Mit Beteiligung der unteren Extremität(en) (T01.6)
Mit Beteiligung des Thorax, des Abdomens, der Lumbosakralgegend oder des Beckens (T01.8)

T01.3 Offene Wunden mit Beteiligung mehrerer Regionen der unteren Extremität(en)

Offene Wunden an Lokalisationen, die unter S71.–, S81.–, S91.– und T13.1 klassifizierbar sind

Exkl.: Mit Beteiligung der oberen Extremität(en) (T01.6)
Mit Beteiligung des Thorax, des Abdomens, der Lumbosakralgegend oder des Beckens (T01.8)

T01.6 Offene Wunden mit Beteiligung mehrerer Regionen der oberen Extremität(en) und mehrerer Regionen der unteren Extremität(en)

Offene Wunden an Lokalisationen, die unter T01.2 und T01.3 klassifizierbar sind

Exkl.: Mit Beteiligung des Thorax, des Abdomens, der Lumbosakralgegend oder des Beckens (T01.8)

T01.8 Offene Wunden an sonstigen Kombinationen von Körperregionen

T01.9 Multiple offene Wunden, nicht näher bezeichnet

Multiple:
- Risswunden
- Schnittwunden
- Stichwunden
- Tierbisse

o.n.A.

T

T02.– Frakturen mit Beteiligung mehrerer Körperregionen

Hinw.: Eine Fraktur, die nicht als geschlossen oder offen gekennzeichnet ist, sollte als geschlossene Fraktur klassifiziert werden.

T02.0- Frakturen mit Beteiligung von Kopf und Hals

Frakturen an Lokalisationen, die unter S02.– und S12.– klassifizierbar sind

Exkl.: Mit Beteiligung sonstiger Körperregion(en) (T02.8-)

T02.00 geschlossen

T02.01 offen

T02.1- Frakturen mit Beteiligung von Thorax und Lumbosakralgegend oder von Thorax und Becken

Frakturen an Lokalisationen, die unter S22.–, S32.– und T08.– klassifizierbar sind

Exkl.: In Kombination mit Frakturen:
- der Extremität(en) (T02.7-)
- sonstiger Körperregionen (T02.8-)

T02.10 geschlossen

T02.11 offen

T02.2- Frakturen mit Beteiligung mehrerer Regionen einer oberen Extremität

Frakturen an Lokalisationen einer oberen Extremität, die unter S42.–, S52.–, S62.– und T10.– klassifizierbar sind

Exkl.: In Kombination mit Frakturen:
- der anderen oberen Extremität (T02.4-)
- der unteren Extremität(en) (T02.6-)
- des Thorax, der Lumbosakralgegend und des Beckens (T02.7-)

T02.20 geschlossen

T02.21 offen

T02.3- Frakturen mit Beteiligung mehrerer Regionen einer unteren Extremität

Frakturen an Lokalisationen einer unteren Extremität, die unter S72.–, S82.–, S92.– und T12.– klassifizierbar sind

Exkl.: In Kombination mit Frakturen:
- der anderen unteren Extremität (T02.5-)
- der oberen Extremität(en) (T02.6-)
- des Thorax, der Lumbosakralgegend und des Beckens (T02.7-)

T02.30 geschlossen

T02.31 offen

T02.4- Frakturen mit Beteiligung mehrerer Regionen beider oberer Extremitäten

Frakturen an Lokalisationen, die unter S42.–, S52.–, S62.– und T10.– klassifizierbar und als beidseitig bezeichnet sind

Exkl.: In Kombination mit Frakturen:
- der unteren Extremität(en) (T02.6-)
- des Thorax, der Lumbosakralgegend und des Beckens (T02.7-)

T02.40 geschlossen

T02.41 offen

T02.5- Frakturen mit Beteiligung mehrerer Regionen beider unterer Extremitäten

Frakturen an Lokalisationen, die unter S72.–, S82.–, S92.– und T12.– klassifizierbar und als beidseitig bezeichnet sind

Exkl.: In Kombination mit Frakturen:
- der oberen Extremität(en) (T02.6-)
- des Thorax, der Lumbosakralgegend und des Beckens (T02.7-)

T02.50 geschlossen

T02.51 offen

T02.6- **Frakturen mit Beteiligung mehrerer Regionen der oberen Extremität(en) und mehrerer Regionen der unteren Extremität(en)**

Exkl.: In Kombination mit Frakturen des Thorax, der Lumbosakralgegend und des Beckens (T02.7-)

T02.60 geschlossen

T02.61 offen

T02.7- **Frakturen mit Beteiligung von Thorax, Lumbosakralgegend und Extremität(en) oder von Thorax, Becken und Extremität(en)**

T02.70 geschlossen

T02.71 offen

T02.8- **Frakturen mit Beteiligung sonstiger Kombinationen von Körperregionen**

T02.80 geschlossen

T02.81 offen

T02.9- **Multiple Frakturen, nicht näher bezeichnet**

T02.90 geschlossen

T02.91 offen

T03.– Luxationen, Verstauchungen und Zerrungen mit Beteiligung mehrerer Körperregionen

T03.0 **Luxationen, Verstauchungen und Zerrungen mit Beteiligung von Kopf und Hals**

Luxationen, Verstauchungen und Zerrungen an Lokalisationen, die unter S03.– und S13.– klassifizierbar sind

Exkl.: In Kombination mit Luxationen, Verstauchungen und Zerrungen sonstiger Körperregion(en) (T03.8)

T03.1 **Luxationen, Verstauchungen und Zerrungen mit Beteiligung von Thorax und Lumbosakralgegend oder von Thorax und Becken**

Luxationen, Verstauchungen und Zerrungen an Lokalisationen, die unter S23.–, S33.– und T09.2 klassifizierbar sind

Exkl.: In Kombination mit Luxationen, Verstauchungen und Zerrungen sonstiger Körperregion(en) (T03.8)

T03.2 **Luxationen, Verstauchungen und Zerrungen mit Beteiligung mehrerer Regionen der oberen Extremität(en)**

Luxationen, Verstauchungen und Zerrungen an Lokalisationen, die unter S43.–, S53.–, S63.– und T11.2 klassifizierbar sind

Exkl.: In Kombination mit Luxationen, Verstauchungen und Zerrungen:
- der unteren Extremität(en) (T03.4)
- des Thorax, der Lumbosakralgegend und des Beckens (T03.8)

T03.3 **Luxationen, Verstauchungen und Zerrungen mit Beteiligung mehrerer Regionen der unteren Extremität(en)**

Luxationen, Verstauchungen und Zerrungen an Lokalisationen, die unter S73.–, S83.–, S93.– und T13.2 klassifizierbar sind

Exkl.: In Kombination mit Luxationen, Verstauchungen und Zerrungen:
- der oberen Extremität(en) (T03.4)
- des Thorax, der Lumbosakralgegend und des Beckens (T03.8)

T03.4 **Luxationen, Verstauchungen und Zerrungen mit Beteiligung mehrerer Regionen der oberen Extremität(en) und mehrerer Regionen der unteren Extremität(en)**

Exkl.: In Kombination mit Luxationen, Verstauchungen und Zerrungen des Thorax, der Lumbosakralgegend und des Beckens (T03.8)

T03.8 **Luxationen, Verstauchungen und Zerrungen mit Beteiligung sonstiger Kombinationen von Körperregionen**

T03.9 **Multiple Luxationen, Verstauchungen und Zerrungen, nicht näher bezeichnet**

T04.– Zerquetschungen mit Beteiligung mehrerer Körperregionen

T04.0 **Zerquetschungen mit Beteiligung von Kopf und Hals**

Zerquetschungen an Lokalisationen, die unter S07.– und S17.– klassifizierbar sind

Exkl.: Mit Beteiligung sonstiger Körperregion(en) (T04.8)

T04.1 Zerquetschungen mit Beteiligung von Thorax und Abdomen, von Thorax und Lumbosakralgegend oder von Thorax und Becken

Zerquetschungen:
- Lokalisationen, die unter S28.– und S38.– klassifizierbar sind
- Rumpf o.n.A.

Exkl.: Mit Beteiligung:
- der Extremitäten (T04.7)
- sonstiger Körperregionen (T04.8)

T04.2 Zerquetschungen mit Beteiligung mehrerer Regionen der oberen Extremität(en)

Zerquetschungen:
- Lokalisationen, die unter S47, S57.– und S67.– klassifizierbar sind
- obere Extremität o.n.A.

Exkl.: Mit Beteiligung:
- der unteren Extremität(en) (T04.4)
- des Thorax, des Abdomens, der Lumbosakralgegend und des Beckens (T04.7)

T04.3 Zerquetschungen mit Beteiligung mehrerer Regionen der unteren Extremität(en)

Zerquetschungen:
- Lokalisationen, die unter S77.–, S87.– und S97.– klassifizierbar sind
- untere Extremität o.n.A.

Exkl.: Mit Beteiligung:
- der oberen Extremität(en) (T04.4)
- des Thorax, des Abdomens, der Lumbosakralgegend und des Beckens (T04.7)

T04.4 Zerquetschungen mit Beteiligung mehrerer Regionen der oberen Extremität(en) und mehrerer Regionen der unteren Extremität(en)

Exkl.: Mit Beteiligung des Thorax, des Abdomens, der Lumbosakralgegend und des Beckens (T04.7)

T04.7 Zerquetschungen mit Beteiligung von Thorax, Abdomen und Extremität(en), von Thorax, Lumbosakralgegend und Extremität(en) oder von Thorax, Becken und Extremität(en)

T04.8 Zerquetschungen mit Beteiligung sonstiger Kombinationen von Körperregionen

T04.9 Multiple Zerquetschungen, nicht näher bezeichnet

T05.– Traumatische Amputationen mit Beteiligung mehrerer Körperregionen

Inkl.: Abriss an mehreren Körperregionen

Exkl.: Dekapitation (S18)

Traumatische Amputation:
- obere Extremität o.n.A. (T11.6)
- Rumpf o.n.A. (T09.6)
- untere Extremität o.n.A. (T13.6)

Offene Wunden an mehreren Körperregionen (T01.–)

T05.0 Traumatische Amputation beider Hände

T05.1 Traumatische Amputation einer Hand und des anderen Armes [jede Höhe, ausgenommen Hand]

T05.2 Traumatische Amputation beider Arme [jede Höhe]

T05.3 Traumatische Amputation beider Füße

T05.4 Traumatische Amputation eines Fußes und des anderen Beines [jede Höhe, ausgenommen Fuß]

T05.5 Traumatische Amputation beider Beine [jede Höhe]

T05.6 Traumatische Amputation der Arme und Beine, in jeder Kombination [jede Höhe]

T05.8 Traumatische Amputationen mit Beteiligung sonstiger Kombinationen von Körperregionen

Querschnittverletzung in Höhe von:
- Abdomen
- Thorax

T05.9 Multiple traumatische Amputationen, nicht näher bezeichnet

T06.– Sonstige Verletzungen mit Beteiligung mehrerer Körperregionen, anderenorts nicht klassifiziert

T06.0 Verletzungen des Gehirns und der Hirnnerven kombiniert mit Verletzungen von Nerven und Rückenmark in Halshöhe

Verletzungen, die unter S04.– und S06.– klassifizierbar sind, gemeinsam mit Verletzungen, die unter S14.– klassifizierbar sind

T06.1 Verletzungen der Nerven und des Rückenmarkes mit Beteiligung mehrerer sonstiger Körperregionen

T06.2 Verletzungen von Nerven mit Beteiligung mehrerer Körperregionen

Multiple Verletzungen von Nerven o.n.A.

Exkl.: Mit Beteiligung des Rückenmarkes (T06.0–T06.1)

T06.3 Verletzungen von Blutgefäßen mit Beteiligung mehrerer Körperregionen

T06.4 Verletzungen von Muskeln und Sehnen mit Beteiligung mehrerer Körperregionen

T06.5 Verletzungen mit Beteiligung von intrathorakalen Organen und intraabdominalen Organen oder intrathorakalen Organen und Beckenorganen

T06.8 Sonstige näher bezeichnete Verletzungen mit Beteiligung mehrerer Körperregionen

T07 Nicht näher bezeichnete multiple Verletzungen

Exkl.: Verletzung o.n.A. (T14.9)

Verletzungen nicht näher bezeichneter Teile des Rumpfes, der Extremitäten oder anderer Körperregionen
(T08–T14)

Exkl.: Erfrierungen (T33–T35)
Insektenbiss oder -stich, giftig (T63.4)
Verbrennungen und Verätzungen (T20–T32)
Verletzungen mit Beteiligung mehrerer Körperregionen (T00–T07)

T08.– Fraktur der Wirbelsäule, Höhe nicht näher bezeichnet

Exkl.: Multiple Frakturen der Wirbelsäule, Höhe nicht näher bezeichnet (T02.1-)

Hinw.: Eine Fraktur, die nicht als geschlossen oder offen gekennzeichnet ist, sollte als geschlossene Fraktur klassifiziert werden.

T08.0 geschlossen

T08.1 offen

T09.– Sonstige Verletzungen der Wirbelsäule und des Rumpfes, Höhe nicht näher bezeichnet

Exkl.: Multiple Verletzungen des Rumpfes (T00–T06)
Querschnittverletzung des Rumpfes (T05.8)
Zerquetschung des Rumpfes o.n.A. (T04.1)

T09.0- Oberflächliche Verletzung des Rumpfes, Höhe nicht näher bezeichnet

T09.00 Art der Verletzung nicht näher bezeichnet

T09.01 Schürfwunde

T09.02 Blasenbildung (nichtthermisch)

T09.03 Insektenbiss oder -stich (ungiftig)

T09.04 Oberflächlicher Fremdkörper (Splitter)

T09.05 Prellung

T09.08 Sonstige

T09.1 Offene Wunde des Rumpfes, Höhe nicht näher bezeichnet

Benutze zusätzlich T89.0- um das Vorliegen von Komplikationen wie Fremdkörper, Infektion oder verzögerte Heilung und Behandlung anzuzeigen.

T09.2 Luxation, Verstauchung und Zerrung nicht näher bezeichneter Gelenke und Bänder des Rumpfes

T09.3 Verletzung des Rückenmarkes, Höhe nicht näher bezeichnet

T09.4 Verletzung nicht näher bezeichneter Nerven, Nervenwurzeln und Plexus im Bereich des Rumpfes

T09.5 Verletzung nicht näher bezeichneter Muskeln und Sehnen des Rumpfes

T09.6 Traumatische Amputation des Rumpfes, Höhe nicht näher bezeichnet

T09.8 Sonstige näher bezeichnete Verletzungen des Rumpfes, Höhe nicht näher bezeichnet

T09.9 Nicht näher bezeichnete Verletzung des Rumpfes, Höhe nicht näher bezeichnet

T10.– Fraktur der oberen Extremität, Höhe nicht näher bezeichnet

Inkl.: Gebrochener Arm o.n.A.
Fraktur des Armes o.n.A.

Exkl.: Multiple Frakturen der oberen Extremität, Höhe nicht näher bezeichnet (T02.–)

Hinw.: Eine Fraktur, die nicht als geschlossen oder offen gekennzeichnet ist, sollte als geschlossene Fraktur klassifiziert werden.

T10.0 geschlossen

T10.1 offen

T11.– Sonstige Verletzungen der oberen Extremität, Höhe nicht näher bezeichnet

Exkl.: Fraktur der oberen Extremität, Höhe nicht näher bezeichnet (T10.–)
Verletzungen mit Beteiligung mehrerer Körperregionen (T00–T06)
Zerquetschung der oberen Extremität o.n.A. (T04.2)

T11.0- Oberflächliche Verletzung der oberen Extremität, Höhe nicht näher bezeichnet

T11.00 Art der Verletzung nicht näher bezeichnet

T11.01 Schürfwunde

T11.02 Blasenbildung (nichtthermisch)

T11.03 Insektenbiss oder -stich (ungiftig)

T11.04 Oberflächlicher Fremdkörper (Splitter)

T11.05 Prellung

T11.08 Sonstige

T11.1 Offene Wunde der oberen Extremität, Höhe nicht näher bezeichnet

T11.2 Luxation, Verstauchung und Zerrung von nicht näher bezeichnetem Gelenk und Band der oberen Extremität, Höhe nicht näher bezeichnet

T11.3 Verletzung eines nicht näher bezeichneten Nervs der oberen Extremität, Höhe nicht näher bezeichnet

T11.4 Verletzung eines nicht näher bezeichneten Blutgefäßes der oberen Extremität, Höhe nicht näher bezeichnet

T11.5 Verletzung von nicht näher bezeichnete(m)(r) Muskel und Sehne der oberen Extremität, Höhe nicht näher bezeichnet

T11.6 Traumatische Amputation der oberen Extremität, Höhe nicht näher bezeichnet

Traumatische Amputation des Armes o.n.A.

T11.8 Sonstige näher bezeichnete Verletzungen der oberen Extremität, Höhe nicht näher bezeichnet

T11.9 Nicht näher bezeichnete Verletzung der oberen Extremität, Höhe nicht näher bezeichnet

Verletzung des Armes o.n.A.

T12.– Fraktur der unteren Extremität, Höhe nicht näher bezeichnet

Inkl.: Gebrochenes Bein o.n.A.
Fraktur des Beines o.n.A.

Exkl.: Multiple Frakturen der unteren Extremität, Höhe nicht näher bezeichnet (T02.–)

Hinw.: Eine Fraktur, die nicht als geschlossen oder offen gekennzeichnet ist, sollte als geschlossene Fraktur klassifiziert werden.

T12.0 **geschlossen**

T12.1 **offen**

T13.– Sonstige Verletzungen der unteren Extremität, Höhe nicht näher bezeichnet

Exkl.: Fraktur der unteren Extremität, Höhe nicht näher bezeichnet (T12.–)
Verletzungen mit Beteiligung mehrerer Körperregionen (T00–T06)
Zerquetschung der unteren Extremität o.n.A. (T04.3)

T13.0- **Oberflächliche Verletzung der unteren Extremität, Höhe nicht näher bezeichnet**

T13.00 Art der Verletzung nicht näher bezeichnet

T13.01 Schürfwunde

T13.02 Blasenbildung (nichtthermisch)

T13.03 Insektenbiss oder -stich (ungiftig)

T13.04 Oberflächlicher Fremdkörper (Splitter)

T13.05 Prellung

T13.08 Sonstige

T13.1 **Offene Wunde der unteren Extremität, Höhe nicht näher bezeichnet**

Benutze zusätzlich T89.0- um das Vorliegen von Komplikationen wie Fremdkörper, Infektion oder verzögerte Heilung und Behandlung anzuzeigen.

T13.2 **Luxation, Verstauchung und Zerrung von nicht näher bezeichnetem Gelenk und Band der unteren Extremität, Höhe nicht näher bezeichnet**

T13.3 **Verletzung eines nicht näher bezeichneten Nervs der unteren Extremität, Höhe nicht näher bezeichnet**

T13.4 **Verletzung eines nicht näher bezeichneten Blutgefäßes der unteren Extremität, Höhe nicht näher bezeichnet**

T13.5 **Verletzung von nicht näher bezeichnete(m)(r) Muskel und Sehne der unteren Extremität, Höhe nicht näher bezeichnet**

T13.6 **Traumatische Amputation der unteren Extremität, Höhe nicht näher bezeichnet**

Traumatische Amputation des Beines o.n.A.

T13.8 **Sonstige näher bezeichnete Verletzungen der unteren Extremität, Höhe nicht näher bezeichnet**

T13.9 **Nicht näher bezeichnete Verletzung der unteren Extremität, Höhe nicht näher bezeichnet**

Verletzung des Beines o.n.A.

T14.– Verletzung an einer nicht näher bezeichneten Körperregion

Exkl.: Verletzungen mit Beteiligung mehrerer Körperregionen (T00–T07)

T14.0- **Oberflächliche Verletzung an einer nicht näher bezeichneten Körperregion**

Exkl.: Multiple oberflächliche Verletzungen o.n.A. (T00.9)

T14.00 Art der Verletzung nicht näher bezeichnet

T14.01 Schürfwunde

T14.02 Blasenbildung (nichtthermisch)

T14.03 Insektenbiss oder -stich (ungiftig)

T14.04 Oberflächlicher Fremdkörper (Splitter)

T14.05 Prellung

T14.08 Sonstige

T14.1 Offene Wunde an einer nicht näher bezeichneten Körperregion

Offene Wunde, Risswunde, Schnittwunde, Stichwunde mit (penetrierendem) Fremdkörper, Tierbiss – o.n.A.

Benutze zusätzlich T89.0- um das Vorliegen von Komplikationen wie Fremdkörper, Infektion oder verzögerte Heilung und Behandlung anzuzeigen.

Exkl.: Multiple:
- offene Wunden o.n.A. (T01.9)
- traumatische Amputationen o.n.A. (T05.9)

Traumatische Amputation o.n.A. (T14.7)

T14.2- Fraktur an einer nicht näher bezeichneten Körperregion

Fraktur:
- disloziert o.n.A.
- geschlossen o.n.A.
- offen o.n.A.
- verschoben o.n.A.
- o.n.A.

Exkl.: Multiple Frakturen o.n.A. (T02.9-)

T14.20 geschlossen

T14.21 offen

T14.3 Luxation, Verstauchung und Zerrung an einer nicht näher bezeichneten Körperregion

Abriss, Traumatisch: (• Hämarthros • Subluxation • Riss • Ruptur), Verstauchung, Zerreißung, Zerrung – Gelenk (-Kapsel) o.n.A., Ligament o.n.A.

Exkl.: Multiple Luxationen, Verstauchungen und Zerrungen o.n.A. (T03.9)
Verstauchungen und Zerrungen von Muskeln und Sehnen o.n.A. (T14.6)

T14.4 Verletzung eines oder mehrerer Nerven an einer nicht näher bezeichneten Körperregion

Nervenverletzung, Traumatisch: (• Hämatomyelie • Lähmung (vorübergehend) • Nervendurchtrennung) – o.n.A.

Exkl.: Multiple Verletzungen von Nerven o.n.A. (T06.2)

T14.5 Verletzung eines oder mehrerer Blutgefäße an einer nicht näher bezeichneten Körperregion

Abriss, Rissverletzung, Schnittverletzung, Traumatisch: (• Aneurysma oder Fistel (arteriovenös) • arterielles Hämatom • Ruptur), Verletzung – Blutgefäß(e) o.n.A.

Exkl.: Multiple Verletzungen von Blutgefäßen o.n.A. (T06.3)

T14.6 Verletzung von Muskeln und Sehnen an einer nicht näher bezeichneten Körperregion

Abriss Riss Schnittverletzung Traumatische Ruptur Verletzung Verstauchung Zerrung	Muskel(n) o.n.A. Sehne(n) o.n.A.

Exkl.: Multiple Verletzungen von Muskeln und Sehnen o.n.A. (T06.4)

T14.7 Zerquetschung und traumatische Amputation einer nicht näher bezeichneten Körperregion

Traumatische Amputation o.n.A.
Zerquetschung o.n.A.

Exkl.: Multiple:
- Traumatische Amputationen o.n.A. (T05.9)
- Zerquetschungen o.n.A. (T04.9)

Wenn die Art der Verletzung bekannt ist (z.B. Prellung, Fraktur, Luxation, innere Verletzung), verschlüssele nur nach der Art der Verletzung

T14.8 Sonstige Verletzungen einer nicht näher bezeichneten Körperregion

T14.9 Verletzung, nicht näher bezeichnet

Exkl.: Multiple Verletzungen o.n.A. (T07)

Folgen des Eindringens eines Fremdkörpers durch eine natürliche Körperöffnung (T15–T19)

Exkl.: Fremdkörper:
- in Stichwunde – siehe offene Wunde nach Körperregion
- verblieben, im Weichteilgewebe (M79.5-)
- versehentlich in einer Operationswunde zurückgeblieben (T81.5)

Splitter ohne größere offene Wunde – siehe oberflächliche Verletzung nach Körperregion

T15.– Fremdkörper im äußeren Auge

Exkl.: Fremdkörper in perforierender Verletzung:
- Orbita und Augapfel (S05.4–S05.5)
- Orbita und Augapfel, verblieben (alt) (H05.5, H44.6–H44.7)

Verbliebener Fremdkörper im Augenlid (H02.8)

T15.0 Fremdkörper in der Kornea

T15.1 Fremdkörper im Konjunktivalsack

T15.8 Fremdkörper an sonstigen und mehreren Lokalisationen des äußeren Auges

Fremdkörper im Punctum lacrimale

T15.9 Fremdkörper im äußeren Auge, Teil nicht näher bezeichnet

T16 Fremdkörper im Ohr

Inkl.: Gehörgang

T17.– Fremdkörper in den Atemwegen

Inkl.: Asphyxie durch Fremdkörper
Aspiration von Flüssigkeit oder Erbrochenem o.n.A.
Ersticken durch:
- Nahrung (regurgitiert)
- Schleim

T17.0 Fremdkörper in einer Nasennebenhöhle

T17.1 Fremdkörper im Nasenloch

Nase o.n.A.

T17.2 Fremdkörper im Rachen

Nasopharynx
Rachen o.n.A.

T17.3 Fremdkörper im Kehlkopf

T17.4 Fremdkörper in der Trachea

T17.5 Fremdkörper im Bronchus

T17.8 Fremdkörper an sonstigen und mehreren Lokalisationen der Atemwege

Bronchiolen
Lunge

T17.9 Fremdkörper in den Atemwegen, Teil nicht näher bezeichnet

T18.– Fremdkörper im Verdauungstrakt

Exkl.: Fremdkörper im Rachen (T17.2)

T18.0 Fremdkörper im Mund

T18.1 Fremdkörper im Ösophagus

T18.2 Fremdkörper im Magen

T18.3 Fremdkörper im Dünndarm

T18.4 Fremdkörper im Dickdarm

T18.5 Fremdkörper in Anus und Rektum

Rektosigmoid (Übergang)

T18.8 Fremdkörper an sonstigen und mehreren Lokalisationen des Verdauungstraktes

T18.9 Fremdkörper im Verdauungstrakt, Teil nicht näher bezeichnet

Verdauungssystem o.n.A.
Verschluckter Fremdkörper o.n.A.

T19.– Fremdkörper im Urogenitaltrakt

Exkl.: Mechanische Komplikation durch mechanische Kontrazeptiva (intrauterin) (vaginal) (T83.3)
Vorhandensein eines Pessars (intrauterin) (vaginal) zur Kontrazeption (Z97.8)

T19.0 Fremdkörper in der Harnröhre

T19.1 Fremdkörper in der Harnblase

T19.2 Fremdkörper in der Vulva und in der Vagina

T19.3 Fremdkörper im Uterus [jeder Teil]

T19.8 Fremdkörper an sonstigen und mehreren Lokalisationen des Urogenitaltraktes

T19.9 Fremdkörper im Urogenitaltrakt, Teil nicht näher bezeichnet

Verbrennungen oder Verätzungen
(T20–T32!)

Hinw.: Verbrennungen und Verätzungen 4. Grades sind als Verbrennungen und Verätzungen 3. Grades zu kodieren

Inkl.: Chemische Verätzungen (äußere) (innere)
Verbrennungen (thermisch) durch:
- Blitzschlag
- elektrisches Heizgerät
- Elektrizität
- Flamme
- heiße Gegenstände
- Heißluft oder heiße Gase
- Reibungswärme
- Strahleneinwirkung

Verbrühungen

Exkl.: Erythema [Dermatitis] ab igne (L59.0)
Krankheiten der Haut und der Unterhaut durch Strahleneinwirkung (L55–L59)
Sonnenbrand (L55.–)

Verbrennungen oder Verätzungen der äußeren Körperoberfläche, Lokalisation bezeichnet
(T20–T25)

Inkl.: Verbrennungen oder Verätzungen:
- 1. Grad [Erythem]
- Grad 2a [Blasenbildung]
- Grad 2b [Nekrosen der Oberhaut]
- 3. Grad [Nekrose des unter der Haut liegenden Gewebes] [Nekrose aller Hautschichten]

T20.– Verbrennung oder Verätzung des Kopfes und des Halses

Inkl.: Auge mit Beteiligung anderer Teile des Gesichtes, des Kopfes und des Halses
behaarte Kopfhaut [jeder Teil]
Lippe
Nase (Septum)
Ohr [jeder Teil]
Schläfenregion

Exkl.: Verbrennung oder Verätzung:
- begrenzt auf das Auge und seine Anhangsgebilde (T26.–)
- Mund und Rachen (T28.0)

T20.0 **Verbrennung nicht näher bezeichneten Grades des Kopfes und des Halses**

T20.1 **Verbrennung 1. Grades des Kopfes und des Halses**

T20.2- **Verbrennung 2. Grades des Kopfes und des Halses**

T20.20 Verbrennung Grad 2a des Kopfes und des Halses

Verbrennung nicht näher bezeichneten 2. Grades des Kopfes und des Halses

T20.21 Verbrennung Grad 2b des Kopfes und des Halses

T20.3 **Verbrennung 3. Grades des Kopfes und des Halses**

T20.4 **Verätzung nicht näher bezeichneten Grades des Kopfes und des Halses**

T20.5 **Verätzung 1. Grades des Kopfes und des Halses**

T20.6- **Verätzung 2. Grades des Kopfes und des Halses**

T20.60 Verätzung Grad 2a des Kopfes und des Halses

Verätzung nicht näher bezeichneten 2. Grades des Kopfes und des Halses

T20.61 Verätzung Grad 2b des Kopfes und des Halses

T20.7 **Verätzung 3. Grades des Kopfes und des Halses**

T21.– Verbrennung oder Verätzung des Rumpfes

Inkl.: Anus
Bauchdecke
Brustdrüse [Mamma]
Flanke
Gesäß
Interskapularregion
Labium (majus) (minus)
Leiste
Penis
Perineum
Rücken [jeder Teil]
Skrotum
Testis
Thoraxwand
Vulva

Exkl.: Verbrennung oder Verätzung:
- Achselhöhle (T22.–)
- Skapularregion (T22.–)

T21.0- **Verbrennung nicht näher bezeichneten Grades des Rumpfes**

T21.00 Rumpf, Teil nicht näher bezeichnet

T21.01 Brustdrüse [Mamma]

T21.02 Thoraxwand ausgenommen Brustdrüse und -warze

T21.03 Bauchdecke

Flanke
Leiste

T21.04 Rücken [jeder Teil]

Gesäß
Interskapularregion

T21.05 (Äußeres) Genitale

Hoden
Labium (majus) (minus)
Penis
Perineum
Skrotum
Vulva

T21.09 Sonstige Teile

T21.1- Verbrennung 1. Grades des Rumpfes

T21.10 Rumpf, Teil nicht näher bezeichnet

T21.11 Brustdrüse [Mamma]

T21.12 Thoraxwand ausgenommen Brustdrüse und -warze

T21.13 Bauchdecke

Flanke
Leiste

T21.14 Rücken [jeder Teil]

Gesäß
Interskapularregion

T21.15 (Äußeres) Genitale

Hoden
Labium (majus) (minus)
Penis
Perineum
Skrotum
Vulva

T21.19 Sonstige Teile

T21.2- Verbrennung Grad 2a des Rumpfes

Verbrennung nicht näher bezeichneten 2. Grades des Rumpfes

T21.20 Rumpf, Teil nicht näher bezeichnet

T21.21 Brustdrüse [Mamma]

T21.22 Thoraxwand ausgenommen Brustdrüse und -warze

T21.23 Bauchdecke

Flanke
Leiste

T21.24 Rücken [jeder Teil]

Gesäß
Interskapularregion

T21.25 (Äußeres) Genitale

Hoden
Labium (majus) (minus)
Penis
Perineum
Skrotum
Vulva

T21.29 Sonstige Teile

T21.3- Verbrennung 3. Grades des Rumpfes

T21.30 Rumpf, Teil nicht näher bezeichnet

T21.31 Brustdrüse [Mamma]

T21.32 Thoraxwand ausgenommen Brustdrüse und -warze

T21.33 Bauchdecke
Flanke
Leiste

T21.34 Rücken [jeder Teil]
Gesäß
Interskapularregion

T21.35 (Äußeres) Genitale
Hoden
Labium (majus) (minus)
Penis
Perineum
Skrotum
Vulva

T21.39 Sonstige Teile

T21.4- Verätzung nicht näher bezeichneten Grades des Rumpfes

T21.40 Rumpf, Teil nicht näher bezeichnet

T21.41 Brustdrüse [Mamma]

T21.42 Thoraxwand ausgenommen Brustdrüse und -warze

T21.43 Bauchdecke
Flanke
Leiste

T21.44 Rücken [jeder Teil]
Gesäß
Interskapularregion

T21.45 (Äußeres) Genitale
Hoden
Labium (majus) (minus)
Penis
Perineum
Skrotum
Vulva

T21.49 Sonstige Teile

T21.5- Verätzung 1. Grades des Rumpfes

T21.50 Rumpf, Teil nicht näher bezeichnet

T21.51 Brustdrüse [Mamma]

T21.52 Thoraxwand ausgenommen Brustdrüse und -warze

T21.53 Bauchdecke
Flanke
Leiste

T21.54 Rücken [jeder Teil]
Gesäß
Interskapularregion

T21.55 (Äußeres) Genitale
Hoden
Labium (majus) (minus)
Penis
Perineum
Skrotum
Vulva

T

T21.59 Sonstige Teile

T21.6- Verätzung Grad 2a des Rumpfes

Verätzung nicht näher bezeichneten 2. Grades des Rumpfes

T21.60 Rumpf, Teil nicht näher bezeichnet

T21.61 Brustdrüse [Mamma]

T21.62 Thoraxwand ausgenommen Brustdrüse und -warze

T21.63 Bauchdecke

Flanke
Leiste

T21.64 Rücken [jeder Teil]

Gesäß
Interskapularregion

T21.65 (Äußeres) Genitale

Hoden
Labium (majus) (minus)
Penis
Perineum
Skrotum
Vulva

T21.69 Sonstige Teile

T21.7- Verätzung 3. Grades des Rumpfes

T21.70 Rumpf, Teil nicht näher bezeichnet

T21.71 Brustdrüse [Mamma]

T21.72 Thoraxwand ausgenommen Brustdrüse und -warze

T21.73 Bauchdecke

Flanke
Leiste

T21.74 Rücken [jeder Teil]

Gesäß
Interskapularregion

T21.75 (Äußeres) Genitale

Hoden
Labium (majus) (minus)
Penis
Perineum
Skrotum
Vulva

T21.79 Sonstige Teile

T21.8- Verbrennung Grad 2b des Rumpfes

T21.80 Rumpf, Teil nicht näher bezeichnet

T21.81 Brustdrüse [Mamma]

T21.82 Thoraxwand ausgenommen Brustdrüse und -warze

T21.83 Bauchdecke

Flanke
Leiste

T21.84 Rücken [jeder Teil]

Gesäß
Interskapularregion

T21.85 (Äußeres) Genitale

Hoden
Labium (majus) (minus)
Penis

Perineum
Skrotum
Vulva

T21.89 Sonstige Teile

T21.9- Verätzung Grad 2b des Rumpfes

T21.90 Rumpf, Teil nicht näher bezeichnet

T21.91 Brustdrüse [Mamma]

T21.92 Thoraxwand ausgenommen Brustdrüse und -warze

T21.93 Bauchdecke

Flanke
Leiste

T21.94 Rücken [jeder Teil]

Gesäß
Interskapularregion

T21.95 (Äußeres) Genitale

Hoden
Labium (majus) (minus)
Penis
Perineum
Skrotum
Vulva

T21.99 Sonstige Teile

T22.– Verbrennung oder Verätzung der Schulter und des Armes, ausgenommen Handgelenk und Hand

Inkl.: Achselhöhle
Arm [jeder Teil, ausgenommen Handgelenk und Hand, isoliert]
Skapularregion

Exkl.: Verbrennung oder Verätzung:
- Handgelenk und Hand, isoliert (T23.–)
- Interskapularregion (T21.–)

T22.0- Verbrennung nicht näher bezeichneten Grades der Schulter und des Armes, ausgenommen Handgelenk und Hand

T22.00 Teil nicht näher bezeichnet

T22.01 Unterarm und Ellenbogen

T22.02 (Ober-) Arm und Schulterregion

Schulter
Skapularregion

T22.03 Achselhöhle

T22.1- Verbrennung 1. Grades der Schulter und des Armes, ausgenommen Handgelenk und Hand

T22.10 Teil nicht näher bezeichnet

T22.11 Unterarm und Ellenbogen

T22.12 (Ober-) Arm und Schulterregion

Schulter
Skapularregion

T22.13 Achselhöhle

T22.2- Verbrennung Grad 2a der Schulter und des Armes, ausgenommen Handgelenk und Hand

Verbrennung nicht näher bezeichneten 2. Grades der Schulter und des Armes, ausgenommen Handgelenk und Hand

T22.20 Teil nicht näher bezeichnet

T22.21 Unterarm und Ellenbogen

T22.22 (Ober-) Arm und Schulterregion

Schulter
Skapularregion

T22.23 Achselhöhle

T22.3- Verbrennung 3. Grades der Schulter und des Armes, ausgenommen Handgelenk und Hand

T22.30 Teil nicht näher bezeichnet

T22.31 Unterarm und Ellenbogen

T22.32 (Ober-) Arm und Schulterregion

Schulter
Skapularregion

T22.33 Achselhöhle

T22.4- Verätzung nicht näher bezeichneten Grades der Schulter und des Armes, ausgenommen Handgelenk und Hand

T22.40 Teil nicht näher bezeichnet

T22.41 Unterarm und Ellenbogen

T22.42 (Ober-) Arm und Schulterregion

Schulter
Skapularregion

T22.43 Achselhöhle

T22.5- Verätzung 1. Grades der Schulter und des Armes, ausgenommen Handgelenk und Hand

T22.50 Teil nicht näher bezeichnet

T22.51 Unterarm und Ellenbogen

T22.52 (Ober-) Arm und Schulterregion

Schulter
Skapularregion

T22.53 Achselhöhle

T22.6- Verätzung Grad 2a der Schulter und des Armes, ausgenommen Handgelenk und Hand

Verätzung nicht näher bezeichneten 2. Grades der Schulter und des Armes, ausgenommen Handgelenk und Hand

T22.60 Teil nicht näher bezeichnet

T22.61 Unterarm und Ellenbogen

T22.62 (Ober-) Arm und Schulterregion

Schulter
Skapularregion

T22.63 Achselhöhle

T22.7- Verätzung 3. Grades der Schulter und des Armes, ausgenommen Handgelenk und Hand

T22.70 Teil nicht näher bezeichnet

T22.71 Unterarm und Ellenbogen

T22.72 (Ober-) Arm und Schulterregion

Schulter
Skapularregion

T22.73 Achselhöhle

T22.8- Verbrennung Grad 2b der Schulter und des Armes, ausgenommen Handgelenk und Hand

T22.80 Teil nicht näher bezeichnet

T22.81 Unterarm und Ellenbogen

T22.82 (Ober-) Arm und Schulterregion

Schulter
Skapularregion

T22.83 Achselhöhle

T22.9- Verätzung Grad 2b der Schulter und des Armes, ausgenommen Handgelenk und Hand

T22.90 Teil nicht näher bezeichnet

T22.91 Unterarm und Ellenbogen

T22.92 (Ober-) Arm und Schulterregion

Schulter
Skapularregion

T22.93 Achselhöhle

T23.– Verbrennung oder Verätzung des Handgelenkes und der Hand

Inkl.: Daumen (-Nagel)
Finger (-Nagel)
Handfläche

T23.0 Verbrennung nicht näher bezeichneten Grades des Handgelenkes und der Hand

T23.1 Verbrennung 1. Grades des Handgelenkes und der Hand

T23.2- Verbrennung 2. Grades des Handgelenkes und der Hand

T23.20 Verbrennung Grad 2a des Handgelenkes und der Hand

Verbrennung nicht näher bezeichneten 2. Grades des Handgelenkes und der Hand

T23.21 Verbrennung Grad 2b des Handgelenkes und der Hand

T23.3 Verbrennung 3. Grades des Handgelenkes und der Hand

T23.4 Verätzung nicht näher bezeichneten Grades des Handgelenkes und der Hand

T23.5 Verätzung 1. Grades des Handgelenkes und der Hand

T23.6- Verätzung 2. Grades des Handgelenkes und der Hand

T23.60 Verätzung Grad 2a des Handgelenkes und der Hand

Verätzung nicht näher bezeichneten 2. Grades des Handgelenkes und der Hand

T23.61 Verätzung Grad 2b des Handgelenkes und der Hand

T23.7 Verätzung 3. Grades des Handgelenkes und der Hand

T24.– Verbrennung oder Verätzung der Hüfte und des Beines, ausgenommen Knöchelregion und Fuß

Inkl.: Bein [jeder Teil, ausgenommen Knöchelregion und Fuß, isoliert]

Exkl.: Verbrennung oder Verätzung der Knöchelregion und des Fußes, isoliert (T25.–)

T24.0 Verbrennung nicht näher bezeichneten Grades der Hüfte und des Beines, ausgenommen Knöchelregion und Fuß

T24.1 Verbrennung 1. Grades der Hüfte und des Beines, ausgenommen Knöchelregion und Fuß

T24.2- Verbrennung 2. Grades der Hüfte und des Beines, ausgenommen Knöchelregion und Fuß

T24.20 Verbrennung Grad 2a der Hüfte und des Beines, ausgenommen Knöchelregion und Fuß

Verbrennung nicht näher bezeichneten 2. Grades der Hüfte und des Beines, ausgenommen Knöchelregion und Fuß

T24.21 Verbrennung Grad 2b der Hüfte und des Beines, ausgenommen Knöchelregion und Fuß

T24.3 Verbrennung 3. Grades der Hüfte und des Beines, ausgenommen Knöchelregion und Fuß

T24.4 Verätzung nicht näher bezeichneten Grades der Hüfte und des Beines, ausgenommen Knöchelregion und Fuß

T24.5 Verätzung 1. Grades der Hüfte und des Beines, ausgenommen Knöchelregion und Fuß

T24.6- Verätzung 2. Grades der Hüfte und des Beines, ausgenommen Knöchelregion und Fuß

T24.60 Verätzung Grad 2a der Hüfte und des Beines, ausgenommen Knöchelregion und Fuß

Verätzung nicht näher bezeichneten 2. Grades der Hüfte und des Beines, ausgenommen Knöchelregion und Fuß

T24.61 Verätzung Grad 2b der Hüfte und des Beines, ausgenommen Knöchelregion und Fuß

T24.7 Verätzung 3. Grades der Hüfte und des Beines, ausgenommen Knöchelregion und Fuß

T25.– Verbrennung oder Verätzung der Knöchelregion und des Fußes

Inkl.: Zehe(n)

T25.0 **Verbrennung nicht näher bezeichneten Grades der Knöchelregion und des Fußes**

T25.1 **Verbrennung 1. Grades der Knöchelregion und des Fußes**

T25.2- **Verbrennung 2. Grades der Knöchelregion und des Fußes**

T25.20 Verbrennung Grad 2a der Knöchelregion und des Fußes

Verbrennung nicht näher bezeichneten 2. Grades der Knöchelregion und des Fußes

T25.21 Verbrennung Grad 2b der Knöchelregion und des Fußes

T25.3 **Verbrennung 3. Grades der Knöchelregion und des Fußes**

T25.4 **Verätzung nicht näher bezeichneten Grades der Knöchelregion und des Fußes**

T25.5 **Verätzung 1. Grades der Knöchelregion und des Fußes**

T25.6- **Verätzung 2. Grades der Knöchelregion und des Fußes**

T25.60 Verätzung Grad 2a der Knöchelregion und des Fußes

Verätzung nicht näher bezeichneten 2. Grades der Knöchelregion und des Fußes

T25.61 Verätzung Grad 2b der Knöchelregion und des Fußes

T25.7 **Verätzung 3. Grades der Knöchelregion und des Fußes**

Verbrennungen oder Verätzungen, die auf das Auge und auf innere Organe begrenzt sind
(T26–T28)

T26.– Verbrennung oder Verätzung, begrenzt auf das Auge und seine Anhangsgebilde

T26.0 **Verbrennung des Augenlides und der Periokularregion**

T26.1 **Verbrennung der Kornea und des Konjunktivalsackes**

T26.2 **Verbrennung mit nachfolgender Ruptur und Destruktion des Augapfels**

T26.3 **Verbrennung sonstiger Teile des Auges und seiner Anhangsgebilde**

T26.4 **Verbrennung des Auges und seiner Anhangsgebilde, Teil nicht näher bezeichnet**

T26.5 **Verätzung des Augenlides und der Periokularregion**

T26.6 **Verätzung der Kornea und des Konjunktivalsackes**

T26.7 **Verätzung mit nachfolgender Ruptur und Destruktion des Augapfels**

T26.8 **Verätzung sonstiger Teile des Auges und seiner Anhangsgebilde**

T26.9 **Verätzung des Auges und seiner Anhangsgebilde, Teil nicht näher bezeichnet**

T27.– Verbrennung oder Verätzung der Atemwege

T27.0 **Verbrennung des Kehlkopfes und der Trachea**

T27.1 **Verbrennung des Kehlkopfes und der Trachea mit Beteiligung der Lunge**

Exkl.: Explosionstrauma (T70.8)

T27.2 **Verbrennung sonstiger Teile der Atemwege**

Thoraxhöhle

T27.3 **Verbrennung der Atemwege, Teil nicht näher bezeichnet**

T27.4 **Verätzung des Kehlkopfes und der Trachea**

T27.5 **Verätzung des Kehlkopfes und der Trachea mit Beteiligung der Lunge**

T27.6 **Verätzung sonstiger Teile der Atemwege**

T27.7 **Verätzung der Atemwege, Teil nicht näher bezeichnet**

T28.– Verbrennung oder Verätzung sonstiger innerer Organe

T28.0 **Verbrennung des Mundes und des Rachens**

T28.1 **Verbrennung des Ösophagus**

T28.2 **Verbrennung sonstiger Teile des Verdauungstraktes**

T28.3 **Verbrennung innerer Organe des Urogenitaltraktes**

T28.4 **Verbrennung sonstiger und nicht näher bezeichneter innerer Organe**

T28.5 **Verätzung des Mundes und des Rachens**

T28.6 **Verätzung des Ösophagus**

T28.7 **Verätzung sonstiger Teile des Verdauungstraktes**

T28.8 **Verätzung innerer Organe des Urogenitaltraktes**

T28.9 **Verätzung sonstiger und nicht näher bezeichneter innerer Organe**

Verbrennungen oder Verätzungen mehrerer und nicht näher bezeichneter Körperregionen
(T29–T32!)

Inkl.: Verbrennungen oder Verätzungen:
- 1. Grad [Erythem]
- Grad 2a [Blasenbildung]
- Grad 2b [Nekrosen der Oberhaut]
- 3. Grad [Nekrose des unter der Haut liegenden Gewebes] [Nekrose aller Hautschichten]

T29.– Verbrennungen oder Verätzungen mehrerer Körperregionen

Inkl.: Verbrennungen oder Verätzungen, die unter mehr als einer Kategorie von T20–T28 klassifizierbar sind

T29.0 **Verbrennungen mehrerer Körperregionen nicht näher bezeichneten Grades**

Multiple Verbrennungen o.n.A.

T29.1 **Verbrennungen mehrerer Körperregionen, wobei höchstens Verbrennungen 1. Grades angegeben sind**

T29.2- **Verbrennungen mehrerer Körperregionen, wobei höchstens Verbrennungen 2. Grades angegeben sind**

T29.20 Verbrennungen mehrerer Körperregionen, wobei höchstens Verbrennungen des Grades 2a angegeben sind

Verbrennungen nicht näher bezeichneten 2. Grades mehrerer Körperregionen

T29.21 Verbrennungen mehrerer Körperregionen, wobei höchstens Verbrennungen des Grades 2b angegeben sind

T29.3 **Verbrennungen mehrerer Körperregionen, wobei mindestens eine Verbrennung 3. Grades angegeben ist**

T29.4 **Verätzungen mehrerer Körperregionen nicht näher bezeichneten Grades**

Multiple Verätzungen o.n.A.

T29.5 **Verätzungen mehrerer Körperregionen, wobei höchstens Verätzungen 1. Grades angegeben sind**

T29.6- **Verätzungen mehrerer Körperregionen, wobei höchstens Verätzungen 2. Grades angegeben sind**

T29.60 Verätzungen mehrerer Körperregionen, wobei höchstens Verätzungen des Grades 2a angegeben sind

Verätzungen nicht näher bezeichneten 2. Grades mehrerer Körperregionen

T29.61 Verätzungen mehrerer Körperregionen, wobei höchstens Verätzungen des Grades 2b angegeben sind

T29.7 **Verätzungen mehrerer Körperregionen, wobei mindestens eine Verätzung 3. Grades angegeben ist**

T30.– Verbrennung oder Verätzung, Körperregion nicht näher bezeichnet

Exkl.: Verbrennung oder Verätzung mit Angabe des Ausmaßes der betroffenen Körperoberfläche (T31!–T32!)

T30.0 Verbrennung nicht näher bezeichneten Grades, Körperregion nicht näher bezeichnet

Verbrennung o.n.A.

T30.1 Verbrennung 1. Grades, Körperregion nicht näher bezeichnet

Verbrennung 1. Grades o.n.A.

T30.2- Verbrennung 2. Grades, Körperregion nicht näher bezeichnet

T30.20 Verbrennung Grad 2a, Körperregion nicht näher bezeichnet

Verbrennung 2. Grades o.n.A.
Verbrennung nicht näher bezeichneten 2. Grades, Körperregion nicht näher bezeichnet

T30.21 Verbrennung Grad 2b, Körperregion nicht näher bezeichnet

T30.3 Verbrennung 3. Grades, Körperregion nicht näher bezeichnet

Verbrennung 3. Grades o.n.A.

T30.4 Verätzung nicht näher bezeichneten Grades, Körperregion nicht näher bezeichnet

Verätzung o.n.A.

T30.5 Verätzung 1. Grades, Körperregion nicht näher bezeichnet

Verätzung 1. Grades o.n.A.

T30.6- Verätzung 2. Grades, Körperregion nicht näher bezeichnet

T30.60 Verätzung Grad 2a, Körperregion nicht näher bezeichnet

Verätzung 2. Grades o.n.A.
Verätzung nicht näher bezeichneten 2. Grades, Körperregion nicht näher bezeichnet

T30.61 Verätzung Grad 2b, Körperregion nicht näher bezeichnet

T30.7 Verätzung 3. Grades, Körperregion nicht näher bezeichnet

Verätzung 3. Grades o.n.A.

T31.–! Verbrennungen, klassifiziert nach dem Ausmaß der betroffenen Körperoberfläche

Hinw.: Diese Kategorie ist zur ergänzenden Verschlüsselung bei den Kategorien T20–T25 und T29.– zu benutzen.

Die angegebenen fünften Stellen sind bei der Kategorie T31.–! zu benutzen, um den Anteil der Gesamtkörperoberfläche anzugeben, der von Verbrennungen dritten Grades betroffen ist.

T31.0-! Verbrennungen von weniger als 10 % der Körperoberfläche

T31.00! Weniger als 10 % oder nicht näher bezeichneter Anteil von Verbrennungen 3. Grades

Keine Verbrennungen 3. Grades

T31.1-! Verbrennungen von 10–19 % der Körperoberfläche

T31.10! Weniger als 10 % oder nicht näher bezeichneter Anteil von Verbrennungen 3. Grades

Keine Verbrennungen 3. Grades

T31.11! 10–19 % Verbrennungen 3. Grades

T31.2-! Verbrennungen von 20–29 % der Körperoberfläche

T31.20! Weniger als 10 % oder nicht näher bezeichneter Anteil von Verbrennungen 3. Grades

Keine Verbrennungen 3. Grades

T31.21! 10–19 % Verbrennungen 3. Grades

T31.22! 20–29 % Verbrennungen 3. Grades

T31.3-! Verbrennungen von 30–39 % der Körperoberfläche

T31.30! Weniger als 10 % oder nicht näher bezeichneter Anteil von Verbrennungen 3. Grades

Keine Verbrennungen 3. Grades

T31.31! 10–19 % Verbrennungen 3. Grades

T31.32! 20–29 % Verbrennungen 3. Grades

T31.33! *30–39 % Verbrennungen 3. Grades*

T31.4-! ***Verbrennungen von 40–49 % der Körperoberfläche***

T31.40! *Weniger als 10 % oder nicht näher bezeichneter Anteil von Verbrennungen 3. Grades*
Keine Verbrennungen 3. Grades

T31.41! *10–19 % Verbrennungen 3. Grades*

T31.42! *20–29 % Verbrennungen 3. Grades*

T31.43! *30–39 % Verbrennungen 3. Grades*

T31.44! *40–49 % Verbrennungen 3. Grades*

T31.5-! ***Verbrennungen von 50–59 % der Körperoberfläche***

T31.50! *Weniger als 10 % oder nicht näher bezeichneter Anteil von Verbrennungen 3. Grades*
Keine Verbrennungen 3. Grades

T31.51! *10–19 % Verbrennungen 3. Grades*

T31.52! *20–29 % Verbrennungen 3. Grades*

T31.53! *30–39 % Verbrennungen 3. Grades*

T31.54! *40–49 % Verbrennungen 3. Grades*

T31.55! *50–59 % Verbrennungen 3. Grades*

T31.6-! ***Verbrennungen von 60–69 % der Körperoberfläche***

T31.60! *Weniger als 10 % oder nicht näher bezeichneter Anteil von Verbrennungen 3. Grades*
Keine Verbrennungen 3. Grades

T31.61! *10–19 % Verbrennungen 3. Grades*

T31.62! *20–29 % Verbrennungen 3. Grades*

T31.63! *30–39 % Verbrennungen 3. Grades*

T31.64! *40–49 % Verbrennungen 3. Grades*

T31.65! *50–59 % Verbrennungen 3. Grades*

T31.66! *60–69 % Verbrennungen 3. Grades*

T31.7-! ***Verbrennungen von 70–79 % der Körperoberfläche***

T31.70! *Weniger als 10 % oder nicht näher bezeichneter Anteil von Verbrennungen 3. Grades*
Keine Verbrennungen 3. Grades

T31.71! *10–19 % Verbrennungen 3. Grades*

T31.72! *20–29 % Verbrennungen 3. Grades*

T31.73! *30–39 % Verbrennungen 3. Grades*

T31.74! *40–49 % Verbrennungen 3. Grades*

T31.75! *50–59 % Verbrennungen 3. Grades*

T31.76! *60–69 % Verbrennungen 3. Grades*

T31.77! *70–79 % Verbrennungen 3. Grades*

T31.8-! ***Verbrennungen von 80–89 % der Körperoberfläche***

T31.80! *Weniger als 10 % oder nicht näher bezeichneter Anteil von Verbrennungen 3. Grades*
Keine Verbrennungen 3. Grades

T31.81! *10–19 % Verbrennungen 3. Grades*

T31.82! *20–29 % Verbrennungen 3. Grades*

T31.83! *30–39 % Verbrennungen 3. Grades*

T31.84! *40–49 % Verbrennungen 3. Grades*

T31.85! *50–59 % Verbrennungen 3. Grades*

T31.86! *60–69 % Verbrennungen 3. Grades*

T31.87! *70–79 % Verbrennungen 3. Grades*

T31.88! *80–89 % Verbrennungen 3. Grades*

T31.9-! ***Verbrennungen von 90 % oder mehr der Körperoberfläche***

T31.90! *Weniger als 10 % oder nicht näher bezeichneter Anteil von Verbrennungen 3. Grades*

Keine Verbrennungen 3. Grades

T31.91! *10–19 % Verbrennungen 3. Grades*

T31.92! *20–29 % Verbrennungen 3. Grades*

T31.93! *30–39 % Verbrennungen 3. Grades*

T31.94! *40–49 % Verbrennungen 3. Grades*

T31.95! *50–59 % Verbrennungen 3. Grades*

T31.96! *60–69 % Verbrennungen 3. Grades*

T31.97! *70–79 % Verbrennungen 3. Grades*

T31.98! *80–89 % Verbrennungen 3. Grades*

T31.99! *90 % oder mehr Verbrennungen 3. Grades*

T32.–! Verätzungen, klassifiziert nach dem Ausmaß der betroffenen Körperoberfläche

Hinw.: Diese Kategorie ist zur ergänzenden Verschlüsselung bei den Kategorien T20–T25 und T29.– zu benutzen.

Die angegebenen fünften Stellen sind bei der Kategorie T32.–! zu benutzen, um den Anteil der Gesamtkörperoberfläche anzugeben, der von Verätzungen dritten Grades betroffen ist.

T32.0-! ***Verätzungen von weniger als 10 % der Körperoberfläche***

T32.00! *Weniger als 10 % oder nicht näher bezeichneter Anteil von Verätzungen 3. Grades*

Keine Verätzungen 3. Grades

T32.1-! ***Verätzungen von 10–19 % der Körperoberfläche***

T32.10! *Weniger als 10 % oder nicht näher bezeichneter Anteil von Verätzungen 3. Grades*

Keine Verätzungen 3. Grades

T32.11! *10–19 % Verätzungen 3. Grades*

T32.2-! ***Verätzungen von 20–29 % der Körperoberfläche***

T32.20! *Weniger als 10 % oder nicht näher bezeichneter Anteil von Verätzungen 3. Grades*

Keine Verätzungen 3. Grades

T32.21! *10–19 % Verätzungen 3. Grades*

T32.22! *20–29 % Verätzungen 3. Grades*

T32.3-! ***Verätzungen von 30–39 % der Körperoberfläche***

T32.30! *Weniger als 10 % oder nicht näher bezeichneter Anteil von Verätzungen 3. Grades*

Keine Verätzungen 3. Grades

T32.31! *10–19 % Verätzungen 3. Grades*

T32.32! *20–29 % Verätzungen 3. Grades*

T32.33! *30–39 % Verätzungen 3. Grades*

T32.4-! ***Verätzungen von 40–49 % der Körperoberfläche***

T32.40! *Weniger als 10 % oder nicht näher bezeichneter Anteil von Verätzungen 3. Grades*

Keine Verätzungen 3. Grades

T32.41! *10–19 % Verätzungen 3. Grades*

T32.42! *20–29 % Verätzungen 3. Grades*

T32.43! *30–39 % Verätzungen 3. Grades*

T32.44! *40–49 % Verätzungen 3. Grades*

T32.5-! ***Verätzungen von 50–59 % der Körperoberfläche***

T32.50! *Weniger als 10 % oder nicht näher bezeichneter Anteil von Verätzungen 3. Grades*

Keine Verätzungen 3. Grades

T32.51! *10–19 % Verätzungen 3. Grades*

T32.52! *20–29 % Verätzungen 3. Grades*

T32.53! *30–39 % Verätzungen 3. Grades*

T32.54! *40–49 % Verätzungen 3. Grades*

T32.55! *50–59 % Verätzungen 3. Grades*

T32.6-! ***Verätzungen von 60–69 % der Körperoberfläche***

T32.60! *Weniger als 10 % oder nicht näher bezeichneter Anteil von Verätzungen 3. Grades*

Keine Verätzungen 3. Grades

T32.61! *10–19 % Verätzungen 3. Grades*

T32.62! *20–29 % Verätzungen 3. Grades*

T32.63! *30–39 % Verätzungen 3. Grades*

T32.64! *40–49 % Verätzungen 3. Grades*

T32.65! *50–59 % Verätzungen 3. Grades*

T32.66! *60–69 % Verätzungen 3. Grades*

T32.7-! ***Verätzungen von 70–79 % der Körperoberfläche***

T32.70! *Weniger als 10 % oder nicht näher bezeichneter Anteil von Verätzungen 3. Grades*

Keine Verätzungen 3. Grades

T32.71! *10–19 % Verätzungen 3. Grades*

T32.72! *20–29 % Verätzungen 3. Grades*

T32.73! *30–39 % Verätzungen 3. Grades*

T32.74! *40–49 % Verätzungen 3. Grades*

T32.75! *50–59 % Verätzungen 3. Grades*

T32.76! *60–69 % Verätzungen 3. Grades*

T32.77! *70–79 % Verätzungen 3. Grades*

T32.8-! ***Verätzungen von 80–89 % der Körperoberfläche***

T32.80! *Weniger als 10 % oder nicht näher bezeichneter Anteil von Verätzungen 3. Grades*

Keine Verätzungen 3. Grades

T32.81! *10–19 % Verätzungen 3. Grades*

T32.82! *20–29 % Verätzungen 3. Grades*

T32.83! *30–39 % Verätzungen 3. Grades*

T32.84! *40–49 % Verätzungen 3. Grades*

T32.85! *50–59 % Verätzungen 3. Grades*

T32.86! *60–69 % Verätzungen 3. Grades*

T32.87! *70–79 % Verätzungen 3. Grades*

T32.88! *80–89 % Verätzungen 3. Grades*

T32.9-! ***Verätzungen von 90 % oder mehr der Körperoberfläche***

T32.90! *Weniger als 10 % oder nicht näher bezeichneter Anteil von Verätzungen 3. Grades*

Keine Verätzungen 3. Grades

T32.91! *10–19 % Verätzungen 3. Grades*

T32.92! *20–29 % Verätzungen 3. Grades*

T32.93! *30–39 % Verätzungen 3. Grades*

T32.94! *40–49 % Verätzungen 3. Grades*

T32.95! *50–59 % Verätzungen 3. Grades*

T32.96! *60–69 % Verätzungen 3. Grades*

T32.97! *70–79 % Verätzungen 3. Grades*

T32.98! *80–89 % Verätzungen 3. Grades*

T32.99! *90 % oder mehr Verätzungen 3. Grades*

T

Erfrierungen
(T33–T35)

Exkl.: Hypothermie und sonstige Schäden durch niedrige Umgebungstemperatur (T68–T69)

T33.– Oberflächliche Erfrierung

Inkl.: Erfrierung mit Nekrosen der Oberhaut

Exkl.: Oberflächliche Erfrierung mit Beteiligung mehrerer Körperregionen (T35.0)

T33.0 Oberflächliche Erfrierung des Kopfes

T33.1 Oberflächliche Erfrierung des Halses

T33.2 Oberflächliche Erfrierung des Thorax

T33.3 Oberflächliche Erfrierung der Bauchdecke, der Lumbosakralgegend und des Beckens

T33.4 Oberflächliche Erfrierung des Armes

Exkl.: Oberflächliche Erfrierung des Handgelenkes und der Hand, isoliert (T33.5)

T33.5 Oberflächliche Erfrierung des Handgelenkes und der Hand

T33.6 Oberflächliche Erfrierung der Hüfte und des Oberschenkels

T33.7 Oberflächliche Erfrierung des Knies und des Unterschenkels

Exkl.: Oberflächliche Erfrierung der Knöchelregion und des Fußes, isoliert (T33.8)

T33.8 Oberflächliche Erfrierung der Knöchelregion und des Fußes

T33.9 Oberflächliche Erfrierung an sonstigen und nicht näher bezeichneten Lokalisationen

Oberflächliche Erfrierung:
- Bein o.n.A.
- Rumpf o.n.A.
- o.n.A.

T34.– Erfrierung mit Gewebsnekrose

Exkl.: Erfrierung mit Gewebsnekrose mit Beteiligung mehrerer Körperregionen (T35.1)

T34.0 Erfrierung mit Gewebsnekrose des Kopfes

T34.1 Erfrierung mit Gewebsnekrose des Halses

T34.2 Erfrierung mit Gewebsnekrose des Thorax

T34.3 Erfrierung mit Gewebsnekrose der Bauchdecke, der Lumbosakralgegend und des Beckens

T34.4 Erfrierung mit Gewebsnekrose des Armes

Exkl.: Erfrierung mit Gewebsnekrose des Handgelenkes und der Hand, isoliert (T34.5)

T34.5 Erfrierung mit Gewebsnekrose des Handgelenkes und der Hand

T34.6 Erfrierung mit Gewebsnekrose der Hüfte und des Oberschenkels

T34.7 Erfrierung mit Gewebsnekrose des Knies und des Unterschenkels

Exkl.: Erfrierung mit Gewebsnekrose der Knöchelregion und des Fußes, isoliert (T34.8)

T34.8 Erfrierung mit Gewebsnekrose der Knöchelregion und des Fußes

T34.9 Erfrierung mit Gewebsnekrose an sonstigen und nicht näher bezeichneten Lokalisationen

Erfrierung mit Gewebsnekrose:
- Bein o.n.A.
- Rumpf o.n.A.
- o.n.A.

T35.– Erfrierung mit Beteiligung mehrerer Körperregionen und nicht näher bezeichnete Erfrierung

T35.0 Oberflächliche Erfrierung mit Beteiligung mehrerer Körperregionen

Multiple oberflächliche Erfrierungen o.n.A.

T35.1 Erfrierung mit Gewebsnekrose mit Beteiligung mehrerer Körperregionen

Multiple Erfrierungen mit Gewebsnekrose o.n.A.

T35.2 Nicht näher bezeichnete Erfrierung des Kopfes und des Halses

T35.3 Nicht näher bezeichnete Erfrierung des Thorax, des Abdomens, der Lumbosakralgegend und des Beckens

Erfrierung des Rumpfes o.n.A.

T35.4 Nicht näher bezeichnete Erfrierung der oberen Extremität

T35.5 Nicht näher bezeichnete Erfrierung der unteren Extremität

T35.6 Nicht näher bezeichnete Erfrierung mit Beteiligung mehrerer Körperregionen

Multiple Erfrierungen o.n.A.

T35.7 Nicht näher bezeichnete Erfrierung an nicht näher bezeichneten Lokalisationen

Erfrierung o.n.A.

Vergiftungen durch Arzneimittel, Drogen und biologisch aktive Substanzen (T36–T50)

Inkl.: Irrtümliche Verabreichung oder Einnahme falscher Substanzen
Überdosierung dieser Substanzen

Exkl.: Arzneimittelreaktion und -vergiftung beim Fetus und Neugeborenen (P00–P96)
Intoxikation im Sinne von Rausch (F10–F19)
Schädlicher Gebrauch von nichtabhängigkeitserzeugenden Substanzen (F55.–)
Pathologischer Rausch (F10–F19)
Unerwünschte Nebenwirkungen [Überempfindlichkeit, Reaktion usw.] indikationsgerechter Arzneimittel bei ordnungsgemäßer Verabreichung. Diese sind nach der Art der unerwünschten Nebenwirkung zu klassifizieren, wie z.B.:

- Blutkrankheiten (D50–D76)
- Dermatitis:
  - durch oral, enteral oder parenteral aufgenommene Substanzen (L27.–)
  - Kontakt- (L23–L25)
- Gastritis, verursacht durch Azetylsalizylsäure [Aspirin] (K29.–)
- Nephropathie (N14.0–N14.2)
- nicht näher bezeichnete unerwünschte Nebenwirkung eines Arzneimittels oder einer Droge (T88.7)

T36.– Vergiftung durch systemisch wirkende Antibiotika

Exkl.: Antibiotika:

- antineoplastisch (T45.1)
- bei lokaler Anwendung, anderenorts nicht klassifiziert (T49.0)
- bei topischer Anwendung:
  - Auge (T49.5)
  - Ohr, Nase und Rachen (T49.6)

T36.0 Penicilline

T36.1 Cephalosporine und andere Beta-Laktam-Antibiotika

T36.2 Chloramphenicol-Gruppe

T36.3 Makrolide

T36.4 Tetrazykline

T36.5 Aminoglykoside

Streptomycin

T36.6 Rifamycine

T36.7 Antimykotika bei systemischer Anwendung

T36.8 Sonstige systemisch wirkende Antibiotika

T36.9 Systemisch wirkendes Antibiotikum, nicht näher bezeichnet

T

T37.– Vergiftung durch sonstige systemisch wirkende Antiinfektiva und Antiparasitika

Exkl.: Antiinfektiva:
- bei lokaler Anwendung, anderenorts nicht klassifiziert (T49.0)
- bei topischer Anwendung:
  - Auge (T49.5)
  - Ohr, Nase und Rachen (T49.6)

T37.0 Sulfonamide

T37.1 Antimykobakterielle Arzneimittel

Exkl.: Rifamycine (T36.6)
Streptomycin (T36.5)

T37.2 Antimalariamittel und Arzneimittel gegen andere Blutprotozoen

Exkl.: Hydroxychinolin-Derivate (T37.8)

T37.3 Sonstige Antiprotozoika

T37.4 Anthelminthika

T37.5 Virostatika

Exkl.: Amantadin (T42.8)
Cytarabin (T45.1)

T37.8 Sonstige näher bezeichnete systemisch wirkende Antiinfektiva und Antiparasitika

Hydroxychinolin-Derivate

Exkl.: Antimalariamittel (T37.2)

T37.9 Systemisch wirkendes Antiinfektivum und Antiparasitikum, nicht näher bezeichnet

T38.– Vergiftung durch Hormone und deren synthetische Ersatzstoffe und Antagonisten, anderenorts nicht klassifiziert

Exkl.: Mineralokortikoide und deren Antagonisten (T50.0)
Oxytozin (T48.0)
Nebenschilddrüsenhormone und deren Derivate (T50.9)

T38.0 Glukokortikoide und synthetische Analoga

Exkl.: Glukokortikoide bei topischer Anwendung (T49.–)

T38.1 Schilddrüsenhormone und Ersatzstoffe

T38.2 Thyreostatika

T38.3 Insulin und orale blutzuckersenkende Arzneimittel [Antidiabetika]

T38.4 Orale Kontrazeptiva

Mono- und Kombinationspräparate

T38.5 Sonstige Östrogene und Gestagene

Mixturen und Ersatzstoffe

T38.6 Antigonadotropine, Antiöstrogene und Antiandrogene, anderenorts nicht klassifiziert

Tamoxifen

T38.7 Androgene und verwandte Anabolika

T38.8 Sonstige und nicht näher bezeichnete Hormone und synthetische Ersatzstoffe

Hypophysenvorderlappenhormone [Adenohypophysenhormone]

T38.9 Sonstige und nicht näher bezeichnete Hormon-Antagonisten

T39.– Vergiftung durch nichtopioidhaltige Analgetika, Antipyretika und Antirheumatika

T39.0 Salizylate

T39.1 4-Aminophenol-Derivate – Paracetamol

T39.2 Pyrazolon-Derivate

T39.3 Sonstige nichtsteroidale Antiphlogistika [NSAID]

T39.4 **Antirheumatika, anderenorts nicht klassifiziert**

Exkl.: Glukokortikoide (T38.0)
Salizylate (T39.0)

T39.8 **Sonstige nichtopioidhaltige Analgetika und Antipyretika, anderenorts nicht klassifiziert**

T39.9 **Nichtopioidhaltige Analgetika, Antipyretika und Antirheumatika, nicht näher bezeichnet**

T40.– Vergiftung durch Betäubungsmittel und Psychodysleptika [Halluzinogene]

Exkl.: Intoxikation im Sinne von Rausch (F10–F19)

T40.0 **Opium**

T40.1 **Heroin**

T40.2 **Sonstige Opioide**

Kodein
Morphin

T40.3 **Methadon**

T40.4 **Sonstige synthetische Betäubungsmittel**

Pethidin

T40.5 **Kokain**

T40.6 **Sonstige und nicht näher bezeichnete Betäubungsmittel**

T40.7 **Cannabis (-Derivate)**

T40.8 **Lysergid [LSD]**

T40.9 **Sonstige und nicht näher bezeichnete Psychodysleptika [Halluzinogene]**

Mescalin
Psilocin
Psilocybin

T41.– Vergiftung durch Anästhetika und therapeutische Gase

Exkl.: Benzodiazepine (T42.4)
Kokain (T40.5)
Opioide (T40.0–T40.2)

T41.0 **Inhalationsanästhetika**

Exkl.: Sauerstoff (T41.5)

T41.1 **Intravenöse Anasthetika**

Thiobarbiturate

T41.2 **Sonstige und nicht näher bezeichnete Allgemeinanästhetika**

T41.3 **Lokalanästhetika**

T41.4 **Anästhetikum, nicht näher bezeichnet**

T41.5 **Therapeutische Gase**

Kohlendioxid
Sauerstoff

T42.– Vergiftung durch Antiepileptika, Sedativa, Hypnotika und Antiparkinsonmittel

Exkl.: Intoxikation im Sinne von Rausch (F10–F19)

T42.0 **Hydantoin-Derivate**

T42.1 **Iminostilbene**

Carbamazepin

T42.2 **Succinimide und Oxazolidine**

T42.3 **Barbiturate**

Exkl.: Thiobarbiturate (T41.1)

T42.4 **Benzodiazepine**

T42.5 **Gemischte Antiepileptika, anderenorts nicht klassifiziert**

T42.6 Sonstige Antiepileptika, Sedativa und Hypnotika

Methaqualon
Valproinsäure

Exkl.: Carbamazepin (T42.1)

T42.7 Antiepileptika, Sedativa und Hypnotika, nicht näher bezeichnet

Schlafmittel, Schlaftabletten, Schlaftrunk — o.n.A.

T42.8 Antiparkinsonmittel und andere zentral wirkende Muskelrelaxanzien

Amantadin

T43.– Vergiftung durch psychotrope Substanzen, anderenorts nicht klassifiziert

Exkl.: Appetitzügler (T50.5)
Barbiturate (T42.3)
Benzodiazepine (T42.4)
Intoxikation im Sinne von Rausch (F10–F19)
Methaqualon (T42.6)
Psychodysleptika [Halluzinogene] (T40.7–T40.9)

T43.0 Tri- und tetrazyklische Antidepressiva

T43.1 Monoaminooxidase-hemmende Antidepressiva

T43.2 Sonstige und nicht näher bezeichnete Antidepressiva

T43.3 Antipsychotika und Neuroleptika auf Phenothiazin-Basis

T43.4 Neuroleptika auf Butyrophenon- und Thioxanthen-Basis

T43.5 Sonstige und nicht näher bezeichnete Antipsychotika und Neuroleptika

Exkl.: Rauwolfiaalkaloide (T46.5)

T43.6 Psychostimulanzien mit Missbrauchspotential

Exkl.: Kokain (T40.5)

T43.8 Sonstige psychotrope Substanzen, anderenorts nicht klassifiziert

T43.9 Psychotrope Substanz, nicht näher bezeichnet

T44.– Vergiftung durch primär auf das autonome Nervensystem wirkende Arzneimittel

T44.0 Cholinesterase-Hemmer

T44.1 Sonstige Parasympathomimetika [Cholinergika]

T44.2 Ganglienblocker, anderenorts nicht klassifiziert

T44.3 Sonstige Parasympatholytika [Anticholinergika und Antimuskarinika] und Spasmolytika, anderenorts nicht klassifiziert

Papaverin

T44.4 Vorwiegend Alpha-Rezeptoren-Stimulanzien, anderenorts nicht klassifiziert

Metaraminol

T44.5 Vorwiegend Beta-Rezeptoren-Stimulanzien, anderenorts nicht klassifiziert

Exkl.: Beta-Rezeptoren-Stimulanzien zur Asthmatherapie (T48.6)

T44.6 Alpha-Rezeptorenblocker, anderenorts nicht klassifiziert

Exkl.: Mutterkorn-Alkaloide (T48.0)

T44.7 Beta-Rezeptorenblocker, anderenorts nicht klassifiziert Metohexal

T44.8 Zentral wirkende und adrenerge Neuronenblocker, anderenorts nicht klassifiziert

Exkl.: Clonidin (T46.5)
Guanethidin (T46.5)

T44.9 Sonstige und nicht näher bezeichnete, primär auf das autonome Nervensystem wirkende Arzneimittel

Kombinierte Alpha- und Beta-Rezeptoren-Stimulanzien

T45.– Vergiftung durch primär systemisch und auf das Blut wirkende Mittel, anderenorts nicht klassifiziert

T45.0 Antiallergika und Antiemetika

Exkl.: Neuroleptika auf Phenothiazin-Basis (T43.3)

T45.1 Antineoplastika und Immunsuppressiva

Antineoplastische Antibiotika
Cytarabin

Exkl.: Tamoxifen (T38.6)

T45.2 Vitamine, anderenorts nicht klassifiziert

Exkl.: Nikotinsäure (-Derivate) (T46.7)
Vitamin K (T45.7)

T45.3 Enzyme, anderenorts nicht klassifiziert

T45.4 Eisen und dessen Verbindungen

T45.5 Antikoagulanzien

T45.6 Fibrinolytika und Fibrinolyse-Hemmer

T45.7 Antikoagulanzien-Antagonisten, Vitamin K und sonstige Koagulanzien

T45.8 Sonstige primär systemisch und auf das Blut wirkende Mittel, anderenorts nicht klassifiziert

Blut und Blutprodukte
Leberextrakte und sonstige Antianämika
Plasmaersatzmittel

Exkl.: Eisen (T45.4)
Immunglobulin (T50.9)

T45.9 Primär systemisch und auf das Blut wirkendes Mittel, nicht näher bezeichnet

T46.– Vergiftung durch primär auf das Herz-Kreislaufsystem wirkende Mittel

Exkl.: Metaraminol (T44.4)

T46.0 Herzglykoside und Arzneimittel mit ähnlicher Wirkung

T46.1 Kalziumantagonisten

T46.2 Sonstige Antiarrhythmika, anderenorts nicht klassifiziert

Exkl.: Beta-Rezeptorenblocker (T44.7)

T46.3 Koronardilatatoren, anderenorts nicht klassifiziert

Dipyridamol

Exkl.: Beta-Rezeptorenblocker (T44.7)
Kalziumantagonisten (T46.1)

T46.4 Angiotensin-Konversionsenzym-Hemmer [ACE-Hemmer]

T46.5 Sonstige Antihypertensiva, anderenorts nicht klassifiziert

Clonidin
Guanethidin
Rauwolfiaalkaloide

Exforge

Exkl.: Beta-Rezeptorenblocker (T44.7)
Diuretika (T50.0–T50.2)
Kalziumantagonisten (T46.1)

T46.6 Antihyperlipidämika und Arzneimittel gegen Arteriosklerose

T46.7 Periphere Vasodilatatoren

Nikotinsäure (-Derivate)

Exkl.: Papaverin (T44.3)

T46.8 Antivarikosa, einschließlich Verödungsmitteln

T46.9 Sonstige und nicht näher bezeichnete, primär auf das Herz-Kreislaufsystem wirkende Mittel

T47.– Vergiftung durch primär auf den Magen-Darm-Trakt wirkende Mittel

T47.0 **Histamin-H_2-Rezeptorenblocker**

T47.1 **Sonstige Antazida und Magensekretionshemmer**

T47.2 **Stimulierende Laxanzien**

T47.3 **Salinische und osmotische Laxanzien**

T47.4 **Sonstige Laxanzien**

Arzneimittel gegen Darmatonie

T47.5 **Digestiva**

T47.6 **Antidiarrhoika**

Exkl.: Systemisch wirkende Antibiotika und sonstige Antiinfektiva (T36–T37)

T47.7 **Emetika**

T47.8 **Sonstige primär auf den Magen-Darm-Trakt wirkende Mittel**

T47.9 **Primär auf den Magen-Darm-Trakt wirkendes Arzneimittel, nicht näher bezeichnet**

T48.– Vergiftung durch primär auf die glatte Muskulatur, die Skelettmuskulatur und das Atmungssystem wirkende Mittel

T48.0 **Oxytozin [Ocytocin] und ähnlich wirkende Wehenmittel**

Exkl.: Östrogene, Gestagene und deren Antagonisten (T38.4–T38.6)

T48.1 **Muskelrelaxanzien [neuromuskuläre Blocker]**

T48.2 **Sonstige und nicht näher bezeichnete, primär auf die Muskulatur wirkende Mittel**

T48.3 **Antitussiva**

T48.4 **Expektoranzien**

T48.5 **Arzneimittel gegen Erkältungskrankheiten**

T48.6 **Antiasthmatika, anderenorts nicht klassifiziert**

Salbutamol

Exkl.: Beta-Rezeptoren-Stimulanzien nicht zur Asthmatherapie (T44.5)
Hypophysenvorderlappenhormone [Adenohypophysenhormone] (T38.8)

T48.7 **Sonstige und nicht näher bezeichnete, primär auf das Atmungssystem wirkende Mittel**

T49.– Vergiftung durch primär auf Haut und Schleimhäute wirkende und in der Augen-, der Hals-Nasen-Ohren- und der Zahnheilkunde angewendete Mittel zur topischen Anwendung

Inkl.: Glukokortikoide bei topischer Anwendung

T49.0 **Antimykotika, Antiinfektiva und Antiphlogistika zur lokalen Anwendung, anderenorts nicht klassifiziert**

T49.1 **Antipruriginosa**

T49.2 **Adstringenzien und Detergenzien zur lokalen Anwendung**

T49.3 **Hauterweichende [Emollienzien], hautpflegende [Demulzenzien] und hautschützende Mittel**

T49.4 **Keratolytika, Keratoplastika und sonstige Arzneimittel und Präparate zur Haarbehandlung**

T49.5 **Ophthalmika**

Antiinfektiva zur Anwendung am Auge

T49.6 **In der Hals-Nasen-Ohrenheilkunde angewendete Arzneimittel und Präparate**

Antiinfektiva zur Anwendung an Ohr, Nase und Rachen

T49.7 **Dentalpharmaka bei topischer Anwendung**

T49.8 **Sonstige Mittel zur topischen Anwendung**

Spermizide

T49.9 **Mittel zur topischen Anwendung, nicht näher bezeichnet**

T50.– Vergiftung durch Diuretika und sonstige und nicht näher bezeichnete Arzneimittel, Drogen und biologisch aktive Substanzen

T50.0 **Mineralokortikoide und deren Antagonisten**

T50.1 **Schleifendiuretika [High-ceiling-Diuretika]**

T50.2 **Carboanhydrase-Hemmer, Benzothiadiazin-Derivate und andere Diuretika**

Azetazolamid

T50.3 **Auf den Elektrolyt-, Kalorien- und Wasserhaushalt wirkende Mittel**

Salze zur oralen Rehydratation

T50.4 **Auf den Harnsäurestoffwechsel wirkende Arzneimittel**

Urikostatika
Urikosurika

T50.5 **Appetitzügler**

T50.6 **Antidote und Chelatbildner, anderenorts nicht klassifiziert**

Alkoholentwöhnungsmittel

T50.7 **Analeptika und Opioid-Rezeptor-Antagonisten**

T50.8 **Diagnostika**

T50.9 **Sonstige und nicht näher bezeichnete Arzneimittel, Drogen und biologisch aktive Substanzen**

Alkalisierende Arzneimittel
Ansäuernde Arzneimittel
Immunglobuline
Immunologisch wirksame Substanzen
Lipotrope Arzneimittel
Nebenschilddrüsenhormone und deren Derivate

Toxische Wirkungen von vorwiegend nicht medizinisch verwendeten Substanzen (T51–T65)

Exkl.: Krankheitszustände der Atemwege durch exogene Substanzen (J60–J70)
Umschriebene toxische Wirkungen, die anderenorts klassifiziert sind (A00–R99)
Verätzungen (T20–T32)

T51.– Toxische Wirkung von Alkohol

T51.0 **Äthanol**

Äthylalkohol

Exkl.: Akuter Alkoholrausch oder Alkoholnachwirkungen, "Kater" (F10.0)
Pathologischer Rausch (F10.0)
Trunkenheit (F10.0)

T51.1 **Methanol**

Methylalkohol

T51.2 **2-Propanol**

Isopropylalkohol

T51.3 **Fuselöl**

Alkohol:
- Amyl-
- Butyl- [1-Butanol]
- Propyl- [1-Propanol]

T51.8 **Sonstige Alkohole**

T51.9 **Alkohol, nicht näher bezeichnet**

T

T52.– Toxische Wirkung von organischen Lösungsmitteln

Exkl.: Halogenierte aliphatische und aromatische Kohlenwasserstoffe (T53.–)

T52.0 Erdölprodukte

Benzin
Kerosin [Paraffinöl]
Paraffin
Petroläther

T52.1 Benzol

Exkl.: Benzol-Homologe (T52.2)
Nitro- und Aminoderivate von Benzol und dessen Homologen (T65.3)

T52.2 Benzol-Homologe

Toluol [Methylbenzol]
Xylol [Dimethylbenzol]

T52.3 Glykole

T52.4 Ketone

T52.8 Sonstige organische Lösungsmittel

T52.9 Organisches Lösungsmittel, nicht näher bezeichnet

T53.– Toxische Wirkung von halogenierten aliphatischen und aromatischen Kohlenwasserstoffen

T53.0 Tetrachlorkohlenstoff

Tetrachlormethan

T53.1 Chloroform

Trichlormethan

T53.2 Trichloräthylen

Trichloräthen

T53.3 Tetrachloräthylen

Perchloräthylen
Tetrachloräthen

T53.4 Dichlormethan

Methylenchlorid

T53.5 Fluorchlorkohlenwasserstoffe [FCKW]

T53.6 Sonstige halogenierte aliphatische Kohlenwasserstoffe

T53.7 Sonstige halogenierte aromatische Kohlenwasserstoffe

T53.9 Halogenierte aliphatische und aromatische Kohlenwasserstoffe, nicht näher bezeichnet

T54.– Toxische Wirkung von ätzenden Substanzen

T54.0 Phenol und dessen Homologe

T54.1 Sonstige ätzende organische Verbindungen

T54.2 Ätzende Säuren und säureähnliche Substanzen

Salzsäure
Schwefelsäure

T54.3 Ätzalkalien und alkaliähnliche Substanzen

Kaliumhydroxid
Natriumhydroxid

T54.9 Ätzende Substanz, nicht näher bezeichnet

T55 Toxische Wirkung von Seifen und Detergenzien

T56.– Toxische Wirkung von Metallen

Inkl.: Metalle jeder Herkunft, ausgenommen medizinische Substanzen
Metallrauch und -dämpfe

Exkl.: Arsen und dessen Verbindungen (T57.0)
Mangan und dessen Verbindungen (T57.2)

T56.0 **Blei und dessen Verbindungen**

T56.1 **Quecksilber und dessen Verbindungen**

T56.2 **Chrom und dessen Verbindungen**

T56.3 **Kadmium und dessen Verbindungen**

T56.4 **Kupfer und dessen Verbindungen**

T56.5 **Zink und dessen Verbindungen**

T56.6 **Zinn und dessen Verbindungen**

T56.7 **Beryllium und dessen Verbindungen**

T56.8 **Sonstige Metalle**

Thallium

T56.9 **Metall, nicht näher bezeichnet**

T57.– Toxische Wirkung von sonstigen anorganischen Substanzen

T57.0 **Arsen und dessen Verbindungen**

T57.1 **Phosphor und dessen Verbindungen**

Exkl.: Organophosphat-Insektizide (T60.0)

T57.2 **Mangan und dessen Verbindungen**

T57.3 **Blausäure**

T57.8 **Sonstige näher bezeichnete anorganische Substanzen**

T57.9 **Anorganische Substanz, nicht näher bezeichnet**

T58 Toxische Wirkung von Kohlenmonoxid

Inkl.: Jede Herkunft

T59.– Toxische Wirkung sonstiger Gase, Dämpfe oder sonstigen Rauches

Inkl.: Aerosol-Treibgase

Exkl.: Fluorchlorkohlenwasserstoffe (T53.5)

T59.0 **Stickstoffoxide**

T59.1 **Schwefeldioxid**

T59.2 **Formaldehyd**

T59.3 **Tränengas**

T59.4 **Chlorgas**

T59.5 **Fluorgas und Fluorwasserstoff**

T59.6 **Schwefelwasserstoff**

T59.7 **Kohlendioxid**

T59.8 **Sonstige näher bezeichnete Gase, Dämpfe oder sonstiger näher bezeichneter Rauch**

T59.9 **Gase, Dämpfe oder Rauch, nicht näher bezeichnet**

T60.– Toxische Wirkung von Schädlingsbekämpfungsmitteln [Pestiziden]

Inkl.: Holzschutzmittel

T60.0 **Organophosphat- und Carbamat-Insektizide**

T60.1 **Halogenierte Insektizide**

Exkl.: Chlorierte Kohlenwasserstoffe (T53.–)

T60.2 **Sonstige und nicht näher bezeichnete Insektizide**

T60.3 **Herbizide und Fungizide**

T60.4 **Rodentizide**

Exkl.: Strychnin und dessen Salze (T65.1)

T60.8 **Sonstige Schädlingsbekämpfungsmittel**

T60.9 **Schädlingsbekämpfungsmittel, nicht näher bezeichnet**

T61.– Toxische Wirkung schädlicher Substanzen, die mit essbaren Meerestieren aufgenommen wurden

Exkl.: Allergische Reaktion auf Lebensmittel, wie z.B.:
- anaphylaktischer Schock durch Nahrungsmittelunverträglichkeit (T78.0)
- Dermatitis (L23.6, L25.4, L27.2)
- Gastroenteritis (nichtinfektiös) (K52.–)

Bakteriell bedingte Lebensmittelvergiftungen (A05.–)

Toxische Wirkung infolge Lebensmittel-Kontamination, wie z.B.:
- Aflatoxin und sonstige Mykotoxine (T64)
- Blausäure (T57.3)
- Quecksilber (T56.1)
- Zyanide (T65.0)

T61.0 **Ciguatera-Fischvergiftung**

T61.1 **Scombroid-Fischvergiftung**

Histamin-ähnliches Syndrom

T61.2 **Sonstige Vergiftung durch Fische und Schalentiere**

T61.8 **Toxische Wirkung sonstiger essbarer Meerestiere**

T61.9 **Toxische Wirkung eines nicht näher bezeichneten essbaren Meerestieres**

T62.– Toxische Wirkung sonstiger schädlicher Substanzen, die mit der Nahrung aufgenommen wurden

Exkl.: Allergische Reaktion auf Lebensmittel, wie z.B.:
- anaphylaktischer Schock durch Nahrungsmittelunverträglichkeit (T78.0)
- Dermatitis (L23.6, L25.4, L27.2)
- Gastroenteritis (nichtinfektiös) (K52.–)

Bakteriell bedingte Lebensmittelvergiftungen (A05.–)

Toxische Wirkung infolge Lebensmittel-Kontamination, wie z.B.:
- Aflatoxin und sonstige Mykotoxine (T64)
- Blausäure (T57.3)
- Quecksilber (T56.1)
- Zyanide (T65.0)

T62.0 **Verzehrte Pilze**

T62.1 **Verzehrte Beeren**

T62.2 **Sonstige verzehrte Pflanze(n) oder Teil(e) davon**

T62.8 **Sonstige näher bezeichnete schädliche Substanzen, die mit der Nahrung aufgenommen wurden**

T62.9 **Schädliche Substanz, die mit der Nahrung aufgenommen wurde, nicht näher bezeichnet**

T63.– Toxische Wirkung durch Kontakt mit giftigen Tieren

T63.0 **Schlangengift**

Gift von Seeschlangen

T63.1 **Gift anderer Reptilien**

Gift von Echsen

T63.2 **Skorpiongift**

T63.3 **Spinnengift**

T63.4 **Gift sonstiger Arthropoden**

Insektenbiss oder -stich, giftig

T63.5 **Toxische Wirkung durch Kontakt mit Fischen**

Exkl.: Vergiftung durch verzehrte Fische (T61.0–T61.2)

T63.6 **Toxische Wirkung durch Kontakt mit sonstigen Meerestieren**

Qualle
Schalentiere
Seeanemone
Seestern

Exkl.: Gift von Seeschlangen (T63.0)
Vergiftung durch verzehrte Schalentiere (T61.2)

T63.8 **Toxische Wirkung durch Kontakt mit sonstigen giftigen Tieren**

Amphibiengift

T63.9 **Toxische Wirkung durch Kontakt mit einem nicht näher bezeichneten giftigen Tier**

T64 Toxische Wirkung von Aflatoxin und sonstigem Mykotoxin in kontaminierten Lebensmitteln

T65.– Toxische Wirkung sonstiger und nicht näher bezeichneter Substanzen

T65.0 **Zyanide**

Exkl.: Blausäure (T57.3)

T65.1 **Strychnin und dessen Salze**

T65.2 **Tabak und Nikotin**

T65.3 **Nitro- und Aminoderivate von Benzol und dessen Homologen**

Anilin [Aminobenzol]
Nitrobenzol
Trinitrotoluol

T65.4 **Schwefelkohlenstoff**

T65.5 **Glyzeroltrinitrat, Sauerstoffsäuren des Stickstoffs und deren Ester**

1,2,3-Propantriol, Trinitrat

T65.6 **Farben und Farbstoffe, anderenorts nicht klassifiziert**

T65.8 **Toxische Wirkung sonstiger näher bezeichneter Substanzen**

T65.9 **Toxische Wirkung einer nicht näher bezeichneten Substanz**

Vergiftung o.n.A.

Sonstige und nicht näher bezeichnete Schäden durch äußere Ursachen (T66–T78)

T66 Nicht näher bezeichnete Schäden durch Strahlung

Inkl.: Strahlenkrankheit

Exkl.: Näher bezeichnete Schäden durch Strahlung, wie z.B.:
- durch Strahleneinwirkung hervorgerufene:
  - – Gastroenteritis und Kolitis (K52.0)
  - – Krankheiten der Haut und der Unterhaut (L55–L59)
  - – Ösophagitis (K20.1)
  - – Pneumonitis (J70.0)
  - – Proktitis (K62.7)
- Leukämie (C91–C95)
- Sonnenbrand (L55.–)
- Verbrennungen (T20–T31)

T

T67.– Schäden durch Hitze und Sonnenlicht

Exkl.: Erythema [Dermatitis] ab igne (L59.0)
Krankheiten der Schweißdrüsen durch Hitze (L74–L75)
Maligne Hyperthermie durch Anästhesie (T88.3)
Sonnenbrand (L55.–)
Strahlenbedingte Störungen der Haut und der Unterhaut (L55–L59)
Verbrennungen (T20–T31)

T67.0 Hitzschlag und Sonnenstich

Insolation
Thermoplegie

T67.1 Hitzesynkope

Hitzekollaps

T67.2 Hitzekrampf

T67.3 Hitzeerschöpfung durch Wasserverlust

Exkl.: Hitzeerschöpfung durch Salzverlust (T67.4)

T67.4 Hitzeerschöpfung durch Salzverlust

Hitzeerschöpfung durch Salz- (und-Wasser-)Verlust

T67.5 Hitzeerschöpfung, nicht näher bezeichnet

Hitzeerschöpfung o.n.A.

T67.6 Passagere Hitzeermüdung

T67.7 Hitzeödem

T67.8 Sonstige Schäden durch Hitze und Sonnenlicht

T67.9 Schaden durch Hitze und Sonnenlicht, nicht näher bezeichnet

T68 Hypothermie

Inkl.: Hypothermie durch Unfall

Exkl.: Erfrierungen (T33–T35)
Hypothermie:
- beim Neugeborenen (P80.–)
- nach Anästhesie (T88.5)
- nicht in Verbindung mit niedriger Umgebungstemperatur (R68.0)

T69.– Sonstige Schäden durch niedrige Temperatur

Exkl.: Erfrierungen (T33–T35)

T69.0 Kälte-Nässe-Schaden der Hände oder Füße

Schützengrabenfuß [Trench foot]

T69.1 Frostbeulen

T69.8 Sonstige näher bezeichnete Schäden durch niedrige Temperatur

T69.9 Schaden durch niedrige Temperatur, nicht näher bezeichnet

T70.– Schäden durch Luft- und Wasserdruck

T70.0 Barotrauma des Ohres

Aerootitis media
Ohrschäden durch Wechsel des Luft- oder Wasserdruckes

T70.1 Barotrauma der Nasennebenhöhlen

Aerosinusitis
Nasennebenhöhlen-Schäden durch Wechsel des Luftdruckes

T70.2 Sonstige und nicht näher bezeichnete Schäden durch große Höhe

Barotrauma o.n.A.
Bergkrankheit
Höhenkrankheit
Sauerstoffmangel in großer Höhe

Exkl.: Polyglobulie durch Aufenthalt in großer Höhe (D75.1)

T70.3 Caissonkrankheit [Dekompressionskrankheit]

Druckluftkrankheit
Taucherkrankheit

T70.4 Schäden durch Hochdruckflüssigkeiten

Sprühinjektion
Hochdruck-Spritzverletzung (industriell)

T70.8 Sonstige Schäden durch Luft- und Wasserdruck

Explosionstrauma

T70.9 Schaden durch Luft- und Wasserdruck, nicht näher bezeichnet

T71 Erstickung

Inkl.: Ersticken (durch Strangulation)
Systemischer Sauerstoffmangel durch:
- mechanische Behinderung der Atmung
- niedrigen Sauerstoffgehalt der Umgebungsluft

Exkl.: Asphyxie durch:
- Aspiration von Nahrungsmittel oder Fremdkörper (T17.–)
- Kohlenmonoxid (T58)
- sonstige Gase, Dämpfe oder sonstiger Rauch (T59.–)

Atemnot beim Neugeborenen (P22.–)
Atemnotsyndrom des Erwachsenen (J80.–)
Sauerstoffmangel in großer Höhe (T70.2)

T73.– Schäden durch sonstigen Mangel

T73.0 Schäden durch Hunger

Hungertod
Nahrungsmittelmangel

T73.1 Schäden durch Durst

Wassermangel

T73.2 Erschöpfung durch Ausgesetztsein (gegenüber Witterungsunbilden)

T73.3 Erschöpfung durch übermäßige Anstrengung

Überanstrengung

T73.8 Sonstige Schäden durch Mangel

T73.9 Schäden durch Mangel, nicht näher bezeichnet

T74.– Missbrauch von Personen

Kodiere zunächst die akute Verletzung, falls möglich.

T74.0 Vernachlässigen oder Imstichlassen

T74.1 Körperlicher Missbrauch

Ehegattenmisshandlung o.n.A.
Kindesmisshandlung o.n.A.

T74.2 Sexueller Missbrauch

T74.3 Psychischer Missbrauch

T74.8 Sonstige Formen des Missbrauchs von Personen

Mischformen

T74.9 Missbrauch von Personen, nicht näher bezeichnet

Schäden durch Missbrauch:
- eines Erwachsenen o.n.A.
- eines Kindes o.n.A.

T75.– Schäden durch sonstige äußere Ursachen

Exkl.: Unerwünschte Nebenwirkungen, anderenorts nicht klassifiziert (T78.–)
Verbrennungen (elektrisch) (T20–T31)

T75.0 Schäden durch Blitzschlag

Schock durch Blitzschlag

T75.1 Ertrinken und nichttödliches Untertauchen

Schwimmkrampf
Untertauchen

T75.2 Schäden durch Vibration

Presslufthammer-Syndrom
Schwindel durch Infraschall
Traumatisches Vasospasmus-Syndrom

T75.3 Kinetose

Luftkrankheit
Reisekrankheit
Seekrankheit

T75.4 Schäden durch elektrischen Strom

Schock durch elektrischen Strom
Stromtod

T75.8 Sonstige näher bezeichnete Schäden durch sonstige äußere Ursachen

Auswirkungen von:
- anomalen Gravitationskräften
- Schwerelosigkeit

Exkl.: Nicht näher bezeichnete Schäden durch äußere Ursachen (T76)

T76 Nicht näher bezeichnete Schäden durch äußere Ursachen

Hinw.: Diese Kategorie ist bei der Mortalitätsverschlüsselung zu benutzen, um nicht näher bezeichnete Schäden durch äußere Ursachen zu kennzeichnen, bei denen die äußere Ursache nicht angegeben ist bzw. keine Rückschlüsse auf die Art der Verletzung zulässt.

Inkl.: Nicht näher bezeichnete Schäden durch:
- Absichtliche Selbstbeschädigung (Selbsttötung) nicht näher bezeichneter Art und Weise
- Tätlicher Angriff nicht näher bezeichneter Art und Weise

Exkl.: Schäden durch:
- Sonstige äußere Ursachen (T75.–)
- Unerwünschte Nebenwirkungen, anderenorts nicht klassifiziert (T78.–)
- Vergiftung o.n.A. (T65.9)
- Verletzung o.n.A. (T14.9)

T78.– Unerwünschte Nebenwirkungen, anderenorts nicht klassifiziert

Hinw.: Diese Kategorie ist zur primären Verschlüsselung zu benutzen, um anderenorts nicht klassifizierbare Schäden durch unbekannte, nicht feststellbare oder ungenau bezeichnete Ursachen zu kennzeichnen. Bei der multiplen Verschlüsselung kann sie zusätzlich benutzt werden, um Auswirkungen von anderenorts klassifizierten Zuständen zu kennzeichnen.

Exkl.: Komplikationen chirurgischer und medizinischer Behandlung, anderenorts nicht klassifiziert (T80–T88)

T78.0 Anaphylaktischer Schock durch Nahrungsmittelunverträglichkeit

T78.1 Sonstige Nahrungsmittelunverträglichkeit, anderenorts nicht klassifiziert

Exkl.: Bakteriell bedingte Lebensmittelvergiftungen (A05.–)
Dermatitis durch aufgenommene Nahrungsmittel (L27.2)
Dermatitis durch Nahrungsmittel bei Hautkontakt (L23.6, L24.6, L25.4)

T78.2 **Anaphylaktischer Schock, nicht näher bezeichnet**

Allergischer Schock | o.n.A.
Anaphylaktische Reaktion | o.n.A.
Anaphylaxie | o.n.A.

Exkl.: Anaphylaktischer Schock durch:
- Nahrungsmittelunverträglichkeit (T78.0)
- Serum (T80.5)
- unerwünschte Nebenwirkung eines indikationsgerechten Arzneimittels bei ordnungsgemäßer Verabreichung (T88.6)

T78.3 **Angioneurotisches Ödem**

Quincke-Ödem
Urticaria gigantea

Exkl.: Urtikaria (L50.–)
Serumurtikaria (T80.6)

T78.4 **Allergie, nicht näher bezeichnet**

Allergische Reaktion o.n.A.
Idiosynkrasie o.n.A.
Überempfindlichkeit o.n.A.

Exkl.: Allergische Reaktion o.n.A. auf indikationsgerechtes Arzneimittel bei ordnungsgemäßer Verabreichung (T88.7)
Näher bezeichnete Formen einer allergischen Reaktion, wie z.B.:
- allergische Gastroenteritis und Kolitis (K52.2)
- Dermatitis (L23–L25, L27.–)
- Heuschnupfen (J30.1)

T78.8 **Sonstige unerwünschte Nebenwirkungen, anderenorts nicht klassifiziert**

T78.9 **Unerwünschte Nebenwirkung, nicht näher bezeichnet**

Exkl.: Nicht näher bezeichnete Schäden durch äußere Ursachen (T76)
Unerwünschte Nebenwirkung einer chirurgischen und medizinischen Behandlung o.n.A. (T88.9)

Bestimmte Frühkomplikationen eines Traumas (T79–T79)

T79.– Bestimmte Frühkomplikationen eines Traumas, anderenorts nicht klassifiziert

Exkl.: Atemnot beim Neugeborenen (P22.–)
Atemnotsyndrom des Erwachsenen (J80.–)
Komplikationen bei chirurgischen Eingriffen und medizinischer Behandlung, anderenorts nicht klassifiziert (T80–T88)
Während oder nach medizinischen Maßnahmen (T80–T88)

T79.0 **Luftembolie (traumatisch)**

Exkl.: Luftembolie als Komplikation bei:
- Abort, Extrauteringravidität oder Molenschwangerschaft (O00–O07, O08.2)
- Schwangerschaft, Geburt oder Wochenbett (O88.0)

T79.1 **Fettembolie (traumatisch)**

Exkl.: Fettembolie als Komplikation bei:
- Abort, Extrauteringravidität oder Molenschwangerschaft (O00–O07, O08.2)
- Schwangerschaft, Geburt oder Wochenbett (O88.8)

T79.2 **Traumatisch bedingte sekundäre oder rezidivierende Blutung**

T79.3 **Posttraumatische Wundinfektion, anderenorts nicht klassifiziert**

Soll der Infektionserreger angegeben werden, ist eine zusätzliche Schlüsselnummer (B95!–B98!) zu benutzen.

T79.4 Traumatischer Schock

Schock (unmittelbar) (protrahiert) nach Verletzung

Exkl.: Schock (durch):
- als Komplikation bei Abort, Extrauteringravidität oder Molenschwangerschaft (O00–O07, O08.3)
- Anästhesie (T88.2)
- anaphylaktisch (durch):
  - indikationsgerechtes Arzneimittel bei ordnungsgemäßer Verabreichung (T88.6)
  - Nahrungsmittelunverträglichkeit (T78.0)
  - Serum (T80.5)
  - o.n.A. (T78.2)
- Blitzschlag (T75.0)
- elektrischen Strom (T75.4)
- Geburts- (O75.1)
- nichttraumatisch, anderenorts nicht klassifiziert (R57.–)
- postoperativ (T81.1)

T79.5 Traumatische Anurie

Crush-Syndrom
Nierenversagen nach Zerquetschung

T79.6- Traumatische Muskelischämie

Kompartmentsyndrom

Exkl.: Nichttraumatisches Kompartmentsyndrom (M62.2-)

T79.60 Traumatische Muskelischämie der oberen Extremität

Volkmann-Kontraktur [ischämische Muskelkontraktur]

T79.61 Traumatische Muskelischämie des Oberschenkels und der Hüfte

T79.62 Traumatische Muskelischämie des Unterschenkels

T79.63 Traumatische Muskelischämie des Fußes

T79.68 Traumatische Muskelischämie sonstiger Lokalisation

T79.69 Traumatische Muskelischämie nicht näher bezeichneter Lokalisation

T79.7 Traumatisches subkutanes Emphysem

Exkl.: Emphysem (subkutan) als Folge eines Eingriffes (T81.8)

T79.8 Sonstige Frühkomplikationen eines Traumas

T79.9 Nicht näher bezeichnete Frühkomplikation eines Traumas

Komplikationen bei chirurgischen Eingriffen und medizinischer Behandlung, anderenorts nicht klassifiziert
(T80–T88)

Für den Gebrauch dieser Kategorien in der stationären Versorgung sind die Deutschen Kodierrichtlinien heranzuziehen.
Sollen die eingesetzten Hilfsmittel oder die näheren Umstände angegeben werden, sind zusätzliche Schlüsselnummern (Kapitel XX) zu benutzen.
Soll der Infektionserreger angegeben werden, ist eine zusätzliche Schlüsselnummer (B95!–B98!) zu benutzen.

Exkl.: Jede Inanspruchnahme medizinischer Betreuung wegen postoperativer Zustände, bei denen keine Komplikationen bestehen, wie z.B.:
- Anpassen und Einstellen von Ektoprothesen (Z44.–)
- Verschluss eines äußeren Stomas (Z43.–)
- Vorhandensein einer künstlichen Körperöffnung (Z93.–)

Komplikationen bei chirurgischen Eingriffen während der Schwangerschaft, der Geburt oder des Wochenbettes (O00–O99)

Näher bezeichnete Komplikationen, die anderenorts klassifiziert sind, wie z.B.:
- Austritt von Liquor cerebrospinalis nach Lumbalpunktion (G97.0)
- Funktionsstörung nach Kolostomie (K91.4)
- Funktionsstörungen nach kardiochirurgischem Eingriff (I97.0–I97.1)
- Lymphödem nach (partieller) Mastektomie (I97.2-)
- Postlaminektomie-Syndrom, anderenorts nicht klassifiziert (M96.1)

- Störungen des Wasser- und Elektrolythaushaltes (E86–E87)
- Syndrom der blinden Schlinge nach chirurgischem Eingriff (K91.2)
- Syndrome des operierten Magens (K91.1)

Unerwünschte Nebenwirkungen von Arzneimitteln und Drogen (A00–R99, T78.–)
Verbrennungen oder Verätzungen durch lokale Applikationen und Bestrahlung (T20–T32)
Vergiftung durch und toxische Wirkungen von Arzneimitteln, Drogen und chemische Substanzen (T36–T65)

T80.– Komplikationen nach Infusion, Transfusion oder Injektion zu therapeutischen Zwecken

Inkl.: Perfusion

Exkl.: Abstoßung eines Knochenmarktransplantates (T86.00)

T80.0 Luftembolie nach Infusion, Transfusion oder Injektion zu therapeutischen Zwecken

T80.1 Gefäßkomplikationen nach Infusion, Transfusion oder Injektion zu therapeutischen Zwecken

Phlebitis Thrombembolie Thrombophlebitis	nach Infusion, Transfusion oder Injektion zu therapeutischen Zwecken

Exkl.: Aufgeführte Zustände mit der Angabe:
- durch Prothesen, Implantate und Transplantate (T82.8, T83.8, T84.8, T85.8-)
- nach medizinischen Maßnahmen (T81.7)

T80.2 Infektionen nach Infusion, Transfusion oder Injektion zu therapeutischen Zwecken

Infektion Sepsis	nach Infusion, Transfusion oder Injektion zu therapeutischen Zwecken

Soll das Vorliegen eines septischen Schocks angegeben werden, ist eine zusätzliche Schlüsselnummer (R57.2) zu benutzen.

Exkl.: Aufgeführte Zustände mit der Angabe:
- durch Prothesen, Implantate und Transplantate (T82.6–T82.7, T83.5–T83.6, T84.5–T84.7, T85.7-)
- nach medizinischen Maßnahmen (T81.4)

Posttransfusionshepatitis (B16–B19)

T80.3 AB0-Unverträglichkeitsreaktion

Inkompatible Bluttransfusion
Reaktion durch Blutgruppenunverträglichkeit bei Infusion oder Transfusion

T80.4 Rh-Unverträglichkeitsreaktion

Reaktionen durch Rh-Faktor bei Infusion oder Transfusion

T80.5 Anaphylaktischer Schock durch Serum

Exkl.: Schock:
- allergisch o.n.A. (T78.2)
- anaphylaktisch:
  - durch unerwünschte Nebenwirkung eines indikationsgerechten Arzneimittels bei ordnungsgemäßer Verabreichung (T88.6)
  - o.n.A. (T78.2)

T80.6 Sonstige Serumreaktionen

Serumdermatitis
Serumintoxikation
Serumkrankheit
Serumurtikaria

Exkl.: Serumhepatitis (B16–B19)

T80.8 Sonstige Komplikationen nach Infusion, Transfusion oder Injektion zu therapeutischen Zwecken

T80.9 Nicht näher bezeichnete Komplikation nach Infusion, Transfusion oder Injektion zu therapeutischen Zwecken

Transfusionsreaktion o.n.A.

T81.– Komplikationen bei Eingriffen, anderenorts nicht klassifiziert

Exkl.: Komplikation nach:
- Impfung [Immunisierung] (T88.0–T88.1)
- Infusion, Transfusion oder Injektion zu therapeutischen Zwecken (T80.–)

Näher bezeichnete, anderenorts klassifizierte Komplikationen, wie z.B.:
- Dermatitis durch Arzneimittel und Drogen (L23.3, L24.4, L25.1, L27.0–L27.1)
- Komplikation durch Prothesen, Implantate und Transplantate (T82–T85)
- Vergiftung durch und toxische Wirkung von Arzneimitteln, Drogen und chemischen Substanzen (T36–T65)
- Versagen und Abstoßung von transplantierten Organen und Geweben (T86.–)

Unerwünschte Nebenwirkung von Arzneimitteln oder Drogen o.n.A. (T88.7)

T81.0 Blutung und Hämatom als Komplikation eines Eingriffes, anderenorts nicht klassifiziert

Blutung an jeder Lokalisation als Folge eines Eingriffes

Exkl.: Hämatom einer geburtshilflichen Wunde (O90.2)
Blutung durch Prothesen, Implantate und Transplantate (T82.8, T83.8, T84.8, T85.8-)

T81.1 Schock während oder als Folge eines Eingriffes, anderenorts nicht klassifiziert

Kollaps o.n.A. Schock (endotoxisch) (hypovolämisch)	während oder als Folge eines Eingriffes

Postoperativer Schock o.n.A.

Soll das Vorliegen eines septischen Schocks angegeben werden, ist eine zusätzliche Schlüsselnummer (R57.2) zu benutzen.

Exkl.: Schock (durch):
- als Folge von Abort, Extrauteringravidität oder Molenschwangerschaft (O00–O07, O08.3)
- Anästhesie (T88.2)
- anaphylaktisch (durch):
  - indikationsgerechtes Arzneimittel bei ordnungsgemäßer Verabreichung (T88.6)
  - Serum (T80.5)
  - o.n.A. (T78.2)
- elektrischen Strom (T75.4)
- Geburts- (O75.1)
- traumatisch (T79.4)

T81.2 Versehentliche Stich- oder Risswunde während eines Eingriffes, anderenorts nicht klassifiziert

Versehentliche Perforation: • Blutgefäß • Nerv • Organ	durch	Endoskop Instrument Katheter Sonde	während eines Eingriffes

Exkl.: Instrumentelle Verletzung unter der Geburt (O70–O71)
Näher bezeichnete, anderenorts klassifizierte Komplikationen, wie z.B. Masters-Allen-Syndrom (N83.8)
Perforation, Stich- oder Risswunde, verursacht durch absichtlich im Operationsgebiet belassenes Gerät oder Implantat (T82–T85)

T81.3 Aufreißen einer Operationswunde, anderenorts nicht klassifiziert

Dehiszenz Ruptur	einer Operationswunde

Exkl.: Dehiszenz einer:
- geburtshilflichen Dammwunde (O90.1)
- Kaiserschnittwunde (O90.0)

T81.4 **Infektion nach einem Eingriff, anderenorts nicht klassifiziert**

Abszess: • intraabdominal • Naht- • subphrenisch • Wund- Sepsis	nach medizinischen Maßnahmen

Exkl.: Infektion (durch):
- Infusion, Transfusion oder Injektion zu therapeutischen Zwecken (T80.2)
- Prothesen, Implantate und Transplantate (T82.6–T82.7, T83.5–T83.6, T84.5–T84.7, T85.7-)

Infektion der Wunde nach operativem geburtshilflichen Eingriff (O86.0)

T81.5 **Fremdkörper, der versehentlich nach einem Eingriff in einer Körperhöhle oder Operationswunde zurückgeblieben ist**

Adhäsionen Obstruktion Perforation	durch einen Fremdkörper, der versehentlich in einer Körperhöhle oder Operationswunde zurückgeblieben ist

Exkl.: Obstruktion oder Perforation, verursacht durch absichtlich im Körper belassene Prothesen und Implantate (T82.0–T82.5, T83.0–T83.4, T84.0– bis T84.4, T85.0–T85.6)

T81.6 **Akute Reaktion auf eine während eines Eingriffes versehentlich zurückgebliebene Fremdsubstanz**

Peritonitis:
- aseptisch
- durch chemische Substanzen

T81.7 **Gefäßkomplikationen nach einem Eingriff, anderenorts nicht klassifiziert**

Luftembolie nach einem Eingriff, anderenorts nicht klassifiziert

Exkl.: Embolie:
- als Komplikation bei:
  - Abort, Extrauteringravidität oder Molenschwangerschaft (O00–O07, O08.2)
  - Schwangerschaft, Geburt oder Wochenbett (O88.–)
- durch Prothesen, Implantate und Transplantate (T82.8, T83.8, T84.8, T85.8-)
- nach Infusion, Transfusion und Injektion zu therapeutischen Zwecken (T80.0)
- traumatisch (T79.0)

T81.8 **Sonstige Komplikationen bei Eingriffen, anderenorts nicht klassifiziert**

Emphysem (subkutan) als Folge eines Eingriffes
Komplikation bei Inhalationstherapie
Persistierende postoperative Fistel

Exkl.: Maligne Hyperthermie durch Anästhesie (T88.3)
Hypothermie nach Anästhesie (T88.5)

T81.9 **Nicht näher bezeichnete Komplikation eines Eingriffes**

T82.– Komplikationen durch Prothesen, Implantate oder Transplantate im Herzen und in den Gefäßen

Exkl.: Versagen und Abstoßung von transplantierten Organen und Geweben (T86.–)

T82.0 **Mechanische Komplikation durch eine Herzklappenprothese**

Fehllage Leckage Obstruktion, mechanisch Perforation Protrusion Verlagerung Versagen (mechanisch)	durch Herzklappenprothese

T

T82.1 Mechanische Komplikation durch ein kardiales elektronisches Gerät

Unter T82.0 aufgeführte Zustände durch:
- Elektroden
- Impulsgenerator (Batterie)

T82.2 Mechanische Komplikation durch Koronararterien-Bypass und Klappentransplantate

Unter T82.0 aufgeführte Zustände durch Koronararterien-Bypass und Klappentransplantate

T82.3 Mechanische Komplikation durch sonstige Gefäßtransplantate

Unter T82.0 aufgeführte Zustände durch:
- Aorten-(Bifurkations-)Transplantat (Austausch)
- Arterientransplantat (Bypass) (A. carotis) (A. femoralis)

T82.4 Mechanische Komplikation durch Gefäßkatheter bei Dialyse

Unter T82.0 aufgeführte Zustände durch Gefäßkatheter bei Dialyse

Exkl.: Mechanische Komplikation durch Katheter zur Peritonealdialyse (T85.6)

T82.5 Mechanische Komplikation durch sonstige Geräte und Implantate im Herzen und in den Gefäßen

Unter T82.0 aufgeführte Zustände durch:
- arteriovenöse Fistel, operativ angelegt
- arteriovenösen Shunt, operativ angelegt
- Ballon-(Gegenpulsations-)Gerät
- Infusionskatheter
- künstliches Herz
- Vena-cava-Schirm

Exkl.: Mechanische Komplikation durch epiduralen oder subduralen Infusionskatheter (T85.6)

T82.6 Infektion und entzündliche Reaktion durch eine Herzklappenprothese

T82.7 Infektion und entzündliche Reaktion durch sonstige Geräte, Implantate oder Transplantate im Herzen und in den Gefäßen

T82.8 Sonstige näher bezeichnete Komplikationen durch Prothesen, Implantate oder Transplantate im Herzen und in den Gefäßen

Blutung Embolie Fibrose Schmerzen Stenose Thrombose	durch Prothesen, Implantate oder Transplantate im Herzen und in den Gefäßen

T82.9 Nicht näher bezeichnete Komplikation durch Prothese, Implantat oder Transplantat im Herzen und in den Gefäßen

T83.– Komplikationen durch Prothesen, Implantate oder Transplantate im Urogenitaltrakt

Exkl.: Versagen und Abstoßung von transplantierten Organen und Geweben (T86.–)

T83.0 Mechanische Komplikation durch einen Harnwegskatheter (Verweilkatheter)

Fehllage Leckage Obstruktion, mechanisch Perforation Protrusion Verlagerung Versagen (mechanisch)	durch: transurethralen Verweilkatheter, Zystostomiekatheter

T83.1 Mechanische Komplikation durch sonstige Geräte oder Implantate im Harntrakt

Unter T83.0 aufgeführte Zustände durch: • elektronischen Stimulator • Sphinkterimplantat • Stent	im Harntrakt

T83.2 **Mechanische Komplikation durch ein Harnorgantransplantat**

Unter T83.0 aufgeführte Zustände durch ein Harnorgantransplantat

T83.3 **Mechanische Komplikation durch ein Intrauterinpessar**

Unter T83.0 aufgeführte Zustände durch ein Intrauterinpessar

T83.4 **Mechanische Komplikation durch sonstige Prothesen, Implantate oder Transplantate im Genitaltrakt**

Unter T83.0 aufgeführte Zustände durch (implantierte) Penisprothese

T83.5 **Infektion und entzündliche Reaktion durch Prothese, Implantat oder Transplantat im Harntrakt**

T83.6 **Infektion und entzündliche Reaktion durch Prothese, Implantat oder Transplantat im Genitaltrakt**

T83.8 **Sonstige Komplikationen durch Prothesen, Implantate oder Transplantate im Urogenitaltrakt**

Blutung Embolie Fibrose Schmerzen Stenose Thrombose	durch Prothesen, Implantate oder Transplantate im Urogenitaltrakt

T83.9 **Nicht näher bezeichnete Komplikation durch Prothese, Implantat oder Transplantat im Urogenitaltrakt**

T84.– Komplikationen durch orthopädische Endoprothesen, Implantate oder Transplantate

Exkl.: Knochenfraktur nach Einsetzen eines orthopädischen Implantates, einer Gelenkprothese oder einer Knochenplatte (M96.6)
Versagen und Abstoßung von transplantierten Organen und Geweben (T86.–)

T84.0- **Mechanische Komplikation durch eine Gelenkendoprothese**

Fehllage Leckage Obstruktion, mechanisch Perforation Protrusion Verlagerung Versagen (mechanisch)	durch eine Gelenkprothese

T84.00 Schultergelenk

T84.01 Ellenbogengelenk

T84.02 Radiuskopfgelenk

T84.03 Handgelenk

T84.04 Hüftgelenk

T84.05 Kniegelenk

T84.06 Sprunggelenk

T84.07 Bandscheibe

T84.08 Sonstige näher bezeichnete Gelenke

Fingergelenk
Großzehengrundgelenk
Kiefergelenk

T84.1- **Mechanische Komplikation durch eine interne Osteosynthesevorrichtung an Extremitätenknochen**

Unter T84.0 aufgeführte Zustände durch eine interne Osteosynthesevorrichtung an Extremitätenknochen

T

T84.10 Schulterregion

Akromioklavikulargelenk
Klavikula
Schultergelenk
Skapula
Sternoklavikulargelenk

T84.11 Oberarm

Ellenbogengelenk

T84.12 Unterarm

Handgelenk

T84.13 Hand

T84.14 Beckenregion und Oberschenkel

Hüftgelenk
Iliosakralgelenk

T84.15 Unterschenkel

Kniegelenk

T84.16 Knöchel und Fuß

Sprunggelenk

T84.18 Sonstige näher bezeichnete Extremitätenknochen

T84.2- Mechanische Komplikation durch eine interne Osteosynthesevorrichtung an sonstigen Knochen

Unter T84.0 aufgeführte Zustände durch eine interne Osteosynthesevorrichtung an sonstigen Knochen

T84.20 Wirbelsäule

T84.28 Sonstige näher bezeichnete Knochen

Rippen
Schädelknochen
Sternum

T84.3 Mechanische Komplikation durch sonstige Knochengeräte, -implantate oder -transplantate

Unter T84.0 aufgeführte Zustände durch:
- elektronischen Knochenstimulator
- Knochentransplantat

T84.4 Mechanische Komplikation durch sonstige intern verwendete orthopädische Geräte, Implantate und Transplantate

Unter T84.0 aufgeführte Zustände durch Muskel- oder Sehnentransplantat

T84.5 Infektion und entzündliche Reaktion durch eine Gelenkendoprothese

Periimplantäre (implantatassoziierte) Infektion

Benutze eine zusätzliche Schlüsselnummer, um das Vorliegen einer Arthritis (M00.– oder einer Osteomyelitis , M86.–) im Rahmen einer periimplantären (implantatassoziierten) Infektion zu kodieren.

T84.6 Infektion und entzündliche Reaktion durch eine interne Osteosynthesevorrichtung [jede Lokalisation]

Periimplantäre (implantatassoziierte) Infektion

Benutze eine zusätzliche Schlüsselnummer, um das Vorliegen einer Arthritis (M00.– oder einer Osteomyelitis , M86.–) im Rahmen einer periimplantären (implantatassoziierten) Infektion zu kodieren.

T84.7 Infektion und entzündliche Reaktion durch sonstige orthopädische Endoprothesen, Implantate oder Transplantate

Periimplantäre (implantatassoziierte) Infektion

Benutze eine zusätzliche Schlüsselnummer, um das Vorliegen einer Arthritis (M00.– oder einer Osteomyelitis , M86.–) im Rahmen einer periimplantären (implantatassoziierten) Infektion zu kodieren.

T84.8 Sonstige Komplikationen durch orthopädische Endoprothesen, Implantate oder Transplantate

Blutung | Embolie | Fibrose | Schmerzen | Stenose | Thrombose — durch orthopädische Endoprothesen, Implantate oder Transplantate

T84.9 Nicht näher bezeichnete Komplikation durch orthopädische Endoprothese, Implantat oder Transplantat

T85.– Komplikationen durch sonstige interne Prothesen, Implantate oder Transplantate

Exkl.: Versagen und Abstoßung von transplantierten Organen und Geweben (T86.–)

T85.0 Mechanische Komplikation durch einen ventrikulären, intrakraniellen Shunt

Fehllage | Leckage | Obstruktion, mechanisch | Perforation | Protrusion | Verlagerung | Versagen (mechanisch) — durch einen ventrikulären, intrakraniellen Shunt

T85.1 Mechanische Komplikation durch einen implantierten elektronischen Stimulator des Nervensystems

Unter T85.0 aufgeführte Zustände durch elektronischen Nervenstimulator (Elektrode):
- Gehirn
- periphere Nerven
- Rückenmark

T85.2 Mechanische Komplikation durch eine intraokulare Linse

Unter T85.0 aufgeführte Komplikationen durch eine intraokulare Linse, einschließlich Eintrübung einer intraokularen Linse

T85.3 Mechanische Komplikation durch sonstige Augenprothesen, -implantate oder -transplantate

Unter T85.0 aufgeführte Zustände durch:
- Hornhauttransplantat
- Orbitaprothese

T85.4 Mechanische Komplikation durch Mammaprothese oder -implantat

Unter T85.0 aufgeführte Zustände durch Mammaprothese oder -implantat

T85.5- Mechanische Komplikation durch gastrointestinale Prothesen, Implantate oder Transplantate

Unter T85.0 aufgeführte Zustände durch:
- Gallengangsprothese
- ösophageale Antirefluxvorrichtung

T85.50 Mechanische Komplikation durch Prothesen, Implantate oder Transplantate im Ösophagus

T85.51 Mechanische Komplikation durch Prothesen, Implantate oder Transplantate im sonstigen oberen Gastrointestinaltrakt

Mechanische Komplikation durch perkutan-endoskopische Gastrostomie-Sonde [PEG-Sonde]

T85.52 Mechanische Komplikation durch Prothesen, Implantate oder Transplantate im unteren Gastrointestinaltrakt

Mechanische Komplikation durch perkutan-endoskopische Jejunostomie-Sonde [PEJ-Sonde]

T85.53 Mechanische Komplikation durch Prothesen, Implantate oder Transplantate in den Gallenwegen

T85.54 Mechanische Komplikation durch Prothesen, Implantate oder Transplantate im Pankreas

T85.59 Mechanische Komplikation durch gastrointestinale Prothesen, Implantate oder Transplantate, Lokalisation nicht näher bezeichnet

T85.6 Mechanische Komplikation durch sonstige näher bezeichnete interne Prothesen, Implantate oder Transplantate

Unter T85.0 aufgeführte Zustände durch:
- Dauernähte
- epiduralen und subduralen Infusionskatheter
- Katheter zur Peritonealdialyse
- nichtresorbierbares Operationsmaterial o.n.A.

Exkl.: Mechanische Komplikation durch Dauernähte (Draht) zur Fixierung von Knochen (T84.1- bis T84.2-)

T85.7- Infektion und entzündliche Reaktion durch sonstige interne Prothesen, Implantate oder Transplantate

T85.71 Infektion und entzündliche Reaktion durch Katheter zur Peritonealdialyse

T85.72 Infektion und entzündliche Reaktion durch interne Prothesen, Implantate oder Transplantate im Nervensystem

T85.73 Infektion und entzündliche Reaktion durch Mammaprothese oder -implantat

Exkl.: Kapselfibrose der Mamma durch Mammaprothese oder -implantat (T85.82)

T85.74 Infektion und entzündliche Reaktion durch perkutan-endoskopische Gastrostomie-Sonde [PEG-Sonde]

Infektion und entzündliche Reaktion durch perkutan-endoskopische Jejunostomie-Sonde [PEJ-Sonde]

T85.75 Infektion und entzündliche Reaktion durch interne Prothesen, Implantate oder Transplantate im hepatobiliären System und im Pankreas

T85.76 Infektion und entzündliche Reaktion durch sonstige interne Prothesen, Implantate oder Transplantate im sonstigen Gastrointestinaltrakt

T85.78 Infektion und entzündliche Reaktion durch sonstige interne Prothesen, Implantate oder Transplantate

T85.8- Sonstige Komplikationen durch interne Prothesen, Implantate oder Transplantate, anderenorts nicht klassifiziert

Blutung Embolie Fibrose Schmerzen Stenose Thrombose	durch interne Prothesen, Implantate oder Transplantate, anderenorts nicht klassifiziert

T85.81 Sonstige Komplikationen durch interne Prothesen, Implantate oder Transplantate im Nervensystem

T85.82 Kapselfibrose der Mamma durch Mammaprothese oder -implantat

T85.83 Sonstige Komplikationen durch Mammaprothese oder -implantat

T85.88 Sonstige Komplikationen durch interne Prothesen, Implantate oder Transplantate, anderenorts nicht klassifiziert

T85.9 Nicht näher bezeichnete Komplikation durch interne Prothese, Implantat oder Transplantat

Komplikation durch interne Prothese, Implantat oder Transplantat o.n.A.

T86.– Versagen und Abstoßung von transplantierten Organen und Geweben

Hinw.: Das Versagen der abgestoßenen Organe und Gewebe (z.B. ein akutes Nierenversagen bei Abstoßung eines Nierentransplantates) ist in der Schlüsselnummer enthalten und daher nicht gesondert zu kodieren.

T86.0- Versagen eines Transplantates hämatopoetischer Stammzellen und Graft-versus-Host-Krankheit

Benutze zusätzliche Schlüsselnummern bei den Subkategorien T86.01†, T86.02†, T86.05†, T86.06† und T86.07†, um jede einzelne Organbeteiligung bei Graft-versus-Host-Krankheit zu verschlüsseln.

Die **Einteilung der Stadien und Grade der akuten Graft-versus-Host-Krankheit** erfolgt nach Meeting Report der Consensus Conference on Acute GVHD Grading (1994), Houston (USA) (Meeting Report, Consensus Conference on Acute GVHD Grading, Przepiorka D, Weisdorf D, Martin P, Klingemann HG, Beatty P, Hows J, Thomas ED, abgedruckt in: Bone Marrow Transplant. 1995 Jun;15(6):825–8).

Die **Einteilung der Grade der chronischen Graft-versus-Host-Krankheit** erfolgt nach: National Institutes of Health consensus development project on criteria for clinical trials in chronic graft-versus-host disease: I. Diagnosis and staging working group report. Filipovich AH, Weisdorf D, Pavletic S, Socie G, Wingard JR, Lee SJ, Martin P, Chien J, Przepiorka D, Couriel D, Cowen EW, Dinndorf P, Farrell A, Hartzman R, Henslee-Downey J, Jacobsohn D, McDonald G, Mittleman B, Rizzo JD, Robinson M, Schubert M, Schultz K, Shulman H, Turner M, Vogelsang G, Flowers ME, abgedruckt in: Biol Blood Marrow Transplant. 2005 Dec;11(12):945–56.

T86.00 Versagen eines Transplantates hämatopoetischer Stammzellen

T86.01† Akute Graft-versus-Host-Krankheit, Grad I und II

Hinw.: Der jeweilige Grad der akuten GVHD ist erreicht, wenn mindestens eines der zugeordneten Stadien der genannten akuten Organ-GVHD vorliegt.

Grad der akuten GVHD	Stadium der akuten Haut-GVHD	Stadium der akuten Leber-GVHD	Stadium der akuten Verdauungstrakt-GVHD
I	1 oder 2	Keine Beteiligung	Keine Beteiligung
II	3	1	1

Akute Haut-Graft-versus-Host-Krankheit, Stadium 1 bis 3 (L99.11*, L99.12*, L99.13*)
Akute Leber-Graft-versus-Host-Krankheit, Stadium 1 (K77.11*)
Akute Verdauungstrakt-Graft-versus-Host-Krankheit, Stadium 1 (K93.21*)

T86.02† Akute Graft-versus-Host-Krankheit, Grad III und IV

Hinw.: Der jeweilige Grad der akuten GVHD ist erreicht, wenn mindestens eines der zugeordneten Stadien der genannten Organ-GVHD vorliegt. Das Stadium der akuten Haut-GVHD stellt kein Eingangskriterium für den Grad III der GVHD dar, es dient hier lediglich der Dokumentation.

Grad der akuten GVHD	Stadium der akuten Haut-GVHD	Stadium der akuten Leber-GVHD	Stadium der akuten Verdauungstrakt-GVHD
III	(1 bis 3)	2 oder 3	2 oder 3
IV	4	4	4

Akute Haut-Graft-versus-Host-Krankheit, Stadium 1 bis 4 (L99.11*, L99.12*, L99.13*, L99.14*)
Akute Leber-Graft-versus-Host-Krankheit, Stadium 2 bis 4 (K77.12*, K77.13*, K77.14*)
Akute Verdauungstrakt-Graft-versus-Host-Krankheit, Stadium 2 bis 4 (K93.22*, K93.23*, K93.24*)

T86.05† Chronische Graft-versus-Host-Krankheit, mild

Hinw.: Die milde Form der chronischen GVHD ist erreicht, wenn mindestens eine oder höchstens zwei der genannten Organ-GVHD im Stadium 1 vorliegen. Eine Lungenbeteiligung darf nicht vorliegen.

Chronische Augen-Graft-versus-Host-Krankheit, Stadium 1 (H58.21*)
Chronische Bindegewebe-Graft-versus-Host-Krankheit, Stadium 1 (M36.51*)
Chronische Haut-Graft-versus-Host-Krankheit, Stadium 1 (L99.21*)
Chronische Leber-Graft-versus-Host-Krankheit, Stadium 1 (K77.21*)
Chronische Mundschleimhaut-Graft-versus-Host-Krankheit, Stadium 1 (K93.41*)
Chronische Verdauungstrakt-Graft-versus-Host-Krankheit, Stadium 1 (K93.31*)
Chronische Vulvovaginal-Graft-versus-Host-Krankheit, Stadium 1 (N77.21*)

T86.06† Chronische Graft-versus-Host-Krankheit, moderat

Hinw.: Die moderate Form der chronischen GVHD ist erreicht, wenn eine Lungenbeteiligung im Stadium 1 oder mindestens eine der anderen genannten Organ-GVHD im Stadium 2 oder mindestens drei der anderen genannten Organ-GVHD im Stadium 1 vorliegen.

Chronische Augen-Graft-versus-Host-Krankheit, Stadium 1 und 2 (H58.21*, H58.22*)
Chronische Bindegewebe-Graft-versus-Host-Krankheit, Stadium 1 und 2 (M36.51*, M36.52*)
Chronische Haut-Graft-versus-Host-Krankheit, Stadium 1 und 2 (L99.21*, L99.22*)
Chronische Leber-Graft-versus-Host-Krankheit, Stadium 1 und 2 (K77.21*, K77.22*)
Chronische Lungen-Graft-versus-Host-Krankheit, Stadium 1 (J99.21*)
Chronische Mundschleimhaut-Graft-versus-Host-Krankheit, Stadium 1 und 2 (K93.41*, K93.42*)
Chronische Verdauungstrakt-Graft-versus-Host-Krankheit, Stadium 1 und 2 (K93.31*, K93.32*)
Chronische Vulvovaginal-Graft-versus-Host-Krankheit, Stadium 1 und 2 (N77.21*, N77.22*)

T86.07† Chronische Graft-versus-Host-Krankheit, schwer

Hinw.: Die schwere Form der chronischen GVHD ist erreicht, wenn eine Lungenbeteiligung im Stadium 2 oder 3 oder mindestens eine der anderen genannten Organ-GVHD im Stadium 3 vorliegen.

Chronische Augen-Graft-versus-Host-Krankheit, Stadium 3 (H58.23*)
Chronische Bindegewebe-Graft-versus-Host-Krankheit, Stadium 3 (M36.53*)
Chronische Haut-Graft-versus-Host-Krankheit, Stadium 3 (L99.23*)
Chronische Leber-Graft-versus-Host-Krankheit, Stadium 3 (K77.23*)
Chronische Lungen-Graft-versus-Host-Krankheit, Stadium 2 und 3 (J99.22*, J99.23*)
Chronische Mundschleimhaut-Graft-versus-Host-Krankheit, Stadium 3 (K93.43*)
Chronische Verdauungstrakt-Graft-versus-Host-Krankheit, Stadium 3 (K93.33*)
Chronische Vulvovaginal-Graft-versus-Host-Krankheit, Stadium 3 (N77.23*)

T86.09 Graft-versus-Host-Krankheit, nicht näher bezeichnet

T86.1- Funktionsstörung, Versagen und Abstoßung eines Nierentransplantates

T86.10 Akute Funktionsverschlechterung eines Nierentransplantates

Akute Abstoßung eines Nierentransplantates
Akute Funktionsverschlechterung ohne Nachweis einer Abstoßung

Soll die Ursache der akuten Funktionsverschlechterung angegeben werden, ist eine zusätzliche Schlüsselnummer zu benutzen.

T86.11 Chronische Funktionsverschlechterung eines Nierentransplantates

Chronische Abstoßung eines Nierentransplantates

Soll die Ursache der chronischen Funktionsverschlechterung angegeben werden, ist eine zusätzliche Schlüsselnummer zu benutzen.

T86.12 Verzögerte Aufnahme der Transplantatfunktion

T86.19 Sonstige und nicht näher bezeichnete Funktionsstörung, Versagen und Abstoßung eines Nierentransplantates

T86.2 Versagen und Abstoßung eines Herztransplantates

Exkl.: Komplikation durch:
- Herz-Lungen-Transplantat (T86.3)
- Künstliches Herzgerät (T82.–)

T86.3 Versagen und Abstoßung eines Herz-Lungen-Transplantates

T86.4- Funktionsstörung, Versagen und Abstoßung eines Lebertransplantates

T86.40 Akute Funktionsverschlechterung eines Lebertransplantates

Abstoßung | innerhalb der ersten 28 Tage nach Transplantation
Funktionsverschlechterung | innerhalb der ersten 28 Tage nach Transplantation

T86.41 Chronische Funktionsverschlechterung eines Lebertransplantates

Abstoßung | 29 Tage nach Transplantation und später
Funktionsverschlechterung | 29 Tage nach Transplantation und später

T86.49 Sonstige und nicht näher bezeichnete Funktionsstörung, Versagen und Abstoßung eines Lebertransplantates

T86.5- Versagen und Abstoßung eines Hauttransplantates

T86.50 Durchblutungsstörung eines Hauttransplantates

T86.51 Nekrose eines Hauttransplantates

T86.52 Verlust eines Hauttransplantates

T86.59 Sonstiges und nicht näher bezeichnetes Versagen und Abstoßung eines Hauttransplantates

T86.8- Versagen und Abstoßung sonstiger transplantierter Organe und Gewebe

T86.81 Lungentransplantat

T86.82 Pankreastransplantat

T86.83 Hornhauttransplantat des Auges

T86.88 Sonstige transplantierte Organe und Gewebe

Transplantatversagen oder -abstoßung von:
- Darm
- Knochen

T86.9 **Versagen und Abstoßung eines nicht näher bezeichneten transplantierten Organs und Gewebes**

T87.– Komplikationen, die für Replantation und Amputation bezeichnend sind

T87.0 **Komplikationen durch replantierte (Teile der) obere(n) Extremität**

T87.1 **Komplikationen durch replantierte (Teile der) untere(n) Extremität**

T87.2 **Komplikationen durch sonstigen replantierten Körperteil**

T87.3 **Neurom des Amputationsstumpfes**

T87.4 **Infektion des Amputationsstumpfes**

T87.5 **Nekrose des Amputationsstumpfes**

T87.6 **Sonstige und nicht näher bezeichnete Komplikationen am Amputationsstumpf**

Amputationsstumpf:
- (Flexions-)Kontraktur (des benachbarten proximalen Gelenkes)
- Hämatom
- Ödem

Exkl.: Phantomglied (G54.6–G54.7)

T88.– Sonstige Komplikationen bei chirurgischen Eingriffen und medizinischer Behandlung, anderenorts nicht klassifiziert

Exkl.: Komplikationen nach:
- Eingriffen, anderenorts nicht klassifiziert (T81.–)
- Infusion, Transfusion oder Injektion zu therapeutischen Zwecken (T80.–)

Näher bezeichnete, anderenorts klassifizierte Komplikationen, wie z.B.:
- Dermatitis durch Arzneimittel und Drogen (L23.3, L24.4, L25.1, L27.0–L27.1)
- Komplikation bei:
  - geburtshilfliche Operationen und Maßnahmen (O75.4)
  - Geräte, Implantate und Transplantate (T82–T85)
- Komplikationen bei Anästhesie:
  - im Wochenbett (O89.–)
  - in der Schwangerschaft (O29.–)
  - während der Wehentätigkeit und bei der Entbindung (O74.–)
- Vergiftung durch und toxische Wirkung von Arzneimitteln, Drogen und chemischen Substanzen (T36–T65)

Versehentliche Stich- oder Risswunde während eines Eingriffes (T81.2)

T88.0 **Infektion nach Impfung [Immunisierung]**

Sepsis nach Impfung [Immunisierung]

T88.1 **Sonstige Komplikationen nach Impfung [Immunisierung], anderenorts nicht klassifiziert**

Hautausschlag nach Impfung

Exkl.: Anaphylaktischer Schock durch Serum (T80.5)
Arthritis nach Impfung [Immunisierung] (M02.2-)
Enzephalitis nach Impfung [Immunisierung] (G04.0)
Sonstige Serumreaktionen (T80.6)

T88.2 **Schock durch Anästhesie**

Schock durch Anästhesie bei ordnungsgemäßer Verabreichung eines indikationsgerechten Arzneimittels

Exkl.: Komplikationen bei Anästhesie:
- durch Überdosis oder Verabreichung einer falschen Substanz (T36–T50)
- im Wochenbett (O89.–)
- in der Schwangerschaft (O29.–)
- während der Wehentätigkeit und bei der Entbindung (O74.–)

Postoperativer Schock o.n.A. (T81.1)

T88.3 **Maligne Hyperthermie durch Anästhesie**

T88.4 **Misslungene oder schwierige Intubation**

T88.5 **Sonstige Komplikationen infolge Anästhesie**

Hypothermie nach Anästhesie

T88.6 Anaphylaktischer Schock als unerwünschte Nebenwirkung eines indikationsgerechten Arzneimittels oder einer indikationsgerechten Droge bei ordnungsgemäßer Verabreichung

Exkl.: Anaphylaktischer Schock durch Serum (T80.5)

T88.7 Nicht näher bezeichnete unerwünschte Nebenwirkung eines Arzneimittels oder einer Droge

Allergische Reaktion Idiosynkrasie Überempfindlichkeit Unerwünschte Nebenwirkung	durch indikationsgerechtes Arzneimittel oder indikationsgerechte Droge bei ordnungsgemäßer Verabreichung

Arzneimittel-:
- Reaktion o.n.A.
- Überempfindlichkeit o.n.A.

Exkl.: Näher bezeichnete unerwünschte Nebenwirkungen von Arzneimitteln und Drogen (A00–R99, T80–T88.6, T88.8)

T88.8 Sonstige näher bezeichnete Komplikationen bei chirurgischen Eingriffen und medizinischer Behandlung, anderenorts nicht klassifiziert

T88.9 Komplikation bei chirurgischen Eingriffen und medizinischer Behandlung, nicht näher bezeichnet

Exkl.: Unerwünschte Nebenwirkung o.n.A. (T78.9)

Sonstige Komplikationen eines Traumas, anderenorts nicht klassifiziert (T89–T89)

T89.– Sonstige näher bezeichnete Komplikationen eines Traumas

T89.0- Komplikationen einer offenen Wunde

Soll der Infektionserreger angegeben werden, ist eine zusätzliche Schlüsselnummer (B95!–B98!) zu benutzen.

T89.00 Nicht näher bezeichnet

T89.01 Fremdkörper (mit oder ohne Infektion)

T89.02 Infektion

T89.03 Sonstige

Verzögerte Behandlung
Verzögerte Wundheilung

Folgen von Verletzungen, Vergiftungen und sonstigen Auswirkungen äußerer Ursachen (T90–T98)

Hinw.: Die Kategorien T90–T98 sind zu benutzen, um bei Zuständen aus S00–S99 und T00–T88 anzuzeigen, dass sie anderenorts klassifizierte Spätfolgen verursacht haben. Zu den "Folgen" zählen Zustände, die als Folgen oder Spätfolgen bezeichnet sind oder die ein Jahr oder länger nach der akuten Verletzung bestehen.

T90.– Folgen von Verletzungen des Kopfes

T90.0 Folgen einer oberflächlichen Verletzung des Kopfes

Folgen einer Verletzung, die unter S00.– klassifizierbar ist

T90.1 Folgen einer offenen Wunde des Kopfes

Folgen einer Verletzung, die unter S01.– klassifizierbar ist

T90.2 Folgen einer Fraktur des Schädels und der Gesichtsschädelknochen

Folgen einer Verletzung, die unter S02.– klassifizierbar ist

T90.3 Folgen einer Verletzung der Hirnnerven

Folgen einer Verletzung, die unter S04.– klassifizierbar ist

T90.4 Folgen einer Verletzung des Auges und der Orbita

Folgen einer Verletzung, die unter S05.– klassifizierbar ist

T90.5 Folgen einer intrakraniellen Verletzung
Folgen einer Verletzung, die unter S06.– klassifizierbar ist

T90.8 Folgen sonstiger näher bezeichneter Verletzungen des Kopfes
Folgen einer Verletzung, die unter S03.–, S07–S08 und S09.0–S09.8 klassifizierbar ist

T90.9 Folgen einer nicht näher bezeichneten Verletzung des Kopfes
Folgen einer Verletzung, die unter S09.9 klassifizierbar ist

T91.– Folgen von Verletzungen des Halses und des Rumpfes

T91.0 Folgen einer oberflächlichen Verletzung und einer offenen Wunde des Halses und des Rumpfes
Folgen einer Verletzung, die unter S10–S11, S20–S21, S30–S31 und T09.0–T09.1 klassifizierbar ist

T91.1 Folgen einer Fraktur der Wirbelsäule
Folgen einer Verletzung, die unter S12.–, S22.0-, S22.1, S32.0-, S32.7 und T08.– klassifizierbar ist

T91.2 Folgen einer sonstigen Fraktur des Thorax und des Beckens
Folgen einer Verletzung, die unter S22.2–S22.9, S32.1–S32.5 und S32.8- klassifizierbar ist

T91.3 Folgen einer Verletzung des Rückenmarkes
Folgen einer Verletzung, die unter S14.0–S14.1-, S24.0–S24.1-, S34.0–S34.1 und T09.3 klassifizierbar ist

T91.4 Folgen einer Verletzung der intrathorakalen Organe
Folgen einer Verletzung, die unter S26–S27 klassifizierbar ist

T91.5 Folgen einer Verletzung der intraabdominalen Organe und der Beckenorgane
Folgen einer Verletzung, die unter S36–S37 klassifizierbar ist

T91.8 Folgen sonstiger näher bezeichneter Verletzungen des Halses und des Rumpfes
Folgen einer Verletzung, die unter S13.–, S14.2–S14.6, S15–S18, S19.7–S19.8-, S23.–, S24.2–S24.6, S25.–, S28.–, S29.0–S29.8-, S33.–, S34.2–S34.8, S35.–, S38.–, S39.0–S39.8, T09.2 und T09.4–T09.8 klassifizierbar ist

T91.9 Folgen einer nicht näher bezeichneten Verletzung des Halses und des Rumpfes
Folgen einer Verletzung, die unter S19.9, S29.9, S39.9 und T09.9 klassifizierbar ist

T92.– Folgen von Verletzungen der oberen Extremität

T92.0 Folgen einer offenen Wunde der oberen Extremität
Folgen einer Verletzung, die unter S41.–, S51.–, S61.– und T11.1 klassifizierbar ist

T92.1 Folgen einer Fraktur des Armes
Folgen einer Verletzung, die unter S42.–, S52.– und T10.– klassifizierbar ist

T92.2 Folgen einer Fraktur in Höhe des Handgelenkes und der Hand
Folgen einer Verletzung, die unter S62.– klassifizierbar ist

T92.3 Folgen einer Luxation, Verstauchung oder Zerrung der oberen Extremität
Folgen einer Verletzung, die unter S43.–, S53.–, S63.– und T11.2 klassifizierbar ist

T92.4 Folgen einer Verletzung von Nerven der oberen Extremität
Folgen einer Verletzung, die unter S44.–, S54.–, S64.– und T11.3 klassifizierbar ist

T92.5 Folgen einer Verletzung von Muskeln und Sehnen der oberen Extremität
Folgen einer Verletzung, die unter S46.–, S56.–, S66.– und T11.5 klassifizierbar ist

T92.6 Folgen einer Zerquetschung oder einer traumatischen Amputation der oberen Extremität
Folgen einer Verletzung, die unter S47–S48, S57–S58, S67–S68 und T11.6 klassifizierbar ist

T92.8 Folgen sonstiger näher bezeichneter Verletzungen der oberen Extremität
Folgen einer Verletzung, die unter S40.–, S45.–, S49.7–S49.8, S50.–, S55.–, S59.7–S59.8, S60.–, S65.–, S69.7–S69.8, T11.0-, T11.4 und T11.8 klassifizierbar ist

T92.9 Folgen einer nicht näher bezeichneten Verletzung der oberen Extremität
Folgen einer Verletzung, die unter S49.9, S59.9, S69.9 und T11.9 klassifizierbar ist

T93.– Folgen von Verletzungen der unteren Extremität

T93.0 Folgen einer offenen Wunde der unteren Extremität

Folgen einer Verletzung, die unter S71.–, S81.–, S91.– und T13.1 klassifizierbar ist

T93.1 Folgen einer Fraktur des Femurs

Folgen einer Verletzung, die unter S72.– klassifizierbar ist

T93.2 Folgen sonstiger Frakturen der unteren Extremität

Folgen einer Verletzung, die unter S82.–, S92.– und T12.– klassifizierbar ist

T93.3 Folgen einer Luxation, Verstauchung oder Zerrung der unteren Extremität

Folgen einer Verletzung, die unter S73.–, S83.–, S93.– und T13.2 klassifizierbar ist

T93.4 Folgen einer Verletzung von Nerven der unteren Extremität

Folgen einer Verletzung, die unter S74.–, S84.–, S94.– und T13.3 klassifizierbar ist

T93.5 Folgen einer Verletzung von Muskeln und Sehnen der unteren Extremität

Folgen einer Verletzung, die unter S76.–, S86.–, S96.– und T13.5 klassifizierbar ist

T93.6 Folgen einer Zerquetschung oder einer traumatischen Amputation der unteren Extremität

Folgen einer Verletzung, die unter S77–S78, S87–S88, S97–S98 und T13.6 klassifizierbar ist

T93.8 Folgen sonstiger näher bezeichneter Verletzungen der unteren Extremität

Folgen einer Verletzung, die unter S70.–, S75.–, S79.7–S79.8, S80.–, S85.–, S89.7–S89.8, S90.–, S95.–, S99.7–S99.8, T13.0-, T13.4 und T13.8 klassifizierbar ist

T93.9 Folgen einer nicht näher bezeichneten Verletzung der unteren Extremität

Folgen einer Verletzung, die unter S79.9, S89.9, S99.9 und T13.9 klassifizierbar ist

T94.– Folgen von Verletzungen mehrerer oder nicht näher bezeichneter Körperregionen

T94.0 Folgen von Verletzungen mehrerer Körperregionen

Folgen einer Verletzung, die unter T00–T07 klassifizierbar ist

T94.1 Folgen von Verletzungen nicht näher bezeichneter Körperregionen

Folgen einer Verletzung, die unter T14.– klassifizierbar ist

T95.– Folgen von Verbrennungen, Verätzungen oder Erfrierungen

T95.0 Folgen einer Verbrennung, Verätzung oder Erfrierung des Kopfes oder des Halses

Folgen einer Verletzung, die unter T20.–, T33.0–T33.1, T34.0–T34.1 und T35.2 klassifizierbar ist

T95.1 Folgen einer Verbrennung, Verätzung oder Erfrierung des Rumpfes

Folgen einer Verletzung, die unter T21.–, T33.2–T33.3, T34.2–T34.3 und T35.3 klassifizierbar ist

T95.2 Folgen einer Verbrennung, Verätzung oder Erfrierung der oberen Extremität

Folgen einer Verletzung, die unter T22–T23, T33.4–T33.5, T34.4–T34.5 und T35.4 klassifizierbar ist

T95.3 Folgen einer Verbrennung, Verätzung oder Erfrierung der unteren Extremität

Folgen einer Verletzung, die unter T24–T25, T33.6–T33.8, T34.6–T34.8 und T35.5 klassifizierbar ist

T95.4 Folgen einer Verbrennung oder Verätzung, die nur nach der Größe der betroffenen Körperoberfläche klassifizierbar ist

Folgen einer Verletzung, die unter T31–T32 klassifizierbar ist

T95.8 Folgen einer sonstigen näher bezeichneten Verbrennung, Verätzung oder Erfrierung

Folgen einer Verletzung, die unter T26–T29, T35.0–T35.1 und T35.6 klassifizierbar ist

T95.9 Folgen einer nicht näher bezeichneten Verbrennung, Verätzung oder Erfrierung

Folgen einer Verletzung, die unter T30.–, T33.9, T34.9 und T35.7 klassifizierbar ist

T96 Folgen einer Vergiftung durch Arzneimittel, Drogen und biologisch aktive Substanzen

Inkl.: Folgen einer Vergiftung, die unter T36–T50 klassifizierbar ist

T97 Folgen toxischer Wirkungen von vorwiegend nicht medizinisch verwendeten Substanzen

Inkl.: Folgen toxischer Wirkungen, die unter T51–T65 klassifizierbar sind

T98.– Folgen sonstiger und nicht näher bezeichneter Wirkungen äußerer Ursachen

T98.0 Folgen der Auswirkungen von Fremdkörpern in natürlichen Körperöffnungen

Folgen von Auswirkungen, die unter T15–T19 klassifizierbar sind

T98.1 Folgen sonstiger und nicht näher bezeichneter Schäden durch äußere Ursachen

Folgen von Schäden, die unter T66–T78 klassifizierbar sind

T98.2 Folgen bestimmter Frühkomplikationen eines Traumas

Folgen von Komplikationen, die unter T79.– klassifizierbar sind

T98.3 Folgen von Komplikationen bei chirurgischen Eingriffen und medizinischer Behandlung, anderenorts nicht klassifiziert

Folgen von Komplikationen, die unter T80–T88 klassifizierbar sind

Kapitel XX

Äußere Ursachen von Morbidität und Mortalität (V01!–Y84!)

Dieses Kapitel, das in den vorangegangenen Revisionen der ICD als ergänzende Klassifikation bestand, ermöglicht die Klassifizierung von Umweltereignissen und Umständen als Ursache von Verletzungen, Vergiftungen und anderen schädlichen Wirkungen. In Fällen, in denen eine Schlüsselnummer aus diesem Kapitel anwendbar ist, soll diese zusätzlich zu einer die Art des Zustandes bezeichnenden Schlüsselnummer aus einem anderen Kapitel der Klassifikation benutzt werden. Meistens wird der Zustand mit einer Schlüsselnummer aus dem Kapitel XIX "Verletzungen, Vergiftungen und bestimmte andere Folgen äußerer Ursachen (S00–T98)" zu klassifizieren sein.

Dieses Kapitel gliedert sich in folgende Gruppen:

V01!–X59! *Unfälle*
X60!–X84! *Vorsätzliche Selbstbeschädigung*
Y85!–Y09! *Tätlicher Angriff*
Y10!–Y34! *Ereignis, dessen nähere Umstände unbestimmt sind*
Y35!–Y36! *Gesetzliche Maßnahmen und Kriegshandlungen*
Y40!–Y84! *Komplikationen bei der medizinischen und chirurgischen Behandlung*

Dieses Kapitel enthält die folgenden Ausrufezeichenschlüsselnummern:

V99! *Transportmittelunfall*
W49.–! *Exposition gegenüber mechanischen Kräften unbelebter Objekte*
W64.–! *Exposition gegenüber mechanischen Kräften belebter Objekte*
W87.–! *Exposition gegenüber elektrischem Strom*
W91.–! *Exposition gegenüber Strahlung*
W92.–! *Exposition gegenüber übermäßiger, künstlich erzeugter Hitze*
W93.–! *Exposition gegenüber übermäßiger, künstlich erzeugter Kälte*
W94.–! *Exposition gegenüber hohem oder niedrigem Luftdruck oder Luftdruckwechsel*
X19.–! *Verbrennung oder Verbrühung durch Hitze oder heiße Substanzen*
X29.–! *Kontakt mit giftigen Tieren und Pflanzen*
X49.–! *Akzidentelle Vergiftung durch und Exposition gegenüber schädliche(n) Substanzen*
X59.–! *Akzidentelle Exposition gegenüber sonstigen und nicht näher bezeichneten Faktoren*
X84.–! *Absichtliche Selbstbeschädigung*
Y09.–! *Tätlicher Angriff*
Y34.–! *Nicht näher bezeichnetes Ereignis, Umstände unbestimmt*
Y35.–! *Verletzungen bei gesetzlichen Maßnahmen*
Y36.–! *Verletzungen durch Kriegshandlungen*
Y57.–! *Unerwünschte Nebenwirkungen bei therapeutischer Anwendung von Arzneimitteln und Drogen*
Y59.–! *Unerwünschte Nebenwirkungen bei therapeutischer Anwendung von Impfstoffen oder biologisch aktiven Substanzen*
Y69! *Zwischenfälle bei chirurgischem Eingriff und medizinischer Behandlung*
Y82.–! *Medizintechnische Geräte und Produkte im Zusammenhang mit Zwischenfällen bei diagnostischer und therapeutischer Anwendung*
Y84.–! *Chirurgische und sonstige medizinische Maßnahmen als Ursache einer abnormen Reaktion eines Patienten oder einer späteren Komplikation, ohne Angabe eines Zwischenfalls zum Zeitpunkt der Durchführung der Maßnahme*

V-Y

Hinweise des Bearbeiters dieser Buchausgabe: *Dieses Kapitel enthält, anders als die WHO-Fassung der ICD-10, nur 22 Schlüsselnummern. Der Inhalt dieser Schlüsselnummern ist denen in der WHO-Fassung ähnlich, mit ihnen jedoch nicht vollkommen identisch. Die für die Gruppen angegebenen Schlüsselnummernbereiche (z.B. V01!–X59!) entsprechen den namensgleichen (Ober-)Gruppen der WHO-Ausgabe der ICD-10 (deren zwei letzte Gruppen sind in die ICD-10-GM allerdings nicht übernommen worden), enthalten im vorliegenden Kapitel jedoch nur ganz wenige Schlüsselnummern, sodass die Bereichsangaben hier eigentlich nicht zutreffen (z.B. beginnt die erste Gruppe, die eigentlich den Schlüsselnummernbereich V01!–X59! umfasst, hier erst mit V99!). Seit der ICD-10-GM 2010 sind auch seitens des DIMDI die den 20 terminalen Vierstellern übergeordneten Dreisteller mit Texten eingefügt, die an die der WHO-Fassung angelehnt sind. Alle aufgeführten Schlüsselnummern sind als sekundäre Ausrufezeichenschlüsselnummern nur zur optionalen Verschlüsselung, d.h. zur Ergänzung primärer Schlüsselnummern, zugelassen.*

Unfälle
(V01!–X59!)

V99! *Transportmittelunfall*

Inkl.: Busunfall
Eisenbahnunfall
Fahrradunfall
Fußgängerunfall
Lieferwagenunfall
LKW-Unfall
Luftverkehrsunfall
Motorradunfall
PKW-Unfall
Reitunfall oder Unfall eines tierbespannten Fahrzeuges
Straßenbahnunfall
Unfall mit einem Spezialfahrzeug
Wasserfahrzeugunfall

Exkl.: Ereignis, dessen Umstände unbestimmt sind (Y34.9!)
Ertrinken und Untergehen durch freiwilligen Sprung von einem Boot, das nicht an einem Unfall beteiligt ist (X59.9!)
Exposition gegenüber Luftdruckwechsel beim Aufsteigen oder Landen (W94.9!)
Spezialfahrzeug bei Benutzung im Stand oder bei Instandhaltung (W49.9!)
Tätlicher Angriff durch vorsätzlich verursachten Kraftfahrzeugunfall (Y09.9!)
Unfälle mit Beteiligung von Fahrzeugen, aber ohne Bezug zu den typischen Risiken der Fortbewegung, z.B. Zerquetschung eines Fingers beim Schließen der Fahrzeugtür (W49.9!)
Unfälle von Personen bei der Instandhaltung oder Reparatur von Transportmitteln (nicht in Bewegung), es sei denn, sie werden durch ein anderes sich bewegendes Transportmittel verletzt (W49.9!)
Vorsätzliche Selbstbeschädigung (X84.9!)
Zusammenstoß eines Fußgängers (oder eines von ihm benutzten Beförderungsmittels) mit anderem Fußgänger (oder von diesem benutzten Beförderungsmittel) (X59.9!)

W49.–! *Exposition gegenüber mechanischen Kräften unbelebter Objekte*

W49.9! ***Unfall durch Exposition gegenüber mechanischen Kräften unbelebter Objekte***

Exposition gegenüber:
- Lärm
- Vibration

Unfall durch:
- Eindringen eines Fremdkörpers durch die Haut
- (fallende) (geworfene) Gegenstände
- Feuerwaffen
- Feuerwerkskörper
- Injektionsnadel
- Kesselexplosion
- Maschinen
- Messerstich
- Werkzeuge

Exkl.: Ätzende Flüssigkeit (X49.9!)
Aspiration oder Verschlucken eines Fremdkörpers mit Verschluss der Atemwege (X59.9!)
Einsturz eines brennenden Gebäudes (X59.9!)
Exposition gegenüber elektrischem Strom (W87.9!)
Fallender Gegenstand bei Naturkatastrophe (X59.9!)
Kontakt oder Zusammenstoß mit Tieren oder Personen (W64.9!)
Sturz im Zusammenhang mit Glas (X59.9!)
Tätlicher Angriff (Y09.9!)
Vorsätzliche Selbstbeschädigung (X84.9!)

W64.–! Exposition gegenüber mechanischen Kräften belebter Objekte

W64.9! Unfall durch Exposition gegenüber mechanischen Kräften belebter Objekte

Gequetscht- oder Gestoßenwerden bei Menschenansammlung oder von in Panik geratener Menschenmenge
Insektenstich, nichtgiftig
Tierbiss (nichtgiftig)
Verletzung an Pflanzen (nichtgiftig)

Exkl.: Bisse, giftig (X29.9!)
Getroffenwerden von Gegenständen (W49.9!)
Stiche (giftig) (X29.9!)
Sturz durch Zusammenstoß eines Fußgängers (oder eines von ihm benutzten Beförderungsmittels) mit anderem Fußgänger (oder von diesem benutzten Beförderungsmittel) (X59.9!)
Tätlicher Angriff (Y09.9!)

W87.–! Exposition gegenüber elektrischem Strom

W87.9! Unfall durch elektrischen Strom

Elektrischer Schlag
Verbrennung durch elektrischen Strom

Exkl.: Abnorme Reaktion auf eine Komplikation bei medizinischer Behandlung, ohne Angabe eines Zwischenfalls (Y84.9!)
Zwischenfall während chirurgischer oder sonstiger medizinischer Maßnahmen (Y69!)

W91.–! Exposition gegenüber Strahlung

W91.9! Strahlenunfall

Exposition gegenüber:
- ionisierende Strahlung
- Isotopenstrahlung
- künstliches sichtbares Licht
- künstliches ultraviolettes Licht
- Röntgenstrahlung

Exkl.: Abnorme Reaktion auf eine Komplikation bei medizinischer Behandlung, ohne Angabe eines Zwischenfalls (Y84.9!)
Zwischenfall während chirurgischer oder sonstiger medizinischer Maßnahmen (Y69!)

W92.–! Exposition gegenüber übermäßiger, künstlich erzeugter Hitze

W92.9! Unfall durch künstliche Hitze

Exposition gegenüber übermäßiger, künstlich erzeugter Hitze

Exkl.: Abnorme Reaktion auf eine Komplikation bei medizinischer Behandlung, ohne Angabe eines Zwischenfalls (Y84.9!)
Zwischenfall während chirurgischer oder sonstiger medizinischer Maßnahmen (Y69!)

W93.–! Exposition gegenüber übermäßiger, künstlich erzeugter Kälte

W93.9! Unfall durch künstliche Kälte

Exposition gegenüber übermäßiger, künstlich erzeugter Kälte

Exkl.: Abnorme Reaktion auf eine Komplikation bei medizinischer Behandlung, ohne Angabe eines Zwischenfalls (Y84.9!)
Zwischenfall während chirurgischer oder sonstiger medizinischer Maßnahmen (Y69!)

W94.–! Exposition gegenüber hohem oder niedrigem Luftdruck oder Luftdruckwechsel

W94.9! Unfall durch Luftdruckwechsel

Exposition gegenüber (nicht wetterbedingtem) hohem oder niedrigem Luftdruck

Exkl.: Abnorme Reaktion auf eine Komplikation bei medizinischer Behandlung, ohne Angabe eines Zwischenfalls (Y84.9!)
Zwischenfall während chirurgischer oder sonstiger medizinischer Maßnahmen (Y69!)

X19.–! Verbrennung oder Verbrühung durch Hitze oder heiße Substanzen

X19.9! Verbrennung oder Verbrühung durch Hitze oder heiße Substanzen

Verbrennung oder Verbrühung durch heiße:
- Dämpfe
- Flüssigkeiten
- Gase
- Gegenstände
- Nahrungsmittel
- sonstige Materialien

Exkl.: Exposition gegenüber:
- Feuer und Flammen (X59.9!)
- übermäßige natürliche Hitze (X59.9!)

Gegenstände, die üblicherweise nicht heiß sind, z.B. ein Gegenstand, der durch einen Hausbrand erhitzt wurde (X59.9!)

X29.–! Kontakt mit giftigen Tieren und Pflanzen

X29.9! Unfall durch Kontakt mit giftigen Pflanzen oder Tieren

Giftiger Tierbiss oder Insektenstich
Verletzung an giftigen Pflanzen

Exkl.: Verzehr von giftigen Tieren oder Pflanzen (X49.9!)
Echse (nichtgiftig) (W64.9!)
Schlange, nichtgiftig (W64.9!)
Meerestiere, nichtgiftig (W64.9!)
Stichwunde o.n.A. durch Pflanzendornen oder -stacheln (W64.9!)

X49.–! Akzidentelle Vergiftung durch und Exposition gegenüber schädliche(n) Substanzen

X49.9! Akzidentelle Vergiftung

Akzidentelle Überdosierung eines Arzneimittels oder einer Droge
Irrtümliche Verabreichung oder Einnahme eines falschen Arzneimittels
Vergiftung (akzidentell) durch und Exposition gegenüber:
- Alkohol
- Arzneimittel, Drogen und sonstige biologisch aktive Substanzen
- ätzende Flüssigkeit
- halogenierte Kohlenwasserstoffe
- organische Lösungsmittel
- Schädlingsbekämpfungsmittel

Verzehr von giftigen Tieren und Pflanzen

Exkl.: Anwendung in suizidaler Absicht oder zum Zwecke der Tötung oder Schädigung oder bei sonstigen, unter X84.9!, Y09.9!, Y34.9! klassifizierbaren Sachverhalten
Kontakt mit giftigen Tieren und Pflanzen (X29.9!)
Unerwünschte Nebenwirkung durch indikationsgerecht angewendete und in therapeutischer oder prophylaktischer Dosierung korrekt verabreichte Arzneimittel (Y57.9!, Y59.9!)

X59.–! Akzidentelle Exposition gegenüber sonstigen und nicht näher bezeichneten Faktoren

X59.9! *Sonstiger und nicht näher bezeichneter Unfall*

(Akzidentelle) Exposition gegenüber sonstigen Faktoren
Aspiration
Einsturz eines brennenden Gebäudes
Ersticken im Bett
Ertrinken und Untergehen
Exposition gegenüber:
- Feuer und Flammen
- Rauch
- Sonnenlicht
- übermäßige natürliche Hitze und Kälte

Fallende Gegenstände bei Naturkatastrophen
Opfer von:
- Blitzschlag
- Erdbeben
- Lawine
- Sturmkatastrophe
- Tsunami
- Verschüttung oder Verletzung durch zusammenfallende Gebäude oder Strukturen infolge Erdbebens
- Überschwemmung

Strangulierung
Unfall durch Sturz (ins Wasser)
Verletzung oder Krankheit durch Überanstrengung sowie durch anstrengende oder wiederholte Bewegungen, auch beim Sport

Exkl.: Berührung mit oder Inhalation von:
- Flüssiggas (W93.9!)
- Trockeneis (W93.9!)

Brandstiftung (Y09.9!)
Durch Explosion entstandener Brand (W49.9!)
Ertrinken und Untergehen durch:
- Transportmittelunfälle (V99!)
- Wasserfahrzeugunfall (V99!)

Gequetscht- oder Gestoßenwerden bei Menschenansammlung oder von in Panik geratener Menschenmenge (W64.9!)
Künstlich erzeugte Kälte (W93.9!)
Obstruktion des Ösophagus durch Nahrungsmittel, Fremdkörper oder Erbrochenes, ohne Angabe von Asphyxie oder Obstruktion der Atemwege (W49.9!)
Sturz (aus) (in) (von):
- im Zusammenhang mit Geräten und Anlagen für Freizeitgestaltung (W49.9!)
- Maschinen (in Betrieb) (W49.9!)
- Transportfahrzeug (V99!)

Tätlicher Angriff (Y09.9!)
Transportmittelunfälle, bei denen das Transportmittel zur Fortbewegung genutzt wird (V99!)
Übermäßige, künstlich erzeugte Hitze (W92.9!)
Verletzung, ausgenommen Asphyxie oder Obstruktion der Atemwege, durch Nahrungsmittel, Fremdkörper oder Erbrochenes (W49.9!)
Verletzung durch Umstürzen von Bäumen oder sonstigen Objekten durch Blitzschlag (W49.9!)
Vernachlässigung oder Verlassen (Y09.9!)
Verschüttetwerden ohne Asphyxie oder Ersticken (W49.9!)

Vorsätzliche Selbstbeschädigung
(X60!–X84!)

X84.–! *Absichtliche Selbstbeschädigung*

X84.9! ***Absichtliche Selbstbeschädigung***

Absichtlich selbstzugefügte Vergiftung oder Verletzung
Selbsttötung (Versuch)

Tätlicher Angriff
(X85!–Y09!)

Y09.–! *Tätlicher Angriff*

Y09.9! ***Tätlicher Angriff***

Misshandlung
Vergewaltigung
Tätlicher Angriff mit:
- Arzneimittel
- Chemikalien
- Waffen

Tötung
Verletzungen durch eine andere Person in Verletzungs- oder Tötungsabsicht auf jede Art und Weise
Vernachlässigung
Vorsätzlich verursachter Kraftfahrzeugunfall

Exkl.: Verletzungen durch:
- gesetzliche Maßnahme (Y35.7!)
- Kriegshandlungen (Y36.9!)

Ereignis, dessen nähere Umstände unbestimmt sind
(Y10!–Y34!)

Y34.–! *Nicht näher bezeichnetes Ereignis, Umstände unbestimmt*

Y34.9! ***Nicht näher bezeichnetes Ereignis, Umstände unbestimmt***

Selbstzugefügte Verletzung, Exposition und jegliche Gewalteinwirkung, bei der wegen unzureichender Informationen keine Unterscheidung zwischen Unfall, Selbstbeschädigung oder tätlichem Angriff möglich ist

Exkl.: Selbstzugefügte Vergiftung, bei der nicht angegeben ist, ob sie durch Unfall oder in Schädigungsabsicht zustande gekommen ist (X49.9!)

Gesetzliche Maßnahmen und Kriegshandlungen
(Y35!–Y36!)

Y35.–! *Verletzungen bei gesetzlichen Maßnahmen*

Y35.7! ***Verletzung bei gesetzlichen Maßnahmen***

Verletzung bei gesetzlichen Maßnahmen durch Tränengas, Knüppelschlag oder Feuerwaffe

Y36.–! *Verletzungen durch Kriegshandlungen*

Y36.9! ***Verletzungen durch Kriegshandlungen***

Verletzung bei Unruhen

Komplikationen bei der medizinischen und chirurgischen Behandlung (Y40!–Y84!)

Inkl.: Chirurgische und medizinische Maßnahmen als Ursache einer abnormen Reaktion eines Patienten oder einer späteren Komplikation, ohne Angabe eines Zwischenfalls zum Zeitpunkt der Durchführung der Maßnahme
Indikationsgerecht angewendetes und in therapeutischer oder prophylaktischer Dosierung korrekt verabreichtes Arzneimittel als Ursache einer unerwünschten Nebenwirkung
Komplikationen durch medizintechnische Geräte und Produkte
Zwischenfälle bei der medizinischen und chirurgischen Behandlung

Exkl.: Akzidentelle Überdosierung eines Arzneimittels oder einer Droge, irrtümliche Verabreichung oder Einnahme eines falschen Arzneimittels (X49.9!)

Y57.–! *Unerwünschte Nebenwirkungen bei therapeutischer Anwendung von Arzneimitteln und Drogen*

Y57.9! ***Komplikationen durch Arzneimittel oder Drogen***

Unerwünschte Nebenwirkung von Arzneimitteln und Drogen bei indikationsgerechter Anwendung und in korrekter therapeutischer oder prophylaktischer Dosierung

Exkl.: Unfälle bei der Verabreichungsmethode von Arzneimitteln, Drogen oder biologisch aktiven Substanzen bei medizinischen und chirurgischen Maßnahmen (Y69!)

Y59.–! *Unerwünschte Nebenwirkungen bei therapeutischer Anwendung von Impfstoffen oder biologisch aktiven Substanzen*

Y59.9! ***Komplikationen durch Impfstoffe oder biologisch aktive Substanzen***

Unerwünschte Nebenwirkung von Impfstoffen und sonstigen biologisch aktiven Substanzen bei indikationsgerechter Anwendung und in korrekter therapeutischer oder prophylaktischer Dosierung

Exkl.: Unfälle bei der Verabreichungsmethode von Arzneimitteln, Drogen oder biologisch aktiven Substanzen bei medizinischen und chirurgischen Maßnahmen (Y69!)

Y69! *Zwischenfälle bei chirurgischem Eingriff und medizinischer Behandlung*

Inkl.: Dosierungsfehler
Kontaminierte Substanzen
Unzulängliche aseptische Kautelen
Versehentlich im Körper zurückgelassener Fremdkörper
Versehentliche(r) Schnitt, Punktion, Perforation oder Blutung
Vorzeitiger Behandlungsabbruch

Exkl.: Chirurgische und medizinische Maßnahmen als Ursache einer abnormen Reaktion eines Patienten oder einer späteren Komplikation, ohne Angabe eines Zwischenfalls zum Zeitpunkt der Durchführung der Maßnahme (Y84.9!)
Versagen oder Fehlfunktion medizintechnischer Geräte und Produkte (während eines Eingriffes) (nach Implantation) (unter der Anwendung) (Y82.8!)

Y82.–! *Medizintechnische Geräte und Produkte im Zusammenhang mit Zwischenfällen bei diagnostischer und therapeutischer Anwendung*

Y82.8! ***Zwischenfälle durch medizintechnische Geräte und Produkte***

Versagen oder Fehlfunktion medizintechnischer Geräte und Produkte (während eines Eingriffes) (nach Implantation) (unter der Anwendung)

Exkl.: Zwischenfälle bei chirurgischem Eingriff und medizinischer Behandlung, die unter Y69! klassifizierbar sind (Y69!)
Spätkomplikationen nach der Anwendung medizintechnischer Geräte und Produkte ohne Angabe eines Versagens oder einer Fehlfunktion (Y84.9!)

V-Y

Y84.–! *Chirurgische und sonstige medizinische Maßnahmen als Ursache einer abnormen Reaktion eines Patienten oder einer späteren Komplikation, ohne Angabe eines Zwischenfalls zum Zeitpunkt der Durchführung der Maßnahme*

Y84.9! ***Zwischenfälle durch medizinische Maßnahmen, nicht näher bezeichnet***

Chirurgische und sonstige medizinische Maßnahmen als Ursache einer abnormen Reaktion eines Patienten oder einer späteren Komplikation, ohne Angabe eines Zwischenfalls zum Zeitpunkt der Durchführung der Maßnahme

Exkl.: Zwischenfälle bei chirurgischem Eingriff und medizinischer Behandlung, die unter Y69! klassifizierbar sind (Y69!)
Versagen oder Fehlfunktion medizintechnischer Geräte und Produkte (während eines Eingriffes) (nach Implantation) (unter der Anwendung) (Y82.8!)

Kapitel XXI

Faktoren, die den Gesundheitszustand beeinflussen und zur Inanspruchnahme des Gesundheitswesens führen (Z00–Z99)

Hinw.: Dieses Kapitel sollte nicht für internationale Vergleiche oder für die unikausale Mortalitätsverschlüsselung benutzt werden.

Die Kategorien Z00–Z99 sind für Fälle vorgesehen, in denen Sachverhalte als "Diagnosen" oder "Probleme" angegeben sind, die nicht als Krankheit, Verletzung oder äußere Ursache unter den Kategorien A00–Y84 klassifizierbar sind. Dies kann hauptsächlich auf zweierlei Art vorkommen:

a) Wenn eine Person, wegen einer Krankheit oder ohne krank zu sein, das Gesundheitswesen zu einem speziellen Zweck in Anspruch nimmt, z.B. um eine begrenzte Betreuung oder Grundleistung wegen eines bestehenden Zustandes zu erhalten, um ein Organ oder Gewebe zu spenden, sich prophylaktisch impfen zu lassen oder Rat zu einem Problem einzuholen, das an sich keine Krankheit oder Schädigung ist.

b) Wenn irgendwelche Umstände oder Probleme vorliegen, die den Gesundheitszustand einer Person beeinflussen, an sich aber keine bestehende Krankheit oder Schädigung sind. Solche Faktoren können bei Reihenuntersuchungen der Bevölkerung festgestellt werden, wobei eine Person krank sein kann oder nicht, oder sie werden als ein Zusatzfaktor dokumentiert, der dann berücksichtigt werden muss, wenn die Person wegen irgendeiner Krankheit oder Schädigung behandelt wird.

Dieses Kapitel gliedert sich in folgende Gruppen:

Z00–Z13	Personen, die das Gesundheitswesen zur Untersuchung und Abklärung in Anspruch nehmen
Z20–Z29	Personen mit potentiellen Gesundheitsrisiken hinsichtlich übertragbarer Krankheiten
Z30–Z39	Personen, die das Gesundheitswesen im Zusammenhang mit Problemen der Reproduktion in Anspruch nehmen
Z40–Z54	Personen, die das Gesundheitswesen zum Zwecke spezifischer Maßnahmen und zur medizinischen Betreuung in Anspruch nehmen
Z55–Z65	Personen mit potentiellen Gesundheitsrisiken aufgrund sozioökonomischer oder psychosozialer Umstände
Z70–Z76	Personen, die das Gesundheitswesen aus sonstigen Gründen in Anspruch nehmen
Z80–Z99	Personen mit potentiellen Gesundheitsrisiken aufgrund der Familien- oder Eigenanamnese und bestimmte Zustände, die den Gesundheitszustand beeinflussen

Dieses Kapitel enthält die folgenden Ausrufezeichenschlüsselnummern:

Z33!	*Schwangerschaftsfeststellung als Nebenbefund*
Z37.–!	*Resultat der Entbindung*
Z50.–!	*Rehabilitationsmaßnahmen*
Z54.–!	*Rekonvaleszenz*

Personen, die das Gesundheitswesen zur Untersuchung und Abklärung in Anspruch nehmen (Z00–Z13)

Hinw.: Unspezifische abnorme Befunde, die bei diesen Untersuchungen erhoben werden, sind unter den Kategorien R70–R94 zu klassifizieren.

Exkl.: Untersuchungen im Zusammenhang mit Schwangerschaft und Reproduktion (Z30–Z36, Z39.–)

Z00.– Allgemeinuntersuchung und Abklärung bei Personen ohne Beschwerden oder angegebene Diagnose

Exkl.: Spezielle Screeninguntersuchungen (Z11–Z13)
Untersuchung aus administrativen Gründen (Z02)

Z00.0 Ärztliche Allgemeinuntersuchung

Ärztliche Gesundheitsuntersuchung
Check-up
Periodische Untersuchung (jährlich) (körperlich)
Vorsorgeuntersuchung o.n.A.

Exkl.: Allgemeine Reihenuntersuchung bestimmter Bevölkerungsgruppen (Z10)
Vorsorgeuntersuchung eines Säuglings oder Kindes (Z00.1)

Z00.1 Gesundheitsvorsorgeuntersuchung eines Kindes

Prüfung des Entwicklungsstandes eines Säuglings oder Kindes

Exkl.: Gesundheitsüberwachung eines Findelkindes oder anderen gesunden Säuglings oder Kindes (Z76.1–Z76.2)

Z00.2 Untersuchung aufgrund eines Wachstumsschubes in der Kindheit

Z00.3 Untersuchung aufgrund des Entwicklungsstandes während der Adoleszenz

Pubertätsstadium

Z00.4 Allgemeine psychiatrische Untersuchung, anderenorts nicht klassifiziert

Exkl.: Psychiatrische Untersuchung aus rechtsmedizinischen Gründen (Z04.8)

Z00.5 Untersuchung eines potentiellen Organ- oder Gewebespenders

Z00.6 Untersuchung von Personen zu Vergleichs- und Kontrollzwecken im Rahmen klinischer Forschungsprogramme

Z00.8 Sonstige Allgemeinuntersuchungen

Untersuchung des Gesundheitszustandes bei Bevölkerungsstichproben

Z01.– Sonstige spezielle Untersuchungen und Abklärungen bei Personen ohne Beschwerden oder angegebene Diagnose

Inkl.: Routineuntersuchung eines bestimmten Körpersystems

Exkl.: Spezielle Screeninguntersuchungen (Z11–Z13)
Untersuchung:
- aus administrativen Gründen (Z02)
- bei Verdacht auf Krankheitszustände, Verdacht ausgeschlossen (Z03.–)

Z01.0 Visusprüfung und Untersuchung der Augen

Exkl.: Untersuchung zur Erlangung des Führerscheines (Z02)

Z01.1 Hörprüfung und Untersuchung der Ohren

Z01.2 Untersuchung der Zähne

Z01.3 Messung des Blutdrucks

Z01.4 Gynäkologische Untersuchung (allgemein) (routinemäßig)

Gynäkologische Untersuchung (jährlich) (periodisch)
Papanicolaou-Zellabstrich aus der Cervix uteri

Exkl.: Kontrolluntersuchung bei Weiterführung kontrazeptiver Maßnahmen (Z30.4–Z30.5)
Untersuchung und Test zur Feststellung einer Schwangerschaft (Z32)

Z01.5 **Diagnostische Haut- und Sensibilisierungstestung**

Allergentestung
Hauttests auf:
- bakterielle Krankheit
- Hypersensitivität

Z01.6 **Röntgenuntersuchung, anderenorts nicht klassifiziert**

Routinemäßig:
- Mammogramm
- Röntgenuntersuchung des Thorax

Z01.7 **Laboruntersuchung**

Z01.8- **Sonstige näher bezeichnete spezielle Untersuchungen**

Hinw.: Die Subkategorien Z01.80 und Z01.81 sind nur als Hauptdiagnose zu verwenden, d.h. wenn sie ursächlich für den stationären Aufenthalt sind.

Z01.80 Abklärung einer Disposition für maligne Herzrhythmusstörungen

Z01.81 Abklärung einer Disposition für Kardiomyopathien

Z01.88 Sonstige näher bezeichnete spezielle Untersuchungen

Z01.9 **Spezielle Untersuchung, nicht näher bezeichnet**

Z02 Untersuchung und Konsultation aus administrativen Gründen

Inkl.: Ausstellung einer ärztlichen Bescheinigung
Einstellungsuntersuchung
Musterungsuntersuchung
Untersuchung wegen:
- Adoption
- Aufnahme in:
  - Bildungseinrichtung
  - Ferienlager
  - Haftanstalt
  - Wohneinrichtung
- Eheschließung
- Einbürgerung
- Einwanderung
- Erlangung des Führerscheines
- Teilnahme am Sport
- Versicherungszwecke

Exkl.: Alkohol- oder Drogenbestimmung im Blut (Z04.8)
Allgemeine Reihenuntersuchung von:
- Angehörige der Streitkräfte (Z10)
- Bewohner institutioneller Einrichtungen (Z10)
- Sportmannschaften (Z10)

Arbeitsmedizinische Untersuchung (Z10)
Gesundheitsüberwachung eines Findelkindes oder anderen gesunden Säuglings oder Kindes (Z76.1–Z76.2)
Konsultation wegen ärztlicher Allgemeinuntersuchung (Z00–Z01, Z10)

Z03.– Ärztliche Beobachtung und Beurteilung von Verdachtsfällen, Verdacht ausgeschlossen

Inkl.: Personen mit vorhandenen, untersuchungsbedürftigen Symptomen oder Anzeichen für einen abnormen Zustand, die jedoch nach Untersuchung und Beobachtung nicht behandlungsbedürftig sind

Exkl.: Person mit Furcht vor Krankheit, bei der keine Diagnose gestellt wird (Z71)

Z03.0 **Beobachtung bei Verdacht auf Tuberkulose**

Z03.1 **Beobachtung bei Verdacht auf bösartige Neubildung**

Z03.2 Beobachtung bei Verdacht auf psychische Krankheiten oder Verhaltensstörungen

Beobachtung wegen:
- Bandenaktivität
- Brandstiftung
- dissozialem Verhalten
- Ladendiebstahl

} ohne manifeste psychische Störung

Z03.3 Beobachtung bei Verdacht auf neurologische Krankheit

Z03.4 Beobachtung bei Verdacht auf Herzinfarkt

Z03.5 Beobachtung bei Verdacht auf sonstige kardiovaskuläre Krankheiten

Z03.6 Beobachtung bei Verdacht auf toxische Wirkung von aufgenommenen Substanzen

Beobachtung bei Verdacht auf:
- unerwünschte Nebenwirkung von Arzneimitteln
- Vergiftung

Z03.8 Beobachtung bei sonstigen Verdachtsfällen

Z03.9 Beobachtung bei Verdachtsfall, nicht näher bezeichnet

Z04.– Untersuchung und Beobachtung aus sonstigen Gründen

Inkl.: Untersuchung aus rechtsmedizinischen Gründen

Z04.1 Untersuchung und Beobachtung nach Transportmittelunfall

Exkl.: Nach Arbeitsunfall (Z04.2)

Z04.2 Untersuchung und Beobachtung nach Arbeitsunfall

Z04.3 Untersuchung und Beobachtung nach anderem Unfall

Z04.5 Untersuchung und Beobachtung nach durch eine Person zugefügter Verletzung

Untersuchung von Opfer oder Beschuldigtem nach angegebener Vergewaltigung oder sexuellem Missbrauch
Untersuchung von Opfer oder Beschuldigtem nach sonstiger durch eine Person zugefügter Verletzung

Z04.8 Untersuchung und Beobachtung aus sonstigen näher bezeichneten Gründen

Alkohol- oder Drogenbestimmung im Blut
Allgemeine psychiatrische Untersuchung auf behördliche Anforderung
Anforderung eines Expertengutachtens

Exkl.: Vorhandensein von:
- Alkohol im Blut (R78.0)
- Drogen im Blut (R78.–)

Z04.9 Untersuchung und Beobachtung aus nicht näher bezeichnetem Grund

Beobachtung o.n.A.

Z08.– Nachuntersuchung nach Behandlung wegen bösartiger Neubildung

Inkl.: Medizinische Überwachung im Anschluss an die Behandlung

Exkl.: Medizinische Nachbetreuung und Rekonvaleszenz (Z42–Z51, Z54.–!)

Z08.0 Nachuntersuchung nach chirurgischem Eingriff wegen bösartiger Neubildung

Z08.1 Nachuntersuchung nach Strahlentherapie wegen bösartiger Neubildung

Exkl.: Strahlentherapie-Sitzung (Z51.0)

Z08.2 Nachuntersuchung nach Chemotherapie wegen bösartiger Neubildung

Exkl.: Chemotherapie-Sitzung (Z51.1)

Z08.7 Nachuntersuchung nach Kombinationstherapie wegen bösartiger Neubildung

Exkl.: Kombinierte Strahlen- und Chemotherapie-Sitzung (Z51.82)

Z08.8 Nachuntersuchung nach sonstiger Behandlung wegen bösartiger Neubildung

Z08.9 Nachuntersuchung nach nicht näher bezeichneter Behandlung wegen bösartiger Neubildung

Z09.– Nachuntersuchung nach Behandlung wegen anderer Krankheitszustände außer bösartigen Neubildungen

Inkl.: Medizinische Überwachung nach Behandlung

Exkl.: Medizinische Nachbetreuung und Rekonvaleszenz (Z42–Z51, Z54.–!)
Medizinische Überwachung nach Behandlung wegen bösartiger Neubildung (Z08.–)
Überwachung bei:
- Kontrazeption (Z30.4–Z30.5)
- Prothesen und sonstigen medizinischen Geräten oder Hilfsmitteln (Z44–Z46)

Z09.0 Nachuntersuchung nach chirurgischem Eingriff wegen anderer Krankheitszustände

Exkl.: Nachuntersuchung nach Organtransplantation (Z09.80)

Z09.1 Nachuntersuchung nach Strahlentherapie wegen anderer Krankheitszustände

Exkl.: Strahlentherapie-Sitzung (Z51.0)

Z09.2 Nachuntersuchung nach Chemotherapie wegen anderer Krankheitszustände

Exkl.: Erhaltungschemotherapie (Z51.1–Z51.2)

Z09.3 Nachuntersuchung nach Psychotherapie

Z09.4 Nachuntersuchung nach Frakturbehandlung

Z09.7 Nachuntersuchung nach Kombinationsbehandlung wegen anderer Krankheitszustände

Z09.8- Nachuntersuchung nach sonstiger Behandlung wegen anderer Krankheitszustände

Z09.80 Nachuntersuchung nach Organtransplantation

Z09.88 Nachuntersuchung nach sonstiger Behandlung wegen anderer Krankheitszustände

Z09.9 Nachuntersuchung nach nicht näher bezeichneter Behandlung wegen anderer Krankheitszustände

Z10 Allgemeine Reihenuntersuchung bestimmter Bevölkerungsgruppen

Inkl.: Allgemeine Reihenuntersuchung von:
- Angehörige der Streitkräfte
- Bewohner institutioneller Einrichtungen
- Schulkinder
- Sportmannschaften
- Studenten

Arbeitsmedizinische Untersuchung

Exkl.: Ärztliche Untersuchung aus administrativen Gründen (Z02)

Z11 Spezielle Verfahren zur Untersuchung auf infektiöse und parasitäre Krankheiten

Inkl.: Spezielle Verfahren zur Untersuchung auf:
- infektiöse Darmkrankheiten
- Lungentuberkulose und andere bakterielle Krankheiten
- Infektionen, die vorwiegend durch Geschlechtsverkehr übertragen werden
- HIV [Humanes Immundefizienz-Virus] und andere Viruskrankheiten
- Protozoenkrankheiten und Helminthosen

Z12.– Spezielle Verfahren zur Untersuchung auf Neubildungen

Z12.0 Spezielle Verfahren zur Untersuchung auf Neubildung des Magens

Z12.1 Spezielle Verfahren zur Untersuchung auf Neubildung des Darmtraktes

Z12.2 Spezielle Verfahren zur Untersuchung auf Neubildung der Atmungsorgane

Z12.3 Spezielle Verfahren zur Untersuchung auf Neubildung der Mamma [Brustdrüse]

Exkl.: Routinemäßiges Mammogramm (Z01.6)

Z12.4 Spezielle Verfahren zur Untersuchung auf Neubildung der Cervix uteri

Exkl.: Routinemäßiger Test oder Teil einer allgemeinen gynäkologischen Untersuchung (Z01.4)

Z12.5 Spezielle Verfahren zur Untersuchung auf Neubildung der Prostata

Z12.6 **Spezielle Verfahren zur Untersuchung auf Neubildung der Harnblase**

Z12.8 **Spezielle Verfahren zur Untersuchung auf Neubildungen sonstiger Lokalisationen**

Z12.9 **Spezielle Verfahren zur Untersuchung auf Neubildung, nicht näher bezeichnet**

Z13.– Spezielle Verfahren zur Untersuchung auf sonstige Krankheiten oder Störungen

Z13.0 **Spezielle Verfahren zur Untersuchung auf Krankheiten des Blutes und der blutbildenden Organe und bestimmte Störungen mit Beteiligung des Immunsystems**

Z13.1 **Spezielle Verfahren zur Untersuchung auf Diabetes mellitus**

Z13.2 **Spezielle Verfahren zur Untersuchung auf Ernährungsstörungen**

Z13.4 **Spezielle Verfahren zur Untersuchung auf bestimmte Entwicklungsstörungen in der Kindheit**

Exkl.: Routinemäßige Prüfung des Entwicklungsstandes eines Säuglings oder Kindes (Z00.1)

Z13.5 **Spezielle Verfahren zur Untersuchung auf Augen- oder Ohrenkrankheiten**

Z13.6 **Spezielle Verfahren zur Untersuchung auf kardiovaskuläre Krankheiten**

Z13.7 **Spezielle Verfahren zur Untersuchung auf angeborene Fehlbildungen, Deformitäten und Chromosomenanomalien**

Z13.8 **Spezielle Verfahren zur Untersuchung auf sonstige näher bezeichnete Krankheiten oder Störungen**

Endokrine oder Stoffwechselstörungen
Psychische Krankheiten und Verhaltensstörungen
Zahnkrankheiten

Exkl.: Diabetes mellitus (Z13.1)

Z13.9 **Spezielle Verfahren zur Untersuchung, nicht näher bezeichnet**

Personen mit potentiellen Gesundheitsrisiken hinsichtlich übertragbarer Krankheiten
(Z20–Z29)

Z20.– Kontakt mit und Exposition gegenüber übertragbaren Krankheiten

Z20.0 **Kontakt mit und Exposition gegenüber infektiösen Darmkrankheiten**

Z20.1 **Kontakt mit und Exposition gegenüber Tuberkulose**

Z20.2 **Kontakt mit und Exposition gegenüber Infektionen, die vorwiegend durch Geschlechtsverkehr übertragen werden**

Z20.3 **Kontakt mit und Exposition gegenüber Tollwut**

Z20.4 **Kontakt mit und Exposition gegenüber Röteln**

Z20.5 **Kontakt mit und Exposition gegenüber Virushepatitis**

Z20.6 **Kontakt mit und Exposition gegenüber HIV [Humanes Immundefizienz-Virus]**

Exkl.: Asymptomatische HIV-Infektion (Z21)

Z20.7 **Kontakt mit und Exposition gegenüber Pedikulose [Läusebefall], Akarinose [Milbenbefall] oder anderem Parasitenbefall**

Z20.8 **Kontakt mit und Exposition gegenüber sonstigen übertragbaren Krankheiten**

Z20.9 **Kontakt mit und Exposition gegenüber nicht näher bezeichneter übertragbarer Krankheit**

Z21 Asymptomatische HIV-Infektion [Humane Immundefizienz-Virusinfektion]

Inkl.: HIV-positiv o.n.A.

Exkl.: HIV-Krankheit (B20–B24)
HIV-Krankheit als Komplikation bei Schwangerschaft, Geburt und Wochenbett (O98.7)
Kontakt mit und Exposition gegenüber HIV (Z20.6)
Laborhinweis auf HIV (R75)

Z22.– Keimträger von Infektionskrankheiten

Inkl.: Verdachtsfälle

Z22.0 Keimträger von Typhus abdominalis

Z22.1 Keimträger anderer infektiöser Darmkrankheiten

Z22.2 Keimträger der Diphtherie

Z22.3 Keimträger anderer näher bezeichneter bakterieller Krankheiten

Keimträger bakterieller Krankheit durch:
- Meningokokken
- Staphylokokken
- Streptokokken

Z22.4 Keimträger von Infektionskrankheiten, die vorwiegend durch Geschlechtsverkehr übertragen werden

Keimträger von:
- Gonorrhoe
- Syphilis

Z22.6 Keimträger von humaner T-Zell-lymphotroper Viruskrankheit, Typ I [HTLV-1]

Z22.7 Latente Tuberkulose

Exkl.: Abnormes Ergebnis der Mendel-Mantoux-Tuberkulinprobe (R76.1)

Z22.8 Keimträger sonstiger Infektionskrankheiten

Z22.9 Keimträger von Infektionskrankheit, nicht näher bezeichnet

Z23.– Notwendigkeit der Impfung [Immunisierung] gegen einzelne bakterielle Krankheiten

Exkl.: Impfung:
- gegen Krankheitskombinationen (Z27.–)
- nicht durchgeführt (Z28)

Z23.0 Notwendigkeit der Impfung gegen Cholera, nicht kombiniert

Z23.1 Notwendigkeit der Impfung gegen Typhus-Paratyphus [TAB], nicht kombiniert

Z23.2 Notwendigkeit der Impfung gegen Tuberkulose [BCG]

Z23.3 Notwendigkeit der Impfung gegen Pest

Z23.4 Notwendigkeit der Impfung gegen Tularämie

Z23.5 Notwendigkeit der Impfung gegen Tetanus, nicht kombiniert

Z23.6 Notwendigkeit der Impfung gegen Diphtherie, nicht kombiniert

Z23.7 Notwendigkeit der Impfung gegen Keuchhusten [Pertussis], nicht kombiniert

Z23.8 Notwendigkeit der Impfung gegen sonstige einzelne bakterielle Krankheiten

Z24.– Notwendigkeit der Impfung [Immunisierung] gegen bestimmte einzelne Viruskrankheiten

Exkl.: Impfung:
- gegen Krankheitskombinationen (Z27.–)
- nicht durchgeführt (Z28)

Z24.0 Notwendigkeit der Impfung gegen Poliomyelitis

Z24.1 Notwendigkeit der Impfung gegen Virusenzephalitis, durch Arthropoden übertragen

Z24.2 Notwendigkeit der Impfung gegen Tollwut

Z24.3 Notwendigkeit der Impfung gegen Gelbfieber

Z24.4 Notwendigkeit der Impfung gegen Masern, nicht kombiniert

Z24.5 Notwendigkeit der Impfung gegen Röteln, nicht kombiniert

Z24.6 Notwendigkeit der Impfung gegen Virushepatitis

Z25.– Notwendigkeit der Impfung [Immunisierung] gegen andere einzelne Viruskrankheiten

Exkl.: Impfung:
- gegen Krankheitskombinationen (Z27.–)
- nicht durchgeführt (Z28)

Z25.0 **Notwendigkeit der Impfung gegen Mumps, nicht kombiniert**

Z25.1 **Notwendigkeit der Impfung gegen Grippe [Influenza]**

Z25.8 **Notwendigkeit der Impfung gegen sonstige näher bezeichnete einzelne Viruskrankheiten**

Z26.– Notwendigkeit der Impfung [Immunisierung] gegen andere einzelne Infektionskrankheiten

Exkl.: Impfung:
- gegen Krankheitskombinationen (Z27.–)
- nicht durchgeführt (Z28)

Z26.0 **Notwendigkeit der Impfung gegen Leishmaniose**

Z26.8 **Notwendigkeit der Impfung gegen sonstige näher bezeichnete einzelne Infektionskrankheiten**

Z26.9 **Notwendigkeit der Impfung gegen nicht näher bezeichnete Infektionskrankheit**

Notwendigkeit der Impfung o.n.A.

Z27.– Notwendigkeit der Impfung [Immunisierung] gegen Kombinationen von Infektionskrankheiten

Exkl.: Impfung nicht durchgeführt (Z28)

Z27.0 **Notwendigkeit der Impfung gegen Cholera mit Typhus-Paratyphus [Cholera+TAB]**

Z27.1 **Notwendigkeit der Impfung gegen Diphtherie-Pertussis-Tetanus [DPT]**

Z27.2 **Notwendigkeit der Impfung gegen Diphtherie-Pertussis-Tetanus mit Typhus-Paratyphus [DPT+TAB]**

Z27.3 **Notwendigkeit der Impfung gegen Diphtherie-Pertussis-Tetanus mit Poliomyelitis [DPT+Polio]**

Z27.4 **Notwendigkeit der Impfung gegen Masern-Mumps-Röteln [MMR]**

Z27.8 **Notwendigkeit der Impfung gegen sonstige Kombinationen von Infektionskrankheiten**

Z27.9 **Notwendigkeit der Impfung gegen nicht näher bezeichnete Kombinationen von Infektionskrankheiten**

Z28 Nicht durchgeführte Impfung [Immunisierung]

Inkl.: Impfung nicht durchgeführt wegen:
- Glaubensgründe
- Gruppendruck
- Kontraindikation
- vom Patienten unabhängige Gründe

Z29.– Notwendigkeit von anderen prophylaktischen Maßnahmen

Exkl.: Desensibilisierung gegenüber Allergenen (Z51.6)
Prophylaktische Operation (Z40.–)

Z29.0 **Isolierung als prophylaktische Maßnahme**

Stationäre Aufnahme zur Abschirmung einer Person vor ihrer Umgebung oder zur Isolierung einer Person nach Kontakt mit Infektionskrankheiten

Z29.1 **Immunprophylaxe**

Verabreichung von Immunglobulin

Z29.2- **Sonstige prophylaktische Chemotherapie**

Z29.20 Lokale prophylaktische Chemotherapie

Z29.21 Systemische prophylaktische Chemotherapie

Exkl.: HIV-Präexpositionsprophylaxe (Z29.22)

Z29.22 HIV-Präexpositionsprophylaxe

Z29.28 Sonstige prophylaktische Chemotherapie

Chemoprophylaxe o.n.A.
Prophylaktische Antibiotikaverabreichung o.n.A.

Z29.8 Sonstige näher bezeichnete prophylaktische Maßnahmen

Z29.9 Prophylaktische Maßnahme, nicht näher bezeichnet

Personen, die das Gesundheitswesen im Zusammenhang mit Problemen der Reproduktion in Anspruch nehmen (Z30–Z39)

Z30.– Kontrazeptive Maßnahmen

Z30.0 Allgemeine Beratung zu Fragen der Kontrazeption

Beratung zu Fragen der Familienplanung o.n.A.
Erstverordnung von Kontrazeptiva

Z30.1 Einsetzen eines Pessars (intrauterin) zur Kontrazeption

Z30.2 Sterilisierung

Stationäre Aufnahme zur Tubensterilisation oder Vasektomie

Z30.3 Auslösung der Menstruation

Interzeption
Regulierung der Menstruation

Z30.4 Überwachung bei medikamentöser Kontrazeption

Kontrolluntersuchung bei Weiterführung kontrazeptiver Maßnahmen
Wiederverordnung oraler oder sonstiger kontrazeptiver Arzneimittel

Z30.5 Überwachung von Patientinnen mit Pessar (intrauterin) zur Kontrazeption

Kontrolle, Wiedereinsetzen oder Entfernen eines Pessars (intrauterin)

Z30.8 Sonstige kontrazeptive Maßnahmen

Spermienzählung nach Vasektomie

Z30.9 Kontrazeptive Maßnahme, nicht näher bezeichnet

Z31.– Fertilisationsfördernde Maßnahmen

Exkl.: Komplikationen im Zusammenhang mit künstlicher Befruchtung (N98.–)

Z31.0 Tuben- oder Vasoplastik nach früherer Sterilisierung

Z31.1 Künstliche Insemination

Z31.2 In-vitro-Fertilisation

Stationäre Aufnahme zur Eizell-Entnahme oder -Implantation

Z31.3 Andere Methoden, die die Fertilisation unterstützen

Z31.4 Untersuchung und Test im Zusammenhang mit Fertilisation

Pertubation
Spermatogramm

Exkl.: Spermienzählung nach Vasektomie (Z30.8)

Z31.5 Genetische Beratung

Z31.6 Allgemeine Beratung im Zusammenhang mit Fertilisation

Z31.8 Sonstige fertilisationsfördernde Maßnahmen

Z31.9 Fertilisationsfördernde Maßnahme, nicht näher bezeichnet

Z32 Untersuchung und Test zur Feststellung einer Schwangerschaft

Z33! Schwangerschaftsfeststellung als Nebenbefund

Inkl.: Schwangerschaft o.n.A.

Z34 Überwachung einer normalen Schwangerschaft

Z35.– Überwachung einer Risikoschwangerschaft

Z35.0 Überwachung einer Schwangerschaft bei Infertilitätsanamnese

Z35.1 Überwachung einer Schwangerschaft bei Abortanamnese

Überwachung einer Schwangerschaft bei:
- Blasenmole
- Traubenmole

} in der Anamnese

Exkl.: Neigung zu habituellem Abort:
- Betreuung während der Schwangerschaft (O26.2)
- ohne bestehende Schwangerschaft (N96)

Z35.2 Überwachung einer Schwangerschaft bei sonstiger ungünstiger geburtshilflicher oder Reproduktionsanamnese

Überwachung einer Schwangerschaft bei:
- Tod des Neugeborenen
- Totgeburt in der Anamnese
- Zuständen. die unter O10–O92 klassifizierbar sind

} in der Anamnese

Z35.3 Überwachung einer Schwangerschaft mit ungenügender pränataler Betreuung in der Anamnese

Schwangerschaft:
- verborgen
- verheimlicht

Z35.4 Überwachung einer Schwangerschaft bei ausgeprägter Multiparität

Exkl.: Multiparität ohne bestehende Schwangerschaft (Z64.1)

Z35.5 Überwachung einer älteren Erstschwangeren

Z35.6 Überwachung einer sehr jungen Erstschwangeren

Z35.8 Überwachung sonstiger Risikoschwangerschaften

Risikoschwangerschaft, durch soziale Probleme bedingt

Z35.9 Überwachung einer Risikoschwangerschaft, nicht näher bezeichnet

Z36.– Pränatales Screening

Exkl.: Abnorme Befunde bei der Screeninguntersuchung der Mutter zur pränatalen Diagnostik (O28.–)
Schwangerschaftsüberwachung (Z34–Z35)

Z36.0 Pränatales Screening auf Chromosomenanomalien

Amniozentese
Plazentagewebeprobe (vaginal entnommen)

Z36.1 Pränatales Screening auf erhöhten Alpha-Fetoproteinspiegel

Z36.2 Anderes pränatales Screening mittels Amniozentese

Z36.3 Pränatales Screening auf Fehlbildungen mittels Ultraschall oder anderer physikalischer Verfahren

Z36.4 Pränatales Screening auf fetale Wachstumsretardierung mittels Ultraschall oder anderer physikalischer Verfahren

Z36.5 Pränatales Screening auf Isoimmunisierung

Z36.8 Sonstiges pränatales Screening

Screening auf Hämoglobinopathie

Z36.9 Pränatales Screening, nicht näher bezeichnet

Z37.–! *Resultat der Entbindung*

Hinw.: Diese Kategorie dient der zusätzlichen Verschlüsselung des Entbindungsresultates in der medizinischen Dokumentation der Mutter.

Z37.0! ***Lebendgeborener Einling***

Z37.1! ***Totgeborener Einling***

Z37.2! ***Zwillinge, beide lebendgeboren***

Z37.3! ***Zwillinge, ein Zwilling lebend-, der andere totgeboren***

Z37.4! ***Zwillinge, beide totgeboren***

Z37.5! ***Andere Mehrlinge, alle lebendgeboren***

Z37.6! ***Andere Mehrlinge, einige lebendgeboren***

Z37.7! ***Andere Mehrlinge, alle totgeboren***

Z37.9! ***Resultat der Entbindung, nicht näher bezeichnet***

Einling o.n.A.
Mehrling o.n.A.

Z38.– Lebendgeborene nach dem Geburtsort

Z38.0 **Einling, Geburt im Krankenhaus**

Z38.1 **Einling, Geburt außerhalb des Krankenhauses**

Z38.2 **Einling, Geburtsort nicht näher bezeichnet**

Gesundes Neugeborenes o.n.A.
Lebendgeborenes o.n.A.

Z38.3 **Zwilling, Geburt im Krankenhaus**

Z38.4 **Zwilling, Geburt außerhalb des Krankenhauses**

Z38.5 **Zwilling, Geburtsort nicht näher bezeichnet**

Z38.6 **Anderer Mehrling, Geburt im Krankenhaus**

Z38.7 **Anderer Mehrling, Geburt außerhalb des Krankenhauses**

Z38.8 **Anderer Mehrling, Geburtsort nicht näher bezeichnet**

Z39.– Postpartale Betreuung und Untersuchung der Mutter

Z39.0 **Betreuung und Untersuchung der Mutter unmittelbar nach einer Entbindung**

Betreuung und Beobachtung bei komplikationslosem Verlauf

Exkl.: Betreuung bei postpartalen Komplikationen – siehe Alphabetisches Verzeichnis

Z39.1 **Betreuung und Untersuchung der stillenden Mutter**

Überwachung der Laktation

Exkl.: Laktationsstörungen (O92.–)

Z39.2 **Routinemäßige postpartale Nachuntersuchung der Mutter**

Personen, die das Gesundheitswesen zum Zwecke spezifischer Maßnahmen und zur medizinischen Betreuung in Anspruch nehmen (Z40–Z54)

Hinw.: Die Kategorien Z40–Z54 dienen der Angabe eines Betreuungsgrundes. Sie können bei Patienten benutzt werden, die bereits wegen einer Krankheit oder Verletzung behandelt wurden, aber nachsorgende oder prophylaktische Betreuung, Betreuung während der Rekonvaleszenz oder zur Konsolidierung des Behandlungsergebnisses, zur Behandlung von Restzuständen, zur Absicherung, dass kein Rezidiv aufgetreten ist oder zur Verhütung eines Rezidivs erhalten.

Exkl.: Nachuntersuchung zur medizinischen Überwachung nach einer Behandlung (Z08–Z09)

Z40.– Prophylaktische Operation

Z40.0- Prophylaktische Operation wegen Risikofaktoren in Verbindung mit bösartigen Neubildungen

Aufnahme wegen prophylaktischer Organentfernung

Z40.00 Prophylaktische Operation an der Brustdrüse [Mamma]

Z40.01 Prophylaktische Operation am Ovar

Z40.08 Prophylaktische Operation an sonstigen Organen

Z40.8 Sonstige prophylaktische Operation

Z40.9 Prophylaktische Operation, nicht näher bezeichnet

Z41.– Maßnahmen aus anderen Gründen als der Wiederherstellung des Gesundheitszustandes

Z41.1 Plastische Chirurgie aus kosmetischen Gründen

Mammaimplantat

Exkl.: Plastische und rekonstruktive Chirurgie nach abgeheilter Verletzung oder Operation (Z42.–)

Z41.2 Zirkumzision als Routinemaßnahme oder aus rituellen Gründen

Z41.8 Sonstige Maßnahmen aus anderen Gründen als der Wiederherstellung des Gesundheitszustandes

Haartransplantation
Ohrlochstechen

Z41.9 Maßnahme aus anderen Gründen als der Wiederherstellung des Gesundheitszustandes, nicht näher bezeichnet

Z42.– Nachbehandlung unter Anwendung plastischer Chirurgie

Inkl.: Narbengewebeplastik
Plastische und rekonstruktive Chirurgie nach abgeheilter Verletzung oder Operation

Exkl.: Plastische Chirurgie:
- aus kosmetischen Gründen (Z41.1)
- Behandlung einer frischen Verletzung – Verschlüsselung der Verletzung – siehe Alphabetisches Verzeichnis

Z42.0 Nachbehandlung unter Anwendung plastischer Chirurgie des Kopfes oder des Halses

Z42.1 Nachbehandlung unter Anwendung plastischer Chirurgie der Mamma [Brustdrüse]

Z42.2 Nachbehandlung unter Anwendung plastischer Chirurgie an anderen Teilen des Rumpfes

Z42.3 Nachbehandlung unter Anwendung plastischer Chirurgie der oberen Extremität

Z42.4 Nachbehandlung unter Anwendung plastischer Chirurgie der unteren Extremität

Z42.8 Nachbehandlung unter Anwendung plastischer Chirurgie an sonstigen Körperteilen

Z42.9 Nachbehandlung unter Anwendung plastischer Chirurgie, nicht näher bezeichnet

Z43.– Versorgung künstlicher Körperöffnungen

Inkl.: Einführung von Sonden oder Bougies
Katheterentfernung
Toilette oder Reinigung
Umbildung
Verschluss

Exkl.: Komplikationen an äußerem Stoma (J95.0, K91.4, N99.5)
Künstliche Körperöffnungen ohne Versorgungsnotwendigkeit (Z93.–)
Versorgen mit und Anpassen von Prothesen und sonstigen Geräten oder Hilfsmitteln (Z44–Z46)

Z43.0 Versorgung eines Tracheostomas

Z43.1 Versorgung eines Gastrostomas

Z43.2 Versorgung eines Ileostomas

Z43.3 Versorgung eines Kolostomas

Z43.4 Versorgung anderer künstlicher Körperöffnungen des Verdauungstraktes

Z43.5 Versorgung eines Zystostomas

Z43.6 Versorgung sonstiger künstlicher Körperöffnungen des Harntraktes

Nephrostoma
Ureterostoma
Urethrostoma

Z43.7 Versorgung einer künstlichen Vagina

Z43.8- Versorgung sonstiger künstlicher Körperöffnungen

Z43.80 Versorgung eines Thorakostomas

Z43.88 Versorgung sonstiger künstlicher Körperöffnungen

Z43.9 Versorgung einer nicht näher bezeichneten künstlichen Körperöffnung

Z44.– Versorgen mit und Anpassen einer Ektoprothese

Exkl.: Vorhandensein einer Prothese (Z97.–)

Z44.0 Versorgen mit und Anpassen eines künstlichen Armes (komplett) (partiell)

Z44.1 Versorgen mit und Anpassen eines künstlichen Beines (komplett) (partiell)

Z44.2 Versorgen mit und Anpassen einer Augenprothese

Exkl.: Mechanische Komplikation durch Augenprothese (T85.3)

Z44.3 Versorgen mit und Anpassen einer extrakorporalen Mammaprothese

Z44.8 Versorgen mit und Anpassen von sonstigen Ektoprothesen

Z44.9 Versorgen mit und Anpassen einer nicht näher bezeichneten Ektoprothese

Z45.– Anpassung und Handhabung eines implantierten medizinischen Gerätes

Exkl.: Funktionsstörung oder andere Komplikationen eines medizinischen Gerätes oder Hilfsmittels – siehe Alphabetisches Verzeichnis
Vorhandensein von Prothesen und anderen medizinischen Geräten oder Hilfsmitteln (Z95–Z97)

Z45.0- Anpassung und Handhabung eines kardialen (elektronischen) Geräts

Kontrolle und Prüfung eines kardialen (elektronischen) Geräts

Z45.00 Anpassung und Handhabung eines implantierten Herzschrittmachers

Z45.01 Anpassung und Handhabung eines implantierten Kardiodefibrillators

Z45.02 Anpassung und Handhabung eines herzunterstützenden Systems

Kunstherz
Pumpe:
- extrakorporal
- intrakorporal
- parakorporal

Z45.08 Anpassung und Handhabung von sonstigen kardialen (elektronischen) Geräten

Z45.1 **Anpassung und Handhabung einer Infusionspumpe**

Z45.2- **Anpassung und Handhabung eines vaskulären Zugangs**

Z45.20 Anpassung und Handhabung eines operativ implantierten vaskulären Katheterverweilsystems

Broviac®-Katheter
Port-System

Z45.29 Anpassung und Handhabung eines sonstigen und nicht näher bezeichneten vaskulären Zugangs

Z45.3 **Anpassung und Handhabung eines implantierten Hörgerätes**

Gerät für das Innenohr
Gerät für Knochenleitung

Z45.8- **Anpassung und Handhabung von sonstigen implantierten medizinischen Geräten**

Z45.80 Anpassung und Handhabung eines Neurostimulators

Vorderwurzelstimulator

Z45.81 Anpassung und Handhabung eines Zwerchfellschrittmachers

Z45.82 Überprüfung der Funktionsparameter einer Medikamentenpumpe

Z45.84 Anpassung und Handhabung eines Bronchialstents

Z45.85 Anpassung und Handhabung eines Trachealstents

Z45.88 Anpassung und Handhabung von sonstigen implantierten medizinischen Geräten

Z45.9 **Anpassung und Handhabung eines implantierten medizinischen Gerätes, nicht näher bezeichnet**

Z46.– Versorgen mit und Anpassen von anderen medizinischen Geräten oder Hilfsmitteln

Exkl.: Funktionsstörung oder andere Komplikationen eines medizinischen Gerätes oder Hilfsmittels – siehe Alphabetisches Verzeichnis
Lediglich Ausstellung wiederholter Verordnung (Z76.0)
Vorhandensein von Prothesen und anderen medizinischen Geräten oder Hilfsmitteln (Z95–Z97)

Z46.0 **Versorgen mit und Anpassen von Brillen oder Kontaktlinsen**

Z46.1 **Versorgen mit und Anpassen eines Hörgerätes**

Z46.2 **Versorgen mit und Anpassen von anderen medizinischen Geräten oder Hilfsmitteln für das Nervensystem oder für spezielle Sinnesorgane**

Z46.3 **Versorgen mit und Anpassen einer Zahnprothese**

Z46.4 **Versorgen mit und Anpassen von kieferorthopädischen Geräten**

Z46.5 **Versorgen mit und Anpassen eines Ileostomas oder von sonstigen Vorrichtungen im Magen-Darm-Trakt**

Gastrostoma

Z46.6 **Versorgen mit und Anpassen eines Gerätes im Harntrakt**

Z46.7 **Versorgen mit und Anpassen eines orthopädischen Hilfsmittels**

Orthopädisch:
- Gipsverband
- Korsett
- Schuhe
- Stützapparat

Z46.8 **Versorgen mit und Anpassen von sonstigen näher bezeichneten medizinischen Geräten oder Hilfsmitteln**

Rollstuhl

Z46.9 **Versorgen mit und Anpassen eines nicht näher bezeichneten medizinischen Gerätes oder Hilfsmittels**

Z47.– Andere orthopädische Nachbehandlung

Exkl.: Komplikation durch orthopädische Endoprothesen, Implantate oder Transplantate (T84.–)
Nachuntersuchung nach Frakturbehandlung (Z09.4)
Rehabilitationsmaßnahmen (Z50.–)

Z47.0 Entfernung einer Metallplatte oder einer anderen inneren Fixationsvorrichtung

Entfernung:
- Drähte
- Nägel
- Platten
- Schrauben
- Stäbe

Exkl.: Entfernung einer äußeren Fixationsvorrichtung (Z47.8)

Z47.8 Sonstige näher bezeichnete orthopädische Nachbehandlung

Wechsel, Kontrolle oder Entfernung:
- äußere Fixations- oder Extensionsvorrichtung
- Gipsverband

Z47.9 Orthopädische Nachbehandlung, nicht näher bezeichnet

Z48.– Andere Nachbehandlung nach chirurgischem Eingriff

Exkl.: Nachuntersuchung nach:
- chirurgischem Eingriff (Z09.0)
- Frakturbehandlung (Z09.4)

Orthopädische Nachbehandlung (Z47.–)
Versorgung künstlicher Körperöffnungen (Z43.–)
Versorgen mit und Anpassen von Prothesen und sonstigen medizinischen Geräten oder Hilfsmitteln (Z44–Z46)

Z48.0 Kontrolle von Verbänden und Nähten

Entfernung von Nahtmaterial
Verbandwechsel

Z48.8 Sonstige näher bezeichnete Nachbehandlung nach chirurgischem Eingriff

Z48.9 Nachbehandlung nach chirurgischem Eingriff, nicht näher bezeichnet

Z49.– Dialysebehandlung

Inkl.: Vorbereitung und Durchführung der Dialyse

Z49.0 Vorbereitung auf die Dialyse

Shuntanlage

Z49.1 Extrakorporale Dialyse

Dialyse bei Niereninsuffizienz o.n.A.

Z49.2 Sonstige Dialyse

Peritonealdialyse

Z50.–! Rehabilitationsmaßnahmen

Exkl.: Beratung (Z70–Z71)

Z50.0! Rehabilitationsmaßnahmen bei Herzkrankheit

Z50.1! Sonstige Physiotherapie

Krankengymnastik

Z50.2! Rehabilitationsmaßnahmen bei Alkoholismus

Z50.3! Rehabilitationsmaßnahmen bei Arzneimittel- oder Drogenabhängigkeit

Z50.4! Psychotherapie, anderenorts nicht klassifiziert

Z50.5! Logopädische Behandlung [Therapie von Stimm-, Sprech- und Sprachstörungen]

Z50.6! Orthoptische Übungen [Sehschule]

Z50.7! Arbeitstherapie und berufliche Rehabilitationsmaßnahmen, anderenorts nicht klassifiziert

Z50.8! ***Sonstige Rehabilitationsmaßnahmen***

Rehabilitationsmaßnahmen bei Tabakmissbrauch
Training der Fertigkeiten des täglichen Lebens [ADL, activities of daily living], anderenorts nicht klassifiziert

Z50.9! ***Rehabilitationsmaßnahme, nicht näher bezeichnet***

Rehabilitation o.n.A.

Z51.– Sonstige medizinische Behandlung

Exkl.: Nachuntersuchung nach Behandlung (Z08–Z09)

Z51.0 **Strahlentherapie-Sitzung**

Therapeutische Applikation radioaktiver Substanzen

Z51.1 **Chemotherapie-Sitzung wegen bösartiger Neubildung**

Z51.2 **Andere Chemotherapie**

Erhaltungschemotherapie o.n.A.
Zytostatische Therapie bei nichtmalignen Erkrankungen

Exkl.: Chemoprophylaxe hinsichtlich übertragbarer Krankheiten (Z23–Z27, Z29.2-)

Z51.3 **Bluttransfusion ohne angegebene Diagnose**

Z51.4 **Vorbereitung auf eine nachfolgende Behandlung, anderenorts nicht klassifiziert**

Exkl.: Vorbereitung auf die Dialyse (Z49.0)

Z51.5 **Palliativbehandlung**

Z51.6 **Desensibilisierung gegenüber Allergenen**

Z51.8- **Sonstige näher bezeichnete medizinische Behandlung**

Exkl.: Betreuung einer pflegebedürftigen Person während des Urlaubs der Angehörigen (Z75.8)

Z51.81 Apherese

Z51.82 Kombinierte Strahlen- und Chemotherapiesitzung wegen bösartiger Neubildung

Z51.83 Opiatsubstitution

Methadonsubstitution

Z51.88 Sonstige näher bezeichnete medizinische Behandlung

Z51.9 **Medizinische Behandlung, nicht näher bezeichnet**

Z52.– Spender von Organen oder Geweben

Exkl.: Untersuchung eines potentiellen Spenders (Z00.5)

Z52.0- **Blutspender**

Z52.00 Vollblutspender

Z52.01 Stammzellenspender

Z52.08 Spender sonstiger Blutbestandteile

Lymphozyten
Thrombozyten

Z52.1 **Hautspender**

Z52.2 **Knochenspender**

Z52.3 **Knochenmarkspender**

Z52.4 **Nierenspender**

Z52.5 **Korneaspender**

Z52.6 **Leberspender**

Z52.7 **Herzspender**

Z52.8- **Spender sonstiger Organe oder Gewebe**

Z52.80 Lungenspender

Z52.88 Spender sonstiger Organe oder Gewebe

Spermienspender

Z52.9 **Spender eines nicht näher bezeichneten Organs oder Gewebes**

Spender o.n.A.

Z53 Personen, die Einrichtungen des Gesundheitswesens wegen spezifischer Maßnahmen aufgesucht haben, die aber nicht durchgeführt wurden

Inkl.: Maßnahme nicht durchgeführt wegen:
- Glaubensgründe
- Gruppendruck
- Kontraindikation
- vom Patienten unabhängige Gründe

Exkl.: Nicht durchgeführte Impfung (Z28)

Z54.–! Rekonvaleszenz

Z54.0! ***Rekonvaleszenz nach chirurgischem Eingriff***

Z54.1! ***Rekonvaleszenz nach Strahlentherapie***

Z54.2! ***Rekonvaleszenz nach Chemotherapie***

Z54.3! ***Rekonvaleszenz nach Psychotherapie***

Z54.4! ***Rekonvaleszenz nach Frakturbehandlung***

Z54.7! ***Rekonvaleszenz nach kombinierter Behandlung***

Rekonvaleszenz nach jeder Kombination der unter Z54.0!–Z54.4! klassifizierten Behandlungen

Z54.8! ***Rekonvaleszenz nach sonstiger Behandlung***

Z54.9! ***Rekonvaleszenz nach nicht näher bezeichneter Behandlung***

Personen mit potentiellen Gesundheitsrisiken aufgrund sozioökonomischer oder psychosozialer Umstände (Z55–Z65)

Z55 Kontaktanlässe mit Bezug auf die Ausbildung

Inkl.: Analphabetentum
Geringes Niveau des Lese-Schreib-Vermögens
Inadäquater Unterricht
Mangelnde Anpassung an schulische Anforderungen
Nicht bestandene Prüfungen
Schulunterricht nicht verfügbar oder nicht erreichbar
Unstimmigkeiten mit Lehrern und Mitschülern
Unzulängliche schulische Leistungen

Exkl.: Störungen der psychischen Entwicklung (F80–F89)

Z56 Kontaktanlässe mit Bezug auf das Berufsleben

Inkl.: Arbeitslosigkeit o.n.A.
Arbeitsplatzwechsel
Belastende Einteilung der Arbeitszeit
Drohender Arbeitsplatzverlust
Nicht zusagende Arbeit
Schichtarbeit
Schwierige Arbeitsbedingungen
Unstimmigkeiten mit Vorgesetzten oder Arbeitskollegen

Exkl.: Berufliche Exposition gegenüber Risikofaktoren (Z57)
Probleme mit Bezug auf die Wohnbedingungen oder die wirtschaftlichen Verhältnisse (Z59)

Z57 Berufliche Exposition gegenüber Risikofaktoren

Inkl.: Extreme Temperatur
Lärm
Mechanische Schwingungen [Vibration]
Staub und andere luftverunreinigende Stoffe
Strahlung
Toxische Substanzen in der Landwirtschaft und in der Industrie

Z58 Kontaktanlässe mit Bezug auf die physikalische Umwelt

Inkl.: Bodenverschmutzung
Lärm
Luftverschmutzung
Strahlung
Unzulängliche Trinkwasserversorgung
Wasserverschmutzung

Exkl.: Berufliche Exposition (Z57)

Z59 Kontaktanlässe mit Bezug auf das Wohnumfeld oder die wirtschaftliche Lage

Inkl.: Äußerste Armut
Inadäquate Unterkunft
Mangel an adäquater Nahrung
Niedriges Einkommen
Obdachlosigkeit
Probleme mit Bezug auf das Leben in einer Wohneinrichtung
Ungenügende soziale Sicherung und Fürsorgeunterstützung
Unstimmigkeit mit Nachbarn, Mietern oder Vermieter

Exkl.: Institutionelle(r) Aufenthalt und Erziehung (Z62)
Mangelernährung (E40–E46)
Probleme mit Bezug auf die physikalische Umwelt (Z58)
Schäden durch Hunger (T73.0)
Ungeeignete Ernährungs- oder Essgewohnheiten (Z72.8)
Unzulängliche Trinkwasserversorgung (Z58)

Z60 Kontaktanlässe mit Bezug auf die soziale Umgebung

Inkl.: Alleinlebende Person
Anpassungsprobleme an die Übergangsphasen im Lebenszyklus
Atypische familiäre Situation
Empty nest syndrome
Schwierigkeiten bei der kulturellen Eingewöhnung
Soziale Ausgrenzung oder Ablehnung
Zielscheibe feindlicher Diskriminierung und Verfolgung

Z61 Kontaktanlässe mit Bezug auf Kindheitserlebnisse

Inkl.: Ereignisse, die den Verlust des Selbstwertgefühls in der Kindheit zur Folge haben
Herauslösen aus dem Elternhaus in der Kindheit
Persönliches angsterregendes Erlebnis in der Kindheit
Probleme mit Bezug auf vermutete körperliche Misshandlung eines Kindes
Probleme mit Bezug auf vermuteten sexuellen Missbrauch eines Kindes
Veränderung der Struktur der Familienbeziehungen in der Kindheit
Verlust einer nahen Bezugsperson in der Kindheit

Exkl.: Missbrauch von Personen (T74.–)

Z62 Andere Kontaktanlässe mit Bezug auf die Erziehung

Inkl.: Elterliche Überprotektion
Emotionale und andere Formen der Vernachlässigung eines Kindes
Feindseligkeit gegenüber dem Kind und ständige Schuldzuweisung an das Kind
Institutionelle(r) Aufenthalt und Erziehung
Unangebrachter elterlicher Druck oder andere abnorme Erziehungsmerkmale
Ungenügende elterliche Überwachung und Kontrolle

Exkl.: Missbrauch von Personen (T74.–)

Z63 Andere Kontaktanlässe mit Bezug auf den engeren Familienkreis

Inkl.: Abwesenheit eines Familienangehörigen
Familienzerrüttung durch Trennung oder Scheidung
Probleme in der Beziehung zu den Eltern oder angeheirateten Verwandten
Probleme in der Beziehung zum Ehepartner oder Partner
Ungenügende familiäre Unterstützung
Unselbständiger Verwandter, der häusliche Betreuung benötigt
Verschwinden oder (vermuteter) Tod eines Familienangehörigen

Exkl.: Missbrauch von Personen (T74.–)
Probleme mit Bezug auf:
- Erziehung (Z62)
- negative Kindheitserlebnisse (Z61)

Z64.– Kontaktanlässe mit Bezug auf bestimmte psychosoziale Umstände

Z64.0 Kontaktanlässe mit Bezug auf eine unerwünschte Schwangerschaft

Exkl.: Überwachung einer durch soziale Probleme bedingten Risikoschwangerschaft (Z35.8)

Z64.1 Kontaktanlässe mit Bezug auf Multiparität

Exkl.: Überwachung einer Schwangerschaft bei ausgeprägter Multiparität (Z35.4)

Z64.8 Sonstige Kontaktanlässe mit Bezug auf bestimmte psychosoziale Umstände

Suchen und Akzeptieren von körperlichen, chemischen oder Ernährungsmaßnahmen, die bekanntermaßen gefährlich und schädlich sind
Suchen und Akzeptieren von verhaltenspsychologischen Maßnahmen, die bekanntermaßen gefährlich und schädlich sind
Unstimmigkeit mit Beratungspersonen, z.B. mit Bewährungshelfer oder Sozialarbeiter

Exkl.: Suchtstoffabhängigkeit – siehe Alphabetisches Verzeichnis

Z65 Kontaktanlässe mit Bezug auf andere psychosoziale Umstände

Inkl.: Betroffensein von einer Katastrophe, einem Krieg oder anderen Feindseligkeiten
Gefängnisstrafe oder andere Formen der Freiheitsstrafe
Inhaftierung
Kindessorgerechts- oder Unterhaltsverfahren
Opfer von Verbrechen, Terrorismus oder Folterung
Probleme im Zusammenhang mit der Entlassung aus dem Gefängnis
Prozess
Strafverfolgung
Verurteilung in Zivil- oder Strafverfahren, ohne Freiheitsstrafe

Exkl.: Aktuelle Schädigung – siehe Alphabetisches Verzeichnis
Zielscheibe feindlicher Diskriminierung und Verfolgung (Z60)

Personen, die das Gesundheitswesen aus sonstigen Gründen in Anspruch nehmen (Z70–Z76)

Z70 Beratung in Bezug auf Sexualeinstellung, -verhalten oder -orientierung

Inkl.: Beratung in Bezug auf Sexualverhalten oder -orientierung Dritter

Exkl.: Beratung zur Kontrazeption oder Fertilisation (Z30–Z31)

Z71 Personen, die das Gesundheitswesen zum Zwecke anderer Beratung oder ärztlicher Konsultation in Anspruch nehmen, anderenorts nicht klassifiziert

Inkl.: Beratung:
- bei Konsanguinität
- in Bezug auf HIV [Humanes Immundefizienz-Virus]
- wegen Tabakmissbrauch

Beratung und Überwachung wegen:
- Alkoholmissbrauch
- Arzneimittel- oder Drogenmissbrauch

Ernährungsberatung und -überwachung
Medizinische Beratung o.n.A.
Konsultation zur Erläuterung von Untersuchungsbefunden
Person, die sich im Namen einer anderen Person beraten lässt
Person mit Furcht vor Krankheit, bei der keine Diagnose gestellt wird

Exkl.: Ärztliche Beobachtung und Beurteilung von Verdachtsfällen, Verdacht ausgeschlossen (Z03.–)
Beratung zur Kontrazeption oder Fertilisation (Z30–Z31)
Besorgnis (normal) wegen einer kranken Person in der Familie (Z63)
Rehabilitationsmaßnahmen bei:
- Alkoholismus (Z50.2)
- Arzneimittel- oder Drogenabhängigkeit (Z50.3)
- Tabakmissbrauch (Z50.8)

Sexualberatung (Z70)

Z72.– Probleme mit Bezug auf die Lebensführung

Exkl.: Probleme mit Bezug auf:
- Schwierigkeiten bei der Lebensbewältigung (Z73)
- sozioökonomische oder psychosoziale Umstände (Z55–Z65)

Z72.0 Konsum von Alkohol, Tabak, Arzneimitteln oder Drogen

Exkl.: Alkoholabhängigkeit (F10.2)
Arzneimittel- oder Drogenabhängigkeit (F11–F16, F19 mit vierter Stelle .2)
Missbrauch von nichtabhängigkeitserzeugenden Substanzen (F55.–)
Nikotinabhängigkeit (F17.2)

Z72.8 Sonstige Probleme mit Bezug auf die Lebensführung

Beteiligung an Glücksspielen oder Wetten
Mangel an körperlicher Bewegung
Riskantes Sexualverhalten
Selbstschädigendes Verhalten
Ungeeignete Ernährungs- oder Essgewohnheiten

Exkl.: Essstörungen (F50.–)
Fütterstörungen im Säuglings- und Kleinkindalter (F98.2–F98.3)
Mangel an adäquater Nahrung (Z65)
Mangelernährung oder sonstige alimentäre Mangelzustände (E40–E64)
Zwanghaftes und pathologisches Spielen (F63.0)

Z72.9 Problem mit Bezug auf die Lebensführung, nicht näher bezeichnet

Z73 Probleme mit Bezug auf Schwierigkeiten bei der Lebensbewältigung

Inkl.: Akzentuierung von Persönlichkeitszügen
Ausgebranntsein [Burn-out]
Einschränkung von Aktivitäten durch Behinderung
Körperliche oder psychische Belastung o.n.A.
Mangel an Entspannung oder Freizeit
Sozialer Rollenkonflikt, anderenorts nicht klassifiziert
Stress, anderenorts nicht klassifiziert
Unzulängliche soziale Fähigkeiten, anderenorts nicht klassifiziert
Zustand der totalen Erschöpfung

Exkl.: Probleme mit Bezug auf Pflegebedürftigkeit (Z74.–)
Probleme mit Bezug auf sozioökonomische oder psychosoziale Umstände (Z55–Z65)

Z74.– Probleme mit Bezug auf Pflegebedürftigkeit

Exkl.: Abhängigkeit von unterstützenden Apparaten, medizinischen Geräten oder Hilfsmitteln, anderenorts nicht klassifiziert (Z99.–)

Z74.0 **Hilfsbedürftigkeit wegen eingeschränkter Mobilität**

Z74.1 **Notwendigkeit der Hilfestellung bei der Körperpflege**

Z74.2 **Notwendigkeit der Hilfeleistung im Haushalt, wenn kein anderer Haushaltsangehöriger die Betreuung übernehmen kann**

Z74.3 **Notwendigkeit der ständigen Beaufsichtigung**

Z74.8 **Sonstige Probleme mit Bezug auf Pflegebedürftigkeit**

Z74.9 **Problem mit Bezug auf Pflegebedürftigkeit, nicht näher bezeichnet**

Z75.– Probleme mit Bezug auf medizinische Betreuungsmöglichkeiten oder andere Gesundheitsversorgung

Exkl.: Erfolgte Registrierung zur Herztransplantation (U55.1-)
Erfolgte Registrierung zur Herz-Lungen-Transplantation (U55.3-)
Erfolgte Registrierung zur Lungentransplantation (U55.2-)

Z75.2 **Wartezeit auf eine Untersuchung oder Behandlung**

Z75.6- **Erfolgte Registrierung zur Organtransplantation ohne Dringlichkeitsstufe HU (High Urgency)**

Diese Schlüsselnummer ist zu verwenden, wenn eine Registrierung zur Organtransplantation erfolgt ist und diese weiterhin Gültigkeit besitzt. Die Registrierung muss nicht im aktuellen stationären Aufenthalt erfolgt sein.

Z75.60 Niere
Z75.64 Niere-Pankreas
Z75.65 Pankreas
Z75.66 Dünndarm
Z75.67 Leber
Z75.68 Sonstige Organe
Z75.69 Nicht näher bezeichnetes Organ

Z75.7- **Erfolgte Registrierung zur Organtransplantation mit Dringlichkeitsstufe HU (High Urgency)**

Diese Schlüsselnummer ist zu verwenden, wenn eine Registrierung zur Organtransplantation erfolgt ist und diese weiterhin Gültigkeit besitzt. Die Registrierung muss nicht im aktuellen stationären Aufenthalt erfolgt sein.

Z75.70 Niere
Z75.74 Niere-Pankreas
Z75.75 Pankreas
Z75.76 Dünndarm
Z75.77 Leber
Z75.78 Sonstige Organe
Z75.79 Nicht näher bezeichnetes Organ

Z75.8 **Sonstige Probleme mit Bezug auf medizinische Betreuungsmöglichkeiten oder andere Gesundheitsversorgung**

Betreuung einer pflegebedürftigen Person während des Urlaubs der Angehörigen
Hauspflege nicht verfügbar
Nichtverfügbarkeit oder Nichtzugänglichkeit von Gesundheitseinrichtungen und sonstigen Hilfsangeboten
Person, die auf Aufnahme in eine angemessene Betreuungseinrichtung wartet

Exkl.: Unmöglichkeit der Übernahme der Betreuung durch einen anderen Haushaltsangehörigen (Z74.2)

Z75.9 **Nicht näher bezeichnetes Problem mit Bezug auf medizinische Betreuungsmöglichkeiten oder andere Gesundheitsversorgung**

Z76.– Personen, die das Gesundheitswesen aus sonstigen Gründen in Anspruch nehmen

Z76.0 Ausstellung wiederholter Verordnung

Wiederverordnung:
- Apparat
- Arzneimittel
- Brille

Exkl.: Ausstellung einer ärztlichen Bescheinigung (Z02)
Wiederverordnung von Kontrazeptiva (Z30.4)

Z76.1 Gesundheitsüberwachung und Betreuung eines Findelkindes

Z76.2 Gesundheitsüberwachung und Betreuung eines anderen gesunden Säuglings und Kindes

Medizinische oder pflegerische Betreuung oder Überwachung eines gesunden Säuglings bei Umständen wie z.B.:
- Anzahl der im Haushalt lebenden Kinder erschwert die normale Pflege oder macht sie unmöglich
- Krankheit der Mutter
- ungünstige häusliche sozioökonomische Bedingungen
- Warten auf eine Pflegestelle oder Adoption

Z76.3 Gesunde Begleitperson einer kranken Person

Z76.4 Andere in eine Gesundheitsbetreuungseinrichtung aufgenommene Person

Exkl.: Obdachlosigkeit (Z59)

Z76.8 Personen, die das Gesundheitswesen aus sonstigen näher bezeichneten Gründen in Anspruch nehmen

Z76.9 Person, die das Gesundheitswesen aus nicht näher bezeichneten Gründen in Anspruch nimmt

Personen mit potentiellen Gesundheitsrisiken aufgrund der Familien- oder Eigenanamnese und bestimmte Zustände, die den Gesundheitszustand beeinflussen (Z80–Z99)

Exkl.: Beobachtung oder Eingriff während der Schwangerschaft aufgrund vermuteter Schädigung des Fetus (O35.–)
Medizinische Nachbetreuung und Rekonvaleszenz (Z42–Z51, Z54.–!)
Nachuntersuchung (Z08–Z09)
Spezielles Screening oder andere Untersuchung und Abklärung aufgrund der Familien- oder Eigenanamnese (Z00–Z13)

Z80.– Bösartige Neubildung in der Familienanamnese

Z80.0 Bösartige Neubildung der Verdauungsorgane in der Familienanamnese

Zustände, klassifizierbar unter C15–C26

Z80.1 Bösartige Neubildung der Trachea, der Bronchien oder der Lunge in der Familienanamnese

Zustände, klassifizierbar unter C33–C34

Z80.2 Bösartige Neubildung anderer Atmungs- und intrathorakaler Organe in der Familienanamnese

Zustände, klassifizierbar unter C30–C32, C37–C39

Z80.3 Bösartige Neubildung der Brustdrüse [Mamma] in der Familienanamnese

Zustände, klassifizierbar unter C50.–

Z80.4 Bösartige Neubildung der Genitalorgane in der Familienanamnese

Zustände, klassifizierbar unter C51–C63

Z80.5 Bösartige Neubildung der Harnorgane in der Familienanamnese

Zustände, klassifizierbar unter C64–C68

Z80.6 Leukämie in der Familienanamnese

Zustände, klassifizierbar unter C91–C95

Z80.7 **Andere bösartige Neubildungen des lymphatischen, blutbildenden oder verwandten Gewebes in der Familienanamnese**

Zustände, klassifizierbar unter C81–C90, C96.–

Z80.8 **Bösartige Neubildung sonstiger Organe und Systeme in der Familienanamnese**

Zustände, klassifizierbar unter C00–C14, C40–C49, C69–C79, C97!

Z80.9 **Bösartige Neubildung in der Familienanamnese, nicht näher bezeichnet**

Zustände, klassifizierbar unter C80.–

Z81 Psychische Krankheiten oder Verhaltensstörungen in der Familienanamnese

Inkl.: Zustände, klassifizierbar unter F00–F99

Z82 Bestimmte Behinderungen oder chronische Krankheiten in der Familienanamnese, die zu Schädigung oder Behinderung führen

Inkl.: Angeborene Fehlbildungen, Deformitäten und Chromosomenanomalien (Zustände, klassifizierbar unter Q00–Q99)
Blindheit oder Visusverlust (Zustände, klassifizierbar unter H54.–)
Chronische Krankheiten der unteren Atemwege (Zustände, klassifizierbar unter J40–J47)
Krankheiten des Kreislaufsystems (Zustände, klassifizierbar unter I00–I99)
Krankheiten des Muskel-Skelett-Systems und des Bindegewebes (Zustände, klassifizierbar unter M00–M99)
Krankheiten des Nervensystems (Zustände, klassifizierbar unter G00–G99)
Taubheit oder Hörverlust (Zustände, klassifizierbar unter H90–H91)

Z83.– Andere spezifische Krankheiten in der Familienanamnese

Exkl.: Kontakt mit und Exposition gegenüber übertragbarer Krankheit in der Familie (Z20.–)

Z83.1 **Infektiöse oder parasitäre Krankheiten in der Familienanamnese**

Zustände, klassifizierbar unter A00–B94, B99

Z83.2 **Krankheiten des Blutes und der blutbildenden Organe sowie bestimmte Störungen mit Beteiligung des Immunsystems in der Familienanamnese**

Zustände, klassifizierbar unter D50–D89

Z83.3 **Diabetes mellitus in der Familienanamnese**

Zustände, klassifizierbar unter E10–E14, O24

Z83.4 **Andere endokrine, Ernährungs- oder Stoffwechselkrankheiten in der Familienanamnese**

Zustände, klassifizierbar unter E00–E07, E15–E90

Z83.5 **Augen- oder Ohrenkrankheiten in der Familienanamnese**

Zustände, klassifizierbar unter H00–H53, H55–H83, H92–H95

Exkl.: Familienanamnese:
- Blindheit oder Visusverlust (Z82)
- Taubheit oder Hörverlust (Z82)

Z83.6 **Krankheiten der Atemwege in der Familienanamnese**

Zustände, klassifizierbar unter J00–J39, J60–J99

Exkl.: Chronische Krankheiten der unteren Atemwege in der Familienanamnese (Z82)

Z83.7 **Krankheiten des Verdauungssystems in der Familienanamnese**

Zustände, klassifizierbar unter K00–K93

Z84.– Andere Krankheiten oder Zustände in der Familienanamnese

Z84.0 **Krankheiten der Haut und der Unterhaut in der Familienanamnese**

Zustände, klassifizierbar unter L00–L99

Z84.1 **Krankheiten der Niere oder des Ureters in der Familienanamnese**

Zustände, klassifizierbar unter N00–N29

Z84.2 **Andere Krankheiten des Urogenitalsystems in der Familienanamnese**

Zustände, klassifizierbar unter N30–N99

Z84.3 **Konsanguinität in der Familienanamnese**

Z84.8 **Sonstige näher bezeichnete Krankheiten oder Zustände in der Familienanamnese**

Z85.– Bösartige Neubildung in der Eigenanamnese

Exkl.: Medizinische Nachbetreuung und Rekonvaleszenz (Z42–Z51, Z54.–!)
Nachuntersuchung nach Behandlung wegen bösartiger Neubildung (Z08.–)

Z85.0 **Bösartige Neubildung der Verdauungsorgane in der Eigenanamnese**

Zustände, klassifizierbar unter C15–C26

Z85.1 **Bösartige Neubildung der Trachea, der Bronchien oder der Lunge in der Eigenanamnese**

Zustände, klassifizierbar unter C33–C34

Z85.2 **Bösartige Neubildung anderer Atmungs- und intrathorakaler Organe in der Eigenanamnese**

Zustände, klassifizierbar unter C30–C32, C37–C39

Z85.3 **Bösartige Neubildung der Brustdrüse [Mamma] in der Eigenanamnese**

Zustände, klassifizierbar unter C50.–

Z85.4 **Bösartige Neubildung der Genitalorgane in der Eigenanamnese**

Zustände, klassifizierbar unter C51–C63

Z85.5 **Bösartige Neubildung der Harnorgane in der Eigenanamnese**

Zustände, klassifizierbar unter C64–C68

Z85.6 **Leukämie in der Eigenanamnese**

Zustände, klassifizierbar unter C91–C95

Z85.7 **Andere bösartige Neubildungen des lymphatischen, blutbildenden oder verwandten Gewebes in der Eigenanamnese**

Zustände, klassifizierbar unter C81–C90, C96.–

Z85.8 **Bösartige Neubildungen sonstiger Organe oder Systeme in der Eigenanamnese**

Zustände, klassifizierbar unter C00–C14, C40–C49, C69–C79, C97!

Z85.9 **Bösartige Neubildung in der Eigenanamnese, nicht näher bezeichnet**

Zustände, klassifizierbar unter C80.–

Z86.– Bestimmte andere Krankheiten in der Eigenanamnese

Exkl.: Medizinische Nachbetreuung und Rekonvaleszenz (Z42–Z51, Z54.–!)

Z86.0 **Andere Neubildungen in der Eigenanamnese**

Zustände, klassifizierbar unter D00–D48

Exkl.: Bösartige Neubildungen (Z85.–)

Z86.1 **Infektiöse oder parasitäre Krankheiten in der Eigenanamnese**

Zustände, klassifizierbar unter A00–B89, B99

Exkl.: Folgezustände von infektiösen oder parasitären Krankheiten (B90–B94)

Z86.2 **Krankheiten des Blutes und der blutbildenden Organe sowie bestimmte Störungen mit Beteiligung des Immunsystems in der Eigenanamnese**

Zustände, klassifizierbar unter D50–D89

Z86.3 **Endokrine, Ernährungs- oder Stoffwechselkrankheiten in der Eigenanamnese**

Zustände, klassifizierbar unter E00–E90

Z86.4 **Missbrauch einer psychotropen Substanz in der Eigenanamnese**

Zustände, klassifizierbar unter F10–F19

Exkl.: Gegenwärtig bestehende Abhängigkeit (F10–F19 mit vierter Stelle .2)
Probleme im Zusammenhang mit dem Konsum von:
- Alkohol (Z72.0)
- Arzneimittel oder Drogen (Z72.0)
- Tabak (Z72.0)

Z86.5 **Andere psychische Krankheiten oder Verhaltensstörungen in der Eigenanamnese**

Zustände, klassifizierbar unter F00–F09, F20–F99

Z86.6 **Krankheiten des Nervensystems oder der Sinnesorgane in der Eigenanamnese**
Zustände, klassifizierbar unter G00–G99, H00–H95

Z86.7 **Krankheiten des Kreislaufsystems in der Eigenanamnese**
Zustände, klassifizierbar unter I00–I99
Exkl.: Alter Myokardinfarkt (I25.2-)
Folgezustände einer zerebrovaskulären Krankheit (I69.–)
Postmyokardinfarkt-Syndrom (I24.1)

Z87.– Andere Krankheiten oder Zustände in der Eigenanamnese

Exkl.: Medizinische Nachbetreuung und Rekonvaleszenz (Z42–Z51, Z54.–!)

Z87.0 **Krankheiten des Atmungssystems in der Eigenanamnese**
Zustände, klassifizierbar unter J00–J99

Z87.1 **Krankheiten des Verdauungssystems in der Eigenanamnese**
Zustände, klassifizierbar unter K00–K93

Z87.2 **Krankheiten der Haut und der Unterhaut in der Eigenanamnese**
Zustände, klassifizierbar unter L00–L99

Z87.3 **Krankheiten des Muskel-Skelett-Systems und des Bindegewebes in der Eigenanamnese**
Zustände, klassifizierbar unter M00–M99

Z87.4 **Krankheiten des Urogenitalsystems in der Eigenanamnese**
Zustände, klassifizierbar unter N00–N99

Z87.5 **Komplikationen der Schwangerschaft, der Geburt und des Wochenbettes in der Eigenanamnese**
Eigenanamnese mit Hinweisen auf Trophoblasten-Krankheit
Zustände, klassifizierbar unter O00–O99
Exkl.: Neigung zu habituellem Abort (N96)
Überwachung einer Schwangeren mit ungünstiger geburtshilflicher Anamnese (Z35.–)

Z87.6 **Bestimmte in der Perinatalperiode entstandene Zustände in der Eigenanamnese**
Zustände, klassifizierbar unter P00–P96

Z87.7 **Angeborene Fehlbildungen, Deformitäten oder Chromosomenanomalien in der Eigenanamnese**
Zustände, klassifizierbar unter Q00–Q99

Z87.8 **Sonstige näher bezeichnete Krankheiten oder Zustände in der Eigenanamnese**
Zustände, klassifizierbar unter S00–T98
Exkl.: Selbstbeschädigung in der Eigenanamnese (Z91.8)

Z88.– Allergie gegenüber Arzneimitteln, Drogen oder biologisch aktiven Substanzen in der Eigenanamnese

Z88.0 **Allergie gegenüber Penicillin in der Eigenanamnese**

Z88.1 **Allergie gegenüber anderen Antibiotika in der Eigenanamnese**

Z88.2 **Allergie gegenüber Sulfonamiden in der Eigenanamnese**

Z88.3 **Allergie gegenüber anderen Antiinfektiva in der Eigenanamnese**

Z88.4 **Allergie gegenüber Anästhetikum in der Eigenanamnese**

Z88.5 **Allergie gegenüber Betäubungsmittel in der Eigenanamnese**

Z88.6 **Allergie gegenüber Analgetikum in der Eigenanamnese**

Z88.7 **Allergie gegenüber Serum oder Impfstoff in der Eigenanamnese**

Z88.8 **Allergie gegenüber sonstigen Arzneimitteln, Drogen oder biologisch aktiven Substanzen in der Eigenanamnese**

Z88.9 **Allergie gegenüber nicht näher bezeichneten Arzneimitteln, Drogen oder biologisch aktiven Substanzen in der Eigenanamnese**

Z89.– Extremitätenverlust

Inkl.: Extremitätenverlust:
- postoperativ
- posttraumatisch

Exkl.: Angeborenes Fehlen von Extremitäten (Q71–Q73)
Erworbene Deformitäten der Extremitäten (M20–M21)

Z89.0 Verlust eines oder mehrerer Finger [einschließlich Daumen], einseitig

Z89.1 Verlust der Hand und des Handgelenkes, einseitig

Z89.2 Verlust der oberen Extremität oberhalb des Handgelenkes, einseitig

Arm o.n.A.

Z89.3 (Teilweiser) Verlust der oberen Extremität, beidseitig

Verlust beider Arme
Verlust eines oder mehrerer Finger, auch des Daumens, beidseitig

Z89.4 Verlust des Fußes und des Knöchels, einseitig

Zehe(n), auch beidseitig

Z89.5 Verlust der unteren Extremität unterhalb oder bis zum Knie, einseitig

Z89.6 Verlust der unteren Extremität oberhalb des Knies, einseitig

Bein o.n.A.

Z89.7 (Teilweiser) Verlust der unteren Extremität, beidseitig

Exkl.: Isolierter Verlust der Zehen, beidseitig (Z89.4)

Z89.8 Verlust von oberen und unteren Extremitäten [jede Höhe]

Z89.9 Extremitätenverlust, nicht näher bezeichnet

Z90.– Verlust von Organen, anderenorts nicht klassifiziert

Inkl.: Postoperativer oder posttraumatischer Verlust eines Körperteils, anderenorts nicht klassifiziert

Exkl.: Angeborenes Fehlen von Organen – siehe Alphabetisches Verzeichnis
Postoperatives Fehlen:
- endokrine Drüsen, außer Pankreas (E89.–)
- Milz (D73.0)
- Pankreas (E13.–)

Z90.0 Verlust von Teilen des Kopfes oder des Halses

Auge
Larynx
Nase

Exkl.: Zähne (K08.1)

Z90.1 Verlust der Mamma(e) [Brustdrüse]

Z90.2 Verlust der Lunge [Teile der Lunge]

Z90.3 Verlust von Teilen des Magens

Z90.4 Verlust anderer Teile des Verdauungstraktes

Z90.5 Verlust der Niere(n)

Z90.6 Verlust anderer Teile des Harntraktes

Z90.7 Verlust eines oder mehrerer Genitalorgane

Z90.8 Verlust sonstiger Organe

Z91.– Risikofaktoren in der Eigenanamnese, anderenorts nicht klassifiziert

Exkl.: Berufliche Exposition gegenüber Risikofaktoren (Z57)
Exposition gegenüber Verunreinigung oder andere Probleme mit Bezug auf die physikalische Umwelt (Z58)
Missbrauch einer psychotropen Substanz in der Eigenanamnese (Z86.4)

Z91.0 Allergie, ausgenommen Allergie gegenüber Arzneimitteln, Drogen oder biologisch aktiven Substanzen, in der Eigenanamnese

Exkl.: Allergie gegenüber Arzneimitteln, Drogen oder biologisch aktiven Substanzen in der Eigenanamnese (Z88.–)

Z91.1 Nichtbefolgung ärztlicher Anordnungen [Non-compliance] in der Eigenanamnese

Z91.7- Weibliche Genitalverstümmelung in der Eigenanamnese

Hinw.: Die Schlüsselnummern dieser Kategorie sind bei aktuellen Zuständen weiblicher Genitalverstümmelung anzugeben, wenn diese Anlass der Behandlung sind oder die Behandlung anderer Zustände beeinflussen.
Ausgeschlossen sind Zustände nach vorausgegangenen Eingriffen aus medizinischen und kosmetischen Gründen und anderen ästhetischen Maßnahmen, wie z.B. Tattoos und Piercings.

Z91.70 Weibliche Genitalverstümmelung in der Eigenanamnese, Typ nicht näher bezeichnet

Female genital mutilation [FGM], Typ nicht näher bezeichnet
Weibliche Genitalverstümmelung, plastisch korrigiert
Weibliche Genitalverstümmelung o.n.A.

Z91.71 Weibliche Genitalverstümmelung in der Eigenanamnese, Typ 1

Teilweise oder vollständige Entfernung des äußerlich sichtbaren Teils der Klitoris und/oder der Klitorisvorhaut
Female genital mutilation [FGM], type 1

Z91.72 Weibliche Genitalverstümmelung in der Eigenanamnese, Typ 2

Teilweise oder vollständige Entfernung des äußerlich sichtbaren Teils der Klitoris und der inneren Schamlippen mit oder ohne Beschneidung der äußeren Schamlippen
Female genital mutilation [FGM], type 2

Z91.73 Weibliche Genitalverstümmelung in der Eigenanamnese, Typ 3

Verengung der Vaginalöffnung mit Herstellung eines bedeckenden, narbigen Hautverschlusses nach Entfernen der inneren und/oder äußeren Schamlippen durch Zusammenheften oder -nähen der Wundränder, mit oder ohne Entfernung der Klitoris [Infibulation]
Female genital mutilation [FGM], type 3

Z91.74 Weibliche Genitalverstümmelung in der Eigenanamnese, Typ 4

Alle schädigenden Eingriffe, die nicht den Typen 1 bis 3 der Genitalverstümmelung zuzuordnen sind, die weiblichen Genitalien verletzen und keinem medizinischen Zweck dienen, z.B. Einstechen, Durchbohren, Einschneiden, Ausschaben, Ausbrennen, Verätzen oder Dehnen
Female genital mutilation [FGM], type 4

Z91.8 Sonstige näher bezeichnete Risikofaktoren in der Eigenanamnese, anderenorts nicht klassifiziert

Mangelhafte persönliche Hygiene
Missbrauch o.n.A.
Misshandlung o.n.A.
Parasuizid
Psychisches Trauma
Selbstbeschädigung und andere Körperverletzung
Selbstvergiftung
Ungesunder Schlaf-Wach-Rhythmus
Versuchte Selbsttötung

Exkl.: Schlafstörungen (G47.–)

Z92.– Medizinische Behandlung in der Eigenanamnese

Z92.1 Dauertherapie (gegenwärtig) mit Antikoagulanzien in der Eigenanamnese

Exkl.: Blutung bei Dauertherapie mit Antikoagulanzien (D68.3-)

Z92.2 Dauertherapie (gegenwärtig) mit anderen Arzneimitteln in der Eigenanamnese

Azetylsalizylsäure

Z92.3 Bestrahlung in der Eigenanamnese

Therapeutische Bestrahlung

Exkl.: Berufliche Exposition gegenüber Strahlung (Z65)
Exposition gegenüber Strahlung in der kommunalen Umwelt (Z65)

Z92.4 Größerer operativer Eingriff in der Eigenanamnese, anderenorts nicht klassifiziert

Exkl.: Vorhandensein einer künstlichen Körperöffnung (Z93.–)
Vorhandensein von funktionellen Implantaten oder Transplantaten (Z95–Z96)
Zustände nach chirurgischem Eingriff (Z98.–)
Zustand nach Organ- oder Gewebetransplantation (Z94.–)

Z92.6 Zytostatische Chemotherapie wegen bösartiger Neubildung in der Eigenanamnese

Z92.8 Sonstige medizinische Behandlung in der Eigenanamnese

Kontrazeption in der Eigenanamnese
Rehabilitationsmaßnahmen in der Eigenanamnese

Exkl.: Beratung oder Behandlung mit Bezug auf laufende kontrazeptive Maßnahmen (Z30.–)
Vorhandensein eines Pessars (intrauterin) zur Kontrazeption (Z97.8)

Z92.9 Medizinische Behandlung, nicht näher bezeichnet, in der Eigenanamnese

Z93.– Vorhandensein einer künstlichen Körperöffnung

Exkl.: Komplikationen eines externen Stomas (J95.0, K91.4, N99.5)
Künstliche Körperöffnungen, die der Beobachtung oder Versorgung bedürfen (Z43.–)

Z93.0 Vorhandensein eines Tracheostomas

Z93.1 Vorhandensein eines Gastrostomas

Z93.2 Vorhandensein eines Ileostomas

Z93.3 Vorhandensein eines Kolostomas

Z93.4 Vorhandensein anderer künstlicher Körperöffnungen des Magen-Darm-Trakts

Z93.5 Vorhandensein eines Zystostomas

Z93.6 Vorhandensein anderer künstlicher Körperöffnungen der Harnwege

Nephrostoma
Ureterostoma
Urethrostoma

Z93.8- Vorhandensein sonstiger künstlicher Körperöffnungen

Z93.80 Vorhandensein eines Thorakostomas

Z93.88 Vorhandensein sonstiger künstlicher Körperöffnungen

Z93.9 Vorhandensein einer künstlichen Körperöffnung, nicht näher bezeichnet

Z94.– Zustand nach Organ- oder Gewebetransplantation

Inkl.: Organ- oder Gewebeersatz durch heterogenes oder homogenes Transplantat

Exkl.: Komplikationen bei transplantiertem Organ oder Gewebe – siehe Alphabetisches Verzeichnis
Vorhandensein:
- vaskuläres Implantat (Z95.–)
- xenogene Herzklappe (Z95.3)

Z94.0 Zustand nach Nierentransplantation

Z94.1 Zustand nach Herztransplantation

Exkl.: Zustand nach Herzklappenersatz (Z95.2–Z95.4)

Z94.2 Zustand nach Lungentransplantation

Z94.3 Zustand nach Herz-Lungen-Transplantation

Z94.4 Zustand nach Lebertransplantation

Z94.5 Zustand nach Hauttransplantation

Zustand nach autogener Hauttransplantation

Z94.6 Zustand nach Knochentransplantation

Z94.7 Zustand nach Keratoplastik

Z94.8- Zustand nach sonstiger Organ- oder Gewebetransplantation

Z94.80 Zustand nach hämatopoetischer Stammzelltransplantation ohne gegenwärtige Immunsuppression

Z94.81 Zustand nach hämatopoetischer Stammzelltransplantation mit gegenwärtiger Immunsuppression

Z94.88 Zustand nach sonstiger Organ- oder Gewebetransplantation

Darm
Pankreas

Z94.9 Zustand nach Organ- oder Gewebetransplantation, nicht näher bezeichnet

Z95.– Vorhandensein von kardialen oder vaskulären Implantaten oder Transplantaten

Exkl.: Komplikationen durch Prothesen, Implantate oder Transplantate im Herzen und in den Gefäßen (T82.–)

Z95.0 Vorhandensein eines kardialen elektronischen Geräts

Vorhandensein:
- Herzschrittmacher
- Kardialer Resynchronisationstherapie-Defibrillator
- Kardialer Resynchronisationstherapie-Schrittmacher
- Kardiodefibrillator

Exkl.: Anpassung und Handhabung eines kardialen (elektronischen) Geräts (Z45.0-)
Langzeitige Abhängigkeit vom Kunstherz (Z99.4)

Z95.1 Vorhandensein eines aortokoronaren Bypasses

Z95.2 Vorhandensein einer künstlichen Herzklappe

Z95.3 Vorhandensein einer xenogenen Herzklappe

Z95.4 Vorhandensein eines anderen Herzklappenersatzes

Z95.5 Vorhandensein eines Implantates oder Transplantates nach koronarer Gefäßplastik

Vorhandensein einer koronaren Gefäßprothese
Zustand nach koronarer Gefäßplastik o.n.A.

Z95.8- Vorhandensein von sonstigen kardialen oder vaskulären Implantaten oder Transplantaten

Z95.80 Vorhandensein eines herzunterstützenden Systems

Kunstherz
Pumpe:
- extrakorporal
- intrakorporal
- parakorporal

Z95.81 Vorhandensein eines operativ implantierten vaskulären Katheterverweilsystems

Broviac®-Katheter
Port-System

Z95.88 Vorhandensein von sonstigen kardialen oder vaskulären Implantaten oder Transplantaten

Vorhandensein einer Gefäßprothese, anderenorts nicht klassifiziert
Vorhandensein eines transjugulären intrahepatischen portosystemischen Shunts [TIPS]
Zustand nach peripherer Gefäßplastik o.n.A.

Z95.9 Vorhandensein von kardialem oder vaskulärem Implantat oder Transplantat, nicht näher bezeichnet

Z96.– Vorhandensein von anderen funktionellen Implantaten

Exkl.: Versorgen mit und Anpassen von Prothesen und anderen medizinischen Geräten oder Hilfsmitteln (Z44–Z46)
Komplikationen durch interne Prothesen, Implantate oder Transplantate (T82–T85)

Z96.0 Vorhandensein von urogenitalen Implantaten

Z96.1 Vorhandensein eines intraokularen Linsenimplantates

Pseudophakie

Z96.2 Vorhandensein von Implantaten im Gehörorgan

Hörgerät für Knochenleitung
Kochlearimplantat
Parazentese-Röhrchen
Stapesersatz
Tuba-Eustachii-Plastik

Z96.3 Vorhandensein eines künstlichen Larynx

Z96.4 Vorhandensein von endokrinen Implantaten

Insulinpumpe

Z96.5 Vorhandensein von Zahnwurzel- oder Unterkieferimplantaten

Z96.6- Vorhandensein von orthopädischen Gelenkimplantaten

Vorhandensein von (partiellen) (totalen) orthopädischen Gelenkimplantaten

Z96.60 Vorhandensein einer Schulterprothese

Z96.61 Vorhandensein einer Ellenbogenprothese

Z96.62 Vorhandensein einer Radiuskopfprothese

Z96.63 Vorhandensein einer Handgelenkprothese

Z96.64 Vorhandensein einer Hüftgelenkprothese

Z96.65 Vorhandensein einer Kniegelenkprothese

Z96.66 Vorhandensein einer Sprunggelenkprothese

Z96.67 Vorhandensein einer Bandscheibenprothese

Z96.68 Vorhandensein von sonstigen näher bezeichneten orthopädischen Gelenkimplantaten

Fingergelenkersatz
Großzehengrundgelenkersatz
Kiefergelenkersatz

Z96.7 Vorhandensein von anderen Knochen- und Sehnenimplantaten

Schädelplatte

Z96.8- Vorhandensein von sonstigen näher bezeichneten funktionellen Implantaten

Z96.80 Vorhandensein eines Bronchialstents

Z96.81 Vorhandensein eines Trachealstents

Z96.88 Vorhandensein von sonstigen näher bezeichneten funktionellen Implantaten

Z96.9 Vorhandensein eines funktionellen Implantates, nicht näher bezeichnet

Z97.– Vorhandensein anderer medizinischer Geräte oder Hilfsmittel

Exkl.: Versorgen mit und Anpassen von Prothesen und anderen medizinischen Geräten oder Hilfsmitteln (Z44–Z46)
Komplikationen durch interne Prothesen, Implantate oder Transplantate (T82–T85)
Vorhandensein einer Drainage des Liquor cerebrospinalis (Z98.2)

Z97.1 Vorhandensein einer künstlichen Extremität (komplett) (partiell)

Z97.8 Vorhandensein sonstiger und nicht näher bezeichneter medizinischer Geräte oder Hilfsmittel

Äußeres Hörgerät
Brille
Kontaktlinsen
Künstliches Auge
Pessar (intrauterin) zur Kontrazeption
Zahnprothese (komplett) (partiell)

Exkl.: Einsetzen eines Pessars (intrauterin) zur Kontrazeption (Z30.1)
Kontrolle, Wiedereinsetzen oder Entfernen eines Pessars (intrauterin) zur Kontrazeption (Z30.5)

Z98.– Sonstige Zustände nach chirurgischem Eingriff

Exkl.: Medizinische Nachbetreuung und Rekonvaleszenz (Z42–Z51, Z54.–!)
Postoperative Komplikation oder Komplikation nach anderen Behandlungsmethoden – siehe Alphabetisches Verzeichnis

Z98.0 Zustand nach intestinalem Bypass oder intestinaler Anastomose

Z98.1 Zustand nach Arthrodese

Z98.2 Vorhandensein einer Drainage des Liquor cerebrospinalis

Liquor-cerebrospinalis-Shunt

Z98.8 Sonstige näher bezeichnete Zustände nach chirurgischen Eingriffen

Z99.– Abhängigkeit (langzeitig) von unterstützenden Apparaten, medizinischen Geräten oder Hilfsmitteln, anderenorts nicht klassifiziert

Hinw.: Eine langzeitige Abhängigkeit beträgt mindestens 3 vollendete Monate.

Z99.0 Abhängigkeit (langzeitig) vom Aspirator

Hinw.: Die Versorgung eines Tracheostomas ist zusätzlich mit Z43.0 zu kodieren.
Im Geltungsbereich des § 17b KHG ist der Kode nur zu verwenden bei Patienten, bei denen eine langzeitige Abhängigkeit besteht.

Abhängigkeit (langzeitig) von:
- Absauggerät
- Aspirator, nicht näher bezeichnet
- Geräten zum Sekretmanagement
- In-/Exsufflator (Hustenunterstützungsgerät)

Z99.1 Abhängigkeit (langzeitig) vom Respirator

Abhängigkeit (langzeitig) vom Beatmungsgerät

Hinw.: Die Versorgung eines Tracheostomas ist zusätzlich mit Z43.0 zu kodieren.
Im Geltungsbereich des § 17b KHG ist der Kode nur zu verwenden bei Patienten, bei denen eine langzeitige Abhängigkeit besteht.

Z99.2 Langzeitige Abhängigkeit von Dialyse bei Niereninsuffizienz

Langzeitdialyse bei Niereninsuffizienz

Z99.3 Langzeitige Abhängigkeit vom Rollstuhl

Z99.4 Langzeitige Abhängigkeit vom Kunstherz

Z99.8 Langzeitige Abhängigkeit von sonstigen unterstützenden Apparaten, medizinischen Geräten oder Hilfsmitteln

Z99.9 Langzeitige Abhängigkeit von einem nicht näher bezeichneten unterstützenden Apparat, medizinischen Gerät oder Hilfsmittel

Kapitel XXII

Schlüsselnummern für besondere Zwecke (U00–U99)

Dieses Kapitel gliedert sich in folgende Gruppen:

U00–U49	Vorläufige Zuordnungen für Krankheiten mit unklarer Ätiologie, belegte und nicht belegte Schlüsselnummern
U50–U52	Funktionseinschränkung
U55–U55	Erfolgte Registrierung zur Organtransplantation
U60!–U61!	*Stadieneinteilung der HIV-Infektion*
U62!–U62!	*Sekundäre Schlüsselnummern zur Spezifizierung von zytogenetischen und molekulargenetischen Differenzierungen bei Neubildungen*
U63!–U63!	*Sekundäre Schlüsselnummern zur Spezifizierung von psychischen und Verhaltensstörungen*
U69!–U69!	*Sonstige sekundäre Schlüsselnummern für besondere Zwecke*
U80!–U85!	*Infektionserreger mit Resistenzen gegen bestimmte Antibiotika oder Chemotherapeutika*
U98!–U99!	*Belegte und nicht belegte Schlüsselnummern*

Dieses Kapitel enthält die folgenden Ausrufezeichenschlüsselnummern:

U07.0!	*Gesundheitsstörung im Zusammenhang mit dem Gebrauch von E-Zigaretten [Vaporizer]*
U07.1!	*COVID-19, Virus nachgewiesen*
U07.2!	*COVID-19, Virus nicht nachgewiesen*
U09.–!	*Post-COVID-19-Zustand*
U12.–!	*Unerwünschte Nebenwirkungen bei der Anwendung von COVID-19-Impfstoffen*
U60.–!	*Klinische Kategorien der HIV-Krankheit*
U61.–!	*Anzahl der T-Helferzellen bei HIV-Krankheit*
U62.–!	*Zytogenetische und molekulargenetische Differenzierungen bei Neubildungen*
U63.–!	*Psychische und Verhaltensstörungen bei Demenz*
U69.–!	*Sonstige sekundäre Schlüsselnummern für besondere Zwecke*
U80.–!	*Grampositive Erreger mit bestimmten Antibiotikaresistenzen, die besondere therapeutische oder hygienische Maßnahmen erfordern*
U81.–!	*Gramnegative Erreger mit bestimmten Antibiotikaresistenzen, die besondere therapeutische oder hygienische Maßnahmen erfordern*
U82.–!	*Mykobakterien mit Resistenz gegen Antituberkulotika (Erstrangmedikamente)*
U83.–!	*Humanpathogene Pilze mit Resistenz gegen Antimykotika*
U84!	*Herpesviren mit Resistenz gegen Virustatika*
U85!	*Humanes Immundefizienz-Virus mit Resistenz gegen Virustatika oder Proteinaseinhibitoren*
U98.–!	*Nicht belegte Schlüsselnummern U98.–!*
U99.–!	*Belegte und nicht belegte Schlüsselnummern U99.–!*

***Hinweise des Bearbeiters dieser Buchausgabe:** Dass dieses die ICD-10-GM abschließende Kapitel die U-Kodes enthält (und nicht die Z-Kodes), hat historische Gründe und führt wegen der nicht dem ABC entsprechenden Reihenfolge in EDV-Programmen und bei Auswertungen gelegentlich zu Schwierigkeiten. Wie schon im Kapitel XX sind die bei der Kapitelüberschrift und hier bei der ersten Gruppe angegebenen Schlüsselnummernbereiche nicht vollständig mit Schlüsselnummern belegt. Deshalb beginnt dieses Kapitel und die erste Gruppe mit U04 anstatt mit U00.*

U

Vorläufige Zuordnungen für Krankheiten mit unklarer Ätiologie, belegte und nicht belegte Schlüsselnummern
(U04–U49)

U04.– Schweres akutes respiratorisches Syndrom [SARS]

U04.9 **Schweres akutes respiratorisches Syndrom [SARS], nicht näher bezeichnet**

U07.– Krankheiten mit unklarer Ätiologie, belegte und nicht belegte Schlüsselnummern

Hinw.: Die Verwendung der Schlüsselnummern U00–U49 ist der WHO vorbehalten, um eine provisorische Zuordnung von Krankheiten unklarer Genese zu ermöglichen. Im Bedarfsfall können notwendige Schlüsselnummern in EDV-Systemen nicht immer ad hoc bereitgestellt werden. Die vorliegende Spezifikation der Kategorie U07.– stellt sicher, dass diese Kategorie und die Subkategorien in EDV-Systemen jederzeit verfügbar sind und ihre Nutzung, nach Vorgabe durch die WHO, umgehend erfolgen kann.

U07.0! ***Gesundheitsstörung im Zusammenhang mit dem Gebrauch von E-Zigaretten [Vaporizer]***

Gesundheitsstörung durch das Inhalieren einer verdampften Lösung (Aerosol), welche Geschmacksstoffe, Nikotin sowie andere Substanzen und Additive enthalten kann, die üblicherweise in Propylenglykol, Glycerin oder in beiden Substanzen gelöst sind, unter Verwendung elektronischer Nikotin- oder Nicht-Nikotin-Abgabesystemen (ENDS bzw. ENNDS). Bei den Betroffenen sollen Infektionen als Ursache der Störung unwahrscheinlich oder ausgeschlossen sein. Relevante Befunde schließen den Nachweis von Lungeninfiltraten ein, wie z.B. Verdichtungen auf einer Röntgenaufnahme des Brustkorbs oder Milchglas-Trübungen in einer Computertomographie des Brustkorbs.

U07.1! ***COVID-19, Virus nachgewiesen***

Coronavirus-Krankheit-2019, Virus nachgewiesen

Benutze diese Schlüsselnummer, wenn COVID-19 durch einen Labortest nachgewiesen ist, ungeachtet des Schweregrades des klinischen Befundes oder der Symptome.
Benutze zunächst Schlüsselnummern, um das Vorliegen einer Pneumonie oder anderer Manifestationen oder von Kontaktanlässen anzugeben.

U07.2! ***COVID-19, Virus nicht nachgewiesen***

COVID-19 o.n.A.

Benutze diese Schlüsselnummer, wenn COVID-19 klinisch-epidemiologisch bestätigt ist und das Virus nicht durch Labortest nachgewiesen wurde oder kein Labortest zur Verfügung steht.
Benutze zunächst Schlüsselnummern, um das Vorliegen einer Pneumonie oder anderer Manifestationen oder von Kontaktanlässen anzugeben.

U07.6 **Nicht belegte Schlüsselnummer U07.6**

U07.7 **Nicht belegte Schlüsselnummer U07.7**

U07.8 **Nicht belegte Schlüsselnummer U07.8**

U07.9 **Nicht belegte Schlüsselnummer U07.9**

U08.– COVID-19 in der Eigenanamnese

U08.9 **COVID-19 in der Eigenanamnese, nicht näher bezeichnet**

Benutze diese Schlüsselnummer, um eine frühere, bestätigte Coronavirus-Krankheit-2019 (COVID-19) zu kodieren, die den Gesundheitszustand einer Person beeinflusst oder zur Inanspruchnahme des Gesundheitswesens führt, die Person aber nicht mehr an COVID-19 leidet.

U09.–! Post-COVID-19-Zustand

U09.9! ***Post-COVID-19-Zustand, nicht näher bezeichnet***

Diese Schlüsselnummer ist zu verwenden, wenn bei einer anderenorts klassifizierten Störung angegeben werden soll, dass sie in Zusammenhang mit einer vorausgegangenen Coronavirus-Krankheit-2019 (COVID-19) steht. Diese Schlüsselnummer ist nicht anzuwenden, wenn COVID-19 noch vorliegt.

U10.– Multisystemisches Entzündungssyndrom in Verbindung mit COVID-19

U10.9 Multisystemisches Entzündungssyndrom in Verbindung mit COVID-19, nicht näher bezeichnet

"Kawasaki-like"-Syndrom
Multisystem inflammatory syndrome in children (MIS-C)
Paediatric inflammatory multisystem syndrome (PIMS)
Zvtokinsturm
| zeitlich assoziiert mit COVID-19

Exkl.: Mukokutanes Lymphknotensyndrom [Kawasaki-Krankheit] (M30.3)
Zytokinfreisetzungs-Syndrom [Cytokine release syndrome] (D76.4)

U11.– Notwendigkeit der Impfung gegen COVID-19

U11.9 Notwendigkeit der Impfung gegen COVID-19, nicht näher bezeichnet

COVID-19-Impfung (prophylaktisch)

Benutze diese Schlüsselnummer, um bei einer Person anzugeben, dass sie das Gesundheitswesen zum Zweck der COVID-19-Impfung in Anspruch nimmt.
Benutze diese Schlüsselnummer im Geltungsbereich der §§ 17b KHG und 17d KHG bei einer Person zusätzlich zu anderen Schlüsselnummern. Für den Fall, dass im vorgenannten Geltungsbereich die COVID-19-Impfung selbst Anlass der Inanspruchnahme ist, benutze primär die Schlüsselnummer Z25.8 und zusätzlich die Schlüsselnummer U11.9.

U12.–! Unerwünschte Nebenwirkungen bei der Anwendung von COVID-19-Impfstoffen

U12.9! Unerwünschte Nebenwirkungen bei der Anwendung von COVID-19-Impfstoffen, nicht näher bezeichnet

Unerwünschte Nebenwirkungen von COVID-19-Impfstoffen bei indikationsgerechter Anwendung und in korrekter (prophylaktischer) Dosierung

Diese sekundäre Schlüsselnummer ist wie eine Schlüsselnummer des Kapitels XX Äußere Ursachen von Morbidität und Mortalität zu benutzen. Benutze zusätzlich eine primäre Schlüsselnummer eines anderen Kapitels der Klassifikation, um die Art der unerwünschten Nebenwirkung anzugeben.

U13.– Nicht belegte Schlüsselnummern U13.-

Hinw.: Die Verwendung der Schlüsselnummern U00–U49 ist der WHO vorbehalten, um eine provisorische Zuordnung von Krankheiten unklarer Genese zu ermöglichen. Im Bedarfsfall können notwendige Schlüsselnummern in EDV Systemen nicht immer ad hoc bereitgestellt werden. Die vorliegende Spezifikation der Kategorie U13.– stellt sicher, dass diese Kategorie und die Subkategorien in EDV-Systemen jederzeit verfügbar sind und ihre Nutzung, nach Vorgabe durch die WHO, umgehend erfolgen kann.

U13.0 Nicht belegte Schlüsselnummer U13.0
U13.1 Nicht belegte Schlüsselnummer U13.1
U13.2 Nicht belegte Schlüsselnummer U13.2
U13.3 Nicht belegte Schlüsselnummer U13.3
U13.4 Nicht belegte Schlüsselnummer U13.4
U13.5 Nicht belegte Schlüsselnummer U13.5
U13.6 Nicht belegte Schlüsselnummer U13.6
U13.7 Nicht belegte Schlüsselnummer U13.7
U13.8 Nicht belegte Schlüsselnummer U13.8
U13.9 Nicht belegte Schlüsselnummer U13.9

U14.– Nicht belegte Schlüsselnummern U14.–

Hinw.: Die Verwendung der Schlüsselnummern U00–U49 ist der WHO vorbehalten, um eine provisorische Zuordnung von Krankheiten unklarer Genese zu ermöglichen. Im Bedarfsfall können notwendige Schlüsselnummern in EDV-Systemen nicht immer ad hoc bereitgestellt werden. Die vorliegende Spezifikation der Kategorie U14.– stellt sicher, dass diese Kategorie und die Subkategorien in EDV-Systemen jederzeit verfügbar sind und ihre Nutzung, nach Vorgabe durch die WHO, umgehend erfolgen kann.

U14.0 Nicht belegte Schlüsselnummer U14.0

U14.1 Nicht belegte Schlüsselnummer U14.1

U14.2 Nicht belegte Schlüsselnummer U14.2

U14.3 Nicht belegte Schlüsselnummer U14.3

U14.4 Nicht belegte Schlüsselnummer U14.4

U14.5 Nicht belegte Schlüsselnummer U14.5

U14.6 Nicht belegte Schlüsselnummer U14.6

U14.7 Nicht belegte Schlüsselnummer U14.7

U14.8 Nicht belegte Schlüsselnummer U14.8

U14.9 Nicht belegte Schlüsselnummer U14.9

U15.– Nicht belegte Schlüsselnummern U15.–

Hinw.: Die Verwendung der Schlüsselnummern U00–U49 ist der WHO vorbehalten, um eine provisorische Zuordnung von Krankheiten unklarer Genese zu ermöglichen. Im Bedarfsfall können notwendige Schlüsselnummern in EDV-Systemen nicht immer ad hoc bereitgestellt werden. Die vorliegende Spezifikation der Kategorie U15.– stellt sicher, dass diese Kategorie und die Subkategorien in EDV-Systemen jederzeit verfügbar sind und ihre Nutzung, nach Vorgabe durch die WHO, umgehend erfolgen kann.

U15.0 Nicht belegte Schlüsselnummer U15.0

U15.1 Nicht belegte Schlüsselnummer U15.1

U15.2 Nicht belegte Schlüsselnummer U15.2

U15.3 Nicht belegte Schlüsselnummer U15.3

U15.4 Nicht belegte Schlüsselnummer U15.4

U15.5 Nicht belegte Schlüsselnummer U15.5

U15.6 Nicht belegte Schlüsselnummer U15.6

U15.7 Nicht belegte Schlüsselnummer U15.7

U15.8 Nicht belegte Schlüsselnummer U15.8

U15.9 Nicht belegte Schlüsselnummer U15.9

U16.– Nicht belegte Schlüsselnummern U16.–

Hinw.: Die Verwendung der Schlüsselnummern U00–U49 ist der WHO vorbehalten, um eine provisorische Zuordnung von Krankheiten unklarer Genese zu ermöglichen. Im Bedarfsfall können notwendige Schlüsselnummern in EDV-Systemen nicht immer ad hoc bereitgestellt werden. Die vorliegende Spezifikation der Kategorie U16.– stellt sicher, dass diese Kategorie und die Subkategorien in EDV-Systemen jederzeit verfügbar sind und ihre Nutzung, nach Vorgabe durch die WHO, umgehend erfolgen kann.

U16.0 Nicht belegte Schlüsselnummer U16.0

U16.1 Nicht belegte Schlüsselnummer U16.1

U16.2 Nicht belegte Schlüsselnummer U16.2

U16.3 Nicht belegte Schlüsselnummer U16.3

U16.4 Nicht belegte Schlüsselnummer U16.4

U16.5 Nicht belegte Schlüsselnummer U16.5

U16.6 Nicht belegte Schlüsselnummer U16.6

U16.7 Nicht belegte Schlüsselnummer U16.7

U16.8 Nicht belegte Schlüsselnummer U16.8

U16.9 Nicht belegte Schlüsselnummer U16.9

U17.– Nicht belegte Schlüsselnummern U17.–

Hinw.: Die Verwendung der Schlüsselnummern U00–U49 ist der WHO vorbehalten, um eine provisorische Zuordnung von Krankheiten unklarer Genese zu ermöglichen. Im Bedarfsfall können notwendige Schlüsselnummern in EDV-Systemen nicht immer ad hoc bereitgestellt werden. Die vorliegende Spezifikation der Kategorie U17.– stellt sicher, dass diese Kategorie und die Subkategorien in EDV-Systemen jederzeit verfügbar sind und ihre Nutzung, nach Vorgabe durch die WHO, umgehend erfolgen kann.

U17.0 **Nicht belegte Schlüsselnummer U17.0**

U17.1 **Nicht belegte Schlüsselnummer U17.1**

U17.2 **Nicht belegte Schlüsselnummer U17.2**

U17.3 **Nicht belegte Schlüsselnummer U17.3**

U17.4 **Nicht belegte Schlüsselnummer U17.4**

U17.5 **Nicht belegte Schlüsselnummer U17.5**

U17.6 **Nicht belegte Schlüsselnummer U17.6**

U17.7 **Nicht belegte Schlüsselnummer U17.7**

U17.8 **Nicht belegte Schlüsselnummer U17.8**

U17.9 **Nicht belegte Schlüsselnummer U17.9**

U18.– Nicht belegte Schlüsselnummern U18.–

Hinw.: Die Verwendung der Schlüsselnummern U00–U49 ist der WHO vorbehalten, um eine provisorische Zuordnung von Krankheiten unklarer Genese zu ermöglichen. Im Bedarfsfall können notwendige Schlüsselnummern in EDV-Systemen nicht immer ad hoc bereitgestellt werden. Die vorliegende Spezifikation der Kategorie U18.– stellt sicher, dass diese Kategorie und die Subkategorien in EDV-Systemen jederzeit verfügbar sind und ihre Nutzung, nach Vorgabe durch die WHO, umgehend erfolgen kann.

U18.0 **Nicht belegte Schlüsselnummer U18.0**

U18.1 **Nicht belegte Schlüsselnummer U18.1**

U18.2 **Nicht belegte Schlüsselnummer U18.2**

U18.3 **Nicht belegte Schlüsselnummer U18.3**

U18.4 **Nicht belegte Schlüsselnummer U18.4**

U18.5 **Nicht belegte Schlüsselnummer U18.5**

U18.6 **Nicht belegte Schlüsselnummer U18.6**

U18.7 **Nicht belegte Schlüsselnummer U18.7**

U18.8 **Nicht belegte Schlüsselnummer U18.8**

U18.9 **Nicht belegte Schlüsselnummer U18.9**

U19.– Nicht belegte Schlüsselnummern U19.–

Hinw.: Die Verwendung der Schlüsselnummern U00–U49 ist der WHO vorbehalten, um eine provisorische Zuordnung von Krankheiten unklarer Genese zu ermöglichen. Im Bedarfsfall können notwendige Schlüsselnummern in EDV-Systemen nicht immer ad hoc bereitgestellt werden. Die vorliegende Spezifikation der Kategorie U19.– stellt sicher, dass diese Kategorie und die Subkategorien in EDV-Systemen jederzeit verfügbar sind und ihre Nutzung, nach Vorgabe durch die WHO, umgehend erfolgen kann.

U19.0 **Nicht belegte Schlüsselnummer U19.0**

U19.1 **Nicht belegte Schlüsselnummer U19.1**

U19.2 **Nicht belegte Schlüsselnummer U19.2**

U19.3 **Nicht belegte Schlüsselnummer U19.3**

U19.4 **Nicht belegte Schlüsselnummer U19.4**

U19.5 **Nicht belegte Schlüsselnummer U19.5**

U19.6 **Nicht belegte Schlüsselnummer U19.6**

U19.7 **Nicht belegte Schlüsselnummer U19.7**

U19.8 **Nicht belegte Schlüsselnummer U19.8**

U19.9 **Nicht belegte Schlüsselnummer U19.9**

U20.– Nicht belegte Schlüsselnummern U20.–

Hinw.: Die Verwendung der Schlüsselnummern U00–U49 ist der WHO vorbehalten, um eine provisorische Zuordnung von Krankheiten unklarer Genese zu ermöglichen. Im Bedarfsfall können notwendige Schlüsselnummern in EDV-Systemen nicht immer ad hoc bereitgestellt werden. Die vorliegende Spezifikation der Kategorie U20.– stellt sicher, dass diese Kategorie und die Subkategorien in EDV-Systemen jederzeit verfügbar sind und ihre Nutzung, nach Vorgabe durch die WHO, umgehend erfolgen kann.

U20.0 Nicht belegte Schlüsselnummer U20.0

U20.1 Nicht belegte Schlüsselnummer U20.1

U20.2 Nicht belegte Schlüsselnummer U20.2

U20.3 Nicht belegte Schlüsselnummer U20.3

U20.4 Nicht belegte Schlüsselnummer U20.4

U20.5 Nicht belegte Schlüsselnummer U20.5

U20.6 Nicht belegte Schlüsselnummer U20.6

U20.7 Nicht belegte Schlüsselnummer U20.7

U20.8 Nicht belegte Schlüsselnummer U20.8

U20.9 Nicht belegte Schlüsselnummer U20.9

U21.– Nicht belegte Schlüsselnummern U21.–

Hinw.: Die Verwendung der Schlüsselnummern U00–U49 ist der WHO vorbehalten, um eine provisorische Zuordnung von Krankheiten unklarer Genese zu ermöglichen. Im Bedarfsfall können notwendige Schlüsselnummern in EDV-Systemen nicht immer ad hoc bereitgestellt werden. Die vorliegende Spezifikation der Kategorie U21.– stellt sicher, dass diese Kategorie und die Subkategorien in EDV-Systemen jederzeit verfügbar sind und ihre Nutzung, nach Vorgabe durch die WHO, umgehend erfolgen kann.

U21.0 Nicht belegte Schlüsselnummer U21.0

U21.1 Nicht belegte Schlüsselnummer U21.1

U21.2 Nicht belegte Schlüsselnummer U21.2

U21.3 Nicht belegte Schlüsselnummer U21.3

U21.4 Nicht belegte Schlüsselnummer U21.4

U21.5 Nicht belegte Schlüsselnummer U21.5

U21.6 Nicht belegte Schlüsselnummer U21.6

U21.7 Nicht belegte Schlüsselnummer U21.7

U21.8 Nicht belegte Schlüsselnummer U21.8

U21.9 Nicht belegte Schlüsselnummer U21.9

U22.– Nicht belegte Schlüsselnummern U22.–

Hinw.: Die Verwendung der Schlüsselnummern U00–U49 ist der WHO vorbehalten, um eine provisorische Zuordnung von Krankheiten unklarer Genese zu ermöglichen. Im Bedarfsfall können notwendige Schlüsselnummern in EDV-Systemen nicht immer ad hoc bereitgestellt werden. Die vorliegende Spezifikation der Kategorie U22.– stellt sicher, dass diese Kategorie und die Subkategorien in EDV-Systemen jederzeit verfügbar sind und ihre Nutzung, nach Vorgabe durch die WHO, umgehend erfolgen kann.

U22.0 Nicht belegte Schlüsselnummer U22.0

U22.1 Nicht belegte Schlüsselnummer U22.1

U22.2 Nicht belegte Schlüsselnummer U22.2

U22.3 Nicht belegte Schlüsselnummer U22.3

U22.4 Nicht belegte Schlüsselnummer U22.4

U22.5 Nicht belegte Schlüsselnummer U22.5

U22.6 Nicht belegte Schlüsselnummer U22.6

U22.7 Nicht belegte Schlüsselnummer U22.7

U22.8 Nicht belegte Schlüsselnummer U22.8

U22.9 Nicht belegte Schlüsselnummer U22.9

U23.– Nicht belegte Schlüsselnummern U23.–

Hinw.: Die Verwendung der Schlüsselnummern U00–U49 ist der WHO vorbehalten, um eine provisorische Zuordnung von Krankheiten unklarer Genese zu ermöglichen. Im Bedarfsfall können notwendige Schlüsselnummern in EDV-Systemen nicht immer ad hoc bereitgestellt werden. Die vorliegende Spezifikation der Kategorie U23.– stellt sicher, dass diese Kategorie und die Subkategorien in EDV-Systemen jederzeit verfügbar sind und ihre Nutzung, nach Vorgabe durch die WHO, umgehend erfolgen kann.

U23.0 Nicht belegte Schlüsselnummer U23.0
U23.1 Nicht belegte Schlüsselnummer U23.1
U23.2 Nicht belegte Schlüsselnummer U23.2
U23.3 Nicht belegte Schlüsselnummer U23.3
U23.4 Nicht belegte Schlüsselnummer U23.4
U23.5 Nicht belegte Schlüsselnummer U23.5
U23.6 Nicht belegte Schlüsselnummer U23.6
U23.7 Nicht belegte Schlüsselnummer U23.7
U23.8 Nicht belegte Schlüsselnummer U23.8
U23.9 Nicht belegte Schlüsselnummer U23.9

U24.– Nicht belegte Schlüsselnummern U24.–

Hinw.: Die Verwendung der Schlüsselnummern U00–U49 ist der WHO vorbehalten, um eine provisorische Zuordnung von Krankheiten unklarer Genese zu ermöglichen. Im Bedarfsfall können notwendige Schlüsselnummern in EDV-Systemen nicht immer ad hoc bereitgestellt werden. Die vorliegende Spezifikation der Kategorie U24.– stellt sicher, dass diese Kategorie und die Subkategorien in EDV-Systemen jederzeit verfügbar sind und ihre Nutzung, nach Vorgabe durch die WHO, umgehend erfolgen kann.

U24.0 Nicht belegte Schlüsselnummer U24.0
U24.1 Nicht belegte Schlüsselnummer U24.1
U24.2 Nicht belegte Schlüsselnummer U24.2
U24.3 Nicht belegte Schlüsselnummer U24.3
U24.4 Nicht belegte Schlüsselnummer U24.4
U24.5 Nicht belegte Schlüsselnummer U24.5
U24.6 Nicht belegte Schlüsselnummer U24.6
U24.7 Nicht belegte Schlüsselnummer U24.7
U24.8 Nicht belegte Schlüsselnummer U24.8
U24.9 Nicht belegte Schlüsselnummer U24.9

U25.– Nicht belegte Schlüsselnummern U25.–

Hinw.: Die Verwendung der Schlüsselnummern U00–U49 ist der WHO vorbehalten, um eine provisorische Zuordnung von Krankheiten unklarer Genese zu ermöglichen. Im Bedarfsfall können notwendige Schlüsselnummern in EDV-Systemen nicht immer ad hoc bereitgestellt werden. Die vorliegende Spezifikation der Kategorie U25.– stellt sicher, dass diese Kategorie und die Subkategorien in EDV-Systemen jederzeit verfügbar sind und ihre Nutzung, nach Vorgabe durch die WHO, umgehend erfolgen kann.

U25.0 Nicht belegte Schlüsselnummer U25.0
U25.1 Nicht belegte Schlüsselnummer U25.1
U25.2 Nicht belegte Schlüsselnummer U25.2
U25.3 Nicht belegte Schlüsselnummer U25.3
U25.4 Nicht belegte Schlüsselnummer U25.4
U25.5 Nicht belegte Schlüsselnummer U25.5
U25.6 Nicht belegte Schlüsselnummer U25.6
U25.7 Nicht belegte Schlüsselnummer U25.7
U25.8 Nicht belegte Schlüsselnummer U25.8
U25.9 Nicht belegte Schlüsselnummer U25.9

U26.– Nicht belegte Schlüsselnummern U26.–

Hinw.: Die Verwendung der Schlüsselnummern U00–U49 ist der WHO vorbehalten, um eine provisorische Zuordnung von Krankheiten unklarer Genese zu ermöglichen. Im Bedarfsfall können notwendige Schlüsselnummern in EDV-Systemen nicht immer ad hoc bereitgestellt werden. Die vorliegende Spezifikation der Kategorie U26.– stellt sicher, dass diese Kategorie und die Subkategorien in EDV-Systemen jederzeit verfügbar sind und ihre Nutzung, nach Vorgabe durch die WHO, umgehend erfolgen kann.

U26.0 Nicht belegte Schlüsselnummer U26.0

U26.1 Nicht belegte Schlüsselnummer U26.1

U26.2 Nicht belegte Schlüsselnummer U26.2

U26.3 Nicht belegte Schlüsselnummer U26.3

U26.4 Nicht belegte Schlüsselnummer U26.4

U26.5 Nicht belegte Schlüsselnummer U26.5

U26.6 Nicht belegte Schlüsselnummer U26.6

U26.7 Nicht belegte Schlüsselnummer U26.7

U26.8 Nicht belegte Schlüsselnummer U26.8

U26.9 Nicht belegte Schlüsselnummer U26.9

U27.– Nicht belegte Schlüsselnummern U27.–

Hinw.: Die Verwendung der Schlüsselnummern U00–U49 ist der WHO vorbehalten, um eine provisorische Zuordnung von Krankheiten unklarer Genese zu ermöglichen. Im Bedarfsfall können notwendige Schlüsselnummern in EDV-Systemen nicht immer ad hoc bereitgestellt werden. Die vorliegende Spezifikation der Kategorie U27.– stellt sicher, dass diese Kategorie und die Subkategorien in EDV-Systemen jederzeit verfügbar sind und ihre Nutzung, nach Vorgabe durch die WHO, umgehend erfolgen kann.

U27.0 Nicht belegte Schlüsselnummer U27.0

U27.1 Nicht belegte Schlüsselnummer U27.1

U27.2 Nicht belegte Schlüsselnummer U27.2

U27.3 Nicht belegte Schlüsselnummer U27.3

U27.4 Nicht belegte Schlüsselnummer U27.4

U27.5 Nicht belegte Schlüsselnummer U27.5

U27.6 Nicht belegte Schlüsselnummer U27.6

U27.7 Nicht belegte Schlüsselnummer U27.7

U27.8 Nicht belegte Schlüsselnummer U27.8

U27.9 Nicht belegte Schlüsselnummer U27.9

U28.– Nicht belegte Schlüsselnummern U28.–

Hinw.: Die Verwendung der Schlüsselnummern U00–U49 ist der WHO vorbehalten, um eine provisorische Zuordnung von Krankheiten unklarer Genese zu ermöglichen. Im Bedarfsfall können notwendige Schlüsselnummern in EDV-Systemen nicht immer ad hoc bereitgestellt werden. Die vorliegende Spezifikation der Kategorie U28.– stellt sicher, dass diese Kategorie und die Subkategorien in EDV-Systemen jederzeit verfügbar sind und ihre Nutzung, nach Vorgabe durch die WHO, umgehend erfolgen kann.

U28.0 Nicht belegte Schlüsselnummer U28.0

U28.1 Nicht belegte Schlüsselnummer U28.1

U28.2 Nicht belegte Schlüsselnummer U28.2

U28.3 Nicht belegte Schlüsselnummer U28.3

U28.4 Nicht belegte Schlüsselnummer U28.4

U28.5 Nicht belegte Schlüsselnummer U28.5

U28.6 Nicht belegte Schlüsselnummer U28.6

U28.7 Nicht belegte Schlüsselnummer U28.7

U28.8 Nicht belegte Schlüsselnummer U28.8

U28.9 Nicht belegte Schlüsselnummer U28.9

U29.– Nicht belegte Schlüsselnummern U29.–

Hinw.: Die Verwendung der Schlüsselnummern U00–U49 ist der WHO vorbehalten, um eine provisorische Zuordnung von Krankheiten unklarer Genese zu ermöglichen. Im Bedarfsfall können notwendige Schlüsselnummern in EDV-Systemen nicht immer ad hoc bereitgestellt werden. Die vorliegende Spezifikation der Kategorie U29.– stellt sicher, dass diese Kategorie und die Subkategorien in EDV-Systemen jederzeit verfügbar sind und ihre Nutzung, nach Vorgabe durch die WHO, umgehend erfolgen kann.

U29.0 **Nicht belegte Schlüsselnummer U29.0**
U29.1 **Nicht belegte Schlüsselnummer U29.1**
U29.2 **Nicht belegte Schlüsselnummer U29.2**
U29.3 **Nicht belegte Schlüsselnummer U29.3**
U29.4 **Nicht belegte Schlüsselnummer U29.4**
U29.5 **Nicht belegte Schlüsselnummer U29.5**
U29.6 **Nicht belegte Schlüsselnummer U29.6**
U29.7 **Nicht belegte Schlüsselnummer U29.7**
U29.8 **Nicht belegte Schlüsselnummer U29.8**
U29.9 **Nicht belegte Schlüsselnummer U29.9**

U30.– Nicht belegte Schlüsselnummern U30.–

Hinw.: Die Verwendung der Schlüsselnummern U00–U49 ist der WHO vorbehalten, um eine provisorische Zuordnung von Krankheiten unklarer Genese zu ermöglichen. Im Bedarfsfall können notwendige Schlüsselnummern in EDV-Systemen nicht immer ad hoc bereitgestellt werden. Die vorliegende Spezifikation der Kategorie U30.– stellt sicher, dass diese Kategorie und die Subkategorien in EDV-Systemen jederzeit verfügbar sind und ihre Nutzung, nach Vorgabe durch die WHO, umgehend erfolgen kann.

U30.0 **Nicht belegte Schlüsselnummer U30.0**
U30.1 **Nicht belegte Schlüsselnummer U30.1**
U30.2 **Nicht belegte Schlüsselnummer U30.2**
U30.3 **Nicht belegte Schlüsselnummer U30.3**
U30.4 **Nicht belegte Schlüsselnummer U30.4**
U30.5 **Nicht belegte Schlüsselnummer U30.5**
U30.6 **Nicht belegte Schlüsselnummer U30.6**
U30.7 **Nicht belegte Schlüsselnummer U30.7**
U30.8 **Nicht belegte Schlüsselnummer U30.8**
U30.9 **Nicht belegte Schlüsselnummer U30.9**

U31.– Nicht belegte Schlüsselnummern U31.–

Hinw.: Die Verwendung der Schlüsselnummern U00–U49 ist der WHO vorbehalten, um eine provisorische Zuordnung von Krankheiten unklarer Genese zu ermöglichen. Im Bedarfsfall können notwendige Schlüsselnummern in EDV-Systemen nicht immer ad hoc bereitgestellt werden. Die vorliegende Spezifikation der Kategorie U31.– stellt sicher, dass diese Kategorie und die Subkategorien in EDV-Systemen jederzeit verfügbar sind und ihre Nutzung, nach Vorgabe durch die WHO, umgehend erfolgen kann.

U31.0 **Nicht belegte Schlüsselnummer U31.0**
U31.1 **Nicht belegte Schlüsselnummer U31.1**
U31.2 **Nicht belegte Schlüsselnummer U31.2**
U31.3 **Nicht belegte Schlüsselnummer U31.3**
U31.4 **Nicht belegte Schlüsselnummer U31.4**
U31.5 **Nicht belegte Schlüsselnummer U31.5**
U31.6 **Nicht belegte Schlüsselnummer U31.6**
U31.7 **Nicht belegte Schlüsselnummer U31.7**
U31.8 **Nicht belegte Schlüsselnummer U31.8**
U31.9 **Nicht belegte Schlüsselnummer U31.9**

U32.– Nicht belegte Schlüsselnummern U32.–

Hinw.: Die Verwendung der Schlüsselnummern U00–U49 ist der WHO vorbehalten, um eine provisorische Zuordnung von Krankheiten unklarer Genese zu ermöglichen. Im Bedarfsfall können notwendige Schlüsselnummern in EDV-Systemen nicht immer ad hoc bereitgestellt werden. Die vorliegende Spezifikation der Kategorie U32.– stellt sicher, dass diese Kategorie und die Subkategorien in EDV-Systemen jederzeit verfügbar sind und ihre Nutzung, nach Vorgabe durch die WHO, umgehend erfolgen kann.

U32.0 Nicht belegte Schlüsselnummer U32.0

U32.1 Nicht belegte Schlüsselnummer U32.1

U32.2 Nicht belegte Schlüsselnummer U32.2

U32.3 Nicht belegte Schlüsselnummer U32.3

U32.4 Nicht belegte Schlüsselnummer U32.4

U32.5 Nicht belegte Schlüsselnummer U32.5

U32.6 Nicht belegte Schlüsselnummer U32.6

U32.7 Nicht belegte Schlüsselnummer U32.7

U32.8 Nicht belegte Schlüsselnummer U32.8

U32.9 Nicht belegte Schlüsselnummer U32.9

U33.– Nicht belegte Schlüsselnummern U33.–

Hinw.: Die Verwendung der Schlüsselnummern U00–U49 ist der WHO vorbehalten, um eine provisorische Zuordnung von Krankheiten unklarer Genese zu ermöglichen. Im Bedarfsfall können notwendige Schlüsselnummern in EDV-Systemen nicht immer ad hoc bereitgestellt werden. Die vorliegende Spezifikation der Kategorie U33.– stellt sicher, dass diese Kategorie und die Subkategorien in EDV-Systemen jederzeit verfügbar sind und ihre Nutzung, nach Vorgabe durch die WHO, umgehend erfolgen kann.

U33.0 Nicht belegte Schlüsselnummer U33.0

U33.1 Nicht belegte Schlüsselnummer U33.1

U33.2 Nicht belegte Schlüsselnummer U33.2

U33.3 Nicht belegte Schlüsselnummer U33.3

U33.4 Nicht belegte Schlüsselnummer U33.4

U33.5 Nicht belegte Schlüsselnummer U33.5

U33.6 Nicht belegte Schlüsselnummer U33.6

U33.7 Nicht belegte Schlüsselnummer U33.7

U33.8 Nicht belegte Schlüsselnummer U33.8

U33.9 Nicht belegte Schlüsselnummer U33.9

U34.– Nicht belegte Schlüsselnummern U34.–

Hinw.: Die Verwendung der Schlüsselnummern U00–U49 ist der WHO vorbehalten, um eine provisorische Zuordnung von Krankheiten unklarer Genese zu ermöglichen. Im Bedarfsfall können notwendige Schlüsselnummern in EDV-Systemen nicht immer ad hoc bereitgestellt werden. Die vorliegende Spezifikation der Kategorie U34.– stellt sicher, dass diese Kategorie und die Subkategorien in EDV-Systemen jederzeit verfügbar sind und ihre Nutzung, nach Vorgabe durch die WHO, umgehend erfolgen kann.

U34.0 Nicht belegte Schlüsselnummer U34.0

U34.1 Nicht belegte Schlüsselnummer U34.1

U34.2 Nicht belegte Schlüsselnummer U34.2

U34.3 Nicht belegte Schlüsselnummer U34.3

U34.4 Nicht belegte Schlüsselnummer U34.4

U34.5 Nicht belegte Schlüsselnummer U34.5

U34.6 Nicht belegte Schlüsselnummer U34.6

U34.7 Nicht belegte Schlüsselnummer U34.7

U34.8 Nicht belegte Schlüsselnummer U34.8

U34.9 Nicht belegte Schlüsselnummer U34.9

U35.– Nicht belegte Schlüsselnummern U35.–

Hinw.: Die Verwendung der Schlüsselnummern U00–U49 ist der WHO vorbehalten, um eine provisorische Zuordnung von Krankheiten unklarer Genese zu ermöglichen. Im Bedarfsfall können notwendige Schlüsselnummern in EDV-Systemen nicht immer ad hoc bereitgestellt werden. Die vorliegende Spezifikation der Kategorie U35.– stellt sicher, dass diese Kategorie und die Subkategorien in EDV-Systemen jederzeit verfügbar sind und ihre Nutzung, nach Vorgabe durch die WHO, umgehend erfolgen kann.

U35.0 **Nicht belegte Schlüsselnummer U35.0**
U35.1 **Nicht belegte Schlüsselnummer U35.1**
U35.2 **Nicht belegte Schlüsselnummer U35.2**
U35.3 **Nicht belegte Schlüsselnummer U35.3**
U35.4 **Nicht belegte Schlüsselnummer U35.4**
U35.5 **Nicht belegte Schlüsselnummer U35.5**
U35.6 **Nicht belegte Schlüsselnummer U35.6**
U35.7 **Nicht belegte Schlüsselnummer U35.7**
U35.8 **Nicht belegte Schlüsselnummer U35.8**
U35.9 **Nicht belegte Schlüsselnummer U35.9**

U36.– Nicht belegte Schlüsselnummern U36.–

Hinw.: Die Verwendung der Schlüsselnummern U00–U49 ist der WHO vorbehalten, um eine provisorische Zuordnung von Krankheiten unklarer Genese zu ermöglichen. Im Bedarfsfall können notwendige Schlüsselnummern in EDV-Systemen nicht immer ad hoc bereitgestellt werden. Die vorliegende Spezifikation der Kategorie U36.– stellt sicher, dass diese Kategorie und die Subkategorien in EDV-Systemen jederzeit verfügbar sind und ihre Nutzung, nach Vorgabe durch die WHO, umgehend erfolgen kann.

U36.0 **Nicht belegte Schlüsselnummer U36.0**
U36.1 **Nicht belegte Schlüsselnummer U36.1**
U36.2 **Nicht belegte Schlüsselnummer U36.2**
U36.3 **Nicht belegte Schlüsselnummer U36.3**
U36.4 **Nicht belegte Schlüsselnummer U36.4**
U36.5 **Nicht belegte Schlüsselnummer U36.5**
U36.6 **Nicht belegte Schlüsselnummer U36.6**
U36.7 **Nicht belegte Schlüsselnummer U36.7**
U36.8 **Nicht belegte Schlüsselnummer U36.8**
U36.9 **Nicht belegte Schlüsselnummer U36.9**

U37.– Nicht belegte Schlüsselnummern U37.–

Hinw.: Die Verwendung der Schlüsselnummern U00–U49 ist der WHO vorbehalten, um eine provisorische Zuordnung von Krankheiten unklarer Genese zu ermöglichen. Im Bedarfsfall können notwendige Schlüsselnummern in EDV-Systemen nicht immer ad hoc bereitgestellt werden. Die vorliegende Spezifikation der Kategorie U37.– stellt sicher, dass diese Kategorie und die Subkategorien in EDV-Systemen jederzeit verfügbar sind und ihre Nutzung, nach Vorgabe durch die WHO, umgehend erfolgen kann.

U37.0 **Nicht belegte Schlüsselnummer U37.0**
U37.1 **Nicht belegte Schlüsselnummer U37.1**
U37.2 **Nicht belegte Schlüsselnummer U37.2**
U37.3 **Nicht belegte Schlüsselnummer U37.3**
U37.4 **Nicht belegte Schlüsselnummer U37.4**
U37.5 **Nicht belegte Schlüsselnummer U37.5**
U37.6 **Nicht belegte Schlüsselnummer U37.6**
U37.7 **Nicht belegte Schlüsselnummer U37.7**
U37.8 **Nicht belegte Schlüsselnummer U37.8**
U37.9 **Nicht belegte Schlüsselnummer U37.9**

U38.– Nicht belegte Schlüsselnummern U38.–

Hinw.: Die Verwendung der Schlüsselnummern U00–U49 ist der WHO vorbehalten, um eine provisorische Zuordnung von Krankheiten unklarer Genese zu ermöglichen. Im Bedarfsfall können notwendige Schlüsselnummern in EDV-Systemen nicht immer ad hoc bereitgestellt werden. Die vorliegende Spezifikation der Kategorie U38.– stellt sicher, dass diese Kategorie und die Subkategorien in EDV-Systemen jederzeit verfügbar sind und ihre Nutzung, nach Vorgabe durch die WHO, umgehend erfolgen kann.

U38.0 Nicht belegte Schlüsselnummer U38.0

U38.1 Nicht belegte Schlüsselnummer U38.1

U38.2 Nicht belegte Schlüsselnummer U38.2

U38.3 Nicht belegte Schlüsselnummer U38.3

U38.4 Nicht belegte Schlüsselnummer U38.4

U38.5 Nicht belegte Schlüsselnummer U38.5

U38.6 Nicht belegte Schlüsselnummer U38.6

U38.7 Nicht belegte Schlüsselnummer U38.7

U38.8 Nicht belegte Schlüsselnummer U38.8

U38.9 Nicht belegte Schlüsselnummer U38.9

U39.– Nicht belegte Schlüsselnummern U39.–

Hinw.: Die Verwendung der Schlüsselnummern U00–U49 ist der WHO vorbehalten, um eine provisorische Zuordnung von Krankheiten unklarer Genese zu ermöglichen. Im Bedarfsfall können notwendige Schlüsselnummern in EDV-Systemen nicht immer ad hoc bereitgestellt werden. Die vorliegende Spezifikation der Kategorie U39.– stellt sicher, dass diese Kategorie und die Subkategorien in EDV-Systemen jederzeit verfügbar sind und ihre Nutzung, nach Vorgabe durch die WHO, umgehend erfolgen kann.

U39.0 Nicht belegte Schlüsselnummer U39.0

U39.1 Nicht belegte Schlüsselnummer U39.1

U39.2 Nicht belegte Schlüsselnummer U39.2

U39.3 Nicht belegte Schlüsselnummer U39.3

U39.4 Nicht belegte Schlüsselnummer U39.4

U39.5 Nicht belegte Schlüsselnummer U39.5

U39.6 Nicht belegte Schlüsselnummer U39.6

U39.7 Nicht belegte Schlüsselnummer U39.7

U39.8 Nicht belegte Schlüsselnummer U39.8

U39.9 Nicht belegte Schlüsselnummer U39.9

U40.– Nicht belegte Schlüsselnummern U40.–

Hinw.: Die Verwendung der Schlüsselnummern U00–U49 ist der WHO vorbehalten, um eine provisorische Zuordnung von Krankheiten unklarer Genese zu ermöglichen. Im Bedarfsfall können notwendige Schlüsselnummern in EDV-Systemen nicht immer ad hoc bereitgestellt werden. Die vorliegende Spezifikation der Kategorie U40.– stellt sicher, dass diese Kategorie und die Subkategorien in EDV-Systemen jederzeit verfügbar sind und ihre Nutzung, nach Vorgabe durch die WHO, umgehend erfolgen kann.

U40.0 Nicht belegte Schlüsselnummer U40.0

U40.1 Nicht belegte Schlüsselnummer U40.1

U40.2 Nicht belegte Schlüsselnummer U40.2

U40.3 Nicht belegte Schlüsselnummer U40.3

U40.4 Nicht belegte Schlüsselnummer U40.4

U40.5 Nicht belegte Schlüsselnummer U40.5

U40.6 Nicht belegte Schlüsselnummer U40.6

U40.7 Nicht belegte Schlüsselnummer U40.7

U40.8 Nicht belegte Schlüsselnummer U40.8

U40.9 Nicht belegte Schlüsselnummer U40.9

U41.– Nicht belegte Schlüsselnummern U41.–

Hinw.: Die Verwendung der Schlüsselnummern U00–U49 ist der WHO vorbehalten, um eine provisorische Zuordnung von Krankheiten unklarer Genese zu ermöglichen. Im Bedarfsfall können notwendige Schlüsselnummern in EDV-Systemen nicht immer ad hoc bereitgestellt werden. Die vorliegende Spezifikation der Kategorie U41.– stellt sicher, dass diese Kategorie und die Subkategorien in EDV-Systemen jederzeit verfügbar sind und ihre Nutzung, nach Vorgabe durch die WHO, umgehend erfolgen kann.

U41.0 **Nicht belegte Schlüsselnummer U41.0**

U41.1 **Nicht belegte Schlüsselnummer U41.1**

U41.2 **Nicht belegte Schlüsselnummer U41.2**

U41.3 **Nicht belegte Schlüsselnummer U41.3**

U41.4 **Nicht belegte Schlüsselnummer U41.4**

U41.5 **Nicht belegte Schlüsselnummer U41.5**

U41.6 **Nicht belegte Schlüsselnummer U41.6**

U41.7 **Nicht belegte Schlüsselnummer U41.7**

U41.8 **Nicht belegte Schlüsselnummer U41.8**

U41.9 **Nicht belegte Schlüsselnummer U41.9**

U42.– Nicht belegte Schlüsselnummern U42.–

Hinw.: Die Verwendung der Schlüsselnummern U00–U49 ist der WHO vorbehalten, um eine provisorische Zuordnung von Krankheiten unklarer Genese zu ermöglichen. Im Bedarfsfall können notwendige Schlüsselnummern in EDV-Systemen nicht immer ad hoc bereitgestellt werden. Die vorliegende Spezifikation der Kategorie U42.– stellt sicher, dass diese Kategorie und die Subkategorien in EDV-Systemen jederzeit verfügbar sind und ihre Nutzung, nach Vorgabe durch die WHO, umgehend erfolgen kann.

U42.0 **Nicht belegte Schlüsselnummer U42.0**

U42.1 **Nicht belegte Schlüsselnummer U42.1**

U42.2 **Nicht belegte Schlüsselnummer U42.2**

U42.3 **Nicht belegte Schlüsselnummer U42.3**

U42.4 **Nicht belegte Schlüsselnummer U42.4**

U42.5 **Nicht belegte Schlüsselnummer U42.5**

U42.6 **Nicht belegte Schlüsselnummer U42.6**

U42.7 **Nicht belegte Schlüsselnummer U42.7**

U42.8 **Nicht belegte Schlüsselnummer U42.8**

U42.9 **Nicht belegte Schlüsselnummer U42.9**

U43.– Nicht belegte Schlüsselnummern U43.–

Hinw.: Die Verwendung der Schlüsselnummern U00–U49 ist der WHO vorbehalten, um eine provisorische Zuordnung von Krankheiten unklarer Genese zu ermöglichen. Im Bedarfsfall können notwendige Schlüsselnummern in EDV-Systemen nicht immer ad hoc bereitgestellt werden. Die vorliegende Spezifikation der Kategorie U43.– stellt sicher, dass diese Kategorie und die Subkategorien in EDV-Systemen jederzeit verfügbar sind und ihre Nutzung, nach Vorgabe durch die WHO, umgehend erfolgen kann.

U43.0 **Nicht belegte Schlüsselnummer U43.0**

U43.1 **Nicht belegte Schlüsselnummer U43.1**

U43.2 **Nicht belegte Schlüsselnummer U43.2**

U43.3 **Nicht belegte Schlüsselnummer U43.3**

U43.4 **Nicht belegte Schlüsselnummer U43.4**

U43.5 **Nicht belegte Schlüsselnummer U43.5**

U43.6 **Nicht belegte Schlüsselnummer U43.6**

U43.7 **Nicht belegte Schlüsselnummer U43.7**

U43.8 **Nicht belegte Schlüsselnummer U43.8**

U43.9 **Nicht belegte Schlüsselnummer U43.9**

U44.– Nicht belegte Schlüsselnummern U44.–

Hinw.: Die Verwendung der Schlüsselnummern U00–U49 ist der WHO vorbehalten, um eine provisorische Zuordnung von Krankheiten unklarer Genese zu ermöglichen. Im Bedarfsfall können notwendige Schlüsselnummern in EDV-Systemen nicht immer ad hoc bereitgestellt werden. Die vorliegende Spezifikation der Kategorie U44.– stellt sicher, dass diese Kategorie und die Subkategorien in EDV-Systemen jederzeit verfügbar sind und ihre Nutzung, nach Vorgabe durch die WHO, umgehend erfolgen kann.

U44.0 Nicht belegte Schlüsselnummer U44.0

U44.1 Nicht belegte Schlüsselnummer U44.1

U44.2 Nicht belegte Schlüsselnummer U44.2

U44.3 Nicht belegte Schlüsselnummer U44.3

U44.4 Nicht belegte Schlüsselnummer U44.4

U44.5 Nicht belegte Schlüsselnummer U44.5

U44.6 Nicht belegte Schlüsselnummer U44.6

U44.7 Nicht belegte Schlüsselnummer U44.7

U44.8 Nicht belegte Schlüsselnummer U44.8

U44.9 Nicht belegte Schlüsselnummer U44.9

U45.– Nicht belegte Schlüsselnummern U45.–

Hinw.: Die Verwendung der Schlüsselnummern U00–U49 ist der WHO vorbehalten, um eine provisorische Zuordnung von Krankheiten unklarer Genese zu ermöglichen. Im Bedarfsfall können notwendige Schlüsselnummern in EDV-Systemen nicht immer ad hoc bereitgestellt werden. Die vorliegende Spezifikation der Kategorie U45.– stellt sicher, dass diese Kategorie und die Subkategorien in EDV-Systemen jederzeit verfügbar sind und ihre Nutzung, nach Vorgabe durch die WHO, umgehend erfolgen kann.

U45.0 Nicht belegte Schlüsselnummer U45.0

U45.1 Nicht belegte Schlüsselnummer U45.1

U45.2 Nicht belegte Schlüsselnummer U45.2

U45.3 Nicht belegte Schlüsselnummer U45.3

U45.4 Nicht belegte Schlüsselnummer U45.4

U45.5 Nicht belegte Schlüsselnummer U45.5

U45.6 Nicht belegte Schlüsselnummer U45.6

U45.7 Nicht belegte Schlüsselnummer U45.7

U45.8 Nicht belegte Schlüsselnummer U45.8

U45.9 Nicht belegte Schlüsselnummer U45.9

U46.– Nicht belegte Schlüsselnummern U46.–

Hinw.: Die Verwendung der Schlüsselnummern U00–U49 ist der WHO vorbehalten, um eine provisorische Zuordnung von Krankheiten unklarer Genese zu ermöglichen. Im Bedarfsfall können notwendige Schlüsselnummern in EDV-Systemen nicht immer ad hoc bereitgestellt werden. Die vorliegende Spezifikation der Kategorie U46.– stellt sicher, dass diese Kategorie und die Subkategorien in EDV-Systemen jederzeit verfügbar sind und ihre Nutzung, nach Vorgabe durch die WHO, umgehend erfolgen kann.

U46.0 Nicht belegte Schlüsselnummer U46.0

U46.1 Nicht belegte Schlüsselnummer U46.1

U46.2 Nicht belegte Schlüsselnummer U46.2

U46.3 Nicht belegte Schlüsselnummer U46.3

U46.4 Nicht belegte Schlüsselnummer U46.4

U46.5 Nicht belegte Schlüsselnummer U46.5

U46.6 Nicht belegte Schlüsselnummer U46.6

U46.7 Nicht belegte Schlüsselnummer U46.7

U46.8 Nicht belegte Schlüsselnummer U46.8

U46.9 Nicht belegte Schlüsselnummer U46.9

U47.– Nicht belegte Schlüsselnummern U47.–

Hinw.: Die Verwendung der Schlüsselnummern U00–U49 ist der WHO vorbehalten, um eine provisorische Zuordnung von Krankheiten unklarer Genese zu ermöglichen. Im Bedarfsfall können notwendige Schlüsselnummern in EDV-Systemen nicht immer ad hoc bereitgestellt werden. Die vorliegende Spezifikation der Kategorie U47.– stellt sicher, dass diese Kategorie und die Subkategorien in EDV-Systemen jederzeit verfügbar sind und ihre Nutzung, nach Vorgabe durch die WHO, umgehend erfolgen kann.

U47.0 Nicht belegte Schlüsselnummer U47.0
U47.1 Nicht belegte Schlüsselnummer U47.1
U47.2 Nicht belegte Schlüsselnummer U47.2
U47.3 Nicht belegte Schlüsselnummer U47.3
U47.4 Nicht belegte Schlüsselnummer U47.4
U47.5 Nicht belegte Schlüsselnummer U47.5
U47.6 Nicht belegte Schlüsselnummer U47.6
U47.7 Nicht belegte Schlüsselnummer U47.7
U47.8 Nicht belegte Schlüsselnummer U47.8
U47.9 Nicht belegte Schlüsselnummer U47.9

U48.– Nicht belegte Schlüsselnummern U48.–

Hinw.: Die Verwendung der Schlüsselnummern U00–U49 ist der WHO vorbehalten, um eine provisorische Zuordnung von Krankheiten unklarer Genese zu ermöglichen. Im Bedarfsfall können notwendige Schlüsselnummern in EDV-Systemen nicht immer ad hoc bereitgestellt werden. Die vorliegende Spezifikation der Kategorie U48.– stellt sicher, dass diese Kategorie und die Subkategorien in EDV-Systemen jederzeit verfügbar sind und ihre Nutzung, nach Vorgabe durch die WHO, umgehend erfolgen kann.

U48.0 Nicht belegte Schlüsselnummer U48.0
U48.1 Nicht belegte Schlüsselnummer U48.1
U48.2 Nicht belegte Schlüsselnummer U48.2
U48.3 Nicht belegte Schlüsselnummer U48.3
U48.4 Nicht belegte Schlüsselnummer U48.4
U48.5 Nicht belegte Schlüsselnummer U48.5
U48.6 Nicht belegte Schlüsselnummer U48.6
U48.7 Nicht belegte Schlüsselnummer U48.7
U48.8 Nicht belegte Schlüsselnummer U48.8
U48.9 Nicht belegte Schlüsselnummer U48.9

U49.– Nicht belegte Schlüsselnummern U49.–

Hinw.: Die Verwendung der Schlüsselnummern U00–U49 ist der WHO vorbehalten, um eine provisorische Zuordnung von Krankheiten unklarer Genese zu ermöglichen. Im Bedarfsfall können notwendige Schlüsselnummern in EDV-Systemen nicht immer ad hoc bereitgestellt werden. Die vorliegende Spezifikation der Kategorie U49.– stellt sicher, dass diese Kategorie und die Subkategorien in EDV-Systemen jederzeit verfügbar sind und ihre Nutzung, nach Vorgabe durch die WHO, umgehend erfolgen kann.

U49.0 Nicht belegte Schlüsselnummer U49.0
U49.1 Nicht belegte Schlüsselnummer U49.1
U49.2 Nicht belegte Schlüsselnummer U49.2
U49.3 Nicht belegte Schlüsselnummer U49.3
U49.4 Nicht belegte Schlüsselnummer U49.4
U49.5 Nicht belegte Schlüsselnummer U49.5
U49.6 Nicht belegte Schlüsselnummer U49.6
U49.7 Nicht belegte Schlüsselnummer U49.7
U49.8 Nicht belegte Schlüsselnummer U49.8
U49.9 Nicht belegte Schlüsselnummer U49.9

Funktionseinschränkung
(U50–U52)

U50.– Motorische Funktionseinschränkung

Hinw.: Einmalige Kodierung der motorischen Funktionseinschränkung innerhalb der ersten fünf stationären Behandlungstage; bei veränderten Werten innerhalb dieser Zeit ist der höchste Punktwert zu verschlüsseln. Bei geriatrischer oder frührehabilitativer Behandlung erfolgt die Kodierung analog zu Beginn dieser Behandlung. Die Kodierung erfordert den Einsatz eines der aufgeführten standardisierten Testverfahren (FIM: Functional Independence Measure™).

U50.0- Keine oder geringe motorische Funktionseinschränkung
U50.00 Barthel-Index: 100 Punkte
U50.01 Motorischer FIM: 85–91 Punkte
U50.1- Leichte motorische Funktionseinschränkung
U50.10 Barthel-Index: 80–95 Punkte
U50.11 Motorischer FIM: 69–84 Punkte
U50.2- Mittlere motorische Funktionseinschränkung
U50.20 Barthel-Index: 60–75 Punkte
U50.21 Motorischer FIM: 59–68 Punkte
U50.3- Mittelschwere motorische Funktionseinschränkung
U50.30 Barthel-Index: 40–55 Punkte
U50.31 Motorischer FIM: 43–58 Punkte
U50.4- Schwere motorische Funktionseinschränkung
U50.40 Barthel-Index: 20–35 Punkte
U50.41 Motorischer FIM: 31–42 Punkte
U50.5- Sehr schwere motorische Funktionseinschränkung
U50.50 Barthel-Index: 0–15 Punkte
U50.51 Motorischer FIM: 13–30 Punkte

U51.– Kognitive Funktionseinschränkung

Hinw.: Einmalige Kodierung der kognitiven Funktionseinschränkung innerhalb der ersten fünf stationären Behandlungstage; bei veränderten Werten innerhalb dieser Zeit ist der höchste Punktwert zu verschlüsseln. Bei geriatrischer oder frührehabilitativer Behandlung erfolgt die Kodierung analog zu Beginn dieser Behandlung. Die Kodierung erfordert den Einsatz eines der aufgeführten standardisierten Testverfahren (FIM: Functional Independence Measure ™, MMSE: Mini Mental State Examination).

U51.0- Keine oder leichte kognitive Funktionseinschränkung
U51.00 Erweiterter Barthel-Index: 70–90 Punkte
U51.01 Kognitiver FIM: 30–35 Punkte
U51.02 MMSE: 24–30 Punkte
U51.1- Mittlere kognitive Funktionseinschränkung
U51.10 Erweiterter Barthel-Index: 20–65 Punkte
U51.11 Kognitiver FIM: 11–29 Punkte
U51.12 MMSE: 17–23 Punkte
U51.2- Schwere kognitive Funktionseinschränkung
U51.20 Erweiterter Barthel-Index: 0–15 Punkte
U51.21 Kognitiver FIM: 5–10 Punkte
U51.22 MMSE: 0–16 Punkte

U52.– Frührehabilitations-Barthel-Index [FRB]

Hinw.: Einmalige Kodierung des Frührehabilitations-Barthel-Index zur Schweregradbeurteilung innerhalb der ersten fünf stationären Behandlungstage; bei veränderten Werten innerhalb dieser Zeit ist der höchste Punktwert zu verschlüsseln. Die Berechnung der Punktzahl erfolgt nach dem Frührehabilitations-Barthel-Index nach Schönle.

U52.0 **Frührehabilitations-Barthel-Index: 31 und mehr Punkte**

U52.1 **Frührehabilitations-Barthel-Index: -75 bis 30 Punkte**

U52.2 **Frührehabilitations-Barthel-Index: -200 bis -76 Punkte**

U52.3 **Frührehabilitations-Barthel-Index: weniger als -200 Punkte**

Erfolgte Registrierung zur Organtransplantation (U55–U55)

U55.– Erfolgte Registrierung zur Organtransplantation

Diese Schlüsselnummer ist zu verwenden, wenn eine Registrierung zur Organtransplantation erfolgt ist und diese weiterhin Gültigkeit besitzt. Die Registrierung muss nicht im aktuellen stationären Aufenthalt erfolgt sein.

Exkl.: Erfolgte Registrierung zur:
- Nieren-, Nieren-Pankreas-, Pankreas-, Dünndarm- oder Lebertransplantation (Z75.6-, Z75.7-)
- Transplantation sonstiger oder nicht näher bezeichneter Organe (Z75.6-, Z75.7-)

U55.1- **Erfolgte Registrierung zur Herztransplantation**

U55.10 Ohne Dringlichkeitsstufe U [Urgency] oder HU [High Urgency]

U55.11 Mit Dringlichkeitsstufe U [Urgency]

U55.12 Mit Dringlichkeitsstufe HU [High Urgency]

U55.2- **Erfolgte Registrierung zur Lungentransplantation**

U55.20 Ohne Dringlichkeitsstufe U [Urgency] oder HU [High Urgency]

U55.21 Mit Dringlichkeitsstufe U [Urgency]

U55.22 Mit Dringlichkeitsstufe HU [High Urgency]

U55.3- **Erfolgte Registrierung zur Herz-Lungen-Transplantation**

U55.30 Ohne Dringlichkeitsstufe U [Urgency] oder HU [High Urgency]

U55.31 Mit Dringlichkeitsstufe U [Urgency]

U55.32 Mit Dringlichkeitsstufe HU [High Urgency]

Stadieneinteilung der HIV-Infektion (U60!–U61!)

Hinw.: Die Stadieneinteilung erfolgt nach der international gebräuchlichen Klassifikation (1993) der CDC (Centers for Disease Control and Prevention, Atlanta, USA). Sie ergibt sich durch Kombination einer klinischen Kategorie und einer Kategorie für die Anzahl der T-Helferzellen.
Dazu ist jeweils ein Kode aus U60.–! sowie U61.–! auszuwählen. Bei Auswahl von U60.9! ist analog der Kode U61.9! auszuwählen und umgekehrt.

U60.–! Klinische Kategorien der HIV-Krankheit

Hinw.: Die Einteilung der klinischen Kategorien ist analog der international gebräuchlichen Klassifikation (1993) der CDC vorzunehmen.

U60.1! ***Kategorie A***

Asymptomatische Infektion oder akute HIV-Krankheit oder (persistierende) generalisierte Lymphadenopathie [PGL]

U60.2! ***Kategorie B***

Symptomatische HIV-Krankheit, nicht Kategorie A oder C

U60.3! ***Kategorie C***

Vorhandensein von AIDS-Indikatorkrankheiten (AIDS-definierende Erkrankungen)

U60.9! ***Klinische Kategorie der HIV-Krankheit nicht näher bezeichnet***

U61.–! Anzahl der T-Helferzellen bei HIV-Krankheit

Hinw.: Die Einteilung nach der Anzahl der ($CD4^+$-)T-Helferzellen pro Mikroliter Blut ist analog der international gebräuchlichen Klassifikation (1993) der CDC vorzunehmen. Demnach ist hier der niedrigste je gemessene Wert (Nadir) heranzuziehen.

U61.1! ***Kategorie 1***

500 und mehr ($CD4^+$-)T-Helferzellen/Mikroliter Blut

U61.2! ***Kategorie 2***

200 bis 499 ($CD4^+$-)T-Helferzellen/Mikroliter Blut

U61.3! ***Kategorie 3***

Weniger als 200 ($CD4^+$-)T-Helferzellen/Mikroliter Blut

U61.9! ***Anzahl der ($CD4^+$-)T-Helferzellen nicht näher bezeichnet***

Sekundäre Schlüsselnummern zur Spezifizierung von zytogenetischen und molekulargenetischen Differenzierungen bei Neubildungen *(U62!–U62!)*

U62.–! Zytogenetische und molekulargenetische Differenzierungen bei Neubildungen

Hinw.: Die Schlüsselnummern dieser Kategorie dienen der Spezifizierung von zytogenetischen oder molekulargenetischen Differenzierungen bei Neubildungen.

U62.0-! ***Zytogenetische und molekulargenetische Differenzierung bei sonstigen näher bezeichneten Neubildungen unsicheren oder unbekannten Verhaltens des lymphatischen, blutbildenden und verwandten Gewebes***

Soll bei einer sonstigen näher bezeichneten Neubildung unsicheren oder unbekannten Verhaltens des lymphatischen, blutbildenden und verwandten Gewebes (D47.7) das Vorliegen einer zytogenetischen oder molekulargenetischen Differenzierung spezifisch angegeben werden, so ist eine zusätzliche Schlüsselnummer (U62.0-!) zu verwenden.

U62.00! *Klonale Hämatopoese von unbestimmtem Potential*

Clonal hematopoiesis of indeterminate potential [CHIP]

U62.01! *Klonale Zytopenie von unklarer Signifikanz*

Clonal cytopenia of undetermined significance [CCUS]

Sekundäre Schlüsselnummern zur Spezifizierung von psychischen und Verhaltensstörungen *(U63!–U63!)*

U63.–! Psychische und Verhaltensstörungen bei Demenz

Hinw.: Die Schlüsselnummern dieser Kategorie sind zu verwenden, um bei einer Demenz (F00–F03) das Vorliegen von psychischen oder Verhaltensstörungen spezifisch anzugeben.

U63.0! ***Psychotische Symptome bei Demenz***

U63.1! ***Affektive Symptome bei Demenz***

U63.2! ***Angstsymptome bei Demenz***

U63.3! ***Apathie bei Demenz***

U63.4! ***Agitation oder Aggression bei Demenz***

U63.5! ***Enthemmung bei Demenz***

U63.6! ***Wanderverhalten bei Demenz***

Sonstige sekundäre Schlüsselnummern für besondere Zwecke (U69!–U69!)

U69.–! Sonstige sekundäre Schlüsselnummern für besondere Zwecke

U69.0-! Anderenorts klassifizierte, im Krankenhaus erworbene Pneumonie

Unter einer im Krankenhaus erworbenen Pneumonie versteht man eine Pneumonie, deren zeitliches Auftreten die KISS-Definitionen (Definitionen nosokomialer Infektionen für die Surveillance im Krankenhaus-Infektions-Surveillance-System) erfüllt.

Die Einstufung als im Krankenhaus erworbene Pneumonie bedeutet nicht automatisch, dass ein kausaler Zusammenhang zwischen der medizinischen Behandlung und dem Auftreten der Infektion existiert, es ist auch kein Synonym für ärztliches oder pflegerisches Verschulden.

Die Schlüsselnummern sind nur von Krankenhäusern, die zur externen Qualitätssicherung nach § 137 SGB V verpflichtet sind, und nur für vollstationär behandelte, erwachsene Personen (18 Jahre und älter) anzugeben. Die Schlüsselnummern dienen in der Qualitätssicherung zur Abgrenzung ambulant erworbener Pneumonien von im Krankenhaus erworbenen Pneumonien.

U69.01! Anderenorts klassifizierte, im Krankenhaus erworbene Pneumonie, die mehr als 48 Stunden nach Aufnahme auftritt

U69.04! Anderenorts klassifizierte, im Krankenhaus erworbene Pneumonie, die entweder bei Aufnahme besteht oder innerhalb von 48 Stunden nach Aufnahme auftritt

U69.1-! Sekundäre Schlüsselnummern für besondere administrative Zwecke

U69.10! Anderenorts klassifizierte Krankheit, für die der Verdacht besteht, dass sie Folge einer medizinisch nicht indizierten ästhetischen Operation, einer Tätowierung oder eines Piercings ist

Die Schlüsselnummer dient der Umsetzung des § 52 SGB V (Leistungsbeschränkung bei Selbstverschulden) und ist verpflichtend anzugeben.

U69.11! Dauerhaft erworbene Blutgerinnungsstörung

Dieser Zusatzkode ist nur von Einrichtungen im Geltungsbereich des § 17b KHG zu verwenden. Die Schlüsselnummer darf nur in Verbindung mit einer vorangestellten primären Schlüsselnummer aus der Anlage 7 zur FPV verwendet werden, um dadurch das abrechenbare Zusatzentgelt über die Kodierung eindeutig zu bestimmen.

U69.12! Temporäre Blutgerinnungsstörung

Dieser Zusatzkode ist nur von Einrichtungen im Geltungsbereich des § 17b KHG zu verwenden. Die Schlüsselnummer darf nur in Verbindung mit einer vorangestellten primären Schlüsselnummer aus der Anlage 7 zur FPV verwendet werden, um dadurch das abrechenbare Zusatzentgelt über die Kodierung eindeutig zu bestimmen.

U69.13! Herz-Kreislauf-Stillstand vor Aufnahme in das Krankenhaus

Diese Schlüsselnummer ist bei Vorliegen eines Herzstillstandes mit erfolgreicher Wiederbelebung (I46.0) oder eines Herzstillstandes ohne erfolgreiche Wiederbelebung (I46.9) anzugeben, wenn der Herzstillstand in unmittelbarem kausalen Zusammenhang mit der aktuellen stationären Behandlung steht und innerhalb von 24 Stunden vor stationärer Aufnahme außerhalb eines Krankenhauses aufgetreten ist.

U69.2-! Sekundäre Schlüsselnummern für besondere epidemiologische Zwecke

Die Schlüsselnummern dieser Kategorie dienen der Spezifizierung besonderer epidemiologischer Ereignisse. Das BfArM wird eine Einschränkung des Anwendungszeitraums der Schlüsselnummern bei Bedarf bekannt geben.

U69.20! Influenza A/H1N1 Pandemie 2009 [Schweinegrippe]

U69.21! Influenza A/H5N1 Epidemie [Vogelgrippe]

U69.3-! Sekundäre Schlüsselnummern für die Art des Konsums psychotroper Substanzen bei durch diese verursachten psychischen und Verhaltensstörungen

Die Schlüsselnummern dieser Kategorie sind nur von Einrichtungen im Geltungsbereich des § 17d KHG zu verwenden. Sie sind nur in Kombination mit Schlüsselnummern aus Kap. V, Bereich F10-F19 Psychische und Verhaltensstörungen durch psychotrope Substanzen für die Kodierung der Art des Konsums dieser Substanzen anzugeben, siehe auch die Hinweise bei den entsprechenden Schlüsselnummern.

U69.30! Intravenöser Konsum von Heroin

U69.31! Nichtintravenöser Konsum von Heroin

U69.32! *Intravenöser Konsum sonstiger psychotroper Substanzen*

Exkl.: Intravenöser Konsum (Meth-)Amphetamin-haltiger Stoffe (U69.33!)
Intravenöser Konsum sonstiger Stimulanzien (U69.35!)

U69.33! *Intravenöser Konsum (Meth-)Amphetamin-haltiger Stoffe*

U69.34! *Nichtintravenöser Konsum (Meth-)Amphetamin-haltiger Stoffe*

U69.35! *Intravenöser Konsum sonstiger Stimulanzien, außer Koffein*

Exkl.: Intravenöser Konsum (Meth-)Amphetamin-haltiger Stoffe (U69.33!)

U69.36! *Nichtintravenöser Konsum sonstiger Stimulanzien, außer Koffein*

Exkl.: Nichtintravenöser Konsum (Meth-)Amphetamin-haltiger Stoffe (U69.34!)

U69.4-! ***Sekundäre Schlüsselnummern für die Spezifizierung von Infektionen***

U69.40! *Rekurrente Infektion mit Clostridium difficile*

Die Schlüsselnummer dient der Spezifizierung einer Infektion mit Clostridium difficile als rekurrente Infektion. Der jeweilige Zeitraum, in dem eine wieder aufgetretene Infektion als rekurrent zu bezeichnen ist, richtet sich nach den Empfehlungen des Robert Koch-Instituts (RKI).

U69.5-! ***Sekundäre Schlüsselnummern zur Angabe mehrerer Regionen bei sekundärer und nicht näher bezeichneter bösartiger Neubildung der Lymphknoten***

Sollen bei Vorliegen eines Befalls mehrerer Lymphknotenregionen bei sekundärer und nicht näher bezeichneter bösartiger Neubildung der Lymphknoten (C77.8) die Regionen spezifisch angegeben werden, so sind zusätzliche Schlüsselnummern (U69.5-!) zu verwenden.

U69.50! *Lymphknoten des Kopfes, des Gesichtes und des Halses*

Supraklavikuläre Lymphknoten

U69.51! *Intrathorakale Lymphknoten*

U69.52! *Intraabdominale Lymphknoten*

U69.53! *Axilläre Lymphknoten und Lymphknoten der oberen Extremität*

Pektorale Lymphknoten

U69.54! *Inguinale Lymphknoten und Lymphknoten der unteren Extremität*

U69.55! *Intrapelvine Lymphknoten*

U69.6! ***Sekundäre Schlüsselnummer zur Spezifizierung eines Hustens als chronisch idiopathisch und chronisch refraktär***

Benutze zusätzlich diese sekundäre Schlüsselnummer, um bei R05 das Vorliegen eines chronisch idiopathischen und/oder chronisch refraktären Hustens anzugeben.

U69.7-! ***Sekundäre Schlüsselnummern zur Angabe des Schweregrades einer Hypoglykämie oder des Vorliegens einer Hypoglykämiewahrnehmungsstörung***

Die Schlüsselnummern U69.70!, U69.71!, U69.72! und U69.74! sind nur bei Jugendlichen und Erwachsenen (13 Jahre und älter) anzugeben.
Fremdhilfe liegt vor, wenn eine Person aufgrund der durch Hypoglykämie bedingten Bewusstseinseinschränkung nicht mehr in der Lage ist, selbstständig Maßnahmen zur Beendigung der Hypoglykämie durchzuführen, und deshalb auf die Unterstützung durch An-/Zugehörige oder medizinisches Personal angewiesen ist. Fremdhilfe beinhaltet neben der Gabe von Glukose i.v., Glukagon i.m., s.c. oder nasal auch die durch die unterstützende Person durchgeführte orale Zufuhr von Glukose. Rezidivierende Hypoglykämien sind definiert als Hypoglykämien mit einer Häufigkeit von 3 oder mehr hypoglykämischen Ereignissen (Blutzucker von 60 mg/dl bzw. 3,3 mmol/l und weniger) innerhalb von 5 Tagen.
Benutze die sekundären Schlüsselnummern U69.70!–U69.74!, um bei Diabetes mellitus (E10–E14) den Schweregrad der Hypoglykämie oder das Vorliegen einer Hypoglykämiewahrnehmungsstörung anzugeben.
Benutze die sekundären Schlüsselnummern U69.70!, U69.71! und U69.72!, um bei anderen Zuständen, die mit einer Hypoglykämie einhergehen, den Schweregrad der Hypoglykämie anzugeben.

U69.70! *Milde Hypoglykämie, als nicht rezidivierend bezeichnet*

Die Person ist nicht auf Fremdhilfe angewiesen, Blutzucker von 60 mg/dl bzw. 3,3 mmol/l und weniger.

U69.71! *Milde Hypoglykämie, als rezidivierend bezeichnet*

Die Person ist nicht auf Fremdhilfe angewiesen, Blutzucker von 60 mg/dl bzw. 3,3 mmol/l und weniger.

U69.72! *Schwere Hypoglykämie ohne Koma*

Die Person ist auf Fremdhilfe angewiesen, Blutzucker von 60 mg/dl bzw. 3,3 mmol/l und weniger.
Schwere Hypoglykämie ohne Koma (rezidivierend) (nicht rezidivierend)

U69.73! *Hypoglykämisches Koma bei Diabetes mellitus*

U69.74! *Hypoglykämiewahrnehmungsstörung bei Diabetes mellitus*

Rezidivierend unbemerkte Hypoglykämien mit Blutzucker von 60 mg/dl bzw. 3,3 mmol/l und weniger.

U69.8-! ***Sekundäre Schlüsselnummern zur Spezifizierung des zeitlichen Bezugs einer Sepsis und eines septischen Schocks zur stationären Krankenhausaufnahme***

Unter einer im Krankenhaus erworbenen Sepsis oder eines septischen Schocks versteht man eine Sepsis oder einen septischen Schock, deren/dessen zeitliches Auftreten die KISS-Definitionen (Definitionen nosokomialer Infektionen für die Surveillance im Krankenhaus-Infektions-Surveillance-System) erfüllen. Eine Infektion wird als nosokomial bezeichnet, wenn der Infektionstag (= Tag mit dem ersten Symptom der Sepsis oder des septischen Schocks) frühestens der dritte Kalendertag des Krankenhausaufenthaltes ist.
Die Einstufung als im Krankenhaus erworbene Sepsis oder septischen Schocks bedeutet nicht automatisch, dass ein kausaler Zusammenhang zwischen der medizinischen Behandlung und dem Auftreten der Infektion existiert, es ist auch kein Synonym für ärztliches oder pflegerisches Verschulden.
Die Schlüsselnummern sind nur für vollstationär im Krankenhaus behandelte, erwachsene Personen (18 Jahre und älter) anzugeben.
Die Schlüsselnummern dienen in der Qualitätssicherung zur Abgrenzung einer nosokomialen von einer nicht-nosokomialen Sepsis und eines nosokomialen von einem nicht-nosokomialen septischen Schocks. Dabei bezieht sich hier nosokomial bzw. nicht-nosokomial nur auf den kodierenden Leistungserbringer.
Die Schlüsselnummern U69.80!–U69.82! sind mit einer spezifischen Schlüsselnummer für die Sepsis zu verwenden. Bei Vorliegen eines septischen Schocks (R57.2), ist dieser zusammen mit einer Schlüsselnummer aus U69.83!–U69.85! anzugeben.

U69.80! *Nicht-nosokomiale Sepsis*

Sepsis, vor dem dritten Kalendertag der Krankenhausaufnahme auftretend

U69.81! *Nosokomiale Sepsis*

Sepsis, ab dem dritten Kalendertag der Krankenhausaufnahme auftretend

U69.82! *Sepsis mit unklarem Zeitpunkt des Beginns mit Bezug zur Krankenhausaufnahme*

U69.83! *Nicht-nosokomialer septischer Schock*

Septischer Schock, vor dem dritten Kalendertag der Krankenhausaufnahme auftretend

U69.84! *Nosokomialer septischer Schock*

Septischer Schock, ab dem dritten Kalendertag der Krankenhausaufnahme auftretend

U69.85! *Septischer Schock mit unklarem Zeitpunkt des Beginns mit Bezug zur Krankenhausaufnahme*

Infektionserreger mit Resistenzen gegen bestimmte Antibiotika oder Chemotherapeutika
(U80!–U85!)

Hinw.: Die folgenden Schlüsselnummern sind zu benutzen, wenn der jeweilige Erreger gegen bestimmte Substanzgruppen resistent ist oder eine Multiresistenz aufweist.

U80.–! *Grampositive Erreger mit bestimmten Antibiotikaresistenzen, die besondere therapeutische oder hygienische Maßnahmen erfordern*

U80.0-! ***Staphylococcus aureus mit Resistenz gegen Oxacillin, Glykopeptid-Antibiotika, Chinolone, Streptogramine oder Oxazolidinone***

Staphylococcus aureus mit Resistenz gegen Methicillin

U80.00! *Staphylococcus aureus mit Resistenz gegen Oxacillin oder Methicillin [MRSA]*

Staphylococcus aureus mit Resistenz gegen Oxacillin oder Methicillin und ggf. gegen Glykopeptid-Antibiotika, Chinolone, Streptogramine oder Oxazolidinone

U80.01! *Staphylococcus aureus mit Resistenz gegen Glykopeptid-Antibiotika, Chinolone, Streptogramine oder Oxazolidinone und ohne Resistenz gegen Oxacillin oder Methicillin*

U80.1-! ***Streptococcus pneumoniae mit Resistenz gegen Penicillin, Oxacillin, Makrolid-Antibiotika, Oxazolidinone oder Streptogramine***

U80.10! *Streptococcus pneumoniae mit Resistenz gegen Penicillin oder Oxacillin*

Streptococcus pneumoniae mit Resistenz gegen Penicillin oder Oxacillin und ggf. gegen Makrolid-Antibiotika, Oxazolidinone oder Streptogramine

U

U80.11! *Streptococcus pneumoniae mit Resistenz gegen Makrolid-Antibiotika, Oxazolidinone oder Streptogramine und ohne Resistenz gegen Penicillin oder Oxacillin*

U80.2-! ***Enterococcus faecalis mit Resistenz gegen Glykopeptid-Antibiotika oder Oxazolidinone oder mit High-Level-Aminoglykosid-Resistenz***

U80.20! *Enterococcus faecalis mit Resistenz gegen Glykopeptid-Antibiotika*

Enterococcus faecalis mit Resistenz gegen Glykopeptid-Antibiotika und gegen Oxazolidinone oder Streptogramine

Enterococcus faecalis mit Resistenz gegen Glykopeptid-Antibiotika und mit High-Level-Aminoglykosid-Resistenz

U80.21! *Enterococcus faecalis mit Resistenz gegen Oxazolidinone oder mit High-Level-Aminoglykosid-Resistenz und ohne Resistenz gegen Glykopeptid-Antibiotika*

U80.3-! ***Enterococcus faecium mit Resistenz gegen Glykopeptid-Antibiotika, Oxazolidinone oder Streptogramine oder mit High-Level-Aminoglykosid-Resistenz***

U80.30! *Enterococcus faecium mit Resistenz gegen Glykopeptid-Antibiotika*

Enterococcus faecium mit Resistenz gegen Glykopeptid-Antibiotika und gegen Oxazolidinone oder Streptogramine

Enterococcus faecium mit Resistenz gegen Glykopeptid-Antibiotika und mit High-Level-Aminoglykosid-Resistenz

U80.31! *Enterococcus faecium mit Resistenz gegen Oxazolidinone oder Streptogramine oder mit High-Level-Aminoglykosid-Resistenz und ohne Resistenz gegen Glykopeptid-Antibiotika*

U80.8! ***Sonstige grampositive Bakterien mit Multiresistenz gegen Antibiotika***

Hinw.: Es ist nur noch eine Sensitivität gegen nicht mehr als zwei der Antibiotika-Substanzgruppen nachweisbar, gegen die die Erreger typischerweise empfindlich sind.

Exkl.: Mykobakterien (U82.–)

U81.–! Gramnegative Erreger mit bestimmten Antibiotikaresistenzen, die besondere therapeutische oder hygienische Maßnahmen erfordern

Hinw.: Die Einstufung der Resistenz bei multiresistenten gramnegativen Erregern (MRGN) erfolgt gemäß den Empfehlungen der KRINKO in der jeweils aktuellen Fassung.

U81.0-! ***Enterobacterales mit Multiresistenz 2MRGN NeoPäd***

Die Schlüsselnummern U81.0-! sind nur bei Personen bis zur Vollendung des 14. Lebensjahres anzugeben.

U81.00! *Escherichia coli mit Multiresistenz 2MRGN NeoPäd*

U81.01! *Klebsiella pneumoniae mit Multiresistenz 2MRGN NeoPäd*

U81.02! *Klebsiella oxytoca mit Multiresistenz 2MRGN NeoPäd*

U81.03! *Sonstige Klebsiellen mit Multiresistenz 2MRGN NeoPäd*

U81.04! *Enterobacter-cloacae-Komplex mit Multiresistenz 2MRGN NeoPäd*

U81.05! *Citrobacter-freundii-Komplex mit Multiresistenz 2MRGN NeoPäd*

U81.06! *Serratia marcescens mit Multiresistenz 2MRGN NeoPäd*

U81.07! *Proteus mirabilis mit Multiresistenz 2MRGN NeoPäd*

U81.08! *Sonstige Enterobacterales mit Multiresistenz 2MRGN NeoPäd*

U81.1-! ***Pseudomonas und Acinetobacter mit Multiresistenz 2MRGN NeoPäd***

Die Schlüsselnummern U81.1-! sind nur bei Personen bis zur Vollendung des 14. Lebensjahres anzugeben.

U81.10! *Pseudomonas aeruginosa mit Multiresistenz 2MRGN NeoPäd*

U81.11! *Acinetobacter-baumannii-Gruppe mit Multiresistenz 2MRGN NeoPäd*

U81.2-! ***Enterobacterales mit Multiresistenz 3MRGN***

U81.20! *Escherichia coli mit Multiresistenz 3MRGN*

U81.21! *Klebsiella pneumoniae mit Multiresistenz 3MRGN*

U81.22! *Klebsiella oxytoca mit Multiresistenz 3MRGN*

U81.23! *Sonstige Klebsiellen mit Multiresistenz 3MRGN*

U81.24! *Enterobacter-cloacae-Komplex mit Multiresistenz 3MRGN*

U81.25! *Citrobacter-freundii-Komplex mit Multiresistenz 3MRGN*

U81.26! *Serratia marcescens mit Multiresistenz 3MRGN*

U81.27! *Proteus mirabilis mit Multiresistenz 3MRGN*

U81.28! *Sonstige Enterobacterales mit Multiresistenz 3MRGN*

U81.3-! ***Pseudomonas und Acinetobacter mit Multiresistenz 3MRGN***

U81.30! *Pseudomonas aeruginosa mit Multiresistenz 3MRGN*

U81.31! *Acinetobacter-baumannii-Gruppe mit Multiresistenz 3MRGN*

U81.4-! ***Enterobacterales mit Multiresistenz 4MRGN***

U81.40! *Escherichia coli mit Multiresistenz 4MRGN*

U81.41! *Klebsiella pneumoniae mit Multiresistenz 4MRGN*

U81.42! *Klebsiella oxytoca mit Multiresistenz 4MRGN*

U81.43! *Sonstige Klebsiellen mit Multiresistenz 4MRGN*

U81.44! *Enterobacter-cloacae-Komplex mit Multiresistenz 4MRGN*

U81.45! *Citrobacter-freundii-Komplex mit Multiresistenz 4MRGN*

U81.46! *Serratia marcescens mit Multiresistenz 4MRGN*

U81.47! *Proteus mirabilis mit Multiresistenz 4MRGN*

U81.48! *Sonstige Enterobacterales mit Multiresistenz 4MRGN*

U81.5-! ***Pseudomonas und Acinetobacter mit Multiresistenz 4MRGN***

U81.50! *Pseudomonas aeruginosa mit Multiresistenz 4MRGN*

U81.51! *Acinetobacter-baumannii-Gruppe mit Multiresistenz 4MRGN*

U81.6! ***Burkholderia, Stenotrophomonas und andere Nonfermenter mit Resistenz gegen Chinolone, Amikacin, Ceftazidim, Piperacillin/Tazobactam oder Cotrimoxazol***

Exkl.: Acinetobacter-baumannii-Gruppe 2MRGN NeoPäd (U81.11!)
Acinetobacter-baumannii-Gruppe 3MRGN (U81.31!)
Acinetobacter-baumannii-Gruppe 4MRGN (U81.51!)
Pseudomonas aeruginosa 2MRGN NeoPäd (U81.10!)
Pseudomonas aeruginosa 3MRGN (U81.30!)
Pseudomonas aeruginosa 4MRGN (U81.50!)

U81.8! ***Sonstige gramnegative Bakterien mit Multiresistenz gegen Antibiotika***

Es ist nur noch eine Sensitivität gegen nicht mehr als zwei der Antibiotika-Substanzgruppen nachweisbar, gegen die die Erreger typischerweise empfindlich sind.

U82.–! Mykobakterien mit Resistenz gegen Antituberkulotika (Erstrangmedikamente)

U82.0! ***Mycobacterium tuberculosis mit Resistenz gegen ein oder mehrere Erstrangmedikamente***

Exkl.: Resistenz sowohl gegen Isoniazid als auch gegen Rifampicin sowie gegebenenfalls gegen weitere Erstrangmedikamente (U82.1!)

U82.1! ***Multi-Drug Resistant Tuberculosis [MDR-TB]***

Resistenz sowohl gegen Isoniazid als auch gegen Rifampicin sowie gegebenenfalls gegen weitere Erstrangmedikamente

U82.2! ***Atypische Mykobakterien oder Nocardia mit Resistenz gegen ein oder mehrere Erstrangmedikamente***

U83.–! Humanpathogene Pilze mit Resistenz gegen Antimykotika

U83.0! ***Candida albicans mit Resistenz gegen Antimykotika aus der Gruppe der Triazole***

Candida albicans mit Resistenz gegen Fluconazol oder Voriconazol

U83.1! ***Candida glabrata mit Resistenz gegen Echinocandine***

Candida glabrata mit Resistenz gegen Caspofungin, Micafungin oder Anidulafungin

U83.2-! ***Candida auris mit Resistenz gegen Antimykotika aus der Gruppe der Echinocandine und Triazole***

U83.20! *Candida auris mit Resistenz gegen Antimykotika aus der Gruppe der Echinocandine, ohne Resistenz gegen Triazole*

U

U83.21! *Candida auris mit Resistenz gegen Antimykotika aus der Gruppe der Echinocandine und Triazole, mit Resistenz gegen Fluconazol*

U83.22! *Candida auris mit Resistenz gegen Fluconazol und weitere Antimykotika aus der Gruppe der Triazole, ohne Resistenz gegen Echinocandine*

U83.3! ***Aspergillus fumigatus mit Resistenz gegen Antimykotika aus der Gruppe der Triazole, außer mit Resistenz nur gegen Fluconazol***

Aspergillus fumigatus mit Resistenz gegen Isavuconazol, Posaconazol oder Voriconazol

U84! Herpesviren mit Resistenz gegen Virustatika

U85! Humanes Immundefizienz-Virus mit Resistenz gegen Virustatika oder Proteinaseinhibitoren

Inkl.: HIV-1
HIV-2

Belegte und nicht belegte Schlüsselnummern
(U98!–U99!)

U98.–! Nicht belegte Schlüsselnummern U98.–!

Hinw.: Die Schlüsselnummern dieser Kategorie sollen ein schnelles Reagieren auf aktuelle Anforderungen ermöglichen. Sie dürfen nur zusätzlich belegt werden, um einen anderenorts klassifizierten Zustand besonders zu kennzeichnen. Die Schlüsselnummern dieser Kategorie dürfen nur über das Bundesinstitut für Arzneimittel und Medizinprodukte (BfArM) mit Inhalten belegt werden; eine Anwendung für andere Zwecke ist nicht erlaubt. Das BfArM wird den Anwendungszeitraum solcher Schlüsselnummern bei Bedarf bekannt geben.

U98.0! ***Nicht belegte Schlüsselnummer U98.0!***

U98.1! ***Nicht belegte Schlüsselnummer U98.1!***

U98.2! ***Nicht belegte Schlüsselnummer U98.2!***

U98.3! ***Nicht belegte Schlüsselnummer U98.3!***

U98.4! ***Nicht belegte Schlüsselnummer U98.4!***

U98.5! ***Nicht belegte Schlüsselnummer U98.5!***

U98.6! ***Nicht belegte Schlüsselnummer U98.6!***

U98.7! ***Nicht belegte Schlüsselnummer U98.7!***

U98.8! ***Nicht belegte Schlüsselnummer U98.8!***

U98.9! ***Nicht belegte Schlüsselnummer U98.9!***

U99.–! Belegte und nicht belegte Schlüsselnummern U99.–!

Hinw.: Die Schlüsselnummern dieser Kategorie sollen ein schnelles Reagieren auf aktuelle Anforderungen ermöglichen. Sie dürfen nur zusätzlich belegt werden, um einen anderenorts klassifizierten Zustand besonders zu kennzeichnen. Die Schlüsselnummern dieser Kategorie dürfen nur über das Bundesinstitut für Arzneimittel und Medizinprodukte (BfArM) mit Inhalten belegt werden; eine Anwendung für andere Zwecke ist nicht erlaubt. Das BfArM wird den Anwendungszeitraum solcher Schlüsselnummern bei Bedarf bekannt geben.

U99.0! ***Spezielle Verfahren zur Untersuchung auf SARS-CoV-2***

U99.1! ***Nicht belegte Schlüsselnummer U99.1!***

U99.2! ***Nicht belegte Schlüsselnummer U99.2!***

U99.3! ***Nicht belegte Schlüsselnummer U99.3!***

U99.4! ***Nicht belegte Schlüsselnummer U99.4!***

U99.5! ***Nicht belegte Schlüsselnummer U99.5!***

U99.6! ***Nicht belegte Schlüsselnummer U99.6!***

U99.7! ***Nicht belegte Schlüsselnummer U99.7!***

U99.8! ***Nicht belegte Schlüsselnummer U99.8!***

U99.9! ***Nicht belegte Schlüsselnummer U99.9!***

Anhang zur ICD-10-GM

Erläuterungen zu den Schlüsselnummern E66 und U50 bis U52

BMI-Grenzwerte für Kinder und Jugendliche

Die Tabelle der Body-Mass-Index(BMI)-Grenzwerte für Kinder und Jugendliche von 3 Jahren bis unter 18 Jahren für Adipositas und extreme Adipositas dient der Zuordnung der fünften Stellen 4 und 5 der Kategorie E66.– Adipositas.

Hinweis: Eine Adipositas bzw. eine extreme Adipositas liegt vor, wenn der jeweilige alters- und geschlechtsspezifische Grenzwert überschritten ist.

BMI-Grenzwerte für Deutschland

Lebensjahr*	Jungen		Mädchen	
(Jahre)	Grenzwert für Adipositas (≙P97)	Grenzwert für extreme Adipositas (≙P99,5)	Grenzwert für Adipositas (≙P97)	Grenzwert für extreme Adipositas (≙P99,5)
3 bis <4	18,8	20,6	18,8	20,6
4 bis <5	18,9	20,9	19,0	21,0
5 bis <6	19,2	21,5	19,4	21,7
6 bis <7	19,8	22,4	20,0	22,8
7 bis <8	20,6	23,8	20,9	24,3
8 bis <9	21,6	25,5	22,0	26,0
9 bis <10	22,8	27,4	23,0	27,5
10 bis <11	23,9	29,2	24,0	28,8
11 bis <12	25,0	30,7	25,0	29,9
12 bis <13	25,9	31,8	25,9	30,8
13 bis <14	26,6	32,5	26,7	31,5
14 bis <15	27,3	32,8	27,3	31,8
15 bis <16	27,8	33,0	27,8	32,2
16 bis <17	28,2	33,1	28,3	32,8
17 bis <18	28,8	33,6	29,3	34,3

*** Bei Erstellung der Tabelle wurde der Wert für die Mitte des jeweiligen Lebensjahres ermittelt, dieser gilt für das komplette Lebensjahr.**

Anwendungsbeispiel: Ein 6-jähriger Junge hat mit einem BMI-Wert von über 19,8 (z.B. 19,81) eine Adipositas und mit einem BMI-Wert von über 22,4 (z.B. 22,41) eine extreme Adipositas.

In Anlehnung an:

K. Kromeyer-Hauschild, M. Wabitsch, D. Kunze et al.: Monatsschr. Kinderheilk. (2001) 149:807-818.

K. Kromeyer-Hauschild, A. Moss, M. Wabitsch: Adipositas (2015) 9:123-127.

Im Altersbereich von 15 bis 18 Jahren erfolgte eine Interpolation mit den Daten des Bundes-Gesundheitssurveys 1998 (BGS98) (Katrin Kromeyer-Hauschild für die Arbeitsgemeinschaft Adipositas im Kindes- und Jugendalter: https://adipositas-gesellschaft.de/aga/).

Barthel-Index

Die folgende Übersicht entspricht der Kurzfassung des Hamburger Manuals. Die Langfassung findet man im Internet unter https://www.bfarm.de/SharedDocs/Downloads/DE/Kodiersysteme/hamburger-manual.pdf. (Erstveröffentlichung: Mahoney FI, Barthel DW. Functional Evaluation. The Barthel Index. MD State Med J 1965;14: 61–65.)

Der Barthel-Index dient der **Bewertung von Alltagsfunktionen** nach Punkten. Für jede der 10 zu bewertenden Alltagsfunktionen gibt es eine Tabelle, in der 2, 3 oder 4 Bewertungsmöglichkeiten und deren jeweilige Punktzahl angegeben sind.

Die maximal erreichbare Punktzahl beträgt 100 Punkte.

Wird aus Gründen der Sicherheit oder wegen fehlenden eigenen Antriebs für die ansonsten selbständige Durchführung einer Aktivität Aufsicht oder Fremdstimulation benötigt, ist nur die zweithöchste Punktzahl zu wählen. Sollten (z.B. je nach Tagesform) stets unterschiedliche Einstufungskriterien zutreffen, ist die niedrigere Einstufung zu wählen.

Alltagsfunktionen — Punkte

Essen

- Komplett selbständig oder selbständige PEG-Beschickung/-Versorgung [perkutane endoskopische Gastrostomie] ____ 10
- Hilfe bei mundgerechter Vorbereitung, aber selbständiges Einnehmen oder Hilfe bei PEG-Beschickung/-Versorgung ____ 5
- Kein selbständiges Einnehmen und keine Ernährung durch Magensonde/ perkutane endoskopische Gastrostomie 0

Aufsetzen und Umsetzen

- Komplett selbständig aus liegender Position in (Roll-)Stuhl und zurück ____ 15
- Aufsicht oder geringe Hilfe (ungeschulte Laienhilfe) ____ 10
- Erhebliche Hilfe (geschulte Laienhilfe oder professionelle Hilfe) ____ 5
- Wird faktisch nicht aus dem Bett transferiert ____ 0

Sich waschen

- Vor Ort komplett selbständig inkl. Zähneputzen, Rasieren und Frisieren ____ 5
- Erfüllt „5" nicht ____ 0

Toilettenbenutzung

- Vor Ort komplett selbständige Nutzung von Toilette oder Toilettenstuhl inkl. Spülung/Reinigung ____ 10
- Vor Ort Hilfe oder Aufsicht bei Toiletten- oder Toilettenstuhlbenutzung oder Spülung/Reinigung erforderlich ____ 5
- Benutzt faktisch weder Toilette noch Toilettenstuhl ____ 0

Baden und Duschen

- Selbständiges Baden oder Duschen inkl. Ein-/Ausstieg, sich reinigen und abtrocknen ____ 5
- Erfüllt „5" nicht ____ 0

Aufstehen und Gehen

- Ohne Aufsicht oder personelle Hilfe vom Sitz in den Stand kommen und mindestens 50 m ohne Gehwagen (aber ggf. mit Stöcken/Gehstützen) gehen ____ 15
- Ohne Aufsicht oder personelle Hilfe vom Sitz in den Stand kommen und mindestens 50 m mithilfe eines Gehwagens gehen ____ 10
- Mit Laienhilfe oder Gehwagen vom Sitz in den Stand kommen und Strecken im Wohnbereich bewältigen; alternativ: im Wohnbereich komplett selbständig im Rollstuhl ____ 5
- Erfüllt „5" nicht ____ 0

Treppensteigen

- Ohne Aufsicht oder personelle Hilfe (ggf. inkl. Stöcken/Gehstützen) mindestens ein Stockwerk hinauf- und hinuntersteigen ______ 10
- Mit Aufsicht oder Laienhilfe mindestens ein Stockwerk hinauf- und hinuntersteigen ______ 5
- Erfüllt „5" nicht ______ 0

An- und Auskleiden

- Zieht sich in angemessener Zeit selbständig Tageskleidung, Schuhe und ggf. benötigte Hilfsmittel (z.B. Antithrombose-Strümpfe oder Prothesen) an und aus ______ 10
- Kleidet mindestens den Oberkörper in angemessener Zeit selbständig an und aus, sofern die Utensilien in greifbarer Nähe sind ______ 5
- Erfüllt „5" nicht ______ 0

Stuhlkontinenz

- Ist stuhlkontinent, ggf. selbständig bei rektalen Abführmaßnahmen oder Anus-praeter-Versorgung ______ 10
- Ist durchschnittlich nicht mehr als einmal pro Woche stuhlinkontinent oder benötigt Hilfe bei rektalen Abführmaßnahmen oder Anus-praeter-Versorgung ______ 5
- Ist durchschnittlich mehr als einmal pro Woche stuhlinkontinent ______ 0

Harninkontinenz

- Ist harnkontinent oder kompensiert seine Harninkontinenz / versorgt seinen Dauerkatheter komplett selbständig und mit Erfolg (kein Einnässen von Kleidung oder Bettwäsche) ______ 10
- Kompensiert seine Harninkontinenz selbständig und mit überwiegendem Erfolg (durchschnittlich nicht mehr als einmal pro Tag Einnässen von Kleidung oder Bettwäsche) oder benötigt Hilfe bei der Versorgung seines Harnkathetersystems ______ 5
- Ist durchschnittlich mehr als einmal pro Tag harninkontinent ______ 0

Erweiterter Barthel-Index

(Erstveröffentlichung: Prosiegel M, Böttger S, Schenk T, König N, Marolf M, Vaney C et al. Der Erweiterte Barthel-Index (EBI) – eine neue Skala zur Erfassung von Fähigkeitsstörungen bei neurologischen Patienten. Neurol Rehabil 1996;2:7-13.)

Der Erweiterte Barthel-Index dient der **Bewertung kognitiver Funktionen** nach Punkten. Für jede der 6 zu bewertenden kognitiven Funktionen gibt es eine Tabelle, in der 3 oder 4 Bewertungsmöglichkeiten und deren jeweilige Punktzahl angegeben sind.

Die maximal erreichbare Punktzahl beträgt 90 Punkte.

Kognitive Funktionen — Punkte

Verstehen

- Ungestört (nicht Patienten, die nur Geschriebenes verstehen) ____ 15
- Versteht komplexe Sachverhalte, aber nicht immer ____ 10
- Versteht einfache Aufforderungen ____ 5
- Verstehen nicht vorhanden ____ 0

Sich verständlich machen

- Kann sich über fast alles verständlich machen ____ 15
- Kann einfache Sachverhalte ausdrücken ____ 5
- Kann sich nicht oder fast nicht verständlich machen ____ 0

Soziale Interaktion

- Ungestört ____ 15
- Gelegentlich unkooperativ, aggressiv, distanzlos oder zurückgezogen ____ 5
- Immer oder fast immer unkooperativ ____ 0

Lösen von Alltagsproblemen

- Planung von Handlungsabläufen, Umstellungsfähigkeit, Einhalten von Terminen, pünktliche Medikamenteneinnahme, Einsicht in Defizite und deren Konsequenzen im Alltag: ____
- Im Wesentlichen ungestört ____ 15
- Benötigt geringe Hilfestellung ____ 5
- Benötigt erhebliche Hilfestellung ____ 0

Gedächtnis, Lernen und Orientierung

- Im Wesentlichen ungestört (kein zusätzlicher Pflegeaufwand erforderlich) ____ 15
- Muss gelegentlich erinnert werden oder verwendet externe Gedächtnishilfen ____ 10
- Muss häufig erinnert werden ____ 5
- Desorientiert, mit oder ohne Tendenz zum Weglaufen ____ 0

Sehen und Neglect

- Im Wesentlichen ungestört ____ 15
- Schwere Lesestörung, findet sich aber (ggf. mit Hilfsmitteln) in bekannter und unbekannter Umgebung zurecht 10
- Findet sich in bekannter, aber nicht in unbekannter Umgebung zurecht ____ 5
- Findet sich auch in bekannter Umgebung nicht ausreichend zurecht (findet z.B. eigenes Zimmer oder Station nicht / übersieht oder stößt an Hindernisse oder Personen) ____ 0

Frührehabilitations-Barthel-Index (FRB) nach Schönle

Die Langfassung (Originalarbeit) findet man im Internet unter https://www.bfarm.de/SharedDocs/ Downloads/ DE/Kodiersysteme/frb-schoenle.pdf. (Erstveröffentlichung: Schönle PW. Der Frühreha-Barthelindex (FRB) – eine frührehabilitationsorientierte Erweiterung des Barthelindex. Rehabilitation [Stuttg] 1995;34:69-73.)

Die folgende Übersicht enthält die Kriterien des Teils A (FR-Index) des FRB nach Schönle.

Für die Ermittlung der Punktzahl des Barthel-Index (Teil B des FRB nach Schönle) sind, in Abweichung zur Originalarbeit, die Kriterien (mit Punktzahlen) des oben aufgeführten Barthel-Index nach dem Hamburger Manual heranzuziehen.

Frührehabilitations-Index-Kriterien (FR-Index) Punkte

- Intensivmedizinisch überwachungspflichtiger Zustand -50
- Absaugpflichtiges Tracheostoma -50
- Intermittierende Beatmung -50
- Beaufsichtigungspflichtige Orientierungsstörung (Verwirrtheit) -50
- Beaufsichtigungspflichtige Verhaltensstörung (mit Eigen- und/oder Fremdgefährdung) -50
- Schwere Verständigungsstörung -25
- Beaufsichtigungspflichtige Schluckstörung -50

FIM (Functional Independence Measure™)

(Erstveröffentlichung: Granger CV, Hamilton BB, Linacre JM, Heinemann AW, Wright BD. Performance profiles of the functional independence measure. Am.J Phys Med Rehabil 1993;72:84-9.)

Hier kann über das Verfahren der Messung der funktionalen Selbständigkeit nur eine grobe Übersicht gegeben werden.

Der FIM besteht aus dem **motorischen FIM** und dem **kognitiven FIM** und dient der Bewertung der motorischen und kognitiven Unabhängigkeit von Patienten bei der Durchführung von Alltagsfunktionen.

Einstufung auf der Punkteskala von 1 bis 7 für den Grad der Selbstständigkeit

Grad der Selbständigkeit — Punkte

- ❖ Vollständige Unabhängigkeit ____ 7
- ❖ Unabhängigkeit nur bei Gebrauch von Hilfsmitteln oder erhöhtem Zeitaufwand ____ 6
- ❖ Hilfestellung ohne körperlichen Kontakt oder nur zur Vorbereitung ____ 5
- ❖ Hilfestellung bei minimalem Kontakt; Patient/-in führt die Aktivität zu 75–99 % selbständig aus ____ 4
- ❖ Mäßige Hilfestellung; Patient/-in führt die Aktivität zu 50–74 % selbständig aus ____ 3
- ❖ Erhebliche Hilfestellung; Patient/-in führt die Aktivität zu 25–49 % selbständig aus ____ 2
- ❖ Vollständige Hilfestellung; Patient/-in ist an der Ausführung der Aktivität zu weniger als 25 % beteiligt oder Anteil nicht beurteilbar ____ 1

Motorischer FIM

Der motorische FIM dient der **Bewertung von motorischen Alltagsfunktionen** nach Punkten. Für jeden der 4 zu bewertenden Funktionsbereiche gibt es eine Tabelle, in der 2 bis 6 Funktionen und deren jeweilige mögliche Punktzahl angegeben sind. **Die erste Spalte benennt die Funktion, die zweite Spalte gibt die mögliche Punktzahl an. Sie reicht für alle Funktionen von 1 bis 7, weshalb der Inhalt der Spalte immer gleich ist. Die maximal erreichbare Punktzahl beträgt 91.**

Funktionen — Punkte

Selbstversorgung

- ➢ Essen und Trinken ____ 1/2/3/4/5/6/7
- ➢ Körperpflege ____ 1/2/3/4/5/6/7
- ➢ Baden, Duschen und Waschen ____ 1/2/3/4/5/6/7
- ➢ Ankleiden Oberkörper ____ 1/2/3/4/5/6/7
- ➢ Ankleiden Unterkörper ____ 1/2/3/4/5/6/7
- ➢ Intimpflege ____ 1/2/3/4/5/6/7

Kontinenz

- ➢ Harnkontinenz ____ 1/2/3/4/5/6/7
- ➢ Stuhlkontinenz ____ 1/2/3/4/5/6/7

Transfer

- ➢ Ins Bett, auf Stuhl oder Rollstuhl ____ 1/2/3/4/5/6/7
- ➢ Auf Toilettensitz ____ 1/2/3/4/5/6/7
- ➢ In Dusche oder Badewanne ____ 1/2/3/4/5/6/7

Fortbewegung

- ➢ Gehen oder Rollstuhlfahren ____ 1/2/3/4/5/6/7
- ➢ Treppensteigen ____ 1/2/3/4/5/6/7

Kognitiver FIM

Der kognitive FIM dient der **Bewertung von kognitiven Alltagsfunktionen** nach Punkten. Für jeden der beiden zu bewertenden Funktionsbereiche gibt es eine Tabelle, in der 2 bzw. 3 Funktionen und deren jeweilige mögliche Punktzahl angegeben sind. Die erste Spalte benennt die Funktion, die zweite Spalte gibt die mögliche Punktzahl an. Sie reicht für alle Funktionen von 1 bis 7, weshalb der Inhalt der Spalte immer gleich ist. **Die maximal erreichbare Punktzahl beträgt 35 Punkte.**

Funktionen	Punkte
Kommunikation	
➢ Verstehen	1/2/3/4/5/6/7
➢ Sich-Ausdrücken	1/2/3/4/5/6/7
Soziales	
➢ Soziales Verhalten	1/2/3/4/5/6/7
➢ Problemlösen	1/2/3/4/5/6/7
➢ Gedächtnis	1/2/3/4/5/6/7

Mini Mental State Examination (MMSE)

(Erstveröffentlichungsnachweis: Folstein MF, Folstein SE, Mc Mugh PR. „Mini-mental state“: a practical method for grading the cognitive state of patients for the clinician. J Psychiatr Res 1975; 12:189-198.)

Für jede der 5 zu bewertenden **Funktionen** gibt es eine dreispaltige Tabelle, die jeweils in Zeile 2 eine kurze Anleitung und in den folgenden Zeilen bis zu 10 Einzelfragen enthält. Die rechte Spalte der Tabelle enthält für jede der genannten Funktionen die möglichen Punkte.

Die maximal erreichbare Punktzahl ist 30.

I. Orientierung

Frage 1-5: Zuerst nach dem Datum fragen, dann gezielt nach den noch fehlenden Punkten (z. B. „Können Sie mir auch sagen, welche Jahreszeit jetzt ist?“).

Frage 6-10: Zuerst nach dem Namen der Klinik fragen, dann nach Station/Stockwerk, Stadt/Stadtteil usw. fragen. In Großstädten sollte nicht nach Stadt und Landkreis, sondern nach Stadt und Stadtteil gefragt werden. Gefragt wird in jedem Fall nach dem aktuellen Aufenthaltsort und nicht nach dem Wohnort.

1. Datum	1 / 0
2. Jahreszeit	1 / 0
3. Jahr	1 / 0
4. Wochentag	1 / 0
5. Monat	1 / 0
6. Bundesland	1 / 0
7. Landkreis/Stadt	1 / 0
8. Stadt/Stadtteil	1 / 0
9. Krankenhaus	1 / 0
10. Station/Stockwerk	1 / 0

II. Merkfähigkeit

Der Untersuchte muss zuerst gefragt werden, ob er mit einem kleinen Gedächtnistest einverstanden ist. Er wird darauf hingewiesen, dass er sich 3 Begriffe merken soll. Die Begriffe langsam und deutlich – im Abstand von jeweils ca. 1 Sekunde – nennen. Direkt danach die 3 Begriffe wiederholen lassen, der erste Versuch bestimmt die Punktzahl. Ggf. wiederholen, bis der Untersuchte alle 3 Begriffe gelernt hat. Die Anzahl der notwendigen Versuche zählen und notieren (max. 6 Versuche zulässig). Wenn nicht alle 3 Begriffe gelernt wurden, kann der Gedächtnistest nicht durchgeführt werden.

11. Apfel	1 / 0
12. Pfennig	1 / 0
13. Tisch	1 / 0

III. Aufmerksamkeit und Rechenfertigkeit

Beginnend bei 100 muss fünfmal jeweils 7 subtrahiert werden. Jeden einzelnen Rechenschritt unabhängig vom vorangehenden beurteilen, damit ein Fehler nicht mehrfach gewertet wird. Alternativ (z. B. wenn der Untersuchte nicht rechnen kann oder will) kann in Ausnahmefällen das Wort „STUHL“ rückwärts buchstabiert werden. Das Wort sollte zunächst vorwärts buchstabiert und wenn nötig korrigiert werden. Die Punktzahl ergibt sich dann aus der Anzahl der Buchstaben, die in der richtigen Reihenfolge genannt werden (z. B. „LHTUS“ = 3 Punkte).

14. < 93 >	1 / 0
15. < 86 >	1 / 0
16. < 79 >	1 / 0
17. < 72 >	1 / 0
18. < 65 >	1 / 0
19. alternativ: „STUHL“ rückwärts buchstabieren LHUTS	5/4/3/2/1/0

IV. Erinnerungsfähigkeit

Der Untersuchte muss die 3 Begriffe nennen, die er sich merken sollte.

20. Apfel ______ 1 / 0
21. Pfennig ______ 1 / 0
22. Tisch ______ 1 / 0

V. Sprache

Eine Uhr und ein Stift werden gezeigt, der Untersuchte muss diese richtig benennen.

23. Armbanduhr benennen ______ 1 / 0
24. Bleistift benennen ______ 1 / 0
25. Nachsprechen des Satzes *„Kein wenn und oder aber."* (max. 3 Wiederholungen)
    Der Satz muss unmittelbar nachgesprochen werden, nur 1 Versuch ist erlaubt. Es ist nicht zulässig, die Redewendung „Kein wenn und aber" zu benutzen. ______ 1 / 0
26. Kommandos befolgen:
    Der Untersuchte erhält ein Blatt Papier, der dreistufige Befehl wird nur einmal erteilt. 1 Punkt für jeden Teil, der korrekt befolgt wird.
    - *Nehmen Sie bitte das Papier in die Hand.* ______ 1 / 0
    - *Falten Sie es in der Mitte.* ______ 1 / 0
    - *Lassen Sie es auf den Boden fallen.* ______ 1 / 0
27. Schriftliche Anweisungen befolgen *„AUGEN ZU":*
    Die Buchstaben („AUGEN ZU") müssen so groß sein, dass sie auch bei eingeschränktem Visus noch lesbar sind. 1 Punkt wird nur dann gegeben, wenn die Augen wirklich geschlossen sind. ______ 1 / 0
28. Schreiben Sie bitte irgendeinen Satz:
    Es darf kein Satz diktiert werden, die Ausführung muss spontan erfolgen. Der Satz muss Subjekt und Prädikat enthalten und sinnvoll sein. Korrekte Grammatik und Interpunktion ist nicht gefordert. Das Schreiben von Namen und Anschrift ist nicht ausreichend. ______ 1 / 0
29. Fünfecke nachzeichnen:
    Auf einem Blatt Papier sind 2 sich überschneidende Fünfecke dargestellt, der Untersuchte soll diese so exakt wie möglich abzeichnen.
    Alle 10 Ecken müssen wiedergegeben sein und 2 davon sich überschneiden, nur dann wird 1 Punkt gegeben. ______ 1 / 0

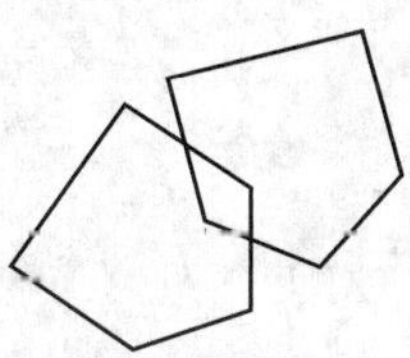

Morphologie der Neubildungen

Für die Kodierung der Morphologie von Neubildungen wird die Internationale Klassifikation der Krankheiten für die Onkologie (ICD-O) verwendet. Die Liste der Morphologie der Neubildungen war bisher in der ICD-10 enthalten, sie ist wegen der Aktualisierungen der ICD-O jedoch überholt. Aus diesem Grund wurde entschieden, die ICD-O-Schlüsselnummern aus der ICD-10, mit der Version 2016, zu entfernen. Interessierte Anwender können die ICD-O (in deutscher Sprache) von den Webseiten des BfArM herunterladen.

Die ICD-O findet hauptsächlich Anwendung in Tumor- oder Krebsregistern, um die Lokalisation (Topographie) und Histologie (Morphologie) von Neubildungen zu verschlüsseln, üblicherweise auf der Basis eines Pathologiebefundes.

Die ICD-O ist eine multiaxiale Klassifikation für die Verschlüsselung der Lokalisation, der Morphologie, des Malignitätsgrads und des Differenzierungsgrads (Grading) von Neubildungen.

Die Topographieachse nutzt die ICD-10-Klassifikation der malignen Neubildungen (abgesehen von den Kategorien, die für sekundäre Neubildungen und Neubildungen mit spezifischer Morphologie vorgesehen sind) für alle Arten von Tumoren.

Die Morphologieachse stellt einen fünfstelligen Kodebereich von 8000/0 bis 9992/3 bereit. Die ersten vier Stellen stehen für die spezifische histologische Entität. Die fünfte Stelle nach dem Schrägstrich (/) ist für den Malignitätsgrad vorgesehen, der ausdrückt, ob eine Neubildung bösartig, gutartig, in situ oder unbekannten Verhaltens (ob gutartig oder bösartig) ist.

Eine weitere, separate Stelle ist für die Verschlüsselung des Differenzierungsgrades (Grading) vorgesehen.

Der einstellige Schlüssel für den Malignitätsgrad lautet wie folgt:

/0 **Gutartig [benigne]**

/1 **Unsicher, ob gutartig oder bösartig**
Borderline-Malignität[1]
geringes Malignitätspotential[1]

/2 **Carcinoma in situ**
intraepithelial
nichtinfiltrierend
nichtinvasiv

/3 **Bösartig [maligne], Primärsitz**

/6 **Bösartig [maligne], Metastase**
bösartig [maligne], Sekundärsitz

/9 **Bösartig [maligne], unsicher, ob Primärsitz oder Metastase**

Die ICD-O enthält bei den Morphologie-Schlüsselnummern entsprechend dem histologischen Typ auch die Schlüsselnummern für den Malignitätsgrad der Neubildung.

[1] Ausgenommen sind Zystadenome des Ovars in 844-849, die als bösartig angesehen werden.

Die folgende Tabelle zeigt eine Gegenüberstellung des Schlüssels für den Malignitätsgrad und der entsprechenden Krankheitsgruppen des Kapitels II:

Schlüssel für den Malignitätsgrad	**Bezeichnung**	**Kategorien des Kapitels II**
/0	gutartige Neubildungen	D10-D36
/1	Neubildungen mit unsicherem oder unbekanntem Charakter	D37-D48
/2	In-situ-Neubildungen	D00-D09
/3	bösartige Neubildungen, als primär festgestellt oder vermutet	C00-C76, C80-C97
/6	bösartige Neubildungen, als sekundär festgestellt oder vermutet	C77-C79

Die Schlüsselnummer /9 für den Malignitätsgrad ist im Zusammenhang mit der ICD nicht anwendbar, da angenommen wird, dass bei allen bösartigen Neubildungen aufgrund zusätzlicher Informationen im Krankenbericht zu ersehen ist, ob sie primär (/3) oder metastatisch (/6) sind.

Einige Neubildungen sind spezifisch für bestimmte Lokalisationen oder Gewebetypen. Z.B.: Das Nephroblastom entsteht nach seiner Definition stets in der Niere; das hepatozelluläre Karzinom hat seinen Primärsitz stets in der Leber; das Basaliom entsteht gewöhnlich in der Haut. Bei solchen Krankheitsbegriffen ist in der ICD-O die entsprechende Schlüsselnummer aus Kapitel II jeweils in Klammern dem Morphologiekode hinzugefügt. Hier sollte jene vierte Stelle eingesetzt werden, die für die angegebene Lokalisation zutrifft. Die den morphologischen Begriffen der ICD-O zugeordneten Schlüsselnummern des Kapitels II können benutzt werden, wenn die Lokalisation der Neubildungen in der Diagnose nicht angegeben ist. Die Schlüsselnummern des Kapitels II konnten nicht durchgängig den morphologischen Begriffen der ICD-O zugeordnet werden, weil gewisse histologische Typen in mehr als einem Organ oder Gewebetyp auftreten können.

Bezüglich weiterer Informationen über die Verschlüsselung der Morphologie siehe ICD-O-3, Erste Revision.

Nomenklatur mit Schlüsselnummern für die Morphologie der Neubildungen

Die vormals hier aufgeführte Tabelle wird, beginnend mit der Version 2016 der ICD-10, nicht mehr unterstützt (s.a. Anmerkungen oben und am Anfang des Kapitels II).

Notizen

Notizen

Notizen

Notizen

Notizen

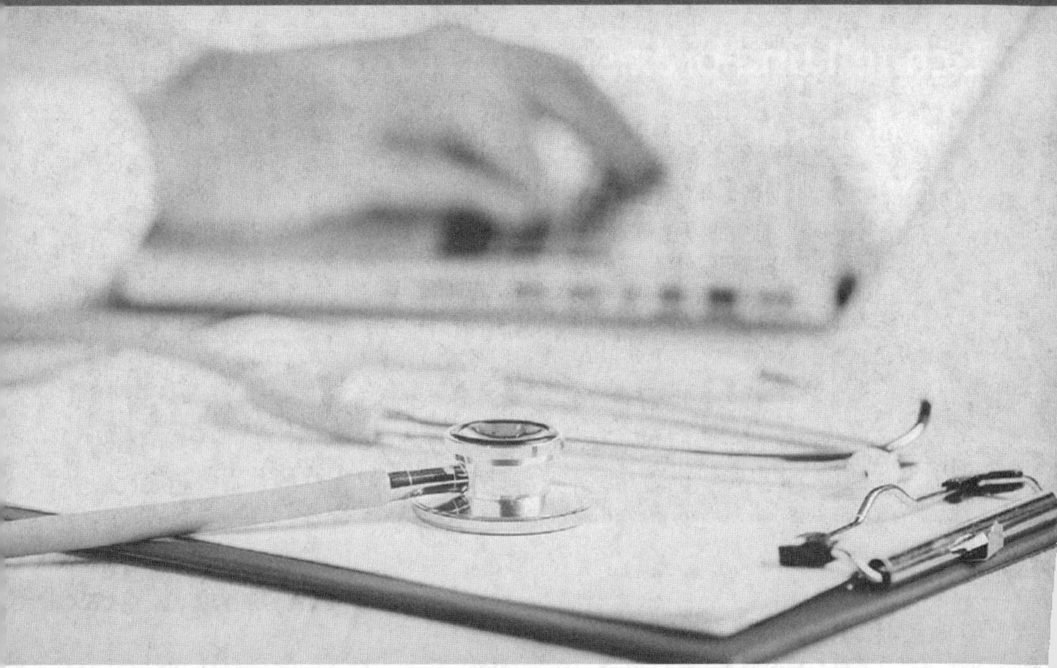